#		Seite	#		Seite
1	Tips für die Stationsarbeit	1	16	Rheumatologie	555
2	Arbeitstechniken	31	17	Hämatologie und Gerinnung	569
3	Notfälle und Intensivmedizin	67	18	Onkologie	597
4	Neonatologie	113	19	Dermatologie	619
5	Ernährung	159	20	Augenerkrankungen	639
6	Infektionen	183	21	HNO-Erkrankungen	651
7	Herz und Kreislauf	253	22	Kinderchirurgie	665
8	Nephrologie	293	23	Orthopädie	677
9	Wasser und Elektrolyte	339	24	Psychologie	703
10	Endokrinologie	353	25	Medizinische Genetik	713
11	Stoffwechselerkrankungen	377	26	Laborwerte	733
12	Neuropädiatrie	401	27	Problemfälle der Arzneitherapie	745
13	Gastroenterologie und Hepatologie	459	28	Medikamentenregister	761
14	Atemwege und Lunge	509	29	Anhang und Tabellarium	783
15	Allergologie und Immunologie				799
				ssen	816

S. Illing / M. Claßen

Klinikleitfaden Pädiatrie

Klinik leitfaden Pädiatrie

Untersuchung
Diagnostik
Therapie
Notfall

Herausgeber: Dr. S. Illing, Stuttgart; Dr. M. Claßen, Bremen

Begründer der Reihe: Dr. A. Schäffler, Augsburg; U. Renz, Lübeck

Unter Mitarbeit von Prof. Dr. H. Bachmann, Bremen; PD Dr. M. Bettendorf, Heidelberg; PD Dr. J. Breuer, Tübingen; H. Dudtenhöfer, Stuttgart; Prof. Dr. M. Gahr, Dresden; Prof. Dr. P. Gonne Kühl, Pforzheim; Dr. K.-L. Krämer, Köln; PD Dr. G.-C. Korenke, Oldenburg; Dr. Kugler, Stuttgart; PD Dr. E. Mayatepek, Heidelberg; Dr. U. Mutschler, Hildesheim; Dr. H. Renz-Polster, Portland ME (USA); Dr. S. Spranger, Bremen; Prof. Dr. F. Zintl, Jena

5., neu bearbeitete Auflage

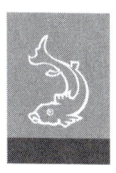

URBAN & FISCHER   München • Jena

Zuschriften und Kritik an:
Urban & Fischer Verlag, Lektorat Medizin, Karlstraße 45, 80333 München
Dr. med. M. Claßen, Klinik für Kinder- und Jugendmedizin, ZKH Links der Weser,
Senator-Weßling-Str. 1, 28277 Bremen, Fax 0421-879 15 90,
email: dr.martin.classen@nwn.de

Wichtiger Hinweis
Die Erkenntnisse in der Medizin unterliegen laufendem Wandel durch Forschung und
klinische Erfahrungen. Die Autoren dieses Werkes haben große Sorgfalt darauf
verwendet, daß die gemachten (therapeutischen) Angaben – insbesondere hinsichtlich
Indikation, Dosierung und unerwünschten Wirkungen – dem derzeitigen Wissensstand entsprechen. Das entbindet den Benutzer aber nicht von der Verpflichtung,
anhand der Beipackzettel zu verschreibender Präparate zu überprüfen, ob die dort
gemachten Angaben von denen in diesem Buch abweichen, und seine Verordnung
in eigener Verantwortung zu bestimmen. Geschützte Warennamen (Warenzeichen)
wurden **in der Regel** (außer im Arzneimittelverzeichnis) kenntlich gemacht. Aus dem
Fehlen eines solchen Hinweises kann aber nicht geschlossen werden, daß es sich um
einen freien Warennamen handelt.

Die Deutsche Bibliothek – CIP Einheitsaufnahme

Ein Titeldatensatz für diese Publikation ist bei Der Deutschen Bibliothek erhältlich.

Gedruckt auf elementar chlorfrei gebleichtem Papier

Alle Rechte vorbehalten.
1. Auflage August 1992
5. Auflage Oktober 2000

00 01 02 03 04   5 4 3 2 1

Fremdsprachige Ausgaben:
1. türkische Ausgabe 1993
1. portugiesische Ausgabe 1996

© 2000 Urban & Fischer Verlag München – Jena

Das Werk einschließlich aller seiner Teile ist urheberrechtlich geschützt.
Jede Verwertung außerhalb der engen Grenzen des Urheberrechtsgesetzes ist ohne
Zustimmung des Verlages unzulässig und strafbar. Dies gilt insbesondere für
Vervielfältigungen, Übersetzungen, Mikroverfilmungen, sowie die Einspeicherung
und Verarbeitung in elektronischen Systemen.

Projektmanagement: H. Krabbe, München
Lektorat: Ulrike Kriegel, München
Herstellung: D. Radünz, München
Satz: Medienkontor Lübeck, medienkontor-luebeck.com
Druck: Clausen & Bosse, Leck
Titelfotografie: SuperStock Bildagentur GmbH, München
Umschlag: prepress|ulm

Printed in Germany
ISBN: 3-437-22250-3

Aktuelle Informationen finden Sie im Internet unter der Adresse:
http://www.urbanfischer.de

Geleitwort zur 5. Auflage

Dieses jetzt in der 5. Auflage erscheinende Kitteltaschenbuch hat durch seine Konzeption und seine Didaktik großen Erfolg. Für den jüngeren Arzt in der Ausbildung ist es von unschätzbarem Wert, neben dem täglichen Lerneffekt durch ältere erfahrene Kollegen und dem wiederholten Nachlesen in großen Lehrbüchern, eine umfassende Informationsquelle ständig zur Hand zu haben. Bei einem derartigen Konzept muß naturgemäß auf detaillierte Darstellungen verzichtet werden. Dies bietet jedoch den Vorteil, zu zahlreichen verschiedenen Krankheitsbildern kurze Informationen zu geben und den Schwerpunkt auf die praktischen Belange zu legen. Damit hat jeder einen Leitfaden zur Verfügung, der zu einem ständigen Rüstzeug im Alltag der Kinderheilkunde geworden ist. Diese Neuauflage beweist, daß dieses Buch auch noch für lange Zeit notwendig und erfolgreich verbreitet sein wird.

Zahlreiche Spezialisten, die aus der praktischen klinischen Arbeit heraus ihre Erfahrungen weitergeben, haben an diesem Buch mitgewirkt und die einzelnen Kapitel auf den neuesten Stand gebracht.

Ich wünsche diesem Buch eine Fortsetzung seines bisherigen Erfolges und gratuliere den Herausgebern zu der hervorragend gelungenen Konzeption.

Prof. Dr. Matthias Brandis
Ärztlicher Direktor
Universitäts Kinderklinik Freiburg

Adressenverzeichnis

Prof. Dr. med. H. Bachmann, Zentralkrankenhaus „Links der Weser", Klinik für Kinder- und Jugendmedizin, Senator-Weßling-Str. 1, 28277 Bremen

Priv.Doz. Dr. med. Markus Bettendorf, Universitäts-Kinderklinik, Im Neuenheimer Feld 150, 69120 Heidelberg

Priv.-Doz. Dr. med. J. Breuer, Klinikum Schnarrenberg, Hoppe-Seyler-Str. 3, 72076 Tübingen

Dr. med. Martin Claßen, Zentralkrankenhaus „Links der Weser", Klinik für Kinder- und Jugendmedizin, Senator-Weßling-Straße 1, 28277 Bremen

Dipl.-Psych. Heike Dudtenhöfer, Olgahospital, Bismarckstr. 8, 70176 Stuttgart

Prof. Dr. med. Manfred Gahr, Universitätskinderklinik der TU Dresden, Fetscherstraße 74, 01307 Dresden

Dr. med. Stephan Illing, Kinderklinik, Olgahospital, Bismarckstraße 8, 70176 Stuttgart

PD Dr. med. Georg-Christoph Korenke, Elisabeth Kinderkrankenhaus, Cloppenburger Straße 363, 26133 Oldenburg

Dr. med. Karl-Ludwig Krämer, Deutscher Ärzteverlag, Dieselstraße 2, 50859 Köln

Dr. med. Kugler, Olgahospital/Kinderchirurgie, Bismarckstr. 8, 70176 Stuttgart

Prof. Dr. P. Gonne Kühl, Städtische Kinderklinik, Kanzlerstr. 2–6, 75175 Pforzheim

Priv.-Doz. Dr. med. Ertan Mayatepek, Universitäts-Kinderklinik, Im Neuenheimer Feld 150, 69120 Heidelberg

Dr. med. Ulrich Mutschler, Städtische Kinderklinik, Weinberg 1, 31134 Hildesheim

Dr. med. Herbert Renz-Polster, 6305 SE 21st ave, USA 97202 Portland, OR

Dr. med. Stephanie Spranger, Zentrum für Humangenetik und genetische Beratung der Universität Bremen, Leobener Str. ZHG, 28359 Bremen

Prof. Dr. med. Felix Zintl, Kinderklinik, Kochstr. 2, 07745 Jena

Vorwort zur 5. Auflage

Der Klinikleitfaden Pädiatrie hat sich – vor allem für junge KollegInnen – immer mehr zum Standardwerk für die tägliche Stationsarbeit entwickelt. Die große Akzeptanz ermöglicht es uns, durch Neuauflagen in rascher Folge mit der medizinischen Entwicklung Schritt zu halten.

Die jetzt vorliegende Auflage ist durch die grundlegende Neubearbeitung einzelner Kapitel – auch durch neue Autoren – brandaktuell. Die Autoren haben wieder das gegenwärtige pädiatrische Wissen eingearbeitet. Um den bisher schon starken Praxisbezug weiter zu optimieren, legten die Autoren noch stärkeren Wert auf konkrete und direkt in die Praxis umsetzbare Empfehlungen. Durch die völlige Neukonzeption des Medikamentenkapitels und die gründliche Überarbeitung des Registers konnte die Übersichtlichkeit dieses Klinikleitfadens zusätzlich verbessert werden.

Allen Lesern, die durch Hinweise und Kritik diese Neubearbeitung unterstützt haben, sei gedankt. Auch in Zukunft sind wir auf Ihre Mitarbeit angewiesen und freuen uns über jeden Vorschlag und jede Kritik.

Auf das ungelöste Problem der Prüfung und Zulassung von Medikamenten für das Kindes- und Jugendalter sei an dieser Stelle besonders hingewiesen. Viele der im Klinikleitfaden als Standardtherapeutika erwähnten Stoffe besitzen keine formelle Zulassung für das Kindes- und Jugendalter, werden aber weltweit für die erwähnten Indikationen eingesetzt. Aus der Erwähnung im Text kann also nicht auf die Zulassung geschlossen werden.

Herzlich danken möchten wir der langjährigen Mitherausgeberin Frau Dr. S. Spranger, die ab dieser Auflage leider nur noch als Autorin zur Verfügung stehen wird. Sie hat an der Konzeption, Entstehung und damit am Erfolg des Werkes entscheidenden Anteil.

Das neue Herausgeberteam hofft, daß auch die neue Auflage für alle KollegInnen in Klinik und Praxis ein hilfreicher und kompetenter Ratgeber sein wird.

Stephan Illing und Martin Claßen

Stuttgart und Bremen, Juni 2000

Danksagung

Wir danken all denen, die Ihren Beitrag zur Entstehung diese Buches geleistet haben, besonders
- Frau Ulrike Kriegel für das gründliche und aufmerksame Lektorat und Frau Bärbel Schallow-Gröne für das extrem sorgfältige Korrektorat, sowie
- den Mitarbeitern und Mitarbeiterinnen des Urban & Fischer Verlages München, speziell Herrn Heiko Krabbe, Frau Dr. Gisela Heim, Herrn Dr. Hopfe und Herrn Dietmar Radünz.

Für die Neubearbeitung einer Reihe von Abbildungen und Grafiken danken wir Frau Susanne Adler, Lübeck.

Erneut und sogar noch besser als bei den bisherigen Auflagen ist es den Mitarbeitern des „Medienkontor Lübeck" gelungen, im Satz Übersichtlichkeit, Informationsdichte und ansprechendes Äußeres gleichermaßen zu erreichen, wofür wir danken.

Für Durchsicht der Manuskripte und hilfreiche, kritische Anregungen danken wir besonders: Herrn Dr. T. Hoff, Bremen, Herrn Dr. C. Steuber, Bremen.

Entscheidende Impulse für Verbesserungen haben wir von Lesern und Benutzern erhalten. Vielen Dank dafür und bitte weiter so!

Martin Claßen, Stephan Illing, Juni 2000

Bedienungsanleitung

Der Klinikleitfaden ist ein Kitteltaschenbuch. Wir haben daher versucht, medizinisches Wissen komprimiert darzustellen. Deshalb folgende Hinweise: In der Kitteltasche ist wenig Raum für Pathologie und allgemeine Pharmakologie. Das Klinikleitfadenkonzept ist Diagnostik- und Therapie- orientiert. Wie in einem medizinischen Lexikon wird von gebräuchlichen Abkürzungen viel Gebrauch gemacht – ein Abkürzungsverzeichnis vor dem ersten Kapitel erklärt die Abkürzungen. Die Kernkapitel des Klinikleitfadens sind, soweit möglich, folgendermaßen gegliedert:
- Der erste Teil („Leitsymptome und ihre Differentialdiagnose") behandelt die Hauptsymptome und ihre Differentialdiagnose und das für die Abklärung sinnvolle diagnostische Vorgehen
- Das zweite Teilkapitel „Diagnostische Methoden" gibt einen Überblick über Indikation und Interpretation der wichtigsten Untersuchungsmethoden des entsprechenden Fachgebietes
- In den folgenden Teilkapiteln werden die einzelnen Krankheitsbilder besprochen.

Die Abschnitte zum therapeutischen Vorgehen bei **Notfällen** sind durch einen rot bzw. grün umrandeten Kasten gekennzeichnet.

 und **!** weisen auf Tips & Tricks sowie auf vermeidbare Fehler hin.

Die ☞ verweist auf den Abschnitt, in dem die jeweilige Erkrankung oder Technik ausführlich dargestellt wird.

Der Klinikleitfaden hat statt eines vollständigen Inhaltsverzeichnisses einen ausführlichen Index. Im Index sind Notfälle grün gekennzeichnet. Zusätzlich findet sich auf der Titelseite eines jeden Kapitels eine ausführliche Detailübersicht des Fachkapitels.

Die von uns angegebenen Arbeitsanweisungen ersetzen weder Anleitung noch Supervision durch einen erfahreneren Kollegen. Insbesondere sollten Arzneimitteldosierungen und andere Therapierichtlinien überprüft werden – klinische Erfahrung kann durch keine noch so sorgfältig verfaßte Publikation ersetzt werden.

Abkürzungsverzeichnis

Symbole

®	Handelsname	Ca	Karzinom
↑	hoch, erhöht	CCT	Kraniales Computertomogramm
↓	tief, erniedrigt	CF	Zystische Fibrose (Mukoviszidose)
☞	siehe (Verweis)		
→	vgl. mit, daraus folgt	Ch	Charrière
		CHE	Cholinesterase
		chron.	chronisch
Aa.	Arterie, Arterien	CK	Kreatinkinase
ACE	Angiotensin II converting enzyme	Cl^-	Chlorid
ACTH	Adrenokortikotropes Hormon	CLL	Chronisch lymphatische Leukämie
ADH	Antidiuretisches Hormon	CML	Chronisch myeloische Leukämie
AEP	Akustisch evozierte Potentiale	CMV	Zytomegalievirus
Ätiol.	Ätiologie	CP	Zerebralparese
AFP	Alpha Fetoprotein	CPAP	Kontinuierlicher positiver Atemwegsdruck
Ag	Antigen		
AGS	Adrenogenitales Syndrom	CRP	C-reaktives Protein
AIDS	Aquired Immunodefiency Syndrome	CT	Computertomogramm
		CTG	Kardiotokographie
AK	Antikörper	Cu^{2+}	Kupfer
ALL	Akute lymphatische Leukämie		
ALTE	apparent life-threatening event	**d**	Tag
AML	Akute myeloische Leukämie	DD	Differentialdiagnose
Amp.	Ampulle	Def.	Definition
AMV	Atemminutenvolumen	D.i.	Diabetes insipidus
ANS	Atemnotsyndrom des Neugeborenen	Diagn.	Diagnostik
		DIC	Disseminierte intravaskuläre Gerinnung
ant.	anterior		
ANV	Akutes Nierenversagen	D.m.	Diabetes mellitus
a.p.	anterior-posterior	DNA	Desoxyribonukleinsäure
AP	Alkalische Phosphatase	DPT	Diphtherie-Pertussis-Tetanus
ARDS	Adult respiratory distress syndrome	DSA	Digitale Subtraktionsangiographie
		DT	Diphtherie-Tetanus
art.	arteriell		
AS	Aminosäure	**E**BV	Ebstein-Barr-Virus
ASD	Vorhofseptumdefekt	ECHO	Entero cytopathogenic human orphan (virus)
ASL	Antistreptolysintiter		
ASS	Azetylsalicylsäure	E. coli	Escherichia coli
ATIII	Antithrombin III	ECR	Extrazellulärraum
a.-v.	arteriovenös	ED	Einzeldosis
AZ	Allgemeinzustand	EDTA	Äthylen-diamin-tetra-essigsäure, Edetinsäure
bakt.	bakteriell	EEG	Elektroenzephalogramm
BB	Blutbild	EKG	Elektrokardiogramm
BCG	Bacillus Calmette Guerin	ELISA	Enzyme linked immunosorbent assay
BE	Broteinheit; base excess		
BEL	Beckenendlage	Elyte	Elektrolyte
BGA	Blutgasanalyse	EMG	Elektromyogramm
BHR	Bauchhautreflex	EP	Evozierte Potentiale
BNS	Blitz-Nick-Salaam (-Krämpfe)	EPH	edema, proteinuria, hypertonus
BPD	Bronchopulmonale Dysplasie	Epid.	Epidemiologie
BSG	Blutsenkungsgeschwindigkeit	ERCP	Endoskopisch retrograde Cholangiopankreatographie
Btm,Btmg	Betäubungsmittel, -gesetz		
BWK	Brustwirbelkörper	EZ	Ernährungszustand
BWS	Brustwirbelsäule	**F**	Faktor
BZ	Blutzucker	$Fe^{2+/3+}$	Eisen
C	Celsius	FFP	Fresh frozen plasma
C 1	Zervikalsegment 1.	FG	Frühgeborenes
Ca^{2+}	Kalzium	FiO_2	Sauerstoffkonzentration in der Einatemluft

FSH	Follikelstimulierendes Hormon	IVP	Intravenöses Pyelogramm
FSME	Frühsommermeningoenzephalitis	**J.**	Jahre
GA	Gestationsalter	Jgl.	Jugendliche(r)
GFR	Glomeruläre Filtrationsrate	JRA	Juvenile rheumatoide Arthritis
GG	Geburtsgewicht	**K⁺**	Kalium
GH	Growth Hormon	kap.	kapillär
GI	Gastrointestinal	KBR	Komplementbindungsreaktion
GN	Glomerulonephritis	kcal	Kilokalorien
GnRH	Gonadotropin Releasing Hormon	KG	Krankengymnastik
GOT	Glutamat-Oxalacetat-Transaminase	kgKG	Kilogramm Körpergewicht
G6PD	Glucose-6-phosphatdehydrogenase	KH	Kohlenhydrate
		KI	Kontraindikation
GPT	Glutamat-Pyruvat-Transaminase	KJ	Kilojoule
γ-GT	γ-Glutamyl-Transferase	KK	Kleinkind
GVHD	graft-versus-host-disease	KM	Knochenmark
h	Stunde	KMPI	Kuhmilchproteinintoleranz
HAV	Hepatitis-A-Virus	KMT	Knochenmarkstransplantation
Hb	Hämoglobin	KO	Komplikation
HBV	Hepatitis-B-Virus	KOF	Körperoberfläche
HCG	Humanes Choriongonadotropin	Krea	Kreatinin
HCO_3^-	Bicarbonat	KU	Kopfumfang
HDL	High density lipoprotein	**l**	Liter
HF	Herzfrequenz	L	Lumbalsegment
Hg	Quecksilber	LA	Linker Vorhof
HI	Herzinsuffizienz	LAP	Leucinaminopeptidase
HIB	Hämophilus influenza B	LDL	Low density lipoprotein
HIV	Human immunodeficiency virus	LDH	Lactatdehydrogenase
Hkt	Hämatokrit	LGA	Large for gestational age
HLA	Human leukozyte antigen	LH	Luteinisierendes Hormon
HSV	Herpes simplex Virus	LHRH	Luteinisierendes Hormon Releasing Hormon
HWI	Harnwegsinfekt		
HWS	Halswirbelsäule	Lj.	Lebensjahr
HWK	Halswirbelkörper	LK	Lymphknoten
HWZ	Halbwertzeit	LKG	Lippen-Kiefer-Gaumen (-spalte)
HZV	Herzzeitvolumen	LP	Lumbalpunktion
i.c.	intracutan	LT	Lebenstag
ICD	International Classification of Diseases	Lufu	Lungenfunktion
		LV	Linker Ventrikel
ICP	Intracranieller Druck oder Infantile Cerebralparese	LWK	Lendenwirbelkörper
		LWS	Lendenwirbelsäule
ICR	Interkostalraum	**M.**	Morbus
I.E.	Internationale Einheit	MCD	Miniale cerebrale Dysfunktion
I:E	Inspirationszeit zu Exspirationszeit	MCL	Medioclavicularlinie
Ig	Immunglobulin	MCT	Mittelkettige Triglyceride
i.m.	Intramuskulär	MCU	Miktionscystogramm
IMV	Intermittierende mandatorische Ventilation	MCV	Mittleres corpusculäres Volumen
		MER	Muskeleigenreflexe
Ind.	Indikation	mg	Milligramm
inf.	inferior	µg	Microgramm
ING	Isotopennephrogramm	Mg^{2+}	Magnesium
i.o.	Intraossär	Mhn	Morbus hämolyticus neonatorum
i.P.	im Plasma	Min.	Minute
IPPV	Intermittierende positive Druckbeatmung	ml	Milliliter
		MM	Muttermilch
IQ	Intelligenzquotient	MMC	Meningomyelocele
i.S.	im Serum	MMR	Masern, Mumps, Röteln
ISTA	Aortenisthmusstenose	Mon.	Monat(e)
i.t.	Intrathekal	MPS	Mukopolysaccharide
ITP	Idiopathische thrombozytopenische Purpura	MRT	Magnet Resonanz Tomogramm
		N.	Nervus
i.U.	im Urin	Na⁺	Natrium
i.v.	Intravenös		

NAK	Nabelarterienkatheter	Sgl.	Säugling
NEC	Nekrotisierende Enterokolitis	SHT	Schädelhirntrauma
NG	Neugeborenes	SIADH	Syndrom der inadäquaten ADH-Sekretion
NH_3	Ammoniak		
NLG	Nervenleitgeschwindigkeit	SIDS	Sudden infant death syndrome
NNH	Nasennebenhöhlen	SIMV	Synchronisierte intermittierende mandatorische Ventilation
NO	Stickstoffmonoxid		
NVK	Nabelschnurvenenkatheter	SK	Schulkinder
NW	Nebenwirkung	SLE	Systemischer Lupus erythematodes
O.B.	ohne Besonderheit		
o-GTT	oraler Glucosetoleranztest	SSEP	Somatosensorisch evozierte Potentiale
OP	Operation		
p.a.	posterior-anterior	SSW	Schwangerschaftswochen
$PaCO_2$	Arterieller Kohlendioxidpartialdruck	sup.	superior
PaO_2	Arterieller Sauerstoffpartialdruck	Sy.	Syndrom
PCR	Polymerase Chain Reaction	**T**	Temperatur
PDA	Persistierender Ductus arteriosus Botalli	T_3, T_4	Trijodthyronin, Thyroxin
		Tab.	Tabelle
PEEP	Positiver endexspiratorischer Atemwegsdruck	TB	Tuberkulose
		Tbl.	Tablette
PFC	Persistierende fetale Zirkulation	TGA	Transposition der großen Gefäße
PG	Prostaglandin		
PH	pulmonaler Hochdruck	Ther.	Therapie
PI	Pankreasinsuffizienz	$tcpCO_2$	Transcutaner Kohlendioxidpartialdruck
PIP	Positiver Inspirationsdruck		
PKU	Phenylketonurie	$tcpO_2$	Transcutaner Sauerstoffpartialdruck
plämo	playmobil		
P.m.	Punctum maximum	TORCH	Serologisches Screening auf angeborene Infektionen: Toxoplasma, Others, Rubella, Cytomegalie, Herpes
p.o.	per os		
PO_4^{3-}	Phosphat		
PNS	Peripheres Nervensystem		
p.p.	post partum	TPHA	Treponema pallidum Hämagglutinationshemmtest
Prog.	Prognose		
PSR	Patellarsehnenreflex	Tr.	Tropfen
PTH	Parathormon	TRH	Thyreotropin Releasing Hormon
PTT	Partielle Thrombinzeit	TSH	Thyroidea stimulierendes Hormon
$\mathbf{Q}_p$	Durchblutung Lungenkreislauf	Tu	Tumor
Q_s	Durchblutung Systemkreislauf	TZ	Thrombinzeit
RA	Rechter Vorhof	**V**.Vv.	Vena, Venae
RAST	Radioallergosorbent-Test	V.a.	Verdacht auf
RES	Retikuloendotheliales System	VC	Vitalkapazität
RG	Rasselgeräusch	VEP	Visuell evozierte Potentiale
Rh	Rhesusfaktor	VIP	Vasoactive intestinal peptide
R-L	Rechts-Links (-Shunt)	Vit.	Vitamin
RM	Rückenmark	VLDL	Very low density lipoprotein
Rö	Röntgen	Vol.	Volumen
RR	Blutdruck nach Riva Rocci	VSD	Ventrikelseptumdefekt
RS	Respiratory syncytial (Viren)	VUR	Vesikoureteraler Reflux
RV	Residualvolumen oder rechter Ventrikel	VZV	Varizella-Zoster-Virus
		WHO	World Health Organization
S	Sakralsegment	Wo.	Woche(n)
SaO_2	Arterielle Sauerstoffsättigung	WPW	Wolff-Parkinson-White-Syndrom
s.c.	subcutan	**Z**.n.	Zustand nach
SD	Standarddeviation, Standardabweichung	Zn^{2+}	Zink
		ZNS	Zentrales Nervensystem
Sek.	Sekunden	ZVD	Zentraler Venendruck
SGA	small for gestational age	ZVK	Zentraler Venenkatheter

Quellennachweis

Abbildungen

K 183	E. Weimer, Aachen
L157	Susanne Adler, Lübeck
L190	Gerda Raichle, Ulm
T 197	B. Danz, Ulm

Kapitelanfangsseiten

1, 2, 5, 7, 10, 11, 14, 19, 20, 21, 23, 26, 27, 29, Index	DOEHRINGs, Lübeck
3, 18	E. Weimer, Aachen
4	A. Fingerhut, Laatzen
6, 17	Hoffmann La Roche AG, Basel
8	R. Bödecker, Solingen
9, 15	MEV Verlag, Augsburg
12	L. Blohm, Klinische Radiologie, Jungjohann Verlag 1995
13	N. Menche, Groß-Gerau
16, 24	St. Reuter, Friedberg
22, 28	F. Koch, Rohrbach
25	M. Özgen

1

Stephan Illing

Tips für die Stationsarbeit

1.1	**Hinweise für die tägliche Arbeit**	**2**
1.1.1	Anamnese	2
1.1.2	Umgang mit Eltern	3
1.1.3	Wichtige Entscheidungen bei der Aufnahme	4
1.1.4	Probleme in Ambulanz und Nachtdienst	4
1.1.5	Führung des Krankenblattes	6
1.1.6	Tips für die Visite	6
1.1.7	Entlassungsuntersuchung, Arztbrief	7
1.1.8	Rezepte	8
1.2	**Befunderhebung**	**9**
1.2.1	Körpermaße	9
1.2.2	Entwicklung des kindlichen Körpers	10
1.2.3	Klinische Untersuchung	13
1.2.4	Vorsorgeprogramm	18
1.3	**Besondere Patientengruppen**	**19**
1.3.1	Chronisch kranke Kinder	19
1.3.2	Chronisch oder schwerkranke Jugendliche	19
1.3.3	Erwachsene Patienten	19
1.3.4	„Ausländerkinder"	20
1.3.5	Das sterbende Kind	21
1.4	**Psychosoziale, juristische Probleme**	**22**
1.4.1	Entlassung gegen ärztlichen Rat	22
1.4.2	Verweigerung von Eingriffen	22
1.4.3	Mißhandlungsverdacht	23
1.4.4	Battered-child-Syndrom	23
1.4.5	Sexueller Mißbrauch	24
1.4.6	Sorgerecht	25
1.5	**Fördermaßnahmen, Kuren, Anträge**	**25**
1.6	**Praxisvertretung**	**28**

1.1 Hinweise für die tägliche Arbeit

1.1.1 Anamnese

Prinzip: Wichtig ist, die krankheitsbezogene Anamnese sofort und genau zu erheben. Daher immer zuerst nach der akuten Krankheit fragen; Eltern wollen dies auch zuerst loswerden. Ausführliche Sozial- und Familienanamnese eventuell auf einen späteren Zeitpunkt verschieben, sofern diese nicht für die Akutbehandlung nötig sind. Eltern sind oft ungeduldig und haben mehr Vertrauen, wenn man erst einmal mit der Behandlung anfängt, und dann erst nach den Krankheiten der Großeltern fragt.

Wichtige Fragen
- Bekannte Grunderkrankungen (Krampfleiden, Allergien, Herzfehler), denn daraus können sich Modifikationen der Behandlung ergeben
- Unverträglichkeiten von Medikamenten
- Letzte Therapie vor Aufnahme: Medikamente, Dosierung, seit wann, wie konsequent, mit welchen Beobachtungen
- Impfungen und Kinderkrankheiten: wichtig, wenn Ansteckungsmöglichkeiten in der Klinik bestehen oder plötzliche Zusammenlegungen anstehen
- Ernährungsgewohnheiten bzw. -besonderheiten (besonders bei Sgl.).

Tips und Tricks
- Bei diesen Punkten ist es immer schlecht, nur einfach „siehe altes Krankenblatt" oder ähnliches zu vermerken, denn dieses ist oft nicht sofort verfügbar, oder man kämpft sich rückwärts durch zahlreiche Krankengeschichten, um die Frage dann doch nicht beantwortet zu finden!
- Nicht alles als Unsinn darstellen, was bisher an Behandlung vorgenommen wurde. Dies schafft kein Vertrauen
- Bei Jugendlichen möglichst Anamnese auch ohne Eltern (nach)erheben; kann ergiebiger sein
- Bei Kleinkindern sind Angaben z.B. über Schmerzen oder Empfindungen vorsichtig zu interpretieren. Vieles, auch Entferntes, wird in den „Bauch" verlagert!

Vollständige Anamnese
Die vollständige und nach der Aufnahme komplettierte Anamnese enthält folgende Punkte (die nicht in allen Fällen von Bedeutung sind und erhoben werden müssen):
- Angaben zur akuten Erkrankung (Beginn, Symptome, Therapie, Verlauf)
- Damit in Zusammenhang stehende Vorerkrankungen (z.B. frühere Asthmaanfälle, Krampfanfälle etc.)
- Andere Vorerkrankungen oder chronische bzw. angeborene Leiden
- Familien-/Sozialanamnese
- Eigene Entwicklungsanamnese (Sitzen, Laufen, Sprechen, Zähne mit wieviel Monaten/Jahren)
- Impfungen und andere Vorsorgemaßnahmen
- Ernährungsanamnese (nur bei Sgl. und Kleinkindern bis 3. Lj. sowie bei chronischen Krankheiten mit Notwendigkeit einer Diät)
- „Kinderkrankheiten" (gehabt, Verlauf)
- Die Anamnese vor allem bei chronischen Krankheiten gezielt ergänzen.

Tips & Tricks
Inhalationen, Sprays, Zäpfchen, Lokaltherapeutika, Fiebermedikamente, Naturheilmittel und Abführmittel werden oft nicht als therapeutische Maßnahmen betrachtet und bei der einfachen Frage nach Medikamenten nicht erwähnt!

1.1.2 Umgang mit Eltern

! Eltern sind keine Gegner, und man soll sie auch nicht dazu machen!

Eltern dürfen und können die Erkrankung ihres Kindes von der emotionalen Seite her betrachten. Als Arzt müssen rationale Gesichtspunkte im Vordergrund stehen. Diese unterschiedliche Sichtweise kann, wenn man sich nicht darüber im Klaren ist, erhebliche Konflikte schaffen. Auch aus diesen Gründen sind Fragen der Eltern immer ernst zu nehmen. Wenn sie unwichtig erscheinen oder keine Zeit dazu ist, statt unwirscher Antwort spätere Erörterung anbieten. Aus den Fragen der Eltern (auch des älteren Kindes!) erkennt man, wie die Erkrankung gesehen wird und was sich dabei subjektiv als Problem darstellt.

Aufklärungspflicht

Der Patient bzw. die Sorgeberechtigten müssen über alle relevanten Umstände der Erkrankung und ihrer Behandlung aufgeklärt werden. In der Regel wirft dies keine Schwierigkeiten auf, da die Behandlung vor den Augen der Eltern stattfindet. Vor OPs und Eingriffen in Narkose ist grundsätzlich eine schriftliche Einwilligungserklärung einzuholen, die von beiden Eltern unterschrieben sein sollte. Nur in Notfällen mit einer einzigen Unterschrift zufriedengeben! Vor der Einverständniserklärung die wichtigsten Risiken ansprechen und stichwortartig auf der Erklärung erwähnen. Sonst ist die Erklärung evtl. unwirksam. Auch vor einer relevanten Therapie (Zytostatika, Bestrahlung, längerdauernde systemische Kortikoidbehandlung, vor jeder Dauerbehandlung bei chron. Krankheiten) ein aufklärendes Gespräch führen, die Risiken in der Einverständniserklärung oder Krankenakte stichwortartig aufführen. Fehlt ein solcher Eintrag und klagen die Eltern wegen evtl. Komplikationen, so kehrt sich die Beweislast um, und es dürfte kaum gelingen, dann Zeugen für ein solches Gespräch nachträglich zu finden (☞ 1.4).

Eltern am Telefon

- Angaben (Zeit des Anrufes, Name, Alter des Kindes, Symptome etc.) kurz auf Zettel notieren. Nachhaken, Symptome schildern lassen, nicht mit Fachbezeichnung benennen. Fieber wann und wie gemessen, Messung wiederholen, Fehlerquellen ausschalten
- Niemals telefonische Ferndiagnose stellen! Bei Krankheitssymptomen Kind bringen lassen. Bei telefonischen Anfragen bei banalen oder nicht dringlichen Problemen: an Kinderarzt verweisen
- Bei zweifelhaften bzw. bedrohlichen Symptomen *sofort* vorstellen lassen, dann auch der Pforte/Ambulanzschwester Bescheid sagen.
! *Immer* Vorstellung in der Klinik *anbieten* (auch wenn es einem selbst lästig ist!).

1.1.3 Wichtige Entscheidungen bei der Aufnahme

- **Nahrung:** Karenz? Umstellung? besondere Diät? Jeweils schriftliche Anordnung!
- **Monitor:** Überwachung notwendig? Atem-, Herz- oder kombinierter Monitor, Apnoeüberwachung, Pulsoximetrie etc.?
- **Sedierung:** Notwendig, sinnvoll oder aber für die weitere Diagnostik schädlich? Wenn sinnvoll, womit, wie oft wiederholen, worauf achten?
- **Mitaufnahme der Eltern:** medizinische Indikation? soziale Indikation? Wunsch der Eltern selbst? Anwesenheit eines Elternteils für das Kind förderlich oder schädlich?
- **Intensiv- oder Normalstation:** besondere Überwachung zumindest am Anfang sinnvoll? Vor- und Nachteile der Intensivstation bedenken
- **Notfall-Untersuchungen** oder Routine: Blutentnahme, Sonographie etc. wirklich sofort (nachts, feiertags) nötig oder beim nächsten Routinetermin?
- **Isolierung:** wegen eigener Gefährdung oder Ansteckung von Mitpatienten. Welche krankheitsinkubierten Kinder können zusammengelegt werden?
- **Welches Bett:**
  - Bei Kleinkindern: normales oder Gitterbett. Käfiggitter bei besonders unruhigen oder kletternden Kindern
  - Bei jungen Säuglingen: normales Bettchen, Wärmebett oder Inkubator?
- **Venöser Zugang:** bei allen Erkrankungen, bei denen akute Verschlechterungen drohen; vor antibiotischer Behandlung; falls weitere Blutentnahmen kurzfristig nötig sind. Oft ist es günstig, die Anfangsblutentnahmen durch einen venösen Zugang vorzunehmen und dann abzustöpseln. Abgestöpselte Zugänge mit Heparin-Lösung (100 IE/ml, z.B. Vetren® 200) füllen, Volumen je nach Größe des Systems. Dem Kind und sich wird der zweite Stich erspart. Aber nicht routinemäßig Verweilkanülen legen. Sie sind teuer und für das Pflegepersonal eine unnötige Belastung
- **Wahlleistungspatient:** Sind Chefarzt oder Oberarzt zu informieren bzw. zu rufen?
- **Einwilligung:** Könnten Operationen oder Untersuchungen anstehen, die der elterlichen Einwilligung bedürfen? Entweder vorab Einwilligung von *beiden* Eltern besorgen, oder zumindest Telefonnummer notieren.

1.1.4 Probleme in Ambulanz und Nachtdienst

! Notfall-Wegweiser ☞ 1. Umschlaginnenseite.

Prinzipien bei ambulanten Vorstellungen/Dokumentation

Kinderkliniken werden häufig als Anlaufstation auch für banale Probleme bzw. Routineangelegenheiten betrachtet. Im Bereitschaftsdienst der Klinik ist aus dieser großen „Spreu" ambulanter Vorstellungen der „Weizen", also die notwendigen stationären Aufnahmen, herauszulesen. Je unsicherer man ist, desto häufiger sollte man aufnehmen! Der ambulante Patient ist weg und kann nicht nachuntersucht werden. Säuglinge lieber von erfahrenen Kollegen mit anschauen lassen! Die prinzipielle Überlegung lautet immer: *„Warum kommen die Eltern,* und warum kommen sie *jetzt?"* Immer zunächst einmal ernst nehmen, unvoreingenommen untersuchen, und dann entscheiden, ob es eine unnötige Inanspruchnahme oder ein echter Notfall ist. Bei ambulanten Patienten prinzipiell eine *komplette körperliche Untersuchung* vornehmen.

Grundsätzlich muß bei jeder ambulanten Vorstellung, sei sie noch so banal, oder wenn der Patient auch gleich weiterverwiesen wird, zumindest eine kurze stichwortartige

Dokumentation erfolgen. Nur das Wichtigste notieren, vor allem aber, welche Anweisungen man erteilt hat, z.B. auch bei welchen Veränderungen man eine Wiedervorstellung empfohlen hat.

Verweigerung der stationären Aufnahme durch Patient bzw. Eltern
Zuerst sich selbst fragen, ob die Aufnahme wirklich notwendig ist, dann klären, welche Gefahren bestehen. Sind die Eltern fähig, die Tragweite ihrer Entscheidung zu erkennen, und sind sie fähig, das Kind so zu versorgen, daß keine Gefahr besteht? Wird die Aufnahme gegen ärztlichen Rat verweigert, ist eine genaue Dokumentation des Gespräches äußerst wichtig, und zwar bedeutsamer als die Unterschrift der Eltern unter einen entsprechenden Zettel. Wenn die Eltern unterschreiben, muß auf diesem Formular unbedingt stichwortartig stehen, welche Gefahren drohen, und daß sie dies zur Kenntnis genommen haben. Sonst kann sich später jeder damit herausreden, daß er die eigentlichen Gefahren nicht gekannt und in Kenntnis der Gefahren niemals unterschrieben hätte.

Bedeutet die Verweigerung der Aufnahme eine unmittelbare Lebensgefahr für das Kind, steht das Lebensrecht des Kindes höher als das Elternrecht. Dann kann das Kind auch gegen den Willen der Eltern in der Klinik behalten werden. Voraussetzung ist der (vorübergehende) Entzug des Rechts der elterlichen Sorge. Dieser Sorgerechtsentzug wird jederzeit vom diensthabenden Amtsrichter vorgenommen, auch feiertags und nachts. Der Entzug des Sorgerechts sollte unmittelbar beantragt werden und muß innerhalb 24 Std. durch den Amtsrichter bestätigt werden. Solche Situationen sind immer unerfreulich und sollten nach Möglichkeit vermieden werden. Für ein ruhig geführtes Gespräch ist es nie zu spät. Nie provozieren lassen, nie beleidigen und beschimpfen, auch wenn die Eltern dies tun!

Eltern wollen ein Kind unnötigerweise stationär aufnehmen lassen
Immer prüfen, welche nachteiligen Folgen die Verweigerung der Aufnahme für das Kind haben kann (Mißhandlung, Vernachlässigung?). Nachts und ad hoc lassen sich soziale Probleme nicht lösen, und in der Klinik ist das Kind meist sicher. Vor allem bei Säuglingen muß diesem Wunsch nach „unnötiger" Aufnahme nicht selten entsprochen werden. In solchen Fällen ist dann von der Station der Sozialdienst einzuschalten, um Probleme und Hilfsmöglichkeiten auszuloten.

Angetrunkene oder sonstwie ungeeignete Eltern
Wenn die Eltern oder Begleitpersonen den Eindruck erwecken, daß sie erheblich angetrunken sind oder aus anderen Gründen eine normale Versorgung eines Kindes nicht gewährleistet erscheint, kann besonders bei Säuglingen eine stationäre Aufnahme aus „sozialer Indikation" notwendig sein. Dabei sollte man den Eltern einen irgendwie plausiblen Grund für die Aufnahme nennen, um ihnen eine Brücke zu bauen, damit sie ihr Versagen nicht unmittelbar eingestehen müssen. Die Klärung sozialer Probleme kann nicht in der Ambulanz oder nachts in Angriff genommen werden.

Elternlos abgegebene bzw. aufgenommene Kinder
- Meist handelt es sich um Schulkinder, die im Rahmen akut aufgetretener Erkrankungen aufgenommen werden. Versuchen, die Eltern zu benachrichtigen, dem Kind dies auch mitteilen. Möglichst die ankommenden Eltern zum Kind begleiten und sie nicht alleine hinschicken, damit aus den Spannungen der Situation nicht

Mißverständnisse und Anschuldigungen erwachsen, weil z.B. das Kind die bisher veranlaßten Maßnahmen falsch deutet
- Neugeborene Findelkinder, irgendwo aufgefundene oder anderweitig gestrandete gesunde Kinder werden von den Findern meist entweder direkt oder über die Polizei in Kinderkliniken gebracht. Außer der behutsamen körperlichen Untersuchung keine unnötige Diagnostik vornehmen. Die Kinder brauchen liebevolle Zuwendung und gute Überwachung. Jeder, der nach dem Kind fragt, oder es besuchen will, darf dies nur in Begleitung von Arzt oder Schwester, nachdem er sich ausgewiesen und seine Beziehung zum Kind offengelegt hat. Gerade solche Kinder erwecken oft das Interesse vieler Personen!

1.1.5 Führung des Krankenblattes

Für die Führung der Krankenakte gibt es in jedem Haus spezielle Richtlinien. Immer besteht die Pflicht zur Dokumentation, der man auch aus juristischen Gründen so gut wie möglich nachkommen sollte. Bei allen Aufzeichnungen muß erkennbar sein, von wem sie getätigt wurden. Im eigenen Interesse darauf achten!

Teile der Krankenakte
- **Anamnese und Aufnahmebefund,** meist auf gesondertem, teils vorformuliertem Formular
- **Verlaufsblatt** mit den Kurven für Temperatur, Gewicht, Puls, Atmung, etc.; Angaben über die laufende Ther.; Aufzeichnungen über Mahlzeiten, Stuhl, Urin, Erbrechen etc.; ggf. Verlaufsbeurteilungen; ggf. mit eingeklebten Laborbefunden
- **Anordnungen:** oft nur auf Verlaufsbogen, meist auf gesondertem Anordnungsblatt mit den Spalten Datum, Anordnung, verordnet von, ausgeführt von
- **Handlungen** (z.B. Gabe von Medikamenten) werden oft vom Pflegepersonal vorgenommen und von diesen auch abgezeichnet. Eingetragen werden ausgeführte Anordnungen meist auf dem Verlaufsblatt
- **Kurze Notizen** über tägliche Untersuchungsergebnisse, über Elterngespräche und weitere für den Aufenthalt bedeutsame Ereignisse und Gespräche, meist auf Verlaufsblatt, bei längeren Notizen z.B. auf der Rückseite oder getrenntem Einlegeblatt
- **Technische Befunde** (z.B. Labor, Röntgen) möglichst geordnet ablegen (am sinnvollsten nach Art der Untersuchung und dann zeitlich, also z.B. alle Blutbilder chronologisch nacheinander). Alle Befunde abzeichnen (Namenskürzel, bei verspäteten Befunden auch Datum), sobald sie zur Kenntnis genommen werden. Sonst ist bei Fehlbehandlungen nie zu klären, ob ein Befund übersehen wurde oder verspätet eintraf und daher unbeachtet blieb.

1.1.6 Tips für die Visite

- Visiten werden in Kinderkliniken sehr unterschiedlich durchgeführt. Oft werden die Kurven im Stationszimmer besprochen. Aufpassen, daß niemand vergessen wird! Jedes Kind, auch Langlieger mit wenig intensiven Erkrankungen, mindestens einmal am Tag anschauen und nicht nur die Akte!
- Wenn die Patienten gemeinsam visitiert werden, längere Elterngespräche erst danach durchführen! Sonst verzögert sich der Stationsablauf

- Bei der Visite Notizen anlegen, was noch zu erledigen ist, besonders auch Telephongespräche, Briefe, Anfragen etc., Prioritäten aufstellen und vom Zeitablauf her so planen, daß kein Leerlauf entsteht und eventuell notwendige Ansprechpartner (Schreibdienst, anzurufende KollegInnen, auswärtige Labors etc.) auch erreicht werden
- Jede Station hat ihren jahrelang eingespielten Ablauf. Ärzte wechseln hingegen häufiger, und nicht jeder „Rotationsassistent" sollte versuchen, alles umzukrempeln, sondern ungünstige Abläufe nur nach gemeinsamem Gespräch versuchen zu ändern
- Routinearbeiten auch zu Routinezeiten erledigen
- Elterngesprächen, vor allem unangenehmen, nie ausweichen. Eine schlechte Stimmung wird durch Abwarten sicher nicht besser. Mißverständnisse schnell beseitigen!
- Besonders darauf achten, wer wem welche Information gegeben hat, und festlegen, wer diffizile Elterngespräche, Aufklärungen etc. vornimmt. Dies werden in vielen Fällen die erfahreneren Kollegen sein. Bei solchen Gesprächen möglichst mit anwesend sein, nicht nur um den Informationsstand der Eltern zu kennen, sondern auch um etwas über Gesprächsführung zu lernen
- Unbedingt vermeiden, daß alle auf Station nach Belieben Elterngespräche führen, und durch unterschiedliche Erläuterungen, Definitionen etc. Verwirrung entsteht. Dies macht einen schlechten Eindruck und behindert die Arbeit erheblich.

1.1.7 Entlassungsuntersuchung, Arztbrief

Vor der Entlassung den Patienten noch einmal untersuchen, wobei sich die Untersuchung auf die bei Aufnahme oder während des Aufenthaltes pathologischen Befunde beschränken kann. Falls Komplikationen eingetreten sind, deren Folgen besonders exakt dokumentieren (z.B. Nekrosen nach Infusionen). Kinder werden oft vor einer vollständigen Genesung entlassen, daher pathologische Befunde aufschreiben und auch den Eltern mitteilen.

! Nicht vergessen, Versichertenkarte, Impfbuch und/oder U-Heft wieder auszuhändigen. Während des stationären Aufenthaltes vorgenommene Tuberkulin-Teste, (passive) Impfungen, vielleicht sogar serologische Befunde eintragen.

Arztbrief
Der Arztbrief soll informativ und vollständig sein, aber auch schnell sein Ziel erreichen. Der Brief enthält mehrere Abschnitte, die wiederum untergliedert sein können.
- **Anamnese:** Nur die wichtigen Details der Vorgeschichte (in der Regel akute Erkrankung) anführen. Einem Hausarzt, der den Patienten jahrelang kennt, seine Impfungen etc. mitzuteilen, ist überflüssig! Neue Aspekte und Details sollten dagegen erwähnt werden. Sozial- und Familienanamnese nur, wenn diese im Zusammenhang mit der Erkrankung Bedeutung haben
- **Aufnahmebefund:** Vor allem pathologische Beobachtungen und körperliche Befunde mitteilen. Normalbefunde nur dann ausdrücklich erwähnen, wenn dies eine besondere Bedeutung für die aktuelle Krankheit hat. Größe, Gewicht, Blutdruck können erwähnt werden
- **Technische Befunde:** *In eigenen Abschnitten* Labor-, Röntgen-, Sonographie-, EKG-, Lungenfunktions- und andere Befunde darstellen. Normalbefunde nur kurz erwähnen bzw. nur aufzählen, was gemacht wurde. Bei mehrfach erhobenen Befunden differenzieren (Blutbild bei Aufnahme, bei Kontrolle, bei Entlassung oder mit Datum)

- **Verlauf:** Therapeutische Maßnahmen, deren Wirkungen und andere wichtige Ereignisse des stationären Verlaufes erwähnen. Sinnvolle Auswahl treffen, welche Maßnahmen und Ereignisse genau (z.B.: „antibiotische Behandlung mit xy, nach drei Tagen umgesetzt auf cd"), welche summarisch (Dauertropfinfusion während der ersten drei Tage), und welche nicht (Fieberzäpfchen) erwähnt werden. Eventuell bei längerem Verlauf auch einen abschließenden Abschnitt *Beurteilung und Zusammenfassung* einfügen
- **Letzte Medikation und weitere Therapievorschläge:** Exakte Angaben (seit wann, welche Dosis, wie aufgeteilt, welches Präparat) machen. Auch die Überlegungen zur weiteren Behandlung mitteilen, zumal man diese in der Regel ja auch den Eltern gegenüber im Entlassungsgespräch äußert. Ebenso weitere Vorschläge wie etwa die Vorstellung in einer Spezialambulanz oder bestimmte soziale Probleme etc. erwähnen
- **Unterschriften:** Assistenten dürfen einen abschließenden Bericht nie ohne Gegenzeichnung durch Oberarzt und Chefarzt absenden lassen!

Allgemeines zum Stil

Die Grundregeln einer verständlichen Sprache sind selbstverständlich. Abkürzungen, vor allem klinikinterner Jargon wird „draußen" nicht oder falsch verstanden (z.B. FK: Frühkarotten, Fieberkrampf, Fremdkörper oder was sonst!). Außer den allgemeingültigen Abkürzungen wie EEG, EKG und den wichtigsten Laborwerten alles andere ausschreiben!

Tips & Tricks
- Ein handschriftlicher Kurzbrief, der nur Diagnose und Therapievorschlag bzw. letzte Medikation enthält, ist äußerst sinnvoll, denn auch in gut organisierten Kliniken dauert es mindestens eine Woche, bis der diktierte Brief abgeschickt wird
- Den Eltern mitgegebene Briefe werden zu einem großen Teil von diesen gelesen. Vertrauliche Informationen z.B. über die Eltern und deren Verhalten, über besondere soziale Probleme etc. daher entweder per Post schriftlich, vielleicht auch telefonisch mitteilen.

1.1.8 Rezepte

In der Ambulanz müssen oft Rezepte ausgestellt werden, gelegentlich auch bei Entlassung. Rezepte sind Dokumente, an die besondere Sorgfaltspflichten geknüpft sind.

Tips für die Rezeptur
- Kassenrezepte im Prinzip ähnlich, formelle Angaben im „Kopf" exakt ausfüllen
- Im Krankenblatt und Arztbrief vermerken, was rezeptiert wurde!
- Gebräuchliche Abkürzungen und Angaben: OP = Originalpackung; N1 = kleinste Packung; N3 = größte Packung (bei Dauertherapie); AP = Anstaltspackung (kaum jemals zu rezeptieren); Supp = Zäpfchen; DA = Dosieraerosol; aut. simile = Zusatz, der erlaubt, ein Alternativpräparat mit derselben Zusammensetzung abzugeben
- Ausreichende Mengen rezeptieren, ausrechnen wieviel gebraucht wird
- Generika sind meist preisgünstiger als Handelspräparate. Möglichst auf Preis achten, weil Festpreise vorgeschrieben sind!
- Betäubungsmittel werden bei Kindern selten gebraucht, daher sind spezielle BTM-Rezepte kaum nötig.

- Ein Rezept enthält:

Die Anteile des Rezeptes	
Anschrift des Ausstellenden, meist fester Eindruck oder Stempel	Kinderklinik „Happy Playmo" Chefarzt Dr. P. Kunia Schönleinallee 33, Henochhausen
Formel „Rp", nicht mehr vorgeschrieben. Datum ist wichtig!	Rp. 31.12.99
Erste Rezeptur: eine Originalpackung	Paracetamol-Supp 250 mg OP I
Zweite Rezeptur: bei Antibiotika immer, sonst möglichst mit Signaturangabe, d.h. gewünschter Dosierung. Weil eine Packung nicht für 10 Tage reicht, gleich zwei!	Erythromycin Trockensaft OP II S.: 3 x 5 ml (3 x 200 mg)
PatientIn: Name und Adresse	Pat. Sandra Kümmel, geb. 9.9.98 Anschrift
Unterschrift; wenn sie nicht mit dem Namen im Kopf übereinstimmt, am besten daneben in Druckschrift	Unterschrift

1.2 Befunderhebung

1.2.1 Körpermaße

Allgemeines
- Länge, Gewicht und Kopfumfang grundsätzlich mit altersspezifischer Perzentile im Somatogramm vergleichen. *Bsp.:* 97. Längenperzentile bedeutet: von 100 Kindern eines bestimmten Alters sind 96 kleiner und 3 größer als der abgelesene Wert. Einzelmessungen sind nur von begrenzter Aussagekraft, da weniger der absolute Wert, sondern die Abweichung von der eigenen Perzentile für weitere Diagnostik entscheidend ist. Messungen daher bei jeder Vorsorgeuntersuchung (☞ 29)
- Länge ist in einer Gruppe von Kindern normalverteilt, Gewicht nicht. Die 50. Längenperzentile entspricht der mittleren Länge, die 50. Gewichtsperzentile aber nicht dem mittleren Gewicht
- Verzögertes intrauterines Wachstum (kleine, leichte NG, z.B. infolge mütterlicher Hypertonie, Präklampsie, Rauchen oder Alkoholabusus während der Schwangerschaft) kann in den ersten 2 Lj. aufgeholt werden. Danach entwickeln sich die meisten Kinder entlang ihrer eigenen Perzentile.

Diagnostik erforderlich
- Bei im zeitlichen Verlauf festgestellten Abweichungen von der eigenen Perzentile ≥ 2 Standardabweichungen (z.B. von 50. zu 10. Perzentile)
- Bei Werten > 97. oder < 3. Perzentile (☞ 10.1.1 und 10.1.2)
- Bei starken Abweichungen der Perzentilen für Länge, Gewicht und Kopfumfang voneinander (z.B. Länge und Gewicht 97. Perzentile, Kopfumfang 3. Perzentile).

Länge
- Durchschnittliche Geburtslänge 50 cm
- Doppelte Geburtslänge mit 4 J., dreifache mit 13 J., zu erwartende Endlänge ☞ 10.1.1.

Gewicht
- Durchschnittliches Geburtsgewicht (GG) 3,3 kg, bis zu 10 % Gewichtsverlust in den ersten Lebenstagen ist normal, GG soll nach ca. 10 Tagen wieder erreicht sein
- Doppeltes GG mit 4–5 Mon., dreifaches mit 1 J., vierfaches mit 2 J.
- Zur Beurteilung von Adipositas ☞ 10.1.

Kopfumfang
- Durchschnittlicher Kopfumfang (± 2 cm) bei Geburt 35 cm, mit 6 Mon. 44 cm, mit 1 J. 47 cm
- Zunahme des Kopfumfangs erlaubt genauere Beurteilung des Hirnwachstums als z.B. Fontanellengröße.

Zunahme von Gewicht, Länge und Kopfumfang (KU) vor Pubertätseintritt				
Alter	0–3 Mon.	3–12 Mon.	1–2 J.	2–9 J.
Gewicht	25 g/d	15 g/d	2,5 kg/J.	2 kg/J.
Länge	3 cm/Mon.	2 cm/Mon.	12,5 cm/J.	7,5 cm/J.
KU	2 cm/Mon.	0,5–1 cm/Mon.	2,5 cm/J.	0,5 cm/J.

1.2.2 Entwicklung des kindlichen Körpers

Kopf, Schädel

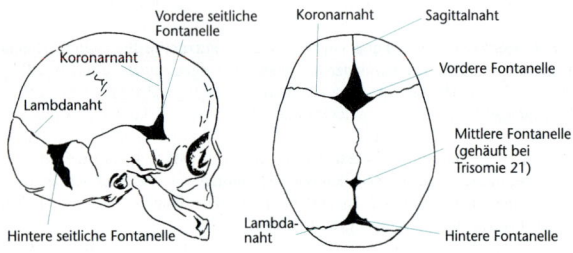

Abb. 1.1: Fontanellen [L 157]

Bei Geburt sind bis zu 6 Fontanellen vorhanden, je 1 ant. und post. und je 2 am Keilbein und am Mastoidfortsatz. Von klinischer Bedeutung sind jedoch nur die vordere und die hintere.

- *Ant. Fontanelle:* durchschnittlicher Durchmesser 2–3 cm, schließt sich zwischen 9 und 18 Mon. Bei vorzeitigem Verschluß denken an: Kraniostenose (verfrühter Verschluß einer oder mehrerer Schädelnähte), Mikrozephalie (☞ 12.1.2 und 25.2). Bei verzögertem Verschluß denken an: Hydrozephalus (☞ 12.8.2), chron. erhöhten Hirndruck (☞ 12.8), subdurales Hämatom, Hypothyreose (☞ 10.2.2), Rachitis (☞ 5.6.1), kleidokraniale Dysostose (angeborene Knorpelverknöcherungsstörung), andere metabolische Knochenerkrankungen

! Kann bei FG, auch bei türkischen/asiatischen Kindern sehr groß sein bzw. weit in die Stirn reichen!

- *Post. Fontanelle:* durchschnittlicher Durchmesser 0,5–1 cm, schließt sich bis 3 Mon. (kann auch bei Geburt schon geschlossen sein). Ursachen für verzögerten Verschluß wie bei ant. Fontanelle, verzögerter Verschluß auch bei FG
- *Schädelnähte* schließen sich normalerweise mit ca. 2 J. Bei vorzeitigem Verschluß → Kraniosynostose, Mikrozephalie (☞ 12.1.2 und 25.2). Bei klaffenden Schädelnähten → chron. erhöhter Hirndruck (☞ 12.8)
- *Nasennebenhöhlen* werden erst im Laufe der Kindheit belüftet (→ röntgenologisch sichtbar) und damit klinisch relevant:
  - Kiefer- und Siebbeinhöhlen mit ca. 6 Mon.
  - Keilbeinhöhlen nach dem 3. Lj.
  - Stirnhöhlen zwischen 7. und 9. J., selten vor 5. J.
  - Mastoidfortsatz: zwischen Geburt und 3. J. wird zelluläre Struktur zunehmend erkennbar → Mastoiditis vor dem 2. J. selten.

Abdomen

- *Luft* ist nachweisbar (auf Rö.-Bild sichtbar) im
  - Magen: unmittelbar nach Geburt (außer bei Ösophagusatresie, ☞ 22.4.1)
  - Ileum: nach 2 h, außer bei Duodenalatresie (☞ 13.4.1)
  - Rektum: nach 3–4 h, außer bei Duodenalatresie (☞ 13.4.1)
- *Lebergröße unter Rippenbogen:* 0–2 cm im Säuglingsalter; 0–2,5 cm zwischen 1 J. und präpubertärem Wachstumsschub; 0–4 cm am Ende des präpubertären Wachstumsschubes
- *Milzspitze* palpabel bei 10 % der NG, Befund kann im gesamten Säuglingsalter normal sein.

Ossifikationszentren

- Bei Geburt sind 5 Ossifikationszentren röntgenologisch nachweisbar: distales Femurende, proximales Tibiaende, Kalkaneus, Talus und Kuboid
- Zur Bestimmung des Knochenalters werden in der Regel linke Hand und Handgelenk geröntgt und mit den Normalserien in speziellen Röntgenatlanten verglichen (*Bsp.* ☞ Abb. 1.2)
- Geschlechtsunterschiede beachten: Bei Mädchen ossifizieren die entsprechenden Knochenkerne früher als bei Jungen; Unterschied mit zunehmendem Alter größer.

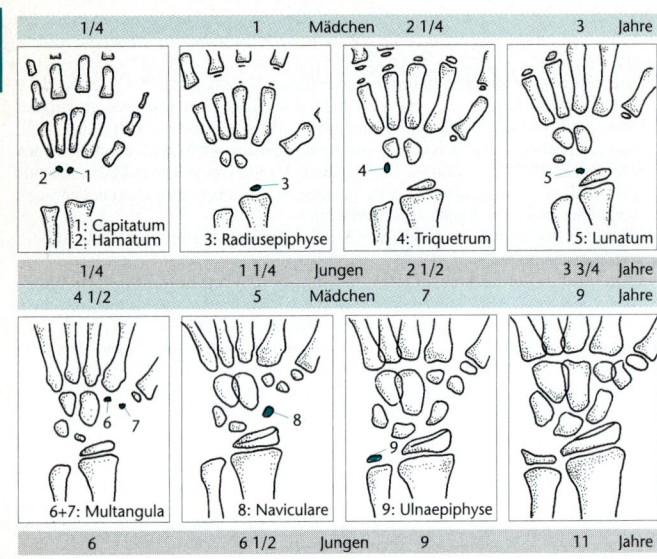

Abb. 1.2: Reihenfolge der Verknöcherung [L 157]

Blut
Innerhalb der ersten 2–3 Min. nach Geburt werden 75–135 ml Blut von der Plazenta zum NG transferiert. BB-Normalwerte im Kindesalter ☞ 26.2.

Normalwerte für Hb und Blutvolumen im Kindesalter						
	FG	NG	3 Mon.	1 J.	5 J.	10 J.
Hb g/100ml	16–20	16–20	12	10–12	10–12	12–14
Blutvol. (ml)	85–100/ kgKG	275	450	750	1500	2400

Urinausscheidung
- Bei ausreichender Flüssigkeitsaufnahme:
  - Erste Urinausscheidung spätestens 48 h nach Geburt
  - 15–50 ml/d in den beiden ersten Lebenstagen und
  - 50–300 ml/d in der darauffolgenden Woche. Ca. 4 ml/kg/h bei Sgl., abnehmend auf ca. 1 ml/kg/h bei Erwachsenen
- Oligurie bei Kindern: < 0,5–1,0 ml/kg/h (< 400 ml/1,73 m^2/d); unzureichende Nierenperfusion bzw. Nierenversagen (☞ 8.3.8).

Entwicklung des Gebisses

Altersangaben für den Durchbruch von Milch- bzw. permanentem Gebiß				
	Milchgebiß (Mon.)		**Permanentes Gebiß (J.)**	
	Oberkiefer	Unterkiefer	Oberkiefer	Unterkiefer
Mittlere Schneidezähne	6–10	5–8	7–8	6–7
Seitl. Schneidezähne	8–12	7–10	8–9	7–8
Eckzähne	16–20	16–20	11–12	9–11
1. Prämolaren	11–18	11–18	10–11	10–12
2. Prämolaren	20–30	20–30	10–12	11–13
Vordere Molaren			5½–7	5½–7
Mittlere Molaren			12–14	12–13
Hintere Molaren			17–30	17–30

1.2.3 Klinische Untersuchung

- *Außer in Notfällen:* Sich dem Kind langsam nähern, ohne seine persönliche Sphäre zu sehr zu verletzen! Es spielerisch in die Untersuchung einbeziehen, ohne jedoch albern zu sein
- Niemals etwas versprechen, was man nicht halten kann (etwa: „Du wirst nicht gestochen.", „Morgen darfst Du wieder heim." etc.). Lieber keine oder unklare Aussage als eine falsche! Kinder (auch kleine) verzeihen keine Lügen!

Untersuchungsgang

Im Prinzip nach Schema, aber nicht starr „von Kopf bis Fuß", vor allem nicht bei Kleinkindern, denn nach der Racheninspektion o.ä. läßt sich bei schreiendem Kind der Bauch meist nicht mehr palpieren. Immer gründliche und vollständige körperliche Untersuchung bei Aufnahme oder Vorstellung in der Notfallambulanz, vor allem bei allen fiebernden Kindern. *Fatales Bsp.:* Herpes-Stomatitis, hochfieberhaftes Kleinkind mit Nahrungsverweigerung. Nur bei vollständiger Untersuchung werden die Petechien an den Füßen der gelegentlich gleichzeitigen Meningokokken-Sepsis erkannt.

Allgemeinzustand
Für einen ausreichenden Allgemeinzustand sprechen:
- **Drama** (Geschrei, Tränen): je mehr Mimik und Lärm, desto undramatischer der Zustand
- **Interesse:** Spielende Kinder sind meist nicht schwer krank. Apathie ist ein Alarmzeichen
- **Bewegung** (Krabbeln, Klettern, Laufen): Ein auf eigenen Füßen sich bewegendes Kind ist meist in ausreichendem AZ. *Cave:* Auf dem Arm der Mutter hängende Kinder (hohes Fieber? Exsikkose?)
- ! **Hunger:** wichtig beim Säugling. Ein mehr als eine Fütterung auslassender Säugling ist krank.

Allgemeine Beurteilung

- **Größe, Gewicht und Kopfumfang:** 3 x Maßband anlegen, größter Wert gilt (Perzentilenkurven ☞ Kap. 29, DD Minderwuchs ☞ 10.1.1, Adipositas ☞ 10.1)
- **Fieber** (☞ 6.1.1)
- **Vigilanz:** trübe? intermittierendes „Wegschwimmen"? übererregbar? schreckhaft? unruhig? schläfrig? (DD Koma, ☞ 3.3)
- **Hautkolorit:**
  - *Zyanose: zentral* → einschl. Zunge, z.B. bei Vitien, bei älteren Kindern auch bei Intoxikationen, O_2-Mangel anderer Ursache. *Peripher* → Auskühlung, O_2-Mangel, Sepsis etc. (DD bei NG ☞ 4.1.3; Sgl., Kleinkinder ☞ 6.3.1)
  - *Ikterus?* (Säugling DD ☞ 4.1.1, Kinder DD ☞ 13.1.7)
  - *Blässe:* Anämie, Zentralisation, Atopie
  - *Blaßgraues Kolorit* (☞ 4.1.2)
- **Exsikkose** (☞ 9.2.1): halonierte Augen, Apathie, trockene Schleimhäute, „stehende Hautfalten"; bei Sgl. besonders wichtig, bei älteren Kindern seltener und weniger deutlich
- **Geruch:** nach Aceton bei Hunger/Katabolismus; typische Veränderungen bei Infektion; bei Leber- und Nierenversagen. NG: atypischer Geruch als Hinweis auf Stoffwechseldefekte (☞ 11.2)
- **Ödeme:** nephrotisches Sy. (☞ 8 .3.6), Hypalbuminämie, Überinfusion, kardiale Dekompensation. DD bei NG ☞ 7.3.

Kopf und Hals

- **Schädel:** Kopfumfang, Asymmetrie. *Fontanellen:* Größe, schon geschlossen < 6. Mon. bzw. noch offen > 18. Mon. Niveau. Spannung (erhöht bei Hirndruck, z.B. Meningitis). *Cave:* Bei Meningitis besteht nicht immer eine in typischer Weise gespannte Fontanelle! *Schädelnähte:* vorzeitig oder verspätet geschlossen, atypisch weit
- **Meningismus:** je kleiner das Kind, desto unzuverlässiger! Bei jedem fiebernden Kind, bei allen unklaren neurologischen Zeichen, bei Kopfschmerzen prüfen!
  - *Nackensteifigkeit:* Schmerzen beim passiven Anheben des Kopfes in Rückenlage. DD: bei Tonsillitis/Lymphadenitis colli oft scheinbare Nackensteifigkeit
  - *„Knieküß"* ist nicht möglich: Kind wird in Kniekehlen und im Nacken gefaßt, passive Beugung bis Gesicht/Stirn die Knie berühren
  - *Weiterer Hinweis:* Kind will seitlich liegen; opisthotone Kopfhaltung (☞ 6.3.2)

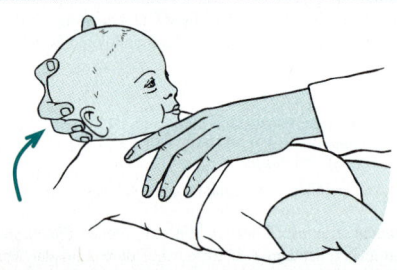

Abb. 1.3: Meningismus (Prüfung beim Säugling) [L 157]

- **Augen:**
  - *Pupillen:* Größe, Form, Lichtreaktion (asymmetrisch als Herdzeichen, z.B. bei Trauma oder Tumor, vermindert als Hirndruckzeichen)
  - *Konjunktiven:* Konjunktivitis bei NG und jungen Sgl. durch Chlamydien (☞ 6.4.4) oder Credé-Prophylaxe. Rötung bei Masern u.a. Infektionen, Allergien (kein Fieber!), Kawasaki-Krankheit
- **Ohren:**
  - *Ohrform:* äußere Form als Hinweis auf Syndrome (☞ 25.2)
  - *Hörtest:* bei häufigem Nachfragen oder lauter Aussprache an Hörstörung denken, DD und Hörtestung (☞ 21.11). Bei Säuglingen orientierender Hörtest (Reaktion auf Geräusch)
  - *Otoskopie:* Zur Durchführung Kind gut fixieren. Tobende Kinder am besten flach hinlegen (sie können so leichter festgehalten werden). Ohrspiegel mit abgespreizten Fingern gut am Schädel des Kindes abstützen, um Verletzungen durch plötzliche Bewegungen zu vermeiden. Beim Säugling Ohr nach hinten, unten ziehen, bei älteren Kindern nach hinten, oben. Befunde: achten auf gerötete Trommelfelle, Retraktion (chron. Otitis!), Narben, Fremdkörper; leichte Rötung nach längerem Schreien ist normal! Bei massivem Zerumen und Fieber spülen und nachkontrollieren
- **Mundhöhle, Rachen:**
  - Haltung des Kindes bei Racheninspektion ☞ Abb. 1.4. Kind möglichst vorher mit Spatel und Taschenlampe spielen lassen, bei älteren Kindern genügen evtl. Anweisungen wie „Aaah sagen" oder „Hechel' wie ein Hündchen". Manche Kinder machen auch beim Schreien den Mund weit genug auf. Bei jüngeren Kindern wird fast immer der Würgereflex ausgelöst

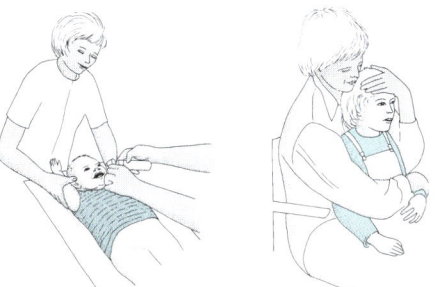

Abb. 1.4:
Haltung des Säuglings (links) und des Kindes (rechts) bei Racheninspektion [L 157]

  - *Mundhöhle, Rachen:* beim Säugling weißliche Beläge durch Soor (nicht mit Milchresten nach dem Trinken verwechseln), geröteter Rachenring oder ganzer Pharynx, z.B. bei Virusinfekt. Beim älteren Kind Tonsillen vergrößert (leicht bei vielen Infekten, extreme Vergrößerung bei EBV, einseitig bei TU/Leukose), gerötet. Trockene Schleimhäute bei Exsikkose

- *Zunge:* rot, mit vorstehenden Papillen (Erdbeer-, Himbeerzunge) bei Scharlach, anderen Infektionen, Kawasaki-Krankheit, belegt bei Soor, zahlreichen akuten Infektionen. Mundatmung als Symptom einer vergrößerten und evtl. OP-bedürftigen Adenoide nur im infektfreien Intervall verwerten! Bei NG: Größe und Form der Zunge evtl. als Hinweis auf Syndrome (☞ 25.2)
  - *Zähne:* Welche vorhanden, Anzahl und Stellung altersgerecht, Pflegezustand, Karies (läßt Rückschlüsse auf Ernährung und Konsequenz bei der Körperpflege zu!
- **Lymphknoten:** präaurikulär, retroaurikulär, submaxillär, seitlicher Hals, Kieferwinkel, subokzipital, nuchal, axillär, inguinal. Beidseitige Schwellung bei Infektionen. Einseitige, dtl. Schwellung bei V.a. Lymphadenitis, selten maligne Prozesse. Kleinfleckiges Exanthem und nuchale LK sind pathognomonisch für Röteln. Weitere DD ☞ 6.1.2. Auch bei gesunden Kleinkindern sind häufig Lymphknoten palpierbar (bsd. inguinal)
- **Schilddrüse:** Struma (DD ☞ 10.2.1). Häufig übersehen, vor allem bei Jgl.!

Thorax
- **Form:** Einziehungen bei akuter Dyspnoe. Bei NG ANS (☞ 4.6.1). Deformierung bei Vitien, chron. Obstruktion, Skoliose, bei neurolog. Erkrankungen
- **Mamillen:** bei NG → Infektion? Mamillensekretion ist bei NG physiologisch. Entwicklungsstadien, Thelarche. Großer Mamillenabstand bei XO-Sy. (☞ 25.4.5).

Herz und Kreislauf
- **Auskultation** (☞ 7.2.1)
- **Puls:** regelmäßig? Frequenz? auffallend schwach? Femoralis- bzw. Fußpulse?
- **Blutdruck:** wird aus technischen Gründen oft vergessen. Einmalige Messung bei jedem stationären Kind, Hypertonus bei Kindern wird oft lange übersehen! DD ☞ 7.12.1.

Lunge
- **Atemgeräusch:** seitengleich? Einseitig abgeschwächt bei Pneumonie, Aspiration, Atelektase (☞ 14.2.1); generell abgeschwächt bei „stiller Obstruktion" → Notfall! (☞ 14.1). Trockene Rasselgeräusche (z.B. Giemen, Brummen) bei Bronchitis, Asthma (☞ 14.4.3). Inspiratorisches, supraglottisch entstehendes Atemgeräusch bei Stridor (☞ 14.1.2). Lokal oder einseitig verschärftes Atemgeräusch bei Pneumonie oder Fremdkörpern
- **!** Bronchialatmen beim jungen Sgl. normal, nicht mit Pneumonie verwechseln!
- **Atemfrequenz**
- **Perkussion:** erst ab Schulalter sinnvoll. Nur Hinweise auf ausgedehnte Prozesse, z.B. gedämpft bei Erguß, Pneumonie, hypersonor bei Pneumothorax.

Abdomen
- **Inspektion:** Form, z.B. gebläht, eingefallen, ausladend. Hernien?
- **Palpation:** bei Säugling Beine im Hüftgelenk beugen (→ Bauch entspannt), ablenken, nur mit warmen Händen untersuchen. Phase des Luftholens beim Schreien zur Palpation nutzen. Abwehrspannung, Druckschmerz, vermehrte Flüssigkeit, schwappendes Gefühl bei Aszites?
- **Leber:** Größe (DD ☞ 13.1.8), Konsistenz. Hepatomegalie kann bei Obstruktion und tiefstehenden Zwerchfellen vorgetäuscht sein
- **Milz:** normalerweise nur bei tiefer Inspiration tastbar, sonst vergrößert (DD ☞ 17.3.3)

! Bei Leukosen oft stark vergrößerte Milz, die bei normaler Palpation gar nicht erfaßt wird, weil man den Finger schon auf der Milz aufsetzt und daher den Rand nicht bemerkt
- **Nierenlager:** Druckschmerz im Nierenlager ist nur ein unzuverlässiger Hinweis auf Harnwegsinfekt
- **Darmgeräusche:** fehlend, lebhaft, klingend (☞ 13.1 und 13.4.1).

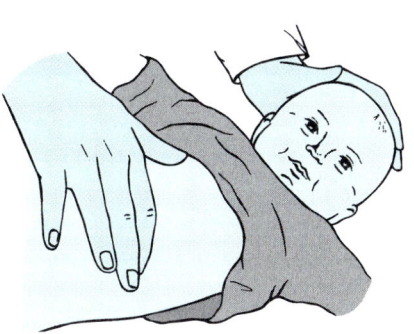

Abb . 1.5: Palpation der Milz [L 157]

Genitale
- **Mädchen:** Infektionen, Fehlbildungen, Fremdkörper. Hinweise auf Mißhandlung? Grad der Pubertätsentwicklung (☞ 29)
- **Jungen:** Fehlbildungen? Hoden deszendiert? Phimose bis zum ca. 6. Lj. physiologisch! Hinweise auf Mißhandlung? (☞ 1.4.5) Grad der Pubertätsentwicklung.

Neurologie (☞ 12.2)
- *Beobachtung*: Hypo-/Hyperkinese, Apathie, Unruhe, Hyperexzitabilität, neugierig oder desinteressiert, Symmetrie?
! Bei akut kranken Kindern ist eine entwicklungsneurologische Untersuchung nicht sinnvoll, der Verdacht auf „Retardierung" erweist sich oft als falsch, also bei Hinweisen im gesunden Intervall nachuntersuchen (lassen).

Extremitäten
- Gelenkschwellungen, Bewegungseinschränkungen, Verletzungen
- **Hüftuntersuchung:** Bei Sgl. evtl. Sonographie veranlassen (☞ 23.2.1)
- **Fingernägel:** Trommelschlegel bei Hypoxämie (CF ☞ 14.6, Vitien ☞ 7.5, selten andere chronische Lungenerkrankungen).

Haut
- Exantheme (DD ☞ 6.1.3), Ekzeme oder andere chron. Hauterkrankungen (☞ 19), Naevi, „Mongolenflecken"
- **Turgor:** stehende Hautfalten bei Exsikkose

- **Petechien:** Schönlein-Henoch (☞ 17.4.4), ITP (☞ 17.4.3); Stauung im Gesicht bei Husten *(Pertussis)*
- **Hämatome:** hämorrhagische Diathese, Sepsis, Leukose, Mißhandlung? Bei Kleinkindern ab ca. 10 Mon. bis 2 J. sehr häufig Hämatome an der Stirn durch normale Stürze, bei Kleinkindern bis ca. 5 J. auch fast immer Hämatome an der Vorderseite der Unterschenkel.

1.2.4 Vorsorgeprogramm

| \multicolumn{3}{c}{Vorsorgeuntersuchungen mit Untersuchungsschwerpunkten} |

U	Zeitraum	Schwerpunkte* (nicht vollständig!)
U1	postpartal (spätestens nach 4 h)	Aufzeichnungen über die Schwangerschaft und Geburt, Geburtsmodus, Zustandsbeurteilung (Apgar), Reifebeurteilung, Feststellung schwerer oder äußerlich sichtbarer Fehlbildungen, Maße und Gewicht, Vitamin K-Gabe (☞ 4.4.3)
U2	3.–10. Tag	„Neugeborenen-Basisuntersuchung"; Anpassungsstörungen, akute Erkrankungen, Fehlbildungen, Geburtsverletzungen; Guthrie-Test und TSH-Bestimmung (deshalb U2 möglichst am 5. LT durchführen), Einleitung von Rachitis-/Fluorprophylaxe ab 10. LT
U3	4.–6. Wo.	Körperliche Entwicklung, Ernährungsprobleme, Reflexstatus, beginnende psychomotorische Entwicklung
U4	3.–4. Mon.	Weitere Entwicklung im Säuglingsalter; Hüfte, Fehlhaltungen; Hydrozele/Hodenhochstand; Beginn der Routineimpfungen
U5	6.–7. Mon.	Reaktion auf Umgebung (Interesse, Greifen, evtl. schon Sitzen); Rachitis
U6	10.–12. Mon.	Körperkoordination; Sprachentwicklung
U7	21.–24. Mon.	Gangbild, Fuß- und Beindeformitäten, Wirbelsäule; Sprach- und Sozialentwicklung; Sauberkeitsentwicklung; Sinnesorgane; Abschluß der ersten Routineimpfungen
U8	43.–48. Mon.	Sprach- und Sozialentwicklung (Kindergarten?); orthopädische Probleme; Koordination; Sinnesorgane (differenzierte Hör- und Sehprüfung); Urinstatus
U9	60.–64. Mon.	Verhaltensstörungen/-auffälligkeiten; Feinmotorik; Koordination und Sinnesorgane; chronische Erkrankungen; Zahnstatus; Impfstatus ergänzen; Schulreife vorhanden?
J1	10–13 J.	Körperliche Entwicklung, orthopäd. Probleme, sexuelle Entwicklung, Kenntnisse in der Empfängnisverhütung, soz. oder fam. Probleme und Konflikte, Suchtprävention, Gesprächsangebot

* Anmerkung: Bei allen Vorsorgeuntersuchungen werden die Körpermaße erhoben und in die Perzentilen-Verlaufskurve eingetragen. Ferner ist bei allen Vorsorgen eine allgemeine körperliche Untersuchung des vollständig entkleideten Kindes selbstverständlich und daher unter der Rubrik „Schwerpunkt" nicht gesondert erwähnt.

Tips & Tricks
- Bei Klinikaufnahme sind neben den direkten Angaben interessant: Wurden alle Untersuchungen wahrgenommen? Häufige Arztwechsel ohne Umzug der Familie? Wurden Konsequenzen aus pathologischen Befunden gezogen?
- Bei Entlassung von der NG/FG-Station: Wurden Vorsorgeuntersuchungen während des stat. (Langzeit)aufenthaltes gemacht und eingetragen?
- Bei anderen Entlassungen: Muß man Eltern auf ausstehende Vorsorgetermine aufmerksam machen?

1.3 Besondere Patientengruppen

1.3.1 Chronisch kranke Kinder

Auf die besonderen Probleme bei der Behandlung chronischer Krankheiten wird in den einzelnen Kapiteln hingewiesen. Grundsätze:
- Kind bzw. Eltern sind in der Regel erfahren im Management der Erkrankung und beäugen die Handlungen und Entscheidungen von neuen Ärzten meist kritisch bis mißtrauisch. Kind bzw. Eltern in die Überlegungen mit einbeziehen. Dabei andererseits auch keine Unsicherheit zeigen! Rücksprache (Oberarzt/ältere Kollegin) hilft oft, Mißtrauen abzubauen
- Wenn von Seiten des Patienten persönliche Besonderheiten (ungewöhnliche Reaktion auf therapeutische Maßnahmen, Unverträglichkeiten etc.) geäußert werden, im Prinzip immer ernst nehmen und beachten
- Gespräche über Prognosen, Komplikationen der Erkrankung oder Behandlung etc. auf ein Minimum beschränken. Manche Patienten wollen solche Gespräche nicht, andere versuchen, jeden auszufragen, um möglichst viele Meinungen zu hören, was mindestens zu Unsicherheit führt, manchmal auch zu totalem Vertrauensverlust.

1.3.2 Chronisch oder schwer kranke Jugendliche

Bei Jugendlichen gilt das Gebot der Ehrlichkeit noch mehr als bei kleineren Kindern. Jgl. wollen nicht betrogen werden und haben oft ein sehr ausgeprägtes Gerechtigkeitsgefühl. Andererseits reagieren sie sehr empfindlich, wenn körperliche Mängel oder Defekte angesprochen werden. Daher lieber, vor allem bei chronischen Krankheiten, ein aufklärendes Gespräch dem Erfahreneren überlassen, und selbst mit Hinweis darauf ein solches verweigern. Hier den richtigen Weg zwischen Hoffnungslosigkeit und Ehrlichkeit zu finden, ist oft besonders schwierig. Jgl. wollen meist wie Erwachsene behandelt werden, entwickeln auf der Station aber sehr oft erstaunlich positive Verhaltensweisen Kleinkindern gegenüber.

1.3.3 Erwachsene Patienten

Zunehmend tauchen in Kinderkliniken Erwachsene mit Erkrankungen auf, die über Jahrzehnte pädiatrisch betreut wurden, in der Erwachsenenmedizin seltener sind (z.B.

Mukoviszidose, angeborene Vitien), oder wo die Patienten den Absprung nicht finden. Gerade bei diesen Patienten ist eine persönliche Betreuung oft besonders intensiv. Man sollte sich zur Regel machen, Erwachsene in Kinderkliniken nicht mit „Du" anzureden, sondern ihnen dem Alter entsprechend zu begegnen.

Eine besondere Gruppe stellen geistig behinderte Erwachsene dar, z.B. Patienten mit Trisomie 21, sowie Patienten mit Vitien oder ICP.

1.3.4 »Ausländerkinder«

Der Anteil nicht deutschstämmiger Kinder beträgt je nach regionalen Besonderheiten zwischen 5 % und 30 %, in den meisten Großstädten ca. 20 %, in der Notfallambulanz oft über 50 %. Den „ausländischen Patienten" an sich gibt es nicht. Die Pat. und ihre Familien unterscheiden sich durch Herkunftsländer, Aufenthaltsdauer, sozialen und kulturellen Hintergrund, Sprachkenntnisse und Bildungsniveau.

Sprachliche Verständigungsprobleme
- Übersetzen ist nicht immer einfach, und geschulte DolmetscherInnen stehen nur in Ausnahmefällen zur Verfügung. Bei Gesprächen von grundsätzlicher Bedeutung (operative Eingriffe, schwere Erkrankung, Schulung und Therapieeinstellung bei chronischen Krankheiten) müssen entsprechend geschulte DolmetscherInnen hinzugezogen werden
- Abschnittsweise bzw. satzweise Übersetzung, damit nicht zuviel verloren geht
- Reinigungs- und Küchenpersonal entsprechender Nationalität kann in Ausnahmefällen sozusagen als Notlösung hinzugezogen werden, Mitpatienten oder Minderjährige sollten auch aus juristischen Gründen nur in Ausnahmesituationen eingeschaltet weden.

Krankheitsverständnis und kulturelle Barrieren
Die Vorstellung über Entstehung, Bedeutung, Symptome und Verlauf von Krankheiten können erheblich differieren. Dadurch können Mißverständnisse trotz ausreichender Sprachkompetenz entstehen. Vorsicht bei Formulierungen wie „psychisch bedingt". Besser ist „durch Ärger oder Aufregung" etc.
- In manchen Krankheitsvorstellungen beginnt und endet eine Erkrankung mit dem Vorhandensein von Symptomen. Ggf. erklären, daß die Erkrankung „wiederkommt", wenn z.B. ein Antibiotikum nach Fieberanfall nicht weiter eingenommen wird
- Wenn eine Ursache der Krankheit nicht bald und eindeutig benannt werden kann, wird u.U. vermutet, daß die Erkankung sehr ernst ist
- Die körperliche Untersuchung, besonders bei Jugendlichen bzw. Mädchen, kann auf Widerstand stoßen. Hier gilt es, mit taktvoller Konsequenz vorzugehen (Untersuchung möglichst durch Ärztin, Schamgrenzen respektieren)
- Klinikessen: Ungewohnte Nahrungsmittel können Inappetenz vortäuschen. Gelegentlich spielen religiöse Vorschriften eine Rolle. Bei strenggläubigen Moslems ist ein Nahrungsmittel unrein auch bei indirektem Kontakt mit einem „unreinen" Nahrungsmittel wie Schweinefleisch (im selben Topf gekocht; Kochlöffel)
- In vielen Ländern ist es üblich, daß Kranke während des Klinikaufenthaltes von zu Hause mit Essen versorgt werden
- In vielen Kulturen ist es eine soziale Pflicht, Kranke zu besuchen. Soweit möglich, Besuche zulassen.

Ausländische Dokumente und Klinikberichte
Krankenberichte sind manchmal schwer verständlich. Besondere Vorsicht bei Abkürzungen, die gelegentlich eine völlig andere Bedeutung haben.

1.3.5 Das sterbende Kind

In Kinderkliniken gibt es sehr selten Todesfälle, mehr als 99 % der aufgenommenen Kinder verlassen die Klinik lebend, meist auch gesünder als sie gekommen sind. Die meisten Todesfälle in der Klinik betreffen die Neonatologie (Fehlbildungen, Unreife, Asphyxie, Atemnotsyndrom und Komplikationen). Bei Kleinkindern stehen Unfälle an erster Stelle, dann Fehlbildungen und Malignome. Bei Schulkindern Unfälle, Malignome und seltener Folgen von Fehlbildungen. Andere Todesursachen, wie Asthma, Diabetes, Krampfanfälle, sind bei Kindern sehr selten. Infektionen bei vorher gesunden Kindern spielen als Todesursache hierzulande ebenfalls nur eine untergeordnete Rolle.

- **Verhalten bei Fehlbildungen:** im Kreissaal kein Verheimlichen der Fehlbildung den Eltern gegenüber, kein Verharmlosen („kann man alles reparieren"), aber auch kein Dramatisieren. In den meisten Fällen sind keine Eilentscheidungen nötig, daher in Ruhe Bestandsaufnahme und dann in ruhiger Atmosphäre Aufklärung der Eltern! Bei schweren oder kombinierten Fehlbildungen stellt sich gelegentlich die grundsätzliche Frage der Behandlung (Bsp.: Trisomie 21 und Vitium und Analatresie; thorakale MMC). Keine voreilige Entscheidung, immer Beratung im erfahrenen Team, möglichst keine Entscheidung gegen die Eltern, sondern mit ihnen zusammen!
- **Problematik der Organspende:** Organe von Kindern sind für Transplantationen einerseits gefragt, aber nicht in allen Fällen geeignet. So haben NG- und Sgl.-Nieren als Transplantate eine geringere Überlebenszeit. Wenn Organentnahme erwogen wird, exakte Hirntod-Diagn. (Kriterien ☞ 3.1.5)! Es sind dabei grundsätzlich auszuschließen: Intoxikationen (einschl. Medikamentenwirkung, z.B. Null-Linien-EEG bei hochdosierten Barbituraten), Infektionen, neuromuskuläre Blockade, Unterkühlung, Kreislaufschock, endokrines oder metabolisches Koma. Organisation: in Zusammenarbeit mit Transplantationszentrale!
- **Beendigung therapeutischer Maßnahmen:** Bei absehbar tödlichem Ausgang einer Erkrankung muß überlegt werden, welche diagnostischen und therapeutischen Maßnahmen wirklich noch nötig sind. Viele schmerzhafte oder unangenehme Maßnahmen können ohne weiteres abgesetzt oder modifiziert werden (Chemotherapie, Blutkontrollen, etc.), andere würden bei Absetzen zusätzliche Qual bedeuten (Flüssigkeitszufuhr, Urinkatheter etc.). Genaues Abwägen, schriftliches Festhalten mit Begründung, damit nicht vom nächsten Nachtdienst alles wieder umgeworfen wird. Werden therapeutische Bemühungen beendet oder wird festgelegt, daß bei einem Patienten keine Reanimation mehr vorzunehmen ist, muß dies in eindeutiger Weise schriftlich fixiert sein, um auch die Diensthabenden vor Fehlentscheidungen zu schützen. Solche grundsätzlichen Entscheidungen möglichst einvernehmlich mit Eltern und Stationspersonal treffen. Konsens im Gespräch herbeiführen, evtl. Ethikkommission. Keine eigenmächtige Vorwegnahme solcher Entscheidungen!
- **Leichenschauschein:** landesrechtliches Dokument, das innerhalb 24 h nach dem Tod auszustellen ist. Enthält offenen Teil für amtliche Zwecke und einen vertraulichen Teil mit med. Angaben zur Todesursache (Grundlage der amtl. Todesursachenstatistik). Einzutragen sind:
  - Personalien des Toten, Todesfeststellung, -zeitpunkt

- Todesursache (erfordert Kenntnisse der Vorgeschichte): natürlich, unnatürlich, unbekannt. *Todesursache:* meist Verkettung von Krankheiten, unmittelbare und mittelbare Todesursache angeben. *Achtung!* Vermutete Todesursachen sind in vielen Fällen falsch, wenn keine sichere Ursache vorliegt „unbekannt" eintragen!
- Lag eine übertragbare Krankheit im Sinne des Bundesseuchengesetzes vor (☞ 6.10)? Wenn ja, Amtsarzt benachrichtigen, Meldung
- **Obduktion:** im Prinzip nur mit Einwilligung der Angehörigen/Eltern. Näheres ist meist im Krankenhaus-Behandlungs-Vertrag geregelt. Eine erzwungene Obduktion ist bei Seuchenverdacht möglich. Eine gerichtliche Sektion wird in der Regel dann vom Staatsanwalt beantragt, wenn auf dem Leichenschauschein keine eindeutige Todesursache angegeben ist oder Hinweise auf unnatürlichen Tod bestehen.

Tips & Tricks

Bei tot in die Klinik gebrachten Kindern im Prinzip unbekannt eintragen, normalerweise natürlicher Tod. Unnatürlich (Unfall, Tötung, Vernachlässigung etc.) zieht Ermittlungen nach sich. Wichtiger Grenzfall: SIDS. Eigentlich trotz aller Tragik und unklarer Ursache natürlicher Tod! Wenn unnatürlich eingetragen ist, erfolgt im Prinzip die Beschlagnahme der Leiche und gerichtliche Sektion (wegen Verdachts auf Kindstötung), was die Eltern zusätzlich traumatisiert und Schuldgefühle verstärkt. Bei geringstem Verdacht auf unklare Umstände jedoch „unbekannt" ankreuzen!

1.4 Psychosoziale, juristische Probleme

1.4.1 Entlassung gegen ärztlichen Rat

Wird relativ häufig, oft in ultimativer Form, gefordert. In den meisten Fällen gütliche Einigung möglich, wenn *sofortiges* Gespräch erfolgt, bei dem die Eltern ausreichend zu Wort kommen können! Wenn Eltern angetrunken sind oder aus anderen Gründen nicht zurechnungsfähig erscheinen, unter Vorwand Ausweichlösung anbieten, keine Konfrontation! Ansonsten sind vorzeitige Entlassungen in sehr vielen Fällen ohne Gefahr für das Kind möglich. Kinderarzt telephonisch informieren, auch über weitere Therapie!

1.4.2 Verweigerung von Eingriffen

Bei ausreichender Aufklärung erfolgt meist doch Zustimmung. Immer Abwägung zwischen Elternrecht und Erfolgsaussichten für das Kind. Wenn z.B. die Behandlung einer Meningitis verweigert wird, hat das Recht des Kindes Vorrang, wenn eine Chemotherapie bei einem Tumor mit schlechter Prognose abgelehnt wird, muß dies meist akzeptiert werden. Langwierige Behandlungen (Chemotherapie) lassen sich gegen den Willen der Eltern kaum durchführen, bei Notfalltherapie und guten Heilungsaussichten: vorübergehender Sorgerechtsentzug (z.B. wenn vitale Transfusion bei Zeugen Jehovas abgelehnt wird, s.u.).

1.4.3 Mißhandlungsverdacht

Bei unklaren Unfallschilderungen, Hämatomen an untypischen Stellen (Beulen an Stirn und Unterschenkeln bei KK häufig in großer Zahl durch normales Hinfallen), Verhaltensauffälligkeiten. Evtl. wird auch der Verdacht von Dritten geäußert. Vorgehen: Kind unter anderem Vorwand, evtl. unter Dramatisierung tatsächlicher Befunde, aber ohne die Eltern vor den Kopf zu stoßen, aufnehmen, bis sich die Situation in aller Ruhe klären läßt. Dies sollte in Zusammenarbeit mit Erfahrenen geschehen, keine vorzeitige Meldung an Jugendamt etc., sondern nur, wenn Mißhandlung sicher ist und mit den durch Meldung ausgelösten Maßnahmen dem Kind genützt wird.

1.4.4 Battered-child-Syndrom

Symptome
- **Typische Verletzungen bzw. körperliche Befunde:** Hämatome, besonders im Gesicht, oberer Rücken, Gesäß, Beine, oft mit Abdrücken einzelner Finger (Hand „paßt" auf die Flecken, mehr linke Körperhälfte, da die meisten Schläger Rechtshänder sind); schmerzhafte Schwellungen, periostale Schwellungen, Nebeneinander alter und frischer Frakturen
- Seltenere Befunde und Mißhandlungsarten:
  - Schütteltrauma bei Säuglingen: subdurale Blutung durch Brückenvenenabriß
  - Hygrome durch multiple Schädelverletzungen
  - Abdrücke von brennenden Gegenständen (Zigaretten)
  - Innere Verletzungen bis hin zu Darmperforationen, Nierenkontusion etc.
- **Typische Verhaltensweisen mißhandelter Kinder** (und ihrer Familien): Mißhandelte Kinder zeigen eine eigenartige Mischung zwischen Aufmerksamkeit (mißtrauische Beobachtung der Umgebung) und Ruhe. Sie lassen alle Untersuchungen, auch schmerzhafte, oft ohne jeden Kommentar über sich ergehen, wobei die Kontaktaufnahme zu den Untersuchern nicht oder schwer gelingt. Auch im weiteren stationären Verlauf können Kontaktstörungen und/oder Distanzlosigkeit vorherrschen. Kommt der Mißhandler zu Besuch, zeigen die Kinder gelegentlich demonstrativ Zuneigung, mit fragend unsicherem Ton, weil sie befürchten, wegen Ausplauderns (Geheimnisbruchs) bestraft zu werden. Meist wird nur *ein* Kind mißhandelt („Sündenbock"), so daß in der Regel für die Geschwister wenig Gefahr besteht (Ausnahme sexueller Mißbrauch von Mädchen ☞ 1.4.5).

Vorgehen
- Dokumentation der Verletzungen, möglichst auch photographisch
- Kind allein aufnehmen, auf keinen Fall mit dem eventuellen Mißhandler zusammen
- Mißhandlungsverdacht niemals beim Aufnahmegespräch spontan äußern! Dies ist Aufgabe eines speziell geschulten Arztes, evtl. auch in Gegenwart weiterer, aber nicht zu vieler Personen (z.B. Pflegekraft, Psychologe, Sozialarbeiter etc.). Es ist für das Kind meist besser, nicht mit Beschuldigungen, sondern mit Hilfsangeboten zu kommen. Allerdings den Eltern/Mißhandlern gegenüber klar zum Ausdruck bringen, daß der vorläufige Verzicht auf eine strafrechtliche Verfolgung auf der Voraussetzung einer konsequenten Mitarbeit beruht und ansonsten doch Anzeige erstattet wird. Wenn Polizei bzw. Staatsanwaltschaft einmal eingeschaltet sind, läßt sich ein solcher therapeutischer Pakt wesentlich schwieriger schließen.
- Bei lebensbedrohlicher oder wiederholter Mißhandlung muß das Kind mit Hilfe des Jugendamts vorübergehend oder dauerhaft aus der Familie entfernt werden.

1.4.5 Sexueller Mißbrauch

Erzwungenes sexuelles Verhalten eines Kindes durch eine ältere Person. Viele Formen sind möglich, vom Betrachten von Pornographie über Manipulationen am Genitale bis zur Penetration.

Genaue Zahlen existieren wegen der hohen Dunkelziffer nicht. Mädchen sind wesentlich häufiger betroffen als Jungen. In über 80 % kennt das Mädchen den Täter vorher (Vater, Stiefvater, Onkel). Der Mißbrauch ist meist chronisch. Er findet oft in der Wohnung des Kindes statt, auch mit Wissen anderer Familienmitglieder (Mutter). Häufig sind Belohnungsangebote, Zwang, Drohung oder körperliche Gewalt. Angst und Schuldgefühle des Kindes erschweren oft die Aufdeckung.

Symptome
Es gibt kein spezifisches „Mißbrauchssyndrom". Hinweisend sind meist emotionale und/oder Verhaltensstörungen. Für die Art der Störung ist im Wesentlichen das Alter des Kindes bestimmend.
- **Hinweise im Verhalten:** Distanzlosigkeit (ungewöhnlich schnelle, auch körperliche Kontaktaufnahme gegenüber Fremden), alters- und milieuunangemessenes sexuelles Verhalten oder Sprache, Trennungsängste, regressives Verhalten, depressive Verstimmung, Schlafstörungen, Nachlassen der Schulleistungen, fehlender Kontakt zu Gleichaltrigen, Enuresis/Enkopresis, Änderungen im Eßverhalten, Suizidalität. Bei Inspektion des Genitales: bei vorher guter Mitarbeit übergroße Angst oder „Erstarren". Die Kinder liegen steif, wie leblos, nur die Augen folgen dem Geschehen
- **Körperliche Hinweis:** genitale und rektale Verletzungen, Verletzungen oder Fingerabdrücke an Brüsten, Gesäß, Schenkeln oder Unterleib, Geschlechtskrankheiten, Genitalmykosen, rezidivierende Harnwegsinfekte, Schwangerschaft.

Vorgehen
- Mißbrauchsverdacht nicht in der Aufnahmesituation äußern, sondern erst nach Verdichtung der hinweisenden Momente
- Unbedingt erfahrene Kollegin und Psychologin oder Sozialarbeiterin hinzuziehen. Ggf. Kontakt mit Beratungsstellen aufnehmen. Hausarzt informieren, möglichst engmaschige Wiedervorstellung vereinbaren
- Um Zeit zu gewinnen, evtl. Aufnahme unter einem Vorwand
- Gründliche körperliche Untersuchung mit Inspektion des äußeren Genitales und der Analregion. Auf Hämatome, Verletzungen achten. Hymen intakt? Anus erweitert? *Cave:* Erhebliche Varationen des Genitalbefundes sind möglich. Sichere Beurteilung meist nur durch Facharzt
- Alle Befunde dokumentieren
- (Kinder-) Gynäkologische Untersuchung durch *Facharzt* veranlassen. Bei V.a. *akuten Mißbrauch* innerhalb von 1–2 Tagen, bei *V.a. chronischen Mißbrauch* einen für das Kind günstigen Zeitpunkt wählen.

Tips & Tricks
- *Spontane* Äußerungen von Kindern sind meist zutreffend. Im Zweifel immer den Kindern glauben, auch falls die Äußerungen später zurückgenommen werden
- Adressen von Sozialarbeiterin, Kinderschutzbund, Wildwasser e.V., Familienfürsorge, Kinder- und Jugendnotdienst in das Adressenverzeichnis der Station aufnehmen
- Im Kindergartenalter sind „Doktorspiele" altersangemessen
- Ein intaktes Hymen schließt einen Mißbrauch nicht aus.

1.4.6 Sorgerecht

Eigentlich „Recht der elterlichen Sorge" umfaßt die Erziehung und Beaufsichtigung sowie die Bestimmung des Aufenthaltes. Die Eltern nehmen im Prinzip alle Rechte des unmündigen Kindes wahr, haben gleichzeitig die Verpflichtung, Schaden von ihm abzuhalten. Die Eltern können das Kind von jedem herausverlangen, der es ihnen widerrechtlich vorenthält, also z.B. eine vorzeitige Entlassung aus der Klinik fordern. Wenn die Eltern ihrer Sorgfaltspflicht nicht nachkommen (Vernachlässigung, Mißhandlung, § 1666 und 1680 BGB), kann ihnen das Sorgerecht entzogen werden. Dies geschieht aber nur nach schweren Verfehlungen, denn zunächst soll immer soziale Hilfe wahrgenommen werden (amtliche, kirchliche etc.), um eine Stabilisierung der Familie zu erreichen. Das Recht der elterlichen Sorge kann vorübergehend entzogen werden bzw. dann wieder erteilt werden, wenn der Grund zum Ruhen des Sorgerechts nicht mehr besteht (§ 1674 BGB).

Tips & Tricks
Bei nichtehelichen Kindern hat meist nur die Mutter das Sorgerecht, bei Geschiedenen in der Regel nur ein Elternteil, erst seit ca. 1999 in der Regel beide Eltern. Bei Gesprächen, Einwilligungen etc. nur mit der Person verhandeln, die das Sorgerecht besitzt, evtl. nachfragen. Bei Entlassung nur dem Sorgeberechtigten oder einer ausdrücklich autorisierten Person das Kind mitgeben, besonders wichtig bei vorzeitiger Entlassung!

1.5 Fördermaßnahmen, Kuren, Anträge

Wenn es um Kuren, Reha-Maßnahmen und Kostenübernahme-Anträge geht, können Sozialarbeiter meist entscheidende Hinweise geben, oft auch die lokalen Gesundheitsbehörden. Reha- und Kurmaßnahmen sollten immer in Abstimmung mit dem einweisenden Arzt geplant werden!

Arten von Kuren und Rehabilitationsmaßnahmen
- Offene Badekur: z.B. in selbst angemieteter Ferienwohnung, mit „Anwendungen" und lokaler ärztlicher Betreuung. Zuschuß von ca. 15,– DM/Tag
- Kuren in ärztlich geführten Heimen und Einrichtungen, die oft von Sozialversicherungsträger geführt werden

- Mutter-Kind-Kuren: in sozialen Einrichtungen zur allgemeinen Erholung (z.B. Müttergenesungswerk), nicht im Rahmen des Gesundheitswesens. Bei medizinischer Indikation, vor allem bei Kleinkindern, oder wenn die Anleitung eines Elternteils notwendig ist
- Rehabilitationsmaßnahmen s.u.

Kuren

Indikationen
- Rezidivierende Infekte sind die häufigste, aber auch „weichste" Indikation. „Sozial gestaffelt" vorschlagen, damit diejenigen Kinder, die sonst nicht aus den Großstädten herauskommen, davon profitieren!
- Chronische Krankheiten: Hier erfüllt die Kur nicht nur einen direkten, aber mehr oder weniger diffusen Heilzweck, sondern bietet gleichzeitig die Möglichkeit einer Schulung, Anleitung zur Selbsthilfe, neuen Therapieeinstellung. Die Grenze zur Rehabilitation ist fließend.

Kostenträger
- **Krankenkassen:** zahlen die meisten Kuren (Privatkassen kaum, hier sehr schwierige Verhandlungssache)
- **Sozialversicherungsträger** (LVA, BfA): meist Kuren in Träger-eigenen Einrichtungen, oft mit spezialisierten Indikationen.

Antrag in der Regel von den Eltern bei der Krankenkasse, dann Stellungnahme des behandelnden Arztes (meist kostenloses Kurzgutachten).

Rehabilitationsmaßnahmen

Die entsprechenden Einrichtungen bieten einen umfassenden Service bei der Betreuung chronisch kranker Patienten bzw. nach schweren Verletzungen oder Operationen (medizinische, krankengymnastische, psychologische, schulische Betreuung). Trägerschaft unterschiedlich. Kostenübernahme durch die Sozialversicherung, in vielen Fällen anfangs durch die Krankenkassen, da viele Einrichtungen auch klinisch stationäre Abteilungen haben. Von dort aus Übernahme in die Langzeitbehandlung zu Lasten des Sozialversicherungsträgers z.B. Rentenversicherung. Es ist immer ein Antrag (im Regelfall von den Eltern) über die Kasse oder direkt bei LVA oder BfA zu stellen. Voraussetzung ist ferner, daß eine Besserung der Erkrankung durch die Maßnahme erzielt werden kann.

Gesetzliche Grundlage ist (seit 1.1.92) § 32 SGB VI. Hauptindikationen für Reha-Maßnahmen:
- Krankheiten der Atemwege (Asthma, Mukoviszidose)
- Allergische Krankheiten (Asthma, Neurodermitis)
- Hautkrankheiten (Neurodermitis)
- Herz- und Kreislaufkrankheiten
- Leber- und Darmkrankheiten (M. Crohn)
- Stoffwechselkrankheiten (Diabetes)
- Krankheiten des Bewegungsapparates (rheumatoide Arthritis, Fehlbildungen, Unfallfolgen)
- Neurologische Erkrankungen
- Psychosomatische und psychomotorische Störungen
- Übergewicht, vor allem bei gleichzeitigen Risikofaktoren.

Normalerweise sind Kinder nur bis zum 18. Lj. Familienmitglieder im Sinne des SGB (Sozialgesetzbuch). Bei Studium gelten das 23. bzw. 25. Lj., bei Behinderten keine Grenze! Für Reha-Maßnahmen zu Lasten der Rentenversicherungsträger gelten bezüglich der Mitgliedschaft der Eltern Fristen und Bedingungen! Eventuell kann das Sozialamt als Kostenträger einspringen. Die Auswahl einer geeigneten Reha-Einrichtung ist nicht immer einfach. Angesichts des sehr unübersichtlichen „Marktes" ist es hier sinnvoll, sich bei Krankenkassen und Sozialarbeitern über die lokalen Verhältnisse zu informieren.

Pflegeversicherung

Hilfe bei täglichen Verrichtungen (Körperpflege, Ernährung, Mobilität, hauswirtschaftliche Versorgung) sind als pflegerische Tätigkeiten eingestuft, nicht hingegen medizinische Tätigkeiten wie Injektionen, Verbände, Verabreichung von Medikamenten, Physiotherapie etc. Bei Mukoviszidose ist die „Hilfe zum Atmen" als tägliche Verrichtung anerkannt, also in diesem Fall alle Tätigkeiten, die mit der Atemtherapie in Zusammenhang stehen.
Bei chronisch kranken Kindern können Leistungen nach dem Pflegesatz beantragt werden (z.B. Mukoviszidose, Zerebralparese, Dialyse etc.). Bei häuslicher Pflege werden Leistungen an eine bestimmte Person, in der Regel die Mutter, gezahlt:
Pfegestufe I: 400,–; Pfegestufe II: 800,–; Pfegestufe III: 1300,–

Bei Kindern ist meist nur die Pflegestufe I durchsetzbar.
Antragsweg: Die Leistungen werden über die zuständige Krankenkasse bei der Pflegekasse beantragt. Dann wird grundsätzlich der MDK (medizinische Dienst der Krankenkassen) eingeschaltet (Hausbesuch, Begutachtung). Meist wird der Antrag zunächst abgelehnt. Nach Widerspruch und Klage beim Sozialgericht stehen die Chancen besser. Werden Leistungen bezogen, ist die pflegende Person alle 6 Monate verpflichtet, durch einen Pflegeeinsatz einer professionellen Pflegeperson (DM 30,-, selbst zu zahlen) die sachgerechte Pflege überprüfen zu lassen.

Tips & Tricks
Wichtig für die pflegende Person: Besteht sonst keine versicherungspflichtige Erwerbstätigkeit, werden Beiträge zur Rentenversicherung gezahlt, also eine gewisse soziale Absicherung der pflegenden Person!

Anträge auf Kostenübernahme
Werden bei der Krankenkasse häufig gestellt, wenn es um nichtmedikamentöse Therapie geht. Dies betrifft vor allem
- **Spezielle Diätnahrungen:** unproblematisch bei angeborenen Stoffwechseldefekten (PKU), meist unproblematisch bei nachgewiesener Nahrungsmittelintoleranz. Sehr schwierig durchzusetzen sind z.B. Vollhydrolysate bei Allergien
- **Hilfsmittel:** unproblematisch bei orthopädischen Hilfsmitteln, Inhaliergeräten, Peak-Flow-Metern, meist unproblematisch bei Blutzuckertestgeräten, Monitoren, Sauerstoffkonzentratoren. Schwieriger bei Diätwaagen, Sportgeräten
- **Pflegerische Hilfsmittel:** Verbrauchsmaterial bei Nahrungssonden, Spritzen, Kanülen, Verbandsmaterial etc. Wenn hier ein sehr hoher oder kostspieliger Bedarf entsteht, empfiehlt sich eine Voninformation der Kasse
- **Häusliche Pflege:** Eine professionelle häusliche Kinderkrankenpflege gibt es bisher nur in wenigen Städten. Die Übernahme der Kosten durch die Kassen ist dann aber geregelt. Eine Nachbetreuung bei pflegeintensiven Kindern oder in sozialen

Problemsituationen ist häufig wünschenswert, um den harten Übergang zwischen Krankenhaus und Familie etwas abzumildern
- **„Alternative" Heilverfahren:** Viele Kassen erstatten auch unkonventionelle Heilverfahren, dies ist aber individuelle Ermessenssache. Ein Anspruch besteht nicht
- Anträge auf Zuteilung einer **behindertengerechten Wohnung** oder überhaupt auf eine gesunde Wohnung sind in Ballungsgebieten fast sinnlos, da die Ämter nichts zu verteilen haben. Trotzdem sollte man die Familien durch Bescheinigungen in berechtigten Fällen unterstützen, wobei eine persönliche (telefonische) Intervention oft mehr nützt.

Tips & Tricks
Um unangenehme Nachgenehmigungsverfahren zu vermeiden, zuerst mit der Krankenkasse Kontakt aufzunehmen (Sachbearbeiter namentlich notieren, damit man sich auf Gespräche berufen kann!). Vieles läßt sich telefonisch vorab leicht und problemlos klären. In außergewöhnlichen Fällen (z.B. Rollstuhl mit Beatmungsgerät) gestaltet sich das Verfahren meist langwierig.

1.6 Praxisvertretung

Die Umstellung von einer klinischen Tätigkeit auf die Praxis fällt schwer. Nicht nur die Umgebung ist fremd, sondern auch die organisatorischen und medizinischen Anforderungen sind völlig andere.

Vor der Vertretung
- **Voraussetzungen:** nicht einheitlich. Die Approbation muß immer vorliegen. Einige kassenärztliche Vereinigungen verlangen eine mindestens zur Hälfte absolvierte pädiatrische Facharztausbildung. Praxisinhaber müssen sich über die Qualifikation der Vertreter ausreichend informieren und sind dafür verantwortlich
- Vor der Vertretung ausführlicher Besuch der Praxis, möglichst bei laufendem Betrieb
- **Organisationsabläufe** erklären lassen, z.B. Krankenbesuche wann, Inhalt der Tasche inspizieren; wo steht der Notfallkoffer, wann und wie werden eingehende Befunde besprochen; welche Aufgaben/Kompetenzen haben die einzelnen Helferinnen
- **Versicherungsrechtliche Probleme:** Wird eine eigene Haftpflicht benötigt, wer haftet bei Fehlern? Meist ist eine eigene **Berufshaftpflicht** sinnvoll. Wirtschaftliche Verantwortung gegenüber der kassenärztlichen Vereinigung besteht ab 90 Tagen Vertretung → entsprechend absichern
- **Honorarregelung** absprechen
- Nächtliche Bereitschaft; Text auf Anrufbeantworter absprechen.

Teamarbeit
Bei dem hohen Arbeitsanfall einer Praxis ist unbedingt Teamarbeit nötig. Wichtig ist eine gute Atmosphäre mit den Praxismitarbeitern herzustellen, denn:
- Diese sind meist nicht von Praxisvertretungen begeistert, denn sie stören auch beim besten Willen den gewohnten Ablauf („Wir machen dies immer so." etc.)

- Vertretungen sind immer langsamer, weil sie den Ablauf und die Patienten nicht kennen. Dies zu Beginn der Vertretung offen mit dem Praxispersonal besprechen. So werden von vornherein Konfrontationen vermieden.

Umgang mit Kindern und Eltern
- Kinder und Eltern sind unbekannt. Kurze Vorinformationen durch Praxispersonal hilft hier viel (z.B. Mutter braucht immer lange, kommt wegen jedem Fleck, ist sehr zuverlässig etc.)
- Viele Eltern wollen eine „zweite Meinung" hören. Daher fragen die Eltern oft viel. Vorsicht, denn allzu freimütige Äußerungen oder Kritik kann erhebliche Irritationen hinterlassen
- Bei der ungewohnten Anzahl von Patienten ist es oft schwierig, den Überblick zu behalten. Nichts aufschieben, immer alles gleich aufschreiben oder zumindest Notizen machen. Nach zehn weiteren Patienten ist vieles vergessen
- Keine Hektik aufkommen lassen, wenn die Wartezeiten lang werden. In der Eile liegt der Fehler.

Praxiscomputer
Sie sind in den meisten modernen Praxen vorhanden.
- Die Programme und Systeme sind nicht genormt, daher immer mit Einarbeitungszeit und Fehlaktionen rechnen. Vor allem wenn die gesamte Patientendokumentation über EDV erfolgt, kann der Betrieb sehr aufgehalten werden. Bei der Vereinbarung der Praxisvertretung ansprechen, daß der Umgang mit einer patientenorientierten EDV nicht beherrscht wird, damit man nicht für Unzulänglichkeiten oder Fehleingaben verantwortlich gemacht wird
- Leistungsziffern möglichst unmittelbar eingeben, am besten in Zusammenarbeit mit gut eingelernter Sprechstundenhilfe.

Häufige medizinische Probleme
- Vor der Vertretung **„Wissenslücken"** auffrischen. In der Klinik tauchen andere Probleme auf als in der Praxis
- Bei der Medikamentenverordnung auf praktikable Größen achten, damit die vorgesehene Behandlungsdauer auch ohne Folgerezept eingehalten werden kann.

! *Tip:* Bei den häufigsten Medikamenten, besonders bei Antibiotika und Dauermedikamenten Packungsgröße bereits vorher notieren.
- Hustensäfte und andere **„Mittelchen":** Viele Eltern sind enttäuscht, wenn sie nichts verordnet bekommen. Sie sind ja schließlich nicht „umsonst" in die Praxis gekommen. „Unsaubere Placebos", also z.B. pflanzliche Infektmittel, sind daher sehr weit verbreitet. Jede Praxis hat ihre Lieblingsmittel, die auch getrost verschrieben werden können. Meist können jahrelange Gewohnheiten nicht geändert werden. Praktisch jeder verfährt sehr bald nach der Niederlassung genauso!
- **Vorsorgeuntersuchungen:** Vor einer Praxisvertretung unbedingt ausführlich mit dem Vorsorgeprogramm vertraut machen. In vielen Praxen gibt es ein festes Programm bei der Vorsorge. Oft übernehmen die Helfer einen Teil der Untersuchung
- **Impfungen:** Der Impfplan, die wichtigsten Kontraindikationen und Komplikationen und die einschlägigen Aufklärungsblätter müssen geläufig sein
- **Ernährungsberatung:** Oft werden sehr handfeste und konkrete Ratschläge benötigt, wie Säugling oder Kleinkind ernährt werden sollen. Vorher gründlich informieren, z.B. bei den Säuglingsschwestern.

Tips & Tricks

Bei aller Problematik sind Praxisvertretungen eine sehr positive Angelegenheit. Neben der Erweiterung des medizinischen Spektrums bekommt man die „andere" Seite der Pädiatrie zu sehen und kann gegenseitige Vorurteile besser abbauen. Man versteht die Probleme der niedergelassenen Kinderärzte besser und kann auf diese Weise persönliche Kontakte aufbauen. Und wer weiß – vielleicht ergibt sich sogar eine spätere Kooperation?

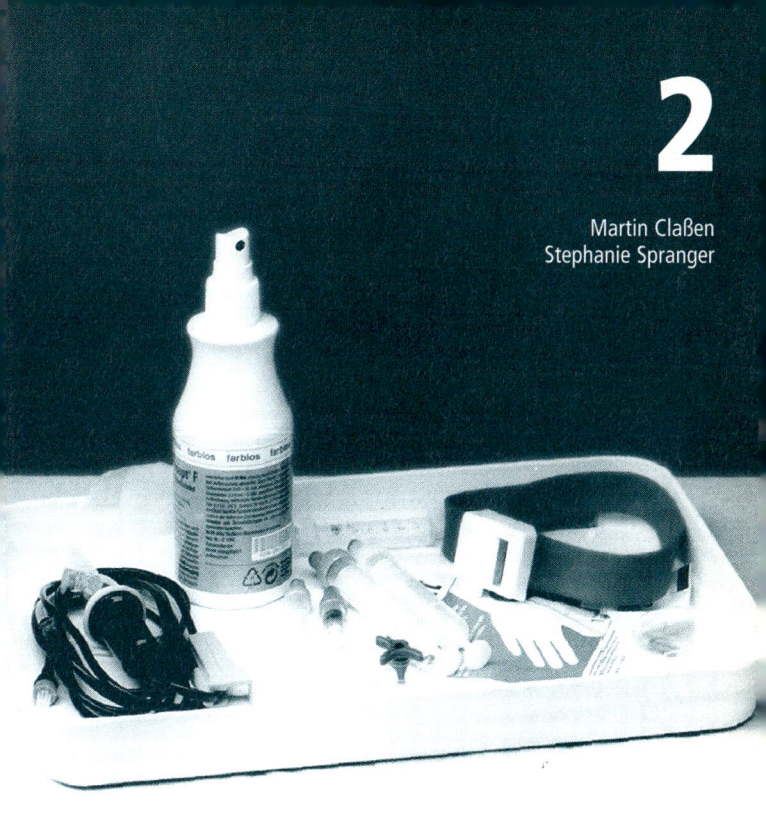

2

Martin Claßen
Stephanie Spranger

Arbeitstechniken

2.1	Diagnostische Maßnahmen	32
2.1.1	Blutentnahme	32
2.1.2	Lumbalpunktion	37
2.1.3	Knochenmarkpunktion, -biopsie	39
2.1.4	Bakteriologische Untersuchungen	41
2.1.5	Blutdruckmessung	44
2.1.6	Monitoring	45
2.2	**Therapeutische Maßnahmen**	**48**
2.2.1	Injektionen	48
2.2.2	Infusionen	51
2.2.3	Phototherapie	59
2.2.4	Intubation	60
2.2.5	Extubation	62
2.2.6	Enterale Sonden	63
2.2.7	Pleurapunktion, Pleuradrainage	65

2.1 Diagnostische Maßnahmen

2.1.1 Blutentnahme

Kapilläre Blutentnahme

- **Ind.:** BZ- und Bilirubinbestimmung, kleines BB, BGA, Elyte, Guthrie-Test, TSH-Bestimmung auf Filterpapier
- **Material:** sterile Hämostiletten (Einmallanzetten), Hautdesinfektionsmittel, Tupfer, Pflaster, Guthrie-Testkarte
  - *Heparinisierte Glaskapillaren:* BGA, Guthrie-Test und TSH-Bestimmung
  - *Eppendorfbehälter:* Bilirubinbestimmung
  - *EDTA-Röhrchen:* BB
  - *Natriumfluorid-Röhrchen:* BZ
- **KO:** Weichteilinfektion, Abszeß, Osteomyelitis.

Technik der kapillären Blutentnahme

- **Punktionsstellen** (☞ Abb. 2.1): Fußsohle bei Säuglingen, bei allen übrigen Altersstufen Fingerbeere des 3., 4., 5. Fingers oder Ohrläppchen
- ❗ Punktionsort unbedingt einhalten, sonst Gefahr der Osteomyelitis durch Verletzung des Kalkaneus oder der Endphalanx des Fingers
- Ggf. Punktionsort anwärmen (z.B. mit in Warmwasser getränktem Tuch)
- Hautdesinfektion
- Gewebe um den Einstichort mit 2 Fingern der linken Hand zusammenschieben, in den Wulst Lanzette senkrecht zur Haut kurz, aber tief genug einstechen
- Mit der linken Hand locker lassen, Blut fließen lassen
- Ersten Tropfen abwischen (ist mit Desinfektionsmittelresten versetzt)
- Haut um den Einstichort zusammenpressen und das austretende Blut auffangen
- **Für Guthrie-Test und TSH-Bestimmung** Blut in Kapillare laufen lassen und aus dieser dann auf das Filterpapier geben
- Für BGA etc.: Blut luftfrei in Kapillare füllen
- Nach Entnahme Punktionsstelle mit Tupfer abdrücken. Pflaster.

Häufige Fehler
- Hämolyse durch Desinfektionsmittel und Quetschen während der Blutentnahme
- Verdünnung durch Gewebewasser bei Einstich in Ödem, durch zu starkes Quetschen und durch Desinfektionsmittel
- Stich nicht ausreichend tief.

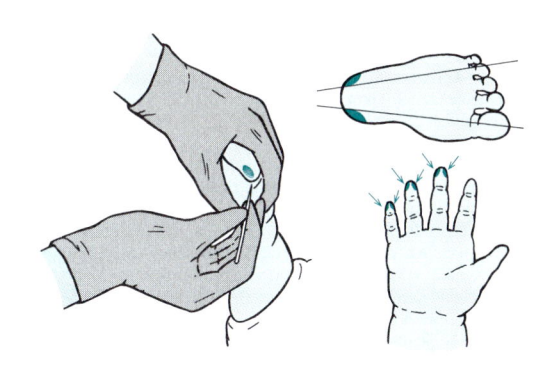

Abb. 2.1: Kapilläre Blutentnahme Fuß; Punktionsstellen Fuß und Hand [L 157]

Venöse Blutabnahme
- **Ind.:** großes BB, klinische Chemie, Serologie, Blutgruppenbestimmung, Kreuzblut, Gerinnung, BSG, Blutkulturen, Chromosomenanalyse, molekulargenet. Tests
- **Material:** Kanülen (Nr.1 = gelb und Nr.2 = grün), Handschuhe, Röhrchen, Spritzen, Tupfer, Hautdesinfektionsmittel, bei größeren Kindern Stauschlauch, Pflaster, Röhrchen (s.u.), ggf. EMLA®-Creme.

Tips und Tricks
- Bei größeren Kindern geschlossene Entnahme-Systeme mit Butterfly-Kanülen günstig (Hygiene)
- Bei ängstlichen Kindern und nicht dringlichen Blutentnahmen: EMLA®-Creme mindestes 30 Min. vor Punktion applizieren
- Nötige Laboruntersuchungen gründlich planen. Nichts ist für Kind (und Eltern) ärgerlicher, als wegen einer vergessenen Laboruntersuchung erneut gestochen zu werden! Ggf. Serumreserve in den Kühlschrank!

Röhrchen für spezielle Untersuchungen	
Zusätze	**Zweck**
Plastikkügelchen	Serologie, klinische Chemie, Kreuzprobe
Na-Citrat 3,8%	Gerinnung (0,2 ml für 2 ml), BSG (0,4 ml für 2 ml)
Na-Heparin	BGA, ionisiertes Ca^{2+} (in beschichteter Glaskapillare), HLA-Typisierung, Chromosomenanalyse, Plasmagewinnung
EDTA	Blutbild, NH_3, molekulargenetische Untersuchung
Na-Fluorid	BZ, Laktat

Allgemeines zur venösen Blutentnahme bei Sgl. und KK

- Besonders anfangs immer Pflegepersonal um Mithilfe bitten. Kleinkinder müssen immer von mind. einer Hilfsperson gehalten werden. Nach 2 Fehlversuchen Kollegen um Hilfe bitten („Neue Hand, neues Glück")
- Blutentnahme erfordert viel Geduld und Zeit. Arme, Beine, Kopf gründlich absuchen. Auch extrem kleine Gefäße können punktiert werden, z.B. Venen auf den Knöcheln der Hand. Bei kalten Extremitäten warme Tücher umschlagen und abwarten, bis sich Gefäße dilatiert haben. Geduld lohnt!
- Stauschlauch wird selten benutzt. Gestaut wird mit der linken Hand (☞ Abb. 2.2) oder mit der Hand der Pflegekraft. So wird ein zu starker Stau vermieden. Oft wird zu fest gestaut, besonders bei schreienden Kindern spritzt dann das Blut aus der Kanüle oder der arterielle Zustrom wird so abgeklemmt, daß kein Blut mehr fließt
- Spritzen sind unhandlich oder lassen durch den Sog die Venenwand kollabieren. Nur mit der Kanüle in die Vene stechen und Blut frei heraustropfen lassen (Ausnahme: Punktion der V. jugularis externa). Bei feinen Venen von der Kanüle den Konus abbrechen und nur mit der Nadel einstechen. Verhindert die Bildung eines Gerinnsels im Konus
- Kubitalvenen schonen. Reserve für Silastikkatheter
- So wenig Blut wie möglich abnehmen, besonders bei FG und Säuglingen. Ggf. vor der Entnahme im Labor anrufen, wieviel Blut für die Bestimmungen nötig ist. Bei zu großen Mengen Blutentnahme auf verschiedene Tage aufteilen
- Hämatokrit beachten (bei hohem Hkt geringe Serum-Menge!).

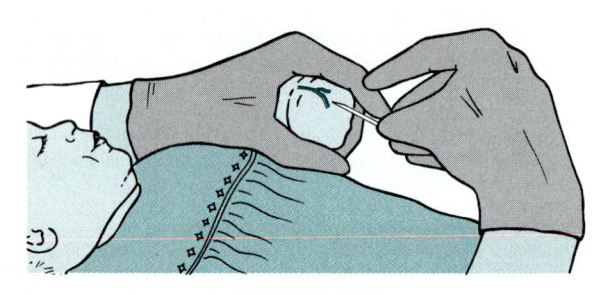

Abb. 2.2: Punktion der Handrückenvene. Mit der linken Hand stauen, bei unruhigen Kindern Hilfsperson Arm oder Bein fixieren lassen [L 157]

Punktion der Kopfhautvenen bei Säuglingen (☞ Abb. 2.3)

- Kind auf den Rücken legen
- Kopf durch Hilfsperson fixieren lassen
- Voraussichtliche Punktionsstelle gut ausleuchten
- Bei unübersichtlichen Gefäßverhältnissen zunächst Venen und Arterien (Pulsation? Nicht staubar?) unterscheiden
- Falls Venen schlecht zu sehen sind, Kind zum Schreien bringen
! Bei Kindern mit langen schwarzen Haaren Haare naß machen und in einer Richtung bürsten. Durch das Bürsten füllen sich die Venen und schimmern dann deutlich unter den Haaren hervor

- Punktionsort mit Desinfektionsmittel besprühen und mit Tupfer abwischen
- Haut entgegengesetzt der Einstichrichtung mit linker Hand spannen und Kanüle oder Nadel einführen
- Blut in Röhrchen tropfen lassen
- Danach Nadel entfernen und Punktionsstelle sofort gut abdrücken
- Bei Frühgeborenen unter 1000 g Geburtsgewicht in der ersten Lebenswoche keine Punktion der Kopfhautvenen durchführen, Gefahr der intrazerebralen Blutung!

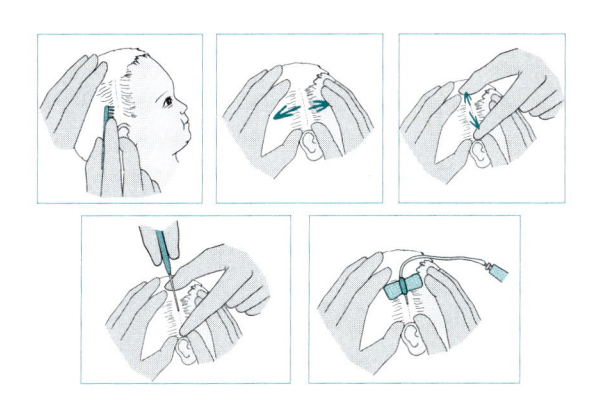

Abb. 2.3: Venöse Punktion der Kopfhautvenen [L 157]

Arterielle Blutentnahme

- **Ind.:** BGA, Blutkultur, großes Labor bei schlechten Venenverhältnissen
- **Material:** Kanülen (Nr. 1 = gelb, Nr. 2 = grün, Nr. 16 = blau), evtl. Spritzen, Tupfer, Hautdesinfektionsmittel, Pflasterverband.

Technik der arteriellen Blutentnahme

- *Kopfhautarterie:* punktiert wird meist die A. temporalis superficialis. Technik ähnlich wie bei der venösen Blutentnahme am Kopf (☞ Abb. 2.3)
- *A. radialis:* (☞ Abb. 2.4) Handgelenk überstrecken (dorsal flektieren). Puls der A. radialis aufsuchen
  - Kollateralkreislauf überprüfen (A. ulnaris-Puls vorhanden?)
  - Kanüle im Winkel von 70–90° in Richtung A. radialis-Puls einstechen. Meist wird das Gefäß erst durchstochen (bis auf d. Knochen)
  - Beim langsamen, vorsichtigen Zurückziehen der Nadel gelangt sie in das Gefäßlumen und füllt sich mit Blut
  - Für BGA blaue Kanüle nehmen. Blutgefüllter Konus für BGA ausreichend. Für größere Blutentnahme gelbe Nadel verwenden

- Nach der Abnahme Nadel schnell entfernen und Punktionsstelle mit Tupfer abdrücken (5–10 Min.)
- *A. tibialis post.:* verläuft hinter dem Innenknöchel. Punktion oberhalb und hinter dem Innenknöchel. Einstichwinkel 70–90°. Weiteres s.o.

Häufige Fehler
- Einstichwinkel zu flach
- Nadel wird **zu schnell** herausgezogen, wenn beim Hineinstechen kein Blut gekommen ist. Oft gelangt das Blut erst beim Hinausziehen in die Nadel. Geduld haben, mit Nadel spielen
- Nach der Punktion wird nicht lange genug abgedrückt. Es entsteht ein Hämatom, das weitere Punktionen an benachbarten Orten unmöglich macht.

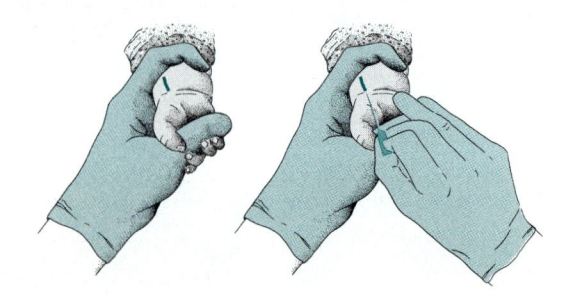

Abb. 2.4: Punktion der A. radialis [L 157]

Blutentnahme aus zentralvenösen und arteriellen Kathetern

- **Ind.:** V.a. Kathetersepsis, schlechte Venenverhältnisse; BGA
- **Material:** Hautdesinfektionsmittel, sterile Tupfer, sterile Verschlüsse für 3-Wege-Hähne, Spritzen, 5 ml Spritze mit NaCl 0,9 % gefüllt.

Technik
- 3-Wege-Hahn desinfizieren
- Mit sterilem Tupfer öffnen und Spritze aufsetzen
- Blut abziehen (5–10 ml) und aufbewahren (enthält noch Infusionslösung), dann Blut zur Untersuchung abziehen
- Anschließend vorher abgezogenes Blut wieder langsam einspritzen, mit Heparin und 0,9 % NaCl oder bei kleinen Kindern mit Heparin und Glukose 5 % nachspritzen
- Sterilen Verschluß aufsetzen.

Häufige Fehler
- Vorentnahme (Infusionslösung + Blut) ist zu gering: Blutprobe mit Infusionslösung versetzt
- Gefahr der bakteriellen Verunreinigung.

2.1.2 Lumbalpunktion

- **Ind.:** V. a. Meningitis, Enzephalitis, Guillain-Barré-Sy., Subarachnoidalblutung. Zur Entlastung bei nicht obstruktivem Hydrozephalus des FG. Zur Diagnostik von neurometabolischen Erkrankungen, Leukämie, Neuroblastom
- **KI:** Zentralisation, Schock, Stauungspapille (*cave:* Hirndruck auch ohne Stauungspapille!), Gerinnungsstörung, lokale Infektion im Punktionsgebiet
- **Material:** Hautdesinfektionsmittel, Spinalnadeln 22 G (für Sgl. 3,75 cm lang, für Kleinkinder 6,25 cm lang und für Schulkinder 8,75 cm lang), sterile Handschuhe, Maske, sterile Tücher, sterile und unsterile Röhrchen, ggf. EMLA®-Creme.

Vorbereitung Lumbalpunktion	
Röhrchen 1 (steril)	Zellzahl, Ausstrich
Röhrchen 2 (steril)	Kultur
Röhrchen 3 (unsteril)	Zucker, Laktat, Eiweiß
Röhrchen 4 (steril)	Ersatz, falls ein Röhrchen auf dem Weg ins Labor verloren geht, oder falls nach der Punktion neue Aspekte Spezialuntersuchungen (z.B. Serologie) erforderlich machen. Im Kühlschrank aufbewahren
Pandy Glas mit Reagenz	Eiweiß qualitativ (3 Tropfen Liquor!)

- **Komplikationen**
  - Kopfschmerzen
  - Infektion
  - Anstich des Konus medullaris → nie höher als L3/L4 punktieren
  - Anstich eines Venenplexus-Gefäßes. Nadel stecken lassen und eine Etage höher punktieren. Kind nach dem Anstechen des Gefäßes nicht hinlegen, sonst ist der gesamte Liquor blutig
  - Falsche Punktionsrichtung. Plötzlicher starker Widerstand spricht für Steckenbleiben der Nadel im Wirbelkörper. Nadel dann bis in die Haut zurückziehen und in optimierter Stichrichung erneut vorschieben
  - Einklemmen des Hirnstammes bei Hirndruck → Atemstillstand.

Technik der Lumbalpunktion
- Augenhintergrund spiegeln (Stauungspapille?), ggf. EMLA zeitig kleben, ggf. Sedierung, falls AZ gut
- Bei Sgl. Punktion in Seitenlage, nahe dem Bettrand mit stark gekrümmten Beinen (Embryohaltung, ☞ Abb. 2.5); Kleinkinder und Schulkinder in Seitenlage oder im Sitzen (☞ Abb. 2.6). Punktionsstelle L4/L5
- Verbindungslinie zwischen beiden Darmbeinkämmen ziehen (entspricht L3/L4) und einen Interspinalabstand tiefer gehen; Raum mit einem Fingernagel markieren
- Mundschutz umbinden, EMLA®-Pflaster entfernen
- Haut mit sterilen Tips und Desinfektionsmittel von innen nach außen kreisend desinfizieren; 2 x wiederholen
- Sterile Handschuhe anziehen, Klebelochtuch applizieren
- Fingerspitzen der 4. und 5. Finger auf den Rücken aufsetzen und damit abstützen
- Nadel mit beiden Daumen und Zeigefingern umfassen und mit Mandrin durch die Haut stechen

- Mit beiden Daumen bis zum Spinalkanal vorschieben. Das Führen der Nadel mit beiden Händen verhindert ein Abweichen von der Mittellinie
- Stichrichtung bei Säuglingen waagerecht, bei älteren Kindern leicht nach kranial in Richtung Bauchnabel
- Beim Durchstechen spürt man kaum Widerstand (je jünger der Patient, desto weicher die Bänder), deswegen zwischendurch Mandrin entfernen

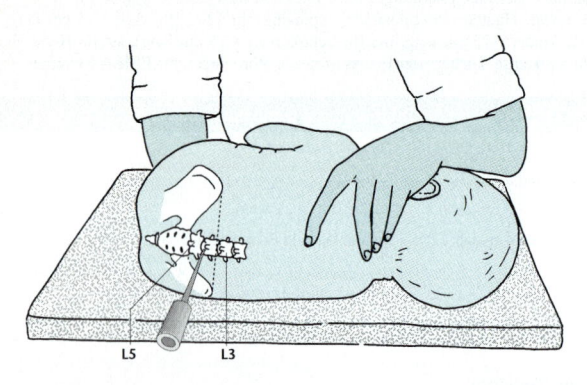

Abb. 2.5: Durchführung der Lumbalpunktion bei einem Säugling [L 157]

- Kommt noch kein Liquor, Mandrin wieder in die Nadel schieben und vorsichtig weiter schieben
- Mandrin wieder entfernen
- ! Geduld haben! Es kann bei Sgl. 10 Sek. dauern, bis bei richtiger Lage der Nadel der Liquor fließt. Evtl. an der Nadel spielen, z.B. Nadel um 180° drehen
- Liquor in Röhrchen auffangen. Mandrin wieder einführen und Nadel mit Mandrin herausziehen. Danach sofort Punktionsstelle mit sterilem Tupfer komprimieren und Patient auf den Bauch legen.

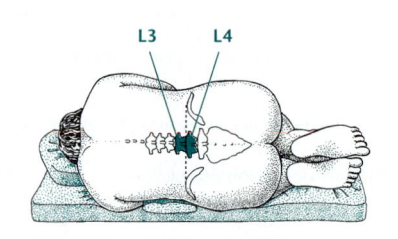

Abb. 2.6: Lumbalpunktion, älteres Kind [L 157]

Tips & Tricks
- *Cave:* Säuglinge mit V.a. Meningitis/Enzephalitis können während der Punktion bradykard werden. Punktion unter Monitorkontrolle auf der Intensivstation durchführen. Bei extrem schlechtem AZ nach Rücksprache mit der Oberarzt auf Punktion verzichten und ohne Liquorergebnis behandeln.
- Nie mit Nadel ohne Mandrin punktieren. Sonst gelangen kleine Hautstanzen in Subarachnoidalraum → Infektionsgefahr; Kunstfehler!

2.1.3 Knochenmarkpunktion, -biopsie

Indikation
- V.a. myeloproliferative Erkrankungen, z.B. Leukämie
- V.a. aplastische oder hypoplastische Knochenmarkerkrankung
- Nachweis von Metastasen im KM bei Tumorerkrankungen
- Nachweis von metabolischen Speichererkrankungen.

Material
Skalpell, für Punktion Spezialnadel mit Hemmfuß gegen zu tiefes Eindringen; für Biopsie Yamshidi-Stanznadel; Hautdesinfektionsmittel; Lokalanästhetikum; 20 ml Spritze zur Aspiration; Objektträger; Uhrglasschälchen; sterile Kittel, Tücher, Handschuhe, ggf. EMLA®-Creme.

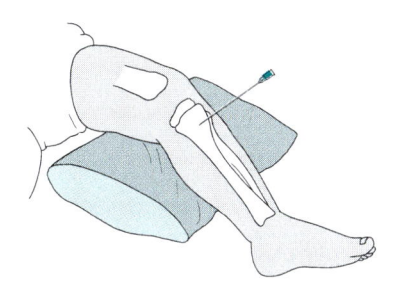

Abb. 2.7: Knochenmarkpunktion beim Säugling [L 157]

Technik der Knochenmarkpunktion und -biopsie
- Prämedikation/Sedierung (☞ 22.1.2), ggf. Vollnarkose
- **Punktionsstelle:** bei Sgl. unter einem Mon. Tibia (☞ Abb. 2.7); sonst posteriorer Beckenkamm, 2–3 cm dorsal der Spina iliaca anterior superior und 1 cm kaudal (☞ Abb. 2.8) und anteriorer Beckenkamm (☞ Abb. 2.9)
- ! Keine Sternalpunktion bei Kindern!
- **Lagerung:**
  - Rückenlage mit gestreckten Beinen bei Tibiapunktion und Punktion des vorderen Beckenkamms

- Bauchlage über einer Rolle bei hinterer Beckenkammpunktion
- Desinfektion der Punktionsstelle, Infiltrationsanästhesie bis einschließlich Periost, an Punktionsstelle Stichinzision mit Skalpell durchführen.

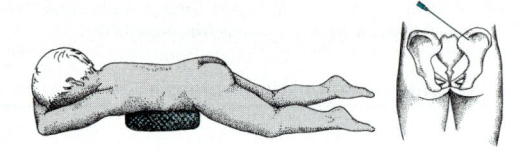

Abb. 2.8: Knochenmarkpunktion beim Kleinkind – hinterer Beckenkamm [L 157]

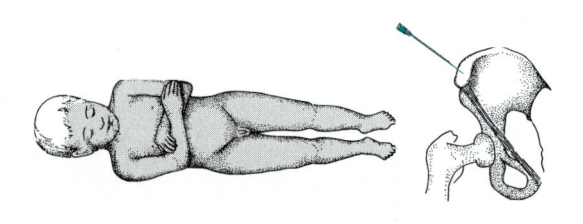

Abb. 2.9: Knochenmarkpunktion beim Kleinkind – vorderer Beckenkamm [L 157]

Knochenmarkpunktion
- An der Inzisionsstelle Knochenmarknadel mit Mandrin einführen
- Sobald Kortikalis erreicht ist, Arretierungsplatte der Punktionsnadel in den Abstand der nun noch notwendigen Stichtiefe zur Markhöhle hochdrehen; bei nachlassendem Widerstand ist die Knochenmarkhöhle erreicht
- Mandrin entfernen, 20 ml Spritze aufsetzen, aspirieren, dabei Unterdruck in der Spritze langsam steigern bis Mark in der Spritze erscheint, evtl. 2. Spritze aufsetzen
- Mark in EDTA-Röhrchen spritzen und auf Objektträger auftragen, bzw. von erfahrenem Helfer ausstreichen lassen
- Mandrin einführen, Punktionsnadel herausziehen, Kompression, dann Druckverband.

Knochenmarkbiopsie
- Anschließend an der Punktionsstelle Führungsnadel mit Stilett bis auf die Kortikalis einführen
- Stilett entnehmen
- Bohrnadel mit Mandrin in die Führungsnadel einführen
- Bohrnadel mit Druck durch die Kortikalis in die Markhöhle eindrehen
- Bohrnadel noch ca. 1 cm in der Markhöhle einführen

- Nadel leicht abwinkeln, damit Stanzzylinder abbricht und in der Stanznadel herausgezogen werden kann
- Nach Entfernen der Nadel Wundversorgung
- Lagerung des Patienten auf der Punktionsseite für einige Stunden.

2.1.4 Bakteriologische Untersuchungen

Blutkultur

- **Ind.:** V.a. bakterielle Sepsis, Pilzsepsis, V.a. NEC, V.a. Endokarditis, V.a. Kathetersepsis (Abnahme aus dem Katheter *und* peripher)
- ! *Wichtig:* immer Abnahme *vor* Beginn der antibiotischen Ther.
- **Material:** auf 37 °C angewärmte Blutkulturflaschen, Hautdesinfektionsmittel, Tupfer, Kanülen, Spritzen, sterile Handschuhe, Mundschutz.

Technik zur Gewinnung von Blutkulturen
- Desinfektion der Gummiverschlüsse der Blutkulturflaschen, Hautdesinfektion. Mundschutz und Handschuhe anlegen
- Bei kleineren Kindern Punktion einer Vene mit einer großlumigen Kanüle (gelb = Größe 1); venöse Blutentnahme (☞ 2.1.1). Aus dem Kanülenkonus mit 2. Kanüle, die an die Spritze angeschlossen ist, Blut aspirieren (☞ Abb. 2.10). Pro Kulturflasche mindestens 1 ml Blut abnehmen
- Bei größeren Kindern Blutentnahme (Butterfly), mit aufgesetzter Spritze. Evtl. auch Verwendung von geschlossenen Systeme
- Kanüle wechseln und Blut in Kulturflaschen spritzen. Aerobe Kulturflaschen mit Kanüle belüften
- Kulturflaschen ins mikrobiologische Labor geben oder im Brutschrank bei 37 °C zwischenlagern.

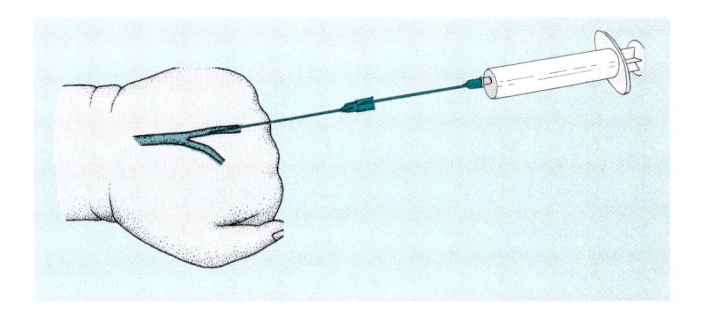

Abb. 2.10: Blutkulturabnahmetechnik bei kleineren Kindern [L 157]

Urinkultur

Ind.: V.a. HWI, V.a. Pyelonephritis, Fieber unklarer Genese (☞ 8.2.2).

Technik zur Gewinnung von Urinkulturen

Bei Säuglingen: Beutelurin (Problem: Kontamination)
- Äußeres Genitale gut waschen
- Selbstklebenden Beutel über der Harnröhrenöffnung anbringen. Entscheidend ist die dichte Verklebung des Unterrandes mit dem Damm
- Beutelinhalt sofort untersuchen (lassen).

Mittelstrahlurin
- Auch bei Sgl. + KK durch geduldiges Warten auf Spontanmiktion beim entkleideten Kind
- Am besten aus Morgenurin (hohe Keimkonzentration)
- 2-malige Reinigung des äußeren Genitales mit nassen Tupfern oder mit in verdünnter Betaisodona®-Lsg. getränkten Tupfern
- Erste Urinportion verwerfen. 2. Portion in Becher auffangen, verschließen
- Im Kühlschrank zwischenlagern oder sofort ins Labor bringen.

Blasenpunktion
- **Ind.:** genaueste Methode zur Erfassung von HWI
- **KI:** Gerinnungsstörungen
- **KO:** Punktion des retropubischen Raumes bei falschem Einstichwinkel; Verletzung der Blasenschleimhaut mit anschließender Blutung.

Technik der Blasenpunktion
- Punktionsort 1–2 cm über der Symphyse in der Mittellinie bei gefüllter Blase (im Zweifelsfall Ultraschallkontrolle)
- Hautdesinfektion mit sterilen Wattetträgern und Hautdesinfektionsmitteln. Achtung! Viele Kinder miktionieren während der Vorbereitungen. Sauberes Gefäß für Mittelstrahlurin bereithalten!
- 2 x von innen nach außen kreisend Punktionsstelle desinfizieren
- Sterile Handschuhe anziehen
- Kanüle auf Spritze setzen und mit geringem Sog in Bauchhaut einstechen

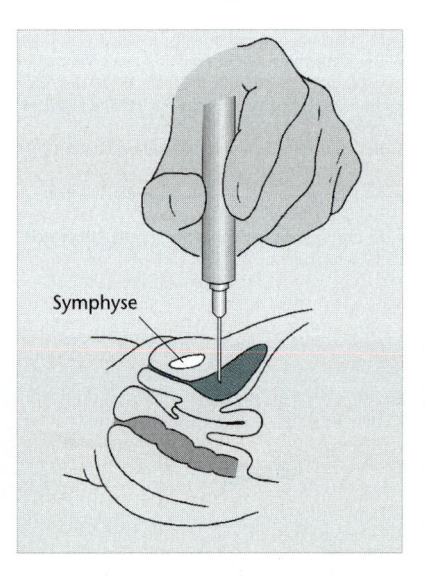

Abb. 2.11: Blasenpunktion [L 157]

- Einstechwinkel 90° zur Bauchhaut
- Sobald Urin in der Spritze erscheint, noch ca. 0,5–1 cm weiter vorschieben, Urin aspirieren und Spritze anschließend mit einem kurzen Ruck herausziehen
- Punktionsstelle mit sterilem Tupfer komprimieren.

Katheterurin
- **Material:** Einmalunterlage, Nierenschale, sterile Schale mit sterilen Kompressen, Desinfektionsmittel (nicht schleimhautreizend, z.B. Betaisodona®), sterile Handschuhe, Einmalkatheter oder Magensonden, steriles Auffanggefäß
- **KO:** Verletzung der Schleimhaut von Urethra und Harnblase. Infektion.

Technik zur Gewinnung von Katheterurin
- Rückenlage, Einmalunterlage unter das Gesäß schieben, Beine spreizen. Auf die Arbeitshand zwei sterile Handschuhe übereinander ziehen
- Bei Mädchen Spreizen der Labien mit Zeigefinger und Daumen der linken Hand. Mehrfaches Austupfen der Genitalregion mit Desinfektionsmittel getränkten Tupfern. Letzten Tupfer im Introitus lassen. Ersten sterilen Handschuh ausziehen. Sterilen, mit Gleitmittel bestrichenen Katheter einführen. Urin auffangen, Katheter entfernen
- Bei Jungen, falls möglich, Vorhaut mit linker Hand zurückschieben, Glans mit 3 Desinfektionsmittel-getränkten Tupfern abtupfen. Ersten sterilen Handschuh ausziehen
  - Bei kleinen Jungen Penis mit der linken Hand hochhalten und mit der rechten Hand vorsichtig den mit Gleitmittel bestrichenen Katheter einführen
  - Bei größeren Jungen anästhesierendes Gleitmittel vor der Katheterisierung in die Harnröhrenöffnung geben, einwirken lassen. Penis mit der linken Hand hochheben, Katheter einführen, nach Erreichen der Pars pendulans Penis langsam senken und in Richtung der Körperachse legen, Katheter weitereinführen.

Abstriche

Grundsätzlich nur unter Sicht Abstriche entnehmen, nie blind. Während der Entnahme nicht reden, Material nur von befallenen Stellen entnehmen. Abstrichröhrchen mit Nährmedium verwenden. Anschließend bei Raumtemperatur zwischenlagern oder sofort ins bakteriologische Labor bringen.

Rachen
- **Ind.:** V.a. Tonsillitis, Stomatitis, Bronchitis; CF.
- **Methode:** Zunge mit Spatel herunterdrücken. Mit Abstrichtupfer Rachenhinterwand abstreichen. Berührung mit Wangenschleimhaut, Speichel, Lippen vermeiden
- **Pertussisabstrich:** Spezialtupfer durch unteren Nasengang einführen, auf Spezialmedium ausstreichen.

Gehörgang
- **Ind.:** Aufnahmediagnostik bei NG, Otitis externa, V.a. perforierte Otitis media
- **Methode:** Tupfer vorsichtig in den Gehörgang einführen und Material entnehmen.

Augen
- **Ind.:** Aufnahmediagnostik bei NG, V.a. bakterielle Konjunktivitis
- **Methode:** Entnahme aus dem Augeninnenwinkel mit drehenden Bewegungen.

Harnröhre
- **Ind.:** V.a. Urethritis
- **Material:** Desinfektionsmittel (nicht schleimhautreizend!), sterile Tupfer, Abstrichtupfer mit Röhrchen
- **Methode:** äußeres Genitale säubern (wie bei Katheterisierung, s.o.), Abstrichtupfer vorsichtig in äußere Harnröhrenöffnung einführen.

Katheterspitzen
Venenkatheterspitzen, Drainagespitzen, Urinkatheterspitzen: Desinfektion im Bereich der Eintrittstelle des Katheters bzw. der Drainage, Entfernen mit der rechten Hand. Ende sofort in steriles Röhrchen hängen lassen und mit der in der linken Hand gehaltenen sterilen Schere Spitze abschneiden. Darauf achten, daß beim Herausziehen der Katheterspitze die Haut nicht berührt wird.

2.1.5 Blutdruckmessung

Indikationen: bei jeder Aufnahmeuntersuchung, postoperativ, vor und während Bluttransfusionen, während der Behandlung mit kreislaufwirksamen Mitteln, bei V.a. Vitium cordis (ISTA) an allen Extremitäten.

Blutdruckmessung – Manschettenbreiten			
Altersgruppe	Extremitätenumfang	Extremitäten-durchmesser	Manschettenbreite
Säuglinge	5–7 cm	1,5–2 cm	2,5 cm
Kleinkinder	7,5–10 cm	2–3 cm	3–4 cm
Schulkinder bis 10 J.	12,5–15 cm	4–5 cm	5–6 cm
Schulkinder bis 10 J.	15–20 cm	5–6,5 cm	7–10 cm
Schulkinder ab 10J	> 22,5 cm	> 7,5 cm	12 cm

Regeln: Manschettenbreite soll mindestens 25 % größer sein als Durchmesser der Extremität; oder: 2/3 der Länge des Extremitätenabschnitts sollten durch die Manschette bedeckt sein.

Manuelle Methode (ab 3–4. Lj.)
Blutdruckmanschette korrekter Breite (s.o.) um den Oberarm legen, aufpumpen, Luft langsam ablassen, dabei mit dem Stethoskop in der Ellenbeuge auf das Auftreten (1. Wert) und auf das Verschwinden der Geräusche (2. Wert) achten. Falls Korotkoff-Töne bis zum völligen Ablassen der Manschette gehört werden, den Wert als diastolischen nehmen, bei dem die Geräusche deutlich leiser werden. Ggf. die Schwierigkeit schriftlich festhalten, z.B.120/80/0.

Oszillometrisch
Methode der Wahl bei Sgl. Mikroprozessorgesteuertes Gerät (z.B. Dinamap®) bläst Extremitätenmanschette auf, mißt kompressionsbedingte Flußveränderung und zeigt systolischen, diastolischen und mittleren Druck sowie Pulsfrequenz an. Meßintervalle und Alarmgrenzen sind einstellbar.

Tips und Tricks
- Bei pathologischen nichtinvasiv gemessenen Blutdruckwerten zunächst Meßmethode überprüfen (Manschettenbreite, Meßbedingungen)
- Die Manschettenbreite bezieht sich auf die Breite der elastische Blase!
- Bei Messungen am Oberschenkel muß eine breitere Manschette verwendet werden!
- Digitale Ergebnisanzeige bei automatischer Messung suggeriert Genauigkeit, die aber bei unkorrekten Meßbedingungen (falsche Manschettenbreite, Bewegungsartefakte) nicht erreicht wird.

Blutig
Mit elektronischem Druckwandler bei liegendem Arterienkatheter. Vor dem Benutzen Druckkurve auf dem Monitor betrachten. Sie muß zweiphasisch sein. Im abfallenden Schenkel muß der Aortenklappenschluß erkennbar sein. *Fehlerquellen:* Luft im System. Katheter liegt an Gefäßwand an. Thrombose. Falsche Nullpunkteichung. Falsche Höhe des Druckwandlers.

2.1.6 Monitoring

Kardiorespirographie

Ind.: Apnoediagnostik bei FG, „near miss SIDS".

Technik
Gleichzeitige Messung von Atemkurve und Herztätigkeit durch präkordiale Elektroden. Die Herztätigkeit wird als Schlag-zu-Schlag-Varianz aufgezeichnet. *Normal* sind ausgeprägte Kurzzeitschwankungen (Oszillationen) und Langzeitschwankungen (Undulationen). Eingeschränkte Variabilität ist pathologisch (z.B. silente Kurve bei Hirndruckerhöhung).

ZVD-Messung

Ind.: bei NG vor und während Blutaustausch, Hydrops fetalis, nach Asphyxie, Schock, Langzeitinfusionstherapie, dekompensiertes Herzvitium, postoperativ besonders bei kardiochirurgischen Patienten.

Technik der ZVD-Messung
- Rückenlage, Flachlagerung
- Mit *elektronischem Druckwandler* bei liegendem zentralvenösem Katheter oder Nabelvenenkatheter und laufender Infusion. System muß luftfrei sein. Korrekte Position des Druckwandlers wie O-Punkt des Manometers (Abb. 2.12) festlegen.
- *Cave:* Elektronischer Druckwandler gibt ZVD in mmHg an (Umrechnung 1 mmHg = 1,36 cm H_2O)
- Mit *Manometer* bei zentralvenösem Katheter (☞ Abb. 2.12) Durchführung bei Sgl. und Kleinkindern schwierig. Meßvorrichtung ausrichten. Re. Vorhof = 0 cm, entspricht 2/3 des Abstands von Wirbelsäule zu Sternum bei liegenden Patienten. Manometer wird mit Infusionslösung gefüllt, dann Dreiwegehahn zum Patienten hin öffnen

- Bei Nabelvenenkatheter Katheterende mit der Hand offen hochhalten, bis kein Blut mehr abfließt. Distanz zwischen Flüssigkeitsspiegel und Herzen entspricht ZVD in cm H_2O.
- Normalwerte (Spontanatmung): Mitteldruck 3 (1–6) mmHg

Häufige Fehler
- Falsche Ergebnisse durch falsche Lage des Katheters (Röntgen!) oder Anliegen der Spitze an der Wand
- Lichtung der zur Untersuchung benutzten Vene ist zu eng
- Kaliber des Katheters ist zu klein
- PEEP Beatmung (falsch zu hohe Werte)
- Falsche Höhe des Druckwandlers.
- Gefahr der Luftembolie

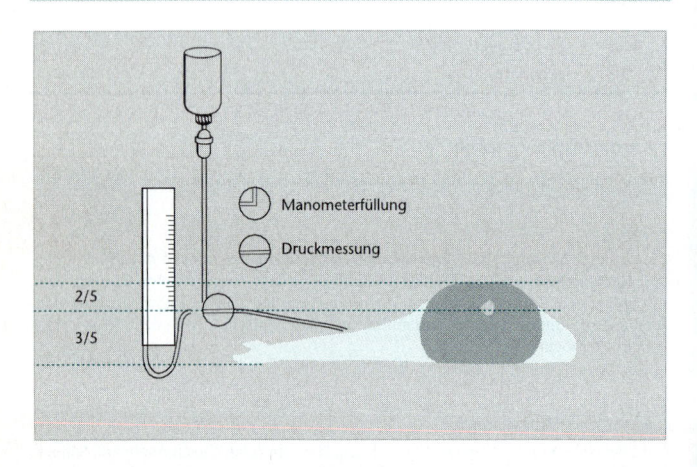

Abb. 2.12: Messung des ZVD mit Manometer [L 157]

Transkutane pCO_2-Messung; Capnographie

Nur bei Säuglingen anwendbar. Alternativ bei beatmeten Klein und Schulkindern: Endexspirator. CO_2-Messung (Capnographie). Anwendbar bei Pat. ohne Ventilations-/Perfusions- Verteilungsstörungen.
- **Ind.:** maschinelle Beatmung, zur Kontrolle nach Extubation
- **KO:**
  - Hitzebedingtes Erythem an Meßstelle, besonders gefährlich bei verminderter Hautperfusion
  - Falsch zu hohe $tcpCO_2$-Werte bei stark verminderter Hautperfusion und metabolischer Azidose.

Technik der transkutanen pCO_2-Messung
- Vorheizen der Elektrode, Bespannen der Elektrode, Eichung in 2 Eichgasen und danach Aufbringen auf die Haut
- Nach Fixierung der Elektrode und einer Einlaufzeit von ca. 15 Min. BGA machen, um Korrelation zwischen $tcpCO_2$ und arteriellem pCO_2 zu ermitteln
- Wechsel der Meßstelle abhängig von Elektrodenfabrikat und Temperatur alle 2–6 Std. Eichung der Elektrode alle 6 Std.
- **Normbereich:** 35–50 mmHg (genaueres ☞ 26.1).

Transkutane pO_2-Messung
Nur bei Säuglingen anwendbar.
- **Ind.:** erhöhte inspiratorische Sauerstoffkonzentration, maschinelle Beatmung
- **KO:** fehlende Korrelation zw. arteriellem und transkutanem pO_2 bei gestörter Mikrozirkulation, niedrigem Blutdruck, Ödemen, Ther. mit Vasodilatatoren.

Technik der transkutanen pO_2-Messung
- Bespannen der Elektrode, Eichung in Luft (Einstellung abhängig von Höhe über NN, ca. 150 mmHg)
- Temperatureinstellung auf 44 °C
- Elektrode möglichst präduktal (rechter Arm oder Thorax) anbringen. Weiteres s.o.
- **Normbereich:** 70 mmHg (genaueres ☞ 26.1).

Pulsoximetrie
Ind.: Sauerstoffgabe über Kopfbox, Inkubator oder Sonde, Beatmung, Erkrankungen mit erhöhtem Risiko für Ventilations-, Diffusions-, oder Perfusionsstörungen zur Erkennung hypoxischer Zustände, Asthma, CF. Nicht anwendbar bei CO-Vergiftung, Microzirkulationsstörung und Schock.

Technik der Pulsoximetrie
Angezeigt wird die Sauerstoffsättigung des Hämoglobins in %. Gemessen wird spektrophotometrisch die Differenz der Lichtabsorption von reduziertem und oxygeniertem Hämoglobin in Abhängigkeit von der arteriellen Pulsation.

- Großzehe, Vorfuß oder Hand des Kindes zwischen Lichtquelle und Detektor bringen
- Wenn Gerät pulssynchron anzeigt, Meßfühler mit Klebeband fixieren
- **Normbereich:** 95–99 %. Bei Werten < 90 % ohne d. Vorliegen v. zyanot. Vitien O_2-Therapie meist sinnvoll.
- **Nachteil:** hyperoxische Zustände werden nicht erfaßt (Sauerstoffbindungskurve!!)!

2.2 Therapeutische Maßnahmen

2.2.1 Injektionen

Intrakutane Injektion

- **Ind.:** BCG-Impfung, Mendel-Mantoux-Test, evtl. Allergietestung
- **Material:** 1 ml Spritze, Kanülen Nr. 18 und 20, Tupfer, Hautdesinfektionsmittel.

Technik der intrakutanen Injektion

- Hautdesinfektion mit Desinfektionsmittel und Tupfer
- Mit der linken Hand Haut straffen
- Mit der rechten Hand Kanüle fast parallel zur Hautoberfläche einführen, Kanülenöffnung (Schliff) zeigt nach oben
- Wenn Kanülenöffnung völlig in der Kutis ist, vorsichtig spritzen, Menge 0,1 ml
- Beim Spritzen darauf achten, daß durch den Druck der ins Gewebe austretenden Flüssigkeit die Nadel nicht herausgedrückt wird
- Am Einstichort entsteht durch die Injektionsmenge eine weiße Quaddel. Größe der Quaddel sollte ca. 0,5 cm im Durchmesser betragen. Bei Hauttestung Markierung der Quaddel mit Filzstift.

Subkutane Injektion

- **Ind.:** Insulin, GH, Heparin, MMR-Impfung, Carbachol (z.B. Doryl®), Terbutalinsulfat z.B. (Bricanyl®), Hyposensibilisierungslösungen
- **Material:** Tupfer, Hautdesinfektionsmittel, Spritzen (ggf. Insulinspritzen) oder „Pen", Kanülen (Nr. 12 und kleiner, für Insulin Nr. 27, Heparin Nr. 25), Pflaster.

Technik der subkutanen Injektion

- **Injektionsorte:** lateraler Oberschenkel, lateraler Oberarm, Bauchhaut
- Hautdesinfektion, mit der linken Hand Hautfalte abheben
- Nadel mit Einstichwinkel von 45 Grad bzw. 90 Grad bei kurzen Insulinkanülen einstechen, aspirieren
- Wenn kein Blut aspiriert wird, Substanz injizieren, Nadel entfernen, Pflasterverband
- *!* Bei regelmäßiger Gabe Injektionsorte wechseln. Nie mehr als 5 ml injizieren.

Intramuskuläre Injektion

- **Ind.:** Impfungen, Prämedikation, selten: Antibiose
- **Material:** Tupfer, Hautdesinfektionsmittel, Spritzen, Kanülen (Nr. 1 und 2 bei größeren Kindern, Nr. 12 bei Säuglingen), Pflaster
- **KO:** Infektionen, „Spritzenabszeß", Verletzung von Gefäßen/Nerven, Hämatom
- Nicht bei Gerinnungsstörungen, Antikoagulantien

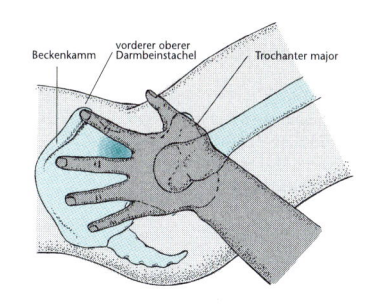

Abb. 2.13: Ventroglutäale Injektion (nach v. Hofstätter):
Patient liegt zur guten Muskelentspannung auf der Seite. Rechts: Zeigefinger auf Spina iliaca sup. ant., Mittelfinger auf Crista iliaca legen. Links: Zeigefinger auf Crista iliaca, Mittelfinger auf Spina iliaca sup. ant. legen. In das so entstehende Dreieck (oberer äußerer Quadrant) 2–3 cm tief senkrecht einstechen. *Cave:* N. ischiadicus, große Gefäße [L 157]

Technik der i.m.-Injektion

- **Ventroglutäale Injektion,** ☞ Abb. 2.13
- **Ventrolaterale Quadrizepsinjektion** (M. vastus lateralis), ☞ Abb. 2.14:
  - Kind auf die Seite legen, Hüfte und Knie leicht beugen
  - Verbindungslinie zwischen Trochanter major und Patella vorstellen
  - In der Mitte dieser erdachten Linie senkrecht einstechen. Dafür Muskelwulst fassen, Haut desinfizieren, Nadel in Richtung Femur in Muskelwulst stechen
  - Aspirieren, injizieren, Nadel entfernen und Pflasterverband anlegen.

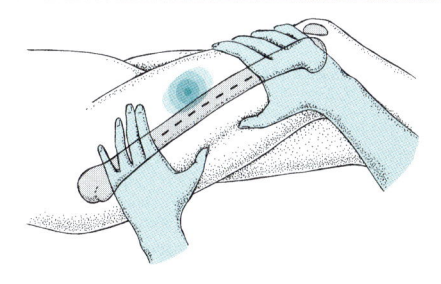

Abb. 2.14: Ventrolaterale Quadrizepsinjektion i.m.
Oberschenkel-Injektion in das mittlere, vordere Drittel des M. vastus lateralis. Einstich senkrecht auf den Femur gerichtet. *Cave:* Bein nicht außenrotieren → Gefahr der Gefäßverletzung [L 157]

Intraossäre Injektion

- **Ind.:** Injektion und Infusion von Notfallmedikamenten unter Reanimationsbedingungen, wenn Venenpunktion nicht gelingt
- **Material:**
  - Spezialnadeln (z.B. Firma Cook Critical Care), bis 2 J. 18 G, > 2 J. 16 G
  - Evtl. Knochenmarkpunktionsnadeln oder Spinalpunktionsnadel
  - Spritzen, Desinfektionsmittel, Tupfer
- **KO:** Osteomyelitis nach unzureichender Desinfektion, Verletzung der Epiphysenfuge, Fett- und Knochenmarkembolie.

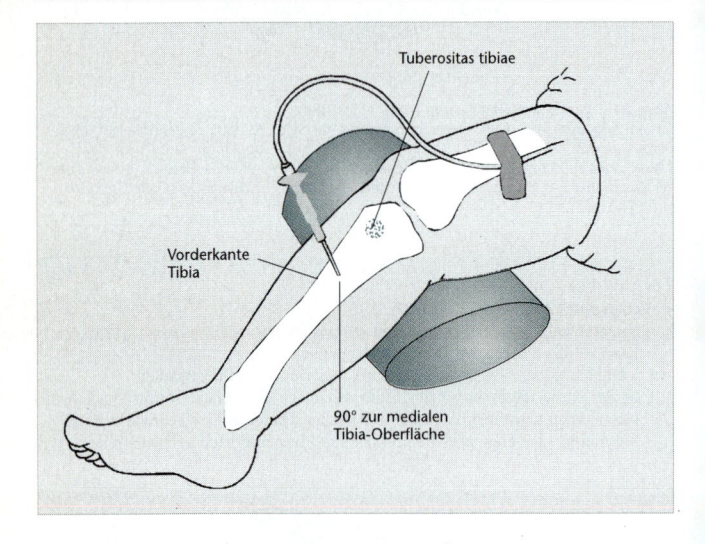

Abb. 2.15: Intraossäre Punktionstechnik [L 157]

Technik der intraossären Injektion
- **Injektionsort: < 6 Jahre:** proximale Tibia (Abb. 2.15), ca. eine Fingerbreite unterhalb der Tuberositas tibiae im Winkel von 90° zur flachen medialen Oberfläche. Nadel leicht nach kaudal neigen, um Verletzungen der Epiphysenfuge zu vermeiden. **> 6 Jahre** distale Tibia oberhalb des Knöchels, nach kranial geneigt
- Desinfektion
- Kanüle mit Druck im oben angegebenen Winkel einführen
- Distanz Haut–Knochenmark selten größer als 1 cm
- Nach erfolgreicher Punktion zunächst etwas physiologische Kochsalzlösung spritzen, dann Substanz injizieren bzw. Infusion anlegen.

Intrathekale Injektion

- **Ind.:** Zytostatikagabe, z.B. MTX
- **Methode:** Lumbalpunktion (☞ 2.1.2). Wenn Punktionsnadel richtig liegt, d.h. der Liquor fließt, Substanz injizieren. Danach Nadel wie oben beschrieben entfernen.
- ! Gleichzeitig immer Liquor zur Diagnostik abnehmen.

Maximale Volumenmenge/d zur intrathekale Gabe:
1. Lj. 6 ml; 1–2. Lj. 8 ml; 2–3 Lj. 10 ml; > 3. Lj. 12 ml.

2.2.2 Infusionen

Periphervenöse Infusion

- **Ind.:** vorübergehende parenterale Ernährung mit isoosmolaren Lösungen, i.v. Medikamentengabe
- **Material:** Verweilkanülen (Abbocath®; Jelco®) oder Butterfly; Schlauchzwischenstück, 2 ml Spritze mit Gluc. 5 % gefüllt; Pflaster/Gipsverband

Vorgehen bei Verwendung von „Butterflys"

- Schlauch des Butterflys vor der Punktion mit Glukose 5 % durchspritzen, Flügel des Butterflys nach oben biegen und zwischen Daumen und Zeigefinger fixieren
- Nadel tangential durch Haut einführen, 0,5 cm distal der vermutl. Venenpunktionsstelle, Nadel in der Haut langsam in Richtung Vene vorschieben
- Vene punktieren, bei richtiger Lage erscheint Blut im Vorderteil des Plastikschlauches
- Wenn Nadel richtig zu liegen scheint und kein Blut im Plastikschlauch zu sehen ist, vorsichtig mit Spritze aspirieren. Wenn Blut kommt, Glukose 5 % langsam injizieren. Wenn es sich gut spritzen läßt, Butterfly fixieren (☞ Abb. 2.16).

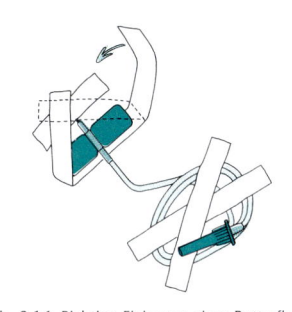

Abb. 2.16: Richtige Fixierung einer Butterfly-Kanüle [L 157]

Tips & Tricks

Darauf achten, daß während der Fixierung die Nadel nicht verrutscht und daß trotz der Fixierung ein „Paralaufen" bemerkt wird.

Technik periphervenöser Infusionen mit Verweilkanülen

- Punktionsort möglichst distal
- Kubitalvenen schonen für evtl. folgende Silastikkatheter
- Fixieren des Kindes und Punktionsstelle (venöse Blutentnahme ☞ 2.1.1)

- Hautdesinfektion
- Punktion der Vene im Winkel von ca. 30 Grad.

Fehlermöglichkeiten
- Verweilkanüle liegt in der Arterie. Häufiger Fehler bei Punktion von Kopfhautgefäßen. Umgebung des Gefäßes wird nach Durchspritzen mit NaCl oder Glukose weiß. Kanüle sofort entfernen, Gefahr von Kopfhautnekrosen. Zum Vermeiden des Fehlers vor Punktion von Kopfhautgefäßen Puls fühlen
- Bei versehentlicher intraarterieller Injektion eines Medikamentes Nadel oder Verweilkanüle liegen lassen und sofort reichlich NaCl 0,9 % nachspritzen (Verdünnung des Wirkstoffes)
- Kunstoffkanüle läßt sich nicht vorschieben, rollt sich auf. Spritze mit Glukose 5 % an das Ende anschließen und während des Spritzens vorschieben
- Vene „platzt". Häufiger Anfängerfehler. Nadel liegt oft schon „richtig" im Venenlumen, obwohl noch kein Blut am Kanülenansatz erscheint. Schiebt man dann weiter vor, durchsticht man die Hinterwand der Vene. Deswegen evtl. Verweilkanüle bereits vorschieben, wenn man das Gefühl hat, in der Vene zu sein und nicht auf das Blut am Konus warten.

Zentralvenöse Punktion (Vena-cava Katheter)
- **Ind.:** langzeitparenterale Ernährung mit hyperosmolaren Lösungen, ZVD-Messung, Austauschtransfusion, Zufuhr von venenwandreizenden Medikamenten, schwierige periphere Venenverhältnisse
- **KI:** Gerinnungsstörungen, Verletzungen im Bereich der Punktionsstelle.

Hinweis: Bei Intensivpatienten sind mehrlumige ZVK oft vorteilhaft.

Zugangswege
- **Zentral:** V. jugularis externa, V. jugularis interna, V. subclavia, V. umbilicalis, V. femoralis.
  Komplikationen bei zentralem Zugang:
  - Katheterfehllage mit Rhythmusstörungen, Perforation des rechten Vorhofs mit Hydroperikard, Herztamponade
  - Hämatom an der Punktionsstelle
  - Infuso- oder Pneumothorax
  - Luftembolie, Katheterembolie, Thrombosen ± Embolien
  - Verletzung des Ductus thoracicus oder des Plexus brachialis
- **Peripher:** V. basilica, V. cephalica, V. temporalis sup. (nur Silastikkatheter), V. tibialis post. (nur Silastikkatheter), V. cubitalis (nur Silastikkatheter).
  Komplikationen bei peripherem Zugang:
  - Katheterfehllage mit Rhythmusstörungen
  - Thrombophlebitis.

„Durch-die-Nadel"-Technik
Katheter wird durch die Punktionsnadel hindurch in die Vene eingefädelt und vorgeschoben. Geeignet für die Punktion peripherer Venen und V. subclavia. Nachteil: relativ traumatisch, da große Kanüle.

Grundsysteme
- Katheter wird durch die liegende Stahlkanüle eingeführt, Stahlkanüle bleibt zum Schluß am Katheteransatz (Bard-I-Cath®) oder wird über den Katheter herausgenommen. Als Katheteransatz wird dann ein kurzer Metallansatz in das Katheterende eingeführt (Subklaviakatheter von Vygon)
- Punktionskanüle besteht aus weichem Kunststoff mit scharfem Metalldrain. Dieser wird nach Venenpunktion herausgezogen und der Katheter durch den liegenden Plastikteil geschoben. Der Plastikteil verbleibt am Ansatz des Katheters (Cavafix®).

„Über-die-Nadel"-Technik (Seldinger)
Katheter wird über einen liegenden Mandrin, nach Herausnahme der Punktionsnadel, eingefädelt und vorgeschoben. Dabei dient ein flexibler Angiographiedraht mit J-förmiger Spitze als Führungsstab. Dieser Führungsstab sieht wie ein umgekehrter Spazierstock aus und überwindet durch das J-Ende die Venenklappen und durch seine Flexibilität die schwierigen Winkel beim Vorschieben des Katheters. Nach dem Vorschieben des Katheters läßt sich der Führungsdraht ohne Probleme herausziehen. Geeignet für die direkte Punktion großer zentraler Venen (V. jugularis interna, V. subclavia und V. jugularis externa).

Allgemeines zur Durchführung
- Mundschutz und Haube für alle Beteiligten, sterile Handschuhe
- EMLA®/Sedierung nach Bedarf
- Gründliches Desinfizieren der Haut des Punktionsbereiches
- Steriles Abdecken der Umgebung mit Tüchern, Lochtuch
- Zentrale Punktion mit aufgesetzter 5 ml oder 10 ml Spritze, mit Kochsalz gefüllt, durchführen (geschlossenes System, vermindert Gefahr der Luftembolie)
- Vor dem Vorschieben ungefähre Länge ausmessen
- Nach dem Legen Röntgenkontrolle, ggf. Zurückziehen des Katheters aus dem rechten Vorhof, Rhythmusstörungen bei kardialer Lage beachten
- Anschließend Fixieren des Katheters durch Naht und/oder durch Pflaster

Allgemeines zum Umgang mit zentralen Kathetern
- Infusionslösung Heparin zugeben (0,5–1 E/ml Lösung oder 50–100 I.E./kgKG)
- Händedesinfektion bevor am Katheter gearbeitet wird
- Verschlüsse, 3-Wege-Hähne o.ä. absprühen, mit steriler Kompresse oder sterilem Handschuh öffnen
- Möglichst wenig am Katheter manipulieren
- Systemwechsel alle 48 h, Verbandswechsel jeden 2.–3. Tag.

Jugularis-externa-Katheter
- Kind in Tücher einschlagen, so daß es Arme und Beine möglichst nicht bewegen kann, Schultern dabei frei lassen
- Kopftieflage, Drehung des Kopfes zur Gegenseite der Punktion
- Kompression der Vene fingerbreit über der Klavikula
- Einstich in der Mitte des M. sternocleidomastoideus (weiteres ☞ Abb. 2.17).

Jugularis-interna-Katheter
- Kind in Tücher einschlagen, Schultern auf Tüchern hoch lagern
- Kopf dorsalflektieren und etwas tief lagern
- Zur linken Seite drehen (punktiert wird meist die rechte V. jugularis interna)
- Punktiert wird in der Mitte des M. sternocleidomastoideus oder in der Mitte zwischen den beiden Anteilen des Muskulus
- Linke Hand palpiert A. carotis
- Stichrichtung auf Medioklavikularlinie, bzw. ipsillaterale Mamille.

Subklavia-Katheter (infraklavikulärer Zugang)
- Flache Rückenlage mit Wendung des Kopfes zur Gegenseite der Punktion

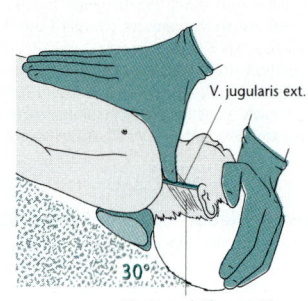

Abb. 2.17: Punktion der Vena jugularis externa: Gefahr der Luftaspiration in die Vene, deshalb Kopftieflage. *Wichtig:* mit aufgesetzter Spritze einstechen. Kanüle ca. 30 Grad abknicken [L 157]

- Einstichstelle im Bereich der Klavikulamitte
- Punktionskanüle zwischen aufgesetzten Fingern der nicht punktierenden Hand unter ständiger Aspiration unter der Klavikula in Richtung Kostoklavikulargelenk I vorschieben
- Je nach Größe des Kindes wird die Vene in einer Tiefe von 1–4 cm erreicht
- Bei mißglücktem Versuch vor Punktion der Gegenseite Rö-Thorax (Pneumothorax?).

Tips & Tricks
- Punktion der V. subclavia bis zum Alter von 6–8 J. nur bei intubierten Patienten
- Vorsicht bei Beatmung mit hohem Atemwegsmitteldruck.

Femoralis-Katheter
- Bein außenrotiert lagern, A. femoralis palpieren
- 0,5 cm medial der Arterie und 1,5 cm distal des Leistenbandes im Winkel von 45 Grad zur Oberfläche einstechen (☞ Abb. 2.18)
- **KO:** höheres Infektionsrisiko als bei anderen Punktionsstellen (Stuhl, Urin).

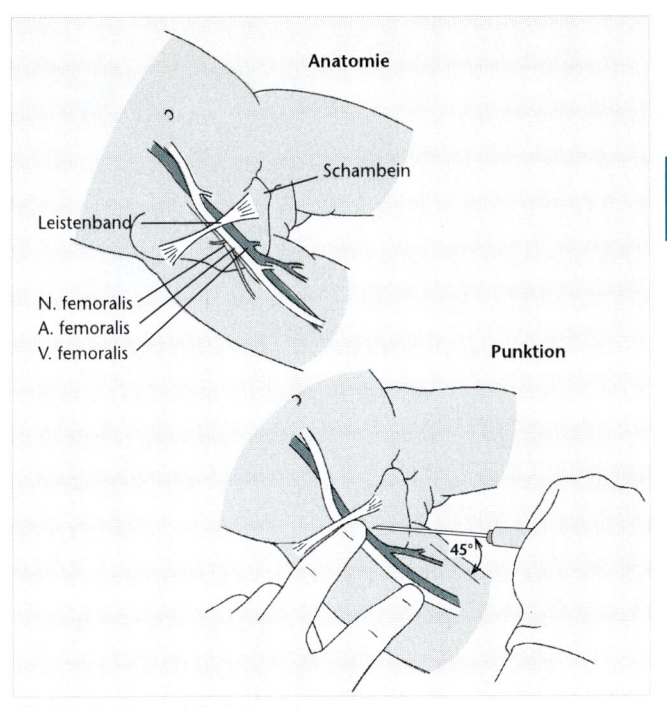

Abb. 2.18: Punktionstechnik der Femoralvene

Nabelvenenkatheter
Möglich bis 5. Lebenstag, selten bis 14. Lebenstag (Nabelarterienkatheter s.u.).

- **Material:** sterile Arbeitskleidung, sterile Handschuhe, Lochtuch, chirurgische Pinzetten, Skalpell, Nahtmaterial, Nabelvenenkatheter
- **Komplikationen:**
  - Katheter läßt sich nicht vorschieben, meist Widerstand in Höhe der Portalregion. Katheter liegt dann in der Leberpforte → Katheter ca. 2 cm zurückziehen und nochmal vorschieben. Manchmal kommt man doch noch in die V. cava inf. Falls dies nicht gelingt, Katheter 2 cm vor dem Hindernis liegen lassen. *Cave:* Katheter liegt dann nicht zentral. Nur Blut- oder isotone Flüssigkeiten infundieren. Hyperosmolare Lösungen können zur Lebernekrose führen. Außerdem Gefahr der Pfortaderthrombose
  - Infektionen → Nabelvenenkatheter nicht länger als vital indiziert liegen lassen!

Technik Nabelvenenkatheter

- Steril kleiden, Kind in Rückenlage, steriles Lochtuch über Nabel
- Nabelstumpf mit Hautdesinfektionsmittel desinfizieren
- Falls Nabelstumpfende schon eingetrocknet, Nabelstumpf „anfrischen", d.h. mumifiziertes Gewebe mit Skalpell abtragen
- Danach erneute Desinfektion des Stumpfes
- Nabelschnurstumpf zur Gefäßdarstellung mit chirurgischen Pinzetten spreizen. Lage der Nabelvene ☞ Abb. 2.19
- Thromben und Blutreste aus dem Venenlumen entfernen
- Zur Katheterisierung Nabelstumpf mit chir. Pinzette nach kaudal ziehen
- Nabelvenenkatheter 3.5 oder 5 Ch, mit Glukose 5 % gefüllt, einführen
- Katheter vorschieben (Einführlänge ☞ Abb. 2.20), federnder Widerstand oft bei Lage in der Portalebene.
Extrasystolen: Vorhof erreicht → wenig zurückziehen
- Rö-Kontrolle (Katheter ist röntgendicht): Richtige Lage des Katheters 1 cm oberhalb des Zwerchfells
- Nach Rö-Kontrolle Katheterlage korrigieren, Katheter am Nabelstumpf festnähen.

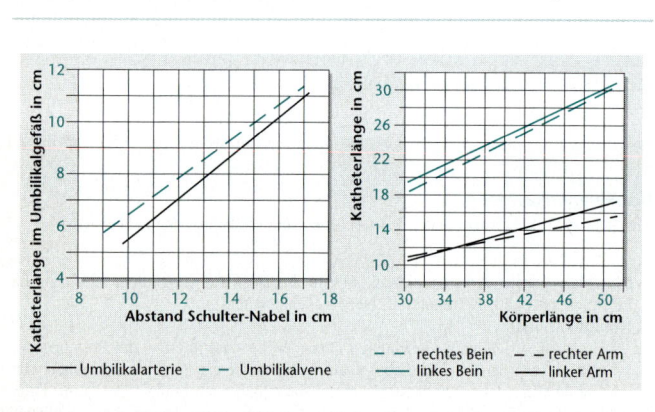

Abb. 2.19: Nabelstumpf; Uhrzeigerangabe [L 157]

Abb. 2.20: Nabelgefäßkatheterlängen (links); Silastikkatheterlängen (rechts) [L 157]

Silastikkatheter

ZVK für periphere Zugangswege, z.B. V. cubitalis, jug. externa, tibialis posterior. Auch für i.v.-Antibiose bei CF-Patienten!

Material: Als Punktions- und Einführkanülen: 19 G-Butterfly-Nadel, 20 G-Split-Kanüle o. 24 G-Kunststoffkanüle je nach Silastikfabrikat. Silastikkatheter ausreichender Länge, anatomische Pinzette, mit Glukose 5 % gefüllte Spritzen, sterile Tupfer, Steristrips, Klebefolie, sterile Tücher und Kittel.

Technik Silastikkatheter
- Suchen der optimalen Vene (Ellenbeuge, Knöchel, Hals); Ausmessen der Einführlänge bzw. Bestimmung nach Abb. 2.20; bei älteren Kindern ggf. EMLA®
- Ausgiebige Desinfektion der Punktionsstelle; steriles Abdecken + Kittel
- Stau der Vene durch 2. Person unter den sterilen Tüchern
- Straffen der Haut oberhalb der Vene, Einführen der Punktionskanüle
- Wenn Blut aus der Kanüle fließt, Stau etwas lösen, mit Glucose 5 % durchspülten Silastikkatheter mit der Pinzette aufnehmen und zügig in das Lumen der Kanüle einführen
- Wenn gewünschte Länge des Katheters eingeführt ist (Nadellänge berücksichtigen!), Punktionskanüle vorsichtig herausziehen, dabei fest mit Tupfer auf die Vene oberhalb drücken, um ein Herausrutschen des Silastik zu vermeiden
- Je nach Fabrikat entweder Splitkanüle aufbrechen, Butterfly durch Abschrauben des Adapters abziehen oder Kunststoffkanüle an den Katheter-Anfang zurückziehen. Durchspülen ggf. Infusion anschließen, falls Blut zu aspirieren ist. Steristrips. Klebefolie, sobald es nicht mehr nachblutet.
- Rö-Thorax, ggf. Katheter zurückziehen (Richtig: Lage vor dem rechten Vorhof)
- Mit Heparin versetzte Infusion (50–100 I.E./kg/d) anschließen.

Tips & Tricks
- Nie Katheter durch die Nadel hindurch zurückziehen. Teile des Katheters können abgeschnitten werden → Embolie!
- Falls Silastik nach einigen cm hakt, Stellung des Arms verändern, Haut massieren
- Keine Blutentnahmen über den Silastikkatheter! Katheter verstopft!
- Infusionen nur per Pumpe, nie mit Schwerkraft. Hohe Verstopfungsgefahr!

Arterielle Zugänge

Ind.: häufige BGA (> 2stündlich), blutige RR-Messung.

Nabelarterienkatheter
- **Ind.:** NG mit PFC, nach Asphyxie, mit Zyanose, extremer Unreife, schwerem Atemnotsyndrom
- **Material:** wie bei Nabelvenenkatheter (s.o.). Katheter 3,5 Ch., endständige Öffnung!

Technik Nabelarterienkatheter
- Bevor Katheter in Arterie eingeführt wird, Lumen mit Knopfsonde oder anatomischer Pinzette dehnen
- Nabelstumpf mit Pinzette nach kranial ziehen und Katheter unter leichtem Druck mit Hilfe einer Pinzette von kranial kommend im Winkel von 60° einführen

- Zuvor voraussichtliche Einführlänge markieren (☞ Abb. 2.20)
- Richtige Lage des Katheters oberhalb der Aortenbifurkation (L4) unterhalb des Abgangs der Nierenarterien
- Rö-Kontrolle und klinische Kontrolle (Zyanose oder Blässe der unteren Körperhälfte, fehlende Femoralispulse deuten auf Fehllage des Katheters hin); ggf. Korrektur, dann Festnähen am Nabelstumpf.

Tips & Tricks
- Katheter läßt sich nicht einführen. Bei Gefäßspasmus Geduld haben und ca. 1–2 Min. mit dem Katheter unter leicht rotierenden Bewegungen Druck auf die Arterie ausüben, öffnet sich dann manchmal. Wenn nicht, 2. Arterie katheterisieren
- Keine hypertonen Lösungen oder Medikamente spritzen → Nekrosen
- Risiko der arteriellen Thrombenbildung: regelmäßige Kontrollen, keine Söckchen!
- Katheter nur so lange wie nötig und < 7 d liegen lassen. Entfernen des Katheters langsam, cm-weise herausziehen. Arterie soll sich nach Entnahme des Katheters kontrahieren. Ist dies nicht der Fall, blutet es längere Zeit pulsierend aus dem Nabel → Naht setzen.

A.-radialis-Verweilkatheter
- **Material:**
  - Venenverweilkanüle (Abbocath®, Jelco®) oder Punktionsset in Seldingertechnik (bis 1 Mon. 22–24 G, 1 Mon. bis 3 J. 22 G, > 3 J. 20 G)
  - Hautdesinfektionsmittel, Pflaster, Plastikschlauch (Schlauchzwischenstück)
  - 2 ml Spritze
- **KO:** Infektion, Thrombose, Embolie, Ischämie.

Technik A.-radialis-Verweilkatheter
- Überprüfen des Ulnarispulses (☞ 2.1.1)
- Wenn Ulnarispuls vorhanden, Handgelenk etwas überstrecken (dorsalflektieren), Radialispuls tasten, Punktionsstelle desinfizieren
- Mit Venenverweilkanüle im Winkel von 30–50° zur Hautoberfläche in Richtung auf die Arterie einstechen (Abb. 2.21)
- Wenn Blut im Kanülenansatz erscheint, Kanüle senken und ca. 2 mm flach vorschieben
- Stahlnadel etwas zurückziehen, Plastikkanüle über die Stahlnadel als Schiene im Lumen der Arterie vorschieben
- Stahlnadel entfernen, bei richtiger Lage spritzt das Blut rhythmisch aus dem Kanülenansatz
- Schlauchzwischenstück ansetzen, Kanüle durchspritzen, mit Pflasterverband fixieren
- Kennzeichen des Katheters als arteriellen Zugang (z.B. rotes Pflasterfähnchen)
- Infusion von physiologischer NaCl-Lsg. oder 5 %iger Glukose mit Heparin 1 E/ml
- Keine andere Infusionslösung, keine Medikamente über arteriellen Zugang geben
- Regelmäßige Kontrolle der Durchblutung (Daumen, Zeigefinger).

Tips & Tricks
- **Punktion gelingt nicht:** Es erscheint kein Blut am Kanülenansatz. Oft hat man dann schon zu tief eingestochen und durch die Arterie durchgestochen. Verweilkanüle langsam wieder herausziehen. Sobald dabei Blut am Kanülenansatz erscheint wie oben beschrieben weiter vorgehen. Bei wiederholten Versuchen Punktionsort wechseln.

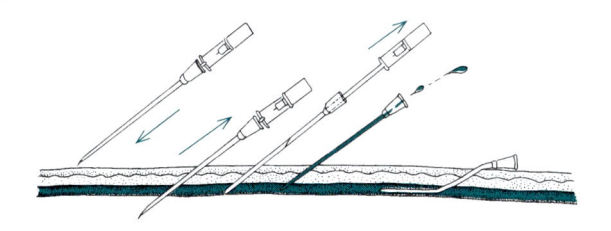

Abb. 2.21: A. radialis-Verweilkanüle [L 157]

Tips & Tricks
- Weitere Punktionsorte für arterielle Verweilkanülen: A. dorsalis pedis, evtl. A. femoralis und A. brachialis
- *Cave:* keine Verweilkanüle in die A. temporalis superficialis legen. Gefahr der zerebralen Embolie!

2.2.3 Phototherapie

Durch Bestrahlung mit blauem oder schwächer wirkendem weißen Licht zerfällt das in der Haut vorhandene indirekte Bilirubin in wasserlösliche Pyrrole. Diese werden unter Umgehung der Glukuronierung über die Niere ausgeschieden. Vor Beginn der Ther. unbedingt andere Ursachen für Hyperbilirubinämie abklären (DD ☞ 4.1.1). Die Ther. kann schwerere Krankheitsbilder wie Sepsis verschleiern.

- **Ind.:** physiologische, neonatale, indirekte Hyperbilirubinämie, Rh-, AB-Inkompatibilität (Indikationsgrenzen ☞ 4.1.1)
- **KI:** Erhöhung des direkten Bilirubins auf ≥ 1mg/dl, Bestrahlung führt zu Bronzeverfärbung der Haut
- **KO:** Hyperthermie, dünne Stühle, kleinfleckiges makulopapulöses Exanthem, Retinaschäden bei nicht verdeckten Augen.

Durchführung der Phototherapie
- Kind ausgezogen (mit Windel) unter die Lampe legen. Auf Augenschutz achten. In schweren Fällen (Bilirubinwert knapp vor der Austauschgrenze für einige Std. mit 2 Lampen von links und rechts bestrahlen). Immer darauf achten, daß das Kind während der Ther. alle 2–3 h gedreht wird

- Zunächst kontinuierliche Photother. bis indirektes Bilirubin um 3 mg/dl gesunken ist. Danach intermittierende Ther. (6 h an, 6 h aus). In manchen Kliniken wird von Anfang an intermittierend bestrahlt
- Photother. bei Besuch der Eltern, zum Stillen und Füttern unterbrechen
- Während der Photother. ist es schwierig, den Grad des Ikterus an der Hautverfärbung abzuschätzen → engmaschige Bilirubinkontrollen, vor allem wenn Photother. bei Bilirubinwerten kurz vor der Austauschgrenze begonnen wurde
- Hinweis: erhöhter Flüssigkeitsverlust (dadurch höherer Bedarf, etwa 20 ml/kg/d mehr. Gefahr der hypernatriämischen Dehydratation, evtl. zusätzliche Flüssigkeit über Dauertropfinfusion zuführen).

2.2.4 Intubation

Ø	FG	NG	3 Mon.	6 Mon.	1 J.	2 J.	3 J.	5 J.	7 J.	10 J.	14 J.
innen (mm)	2,0–2,5	3,0–3,5	3,5	3,5	4,0	4,5	5,0	5,5	6,0	6,5	
außen (Charr)		14–16		16–18		18–20	22–22	22–24	24–26	26–28	30–32
Länge oral (cm)		8–11	10–12	11–13	12–13	12–14	14–15	15–17	17–19	19–20	20–22

- **Material:** Laryngoskop mit geradem Spatel für Säuglinge, gebogenen Spatel für größere Kinder, Magill-Zange, Tubus der errechneten Größe sowie einen Tubus größer und kleiner, Einmalabsaugkatheter mit Sekretfänger, Beatmungsbeutel mit Maske, Sauerstoffanschluß, Stethoskop, Pflaster
- **Sedierung:** bei jeder Intubation, nicht jedoch bei Notfallversorgung mit primärer Intubation. Beispiele: *FG und NG*: Fentanyl® i.v. (10 µg/kg = 0,02 ml/kg oder 0,2 ml/kg, 1:10 verdünnt), evtl. in Kombination mit Norcuron® i.v. (0,25 mg/kg = 0,02 ml/kg oder 0,2 ml/kg, 1:10 verdünnt). *Sgl./KK bis 10 kg: Diazepam i.v. (0,5–1 mg/kg), oder Norcuron®* i.v., Dosierung s.o. *Größere Kinder:* Ketanest® (0,5–2 mg/kg i.v. oder 4–8 mg/kg i.m.) oder Brevimytal® i.v. (1–2 mg/kg) oder Norcuron® oder Diazepam; (Dos. s.o.).

Cave: NW Brevimytal®: Krampfschwelle ↓, RR ↓, Laryngospasmus.
NW Fentanyl® bei NG: Thoraxrigidität.

Nasotracheale Intubation

Ind.: primäre Intubation bei NG, zur Langzeitbeatmung.

Technik der nasotrachealen Intubation
- Venösen Zugang legen
- Bei nicht nüchternen Kindern Magen entleeren (Magensonde, Absaugen)
- Bei größeren Kindern evtl. gefaltetes Tuch unter den Kopf
- Falls möglich, Monitor und Pulsoxymeter anschließen

- Mit Maske und O$_2$ beatmen bis Kind rosig ist. Nase + Rachen absaugen (Präoxygenierung; optimal für > 2 Min., um Stickstoff auszuwaschen)
- **!** Keine Maskenbeatmung bei NG mit Mekoniumaspiration oder Zwerchfellhernie!
- Mit Gleitcreme bestrichenen Tubus in ein Nasenloch vorschieben
- Laryngoskop mit linker Hand aufnehmen, mit re. Zeigefinger und Daumen Mund öffnen
- Spatel des Laryngoskops über den rechten Mundwinkel des Kindes einführen, dabei die Zunge nach links abdrängen
- Spatel mittellinig weiter vorschieben, bis Epiglottis zu sehen ist
  – Bei geradem Spatel Epiglottis aufladen
  – Bei gebogenem Spatel in die glossoepiglottische Falte eingehen
- **!** Nicht am Laryngoskop hebeln, sondern am Griff nach oben ziehen. *Cave:* Verletzung der Zahnleiste bzw. der Zähne!
- Mit dem kleinen Finger der linken Hand von außen etwas Druck auf den Kehlkopf geben, der sich dadurch aufrichtet
- Bei starker Verschleimung noch einmal kurz (!) absaugen
- Magillzange geschlossen mit der rechten Hand am rechten Mundwinkel einführen, Tubusende greifen, in Kehlkopfeingang einstellen, von Hilfsperson vorschieben lassen bis schwarze Markierung gerade verschwindet
- Bei richtiger Lage Laryngoskop und Magillzange entfernen. Tubus am Naseneingang festhalten. Einführlänge am Naseneingang ablesen. Beatmungsbeutel anschließen
- Auskultieren, ob Beatmungsgeräusch über beiden Lungen zu gleichmäßig zu hören ist
- Tubus mit Pflaster fixieren, Röntgenkontrolle. Ggf. Korrektur der Tubuslage.

Orotracheale Intubation

Ind.: Kurzzeitintubation, größere Kinder. Größere Kinder ab Tubusdurchmesser > 4,5 mm zunächst oral intubieren, später in Ruhe nasal umintubieren. Kinder jünger als 6–8 Jahre mit Tubus ohne Blockmanschette (= Cuff) intubieren.

Technik der orotrachealen Intubation
- Nach Einstellen des Kehlkopfes (s.o.) Einführen des Tubus (evtl. mit Führungsdraht) parallel zum Gaumen durch die Stimmritze (☞ Abb. 2.22)
- Weiter wie oben beschrieben.

Häufige Fehler beim Intubieren
- Zu starke Extension des Kopfes, besonders bei kleinen Kindern
- Zu langes Absaugen vor dem Intubieren. Dadurch evtl. Hypoxie
- Intubation gelingt nicht sofort, wird aber weiter versucht. Kind kann sich dabei massiv verschlechtern. Bei Abfall der Sättigung und/oder Bradykardie zwischendurch Maskenbeatmung und Reoxygenierung
- Beim Einführen des Spatels werden die Zahnleiste, bzw. die Zähne beschädigt
- Tubus wird zu tief geschoben, gelangt dann in rechten Hauptbronchus. Atemgeräusch nur rechts zu hören. → Beim Intubieren sollte die schwarze Markierung am Tubusende gerade noch sichtbar sein!
- Intubation des Ösophagus. Aufblähen des Magens beim Beatmen, fehlende Rippenbewegungen. Daher genaue Auskultation und klin. Beobachtung nach Intubation.

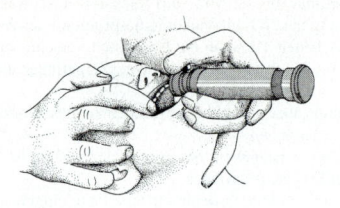

Abb. 2.22: Orotracheale Intubation [L 157]

Komplikationen der Intubation
Bradykardie, Hypoxie; Erbrechen u. Aspiration. Bradykardie oft Folge d. Hypoxie; DD Vagusreiz → Atropin (0,01 mg/kgKG). Bei Langzeitintubation Drucknekrosen an Nase oder Trachea. Verletzung von Stimmbändern oder Schleimhaut des oberen Respirationstraktes.

2.2.5 Extubation

Voraussetzung
Stabile Herz-Kreislaufverhältnisse; Relaxierung und Sedierung abgesetzt; O_2-Gehalt in der Inspirationsluft nicht über 40 %, vorheriges Abtrainieren erfolgreich (längere Zeit CPAP, längere Zeit SIMV, PEEP nicht über 2 cm H_2O), nach dem Absaugen hustet der Patient gut ab.
! Vor geplantem Transport trotz klinisch gutem Zustand nicht extubieren. Patienten mit Down-Sy. später extubieren als andere, verschleimen schnell wieder.

Durchführung der Extubation
- Evtl. Rö-Thorax (Atelektasen? Infiltrate?)
- Periphervenösen Zugang legen, bzw. liegen lassen
- Darüber evtl. Gabe von Prednisolon 2 mg/kg KG 15–30 Min. vor Extubation zur Verhinderung eines Glottisödem
- Absaugen des Magens bzw. vorherige Nahrungskarenz
- Trachealsekret abnehmen (Bakteriologie)
- Tubus, Magill-Zange, Spatel, Maske, Beatmungsbeutel, Sedativum (☞ 2.2.4) für evtl. Reintubation bereitlegen
- Absaugen v. Schleim aus Nase + Rachen bei Sgl. während des Herausziehens des Tubus mit dem Beatmungsbeutel „blähen", bei größeren Kinder Tubus entblocken, „unter Sog" extubieren.
- Kleinere Kinder nach der Extubation auf den Bauch legen, größere Kinder Bauch- oder Seitenlage
- Atemluft mit Ultraschallvernebler anfeuchten
- 10–15 Min. nach der Extubation BGA
- 4 Std. Nahrungskarenz; falls Intubation wieder nötig ist, kann diese bei leerem Magen durchgeführt werden
- Säuglinge für die Zeit der Nahrungskarenz mit ausreichend Flüssigkeit über den venösen Zugang versorgen

- Ggf. Sauerstoffzufuhr über Inkubator, Kopfbox, Nasenbrille.

Komplikationen
Laryngospasmus, Kehlkopfödem mit Heiserkeit, Stridor und Luftnot.
Therapie: Glukokortikoide (☞ 14.4), Inhalation von Micronephrin® (☞ 14.3).

Tip: vor Extubation von Pat. mit Epiglottitis Tubus kurz mit Daumen zuhalten. Bekommt das Kind Luft neben dem Tubus → bedenkenlose Extubation.

2.2.6 Enterale Sonden

Indikation
- **Diagnostisch:** Magensondierung, Magensekretgewinnung (Hämatinnachweis bei gastrointestinalen Blutungen), Bestimmung des präprandialen „Magenrestes" in der Diagnostik von Magenentleerungsstörungen. Gewinnung von Duodenalsekret (Erregernachweis, Gallenanalyse)
- **Therapeutisch:** Magenentleerung nicht nüchterner Kinder vor dringlichen Narkosen (☞ 22.1.2). Offene Sonde, ggf. mit Dauersog, bei Passagestörung (Ileus, Obstruktion, ☞ 13.4.1), Pankreatitis. Magenentleerung, ggf. Spülung nach Toxiningestion (☞ 3.4). Ernährungssonde für passagere Ernährung z.B. bei FG, Stomatitis, akuten Magen-Darm Erkrankungen etc., oder zur Dauerernährung, z.B. bei Schluckstörungen, neurologischen Erkrankungen, M. Crohn, CF, Glykogenose.

Sondentypen
- **Naso-gastrale Sonde:** häufigster Sondentyp, einfache Plazierung, Beeinträchtigung mit liegender Sonde geringer als bei den anderen Formen
- **Oro-gastrale Sonde:** nur kurzfristig verwendbar wegen Würgereizes im Rachen
- **Naso-duodenale** oder **naso-jejunale Sonde:** vorteilhaft bei Magenentleerungsstörungen und gastro-ösophagealem Reflux; Anwendung auch bei unreifen FG. Nahrungszufuhr über Pumpe (Schwerkraft zu ungenau); Bengmark-Sonde: spiraliges Ende rutscht bei rez. Erbrechen nicht aus dem Dünndarm heraus.
! Probleme: Strahlenbelastung bei Lagekontrolle. Bolussondierung kann Dumping-Syndrom verursachen!
- **Perkutan-endoskopische-Gastrostomie (PEG):** Gastrostomie mit Sonde, die endoskopisch (zum Teil in Sedierung) ohne Laparotomie plaziert werden kann. *Ind.:* für Langzeitanwendung z.B. bei schweren neurologischen Erkrankungen mit Schluckstörungen, Koma, Ösphaguserkrankungen, M. Crohn, CF oder rez. Erbrechen bzw. durch naso-gastrale Sonde ausgelöstem gastro-ösophaealem Reflux. Sondenspitze kann im Magen oder im Duodenum/Jejunum plaziert werden. Katheter kann über Mon. liegen bleiben. *KO:* Peritonitis, lokale Infektion, Magenwandnekrose durch zu starken Zug an der Halteplatte. *Pflege:* Verbandswechsel mit Desinfektion der Eintrittsstelle und sterilem Abdecken der Punktionsstelle (tgl.).

Sondenmaterialien
- **PVC-Sonden** (gängig): bei längerer Liegedauer über 5 Tage Verhärtung der Sonde durch Verlust des Weichmachers und Perforationsgefahr → nur für kurzfristige Anwendung oder bei regelmäßigem Wechseln der Sonde
- **Polyurethansonden** (PUR) und Silikonkautschuksonden: als Dauersonden auch über Mon. elastisch. *Problem:* Weichheit der Sonden erschwert Aspiration von

Sekret und Sondenlegen, ggf. mitgelieferten Stahlmandrin verwenden. Weiche Sonden werden häufiger erbrochen
- **Durchmesser:** für Ernährungszwecke mit flüssigen Nahrungen geringsten Sondendurchmesser, durch den die Nahrung gerade noch fließt, verwenden, für Spülzwecke das größtmögliche Kaliber.

Durchführung
- **Material:** Sonde, Gleitmittel, Pflaster, Spritze, Handschuhe, pH-Papier
- Bei nasaler Applikation Nasenanästhesie (z.B. Xylocain-Gel®), bei oraler Lage Rachenanästhesie. Vorsicht: Bei intensiver Rachenanästhesie sind Fehllagen der Sonde schwieriger zu erfassen, die Kooperation durch Schlucken ist erschwert
- Bei Sgl. und Kleinkindern liegende Position, bei kooperativen älteren Patienten im Sitzen. Abmessen der Sondenlänge (Entfernung Nase–Ohr plus Entfernung Ohr–Epigastrium) oder nach der Formel: *1,2 x [(Körperlänge x 0,252) + 5 cm]* = Distanz zwischen Naseneingang und unterem Ösophagussphinkter + 20 %. Markierung an der Sonde mit Pflaster oder Fettstift anbringen
- Einführen der gleitfähig gemachten Sonde (Gel, Wasser) mit behandschuhten Händen waagerecht (parallel zum Unterkiefer) am Boden der Nase entlang durch das engere Nasenloch. Erster Widerstand beim Umbiegen der Sonde an der Rachenhinterwand, zweiter nach weiteren 2–4 cm am Kehlkopfeingang. Pat. zum Schlucken auffordern, evtl. mit einem Schluck Wasser. Pat. soll sich auf Atmung konzentrieren
- Kontrolle der Sondenlage durch Aspiration von Magensaft (im Zweifel mit pH-Indikatorpapier prüfen!) oder Insufflation von 5–10 ml Luft und Auskultation über dem Epigastrium. Duodenale Sonden röntgenologisch kontrollieren (Passage in das Duodenum wird durch die Gabe von Cisapride (0,2 ml/kg Propulsin®-Saft) und Rechtsseitenlage beschleunigt).

Tips & Tricks
- Starkes Husten, Luftnot beim Legen der Sonde zeigen Fehllage; Sonde sofort entfernen
- Bei Schwierigkeit sofort entfernen, nie gewaltsam vorschieben. Besser: zurückziehen und erneut schieben. Anderes Nasenloch versuchen, Position des Kopfes verändern (Kopf beugen, Kinn auf die Brust), drehende Bewegung der Sonde beim Vorschieben, andere Sonde
- Bei weichen Sonden mit Mandrin unbedingt Flüssigkeit in die Sonde instillieren, bevor der Mandrin enfernt wird, da sich sonst die Sonde nach innen umstülpen kann
- Wenn durch die Sonde der Magen entleert werden soll (für Magensaftanalysen und vor Narkosen) ist Linksseitenlage günstig; zusätzlich Positionsveränderung der Sonde unter Sog
- Vor *jeder* Sondierung erneute Kontrolle der richtigen Sondenlage!
- Dauersonden mindestens 1x/Tag und nach jeder Medikamentenapplikation ausgiebig mit Wasser oder ungezuckertem Tee durchspülen. Medikamente nur in Saftform oder fein gemörsert applizieren!
- Nasale Sonden können bei FG und NG die nasale Spontanatmung stark behindern. Daher auf kleinstmögliches Sondenkaliber achten und bei respiratorisch instabilen Kindern ggf. die Sonde zwischen den Sondierungen entfernen.

Komplikationen

Sondenfehllage (Trachea), Infektion, Dumping (Bolussondierung bei duodenaler Fehllage: Schweißausbruch, Tachykardie, Blässe, Hypoglykämie), Perforation, Erbrechen und Aspiration. Beatmete oder bewußtseinsgetrübte Pat. und Pat. mit Ösophaguserkrankungen haben ein erhöhtes Risiko einer Aspiration: besondere Sorgfalt bei Sondierung und Kontrollen der Magenfüllung vor Sondierung. Magenüberfüllung vermeiden!

> Die Komplikationsrate liegt trotzdem weit niedriger als bei parenteraler Ernährung, insbesondere sind lebensbedrohliche Komplikationen selten.

2.2.7 Pleurapunktion, Pleuradrainage

Notfallpunktion

- **Ind.:** Spannungspneumothorax
- **Material:** sterile Handschuhe, Hautdesinfektionsmittel, größter Abbocath® oder Jelco® (14 G), 10er und 20er Spritzen. 3-Wege-Hahn.

Durchführung der Notfallpunktion

- Punktionsort 4. ICR vordere Axillarlinie oder 2./3. ICR Medioklavikularlinie
- Hautfalte anheben, vorsichtig Haut und Muskulatur durchstechen
- Beim Durchstechen der Thoraxwand Hand abstützen, nicht in den Thorax „hineinfallen"
- Sobald Thoraxraum erreicht ist, Nadel zurückziehen und Plastikschlauch vorschieben
- 3-Wege-Hahn + Spritze anschließen und Luft vorsichtig abziehen
- *!* *Cave:* bei anschließender Pleuradrainage kann Lunge leichter verletzt werden.

Pleurapunktion

- **Ind.:** diagnostische oder therapeutische Punktion bei Pleuraerguß, Pleuraempyem
- **Material:** Braunüle® oder Abbocath® 16–20 G, 3-Wege-Hahn, 20 ml Spritze, Röhrchen, Auffanggefäß, sterile Kleidung, Hautdesinfektionsmittel, Pflasterverband, ggf. EMLA®
- **KO:** Pleuradrainage.

Durchführung der Pleurapunktion

- Punktion im Sitzen, Punktionsort 6./7. ICR dorsolateral, vorher ggf. EMLA®-Pflaster
- Perkussion der Ergußgrenze, evtl. sonographische Kontrolle
- Nach Infiltrationsanästhesie am Oberrand der nach unten begrenzenden Rippe eingehen
- Spritze auf Punktionskanüle setzen
- „Bajonettstich" unter Aspiration (Lage der Nadel nach jeder Schicht etwas verlagern, damit nach Herausziehen kein durchgehender Kanal entsteht)
- Bei Flüssigkeitsaspiration Stahlnadel zurückziehen und Plastikschlauch vorschieben
- Plastikschlauch an Kanüle anschließen, daran 3-Wege-Hahn, an diese Spritze
- 3-Wege-Hahn so einstellen, daß Flüssigkeit mit Spritze aspiriert werden kann
- Wenn Spritze gefüllt ist, 3-Wege-Hahn verstellen, so daß Spritze über den 3. Anschluß entleert werden kann
- Nach Entfernen des Plastikschlauchs Pflasterverband anlegen
- Lagerung des Patienten auf der punktierten Seite
- Auskultation, evtl. Rö-Thorax.

Pleuradrainage

- **Ind.:** wie Pleurapunktion
- **Material:** Skalpell, Trokarkatheter 8–16 Ch, stumpfe Schere, Hautdesinfektionsmittel, sterile Kleidung, sterile Tücher, Drainage, Lokalanästhetikum oder Morphinpräparat (☞ 27.1)
- **KO:** lokale Blutung, Verletzung von Leber, Milz, Zwerchfell.

Technik der Pleuradrainage

- Rückenlage, Arme fixieren, Hautdesinfektion, Abdeckung der Punktionsstelle mit sterilem Lochtuch
- **Punktionsstelle** 2./3. ICR medioklavikulär bei Pneumothorax oder 4./5. ICR axillar bei Pleuraerguß
- Nach Lokalanästhesie oder Analgesie mit Skalpell Haut bis zur Muskulatur durchtrennen, mit Branchen der stumpfen Schere Muskulatur „dehnen" (Bildung eines subkutanen Tunnels), Trokar „kurz" greifen, aufsetzen, unter Abstützung der Hand in den Thoraxraum eingehen

! *Cave:* nicht in den Thoraxraum „hineinfallen", → Verletzung des Lungengewebes!

- Sobald Trokar im Thoraxraum ist, Trokar entfernen, Katheter noch ca. 2–5 cm vorschieben. Nach ventral bei Pneumothorax und nach dorsal bei Pleuraerguß
- Anschluß an Dauerdrainage (Sog 5–10 cm H_2O), Rö-Kontrolle
- Sicherung durch Tabaksbeutelnaht. Zugentlastung mit Pflaster.

Probleme

- Drainage fördert nicht: Drain liegt falsch (hinter der Lunge, subkutan), Drain ist abgeknickt, Drain ist verstopft (Blutkoagel, Pleuraexsudat)
- Drainage fördert auffällig viel, nicht atemsynchron: intrapulmonale Lage.

Entfernen der Pleuradrainage

Drainage 6 h abklemmen, dann Röntgenbild anfertigen. Bei unauffälligem Befund kann Drainage gezogen werden.
Material: Analgetikum (☞ 27.1), sterile Tupfer mit Braunovidon®, Pflaster, Nahtmaterial.

Technik

- Nach Analgetikagabe Enden der Tabaksbeutelnaht in die Hände nehmen
- Während Pflegekraft Drainage zieht gleichzeitig Tabakbeutel festziehen, so daß kein Pneumothorax entstehen kann
- Tabaksbeutelnaht mit Knoten sichern; darüber einen Tupfer mit Braunovidon® mit Pflasterverband anbringen
- Falls Tabaksbeutelnaht nicht „sitzt", neue Naht setzen
- Drainagespitze in die Bakteriologie geben.

Nach Entfernen sorgsame klinische Überwachung, bei Pneumothorax besteht Rezidivgefahr.

Notfälle und Pädiatrische Intensivmedizin

3

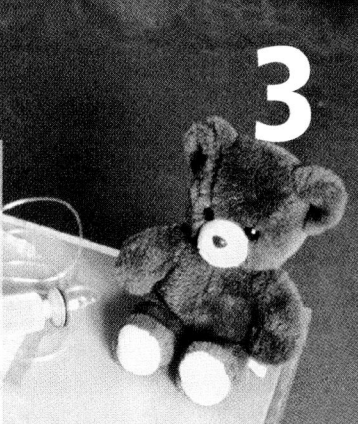

Peter Gonne Kühl
Stephan Illing

3.1	Kardiopulmonale Reanimation	68
3.1.1	Sofortmaßnahmen (Phase I, ABCDE-Schema)	68
3.1.2	Erweiterte Reanimationsmaßnahmen	75
3.1.3	Neurointensivpflege nach Reanimation	75
3.1.4	Komplikationen der Reanimation	76
3.1.5	Beendigung von Reanimationsmaßnahmen	76
3.2	Schock, zirkulatorische Insuffizienz	77
3.2.1	Klinik, DD und allgemeines Management	78
3.2.2	Hypovolämischer Schock	80
3.2.3	Septischer Schock	81
3.2.4	Anaphylaktischer Schock	83
3.2.5	Kardiogener Schock	84
3.3	Koma	85
3.4	Vergiftungen und Ingestionsunfälle	88
3.4.1	Symptomatik	88
3.4.2	Notfalldiagnostik	90
3.4.3	Vergiftungszentralen (pädiatrisch)	90
3.4.4	Giftentfernung und Antidota	90
3.4.5	Übersicht Ingestionsunfälle und Intoxikationen	92
3.4.6	Ösophagusverätzung	99
3.5	Thermische Unfälle	99
3.5.1	Verbrennungen und Verbrühungen	99
3.5.2	Kälteschaden	102
3.6	Ertrinkungsunfall	103
3.7	Elektrounfall	104
3.8	SIDS (und Near-SIDS)	105
3.9	Maschinelle Beatmung	106
3.9.1	Grundprinzipien	106
3.9.2	Klassifizierung der Beatmungsgeräte	107
3.9.3	Indikationen und Ziele der Beatmung	108
3.9.4	Beatmungsformen	108
3.9.5	Ersteinstellung, Überwachung und Steuerung der Beatmung	109
3.9.6	Komplikationen der Beatmung (besonders bei hohem PEEP)	110
3.9.7	Besonderheiten der Beatmung Früh- und Neugeborener	111

3.1 Kardiopulmonale Reanimation

> Häufigstes auslösendes Ereignis im Kindesalter: primäre Atemstörung mit Hypoxie und sekundärem Herzstillstand infolge Bradyarrhythmie/Asystolie.

- Schwerpunkt der Reanimationsmaßnahmen muß in der Beseitigung der Atemstörung/Hypoxie liegen
- Die Ergebnisse der kardiopulmonalen Reanimation im Kindesalter quoad vitam et sanitatem sind ungünstiger, da ein eingetretener Herzstillstand auf eine längerdauernde Hypoxie mit daraus resultierenden Organschäden (Hirn, Nieren) hinweist.

Ursachen des Atem- und Herzstillstandes
- Unfälle (inkl. Ertrinken ☞ 3.6)
- SIDS (☞ 3.8)
- Fremdkörperaspiration (☞ 14.5)
- Infektionen (respiratorisch, ZNS)
- Angeborene Herzfehler, kardiale Dysrhythmien
- Dekompensierter Schock (☞ 3.2)
- Akute intrakranielle Drucksteigerung (Infektion, Blutung, Hirnödem).

Klinik des Atem- und Herzstillstandes
- Bewußtlosigkeit, blaß-zyanotisches Hautkolorit
- Keine nachweisbare Atmung (Inspektion, Auskultation)
- Pulse nicht tastbar (A. brachialis, A. carotis), Herztöne nicht auskultierbar
- Kein meßbarer Blutdruck
- Weite und lichtstarre Pupillen (bei längerdauernder zerebraler Hypoxie).

Tips & Tricks
Reanimationsmaßnahmen sind im Terminalstadium inkurabler Erkrankungen nicht sinnvoll. Entscheidung in Absprache mit den Eltern des Kindes treffen und in der Krankenakte dokumentieren.

3.1.1 Sofortmaßnahmen (Phase I, ABCDE-Schema)

! Frühe Diagnose und rasches, überlegtes Handeln ist für den Erfolg der Reanimationsmaßnahmen entscheidend.
! Parallel zur Reanimation Ätiologie des Atem- und Herzstillstandes eruieren (dabei Altersabhängigkeit der Ursachen berücksichtigen).

Minimalausstattung eines pädiatrischen Notfallwagens
- Atembeutel verschiedener Größe mit Ventil und O_2-Schlauch
- Masken Größe 0–5
- Mundkeil, Guedel-Tubi Größe 0–4
- Laryngoskop mit Spatelns (gerade, gebogen) Größe 0–3
- Tubi Größe 2,5–6,5 ohne Cuff, Größe 6,5–7,5 mit Cuff
- Führungsstäbe für Trachealtubus verschiedener Größe

- Flowmeter für O$_2$-Wandanschluß, O$_2$-Brillen, O$_2$-Nasensonden
- Absaugkatheter und Magensonden verschiedener Größe
- Desinfektionsspray, -lösung
- Pflaster, Schere, Stauschlauch
- Venenverweilkanülen verschiedener Größe
- Kanülen für intraossäre Infusion
- Zentrale Venenkatheter (ein-, mehrlumig) 4F, 7F
- Spritzen, Kanülen verschiedener Größe
- Infusionsbestecke, -leitungen, Perfusorspritzen, Dreiwegehähne
- NaCl 0,9 % Infusionslösung
- RR-Manometer mit Manschetten verschiedener Größe
- Stethoskop, EKG-Elektroden, Maßband, Stoppuhr
- Sterilgut (Kittel, Lochtuch, Windeln, Handschuhe)
- Notfallmedikamente (☞ Abb. 3.8, dazu Orciprenalin, Diazepam und Glukose 50 %)
- Reanimationsbretter unterschiedlicher Größe.

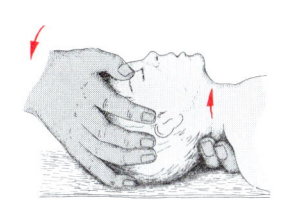

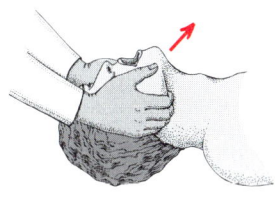

Abb. 3.1: Freimachen der Atemwege [L 157]   Abb. 3.2: Esmarch-Handgriff [L 157]

Atemwege freimachen

Bei Bewußtlosen muskuläre Hypotonie mit Verlegung des Hypopharynx durch Zurückfallen des Unterkiefers und der Zunge. Beseitigung dieser Obstruktion durch leichtes *Zurückkippen des Kopfes* und Anheben des Nackens (Head tilt/ Neck lift, ☞ Abb. 3.1). Zusätzlich Anheben des Unterkiefers durch Esmarch-Handgriff (☞ Abb. 3.2). Bei Sekret im Mund-Rachen-Raum Absaugen. Bei ausreichender Spontanatmung Stabilisierung der oberen Atemwege durch Guedel Tubus geeigneter Größe und O$_2$-Gabe über Maske oder Nasensonde.

! Bei Verdacht auf HWS-Verletzung Bewegungen des Kopfes streng vermeiden.

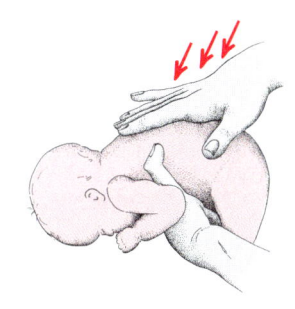

Abb. 3.3: Rückenschläge [L 157]

Faustregel: Länge des Guedel-Tubus = Abstand Lippen-Kieferwinkel

Fremdkörperentfernung

Bei Verdacht auf Obstruktion der Atemwege durch einen Fremdkörper keine „blinde" Extraktion des Fremdkörpers versuchen, da dieser dadurch weiter in die Atemwege verlagert werden kann.

- Falls Bewußtsein erhalten und Atmung und Hustenstoß ausreichend, keine Maßnahmen. Engmaschige Beobachtung, Beruhigung, bei Zyanose O_2-Gabe und Vorbereitung für bronchoskopische Entfernung des Fremdkörpers
- Bei Bewußtlosigkeit und Atemstillstand Lagerung des Kindes auf dem Bauch in Kopftieflage je nach Größe auf dem Arm (☞ Abb. 3.3) oder den Oberschenkeln des Helfers. Applikation von 5 kräftigen Rückenschlägen mit der flachen Hand zwischen die Schulterblätter. Bei Erfolglosigkeit 5 Thoraxkompressionen in Rücken- und Kopftieflage wie bei Herzmassage (☞ Abb. 3.9–3.10). Falls keine

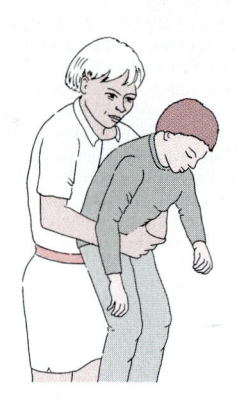

Abb. 3.4: Heimlich-Handgriff [L 157]

Fremdkörperentfernung gelingt, diese Sequenz nochmals wiederholen. Falls weiter erfolglos, Entfernung unter direkter Laryngoskopie versuchen, ansonsten Intubation und Beatmung mit hohen Drucken und ggf. exspiratorischer Thoraxkompression bis zur Notfall-Bronchoskopie. Bei älteren Kindern als Alternative zu den Thoraxkompressionen Oberbauchkompressionen oder Heimlich-Handgriff (☞ Abb. 3.4).

Beatmung

Falls nach Freimachen der Atemwege keine ausreichende Spontanatmung, unverzüglich mit der künstl. Beatmung beginnen. Je nach Situation und Ausrüstung stehen folgende Möglichkeiten zur Verfügung:

- Mund-zu-Mund(/-Nase)-Beatmung (☞ Abb. 3.5)
- Beatmung mit Atembeutel und Maske (☞ Abb. 3.6). Initial 5 Atemspenden im Abstand von etwa 1,5 Sek. Beatmung beim unintubierten Patienten mit möglichst geringem Druck und kleinen Atemzugvolumina, sonst Gefahr der Ma-

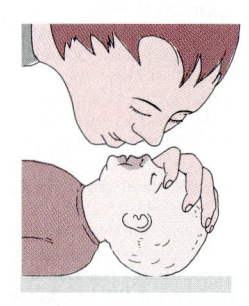

Abb. 3.5: Mund-zu-Mund-(Nase) Beatmung [L 157]

genüberblähung.
Richtige Kopfposition zum Freihalten der Atemwege entscheidend (☞ Abb. 3.6). Adäquates Atemzugvolumen und effektive Ventilation anhand der beobachteten Thoraxexkursionen und des Auskultationsbefundes überprüfen. Zu Beatmungsfrequenzen ☞ Tab. Mundbeatmung liefert lediglich FiO_2 0,16–0,18, daher möglichst bald Beutel-Masken-Beatmung mit reinem O_2 (selbstaufblähender Beutel mit Nicht-Rückatmungsventil und Reservoir). Falls unter suffizienter Beatmung keine rasche Erholung einsetzt oder Herzmassage erforderlich wird, unverzüglich oro- oder nasotracheale Intubation und manuelle Ventilation über den Trachealtubus. Technik der Intubation ☞ 2.2.4.

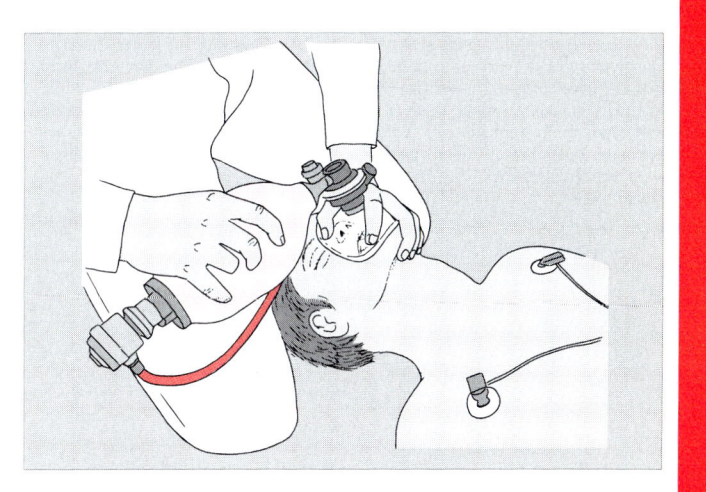

Abb. 3.6: Beatmung mit dem Ambu-Beutel: Maske mit Daumen und Zeigefinger über Mund und Nasenöffnung pressen, Unterkiefer nach vorn ziehen und mit den restlichen Fingern Kopf in reklinierter Stellung fixieren [L 157]

Richtlinien für Beatmung und externe Herzmassage				
Altersgruppe	Beatmung Frequenz	Herzmassage		
		Technik	Frequenz	Kompressionstiefe
Säuglinge	25–30/Min.	Thorax umfassen, 2 Finger	100–120/Min.	2–3 cm
Kleinkinder	20–25/Min.	Handballen	80–100/Min.	3–4 cm
Schulkinder	15–20/Min.	1 oder 2 Hände	80–100/Min.	4–5 cm

Circulation

Falls unter suffizienter Beatmung (möglichst Intubation) keine ausreichende spontane Herzaktion mit adäquater Auswurfleistung (EKG-Monitor, Pulspalpation, RR-Messung) nachweisbar, Beginn mit externer Herzmassage. Richtlinien ☞ Tab., Technik in den verschiedenen Altersgruppen ☞ Abb. 3.9–3.11. Lagerung auf harter Unterlage. Druckpunkt über der Sternummitte unmittelbar unterhalb der Linie durch die Brustwarzen. Keine ruckartige, sondern langsame Kompression, die etwa 50 % des Herzzyklus einnehmen sollte. Beim nicht intubierten Kind abwechselnd Herzmassage und Beatmung im Verhältnis 5:1. Beim intubierten Kind simultan Herzmassage und Beatmung. Kontrolle der Effektivität der Herzmassage anhand der Hautfarbe, Pulspalpation, wiedereinsetzender Pupillenreaktion, RR-Messung, Pulsoxymetrie und Kapnographie.

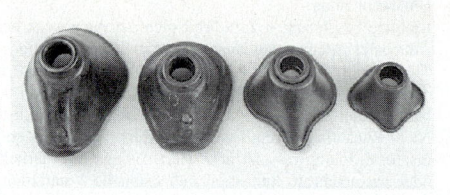

Abb. 3.7: Rendell-Baker-Atemmasken für Kinder [K 183]

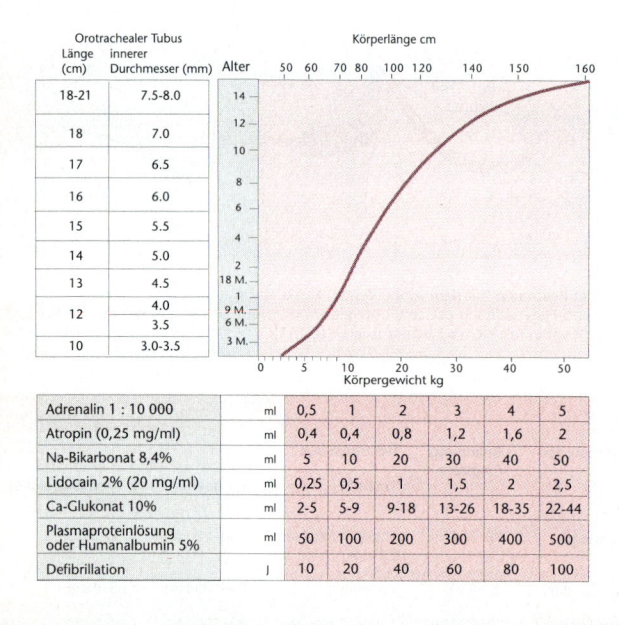

Orotrachealer Tubus Länge (cm)	innerer Durchmesser (mm)
18-21	7.5-8.0
18	7.0
17	6.5
16	6.0
15	5.5
14	5.0
13	4.5
12	4.0
	3.5
10	3.0-3.5

Adrenalin 1 : 10 000	ml	0,5	1	2	3	4	5
Atropin (0,25 mg/ml)	ml	0,4	0,4	0,8	1,2	1,6	2
Na-Bikarbonat 8,4%	ml	5	10	20	30	40	50
Lidocain 2% (20 mg/ml)	ml	0,25	0,5	1	1,5	2	2,5
Ca-Glukonat 10%	ml	2-5	5-9	9-18	13-26	18-35	22-44
Plasmaproteinlösung oder Humanalbumin 5%	ml	50	100	200	300	400	500
Defibrillation	J	10	20	40	60	80	100

Abb. 3.8: Reanimationsschema (mod. nach Oakley, Brit. Med. J. 297, 817–819, 1988) [L 157]

Drugs (Notfallmedikamente ☞ Abb. 3.8)

Häufigste Herzrhythmusstörung bei der Reanimation im Kindesalter ist die Asystolie oder Bradykardie als Endzustand einer respiratorischen und zirkulatorischen Insuffizienz.

! Vor Applikation von Notfallmedikamenten suffiziente Ventilation sicherstellen. Tubusfehllage, Pneumothorax, Herzbeuteltamponade, Hypovolämie, Elektrolytstörungen, Hypothermie in Betracht ziehen und behandeln.

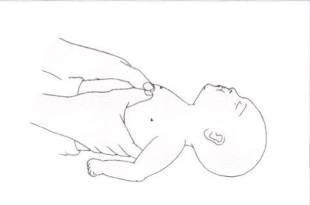

Abb. 3.9: Extrathorakale Herzmassage: Thoraxumfassende Technik [L 157]

Applikation von Notfallmedikamenten

- **Gefäßzugang:** Zunächst peripheren Venenzugang versuchen. Falls auf Anhieb nicht erfolgreich, wird zunehmend als rasch verfügbare und technisch einfache Alternative eine intraossäre Infusion empfohlen (☞ 2.2.1). Alternativ bei entsprechender Erfahrung ZVK (V. jugularis, V. subclavia, V. femoralis; ☞ 2.2.2)
- **Adrenalin:** Medikament der 1. Wahl. Zufuhr intratracheal, i.v., intraossär. Keine gemeinsame Applikation mit $NaHCO_3$ (Inaktivierung). *Initialdosierung* 10 µg/kg (☞ Abb. 3.8), bei ausbleibendem Erfolg Wiederholung mit 100 µg/kg nach 3 Min. Intratracheal primär 100 µg/kg
- **Atropin:** bei symptomatischer Bradykardie. Zufuhr i.v., intratracheal, intraossär. *Initialdosierung* 10 µg (☞ Abb. 3.8) bis 20 µg/kg. Minimaldosis (Vermeidung einer paradoxen Bradykardie) 0,1 mg, Maximaldosis 1–2 mg
- **Natriumbicarbonat:** erst *nach* effektiver Ventilation und Perfusion (spontane Herzkreislauffunktion, suffiziente Herzmassage), da sonst Hyperkapnie und Verstärkung der intrazellulären Azidose. Zufuhr i.v. oder intraossär. „Blinde" *Initialdosierung* 1 mmol/kg (☞ Abb. 3.8) in einer Verdünnung mit Aqua pro injectione 1:1, weitere Dosierung nach BGA bei pH < 7,25. Bei höherer Dosis Kontrollen des Serumnatriums und -kaliums
- **Kalzium:** restriktive Anwendung (Gefahr der intrazellulären Ca^{2+}-Überladung mit konsekutiver Zellschädigung). *Ind.:* Hypokalzämie, Hyperkaliämie, Hypermagnesiämie, Intoxikation mit Ca^{2+}-Antagonisten, eingeschränkt bei elektromechanischer Entkopplung (elektr. Herzaktion ohne effektive Zirkulation). Zufuhr langsam i.v. oder intraossär (*Cave:* Bradykardie). **Einzeldosis** Ca^{2+}-Gluconat 10 % 0,5 ml/kg, 1 × Wdhl. möglich
- **Lidocain:** *Ind.* bei ventrikulärer Tachykardie und Kammerflimmern (im Kindesalter selten!). Zufuhr i.v., intratracheal, intraossär. Initialdosis 1mg/kg (☞ Abb. 3.8), Wdhl. bis zu 3 × im Abstand von je 5 Min. möglich. Zur Rezidivprophylaxe kontinuierliche Infusion mit 1–3 mg/kg/h.

Elektrizität = Defibrillation

Im Kindesalter nur bei im EKG gesichertem Kammerflimmern oder lebensbedrohlichen Tachykardien indiziert. Vorbehandlung mit guter Oxygenierung, Natriumbicarbonat und Adrenalin (s.o.).
- **Dosierung:** initial 2 J/kg (☞ Abb. 3.8), bei Erfolglosigkeit sofort Wiederholung mit 4 J/kg, dann Fortsetzung der Herzmassage und 3. Defibrillation mit 4 J/kg.
- **Technik:** Elektroden geeigneter Größe (4,5 cm bei Sgl. und KK, 8 cm ab Schulalter) mit Elektrodengel bestreichen, Energie einstellen, Defibrillator aufladen, Elektroden über Herzbasis (rechts parasternal unter der Klavikula) und über der Herzspitze (5. ICR vordere Axillarlinie) fest andrücken, Kontakt von Hilfspersonen mit dem Pat. unterbrechen, Auslösen der Defibrillation, ggf. Fortsetzung der Reanimation.

! Wenn kein Kammerflimmern/-flattern vorliegt, stets synchron defibrillieren.

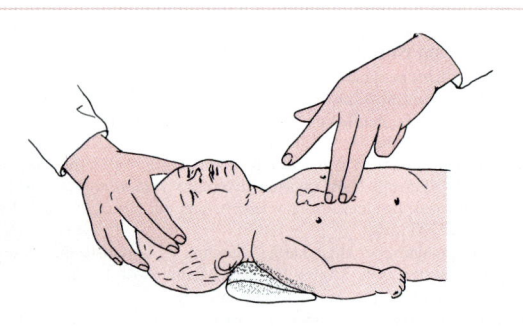

Abb. 3.10: Herzmassage: 2-Finger-Technik [L 157]

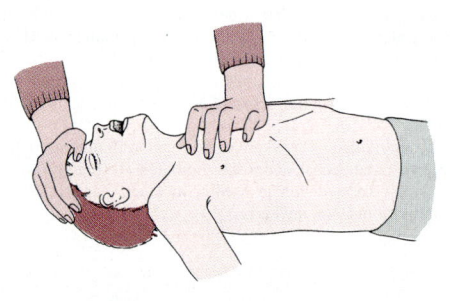

Abb. 3.11: Herzmassage: Einhandmethode [L 158]

3.1.2 Erweiterte Reanimationsmaßnahmen

Ziel: Prävention hypoxisch-ischämischer Organschäden nach kardiopulmonaler Reanimation. Sicherung eines ausreichenden Sauerstofftransports in die Gewebe.

Diagnostik
- Sorgfältige klinische Untersuchung
- **Thoraxaufnahme:** Tubus-, Katheterlage, pulmonaler Ausgangsbefund (Risiko eines ARDS)
- **Labor:** arterielle Blutgase, Serumelyte, harnpflichtige Substanzen, Serumeiweiß, -osmolarität, großes BB, Thrombozyten, Gerinnung incl. AT III (Verbrauchskoagulopathie?), BZ; Laktat sofort und nach 1–2 h als Maß für Gewebshypoxie. Weitere Diagnostik nach vermuteter Grundkrankheit
- **EKG** (z.B. Herzrythmusstörungen?).

Maßnahmen
- ZVK für ZVD-Messung und Katecholamininfusion (☞ 2.2.2)
- **Arterienkanüle** (☞ *2.2.2*): kontinuierlich RR-Überwachung, BGA; bei arterieller Hypotension und Hypovolämie (Klinik, ZVD) Volumengabe (10–20 ml/kg Ringer-Lösung oder 5-10 ml/kg Plasmaproteinlösung oder 5 %-Humanalbumin; bei Normovolämie kontinuierliche Adrenalininfusion 0,1–1 µg/kg/min (☞ 3.2)
- **Blasenkatheter:** Überwachung der Diurese (Ziel: > 1 ml/kg/h); bei Oligoanurie nach Ausschluß einer Hypovolämie Dopamin in „Nierendosis" (2-4 µg/kg/min)
- Überwachung der Körpertemperatur. Ziel: Normothermie. Bei Hypothermie Wärmezufuhr (☞ 3.5.2), bei Hyperthermie physikalische Kühlung
- Magensonde legen
- Beatmung anpassen (☞ 3.9). Richtwerte: p_aO_2 100–120 mmHg und p_aCO_2 30–35 mmHg. Hypoxie, Hyperkapnie und stärkere Hypokapnie strikt vermeiden (☞ 3.1.3)
- **Flüssigkeitsbilanz:** adäquate Flüssigkeitszufuhr je nach Grundkrankheit, ZVD, Diurese, BZ, Serumelyten *(Cave:* SIADH, ☞ 10.5.2)
- Transfusion bei Hkt < 35–40 % (ausreichende O_2-Transportkapazität)
- Behandlung der Grundkrankheit, bei primären oder sekundären Herzrhythmusstörungen antiarrhythmische Therapie (☞ 7.9).

3.1.3 Neurointensivpflege nach Reanimation

Ziel: Prävention bzw. Minimierung einer hypoxisch-ischämischen Enzephalopathie und eines zytotoxischen Hirnödems nach Herz-Kreislauf-Stillstand.

Diagnostik und Überwachung
Wie unter 3.1.2., zusätzlich:
- Kompletter neurologischer Status, Glasgow Coma Scale (☞ 3.3)
- Schädel-CT bei Verdacht auf Hirnödem oder zerebrale Grundkrankheit
- Ggf. Implantation einer intrakraniellen Drucksonde bei erhöhtem ICP
- EEG: Allgemeinveränderungen, Nullinien-EEG, Krampfpotentiale?

Maßnahmen

Wie unter 3.1.2, zusätzlich:
- Lagerung: 30° Oberkörperhochlagerung, Kopf in Mittelstellung
- Normoventilation (p_aCO_2 30–35 mmHg) ist besonders wichtig. Hyperkapnie und Hypoxie steigern die Hirnperfusion und das Risiko des Hirnödems. Beatmung mit höherer Frequenz, niedrigem Atemzugvolumen und möglichst geringem PEEP
- ! Stärkere Hyperventilation ($paCO_2 < 25$ mmHg) nur während der ersten 30–60 Min. nach Reanimation (Phase der transitorischen Hyperperfusion) erwägen, danach wegen Risiko der zerebralen Hypoperfusion nicht mehr empfehlenswert *(Ausnahme:* drohende obere oder untere Einklemmung; ☞ 12.6)
- Zerebraler Perfusionsdruck (arterieller Mitteldruck minus ICP) > 50 mmHg → großzügige Indikation für Katecholamine (Adrenalin)
- Flüssigkeitsrestriktion auf 800–1200 ml/m² als Halbelyt-Lösung mit 5 % Glukose, Modifikation anhand von Serumelyten, BZ, Diurese und ZVD (*Cave:* SIADH, ☞ 10.5. 2)
- Osmodiuretika (Mannit 20 %) und Schleifendiuretika (Furosemid) nur zur Flüssigkeitsbilanzierung einsetzen. Antiödematöse Wirkung beim zytotoxischen Hirnödem umstritten
- Serum-Magnesium im oberen Normbereich halten (physiologischer Kalzium-Antagonist)
- Minimal handling, großzügige Indikation für Sedativa (Midazolam, Thiopental) und Analgetika (Fentanyl). Pflegerische Maßnahmen (z.B. tracheales Absaugen) unter Barbituratschutz
- Bei Krampfanfällen forcierte antikonvulsive Therapie (Phenobarbital, Phenytoin) ☞ 12.3
- Neue therapeutische Prinzipien wie Ca^{2+}-Antagonisten, Allopurinol, Superoxiddismutase befinden sich noch im experimentellen Stadium. Weitere Maßnahmen (wie Glukokortikoide, hochdosierte Barbiturate) sind umstritten, bei Schädel-Hirn-Trauma (☞ 12.6) noch weit verbreitet.

3.1.4 Komplikationen der Reanimation

- Überblähung des Magens mit Zwerchfellhochstand und Atembehinderung → geringe Beatmungsdrucke, Magensonde
- Aspiration von Mageninhalt mit Aspirationspneumonie oder ARDS (Mendelson-Syndrom) → Magen rechtzeitig absaugen
- Pulmonales Barotrauma bei zu hohem Beatmungsdruck oder zu tiefer Tubuslage
- Rippenfrakturen (im Kindesalter eher selten)
- Verletzung von Leber und Milz durch die Herzmassage bei Kompression des unteren Sternumdrittels
- Hypoxisch-ischämische Enzephalopathie: zytotoxisches Hirnödem, dissoziierter Hirntod, apallisches Syndrom.

3.1.5 Beendigung von Reanimationsmaßnahmen

Indikationen

Abbruch der Reanimations-Bemühungen bei:
- Zeichen des zerebralen Kreislaufstillstandes (weite, lichtstarre Pupillen, Bewußtlosigkeit, fehlende Spontanmotorik und -atmung) > 30 Min. nach suffizienter

Reanimation. *Ausnahme* bei Hypothermie (Ertrinkungsunfall!), Intoxikationen und Hyperkaliämie, hier keine Zeitgrenze für Reanimation
- Therapieresistente Asystolie (*Ausnahme:* Hypothermie, Hyperkaliämie).

Kriterien des Hirntodes
Nachweis *des irreversiblen Ausfalls der integrativen Groß- und Stammhirnfunktion. Zwei qualifizierte Ärzte, die keinem Transplantationsteam angehören dürfen, müssen die Diagnose nach einer ausreichend langen Beobachtungszeit unabhängig voneinander stellen und adäquat dokumentieren (Vordrucke der Bundesärztekammer).*

- **Voraussetzung:** akute primäre oder sekundäre Hirnschädigung. Behandelbare Grundkrankheiten, primäre Hypothermie und Intoxikationen ausschließen
- **Symptomatik:** Koma, Pupillen mittel bis weit und lichtstarr, erloschene Hirnstammreflexe (okulozephaler Reflex, Kornealreflex, Pharyngeal- und Trachealreflex, Reaktion auf Schmerzreize im Trigeminusbereich), Atemstillstand
- **Prüfung des Atemstillstandes:** Beatmung mit 100% O_2. Reduktion des Ventilationsvolumens auf 1/4, bis CO_2-Anstieg > 60 mmHg. Nach Dekonnektion vom Respirator tritt unter O_2-Insufflation in den Tubus keine Spontanatmung auf.

Nachweis der Irreversibilität der klinischen Ausfallsymptome
- **Beobachtungszeitraum:** Persistenz der klinischen Symptomatik bei primärer Hirnschädigung: 72 h bei NG, 24 h bei Kindern ≤ 2 J., 12 h bei Kindern > 2 J. und Erwachsenen. Bei sekundärer Hirnschädigung 72 h bei Kindern und Erwachsenen. Bei NG und Kindern < 2 J. neben Beobachtungszeit ergänzende Untersuchung (s.u.) obligat
- **Null-Linien-EEG:** über mindestens 30 Min. und mindestens 8 Elektroden bei einfacher und doppelter Verstärkung. Bei NG nach 72 h, bei Säuglingen und Kindern < 2 J. nach 24 h wiederholen. Bei infratentorieller Hirnschädigung in allen Altersgruppen obligat
- **Erloschene evozierte Potentiale:** frühe akustisch evozierte Potentiale, zerebrale und hochzervikale Komponenten der somatosensibel evozierten Potentiale
- **Zerebraler Zirkulationsstillstand:** Angiographie oder zerebrale Perfusionsszintigraphie oder extra- und transkranielle Dopplersonographie.

3.2 Schock, zirkulatorische Insuffizienz

Inadäquate Gewebsperfusion und kritische Verminderung des systemischen O_2-Angebots (HZV x CaO_2; CaO_2 = Hb x 1,36 x S_aO_2).

Schockstadien
- **Kompensierter Schock:** Aufrechterhaltung vitaler Organfunktionen durch Umverteilung des HZV (Kreislaufzentralisation), Blutdruck noch normal (deshalb oft verkannt)
- **Dekompensierter Schock:** Progression durch Kompensationsmechanismen, Organischämie, gestörte Zellfunktion, Organdysfunktion

- **Irreversibler Schock:** Versagen der Kompensationsmechanismen, irreparabler Funktionsverlust essentieller Organsysteme, insbesondere des Myokards (späte kardiogene Schockphase).

3.2.1 Klinik, DD und allgemeines Management

Symptome
- Haut: kühl, marmoriert, blaßzyanotisch, Turgor bei Dehydratationsschock vermindert, Kapillarfüllung > 2–3 Sek. (Ausnahme: „warme Phase" des septischen Schocks)
- Angst, Unruhe, Apathie als Zeichen der zerebralen Hypoperfusion
- Tachykardie, kleine Pulsamplitude
- Tachypnoe, Azidoseatmung
- Blutdruck normal oder erniedrigt
- Oligo- bis Anurie.

> Normaler Blutdruck schließt kompensiertes Schockstadium nicht aus. Blutdruckabfall ist oft Zeichen drohender oder eingetretener Dekompensation. Der beim Erwachsenen gebräuchliche Schockindex ist im Kindesalter nutzlos.

Ätiologie und Differentialdiagnose des Schocks		
Schockform	**Ursache**	**Ätiologie**
Hypovolämischer Schock	Wasser- und Elytverluste	Erbrechen, Diarrhoe, Intestinale Obstruktion (Ileus), Verbrennungen, Hitzschlag, Pankreatitis, Langdauernde Laparotomie, Renal-tubuläre Schädigung, Diabetes insipidus, AGS mit Salzverlust
	Blutungen	Trauma, OP, Gastrointestinale Blutung
	Plasmaverluste	Verbrennungen, Nephrotisches Syndrom, Sepsis, Intestinale Obstruktion, Peritonitis
Distributiver Schock	Sepsis (Frühphase)	B-Streptokokken-Sepsis, Waterhouse-Friderichsen-Syndrom
	Anaphylaxie	Medikamente, Insektenstiche
	Neurogener Schock	Schädel-Hirn-Trauma, Rückenmarkstrauma
	Medikamenten-Toxizität	Barbiturate, Opiate, Phenothiazine, Antihypertensiva
Kardiogener Schock	Angeborene Herzfehler	Hypoplastisches Linksherz, dekompensierte kritische ISTA oder Aortenstenose
	Ischämische Myokarderkrankung	Hypoxie, Kawasaki-Syndrom
	Arrhythmien	(supra) ventrikuläre Tachykardie, AV-Block
	Trauma (auch Kardiochirurgie)	Contusio cordis, Ventrikulotomie, Kardioplegie
	Myokarditis, Kardiomyopathie	virale Infektionen, metabolische Kardiomyopathien
	Medikamenten-Toxizität	Barbiturate, Opiate, Phenytoin
Obstruktiver Schock	Perikardtamponade	Hämatoperikard, entzündlicher oder postoperativer Perikarderguß
	Spannungspneumothorax	Trauma, Beatmungskomplikationen

Diagnostik und Überwachung

Obligat
- Klinische Zeichen kontrollieren, insbesondere Herzfrequenz, Pulsqualität, Hautperfusion, Atemfrequenz, Bewußtseinslage
- Blutdruck kontrollieren 1/4 bis 1/2 stdl.
- ! Unblutige Druckmessung (Oszillometrie) ist im Schock oft unzuverlässig
- Diurese; ggf. Blasenkatheter (☞ 2.1.4); Ziel: > 1 ml/kg/h
- Kreuzblut abnehmen für eventuelle Transfusion bei Blutung
- Labor: Harnstoff, Kreatinin, Serumelyte, BZ, Laktat (wichtiger Parameter der Organhypoperfusion, Verlaufskontrolle!), Gerinnung (AT III, DIC?), Transaminasen, Bilirubin, Amylase, großes Blutbild, Thrombozyten, CRP
- Arterielle BGA (Hypoxämie, metabolische Azidose) und Pulsoxymetrie
- Verlaufskontrolle des Hkt, der Serumelyte und der BGA je nach Schwere des Schocks 2–4 stdl.
- Mikrobiologie (Blut-, Liquor-, Urinkultur) bei V.a. septischen Schock
- Thoraxaufnahme bei V.a. Schocklunge, kardiogenen Schock oder Pneumothorax
- EKG bei kardialen Dysrhythmien
- Echokardiographie bei kardiogenem Schock oder V.a. Perikardtamponade
- Körpergewicht
- Zentral/periphere Temperaturdifferenz.

Fakultativ bei schweren Verläufen
- Blutige arterielle Druckmessung
- ZVD ≅ Füllungsdruck des rechten Ventrikels (Verlauf bzw. Reaktion auf Volumengabe wichtiger als Absolutwert)
- Swan-Ganz-Katheter (in ausgewählten Fällen) zur Messung des Pulmonalarteriendrucks und des pulmonalkapillären „Wedge"-Drucks ≅ Füllungsdruck des linken Ventrikels
- Gemischt-venöse O_2-Sättigung (kontinuierlich)
- HZV mittels Thermodilutions-Katheter.

Allgemeine Therapie

Unverzügliches Handeln vermeidet weitere Dekompensation und entscheidet über die Prognose. Therapieziel ist ein adäquates HZV und Optimierung der Gewebsperfusion.
- Sicherung der Vitalfunktionen (ABCD-Regel, ☞ 3.1.1)
- O_2-Zufuhr zur Vermeidung einer Hypoxämie, großzügige Indikation zur Beatmung bei manifestem Schock (Reduktion des O_2-Verbrauchs; cave: rasche respiratorische Dekompensation im Schock durch Ermüdung der Atemmuskulatur)
- Möglichst großlumiger venöser Zugang zunächst peripher, bei ausgeprägter Symptomatik möglichst bald ZVK für ZVD, gemischt-venöse Sättigung und Katecholamine
- Hypothermie vermeiden
- Schocklagerung als Akutmaßnahme (Beine hoch, Kopf tief)
- Je nach Schockkategorie (s.u.) **Steigerung des Herz-Schlagvolumens** durch
  - Steigerung der kardialen Vorlast (Volumengabe) bei Hypovolämie
  - Steigerung der Kontraktilität (Katecholamine) bei kardiogenem Schock
  - Antiarrhythmische Therapie (☞ 7.9.4)
  - Vasokonstriktorische Katecholamine (distributiver Schock)
- Nach Ausschluß eines kardiogenen Schocks **Volumengabe** über 10–30 Min:

! Bei gesteigerter Kapillarpermeabilität, z.B. bei septischem Schock und Verbrennungen, primär keine kolloidalen Lösungen einsetzen
  - NaCl 0,9 % (Verteilung im Extrazellulärraum). Einzeldosis 20 ml/kg
  - Plasmaproteinlösung bzw. Humanalbumin 5 %, Einzeldosis 10 ml/kg. Besonders bei kardialer Einschränkung, Früh- und Neugeborenen gegenüber NaCl vorziehen, da Verteilung der Lösungen nur im Intravasalraum
  - Sonstige kolloidale Lösungen (Dextrane, HÄS) im Kindesalter relativ wenig gebräuchlich
  - Volumentherapie anhand der klinischen Schockzeichen steuern. Weitere Volumengabe nach Effekt, Abschätzung der zurückliegenden und laufenden Verluste. Im Zweifelsfall ZVD-Messung (☞ 2.1.6). Hypervolämie vermeiden
- **Katecholamine** (ZVK!, kontinuierliche Infusion) in der Regel erst **nach** Erreichen eines adäquaten Volumenstatus (Klinik, ZVD, ggf. pulmonalkapillärer „Wedge" Druck) indiziert (Ausnahme: primäre oder sekundäre myokardiale Dysfunktion):
  - Adrenalin: α- < β-Agonist, indiziert bei distributivem und kardiogenem Schock; Dosis 0,05–1 µg/kg/Min.
  - Dobutamin: $β_1$-Agonist, indiziert als inotrope Substanz bei kardialem Pumpversagen (NW: Tachykardie, Vasodilatation, Verstärkung eines Ventilations-Perfusions-Mißverhältnisses); Dosis 5–20 µg/kg/Min.
  - Noradrenalin: α- > β-Agonist, Reserve-Katecholamin bei distributivem Schock; Dosis 0,05–1 µg/kg/Min.
  - Dopamin: dosisabhängig α-, β-, und dopaminerger Agonist; vorwiegend in niedriger Dosis (2–5 µg/kg/Min.) zur Verbesserung der Nierenperfusion eingesetzt
- Hkt 35–40 %, ggf. Transfusion (☞ 17.5)
- Korrektur metabolischer Störungen, z.B. metabolische Azidose (pH < 7,25 ☞ 9.5.1), Elytimbalancen (Hypokalzämie, Hypophosphatämie, Hypomagnesiämie, Hyper- und Hypokaliämie; ☞ 3.2.1)
- Therapie der Grundkrankheit
- Behandlung von Gerinnungsstörungen (DIC; ☞ 17.4.1)
- Behandlung des ANV (Dopamin, Furosemid, Mannitol; ☞ 8.3.8)
- Frühzeitige parenterale und enterale Ernährung zur Vermeidung eines Katabolismus, evtl. Glukosezufuhr unter Insulinschutz.

Komplikationen
- Schocklunge (ARDS; ☞ 4.6.1)
- Schocknieren (ANV; ☞ 8.3.8)
- Schockleber: Ikterus, Transaminasenanstieg, Produktionskoagulopathie
- Gastrointestinale Störungen: Blutung, Perforation, paralytischer Ileus, Pankreatitis
- Ischämische Enzephalopathie
- DIC (☞ 3.2)
- Multiorganversagen.

3.2.2 Hypovolämischer Schock

Häufigste Schockform im Kindesalter. Reduktion des zirkulierenden Volumens durch Verlust von Blut, Plasma oder extrazellulärer Flüssigkeit nach außen oder in Körperhöhlen („third space") mit der Folge einer verminderten kardialen Vorlast (ZVD, LA-Druck) und konsekutiver Verringerung des HZV (☞ 3.2.1).

Therapie

Allgemeine Therapie ☞ 3.2.1
- Volumentherapie initial als 0,9 % NaCl 20 ml/kg über 5–30 Min. je nach Schweregrad der klinischen Symptomatik, ggf. 1(–2) x wiederholen unter Kontrolle der klinischen Zeichen (HF, RR, Hautperfusion, Diurese)
- Bei schweren Schockformen oder Hypoproteinämie (kolloidosmotischer Druck < 12 mmHg, Plasmaeiweiß < 30 g/l) Plasmaproteinlösungen bzw. Humanalbumin 5 % 10 ml/kg, ggf. 1(–2) x wiederholen
- Darüber hinaus notwendige Volumentherapie erfordert ZVD-Messung und Suche nach komplizierenden Faktoren (Hypoxie, Elyt- und andere metabolische Störung, kardiale Dysfunktion?)
  - ZVD 6 mmHg: 10 ml/kg Volumen
  - ZVD 7–10 mmHg: 5 ml/kg Volumen
  - ZVD > 10 mmHg: 3 ml/kg Volumen
  - Bei hohem ZVD ohne Besserung der Kreislaufsituation Katecholamine (☞ 3.2.1)
- ! Beatmungsabhängige Fluktuationen des Blutdrucks und Blutdruckanstieg auf Leberdruck deuten auf noch bestehenden Volumenmangel hin
- Transfusion von Erythrozytenkonzentrat und Plasmaproteinlösung bzw. Humanalbumin 5 % oder FFP bei hämorrhagischem Schock nach geschätztem Blutverlust, klinischer Symptomatik und Hkt (Ziel: > 35–40 %)
- ! Bei akuter Blutung Hkt zunächst noch normal
- Bei Dehydratation weitere Volumentherapie nach dem geschätzten Flüssigkeitsdefizit und den laufenden Verlusten sowie dem klinischen Befund inkl. Diurese (☞ 9.2).

3.2.3 Septischer Schock

Bakterielle Exo- und Endotoxine und sekundäre endogene Mediatoren führen zu einer Fehlverteilung des zirkulierenden Volumen über eine generalisierte Vasodilatation oder die Eröffnung peripherer Kreislaufshunts mit der Folge einer relativen Hypovolämie und inadäquaten Gewebsperfusion. HZV kann zunächst noch gesteigert sein (hyperdyname Phase, „warmer" Schock). Eingeschränkte kardiovaskuläre Effizienz wird in diesem Stadium leicht verkannt. Zusätzlicher Verlust intravasaler Flüssigkeit durch gesteigerte Gefäßpermeabilität. Nach Abfall des HZV einsetzende Kompensationsmechanismen verursachen über eine Vasokonstriktion die Phase des „kalten Schocks" (kardiogene Phase) mit eingeschränkter myokardialer Kontraktilität, vermindertem HZV und schlechter Prognose.

- DIC und Multiorganversagen sind häufige Komplikationen bei septischem Schock
- Altersabhängiges Erregerspektrum der Sepsis: bei Neugeborenen B-Streptokokken und E. coli (☞ 6.4.7), bei Klein- und Schulkindern Hämophilus influenzae, Streptokokken, Staphylokokken und Neisserien (☞ 4.5.1)
- Höheres Sepsisrisiko bei Immundefizienz, unter immunsuppressiver Therapie und nach Splenektomie bzw. bei Asplenie
- Sonderformen: Waterhouse-Friderichsen-Syndrom, toxic-shock-syndrome.

Klinik

Frühe, hyperdyname Phase (oft zunächst verkannt)
- Fieber, Schüttelfrost
- Haut warm, Kapillarfüllung normal, evtl. Hautblutungen
- Tachykardie, kräftige Pulse
- $P_{syst.}$ normal/erhöht, $P_{diast.}$ erniedrigt
- Tachypnoe
- Verwirrung, gelegentlich Halluzinationen
- Leichte Laktatazidose, Hypoxämie und Hypokapnie.

Späte, kardiogene Phase
- Kalte, blasse Haut, verzögerte Kapillarfüllung
- Tachykardie, fadenförmiger Puls
- Atemdepression
- Hypothermie
- Arterielle Hypotension, Blutdruckamplitude erniedrigt
- Oligurie
- Lethargie, Koma
- Metabolisch-respiratorische Azidose, schwere Hyperlaktatämie.

Diagnostik und Überwachung

☞ 3.2.1; wegen der raschen Dekompensation frühzeitig Intubation und invasives Monitoring.
- Lumbalpunktion nach Stabilisierung der Vitalfunktionen und Einleitung der Schocktherapie, im Zweifelsfall vorher Intubation und Beatmung
- *!* Beginn einer antibiotischen Behandlung bei septischem Schock nicht wegen einer noch ausstehenden Lumbalpunktion verzögern.

Therapie

- Wegen der generalisierten Vasodilatation und Volumenverluste in den Extravasalraum hohe Volumenzufuhr erforderlich: 20 ml/kg NaCl 0,9 % über 15–30 Min., ggf. repetitiv. Weitere Volumentherapie nach Klinik, Blutdruck, ZVD (☞ 3.2.2), Diurese
- Frühzeitige Intubation und Beatmung; Prämedikation zur Vermeidung eines weiteren Blutdruckabfalls am besten mit Ketamin (Ketanest®, 2 mg/kg i.v.) und Midazolam (Dormicum®) 0,1 mg/kg i.v.
- Antibiotika entsprechend dem erwarteten Erregerspektrum (☞ 27.3), Anpassung nach Eingang der mikrobiologischen Befunde
- Azidoseausgleich bei pH < 7,25 (☞ 9.5.1)
- Substitution bei Hypokalzämie und Hypophosphatämie (häufig)
- Prednisolon 20 mg/kg i.v. alle 6–8 h bei fulminanter Meningokokken-Sepsis
- Katecholamine bei volumenrefraktärem Schock: zunächst Suprarenin versuchen, am wirksamsten Noradrenalin (☞ 3.2.1)
- Prophylaxe und Behandlung der Verbrauchskoagulopathie (☞ 17.4.1); ggf. Indikation zur fibrinolytischen Therapie (z.B. beim Waterhouse-Friderichsen-Syndrom).

3.2.4 Anaphylaktischer Schock

Akut lebensbedrohliche allergische Reaktion, meist IgE-vermittelt. Mastzelldegranulation mit Freisetzung endogener Mediatoren (u.a. Histamin, Eicosanoide), die relaxierend (Blutgefäße) oder konstringierend (Bronchialmuskulatur, Darm) auf glatte Muskulatur wirken und zu massiver Extravasation von Flüssigkeit (bis zu 40 % des zirkulierenden Volumens) führen. Auslösung durch:
- Insektenstiche
- Medikamente: Penicilline, Cephalosporine, Sulfonamide, Tetrazykline, Lokalanästhetika, Antiarrhythmika, Opiate, Röntgenkontrastmittel
- Hyposensibilisierungslösungen
- Blutderivate
- Nahrungsmittelallergene
- Inhalationsallergene.

Klinik
- Haut: Pruritus, Urtikaria, Angioödem
- Lunge und Atemwege: inspiratorischer Stridor (Larynxödem), exspiratorischer Stridor und verlängertes Exspirium (Bronchospasmus), schwerste Dyspnoe und Zyanose, Rasselgeräusche (Lungenödem)
- Herz-Kreislauf: Tachykardie, Arrhythmien, schwere Hypotension, Herzstillstand
- Gastrointestinaltrakt: Erbrechen, abdominelle Koliken, Diarrhoe.

Akutmaßnahmen
- Antigenzufuhr unterbrechen: i.v.-Zufuhr sofort unterbrechen, Kanüle und Schlauchsystem leeren; bei Insektenstich oder Hyposensibilisierungszwischenfall Einstichstelle mit Adrenalin 1:10 000 (ca. 0,2 ml/kg) unterspritzen
- Bei Herz-Kreislaufstillstand Reanimationsmanahmen (☞ 3.1)
- O_2-Gabe über Maske oder Nasensonde
- Bei Larynxödem oder respiratorischer Insuffizienz frühzeitige Intubation
- Adrenalin 0,001–0,01 mg/kg (oder 1–10 µg/kg = 0,1–1 ml/10 kg der Lösung 1:10000) langsam i.v. oder intratracheal (besonders bei Bronchospasmus), notfalls s.c. (cave: Herzrhythmusstörungen), alle 15–20 Min. wiederholen. Besser: im Anschluß an Bolus Adrenalin-Dauerinfusion mit 0,01–0,1(–0,5) µg/kg/Min.
- Volumen: 20 ml/kg NaCl 0,9 % über 10 Min., bei Bedarf 1–2 x wiederholen. Weitere Volumentherapie ☞ 3.2.2
- Glukokortikoide, z.B. Prednisolon (Solu-Decortin H®) 10 mg/kg
- Antihistaminika (langsam!) i.v. Cave: Blutdruckabfall bei schneller Injektion
  - H_1-Blocker: Clemastin (Tavegil®) 0,025–0,05 mg/kg, Dimetinden (Fenistil®) 0,1 mg/kg
  - H_2-Blocker: Cimetidin (Tagamet®) 2,5–5 mg/kg, Ranitidin (Sostril®) 1 mg/kg
- Theophyllin (Euphyllin®) bei Bronchospasmus nach der akuten Phase (vorher Arrhythmiegefahr), Dosis 5 mg/kg Sättigung, 0,8–1 mg/kg/h Dauerinfusion

! Intravenöse Kalziumgabe obsolet. Häufiger Fehler: Verzögerung der Adrenalin-Therapie, Glukokortikoide als erste Maßnahme (wirken erst nach 15–30 Min.).

Postakute Therapie
- Allergologische Abklärung, falls möglich Hyposensibilisierung
- Bei nicht vermeidbarem Antigen (Insektenstiche): Notfallausrüstung mit inhalativem Adrenalin (Infectokrupp®), oralem Antihistaminikum und Glukokorticoid rezeptieren.

3.2.5 Kardiogener Schock

Vermindertes HZV durch primäres Pumpversagen bei strukturellen Herzerkrankungen, primären entzündlichen oder nicht-entzündlichen Myokarderkrankungen, nach Herzoperationen oder tachy- bzw. bradykarden Herzrhythmusstörungen. Sekundär verminderte myokardiale Kontraktilität im dekompensierten Stadium aller anderen Schockformen, bei Azidose, Hypothermie, protrahierter Hypoxämie (☞ 3.2.1). Die unspezifischen sympathikotonen Kompensationsmechanismen des Kreislaufschocks führen beim kardiogenen Schock in der Regel zu einer Nachlasterhöhung, Steigerung des myokardialen O_2-Verbrauchs bei vermindertem Angebot. Daher rasche Dekompensation beim kardiogenen Schock.

Klinik
- Allgemeine Schockzeichen (☞ 3.2.1)
- Tachykardie oder Bradykardie
- Auskultationsbefund der kardialen Grundkrankheit
- Zusätzliche Symptome der Herzinsuffizienz: Hepatomegalie, Ödeme, Halsvenenstauung, Galopp-Rhythmus, Dyspnoe, Orthopnoe, feuchte RGs.

Diagnostik und Überwachung
- Thoraxaufnahme: Kardiomegalie, passive Hyperämie, Lungenödem
- EKG: Rhythmus, Hypertrophie-Zeichen, Erregungsrückbildungsstörungen
- Echokardiographie: strukturelle Anomalien, Kontraktilität
- Labor: ☞ 3.2.1, zusätzlich CK und CK-MB, Troponin T oder I
- ZVD, evtl. pulmonal-kapillärer „Wedge"-Druck
- Blutige arterielle Druckmessung.

Therapie
- Lagerung mit erhöhtem Oberkörper
- Volumenexpansion in der Regel kontraindiziert; Flüssigkeitsrestriktion
- O_2-Zufuhr: frühzeitige Intubation und Beatmung mit PEEP, bei pulmonaler Stauung und Lungenödem Senkung der durch negativen intrapleuralen Druck bei starker Dyspnoe erhöhten linksventrikulären Nachlast; außerdem Reduktion des O_2-Verbrauchs
- Sedierung (cave: negativ inotroper Effekt)
- Inotrope Katecholamine (Dobutamin, Suprarenin)
- Nachlastsenkung (Nitroglycerin 1–5 µg/kg/Min; Nitroprussidnatrium 0,1–10 µg/kg/Min, cave: Zyanid-Intoxikation), NW: arterielle Hypotension, verstärktes Ventilations-Perfusions-Mißverhältnis mit Hypoxie
- Phosphodiesterase-Inhibitoren, z.B. Enoximone (Perfan® ☞ Spezialliteratur)
- Diuretika: Furosemid 1 mg/kg alle 4–6 h
- Antiarrhythmische Therapie bei kardialen Dysrhythmien (☞ 7.9)

- Ausgleich von Elyt-Imbalancen: Hypo-, Hyperkaliämie, Hypokalzämie, Hypophosphatämie, Hypomagnesiämie
- Ausreichende Kalorienzufuhr bei Flüssigkeitsrestriktion, Glukose-Infusion bei Bedarf unter Insulinschutz.

3.3 Koma

Definition: *Somnolenz:* Schläfrigkeit, jederzeit erweckbar, *Stupor:* Reaktion nur auf starke (Schmerz-) Reize, *Koma:* keine Reaktion auf externe Reize.
Formen: Diabetisches Koma (Ketoazidose ☞ 11.1.1), Hypoglykämisches Koma (☞ 11.4), Hepatisches Koma (☞ 13.6.1), Urämisches Koma (☞ 8.3.8), Akute Nebenniereninsuffizienz (NNR) (☞ 10.4.3).

Ätiologie
(Mnemotechnisches System: AEIOU-TIPS)
- *Alkoholintoxikation* (☞ 3.4)
- *Epilepsie:* intra- und postiktal (☞ 12.3)
- *Insulin:* Hypo- und Hyperglykämie (☞ 11.4, 11.1.2)
- *Overdose* (Medikamenteningestion ☞ 3.4)
- *Urämie* und andere metabolische Ursachen (hepatische Enzephalopathie, Reye-Syndrom und Reye-ähnliche Sy. bei angeborenen Stoffwechselerkrankungen, Elytimbalancen, akute NNR-Insuffizienz (☞ 8.3.8, 9, 10.4.3, 11, 13.6.1)
- *Trauma* (☞ 12.6) und andere Ursachen erhöhten intrakraniellen Drucks (☞ 12.8)
- *Infektion:* Meningitis, Enzephalitis, Sepsis (☞ 6.3)
- *Psychiatrische* Erkrankungen (im Kindesalter selten)
- *Schock und „Schlaganfälle":* generalisierte oder regionale zerebrale Ischämie, intrakranielle Blutungen.

Störungen des Säure-Basen-Haushalts bei komatösen Kindern (☞ 9.5)
- *Metabolische Azidose:* Diabetische Ketoazidose, Laktatazidose (primär, sekundär), Urämie, Organazidämien, Intoxikation (Salicylate, Methanol, Äthylenglykol, Kohlenmonoxid, Zyanid, ☞ 3.4)
- *Respiratorische Azidose:* Primäre respiratorische Insuffizienz, Intoxikation (Sedativa, Organophosphate), Hirnstammläsion, Krampfanfälle
- *Respiratorische Alkalose:* Leberversagen, Reye-Syndrom, Sepsis, Pneumonie
- *Gemischt (metabolische Azidose und respiratorische Alkalose):* Salicylat-Intoxikation, Sepsis, Leberversagen.

Vorgehen bei Koma

- Überprüfung der Vitalfunktionen: Suffizienz der Atmung (Hypoventilation, Obstruktion), Atmungstyp (☞ Tab. S. 88; Kußmaul-Atmung), Herzfrequenz, periphere Durchblutung, Pulsqualität, Blutdruck
- Sicherung der Vitalfunktionen (ABC-Schema ☞ 3.1.1); bei drohender respiratorischer Insuffizienz frühzeitige Intubation
- Venenzugang für Blutentnahmen (s.u.), Infusion, Medikamente
- Falls Ätiologie unklar und BZ-Wert nicht rasch verfügbar, probatorisch 0,25 g/kg Glukose i.v.
- Einschätzung der Komatiefe nach dem modifizierten Glasgow Coma Scale (☞ Tab.). Verlaufskontrolle!
- Augenmotilität (okulozephaler Reflex = Puppenaugenphänomen, kalorische Erregbarkeit = okulovestibulärer Reflex), Pupillenweite (☞ Tab.; Beeinflussung durch Medikamente beachten: Miosis durch Parasympathomimetika, Sympatholytika, Opiate; Mydriasis durch Parasympatholytika, Kokain), Pupillenreaktion auf Licht- und Schmerz-Reiz (ziliospinaler Reflex; ☞ Tab.), Kornealreflex. Bei Anisokorie oder fehlender Lichtreaktion meist strukturelle Läsion mit erhöhtem ICP, Hernierung und Hirnstammkompression (☞ 12.6)
- Skelettmotorik: Paresen, Dekortikationshaltung (Flexion der oberen, Streckung der unteren Extremitäten) oder Dezerebrierungshaltung (Streckung aller 4 Extremitäten), MER, Bauchhaut-, Babinski-Reflex
- Meningitische Zeichen, Fieber
- Hautbefunde: Durchblutung, Turgor, Verletzungen, Blutungen, Zyanose, Ikterus und Leberhautzeichen, Café-au-lait-Haut bei Urämie
- Geruch: Azeton (Coma diabeticum), Foetor hepaticus (Leberkoma), Harngeruch (Coma uraemicum), Alkohol etc.
- Labor: BGA, Berechnung der Anionenlücke (Na^+ i.S. – Cl^- i.S. – Plasma-Bikarbonat); bei Anionenlücke > 16 mmol/l Hinweis auf Akkumulation fixer Säuren (metabolische Azidose), BZ, Serümelyte, Transaminasen, Ammoniak, Laktat, Krea, Harnstoff, BB mit Thrombos, Gerinnung
- Mikrobiologische Untersuchungen bei Infektionsverdacht (Blut, Liquor)
- Toxikologische Untersuchungen (Blut, Urin, Magensaft) bei V.a. Intoxikation (☞ 3.4)
- AS i.S. und organische Säuren i.U. bei V.a. angeb. Stoffwechselerkrankung (☞ 11.2)
- Lumbalpunktion bei V. a. Meningitis/Enzephalitis (vorher Funduskopie)
- Schädel-CT bei Schädelhirntrauma, V.a. intrakranielle Blutung, ischämischen zerebralen Insult, Hydrozephalus, Hirn-Tumor, ICP-Erhöhung bzw. Hirnödem anderer Genese und bei jedem unklaren Befund (bei noch offener Fontanelle Schädelsonographie)
- Weitere Therapie entsprechend der Ätiologie.

Glasgow Coma Scale, modifiziert nach RITZ et al.
Verlaufskontrolle bzw. Entscheidungshilfe für die Therapie (Auswertung s.u.)

	Kriterium	Bewertung
Verbale Antwort > 24 Mon.	Verständliche Sprache – volle Orientierung	5
	Unverständliche Sprache – Verwirrtheit	4
	Inadäquate Antworten – Wortsalat	3
	Unverständliche Laute	2
	Keine verbale Äußerung	1
Verbale Antwort < 24 Mon.	Fixiert – erkennt – verfolgt – lacht	5
	Fixiert kurz, inkonstant – erkennt nicht sicher	4
	Zeitweise erweckbar – trinkt/ißt nicht mehr – Bedrohreflex neg.	3
	Motorische Unruhe – nicht erweckbar	2
	Keine Antwort auf visuelle, akustische, sensorische Reize	1
Motorische Antwort	Gezieltes Greifen nach Aufforderung	6
	Gezielte Abwehr auf Schmerzreize	5
	Ungezielte Beugebewegung auf Schmerzreize	4
	Ungezielte Armbeugung/Beinstreckung auf Schmerzreize	3
	Streckung aller Extremitäten auf Schmerzreize	2
	Keine motorische Antwort auf Schmerzreize	1
Augenöffnen	Spontanes Augenöffnen	4
	Augenöffnen auf Zuruf	3
	Augenöffnen auf Schmerzreize	2
	Kein Augenöffnen auf jegliche Reize	1
Okulomotorik	Konjugierte Augenbewegungen – Pupillenreaktion auf Licht beidseits erhalten	4
	Konjugierte tonische Augenbewegung bei o.g. Reflexen	3
	Divergenzstellung beider Bulbi bei o.g. Reflexen	2
	Keinerlei Reaktion bei o.g. Reflexen – Pupillenreaktion auf Licht erloschen	1

Auswertung: Max. 19, minimal 4 Punkte. Bei mehr als 11 Punkten relativ gute Prognose, unter 8 Punkten Intubation und Beatmung

Reflexmuster bei Bewußtseinsstörungen					
Topographie der Läsion	Bewußt-seinslage	Atemmuster	Motorik	Pupillen	Okulozephaler, ok.-vestibulärer Reflex
Thalamus	Stupor	Cheyne-Stokes	Leichte Hypertonie	eng, reagierend	gesteigert, vermindert
Mittelhirn	Koma	Hyperventilation	Dekortikationshaltung	Mittelweit, lichtstarr	Fehlt
Pons	Koma	Intermittierende Apnoen	Dezerebrierungshaltung	Stecknadelkopf	Fehlt
Medulla oblongata	Koma	Unregelmäßig, insuffizient	Muskulatur schlaff	Klein, reaktiv	Vorhanden

3.4 Vergiftungen und Ingestionsunfälle

Ingestionsunfälle sind bei Kindern wesentlich häufiger als Intoxikationen, so daß in den meisten Fällen Beratung und Überwachung ausreicht. Cave: Übertherapie! Am meisten betroffen sind Kinder zwischen 6 Mon. und 3 J., etwas häufiger Jungen. Bei älteren Kindern und Jugendlichen kaum akzidentielle Vergiftungen, meist mehr oder weniger ernst gemeinte Suizidversuche. Neben der reinen Entgiftung auch soziale Probleme angehen!
- *Ingestion:* Einnahme eines potentiell gefährdenden Stoffes
- *Intoxikation:* Vergiftungserscheinungen durch Aufnahme eines giftigen oder sonstwie ungeeigneten Stoffes
- Kriminelle Intoxikationen (versuchte Kindestötung) sind äußerst selten
- Zwischen 3. und 10. Lj. sind Intoxikationen sehr selten, am häufigsten Alkohol („Wettrinken").

3.4.1 Symptomatik

Meist anamnestische Hinweise, gelegentlich muß Verdachtsdiagnose jedoch aus den Symptomen gestellt werden, z.B. bei Einnahme eines Giftes in Abwesenheit der Eltern. Vergiftungssymptome treten im allgemeinen in engem zeitlichen Zusammenhang mit der Aufnahme des Giftes auf. Wenn innerhalb von 4 h nach der Ingestion keine Symptome beobachtet werden, ist normalerweise allenfalls eine weitere Beobachtung indiziert, keine präventive Therapie.
Ausnahmen sind einige Giftstoffe, die zu einer *verzögerten Reaktion* führen oder solche mit *zweiphasigem Verlauf:* Chlorierte Kohlenwasserstoffe, Eisen, Schwermetalle (symptomarmes Intervall oft sehr lang, Tage bis Wochen), Äthylenglykol, Methanol, Paracetamol, Paraquat (Schneckenkorn), Knollenblätterpilze, Pfaffenhütchen. Einige Stoffe können aufgrund ihrer physikalischen Eigenschaften zu Sekundärerkrankungen führen, obwohl sie selbst aufgrund der Substanz eigentlich harmlos sind: z.B. Puderaspiration.

Symptome, die auf eine Intoxikation hinweisen können		
Organe	Symptome	Substanz
Augen/ Pupillen	Mydriasis	Atropin, Goldregen, Belladonna (Tollkirsche), Kokain Sympathomimetika, LSD, CO, evtl. Antihistaminika
	Miosis	Opiate, Barbiturate, Chloralhydrat, Äthanol, Phosphorsäureester (Pflanzenschutzmittel, z.B. E 605), Cholinesterase-Inhibitoren
Haut	Schwitzen	Cholinergika, Schwermetalle, Nikotin
	Trocken, warm	Atropin, Belladonna
	Graues Hautkolorit	Blei, Phenacetin
	Zyanose	Barbiturate, Opiate, Methämoglobinämie, (CO)
	Hellrot/rosa	Zyanid, CO
	Ikterus	Arsen, Knollenblätterpilze
Haare	Alopezie	Blei, Arsen; diffuse A.: Chemotherapeutika, Antimetaboliten
	Ausgestanzte Löcher	Thallium (Rattengift)
Neurologisch	Ataxie	Alkohol, Phenytoin, Antihistaminika, Schwermetalle
	Bewußtseinsstörung, Koma	Barbiturate, Benzodiazepine, Äthanol, Narkotika, Cyanid, CO, Schwermetalle, Insulin, Salicylat
	Krämpfe	Insektizide, Strychnin, Amphetamine, Blei, Theophyllin, Salicylate, Antihistaminika, Phenytoin, Alkohol
	Parästhesien	CO, Botulinustoxin, Schwermetalle
	Dyskinesie	Metoclopramid, Hydantoin
Gastrointestinal	Übelkeit, Erbrechen, Durchfälle	Eisen, Arsen, Blei, Nikotin, Methanol und Alkohol, Digitalis; „Lebensmittelvergiftungen"
Kardiologisch	Bradykardie	Digitalis, β-Blocker, Chinin, Blei, Barbiturate, Opiate
	Tachykardie	Theophyllin, Koffein, Betamimetika, Amphetamin
	Hypertonus	Betamimetika, Nikotin, Blei und Quecksilber
	Hypotonie	Chloralhydrat, Eisen
	Arrhythmien	Digitalis, Theophyllin, trizyk. Antidepressiva, (Elyte)
Atmung	Atemdepression	Opiate, Barbiturate, Alkohol, Benzodiazepine, CO
	Tachypnoe	Atropin, Amphetamine, Cyanid, Kohlenwasserstoffe
	Kußmaul-Atmung (tiefe Atemzüge)	Salicylat, andere nichtflüchtige Säuren
Vegetativ	Fieber	Atropin, Salicylate, Theophyllin, Alkohol
	Unruhe	Theophyllin und Koffein

Kurzanamnese

Wichtigste Fragen, die zu dokumentieren sind, auch schon, wenn telephonisch um Rat gefragt wird:
- Uhrzeit des Anrufes bzw. der Vorstellung bzw. Aufnahme
- Name des Meldenden, bzw. Vorstellenden
- Alter, ca.-Gewicht des Kindes
- Was wurde wahrscheinlich eingenommen
- Wieviel maximal/minimal

- Wann ist die Einnahme erfolgt
- Was ist bisher beobachtet worden
- Was ist bisher unternommen worden.

Bei telephonischer Anfrage immer Medikamentenpackung bzw. Haushaltsmittel etc. mitbringen lassen!

3.4.2 Notfalldiagnostik

- Bei reinem Ingestionsunfall außer klinischer (einschließlich neurologischer) Untersuchung keine Diagnostik!
- Bei Intoxikation zusätzlich BB, BZ, BGA, Leberwerte, Elyte, ggf. Gerinnung, Laktat, alle weiteren Untersuchungen gezielt
! *Besonders wichtig:* Asservierung von Serum, Magensaft, Urin, Stuhl etc. zur toxikologischen Untersuchung.

3.4.3 Vergiftungszentralen (pädiatrisch)

Vergiftungszentrale	Telefon	Fax
Berlin Giftnotruf	030/19240	030/30686/721
Bonn Zentrum für Kinderheilkunde	0228/2873211	0228/287/3314
Erfurt Giftinformationszentrum	0361/730730	0361/7307317
Freiburg Universitätskinderklinik	0761/19240	0761/2704457
Göttingen Zentrum für Toxikologie	0551/19240	0551/3831881
Homburg/Saar	06841/19240	06841/168314
Mainz	06131/19240	06131/232468
München II Medizinische Klinik	089/19240	089/41402467
Nürnberg II. Medizinische Klinik	0911/3982451	0911/3982205
Wien AKH, Vergiftungsinformationszentrale	0043/1/404002222 oder 4064343	
Zürich Toxikologisches Informationszentrum	0041/1/2516666	

Aktuelle Adressen-Info etc. unter: http://www.giftnotruf.de

3.4.4 Giftentfernung und Antidota

Vor der Frage der Giftentfernung immer klären, ob überhaupt eine Therapie nötig ist. Todesfälle durch Übertherapie bei vermeintlicher Vergiftung sind nicht allzu selten!

Niemals vergessen, das Erbrochene oder den durch Spülung gewonnenen Mageninhalt zu inspizieren (Tablettenreste, Pflanzenteile etc.) und für die toxikologische Untersuchung eine Probe aufzuheben!

Induziertes Erbrechen: Die Entleerung des GI-Traktes ist hierbei vollständiger als bei einer Magenspülung (bis zu 6 x effektiver), da der obere Dünndarm auch mit entleert wird, und eine Retroperistaltik entsteht.

- **Ipecacuanha-Sirup:** bessere Wirkung bei vollem Magen, am besten z.B. Saft, Tee etc. nachtrinken lassen
  - *Dosis:* 9–12 Mon.: 10 ml; 12 Mon.–2 J.: 15 ml, > 2 J. 15–30 ml. Falls nach 20–30 Min. kein Erbrechen einsetzt, kann man die Dosis noch *einmal* wiederholen
  - *Ind.:* Bei den meisten Ingestionsunfällen im Kleinkindesalter, wenn Giftmenge potentiell gefährlich
  - *Kontraind.:* Bewußtlosigkeit bzw. zunehmende Somnolenz; Sgl. < 6 Mon. (evtl. toxisch, keine sichere Wirkung); Verätzung mit Säuren oder Laugen (vergrößert Schaden); schäumende Substanzen wie Spülmittel (erhöht Aspirationsgefahr); Kohlenwasserstoffe (Inhalation!); Krampfanfälle
- *!* **Achtung:** Ipecac-Sirup ist feststehende Rezeptur (Rad. ipecac. pulv. 7,0; Glycerini 10,0; Sirupi Sacchari ad 100,0), niemals verwechseln mit Ipecac-Fluidextrakt! Hochtoxisch!
- **Apomorphin:** Dosis 0,07–0,1 mg/kg s.c., weniger gebräuchlich, Wirkung ähnlich wie Ipecac-Sirup, aber wesentlich schneller wirksam. Als NW ZNS-Depression möglich, auch Nachschlaf, dadurch schlechtere klinische Verlaufsbeurteilung.

Magenspülung:
Vor allem bei Erwachsenen, kaum bei Kleinkindern, Schlauchdurchmesser so groß wie möglich, mindestens 9–11 mm, damit festere Nahrungsbestandteile den Schlauch nicht verstopfen (Durchführung ☞ 2.2.6); Länge: Nasenwurzel bis Sternumspitze + 10 cm. Zunächst Aspiration des Magensaftes, dann Spülung mit 0,9 %iger Kochsalzlösung 5–10 ml/kg/Spülgang, zum Schluß Aktivkohle, Bilanz. *Cave:* Hyperhydratation; sogar mit Todesfolge beschrieben!

Aktivkohle:
Sehr schnelle Absorption verschiedener Gifte, aber wieder Freisetzung nach 1–2 Tagen, so daß die Darmpassage beschleunigt werden muß (Glaubersalz s.u.). In vielen Fällen der Giftentfernung durch Erbrechen oder Magenspülung überlegen. Überdosierung nicht möglich, mind. 1 g/kg, am besten pulverförmige Kohle mit Wasser aufschwemmen und dann trinken lassen. Kohle-Compretten® können von Kindern meist nicht geschluckt werden (selbst versuchen!). Absorbiert auch Bakterientoxine, vor allem aber viele Nahrungsbestandteile, daher nüchtern lassen!
- *Ind.:* vor allem Tenside, Paraquat (in diesem Fall ist Bentonit besseres Absorbens), organische Lösungsmittel, Pilzgifte, Endotoxine, zahlreiche Arzneimittel
- *Kontraind.:* keine.

Glaubersalz:
Als Laxans zusätzlich zur Aktivkohle, um die Darmpassage zu beschleunigen und um die Desorption (Wiederfreisetzen) des Giftes zu verhindern, Dosis 0,5 g/kg. Bei darmlähmender Wirkung des Giftes (Schlafmittel, Psychopharmaka, Atropin) wirkungslos.

Forcierte Diurese:
massive Infusion, gleichzeitig Diuretika. Bei Kindern fast nie indiziert. Gefahr der Elytentgleisung bzw. Überwässerung.

Dialyse und Hämofiltration, Austauschtransfusion:
Nur indiziert in speziellen Fällen, wenn die Giftentfernung auf den üblichen Wegen nicht gelingen kann. Substanzen müssen gut dialysierbar, d.h. wasserlöslich sein. Bei Kindern sehr selten indiziert, immer Rücksprache mit der Vergiftungszentrale.

Antidota: Spezifisch wirksame Substanzen, die bei bestimmten Vergiftungen verwendet werden, weil sie entweder das Gift binden (durch Absorption, z.B. Kohle; immunologisch, z.B. Digitalis-Antikörper; durch Komplexbildung, z.B. EDTA bei Schwermetallen) oder eine physiologische oder chemische definierte Gegenwirkung entfalten.

3.4.5 Übersicht Ingestionsunfälle und Intoxikationen

! *Achtung: Bei unsicherer Identifizierung des Giftes, bei Kombinationen etc. und in allen Zweifelsfällen bei Fachkundigen (Vergiftungszentralen ☞ 3.4.3) Rat einholen!*

Pharmaka

Acetylsalicylsäure
- *Symptome:* Hyperpnoe (Azidoseatmung), metabolische Azidose, Hyperthermie (schwere Intoxikationen!), Agitation oder Verwirrtheit, Koma, Wasser- und Elytimbalance
- *Menge:* akut-toxische Einzeldosis 150 mg/kg
- *Therapie: Schweregrad* erkennen: ASS-Spiegel; Urin-pH gibt unsicheren Anhalt, BGA ebenfalls. Laufende Kontrollen von arterieller BGA, Elyten, BZ, Urin-pH, Gerinnung (anfangs jeweils alle 4–6 h). Ther. sofort beginnen, je nach Spiegel modifizieren:
  - Primäre Giftentfernung, Kohle und Glaubersalz
  - Alkalisierung: schnellere renale Elimination, Verhinderung der Gewebepenetration!, aber nicht ungefährlich, daher Indikation abwägen (klin. Intoxikationszeichen, oder anamnestische Sicherheit, daß toxische Dosis aufgenommen wurde). Zunächst langsam beginnen, Infusion von 1–2 mval/kg/h Na-Bicarbonat 8,4 % in Glukose 5 % und halbisotoner Kochsalz-Lösung, mit engmaschiger Kaliumkontrolle, bzw. primärem Zusatz von 20 mval KCl/l
  - Bei > 100 mg % oder Nierenversagen: *Hämodialyse*
  - Evtl. Vitamin-K-Substitution.

Antihistaminika
- *Symptome:* Somnolenz, Erregung, Ataxie, Tachykardie
- *Menge:* relativ hohe therapeutische Breite, von der Substanz abhängig, Halbwertszeit beachten, 3–4fache Tagesdosis meist unbedenklich
- *Therapie:* primäre Giftentfernung, und/oder Aktivkohle/Glaubersalz, Überwachung. Bei Neigung zu Krampfanfällen evtl. Antikonvulsiva.

Antirheumatika
- *Symptome:* Übelkeit, Erbrechen, Bauchschmerzen, gastrointestinale Blutungen, Benommenheit, Unruhe, Verwirrtheit, Hypotension und Atemdepression
- *Menge:* von der Substanz abhängig, Erwachsenen-Einzeldosis relativ unbedenklich
- *Therapie:* primäre Giftentfernung, Kohle und Glaubersalz; bei > 2facher Tagesdosis Giftberatung.

Atropin (und vergleichbare Alkaloide)
- *Symptome:* Mundtrockenheit, Tachykardie, Rhythmusstörungen; Delirium, Fieber, Krämpfe, Koma

- *Menge:* ab 0,02 mg/kg meist Symptome, ab 0,07 mg/kg meist schwere Intoxikationszeichen. *Cave:* Bei Sgl. durch Augentropfen Intoxikation möglich!
- *Therapie:* primäre Giftentfernung, bei schweren Vergiftungen 0,02–0,06 mg/kg Physostigmin.

Barbiturate
- *Symptome:* je nach Dosis von Schläfrigkeit bis zum Koma, bei schwerer Intox. zentrale Atemdepression, Hypothermie, Areflexie, Null-Linien-EEG
- *Menge:* substanzabhängig, Erwachsenen-Einzeldosis meist unbedenklich, trotzdem Überwachung. Ther. ab 2facher Tagesdosis, auf das Kind bezogen. Schwere Vergiftungen ab 10facher Einzeldosis, bei Kindern selten
- *Therapie:*
  - Primäre Giftentfernung *Cave:* zunehmende Somnolenz bei hoher Dosis, Aspirationsgefahr!
  - Bei schweren Intox. evtl. Beatmung nötig, Blasenkatheter wegen Blasenatonie. Körpertemperatur! Intensivüberwachung! Dann sekundäre Giftentfernung.

Benzodiazepine (z.B. Diazepam)
- *Symptome:* Müdigkeit, Ataxie, muskuläre Hypotonie, paradoxe Reaktionen mit Unruhe, Blutdruckabfall, Tachykardie
- *Menge:* auch bei hohen Dosen keine Lebensgefahr! Erwachsenen-Einzeldosis unbedenklich
- *Therapie:* wegen langer Halbwertszeit primäre Giftentfernung, um Symptomatik abzukürzen.

Betamimetika
- *Symptome:* Zittern, Unruhe, Tachykardie, Hypertonie, Extrasystolen bis zum Kammerflimmern
- *Menge: Inhalativ:* fast unbedenklich auch bei 10–20facher Überdosierung! *Oral:* bis zweifache Tagesdosis keine schweren Vergiftungen
- *Therapie:* primäre Giftentfernung, ggf. Monitorüberwachung.

Digoxin
- *Symptome:* Übelkeit, Erbrechen, Kopfschmerz, optische Halluzinationen, Krämpfe, Rhythmusstörungen bis Kammerflimmern und Asystolie
- *Menge:* ab 0,07 mg/kg Intoxikation sehr wahrscheinlich; *Cave:* Kumulation unter Ther.; *Cave:* Verdünnungsfehler z.B. wenn für FG 1:10-Lösungen hergestellt werden
- *Therapie:* primäre Giftentfernung, Kohle, Glaubersalz; Digoxin-Spiegel; K ↓, Mg ↓, Ca ↑ erhöhen jeweils die Toxizität; EKG-Monitoring!
  - AV-Block: Atropin 0,01 mg/kg i.v. (oder Phenytoin 1–2 mg/kg, langsam injizieren!)
  - Ventrikuläre Extrasystolen: Lidocain (☞ 7.9.4)
  - Bei schwerer Intoxikation: Digitalis-Antidot BMR (Antikörper vom Schaf), 80 mg Antitoxin binden 1 mg Digoxin/Alkaloid
- ! Propranolol, Chinidin, Procainamid, Disopyramid verstärken Symptome!

Eisenpräparate
- *Symptome:* Übelkeit, Bauchschmerzen, bei hohen Dosen nach symptomarmen Intervall von 1–2 Tagen Leberversagen, Hypoglykämie, Krämpfe. Nach 4 Wo. Pylorusstenose, Zirrhose, Krampfleiden
- *Menge:* ab 50 mg/kg meist Intoxikationszeichen, ab 100 mg/kg gefährlich. Zur Berechnung wird nur das elementare Eisen herangezogen!

- *Therapie:* Rö-Abdomen gibt Hinweis, auch Verlaufskontrolle!
  - Eisenspiegel über 300 µg/100ml oder > 50 µg/100 ml über Eisenbindungskapazität lenken Verdacht auf schwere Intoxikation, aber der Spiegel ist nach 6 h auch bei schwerer Vergiftung wieder normal!
  - Ab 20 mg/kg vermuteter Ingestion primäre Giftentfernung, wenn möglich. Keine Aktivkohle!
  - Bei Hinweisen auf schwere Intoxikation (ab 60 mg/kg Eisen): Magenspülung mit 2 g/l Desferal® in 1%iger Bicarbonat-Lösung, Magen-pH soll > 5 sein! Anschließend über Magensonde weitere Desferal®-Lösung. Längere stationäre Überwachung bzw. Nachsorge wegen Spätzeichen.

Fluortabletten
- *Symptome:* Hypokalzämie, lokale Verätzungen; chron. > 3 mg/kg/d: Zahnschmelzverfärbungen
- *Menge:* bei einmaliger Ingestion Monatsmenge unbedenklich
- *Therapie:* bei Gesamtmenge < 100 mg orale Kalziumzufuhr (Milch), sonst primäre Giftentfernung und Kalziumzufuhr.

Homöopathische Medikamente:
Harmlos, allerdings Alkoholgehalt (meist 45 %) bedenken!

Hustenmittel:
Kodein s.u., ansonsten meist harmlose Substanzen mit hoher ther. Breite, gelegentlich durch Antihistaminika starke Sedierung, oft auch höherer Alkoholgehalt. Bei ungewöhnlichen/unbekannten Inhaltsstoffen Giftberatung.

Kalzium:
Kalzium- und Kalzium-Vitamin-Tabl. bis ca. 10 Tabl. harmlos.

Kodein
- *Symptome:* Somnolenz, urtikarielle Hautsymptome, Miosis, Erbrechen, Ataxie, Atemdepression meist erst ab 5 mg/kg
- *Menge:* < 2 mg/kg unbedenklich, hohe ther. Breite
- *Therapie:* bei 2–5 mg/kg nur bis 1,5 h nach Ingestion Magenentleerung, bei höheren Dosen auch noch später, bei Atemdepression Naloxon (Narcanti®) 10 µg/kg i.v.

Ovulationshemmer
- Eine Packung harmlos, keine Maßnahmen.

Paracetamol
- *Symptome:* Übelkeit, Erbrechen, unspezifische Allgemeinsymptome, nach 48 h symptomarmem Intervall evtl. Leberversagen, evtl. tödlicher Ausgang
- *Menge:* ab 140 mg/kg/d meist Intoxikation. Kumulative Tagesdosis zählt, auch bei „normaler" Dosierung und zu häufiger Anwendung sind Vergiftungen möglich!
- *Therapie:*
  - Primäre Giftentfernung, Aktivkohle (*Achtung:* bei oraler Acetylcysteinther. keine Kohle geben!)
  - Schwefelhaltige Aminosäuren sind spezifisches Antidot um Leberschädigung zu vermeiden. Am einfachsten verfügbar: Acetylcystein (z.B. Fluimucil®) 150 mg/kg als Kurzinfusion über 15 Min., danach 50 mg/kg in 5 % Glukose über 4 h, danach 100 mg/kg über 16 h, Gesamtdosis 300 mg/kg/20 h
  - Wenn Pat. nicht bewußtseinsgestört, evtl. oral 140 mg/kg z.B. in Sprudel, dann 70 mg/kg alle 4 h für mind. 24 h. Dann keine Aktivkohle!

Theophyllin
- *Symptome:* Tachykardie, Übelkeit, Erbrechen, Kopfschmerzen; Bei einem Serumspiegel > 40 µg/ml Rhythmustörungen, Krampfanfälle
- *Menge:* geringe therapeutische Breite; jede Dosis über der Normaldosierung (☞ 14.4.3) muß als potentiell toxisch gelten
- *Therapie:* primäre Giftentfernung ab 8 mg/kg Einnahme; symptomatische Behandlung der Intoxikationszeichen. Bei sehr hohen Dosen unverzüglich Hämoperfusion/Hämodialyse.

Trizyklische Antidepressiva (z.B. Imipramin)
- *Symptome:* Müdigkeit, paradoxe Erregungszustände, Ataxie, Tachykardie, nach einigen Std. Übergang in Koma, evtl. Krampfanfälle
- *Menge:* bis 1,5 mg/kg meist keine Intoxikationszeichen, ab 10 mg/kg Todesfälle möglich
- *Therapie:* ab 1,5 mg/kg primäre Giftentfernung; symptomatisch Ther.; bei Koma mit Krämpfen evtl. Physostigmin 0,02–0,05 mg/kg langsam i.v. unter Monitorüberwachung (HWZ 30 Min.!).

Vitamine
- **Vitamin A:** wenig toxisch. Ab ca. 20 000 E/kg Giftentfernung. Bei chron. Intoxikation > 3000 E/kg Hypervitaminose
- **Vitamin D:** wenig toxisch. Ab 50 000 E/kg Giftentfernung, *aber:* bei chron. Überdosierung Hypervitaminose
- **Vitamin B, C, K:** atoxisch.

Pflanzen
- **Blatt-Teile:** sind fast alle atoxisch bzw. bis ca. 10 cm unbedenklich; Eibe s.u.
- **Blumenwasser:** atoxisch
- **Cotoneaster:** wenig toxisch, 30–50 Beeren werden vertragen
- **Efeu:** bis 5 Beeren, wenig toxisch, ggf. primäre Giftentfernung
- **Eibe:** rotes Fruchtfleisch atoxisch (schleimig-süß), Kerne nur bei Zerbeißen, *Blätter sehr toxisch*!
- **Goldregen:**
  - *Symptome:* Speichelfluß, Brennen, Pupillenerweiterung, Lähmungen, Krämpfe
  - *Menge:* weniger als eine Schote! (sieht aus wie Bohnenschote)
  - *Therapie:* primäre Giftentfernung, Kohle und Glaubersalz, ggf. symptomatisch
- **Heckenkirsche:** viele Arten, bis 10 Beeren ungiftig, ggf. primäre Giftentfernung
- **Knollenblätterpilz:**
  - *Symptome:* verzögert, nach ca. 2 d! Hepatotoxisch (Lebernekrose), nephrotoxisch, ZNS; oft tödliche Vergiftung!
  - *Menge:* kleinste Mengen gefährlich
  - *Therapie:* primäre Giftentfernung, bei Toxinnachweis, evtl. Austauschtransfusion
- ! Immer Rücksprache mit Giftzentrale
- **Liguster:** bis 5 Beeren, wenig toxisch, ggf. primäre Giftentfernung
- **Maiglöckchen:** Erbrechen, Durchfall, Schwindel, Rhythmusstörungen
- **Mistel:** bis 5 Beeren, wenig toxisch, ggf. primäre Giftentfernung
- **Pfaffenhütchen:**
  - *Symptome:* ca. 15 h nach Aufnahme Erbrechen, blutiger Durchfall, Kollaps, Krämpfe
  - *Menge:* bereits wenige Früchte toxisch

- *Therapie:* primäre Giftentfernung, intensive Überwachung für 24 h!
- **Seidelbast:**
  - *Symptome:* Erbrechen, Durchfall, nephrotoxisch, Kollaps
  - *Menge:* Symptome evtl. schon bei einer Beere
  - *Therapie:* primäre Giftentfernung, symptomatisch
- **Tollkirsche:**
  - *Symptome:* Erregungszustände, Halluzinationen, Durst, Übelkeit, Rhythmusstörungen, Pupillenerweiterung, Bewußtlosigkeit
  - *Menge:* bei > 1 Beere klinische Symptome
  - *Therapie:* primäre Giftentfernung meist zu spät, wenn Symptomatik schon vorhanden ist (Ther. ☞ Atropin)
- **Vogelbeere:** relativ atoxisch, bis 50 Beeren, nur Überwachung
- **Wolfsmilch:**
  - *Symptome:* Erbrechen, Durchfall, Krämpfe, bei Hautkontakt Dermatitis und Blasenbildung
  - *Menge:* mäßig giftig, einige Saft-Tropfen schaden noch nicht
  - *Therapie:* primäre Giftentfernung.

Haushaltsmittel, Chemikalien

Abflußreiniger, Laugenverätzung ☞ 3.4.6

Äthanol ("Alkohol")

- *Symptome:* neben klassischen Zeichen der Trunkenheit Ataxie, Koma mit Krämpfen schon ab 2 ‰ möglich
- *Menge:* je jünger die Kinder, desto geringere Toleranz! Symptome ab ca. 0,2 g/kg Äthanol, Koma meist bei > 1,5 g/kg. *Cave:* bei Sgl. resorptive Vergiftung durch Alkoholumschläge!
- *Therapie:* primäre Giftentfernung; bei sehr hohem Spiegel über 3 ‰ auch sekundäre Giftentfernung. *Cave:* Hypoglykämie, daher ausreichende Glukosezufuhr (DTI mit 10%iger Glukose/Elytlösung).

Alkylphosphate (z.B. E 605)

- *Symptome:* extreme Miosis, Speichelfluß, bronchiale Hypersekretion (nicht verwechseln mit Lungenödem!), Erbrechen, Hypothermie, Koma und muskuläre Paralyse
- *Menge:* substanzspezifisch sehr unterschiedlich, Giftberatung! Kurzes Ansprühen oder Verzehr weniger frisch angesprühter Früchte (Beeren) ist unbedenklich, kann aber leichtere Symptome hervorrufen
- *Therapie:* Atropin, Dosierung und Dauer vom Grad der Intoxikation abhängig. Spezifisches Antidot: Obidoxim (Toxogonin®); Einzeldosis: 4–8 mg/kg i.m.; primäre Giftentfernung.

Benzin, Kohlenwasserstoffe

- *Symptome:* Foetor, Haut- und Schleimhautschädigung (Rötung), Schwindel, Rauschzustände, Übelkeit, Erbrechen, bei Aspiration Dyspnoe und Zyanose
- *Menge:* bis 1 ml/kg meist keine Symptome außer Foetor, nur Überwachung (Atmung, Leberwerte). Selten wird mehr als ein Schluck (20 ml) genommen!
- *Therapie:* gründliches Spülen der Haut (Verhinderung weiterer Resorption); Ind. zur Giftentfernung wird kontrovers diskutiert. Nur unter stationärer Überwachung. Ipecac scheint besser als Magenspülung, aber immer Gefahr der zusätzlichen Aspiration! Das früher empfohlene Paraffin ist obsolet, besser

Aktivkohle. Bei Lungensymptomen Intensivtherapie. *Cave:* Methanolgehalt kann sehr unterschiedlich sein

❗ Niemals von den Eltern Erbrechen auslösen lassen wegen Aspirationsgefahr.

Essigessenz: ab 40%iger Konzentration Verätzung wahrscheinlich (☞ 3.4.6).

Fieberthermometer: Quecksilbermenge unbedenklich (s.u.), andere Flüssigkeiten immer unbedenklich. Gelegentlich Verletzungen durch Glassplitter.

Fleckentferner: sehr unterschiedliche Substanzen, immer Giftberatung!

Geschirrspülmittel für Maschine (z.B. Somat etc.)
- *Symptome:* stark alkalisch, sehr stark ätzend, oft einzelne Stellen im Mund, auf den Lippen; vermehrter Speichelfluß, Schmerzen
- *Menge:* bereits in geringen Mengen sehr gefährlich
- *Therapie:* nicht erbrechen lassen! Endoskopische Diagnose bzw. Grad der Verätzung feststellen (☞ 3.4.6).

Kaliumpermanganat
- *Symptome:* auch auf der Haut ätzend, gibt Nekrosen mit brauner Verfärbung und schlechter Heilungstendenz
- *Menge:* normal verdünnte Lösung oral ist harmlos. Kristalle oder konzentrierte Lösungen > 0,05 % → ätzend!
- *Therapie:* bei größerer Menge von Kristallen primäre Giftentfernung (Verdünnung z.B. durch Trinken nicht zu erwarten, löst sich sehr langsam!).

Knopfbatterien
- *Symptome:* primär keine, evtl. mechanisch, später wie Schwermetallintoxikation
- *Menge:* eine kurzzeitig liegende Batterie ist ungefährlich, nach mehreren Wochen kann durch Arrosion eine im Magen befindliche Batterie den Inhalt preisgeben
- *Therapie:* bei Verdacht Rö-Thorax und -Abdomen zur Lokalisation, bei längerer Liegezeit im Magen (> 1 Woche) endoskopische Entfernung.

Nikotin
- *Symptome:* Übelkeit, Erbrechen, Durchfall, Kopfschmerzen, Schwitzen, Blässe, Miosis, Tachykardie; evtl. Krämpfe, zentrale Atemlähmung
- *Menge:* Eine Zigarette oder eine Kippe sind unbedenklich! Pfeifen-, Zigarren- und Kautabak enthalten mehr Nikotin!
- *Therapie:* meist keine Therapie nötig, wird oft überschätzt. Ansonsten primäre Giftentfernung. Wenn nach 4 h keine Symptome aufgetreten sind, ist keine Überwachung nötig!

Petroleum, Lampenöl (gefärbt oder farblos)
- *Symptome:* bereits in kleinen Mengen toxisch; wird in größeren Mengen als Benzin aufgenommen! Öldämpfe schädigen Surfactant, damit Verlauf ähnlich Atemnotsyndrom! Evtl. nach Tagen noch Pneumonien oder Atelektasen
- *Therapie:* keine primäre Giftentfernung (*Cave:* Aspiration!). Intensivüberwachung, maschinelle Beatmung, antibiotische Schutzbehandlung.

Schlangenbisse
- *Symptome:* Je nach Schlange. Von den freilebenden ist in Deutschland nur Kreuzotter bedeutsam: schmerzhafte Schwellung, Übelkeit, Schweißausbruch, Angstgefühl, Kollaps. Bei exotischen Schlangen Symptome je nach Art
- *Therapie:* Identifizierung der Schlange, gezielte Giftberatung
- *Cave:* auch sogenannte ungiftige Schlangen können bei kleineren Kindern lebensbedrohliche Intoxikationen hervorrufen!

Schneckenkorn (Metaldehyd)
- *Symptome:* nach 30–60 Min. Blässe, Übelkeit, Speichelfluß, Erbrechen, Schmerzen. Nach mehreren Stunden Hyperreflexie, Krämpfe, Hyperventilation, Gesichtsrötung, Hyperthermie, Koma mit Atemdepression. Tod nach 5–24 h
- *Menge:* auch < 50 mg/kg schwere Intoxikation möglich, ein einziges Schneckenkorn unbedenklich, wenn die anamnestische Angabe wirklich stimmt, trotzdem überwachen!
- *Therapie:* immer ernst nehmen, da Intoxikatonserscheinungen verzögert eintreten. Wegen Verklebungstendenz fraktionierte Magenspülung mit 2%iger Natriumbicarbonat-Lösung, Kohle und Glaubersalz. Bei schweren Intox. Dialyse. *Cave:* Milch fördert Resorption!

Spülmittel etc.
- *Symptome:* evtl. Übelkeit und Erbrechen
- *Menge:* Toxizität sehr gering, wegen Schaumbildung bei Erbrechen Aspirationsgefahr
- *Therapie:* nie induziertes Erbrechen! Entschäumer (z.B. sab simplex® 20–80 Tropfen je nach Alter), reichlich Trinken.

Thallium (in Rattengiften)
- *Symptome:* wie Gastroenteritis, nach einigen Tagen Polyneuritis, nachfolgend Haarausfall. Bei schwerer Intoxikation Tod nach 3–4 Wo.
- *Menge:* bis 1 mg/kg unbedenklich, Letaldosis 8–15 mg/kg
- *Therapie:* primäre Giftentfernung, Abführen; Antidotum Thallii 3 g, dann 0,5 g in 4 stdl. Abständen; evtl. Hämoperfusion.

Gering toxische und atoxische Substanzen
- **Beißring:** beinhaltende Flüssigkeit ist atoxisch
- **Buntstifte:** atoxisch
- **Düngemittel:** (Zierpflanzendünger): wenig toxisch (0,5 g/kg),*Cave:* Nitrat bei Sgl., Kaliumgehalt
- **Filzstifte:** atoxisch
- **Fingerfarben:** atoxisch
- **Kohleanzünder:** wenig toxisch, 0,5 g/kg
- **Kosmetika:** Alkoholgehalt, ansonsten weitgehend atoxisch
- **Kreide:** atoxisch
- **Kühlflüssigkeit:** aus Kühlkissen etc. ist atoxisch
- **Lebensmittel-,Ostereierfarben:** atoxisch
- **Puder:** atoxisch, *Cave:* Aspiration
- **Quecksilber:** metallisches Quecksilber ist ungiftig, *Cave:* chronische Inhalation der Dämpfe, wenn Material z.B. im Kinderzimmer bleibt
- **Streichhölzer und Streichholzschachteln:** alle Bestandteile atoxisch
- **Styropor:** atoxisch, evtl. Ileusgefahr

- **Süßstoff:** wenig toxisch, 20 Tabl. unbedenklich
- **Tinte:** wenig toxisch, 0,5 ml/kg
- **Trocknungsmittel (Kieselgur):** atoxisch, aber Illeusgefahr durch Quellung
- **Waschmittel:** wenig toxisch
- **WC-Reiniger:** meist stark ätzend! (☞ 3.4.6), Giftberatung
- **Weichspüler:** wie Spülmittel, also relativ harmlos
- **Zigaretten:** (☞ Nikotin).

3.4.6 Ösophagusverätzung

Ingestion von Laugen (z.B. Spülmaschinenreiniger) und Säuren.

- *Klinik:* Verätzungen im Mund und Pharynx; Speichelfluß, retrosternale Schmerzen, Erbrechen
- *Diagnose:* Frühösophagoskopie innerhalb von 24 h nach Ingestion zum Abschätzen der Ausdehnung und Schwere der Verätzung
- *KO:* Strikturen; Perforationen mit Mediastinitis.

Therapie
- **Erstmaßnahmen:** reichlich Wasser oder Milch nachtrinken lassen; kein induziertes Erbrechen, keine Neutralisationsversuche
- Kortikoide verhindern Strikturen wahrscheinlich nicht. Einsatz bei drittgradiger Verätzung dennoch sinnvoll. Antibiose bei V.a. Mediastinitis
- Bei schweren Verätzungen Gastrostomie und Bougierungen
- Flüssige Kost ggf. Nahrungskarenz bis freie Passage nachgewiesen ist.

Fehlende Verätzungen im Mund schließen eine Ösophagusverätzung nicht aus.

3.5 Thermische Unfälle

3.5.1 Verbrennungen und Verbrühungen

Der Schweregrad der thermischen Schäden ist abhängig von Temperatur und Dauer der Einwirkung.

Grade bei Verbrennungen und Verbrühungen		
Grad	**Klinik**	**Betroffene Strukturen**
Grad I	Erythem, Ödem der Epidermis, lokale Schmerzen	Nur Epidermis betroffen, Heilung ohne Narbe
Grad II	Erythem mit Blasenbildung, starke Schmerzempfindlichkeit	Ausdehnung in das Korium mit Teilnekrose der Epidermis, Reepithelialisierung von intakten Hautanhangsgebilden ausgehend

Grade bei Verbrennungen und Verbrühungen		
Grad	**Klinik**	**Betroffene Strukturen**
Grad III	Blaß-weiß, keine Blasenbildung, gering oder nicht schmerzhaft	Nekrose von Epidermis und Korium einschließlich der Hautanhangsgebilde, Heilung durch Epithelwachstum vom Rand her oder durch Deckung mit Hauttransplantaten
Grad IV	Betroffene Areale schwarz, trocken, lederartig, indolent. Verkohlung	Ausdehnung der Nekrosen bis in die Subcutis, Beteiligung der Muskulatur und anderer tiefer Strukturen

Großflächige zweit- und höhergradige Verbrennungen führen über eine erhöhte lokale und generalisierte Kapillarpermeabiliät zu einer massiven Flüssigkeitsverschiebung aus dem Intra- in den Extravasalraum → Hypovolämie, Kreislaufschock (☞ 3.2), und sekundär zur Organschädigung (Verbrennungskrankheit mit Hirnödem, ARDS, ANV, Schockleber, DIC, paralytischer Ileus). Zusätzliche Nierenschädigung durch thermische Erythrozytenschädigung mit Hämolyse und Hämoglobinurie möglich. Durch die offenen Wundflächen hohes Risiko sekundärer Infektionen mit Entwicklung einer Sepsis.

Ausdehnung der thermischen Schäden
- Grad I-Flächen nicht berücksichtigen
- Abschätzung bei Erwachsenen über die Neunerregel n. Wallace (☞ Abb. 3.12). Modifikation bei Kindern: pro Lebensjahr < 10 J. beim Kopf +1 % und bei jeder unteren Extremität –0,5 %
- *Weitere Faustregel:* Die Handfläche des Patienten einschließlich der Finger entspricht 1 % der KOF.

Sofortmaßnahmen
- Verbrannte Haut sofort mit kaltem Wasser kühlen (*Cave:* Hypothermie), dann steril abdecken (Metalline, sterile Tücher)
- Venöser Zugang bei Verbrennungen > I. Grades und > 10 % der KOF, als Alternative an intraossären Zugang denken
- Volumenzufuhr: 0,9 % NaCl 10–20 ml/kg über 1 h, ggf. wiederholen
- Analgetika, z.B. Pethidin 0,5–1–2 mg/kg, Ketamine (Ketanest®) 1–2 mg/kg i.v.
- Intubation bei Dyspnoe, Stridor, Zyanose, Verbrennung im Bereich des Gesichts und Halses mit Ödem der Atemwegsschleimhaut
- Stationäre Behandlung absolut indiziert bei Verbrennungen II. Grades > 5–10 % der KOF, III. Grades > 2 % der KOF
- *!* An Begleitverletzungen, Kohlenmonoxidintoxikation und Rauchvergiftung denken (☞ 3.4).

Diagnostik und Überwachung
- Respiratorische Situation (ARDS), ggf. Rö-Thorax.
- Bewußtseinslage: Hirnödem, Verbrennungsenzephalopathie
- Herzfrequenz, Blutdruck, evtl. Arterienkatheter
- Diurese: Ziel > 1 ml/kg/h, ggf. Blasenkatheter
- ZVD (bei drohendem oder manifestem Schock)
- Labor: ganzes BB mit Thrombozyten, Serumelyte, harnpflichtige Substanzen, Serumeiweiß, BZ; Gerinnung (DIC?), Leberwerte

- Regelmäßige Abstriche von den Wundflächen („Keim-Monitoring")
- Möglichst täglich Körpergewicht.

Therapie
- Pflege in spezieller steriler, klimatisierter Verbrennungseinheit
- Flüssigkeitsersatz *zusätzlich* zum physiologischen Erhaltungsbedarf
  - *In den ersten 24 h:* 5 ml x kg x % verbrannte KOF als 0,9 % NaCl/Glukose 5 % 1:1, davon 50 % in den ersten 8 h, 50 % in den folgenden 16 h, zusätzlich KCl 1–2 mmol/kg/d nach Einsetzen der Diurese unter Kontrolle von K$^+$ und BZ
  - *Am 2. Tag:* 3 ml x kg x % verbrannte KOF als 0,9 % NaCl/Glukose 5–10 % 1:2, zusätzlich KCl (s.o.)
  - *Am 3. Tag:* 1 ml x kg x % verbrannte KOF als 0,9 % NaCl/Glukose 5–10 % 1:4, zusätzlich KCl
- ! Modifikation der Anhaltsgrößen für die Volumentherapie nach Diurese, Blutdruck, Herzfrequenz, ZVD. Frühe Oligurie bedeutet in der Regel Volumenmangel. In der Phase der Ödemrückresorption (ab 3. Tag) Hypervolämie durch Überinfusion vermeiden, hier manchmal Indikation für Diuretika. Eiweißzufuhr am ersten Tag ist wegen der erhöhten Kapillarpermeabilität und Eiweißverluste in das Gewebe obsolet. Eiweißsubstitution ab 2. Tag, falls Serumeiweiß < 3 g/dl bzw. kolloidosmotischer Druck < 12 mmHg. Der Erhaltungsbedarf wird als 1/3-Elytlösung mit Glukosezusatz entsprechend den BZ-Werten gegeben
- Azidoseausgleich mit NaHCO$_3$ bei pH < 7,25
- Analgesie (☞ 27.1)
- Erythrozyten-Transfusion, falls Hkt < 30–35 % (☞ 17.5.1)
- Ernährung: ab 2./3. Tag parenteral, frühestmöglich hochkalorisch enteral
- Antibiotika nicht prophylaktisch, sondern bei Infektionsverdacht möglichst gezielt nach den Ergebnissen des Keim-Monitorings.
- ! Tetanusschutz überprüfen, ggf. auffrischen (☞ 6.12.1).

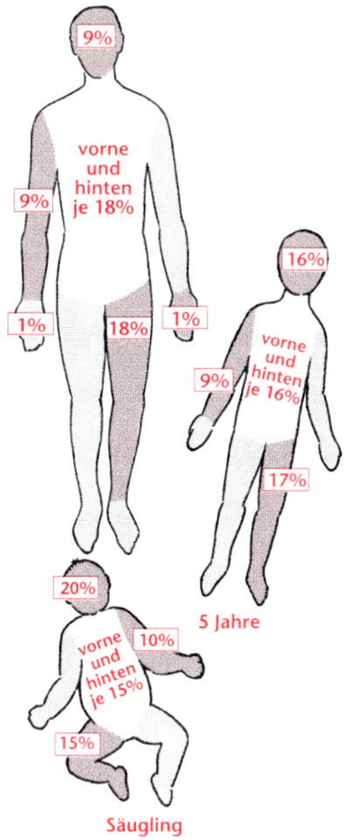

Abb. 3.12: Neunerregel nach Wallace [L 157]

Lokaltherapie
Große Blasen abtragen, kleine Blasen oder solche im Gesicht, an Handtellern und Fußsohlen intakt lassen. Bei Hautnekrosen primäre oder sekundäre Abtragung (chirurgisches Konsil!). Offene oder geschlossene Wundbehandlung mit Jod-PVP. Enger Kontakt mit Chirurgen wegen der eventuellen Notwendigkeit weiterer chirurgischer Maßnahmen (Escharotomie, Fasziotomie, Debridement, Hauttransplantation).

> Verlegung in ein Verbrennungszentrum: Bei Verbrennungen II. Grades > 20 % oder Verbrennungen III. Grades > 10 % bzw. im Gesicht, Perinealbereich, an Händen, Füßen. Nachweis freier Betten in Verbrennungszentren durch zentrale Anlaufstelle „Schwerverbrannte" ☎ 040-42851/-3998/-3999, Fax 040-42851/-4269, Leitstelle@Feuerwehr.Hamburg.de

3.5.2 Kälteschaden

Lokale Erfrierung
Zellzerstörung durch Kälteeinwirkung, zusätzlich lokale Zirkulationsstörungen (Thrombosen). Bevorzugte Lokalisation an den Akren (Hände, Füße, Ohrmuscheln).

Gradeinteilung
- **Leicht:** Haut blaß und teigig, beim Erwärmen Rötung, Ödem, Schmerzen
- **Mittelschwer:** Blasenbildung, Ödem, starke Schmerzen
- **Schwer:** zyanotisch, induriert, schmerzlos, Sensibilität aufgehoben.

Therapie
- Rasche lokale Erwärmung durch warmes Bad 40–42 °C (20–30 Min.); kann sehr schmerzhaft sein. Wassertemperatur vorher kontrollieren
- Betroffene Hautpartien steril abdecken
- Blasen nicht eröffnen
- Betroffene Extremitäten hochlagern → reduziert Ödeme
- Analgetika, z.B. Morphin 0.1 mg/kg oder Pethidin (Dolantin®) 1 mg/kg.

Hypothermie
Klinik
Schweregrad abhängig von der Kerntemperatur.
- **Leicht** (32–35°): blasse Haut, Kältezittern, leichte Ataxie, verwaschene Sprache
- **Mittel** (28–32°): zunehmende Bewußtseinstrübung, Zyanose, Muskelrigor, Atemdepression, Abfall des HZV, Bradyarrhythmien
- **Schwer** (< 28°): Koma, weite und lichtstarre Pupillen, Atemstillstand, ventrikuläre Dysrhythmien.

Diagnostik und Überwachung
- *EKG:* Dysrhythmien, pathognomonische J-Wellen
- *Labor:* BGA (**Temperaturkorrektur** erforderlich!), Serumelyte, BZ, harnpflichtige Substanzen, Leberwerte, Amylase, Gerinnung, BB mit Thrombos
- *Diurese* (Blasenkatheter)
- *ZVD:* ZVK möglichst erst legen, wenn Kerntemperatur > 30°, um keine Herzrhythmusstörungen zu provozieren.

Therapie

- Sicherung der Atmung, ggf. Intubation und Beatmung
- ! Hypothermie vermindert CO_2-Produktion, daher geringeres AMV einstellen; Hypokapnie vermeiden
- Herzmassage nur bei nachgewiesener Asystolie oder Kammerflimmern
- ! Nachweis eines Spontankreislaufs durch Pulspalpation ist oft nicht mehr möglich. Unnötige Manipulationen (z.B. externe Herzmassage) können Kammerflimmern provozieren. Bei Kerntemperatur < 28 °C sind übliche antifibrillatorische und antibradykarde Maßnahmen wirkungslos. Reanimation bis zur Wiedererwärmung fortsetzen
- Volumenzufuhr: 20 ml/kg 0,9 % NaCl oder Plasmaproteinlösung, um durch Vasodilatation im Zuge der Wiedererwärmung hervorgerufene Hypovolämie abzufangen. Weitere Flüssigkeitszufuhr nach Blutdruck, ZVD, Diurese und Serumelyten steuern (*Cave:* Hypokaliämie)
- Glukosezufuhr 1 g/kg i.v. bei Hypoglykämie
- Vorsichtiger Azidoseausgleich (Ziel: pH > 7,25)
- *Wärmezufuhr:* bei Kerntemperatur > 32 °C passive Erwärmung durch warme Decken oder externe Wärmezufuhr (Heizdecke, Wärmestrahler) ausreichend. Bei Kerntemperatur < 32 °C kann die durch externe Wärmezufuhr ausgelöste periphere Vasodilatation infolge der Reperfusion der kalten Peripherie zu einem weiteren Absinken der Kerntemperatur, arterieller Hypotension und lebensbedrohlichen kardialen Dysrhythmien führen. Daher bei schwererer Hypothermie eine **interne** Wärmezufuhr vorziehen: Atemluft und Infusionslösungen auf 40–43 °C aufwärmen, ggf. Peritonealdialyse mit 40–43 °C warmem, K^+-freiem Dialysat.
 Alternative: Überweisung an ein kardiochirurg. Zentrum zur Aufwärmung mittels extrakorporaler Zirkulation, besonders bei instabilen Kreislaufverhältnissen oder anderen gravierenden Komplikationen.

3.6 Ertrinkungsunfall

Erstversorgung

- Sofortiger Beginn der kardiopulmonalen Reanimation (☞ 3.1.1)
- ! Keine Zeit mit der Flüssigkeitsdrainage aus der Lunge verlieren. Zum frühestmöglichen Zeitpunkt verschlucktes Wasser aus dem Magen absaugen, um eine Aspiration zu vermeiden. Reanimationsmaßnahmen immer bis zum Eintreffen in einer Klinik fortsetzen, da die Prognose aufgrund der Hypothermie zunächst nicht abzuschätzen ist
- Stationäre Beobachtung (mind. 24–48 h) immer erforderlich. Einteilung nach dem Bewußtseinszustand bei Klinikaufnahme in 3 Gruppen:
  - *I:* bewußtseinsklar, kreislaufstabil, Atmung wenig beeinträchtigt
  - *II:* somnolent, kreislaufstabil, Atmung wenig beeinträchtigt
  - *III:* komatös, evtl. kreislaufinstabil, ausgeprägte respiratorische Insuffizienz (zentral, pulmonal).

Diagnostik und Überwachung
- Klinisch-neurologische Beurteilung inkl. Glasgow Coma Scale (☞ 3.3)
- (Arterielle) BGA, Pulsoxymetrie
- Thoraxaufnahme (Ödem, Pneumonie, ARDS)
- Serumelyte, harnpflichtige Substanzen, großes BB, CRP
- Diurese überwachen (Ziel: > 1–2 ml/kg/h)
- Gruppe III (☞ 3.1.2 und 3.1.3).

Weitere Therapie *(Gruppen I und II)*
- Gruppe III (☞ 3.1.2 und 3.1.3)
- Verlaufsbeobachtung des respiratorischen („sekundäres Ertrinken" durch sich entwickelndes Lungenödem) und neurologischen Zustandes
- Bei Hypoxämie O_2-Gabe über Sonde
- Beatmungsindikation: schwere Dyspnoe, p_aO_2 < 90 mmHg bei FiO_2 > 0,6, p_aCO_2 > 45–50 mmHg, neurologische Zeichen eines erhöhten ICP
- ❗ Bei Beatmung aus pulmonaler Indikation (ARDS) hoher Atemwegsmitteldruck sinnvoll (lange I-Zeit, PEEP)
- Infusionstherapie nach Klinik, Serumelyten und Diurese; wegen der Gefahr eines Hirnödems in Gruppe II Flüssigkeitsrestriktion auf 1000 ml/m²/d
- Bei Oligurie und Normovolämie Furosemid (Lasix®)1 mg/kg i.v.
- Beseitigung einer Hypothermie durch externe Wärmezufuhr (☞ 3.5.2)
- Antibiotika bei V.a. Pneumonie (oft multiresistente „Pfützenkeime" bei Süßwasserunfall).

Komplikationen
- Mortalität über 50 % in Gruppe III
- Hypoxisch-ischämische Enzephalopathie (12–27 % der Fälle)
- ARDS 15 % der Fälle; verzögerte Manifestation bis zu 24 h
- ANV (☞ 8.3.8)
- Hämolyse bei Aspiration großer Süßwassermengen, Hämoglobinurie, Hyperkaliämie
- Verbrauchskoagulopathie (☞ 17.4.1)
- Bakterielle Superinfektion mit Problemkeimen.

3.7 Elektrounfall

Meist Einwirkung von Niederspannung (220 V) im Haushalt. Thermische Schäden und Komplikationen durch Einwirkungen auf elektrisch erregbare Gewebe (ZNS, Myokard). Knöcherne Verletzungen durch Muskelkontraktionen oder Sturz.

Klinik
- Strommarken an der Ein- und Austrittsstelle; bei hohen Stromstärken evtl. tiefgreifende Gewebsnekrosen mit Myoglobinurie und ANV (Crush-Niere)
- Kardiale Dysrhythmie (Asystolie, Kammerflimmern), evtl. Auftreten mit Latenzzeit von einigen Stunden
- ZNS: Bewußtlosigkeit, Krampfanfälle, Atemstillstand, Lähmungen.

Diagnostik und Überwachung
- Überprüfung der Vitalfunktionen (Atmung, Herzrhythmus, RR)
- Neurologische Untersuchung; Ausschluß knöcherner Verletzungen
- EKG-Monitor (Rhythmus)
- Serumelyte, harnpflichtige Substanzen
- Muskelenzyme (CK mit Isoenzymen) bei V.a. Rhabdomyolyse
- Überwachung der Diurese (*Ziel:* > 1 ml/kg/h).

Therapie
- Stromzufuhr unterbrechen (*Cave:* Kontakt mit der Stromquelle)
- Sicherung der Vitalfunktionen: ggf. Beatmung, Herzmassage, Behandlung von Asystolie/Kammerflimmern (☞ 3.1.1), Schockbehandlung (☞ 3.2)
- Lokaltherapie der Strommarken und Verbrennungen
- Tetanusschutz
- Bei Myoglobinurie forcierte Diurese mit Mannit 20 % 0,5–1 g/kg und Furosemid (Lasix®) 1–2 mg/kg alle 6 h
- Bei tiefgreifenden Nekrosen Kompartmentsyndrom möglich, Indikation zur Fasziotomie.

3.8 SIDS (und Near-SIDS)

Definition und Ätiologie

SIDS (plötzlicher Kindstod, Krippentod)
Plötzlicher Tod eines Säuglings, der aufgrund der Anamnese unerwartet eintrat *und* bei dem eine sachgerechte Obduktion keine adäquate Todesursache erbrachte. Inzidenz 1,5–2/1000 Lebendgeborene, Häufigkeitsmax. im 2.–4. Lebensmonat, Eintreten im Schlaf, bedeutendste Ursache der postneonatalen Sgl.-Sterblichkeit. Erhöhtes Risiko bei FG, hypotrophen NG, Mehrlingsschwangerschaften, niedrigem sozioökonomischem Status, SIDS bei Geschwistern, Drogenabhängigkeit der Mutter. Ätiologie des SIDS nicht geklärt. Evtl. Hirnstammdysfunktion mit Störung der zentralen Atemregulation. Oft anamnestisch banale Atemwegsinfekte als auslösender Faktor. Hinweise auf Bauchlage als begünstigendes Moment.

Near-SIDS (ALTE = Apparent Life-Threatening Event)
Akuter Zustand mit Apnoe, Zyanose und Blässe, verändertem Muskeltonus, Bradykardie. Inzidenz etwa 5 % in einer SIDS-Population, 2–3 % in einer Nicht-SIDS-Säuglingspopulation. Nach ALTE SIDS-Risiko etwa 10–40fach höher.

Differentialdiagnose
- Kardiale Dysrhythmien: Syndrom der langen QT-Zeit, WPW-Sy. (☞ 7.9)
- Infektion: Sepsis, Meningitis, RS-Virus, Pertussis
- Atemwegsobstruktion, z.B. gastroösophagealer Reflux, Infektion, Tracheomalazie, Gefäßring
- Kindesmißhandlung

- Akute ZNS-Erkrankung, z.B. intrakranielle Blutung, Krampfanfall
- Stoffwechselstörung: Hypoglykämie; Fettsäure-β-Oxidations-Defekt.

Maßnahmen bei SIDS
- Allgemeine Reanimationsmaßnahmen (☞ 3.1)
- Sorgfältige Anamnese und körperliche Untersuchung zum Ausschluß einer anderen Todesursache
- Postmortal Ausschluß einer Sepsis (Blutkultur durch Herzpunktion, Lumbalpunktion)
- Postmortale Ganzkörper-Röntgenaufnahme (Verletzungen? Kindesmißhandlung?)
- In jedem Falle Obduktion erforderlich, möglichst mit Zustimmung der Eltern, notfalls als gerichtsmedizinische Obduktion
- Kriminalisierung der Eltern vermeiden, psychosoziale Betreuung wichtig (Aufklärung der Eltern über SIDS, Besprechung des Obduktionsergebnisses, nachfolgende Gespräche anbieten, Selbsthilfegruppen)
- Monitorüberwachung von Geschwistern während des 1. Lj., vorher Unterweisung der Familie in lebensrettenden Sofortmaßnahmen.

Maßnahmen bei Near-SIDS

Obligat
- Stationäre Beobachtung (EKG, Atemmonitor, Pulsoxymetrie), sorgfältige Anamnese und klinisch-neurologische Untersuchung zur Klärung der Relevanz des Ereignisses und der DD
- Labordiagnostik zum Infektionsausschluß (s.o), Lumbalpunktion
- BGA (metabolische Azidose), Laktatbestimmung.

Fakultativ (je nach Anamnese und klinischem Befund)
- Thoraxaufnahme
- EKG, ggf. 24 Std-EKG; Echokardiographie
- EEG, Schädelsonographie
- Polysomnographie: simultane Registrierung von EKG, EEG, EMG und Atmung
- Refluxprüfung (Oesophagus-pH-metrie, Breischluck, Sonographie)
- Trachea-Zielaufnahmen, Bronchoskopie
- Stoffwechseldiagnostik (BZ-Profil, Ausschluß Fettsäure-β-Oxidations-Defekt)
- Bei rekurrierenden Apnoen Einstellung auf Theophyllin (☞ 4.9.2, 14.4)
- Überwachung mit Herzfrequenz-/Atemmonitor während 1. Lj. Verordnung auf Rezept mit Begründung der Indikation. Wegen der Kostenübernahme Kontakt mit der Krankenkasse aufnehmen. Genaue Unterweisung der Familie in die Bedienung des Gerätes und in lebensrettende Sofortmaßnahmen.

3.9 Maschinelle Beatmung

3.9.1 Grundprinzipien

- Die künstliche Beatmung dient der **Ventilation** (CO_2-Elimination) und **Oxygenierung**. Die Oxygenierung (= O_2-Versorgung des Organismus) ist neben der S_aO_2 abhängig von dem HZV und der Hämoglobinkonzentration

- Der p_aCO_2 ist direkt proportional der **CO_2-Produktion** und umgekehrt proportional der alveolären **Ventilation**. Ein Anstieg der Körpertemperatur um 1°C erhöht die CO_2-Produktion und damit den pCO_2 um 13 %
- AMV (**Ventilation**) = Atemzugvolumen x Frequenz. Ein ausreichendes Atemzugvolumen ist klinisch erkennbar anhand der Thoraxexkursionen und des auskultierten Atemgeräusches. Faustregel für Atemzugvolumen: 6–8 ml/kg. Bei kleinen Kindern kompressibles Volumen des Schlauchsystems bei der Einstellung des Atemzugvolumens berücksichtigen (12–15 ml/kg). Feinsteuerung über p_aCO_2 (s.u.). Die einzustellende Atemfrequenz richtet sich nach der physiologischen Atemfrequenz der entsprechenden Altersstufe und den Lungeneigenschaften (Zeitkonstante; s.u.). Je höher die Atemfrequenz, umso höher die relative Totraumventilation und umso geringer die relative alveoläre Ventilation
- **Compliance** (=Volumendehnbarkeit): Verhältnis zwischen Atemzugvolumen und Beatmungsdruck (= PIP-PEEP). Die Compliance ist zu einem gegebenen Zeitpunkt eine Konstante, im Verlauf einer Lungenerkrankung jedoch variabel (Zunahme mit Erholung der Lunge, z.B. im Verlauf eines ANS). Die Compliance ist außerdem abhängig vom intrathorakalen Gasvolumen und nimmt bei dessen Reduktion (zunehmende Atelektasen) oder bei Überblähung ab
- Die Geschwindigkeit des Gasstroms in den Atemwegen wird vom Atemwegswiderstand (**Resistance**) bestimmt. Zunahme der Resistance durch Bronchialsekret, Schleimhautschwellung, Bronchospasmus. Bsp.: Asthma bronchiale, BPD, Bronchopneumonie
- **Zeitkonstante:** Produkt aus Resistance und Compliance. Sie ist ein Maß für die Schnelligkeit, mit der die Lunge auf Druckveränderungen des Beatmungsgerätes reagiert. Für eine komplette Druckäquilibrierung zwischen Beatmungssystem und Lunge in der In- und Exspiration ist 3–4 x die Zeitkonstante erforderlich. Zu kurz eingestellte Inspirationszeiten führen zu unvollständiger Inspiration (Abbruch vor Erreichen des Druckäquilibriums) und Hypoventilation (Hyperkapnie). Zu kurz eingestellte Exspirationszeiten resultieren in unvollständiger Exspiration, progressivem intrapulmonalem Druckanstieg („inadvertent PEEP"), Überblähung der Lunge mit Dehnungsschäden, Abfall der Compliance und Hyperkapnie
- Der p_aO_2 (= Oxygenierung) wird determiniert durch den FiO_2 und den Atemwegsmitteldruck. Der Atemwegsmitteldruck wird beeinflußt vom PEEP, dem I:E-Verhältnis, der Druckkurve (Plateau) und dem PIP. Der Atemwegsmitteldruck bestimmt die funktionelle Residualkapazität (FRC) und damit das intrathorakale Gasvolumen, mit dem in der Exspiration der Gasaustausch stattfindet. Abnahme der FRC führt zu intrapulmonalen Rechts-links-Shunts und damit Hypoxämie. Optimaler Atemwegsmitteldruck oder PEEP = maximale pulmonale O_2-Aufnahme bei minimaler Rückwirkung auf den Kreislauf (s.u.).

3.9.2 Klassifizierung der Beatmungsgeräte

Volumengesteuerter Respirator
Einstellgrößen: Atemzugvolumen, Atemfrequenz, I:E-Verhältnis, inspiratorischer Flow, PEEP. PIP ergibt sich aus der Compliance und Resistance. *Vorteil:* Selbständige Kompensation von Veränderungen der Compliance und Resistance. Einstellbare Druckbegrenzung wichtig, um Patienten vor zu hohem Beatmungsdruck zu schützen.

Zeitgesteuerter Respirator
Einstellgrößen: Atemfrequenz, I:E-Verhältnis, inspiratorischer Flow, PIP, PEEP. Umschaltung von In- auf Exspiration nach Ablauf der eingestellten Inspirationszeit. Atemzugvolumen ergibt sich aus der Compliance und Resistance und ist daher variabel. *Vorteil:* Schutz vor zu hohem Spitzendruck.

Druckgesteuerter Respirator
Einstellgrößen: PIP, Atemfrequenz, I:E-Verhältnis, PEEP. Umschaltung von In- auf Exspiration nach Erreichen des eingestellten PIP. Atemzugvolumen ergibt sich aus Compliance und Resistance und ist damit variabel. *Vorteil:* Schutz vor zu hohem Spitzendruck. Dezelerierendes Flußmuster bei manchen Lungenerkrankungen (z.B. IRDS, ARDS) von Vorteil.

3.9.3 Indikationen und Ziele der Beatmung

Indikation
- Inadäquate alveoläre Ventilation: Erschöpfung der Spontanatmung, Apnoe, $paCO_2$ > 50–55 mmHg (Modifikation je nach Grundkrankheit)
- Störungen der Oxygenierung: Hypoxämie bei FiO_2 > 0,6
- Sichere Kontrolle der Atmung: Koma, erhöhter intrakranieller Druck, Schock, Kreislaufinsuffizienz
- Reduktion der Atemarbeit: Herz-Kreislaufinsuffizienz.

Ziele
- Adäquater Gasaustausch: pO_2, pCO_2
- Rekrutierung atelektatischer Lungenbezirke, Optimierung der FRC
- Reduktion der Atemarbeit
- Abnormale Atemmuster: z.B. Hyperventilation.

3.9.4 Beatmungsformen

Kontrollierte Beatmung
Gesamte Atemarbeit wird vom Respirator geleistet.
- Intermittierende Überdruckbeatmung (IPPV): Aufbau eines inspiratorischen Überdrucks in den Atemwegen, passive Expiration bis zum Atmosphärendruck. Nachteil Atelektasenbildung
- Kontinuierliche Überdruckbeatmung (CPPV = IPPV + PEEP); passive Ausatmung bis zum eingestellten PEEP-Niveau beugt Atelektasen vor
- Synchronisierte Beatmung: (S-IPPV oder S-CPPV): Patient bestimmt Atemfrequenz über Druck- oder Flowtrigger, Atemarbeit wird vom Respirator geleistet.

Assistierte Beatmung
Respirator untersützt die Atemarbeit des Patienten.
- (S)IMV: Kombination von garantierten maschinellen Atemzügen und Spontanatmung in der Expirationsphase des Respirators. Synchronisation über Druck- oder Flow-Trigger („Fensterfunktion")
- Mandatorisches Minutenvolumen (MMV): Respirator springt erst ein, wenn der Patient ein vorgegebenes AMV nicht schafft.

Mechanische Unterstützung der Spontanatmung
Setzt ausreichenden Atemantrieb voraus. Einsatz in der Regel nur während der Entwöhnung.
- Assistierte Spontanatmung: Spontane Atemzüge werden druck- oder volumenunterstützt
- CPAP: Pat. leistet die gesamte Atemarbeit. Der kontinuierliche positive Atemwegsdruck sorgt für ein normales Lungenvolumen, rekrutiert atelektatische Alveolarbezirke und optimiert dadurch den Gasaustausch und die Atemarbeit. Nachteil: vermehrte Atemarbeit durch Widerstand und Totraum im Tubus.

Weitere Beatmungsformen
- Hochfrequenzbeatmung (HFOV, HFJV): Gasaustausch mit geringeren intrapulmonalen Druckschwankungen möglich. CO_2-Elimination manchmal problematisch
- Biphasischer Atemwegsdruck (BIPAP): Wechsel zwischen zwei CPAP-Niveaus
- Extrakorporale Membranoxygenierung (ECMO)
- Extrakorporale CO_2-Entfernung ($ECCO_2R$).

3.9.5 Ersteinstellung, Überwachung und Steuerung der Beatmung

Ersteinstellung
- Modus: in der Pädiatrie i.d.R. volumenkontrollierte Beatmung. Bei NG und beim ARDS druckkontrollierte Beatmung
- Frequenz: altersabhängig
- Zugvolumen: 10–12 ml/kg; Thoraxexkursionen und Atemgeräusch adäquat?
- I:E-Verhältnis: 1:2; kürzere I-Zeit und längere E-Zeit bei obstruktiver Atemwegserkrankung, ggf. inverses I:E-Verhältnis beim ARDS
- FiO_2 1,0: Beurteilung der Hautfarbe und der transkutanen O_2-Sättigung
- PEEP: 3–5 cm H_2O; höher falls nötig (restriktive Lungenerkrankung, niedrige funktonelle Residualkapazität) und hämodynamisch toleriert.

Überwachung der Ventilation durch p_aCO_2
- Ersatzindices: kapillärer pCO_2, endexspiratorischer CO_2, transkutaner pCO_2 (bei Früh- und Neugeborenen)
- Bei Hyperkapnie Erhöhung des Atemzugvolumens (direkt oder über Erhöhung des PIP) oder der Atemfrequenz
- Bei Hypokapnie umgekehrte Änderung der Respiratoreinstellung
- Die Wahl der jeweiligen Stellgröße richtet sich nach der aktuellen Lungenfunktion (Compliance, Resistance, Zeitkonstante) und Respiratoreinstellung.

Überwachung der Oxygenierung durch p_aO_2
- Ersatzindices: transkutane SaO_2, transkutaner pO_2 (bei Früh- und Neugeborenen). Kapillärer pO_2 korreliert schlecht mit p_aO_2
- Bei Hypoxie Erhöhung des FiO_2 und/oder des Atemwegsmitteldrucks
- ❗ Bei FiO_2 > 0,5–0,6 Atemwegsmitteldruck durch Erhöhung des PEEP und/oder Verlängerung der I-Zeit bis zur Inverse ratio-Beatmung (I:E 2:1) erhöhen
- ❗ Je „weißer" die Lunge auf der Thoraxaufnahme, desto höher der erforderliche Atemwegsmitteldruck
- Bei Hyperoxie Reduktion von FiO_2 und/oder des Atemwegsmitteldrucks. Bei FiO_2 < 0,5 Atemwegsmitteldruck reduzieren.

Sedierung
- Jeder beatmete Patient benötigt eine ausreichende Analgosedierung
- Bei Notwendigkeit gefährlich hoher Beatmungsparameter (PIP, PEEP, Frequenz), Muskelrelaxation erwägen.

> **Tips & Tricks**
> - Ein unter Beatmung unruhiger Patient ist bis zum Beweis des Gegenteils insuffizient beatmet. Ventilation optimieren (normales pCO_2 ist das beste Sedativum)
> - Ausreichende Befeuchtung und Erwärmung des Atemgases, sonst Energieverluste, Eindickung des Trachealsekrets und Schädigung der Trachealschleimhaut.

3.9.6 Komplikationen der Beatmung (besonders bei hohem PEEP)

- **Abfall des HZV;** u.a. durch:
  - Verminderung des venösen Rückstroms und rechtsventrikuläre Belastung; Gegenmaßnahme: Volumenexpansion und/oder Katecholamine
  - Erhöhung des Lungengefäßwiderstandes (rechtsventrikuläre Nachlast) → Shift des Ventrikelseptums nach links mit Behinderung der LV-Füllung
  - Reduktion des myokardialen Blutflusses, Verminderung der myokardialen Kontraktilität; Gegenmaßnahme: Katecholamine (Dobutamin, Adrenalin)
- **Reduktion des zerebralen Blutflusses**
- **Beeinflussung der Nierenfunktion:**
  - Verminderung des renalen Blutflusses und der glomerulären Filtration
  - Intrarenale Umverteilung der Nierenperfusion
  - Verminderte Freiwasser-Clearance durch nicht-osmotische ADH-Sekretion → Hyponatriämie, Flüssigkeitsretention, Ödeme
  - Reduktion der Na-Exkretion → Ödeme
- **Verminderter Blutfluß im Splanchnikusgebiet** (Leber, Darm)
- **Beeinflussung von Lunge und Atemwegen:**
  - *Alveoläre Überdehnung*; Pulmonales interstitielles Emphysem, Pneumothorax, Pneumomediastinum, Pneumoperikard, Pneumoperitoneum, Hautemphysem, Luftembolie. Prophylaxe: Beatmung mit dem bei der aktuellen Lungenmechanik geringstmöglichen PIP und PEEP; Vermeidung einer Überblähung durch ausreichend lange Exspirationszeit. Permissive Hyperkapnie bei gefährlich hohem Beatmungsbedarf
  - *Respiratorlunge* (bronchopulmonale Dysplasie) durch mechanische Schädigung und Sauerstofftoxizität. Prophylaxe: möglichst atraumatische Beatmung (s.o.), $FiO_2 > 0{,}6$ möglichst vermeiden
  - *Atelektasen und Tubusobstruktionen.* Prophylaxe: sorgfältige Bronchialtoilette
  - *Nosokomiale Pneumonie.* Prophylaxe: steriles Arbeiten beim Absaugen. Wechsel des Schlauchsystems alle 24-48 h. Vermeiden von H_2-Antagonisten und Antazida
  - *Schädigung der Trachealschleimhaut*, besonders bei geblocktem Tubus. Prophylaxe: adäquater Tubusdurchmesser, regelmäßiges Entblocken.

3.9.7 Besonderheiten der Beatmung Früh- und Neugeborener

- Continuous-flow, zeitgesteuerte, druckbegrenzte Beatmungsgeräte bevorzugen, die einen kontinuierlichen Übergang von kontrollierter zu IMV-Beatmung gestatten. Atemzug- und Atemminutenvolumen sind Resultanten, die bei neueren Geräten gemessen werden und bei der Einstellung der Beatmung herangezogen werden können
- Hohes Risiko von iatrogenen Lungenschäden (BPD), deswegen atraumatische Einstellung der Beatmungsparameter besonders wichtig (s.o.)
- Kurze Zeitkonstanten (z.B. bei ANS) gestatten höhere Beatmungsfrequenzen
- Muskelrelaxantien selten erforderlich. Ausnahmen: Mekoniumaspiration (☞ 4.6.3), PPHN (☞ 4.7.2), Zwerchfellhernie (☞ 4.6.5), Barotrauma (☞ 3.9.6). „Mitarbeit" des Patienten solange wie möglich nutzen
- Sedativa rechtzeitig absetzen, damit Extubation nicht durch „Überhang" verzögert wird.

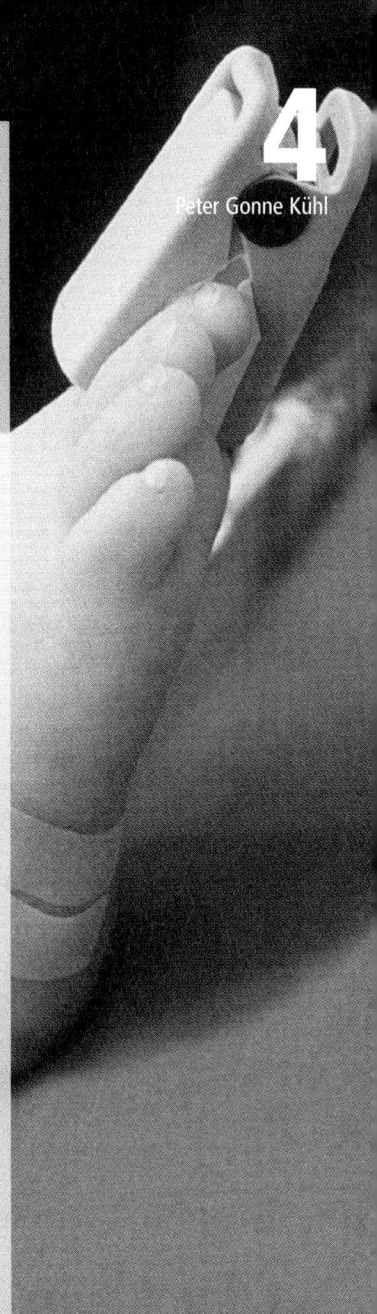

Neonatologie

Peter Gonne Kühl

4.1	Leitsymptome	114
4.1.1	Ikterus	114
4.1.2	Blaß-graues Hautkolorit	116
4.1.3	Zyanose	116
4.1.4	Tachy(dys)pnoe	117
4.1.5	Krampfanfälle	118
4.1.6	Erbrechen	119
4.1.7	Muskuläre Hypotonie (Floppy infant)	121
4.2	Diagnostische Methoden	122
4.2.1	Zustandsdiagnostik des Neugeborenen	122
4.2.2	Bestimmung des Gestationsalters	122
4.2.3	Laboruntersuchungen beim NG	124
4.2.4	Bildgebende Verfahren	125
4.3	Neugeborenen-Reanimation	125
4.3.1	Voraussetzungen und Ausrüstung	125
4.3.2	Allgemeine Reanimationsmaßnahmen	127
4.4	Neonatologische Krankheitsbilder	130
4.4.1	Häufige Befunde beim Neugeborenen	130
4.4.2	Morbus hämolyticus neonatorum (Mhn)	131
4.4.3	Morbus hämorrhagicus neonatorum	135
4.4.4	Störungen im Elektrolyt– und Zuckerhaushalt	136
4.4.5	Polyglobulie	138
4.4.6	Neugeborene diabetischer Mütter	139
4.5	Infektionen des Neugeborenen	139
4.5.1	Sepsis	140
4.5.2	Eitrige Meningitis	141
4.5.3	Pneumonie	141
4.5.4	Nekrotisierende Enterokolitis	142
4.6	Lungenerkrankungen	143
4.6.1	Atemnotsyndrom (Surfactant-Mangel)	143
4.6.2	Transitorische Tachypnoe	145
4.6.3	Mekoniumaspiration	145
4.6.4	Bronchopulmonale Dysplasie (BPD)	146
4.6.5	Kongenitale Zwerchfellhernie (Enterothorax)	147
4.7	Kreislaufstörungen	149
4.7.1	Hypovolämischer Schock	149
4.7.2	Persistierende pulmonale Hypertension des NG	150
4.7.3	Hydrops fetalis	151
4.8	Peripartale Asphyxie und Post Asphyxiesyndrom	153
4.9	ZNS-Erkrankungen	154
4.9.1	Hirnblutungen Frühgeborener	154
4.9.2	Apnoen und Bradykardien	156

4.1 Leitsymptome

4.1.1 Ikterus

Ikterus jenseits der NG-Periode ☞ 13.1.7

Gelbliche Verfärbung von Haut und Konjunktiven durch Einlagerung von Bilirubin, sichtbar ab etwa 5 mg/dl (85 µmol/l) Gesamtbilirubin. Etwa 60 % aller NG entwickeln durch vermehrten Bilirubinanfall, verminderte Aktivität der Glukuronyltransferase und gesteigerte enterohepatische Zirkulation einen sichtbaren Ikterus (physiologische indirekte Hyperbilirubinämie). Eine indirekte Hyperbilirubinämie kann aber auch pathologisch und damit Symptom gravierender Erkrankungen sein. Das indirekte Bilirubin ist an Albumin gebunden. Bei Überschreiten der Bindungskapazität besteht die Gefahr einer Enzephalopathie (Kernikterus). Zusätzliche Risikofaktoren: Frühgeburtlichkeit, rascher Bilirubinanstieg, Hypalbuminämie, schwere zusätzliche Erkrankungen (Hypoxie, Azidose, Hypoglykämie, Sepsis).

Definitionen
- *Indirektes Bilirubin*: unkonjugiertes, nicht-wasserlösliches Bilirubin
- *Direktes Bilirubin*: wasserlösliches Bilirubin-Diglukuronid, Ausscheidung über die Galle
- *Icterus praecox*: am 1. LT sichtbarer Ikterus, meistens durch Hämolyse
- *Icterus gravis:* pathologische Bilirubinerhöhung ab 2./3. LT
- *Icterus prolongatus*: sichtbarer Ikterus über 14. LT hinaus (bei Gestillten evtl. länger).

> Der NG Ikterus ist ein diagnostisches, kein therapeutisches Problem. Bei der häufigen indirekten Hyperbilirubinämie Überdiagnostik und Übertherapie vermeiden, ohne gravierende Grundkrankheiten mit spezifischen therapeutischen Konsequenzen zu übersehen. Direkte Hyperbilirubinämie (cholestatischer Ikterus) immer pathologisch. DD ☞ 13.1.7.

Differentialdiagnose der indirekten Hyperbilirubinämie
- **Physiologischer Ikterus:** Auftreten ab 2./3. LT, Ausschlußdiagnose, nur bei klinisch völlig unauffälligem NG. Abklärung von Risikofaktoren für eine Bilirubinenzephalopathie wie Frühgeburt, Infektion, Hypotrophie, Asphyxie, Dehydratation, Hypoglykämie
- **Polyglobulie:** venöser Hkt > 0,65. Dadurch verstärkter Anfall von Bilirubin und Überlastung der Glukuronyltransferase (☞ 4.4.5)
- **Hämatome:** Hämatome der Haut oder innere Blutungen (z.B. Nebennierenblutung, intrakranielle Blutung). Oft makrosome NG und schwierige, traumatische Geburt
- **Morbus hämolyticus neonatorum (Mhn):** oft Icterus praecox (☞ 4.4.2)
- **Infektionen (Sepsis, HWI):** initial durch Hämolyse verstärkter Bilirubinanfall (☞ 4.5.1). Sekundär gelegentlich cholestatischer Ikterus wie bei TORCH-Infektionen (☞ 6.5)
- **Muttermilchikterus:** Häufig erhöhte Bilirubinkonzentrationen bei gestillten Kindern durch verzögerten Nahrungsaufbau, verlangsamte Darmpassage und gesteigerte enterohepatische Zirkulation (Prophylaxe: frühes und häufiges Anlegen). MM-Ikterus im engeren Sinne selten, ausgelöst durch Inhibitoren der Glukuronyltransferase

in der MM. Meist Icterus prolongatus. Abstillen nicht erforderlich, evtl. 24 h Stillpause zur Diagnose ex iuvantibus
- **Hypothyreose:** Icterus prolongatus. *Klinik:* große Zunge, Trinkunlust, Obstipation, Hypothermie, muskuläre Hypotonie ☞ 10.2.2
- **Selten:**
  - Nicht-immunhämolytische Anämie, ☞ 17.1.1 z.B. Sphärozytose, Glukose-6-phosphat-Dehydrogenase-Mangel
  - Crigler-Najjar-Sy.: angeborener Glukuronyltransferase-Mangel.

Diagnostisches Vorgehen bei pathologischem Ikterus

- *Anamnese:* hämolytische Erkrankungen in der Familie; NG-Ikterus bei älteren Geschwistern, Diabetes der Mutter, vorzeitiger Blasensprung, Kolonisation des Geburtskanals mit pathogenen Keimen, Ernährung, zeitlicher Verlauf des Ikterus?
- *Sorgfältige klinische Untersuchung:* besonders auf Apathie, schrilles Schreien, Trinkschwäche, Erbrechen, Apnoen, Tachypnoe, eingeschränkter Mikrozirkulation, Temperaturinstabilität, exzessiven Gewichtsverlust, Hepatosplenomegalie, dunkelgefärbten Urin, acholische Stühle achten
- *Labor obligat:*
  - Bilirubin gesamt und direkt
  - Blutgruppe von Mutter und Kind: Bei Blutgruppe 0 der Mutter AB0-Inkompatibilität bereits beim 1. Kind möglich. Bei rh-neg. Mutter an Rh-Inkompatibilität denken, tritt in der Regel erst beim 2. Kind auf. Nach vorausgegangenen Schwangerschaften, Aborten und Anti-D-Prophylaxe fragen
  - Direkter Coombs-Test: weist mütterliche Ak an kindlichen Erythrozyten nach. Eingeschränkte Sensitivität bei AB0-Inkompatibilität
  - BB mit Retikulozyten: Polyglobulie? Hämolytische Anämie?
- *Labor fakultativ:*
  - Großes BB, CRP, Urinstatus, Blut-/Urinkulturen bei V.a. Infektion
  - Bei nicht-immunologischer hämolytischer Anämie: Erythrozytenmorphologie im Ausstrich, Erythrozytenenzyme, später osmotische Resistenz
  - Bei direkter Hyperbilirubinämie: Leberwerte, Ausschluß pränataler Infektionen (TORCH ☞ 6.5), selektives Stoffwechselscreening (☞ 11.2.1), Ausschluß $α_1$-Antitrypsin-Mangel, CF, Gallengangsatresie (☞ 13.6.2)
  - Bei Icterus prolongatus: T_3, T_4, TSH
- *Sonographie:* Nebennieren-Blutung, intrakranielle Blutung; Morphologie der Leber und ableitenden Gallenwege bei direkter Hyperbilirubinämie.

Therapieindikationen beim nicht-hämolytischen Icterus gravis des gesunden reifen NG			
Alter (h)	Phototherapie	Austauschtransfusion, falls nach 4–6 h Phototherapie kein Bilirubinabfall um 1–2 mg/dl	Austauschtransfusion
25–48	≥ 12–15 (200–260)	≥ 20 (340)	≥ 25 (430)
49–72	≥ 15–18 (260–310)	≥ 25 (430)	≥ 30 (510)
≥ 72	≥ 17–20 (290–340)	≥ 25 (430)	≥ 30 (510)
Gesamtbilirubin in mg/dl (µmol/l)			

Niedrigere Interventionsgrenzen bei hämolytischem Ikterus (☞ 4.4.2), bei FG und kranken NG unbedingt beachten (Risiko eines Kernikterus).

4.1.2 Blaß-graues Hautkolorit

Fällt oft dem Pflegepersonal auf („Kind gefällt mir nicht"). Zusätzlich auch marmorierte Haut. Meist hervorgerufen durch periphere Vasokonstriktion (Kreislaufzentralisation) im Rahmen eines Schocks (☞ 3.2), seltener durch eine Anämie.

Differentialdiagnose
- **Sepsis** (☞ 4.5.1): Risikofaktoren: FG, vorzeitiger Blasensprung, Fieber sub partu etc.
- **Hypovolämie** ☞ 4.7.1
- **Kältestress:** Vasokonstriktion durch zu niedrige Umgebungstemperaturen, Zugluft
- **Herzfehler:** ISTA, hypoplastisches Linksherz, Aortenstenose ☞ 7.4
- **Nekrotisierende Enterokolitis** ☞ 4.5.4
- **Anämie**
- **Cutis marmorata teleangiectatica congenita.**

Diagnostisches Vorgehen bei blaß-grauem Hautkolorit
- *Anamnese:* Alter bei Auftreten, Infektionsanamnese, Geburtsverlauf
- *Sorgfältige klinische Untersuchung:* Vitalzeichen, Zyanose, Dyspnoe, RR und Pulspalpation an allen 4 Extremitäten, Temperatur; Herzgeräusch, Hepatomegalie, druckschmerzhaftes, geblähtes Abdomen
- *Labor:*
  - Großes BB mit Retikulozyten: Anämie?
  - Blutkultur, CRP bei V.a. Sepsis oder NEC, Verlaufskontrolle ☞ 4.5
  - Arterielle BGA: Hypoxie, metabolische oder respiratorische Azidose?
  - Urinstatus, -kultur
  - Lumbalpunktion bei V.a. Sepsis/Meningitis ☞ 4.5
- *Rö-Thorax:* Pneumonie, Pneumothorax, Herzgröße, Lungengefäße
- *Echokardiographie:* bei V.a. Vitium
- *Sonographie:* bei V.a. interne Blutung (Abdomen, Schädel).

4.1.3 Zyanose

Bläuliche Verfärbung der Haut, sichtbar ab etwa 5 g/dl desoxygeniertem Hb.

Periphere Zyanose: erhöhte periphere O_2-Ausschöpfung durch Vasokonstriktion oder verlangsamte Blutströmung. Normale arterielle O_2-Sättigung. Dabei häufig Extremitäten blau (Akrozyanose), Zunge und Schleimhäute rosig.
Zentrale Zyanose: reduzierte arterielle O_2-Sättigung infolge intrapulmonaler venöser Beimischung oder Rechts-links-Shunt. Schleimhäute und Zunge sind zyanotisch.

Differentialdiagnose der peripheren Zyanose
- **Sepsis:** Mikrozirkulationsstörung durch Vasokonstriktion (☞ 4.5.1)
- **Polyglobulie:** Mikrozirkulation ↓ durch erhöhte Blutviskosität (☞ 4.4.5)
- **Hypothermie:** Vasokonstriktion zur Wärmekonservierung. Umgebungstemperatur bzw. Inkubatortemperatur messen, ggf. korrigieren
- **Hypovolämie** ☞ 4.7.1
- **Erniedrigtes HZV:** Herzinsuffizienz, angeborene Herzfehler
- **Pseudozyanose** bei Stauungsblutungen im Kopf- und Gesichtsbereich.

Differentialdiagnose der zentralen Zyanose
- **Zyanotische Herzfehler** ☞ 7.5
- **Lungenerkrankungen:** Pneumonie, transitorische Tachypnoe, ANS, Aspiration, Lungenhypoplasie etc. ☞ 4.6
- **Erkrankungen der Lungengefäße:** Persistierende pulmonale Hypertension des NG (PPHN) ☞ 4.7.2
- **Mechanische Beeinträchtigung der Lungenfunktion:** Pleuraerguß, Pneumothorax, Zwerchfellhernie, Fehlbildungen des knöchernen Thorax
- **Atemwegsobstruktion:** bei Robin-Sequenz, Choanalatresie, Trachealstenosen, Oesophagusatresie, gastroösophagelem Reflux
- **Hypoventilation bei neuromuskulären Systemerkrankungen**
- **ZNS-Erkrankungen:** intrakranielle Blutungen, Meningitis, Krampfanfälle (☞ 4.9.2), Hypoglykämie, medikamentöse Atemdepression
- Selten **Methämoglobinämie:** unzureichende Reduktion des 3-wertigen Eisens im Methämoglobin durch angeborene Enzymdefekte oder toxische Wirkung von Oxydantien (z.B. Nitrit, Lokalanästhetika). Bräunliche Zyanose, p_aO_2 und S_aO_2 (Pulsoxymetrie) normal.

Diagnostisches Vorgehen bei NG-Zyanose
- *Anamnese:* Diabetes der Mutter, Oligo- oder Polyhydramnion, Infektionsanamnese, Sectio; Zyanose kontinuierlich, intermittierend, anfallsweise, nur beim Füttern?
- *Körperliche Untersuchung:* Dyspnoe (☞ 4.1.4), Stridor, Pulse, HF, RR, Herzgeräusch, Hepatomegalie, Temperatur, Sondierung der Choanen oder Spiegelprobe
- *Pulsoxymetrie*
- *(Arterielle) BGA:* Hyperkapnie, Hypoxie, Azidose
- *Labor:* bei V.a. Infektion großes BB, CRP, Blutkulturen; Liquoruntersuchung bei V.a. Meningitis; BZ, Met-Hb-Bestimmung, Medikamentenspiegel
- *Rö-Thorax:* Lungenparenchymerkrankung, Herzgröße, Lungengefäße, extraalveoläre Luft
- *Echokardiographie:* Vitium, myokardiale Erkrankung, PPHN
- *Schädelsonographie:* Hirnblutung, Hirnfehlbildung, Hirnischämie.

4.1.4 Tachy(dys)pnoe

Beschleunigte oder erschwerte Atmung mit Einziehungen und Nasenflügeln. Fakultative Begleitsymptome Zyanose (☞ 4.1.3), Stridor.

Differentialdiagnose der Tachy(dys)pnoe beim NG
- **Lungenerkrankungen** ☞ 4.1.3, 4.6
- **Störungen der Atemmechanik** ☞ 4.1.3, 4.6
- **Atemwegsobstruktion:** Leitsymptom Stridor
- **Vitium cordis:** Tachypnoe bei aktiver oder passiver Hyperämie ☞ 7
- **Angeborene Stoffwechselstörungen:** Hyperpnoe bei metabolischer Azidose (Kussmaulatmung).

Diagnostisches Vorgehen bei Tachy(dys)pnoe des NG
- *Anamnese und körperliche Untersuchung* ☞ 4.1.3
- *(Arterielle) BGA:* Hyperkapnie, Hypoxie, metabolische Azidose
- *Labor:* bei V.a. Infektion großes BB, CRP, Blutkulturen; ggf. selektives Screening auf angeborene Stoffwechselerkrankungen ☞ 11.2
- *Röntgen:*
  - *Thorax:* Lungenparenchymerkrankung, Herzgröße, Lungenüberdurchblutung oder -stauung, extraalveoläre Luft
  - *Fakultativ:* Trachea-Zielaufnahme, Oesophagusbreischluck bei V.a. Trachealstenose
- *Tracheobronchoskopie:* bei V.a. Atemwegsobstruktion
- *Echokardiographie:* Vitium, Linksherzinsuffizienz.

4.1.5 Krampfanfälle

Die fehlende Integration des ZNS beim NG erlaubt i.d.R. keine wohldifferenzierten tonisch-klonischen Anfallsmuster. Je unreifer das NG, desto atypischer und diskreter sind die motorischen Phänomene mit oder ohne Bewußtseinsveränderungen. Faustregel: „Was prima vista wie ein Krampfanfall aussieht, ist oft keiner und umgekehrt".

- Fokale klonische Anfälle
- Multifokale klonische Anfälle
- **Tonische Anfälle:** fokal oder generalisiert, oft assoziiert mit Blickdeviationen; typisch bei FG mit schweren diffusen Enzephalopathien
- *Myoklonische Anfälle:* synchrone einzelne oder repetitive Zuckungen der oberen und/oder unteren Extremitäten, meist im Rahmen von diffusen ZNS-Erkrankungen
- *Amorphe (subtile) NG-Krämpfe:* häufigste Anfallsform, Blickdeviationen, Lidzuckungen, orale Automatismen, Gähnen, tonische Bewegungen, Apnoen, Zyanoseanfälle.

> Unterscheidung zwischen echten Anfällen und Zittrigkeit (Hyperexzitabilität): Beim zittrigen NG keine abnormen Augenbewegungen und orale Automatismen, Bewegungen feinschlägiger, Extremitätentremor durch passive Beugung zu unterbrechen. Anfallsmuster.

Differentialdiagnose der NG-Krämpfe
- **Hypoxisch-ischämische Enzephalopathie** ☞ 4.8
- **Vaskuläre Erkrankungen:** intrakranielle Blutung (traumatisch, FG), Hirninfarkte
- **Hypoglykämie** ☞ 4.4.4
- **Elektrolytimbalancen:** Hypokalzämie, Hypomagnesiämie, Hypo- und Hypernatriämie ☞ 9
- **Infektion:** Sepsis, Meningitis (☞ 4.5.2), TORCH
- **Medikamente:**
  - *Entzug:* Heroin, Methadon, Alkohol, Antikonvulsiva während der Schwangerschaft. Klinik: extrem unruhiges Kind mit muskulärer Hypertonie, schrilles Schreien, Schlafstörungen, Trinkschwierigkeiten, Erbrechen, Durchfall, Fieber, Niesen
  - *Toxizität:* Theophyllin, Lokalanästhetika

- **Angeborene Stoffwechselstörungen:** ☞ 11.2
  - Aminoazidopathien, z.b. Ahornsirupkrankheit mit Koma, Muskelhypotonie, Opisthotonus, Dezerebrierungsstarre, Trinkschwierigkeiten
  - Nicht-ketotische Hyperglyzinämie mit ausgeprägter Muskelhypotonie und Singultus
  - Organazidämien, z.B. Methylmalonazidämie, Propionazidämie, kongenitale Laktatazidose
  - Harnstoffzyklusanomalien mit Hyperammoniämie
- **Vitamin B_6-abhängige Krampfanfälle**
- **Polyglobulie:** zerebrale O_2-Mangelversorgung durch erhöhte Blutviskosität
- **Zerebrale Malformationen:** z.B. neuronale Migrationstörungen, manchmal assoziiert mit sichtbareren kranio-fazialen Dysmorphien
- **Fünf-Tages-Krämpfe und andere benigne familiäre NG-Krämpfe.**

Diagnostisches Vorgehen bei NG-Krämpfen

- *Anamnese:* Alter bei Auftreten der Anfälle, perinatale Asphyxie? Infektionsanamnese? Medikamenteneinnahme während der Schwangerschaft? positive Familienanamnese?
- *Klinische Untersuchung:* Anfallsmuster, äußere Stigmata, auffälliger Geruch, klin. Infektionszeichen, Bewußtseinslage, ausführliche neurologische Untersuchung, Fontanelle
- *Augenhintergrund:* Chorioretinitis, Anomalien der Retina
- *Labor:*
  - BZ, Elyte, Kreatinin, Harnstoff
  - Großes BB, Thrombozyten, CRP: Polyglobulie, Infektion?
  - Blutkultur bei V.a. Sepsis, Meningitis
  - Liquoruntersuchung ☞ 2.1.2
  - Serologie bei V.a. pränatale Infektion, TORCH ☞ 6.5
  - Gerinnung bei intrakranieller Blutung, schwerer Infektion, Hyperammoniämie
  - Drogenscreening i.U. bei V.a. Entzugssyndrom; falls positiv, an HIV denken
- *Stoffwechseldiagnostik* ☞ 11.2
  - *Stufe 1:* Laktat, Ammoniak, Ketonkörper, BGA (metab. Azidose, Anionenlücke), Transaminasen
  - *Stufe 2:* AS i.S., organische Säuren i.U.
- *EEG:* Herdzeichen? Allgemeinveränderrungen?
- *Bildgebende Verfahren:*
  - Obligat Hirnsonographie: Hirnödem? Blutung? Infarkt? Hirnfehlbildungen?
  - Fakultativ: CT, MRT. Periphere (subarachnoidale, subdurale) Blutungen, Infarktbezirke, Migrationsstörungen?

Therapie ☞ 12.3.3

4.1.6 Erbrechen

☞ auch 13.1.4

Gelegentliches Erbrechen tritt bei NG, besonders in den ersten Lebenstagen, häufig auf. Das Erbrochene kann post partum durch verschlucktes Blut oder Mekonium verfärbt sein. Zunächst klären, ob NG tatsächlich erbricht oder ob nur kleine Mengen Nahrung aus dem Mund herauslaufen. Abklärung bei folgenden Begleitsymptomen unbedingt erforderlich: galliges Erbrechen, übermäßige Gewichtsabnahme oder Ausbleiben der zu erwartenden Gewichtszunahme, anhaltendes häufiges Erbrechen.

Differentialdiagnose des nicht-galligen Erbrechens
- **Falsche Fütterungstechnik:** Füttern von zu großen Mengen pro Mahlzeit, Aerophagie durch zu großes Saugerloch, fehlendes Aufstoßen
- **Kardiainsuffizienz mit gastroösophagealem Reflux:** abklärungsbedürftig bei Gedeihstörung oder Hämatemesis
- **Schwere systemische Infektionen:** Sepsis (☞ 4.5.1), Meningitis (☞ 4.5.2), HWI (☞ 8.3.7)
- **Gastroenteritis:** meist Rotavirusinfektion mit Erbrechen, Diarrhoe und evtl. Fieber (☞ 13.4.5)
- **Intrakranielle Drucksteigerung:** z.B. bei Hydrozephalus; vorgewölbte Fontanelle, erweiterte Schädelnähte, überstarke Kopfumfangszunahme
- **Drogenentzug:** *Anamnese:* Heroin-, Methadon-, Alkohol-, Nikotinabusus während der Schwangerschaft. *Klinik:* extrem unruhiges NG mit muskulärer Hypertonie, schrillem Schreien, gestörtem Schlaf-Wach-Rhythmus, Durchfall, Fieber, Niesen, Krampfanfällen
- **Hypertrophische Pylorusstenose:** in seltenen Fällen bereits beim NG ☞ 13.3.3
- **Stoffwechselstörungen:**
  - Adrenogenitales Sy. mit Salzverlust (Na+ ↓, K+ ↑): ☞ 10.4.4
  - Galaktosämie: ☞ 11.7.1
  - Organazidämien, Aminoazidopathien, Harnstoffzyklusdefekte: ☞ 11.6.

Differentialdiagnose des galligen Erbrechens
- **Nekrotisierende Enterokolitis:** ☞ 4.5.4
- **Intestinale Obstruktion:** (☞ 13.4.1) *Anamnese:* bei hoher Obstruktion Polyhydramnion, Down-Syndrom des Kindes. *Ursachen:* Atresien, Stenosen, Pancreas anulare, Malrotation mit oder ohne Volvulus, Duplikaturen, Mekoniumileus und -propf, M. Hirschsprung. *Klinik:* bei hoher Obstruktion frühzeitig Erbrechen bei erhaltener Mekoniumpassage. Bei tiefer Obstruktion aufgetriebener Bauch, fehlender Mekoniumabgang, Erbrechen erst später.

Diagnostisches Vorgehen bei Erbrechen
- *Anamnese:* Polyhydramnion, Lebensalter bei Beginn der Symptomatik, Beschaffenheit des Erbrochenen und Häufigkeit des Erbrechens, Stuhlentleerung
- *Klinische Untersuchung:* Allgemein- und Kreislaufsymptome, Dehydratation, ausladendes Abdomen, Peristaltik, Virilisierung
- *Labor:*
  - Großes BB, Thrombozyten, CRP bei V.a. Infektion
  - BGA: metabolische Azidose oder Alkalose?
  - Elyte, U-Status
  - Fakultativ: Liquoruntersuchung (☞ 2.1.2), selektives Stoffwechselscreening (☞ 11.2), 17-OH-Progesteron (erhöht bei AGS)
- *Bakteriologie/Virologie:* Blut-, Liquor-, Urin-, Stuhlkultur bei V.a. Infektion je nach vermuteter Lokalisation
- *Dokumentation des Gewichtsverlaufs*
- *Abdomensonographie:* Pylorusstenose? Darmobstruktion? freie Flüssigkeit?
- *Schädelsonographie:* bei V.a. intrakranielle Drucksteigerung
- *Abdomenübersicht im Hängen:* „Double bubble" bei Duodenalatresie, Spiegel bei mechanischem Ileus, freie Luft bei Darmperforation, Pneumatosis intestinalis und Darmwandödem bei NEC
- *Kolon-Kontrasteinlauf:* bei tiefer intestinaler Obstruktion zur weiteren Klärung (Atresie, Mekoniumileus, M. Hirschsprung, Malrotation, Mikrokolon)

- *Fraktionierte Magen-Darm-Passage:* bei inkompletter oberer intestinaler Obstruktion
- *Ösophagus-pH-metrie und -sonographie* bei V.a. gastroösophagealen Reflux.

4.1.7 Muskuläre Hypotonie („Floppy infant")

Die klinische Symptomatik der Muskelhypotonie beim NG manifestiert sich in geringen Kindsbewegungen in utero, reduzierten Spontanbewegungen post partum, Fehlen des normalen Beugetonus bei reifen NG, schlechter Kopfkontrolle, schwachem Schreien und Trinkschwäche. Evtl. respiratorische Insuffizienz durch Beteiligung der Atemmuskulatur.

Differentialdiagnose
- Physiologisch bei **FG**
- **Syndrome:** Trisomie 21, Prader-Willi-Syndrom
- **Schwere Allgemeinerkrankungen:** z.B. Sepsis, Herzinsuffizienz
- **Hypoxisch-ischämische Enzephalopathie** (Frühphase) ☞ 4.8
- **Medikamente:** z.B. Benzodiazepine, Barbiturate, Opiate, Narkoseüberhang nach Sectio
- **ZNS-Erkrankungen:** Fehlbildung, Blutung, chronische Infektion (TORCH, ☞ 6.5)
- **Rückenmarksläsion:** nach traumatischer Entbindung mit Überdehnung der Wirbelsäule
- **Neuromuskuläre Erkrankungen:** kongenitale Myopathie, Dystrophia myotonica, neonatale Myasthenie, M. Werdnig-Hoffmann
- **Hypermagnesiämie:** Mg^{2+} > 1 mmol/l. *Ursachen:* zu hohe Zufuhr ante partum, z.B. bei Eklampsiebehandlung der Mutter oder Mg-Tokolyse. *Klinik:* Apnoe oder postpartale Atemdepression, verzögerte Mekoniumentleerung
- **Hyperkalzämie:** Ca^{2+} > 2,6 mmol/l. *Ursachen:* Phosphatdepletion, WilliamsBeuren-Syndrom, primärer Hyperparathyreoidismus. *Klinik:* Polyurie, arterielle Hypertonie
- **Hypothyreose:** ☞ 10.2.2
- **Angeborene Stoffwechselstörungen:** ☞ 11.2, Glykogenose Typ 2.

Diagnostische Vorgehen bei muskulärer Hypotonie
- *Anamnese:* positive Familienanamnese, perinatale Asphyxie? Geburtstrauma? Medikamente inkl. Mg
- *Klinische Untersuchung:* Dysmorphie-Zeichen, Infektionssymptome, kompletter Neurostatus inkl. MER und Augenhintergrund
- *Labor:*
  - Großes BB, CRP, Thrombozyten bei V.a. Infektion
  - BZ, Elyte inkl. Mg^{2+}, CK, GOT, GPT
  - Virusserologie bei V.a. pränatale Infektion, TORCH ☞ 6.5
  - T_3, T_4, TSH
  - Liquoruntersuchung ☞ 2.1.2
  - Selektives Stoffwechselscreening ☞ 11.2
  - Chromosomenanalyse: Trisomie 21, Prader-Willi-Syndrom.

4.2 Diagnostische Methoden

4.2.1 Zustandsdiagnostik des Neugeborenen

Begriffsdefinitionen	
Frühgeborenes	< 37 SSW, bzw. < 260 SS-Tage
Termingeborenes	37 bis Ende 42 SSW, bzw. 260–294 SS-Tage
Übertragenes	42 SSW und mehr, bzw. > 294 SS-Tage
Eutrophes Kind	GG zwischen der 10. und 90. Perzentile
Hypotrophes Kind	GG < 10. Perzentile (= **S**mall for **g**estational **a**ge, SGA)
Hypertrophes Kind	GG > 90. Perzentile (= **L**arge for **g**estational **a**ge, LGA)

Perzentilenkurven ☞ 29

APGAR-Schema			
Kriterien	0 Punkte	1 Punkt	2 Punkte
Aussehen	Blaß, blau	Stamm rosig, Extremitäten blau	Rosig
Puls	Keiner	< 100/Min	> 100/Min
Grimassieren beim Absaugen	Keines	Verziehen des Gesichtes	Schreien
Aktivität	Keine Spontanbewegung	Geringe Flexion der Extremitäten	Aktive Bewegungen
Respiration	Keine	Langsam, unregelmäßig	Regelmäßig, keine Dyspnoe

4.2.2 Bestimmung des Gestationsalters

Bestimmung des Gestationsalters: Bei jedem FG und hypotrophen NG indiziert, besonders wenn eine Diskrepanz zwischen dem errechneten Geburtstermin und den Ergebnissen der letzten fetalen Ultraschalluntersuchung besteht.

Reifezeichen des Neugeborenen*	
Hautbeschaffenheit Prüfung: Bauchhautfalte zwischen Finger und Daumen inspizieren/anheben	**Ohrform** Prüfung: oberen Teil der Ohrmuschel, oberhalb des Gehörganges inspizieren
0 Sehr dünn, gallertartig 1 Dünn und glatt 2 Glatt und mitteldick Reizzustände, evtl. Exantheme und Abschilferungen 3 Leichte Dickenzunahme, fühlt sich steif an, oberflächliche Risse und Abschilferungen besonders an Händen und Füßen 4 Dick und pergamentartig, oberflächliche und tiefe Risse	0 Fast flach, ohne Relief mit geringem oder fehlendem Einrollen des Ohrmuschelrandes 1 Einrollung, auch geringgradig, eines Teils des Ohrmuschelrandes 2 Teilweise Einrollung des ganzen oberen Ohrmuschelrandes 3 Abgeschlossene Einrollung des vollständig oberen Ohrmuschelrandes

Reifezeichen des Neugeborenen*

Hautfarbe
Prüfung: durch Inspektion beurteilen, wenn das NG ruhig ist, nicht nach dem Schreien

0 Dunkelrot
1 Überall rosa
2 Blaßrosa, regionale Schwankungen der Farbintensität, d.h. einige Körperpartien können blaß sein
3 Blaß, nirgends richtig rosa, außer an Ohr, Lippe, Fußsohle, Handfl.

Hautdurchsichtigkeit am Rumpf
Prüfung: Rumpf inspizieren

0 Zahlreiche Venen, Zuflüsse und Venolen sichtbar, bes. am Bauch
1 Venen und Zuflüsse sichtbar
2 Wenige große Blutgefäße am Bauch deutlich sichtbar
3 Wenige große Blutgefäße, undeutlich sichtbar
4 Keine Blutgefäße

Lanugo über dem Rücken
Kind zum Licht hochhalten, Rücken inspizieren

0 Kein Lanugo/wenige kurze Haare
1 Reichlich lange, dichtstehende Haare am ganzen Rücken
2 Lanugo fällt aus, besonders über dem unteren Rücken
3 Wenig Lanugo mit kahlen Stellen
4 Mind. der halbe Rücken ist frei von Lanugo

Brustwarze
Prüfung: Inspektion

0 Brustwarze kaum sichtbar, keine Areola
1 Brustwarze gut ausgebildet, Areola vorhanden, aber nicht erhaben
2 Brustwarze gut ausgebildet. Rand der Areola erhaben gegenüber der umgebenden Haut

Ohrfestigkeit
Prüfung: oberen Ohrmuschel zwischen Finger und Daumen palpieren und falten

0 Ohrmuschel fühlt sich weich an, läßt sich leicht in bizarre Positionen falten, ohne spontan in Ausgangsstellung zurückzuspringen
1 Ohrmuschel fühlt sich am Rand weich an, läßt sich leicht falten, kehrt langsam in Ausgangsstellung zurück
2 Knorpel ist tastbar bis an den Rand der Ohrmuschel, ist aber dünn, Ohrmuschel springt nach Faltung in Ausgangsstellung zurück
3 Feste Ohrmuschel, Knorpel erstreckt sich deutlich bis in die Peripherie. Ohrmuschel springt nach Faltung sofort in Ausgangsstellung zurück

Brustdrüsengröße:
Drüsenkörper zwischen Daumen und Finger tasten

0 Nicht tastbar
1 Einseitig oder beidseitig tastbar, kleiner als 0,5 cm im Durchmesser
2 Beidseitig tastbar, ein- oder beidseitig 0,5–1,0 cm im Durchmesser
3 Beidseitig tastbar, ein- oder beidseitig größer als 1 cm im Durchmesser

Fußsohlenfurchung
Prüfung: Sohlenhaut von den Zehen zur Ferse hin strecken und stehenbleibende Falten beurteilen

0 Keine Furche
1 Blasse, rote Linien im Bereich der vorderen Hälfte der Sohle
2 Deutl. rote Linien im Bereich von mehr als der vorderen Sohlenhälfte und Furchen nur im Ber. des vord. Drittel
3 Wie (2), aber die Furchung reicht über das vordere Drittel hinaus
4 Deutliche tiefe Furchung, die über das vordere Drittel der Sohle hinausreicht

Auswertung: Punktzahl, geschätztes Gestationsalter (Wochen)

1	2	3	4	5	6	7	8	9	10
28,1	28,6	29,1	29,6	30,1	30,6	31,1	31,6	32,1	32,6
11	12	13	14	15	16	17	18	19	20
33,1	33,6	34,2	34,7	35,2	35,7	36,2	36,7	37,2	37,7
21	22	23	24	25	26	27	28	29	30
38,2	38,7	39,2	39,7	40,3	40,8	41,3	41,8	42,3	42,8

* nach Farr et. al., modifiziert nach Nicopulos Am. J. Dis. Child. 130

Besondere Probleme des FG

FG neigen durch Unreife der Organe zu folgenden Störungen
(→ sorgfältige klinische Überwachung)
- *Lunge:* Surfactant-Mangel (☞ 4.6.1), bronchopulmonale Dysplasie (☞ 4.6.4)
- *Herz:* offener Ductus Botalli (☞ 7.4.3)
- *Gastrointestinaltrakt:* nekrotisierende Enterokolitis (☞ 4.5.4)
- *Niere:* Niereninsuffizienz, Elektrolytstörungen (☞ 4.4.4, 9)
- *Leber:* Hypoglykämie (☞ 4.4.4), Hyperbilirubinämie (☞ 4.1.1)
- *Immunsystem:* Sepsis (☞ 4.5.1)
- *Subkutanes Fett:* Hypothermie (→ Pflege im Inkubator oder Wärmebett)
- *ZNS:* Hirnblutungen (☞ 4.9.1), periventrikuläre Leukomalazie, Apnoen/Bradykardien (☞ 4.9.2), Kernikterus (☞ 4.1.1)
- *Netzhaut:* FG-Retinopathie (☞ 20.3.7).

4.2.3 Laboruntersuchungen beim NG

Beim gesunden NG sind außer dem neonatalen Stoffwechsel-Screening keine Laboruntersuchungen erforderlich.

Alter	Labor	Indikation/Bemerkung
1. LT	**Obligat** BGA	Aus Nabelarterien/Nabelvenenblut, (Normwerte ☞ 26.1), wird in U-Heft eingetragen
	Blutgruppe Luesserologie BZ	Aus Nabelblut
	Fakultativ Direkter Coombs Test Gesamtes, indirektes Bilirubin CRP Großes Blutbild BZ-Verlauf	V.a. Morbus hämolyticus neonatorum V.a. Morbus hämolyticus neonatorum V.a. Amnioninfektion Bei großen und hypotrophen Kindern und Kindern diabetischer Mütter
ab 2. LT	Gesamtes und direktes Bilirubin CRP Großes Blutbild Elyte und Blutzucker Weiteres je nach Grunderkrankung	Ikterisches Hautkolorit (☞ 4.1.1) V.a. Sepsis V.a. Sepsis, V.a. Polyglobulie, V.a. Anämie Parenterale Ernährung
3. LT	TSH auf Filterpapier Stoffwechsel-Screening	Primäre Hypothyreose? Stoffwechselscreening für Phenylketonurie, Galaktosämie und weitere angeborene Stoffwechselerkrankungen (erweitertes NG-Screening, heute mit Tandem-Massenspektrometrie). Wichtig: Dokumentation des Befundrücklaufs.
LT = Lebenstag		

4.2.4 Bildgebende Verfahren

Röntgen-Thorax (☞ 14.2.2), Röntgen-Abdomen (☞ 4.1.6).

Schädelsonographie
Durchführung transfontanellär mit Sectorscanner 7,5 Mhz.

Schnittebenen
- Koronar: Schallkopf parallel zur Koronarnaht auf große Fontanelle aufsetzen, Durchmusterung der intrakraniellen Strukturen von rostral nach okzipital durch Kippung des Schallkopfes
- *Sagittal/Parasagittal:* Schallkopf parallel zur Sagittalnaht, Kippung nach rechts und links zur Darstellung der Seitenventrikel und der Hirnhemisphären.

Indikationen
- FG < 1500 g (32. SSW) ab 2. LT: Hirnblutung? (☞ 4.9.1)
- Nach traumatischer Entbindung: intrakranielle Blutung
- FG/NG mit neurologischen Auffälligkeiten, Meningitis
- V.a. Hydrozephalus, z.B. bei Meningomyelozele (☞ 12.5.1)
- Fehlbildungs-Syndrome
- Abklärung bei V.a. pränatale Infektion (TORCH): intrakranielle Verkalkungen?
- Sgl. mit V.a. Kindesmißhandlung: subdurales Hämatom?

Jede Ultraschalluntersuchung muß dokumentiert werden. (Befunddokumentation der Hirnblutungen FG ☞ 4.9.1)

Kraniales Computertomogram (CCT), Kernspintomogramm
Physiologische Müdigkeits-/Schlafphasen ausnutzen, z.B. nach Fütterung. Evtl. Sedierung. Eingeschränkte Überwachungsmöglichkeiten bei MRT beachten (☞ 12.2.5).

Indikationen
- *CCT:* intrakranielle Blutungen bei kalottennaher Lokalisation oder infratentoriell
- *MRT:* komplexe Hirnfehlbildungen, Migrationsstörungen, neurometabolische Erkrankungen (☞ 12.11).

4.3 Neugeborenen-Reanimation

4.3.1 Voraussetzungen und Ausrüstung

Personelle Voraussetzungen
Die NG-Reanimation sollte nur von geübten Ärzten durchgeführt werden. Dies gilt besonders bei Frühgeborenen < 32. SSW oder speziellen fetalen Erkrankungen. Benötigt wird ferner ein(e) erfahrene(r) Helfer(in) (Kinderkrankenschwester, Hebam-

me); Aufgabenverteilung vorher absprechen. In besonderen Fällen (z.B. Mehrlingsentbindung, Hydrops fetalis, Gastroschisis) sind 2 Ärzte und 2 Helfer erforderlich.

Apparative Voraussetzungen

Vor Beginn der Erstversorgung Instrumentarium auf Vollständigkeit und Funktionsfähigkeit überprüfen:

- Reanimationseinheit mit Heizstrahler, Beleuchtung und Uhr
- Warme Tücher
- Absauggerät (Einstellung auf -0,2 bar) und Absaugkatheter (Größen 6–12 Ch), evtl. Mundsauger mit Schleimfalle
- Selbstfüllende Atembeutel-Ventil-Masken-Einheit (Laerdal, Penlon) mit Druckbegrenzung auf 30–35 cm H$_2$O und Sauerstoffanschluß, Sauerstoff möglichst angewärmt und befeuchtet
- Atemmasken (z.B. Laerdal) Größe 0–2
- Zeitgesteuertes, flow-konstantes Beatmungsgerät mit Gasmischer
- EKG-Monitor, Pulsoxymeter und oszillometrisches Blutdruckmeßgerät
- Stethoskop
- Laryngoskop mit geraden Spateln Größe 0 und 1
- Trachealtubi Größe 2,0; 2,5; 3,0 und 3,5 mm
- Führungsstab für Trachealtubus, Magill-Zange
- Infusionslösungen (10 % Glucose, Plasmaprotein-Lösung oder 5 % Humanalbumin)
- Medikamente (☞ 27)
- Spritzen, Kanülen
- Venenverweilkanülen 24 G und Anschlußleitungen
- Pflaster zum Fixieren des Tubus und der Venenkanüle
- Blutkulturflaschen, Abstrichmaterial, Röhrchen für Blutentnahmen
- Nabelgefäßkatheter-Set
- Nabelklemme und Set zum Abnabeln
- Magensonde.

Information über Risikofaktoren

- **Präexistente Risikofaktoren und mütterliche Erkrankungen:** Alter der Mutter < 16 und > 40 J., Erstgebärende > 30 J., Parität > 3, Aborte und postpartale Probleme früher geborener Kinder, hereditäre Erkrankungen, Diabetes mellitus, Asthma, kardiovaskuläre Erkrankungen, Dauermedikation
- **Risikofaktoren während der Schwangerschaft:** Mehrlingsschwangerschaft, Infektionen (TORCH, bakteriell), EPH-Gestose, Medikamenteneinnahme, Drogen, Rauchen, Alkohol, sonographische Hinweise auf Plazentainsuffizienz und intrauterine Wachtumsrestriktion, dopplersonographische Zeichen fetaler Kreislaufveränderungen und Hypoxie, Hinweise auf fetale Erkrankungen bei der pränatalen Diagnostik (Amniozentese bzw. Chorionzottenbiopsie, Sonographie, Labordiagnostik)
- **Risikofaktoren während der Geburt:** Gestationsalter (rechnerisch, ggf. sonographisch korrigiert), geschätztes Geburtsgewicht, plazentare Lageanomalien und vorzeitige Plazentalösung), fetale Lageanomalien, Entbindungsmodus, bei operativer Entbindung Indikation, Hinweise auf pränatale Asphyxie (pathologisches CTG, Mikroblutuntersuchung, Dopplersonographie), protrahierte oder Sturzgeburt, vorzeitiger Blasensprung, Fieber sub partu und laborchemische Zeichen eines Amnioninfektions-Syndroms, Fruchtwasserauffälligkeiten (Polyhydramnion, Oligohydramnion, grünes Fruchtwasser, mißfarbenes und stinkendes Fruchtwasser), bei Frühgeburt abgeschlossene Lungenreifung durch Glukokorticoide.

4.3.2 Allgemeine Reanimationsmaßnahmen

Die Neugeborenen-Reanimation orientiert sich an den beobachteten Einschränkungen der Vitalfunktionen (Atmung, Kreislauf, zerebrale Funktion). Diagnostik läuft parallel zu den therapeutischen Maßnahmen.

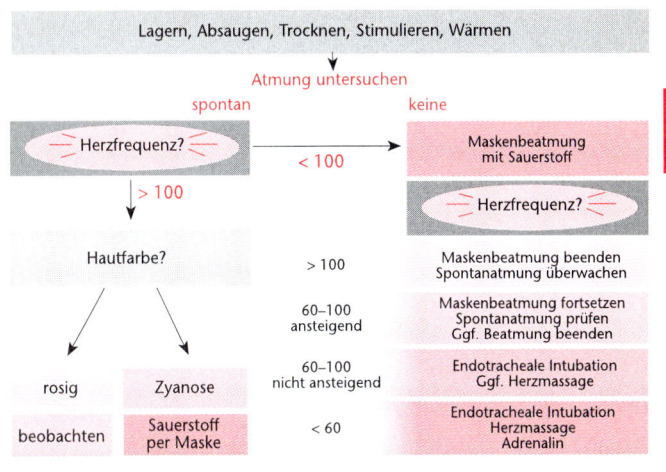

Abb. 4.1: Algorithmus zur NG-Reanimation [L 157]

Postpartale Zustandsdiagnostik: ☞ 4.2.1

Präzise Bewertung der Einzelsymptome des APGAR-Scores vornehmen, keine summarische Punktevergabe.

Durchführung der Neugeborenen-Reanimation

Die Durchführung der Neugeborenen-Reanimation (☞ Abb. 4.1) erfolgt nach der ABCD-Regel. Das primäre Problem bei anpassungsgestörten Neugeborenen ist fast immer die perinatale Hypoxie; diese unverzüglich beheben. Eine kardiale Reanimation ist bei adäquatem Vorgehen nur in Ausnahmefällen erforderlich.

- **Trocknen und Wärmen:** Hypothermie vermeiden. Hypothermie kann den O_2-Verbrauch verdreifachen. Kompromiß zwischen notwendiger Exposition des NG zur Beurteilung und Vermeidung von Wärmeverlusten. Kopf als große Oberfläche für Wärmeverluste beachten. Vorsichtiges Abreiben mit vorgewärmten Tüchern reduziert Wärmeverluste und stimuliert die Atmung. EKG- und Sättigungsmonitor anschließen
- **Absaugen:** routinemäßiges Absaugen nicht erforderlich. Indiziert bei hörbarem Sekret im Nasenrachenraum, nach Sectio und bei blutigem, infiziertem oder

mekoniumhaltigem Fruchtwasser. Initial nur Absaugen der Nasenöffnungen und des Mund-Rachen-Raumes

! Tiefes Absaugen bedeutet Vagusreiz (Bradykardie) und stört die Adaptation. Anfängerfehler: zu intensives Absaugen bei „schlechtem" Kind.

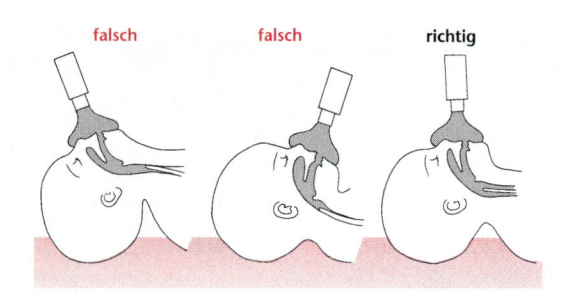

Abb. 4.2: Lagerung des Kopfes [L 157]

- **Maskenbeatmung:** keine Maskenbeatmung bei ausreichender Spontanatmung und guter Herzfrequenz. Bei Zyanose Gabe von O_2 per Maske. Bei unzureichender Eigenatmung Maskenbeatmung mit Sauerstoff
  - *Technik:* Kopf in „Schnüffelstellung" (☞ Abb. 4.2), Unterkiefer mit 4. und 5. Finger der linken Hand vorziehen, Maske geeigneter Größe mit Daumen und Zeigefinger fest um Mund und Nase anpressen. Erste Atemhübe mit verlängerter Inspirationszeit und ausreichend hohem Druck, Dosierung nach Thoraxexkursion und auskultiertem Atemgeräusch. Zur primären Lungenentfaltung sind unter Umständen Drucke bis 40 cm H_2O erforderlich; Überdruckventil des Beatmungsbeutels ggf. vorübergehend verschließen *(cave:* Barotrauma, Pneumothorax). Effektivität anhand der Hautfarbe und der Herzfrquenz überprüfen. Weitere Beatmung mit Frequenz 40–60 und verringertem Druck. Nach Stabilisierung Suffizienz der Spontanatmung überprüfen und ggf. Beatmung beenden
  - Bei kardiozirkulatorisch stabilem, termingeborenem Kind und opiatbedingter Atemdepression (Anamnese!) Versuch mit Naloxon i.v. (☞ Tab.)
  - *KI gegen Maskenbeatmung* (→ primäre Intubation): Mekoniumaspiration (☞ 4.6.3); infiziertes, stinkendes Fruchtwasser; kongenitale Zwerchfellhernie (☞ 4.6.5); Bauchwanddefekte (☞ 22.4.1); intestinale Obstruktion
- **Endotracheale Intubation:** indiziert sekundär bei unzureichender Stabilisierung unter Maskenbeatmung oder primär bei Kontraindikationen gegen Maskenbeatmung (s.o.). Technik ☞ 2.2.4. Im Zweifelsfall Erfahrenere(n) hinzuziehen
- **Kardiale Reanimation:** Bei unverzüglicher Sicherstellung einer ausreichenden Ventilation und Oxygenierung erholen sich NG zumeist rasch, erkennbar am Anstieg der Herzfrequenz, Beseitigung der Zyanose und Etablierung einer guten Mikrozirkulation (rasche Kapillarfüllung nach Druck auf die Haut). Bei persistierender Zyanose, Hautblässe und/oder Bradykardie stellt sich folgende *DD:*
  - Inkorrekte Tubuslage → Auskultation, Laryngoskopie, ggf. Neuintubation
  - Pneumothorax → Diaphanoskopie, ggf. Punktion

- Lungenhypoplasie: Oligohydramnion? unproportional kleiner Thorax, Potter-Facies, Gelenkkontrakturen als weitere Symptome
- Schwere perinatale Asphyxie → Nabelschnur-pH erfragen (☞ 4.8)
- Kongenitale Zwerchfellhernie (☞ 4.6.5)
- Hypovolämischer Schock (☞ 4.7.1).

Durchführung der kardiozirkulatorischen Reanimation

- Bei persistierender Bradykardie Herzmassage nach der thoraxumfassenden Technik (☞ Abb. 3.9): Frequenz 120/Min., Kompression des Sternum 2–3 cm, simultane Beatmung im Verhältnis 1 : 5. Überprüfung der Effektivität anhand von Herzfrequenz, Hautfarbe, Femoralispulsen und Pupillenreaktion
- Bei ausbleibendem Herzfrequenzanstieg Adrenalin (Suprarenin®) intratracheal (☞ Tab.).
- Natriumbicarbonat blind nur bei schwerer metabolische Azidose (Nabelschnur-pH? prolongierte Reanimation) peripher- oder umbilicalvenös geben (☞ Tab.). Vorher adäquate Ventilation und Zirkulation sicherstellen. Weitere Puffertherapie nach BGA
- Bei Hypovolämie Volumengabe (☞ 4.7.1).

Medikamente in der Neugeborenen-Reanimation			
Medikament	**Indikation**	**Applikation**	**Dosis**
Adrenalin	Bradykardie	intratracheal, i.v.	0,01–0,1 mg/kg
NaHCO₃ 8,4 %	Metabolische Azidose	i.v.	max. 3 ml/kg
Naloxon	Opiat-Antagonismus	i.v.	0,01 mg/kg
Humanalbumin 5 %	Hypovolämie	i.v.	10 ml/kg

Maßnahmen nach abgeschlossener Reanimation

- Entscheidung über die weitere Behandlung: Indikation zur Intensivpflege/ Intensivüberwachung? Normalstation? Verbleib in der Entbindungsklinik?
- Transport erst nach Stabilisierung des Kindes. Vorher Überprüfung eines adäquaten Gasaustauschs (Pulsoxymetrie, evtl. BGA)
- Respiratorische Unterstützung während des Transports: entweder suffiziente Spontanatmung, Rachen-CPAP oder (im Zweifelsfall immer!) vor Transportbeginn Intubation und Beatmung
- Ösophagus sondieren zum Ausschluß einer Ösophagusatresie
- Magensonde zur Entlastung bei intestinaler Obstruktion (☞ 13.4.1), nach längerer Maskenbeatmung und unter Rachen-CPAP
- Venöser Zugang, z.B. bei längerem Transport, Hypovolämie, Hypoglykämiegefahr, instabilem Kind
- Begleitpapiere, Mutter- und Plazentablut mitnehmen
- Information der Eltern über den Zustand des Neugeborenen, die vorgesehenen Maßnahmen und den Verbleib ihres Kindes
- Funktionsfähigkeit des Transportsystems (Inkubatortemperatur, Beatmungsgerät) überprüfen.

Abbruch der Neugeborenen-Reanimation
Auch ein schwer asphyktisches Neugeborenes stabilisiert sich nach adäquater Ventilation und Oxygenierung rasch. Die Notwendigkeit einer externen Herzmassage und Adrenalingabe bei persistierender Bradykardie oder Asystolie signalisiert eine schwere und protrahierte myokardiale Hypoxie. In dieser Situation ist eine ausgeprägte hypoxisch-ischämische Hirnschädigung zu unterstellen. Die meisten Neonatologen stimmen überein, daß eine Einstellung der Reanimationsmaßnahmen gerechtfertigt ist, wenn sich nach mindestens 10minütiger sachgerechter Reanimation kein spontaner Kreislauf etablieren läßt.

4.4 Neonatologische Krankheitsbilder

4.4.1 Häufige Befunde beim Neugeborenen

Kephalhämatom
Subperiostale Blutung, meist über dem Os parietale, durch Abscherung des Periosts. Häufig bei Vakuumextraktion. Häufigkeit 3–4 % aller Termingeborenen.
- **Klinik:** ein- oder beidseitige prallelastische Schwellung. Immer begrenzt durch die Schädelnähte
- **DD:** *Geburtsgeschwulst* (Caput succedaneum): Ödem der Kopfhaut, teigige Konsistenz, Schädelnähte übergreifend. Resorption in den ersten Lebenstagen. *Subgaleale Blutung:* Abhebung der Kopfschwarte nach traumatischer Geburt, große Blutmenge → Risiko eines hämorrhagischen Schocks (☞ 4.7.1)
- **Therapie:** keine, Spontanresorption bzw. Ossifikation binnen Wochen bis Monaten.

Klavikulafraktur
Häufige Geburtsverletzung (3–4 %), besonders bei makrosomen NG und bei Schulterdystokie.
- **Klinik:** Schonung des Armes, z.B. beim Moro-Reflex. Bei Palpation der Klavikula Druckschmerz, Schwellung, Krepitation. Erkennung u. U. oft erst ab der 2. Lebenswoche durch Kallusbildung. Assoziation mit Plexusparese
- **Therapie:** keine. Vermeiden unnötiger Bewegungen des betroffenen Armes (Schmerzen).

Lähmungen des Plexus brachialis
Überdehnung (selten Zerreißung) von Wurzeln des Plexus bei Entwicklung aus BEL oder Schulterdystokie. Inzidenz: 0,5–1 % aller Termingeborenen, überwiegend rechtsseitig.

Obere Plexuslähmung (Erb-Duchenne): betroffen Nervenwurzeln C5 und C6. Arm schlaff in Innenrotation und Pronation neben dem Körper, keine Beugung im Ellenbogengelenk, Handgreifreflex erhalten. Selten Beteiligung C4 (N. phrenicus!).

Untere Plexusparese (Klumpke): betroffen Nervenwurzeln C7 bis Th1. Selten, meist mit oberer Parese kombiniert. Aktive Fingerbeugung (Handgreifreflex) fehlt. Bei Beteiligung des Ramus communicans des Sympathikus zusätzlich Hornerscher Symptomenkomplex.
- **Therapie:** entlastende Lagerung des Armes in Ellenbogenbeugung dicht am Körper, evtl. Unterarm am Bauch des Kindes fixieren. Bei fehlender Remission Physiotherapie ab der 2. Lebenswoche zur Erhaltung der Gelenkbeweglichkeit
- **Prognose:** Bei Erbscher Lähmung meist komplette Erholung innerhalb der ersten Lebenswochen, permanente Defizite in 5(–10) %. Indikation zur operativ-neurochirurgischen Therapie erwägen.

Nässender Nabel

Nach dem Abfall der Nabelschnur sollte die verbleibende Wunde innerhalb von etwa 2 Wo. epithelialisiert sein. Falls sie weiter sezerniert, an folgende DD denken:
- **Nabelgranulom:** erbsgroße, entzündliche Granulation am Nabelgrund mit geringer, evtl. blutig-seröser Sekretion. *Therapie:* Ätzung des Granulationsgewebes mit Argentum nitricum
- **Omphalitis:** Sekundärinfektion der Nabelwunde, meist durch Staphylokokken oder Streptokokken. Schmerzhafte Rötung und Infiltration der Nabelgegend, evtl. eitrige Sekretion. *Komplikationen:* intravasale Ausbreitung in der Nabelvene, Sepsis, selten septische Pfortaderthrombose. *Therapie:* lokale, evtl. systemische Antibiotika
- Bei länger dauernder Nabelsekretion **Ductus omphaloentericus** und **Urachusfistel** ausschließen (Sonographie, Darstellung mit Kontrastmittel).

Brustdrüsenschwellung

Schwellung der Brustdrüsen NG beiderlei Geschlechts, z.T. schmerzhaft und mit Überwärmung. Je reifer die Kinder, umso ausgeprägter. Zum Teil verbunden mit Austritt von Milch („Hexenmilch"), typischerweise zwischen 3. Lebenstag und 4. Lebenswoche. Keine Manipulationen, um Superinfektion (eitrige Mastitis) zu vermeiden. *Therapie:* Bei starker Schwellung mit weichem, sterilem Verband abdecken. Bei eitriger Mastitis (Rötung!) staphylokokkenwirksames Antibiotikum i.v.

Exanthema toxicum (NG-Exanthem):
unregelmäßig begrenzte erythematöse Makulae, z.T. mit zentraler gelblicher Papel, selten pustulös (intertriginöse Areale). Lokalisation hauptsächlich am Stamm. *DD:* Staphylodermie. *Therapie:* keine. Spontane Rückbildung innerhalb weniger Tage.

4.4.2 Morbus hämolyticus neonatorum (Mhn)

Immunhämolytische Anämie durch Blutgruppenunverträglichkeit zwischen Mutter und Kind. Kind erbt vom Vater Erythrozytenantigene, die das Immunsystem der Mutter bei Kontakt als fremd erkennt und mit Antikörperbildung beantwortet. Häufigste Antigene: Antigene der Rhesusgruppe: D (sogenannter Rhesusfaktor), C, E, c, e; andere Antigene: A- und B-Antigen, Kell-, Duffy-Antigen.

Klinisch bedeutsam sind die *Rhesusinkompatibilität (D)* und die *AB0-Inkompatibilität.*

Rhesusinkompatibilität (Rh-Erythroblastose)

Konstellation: Mutter rhesus-negativ (d/d), Vater rhesus-positiv (D/D oder D/d), Kind rhesus-positiv (D/d).
Mütterliche Sensibilisierung möglich bei Aborten, Interruptiones, Geburt des 1. Kindes; führt zur Bildung von plazentagängigen Anti-D-IgG-AK. Bei folgendem Kind mit der gleichen Blutgruppenkonstellation spezifischer und unspezifischer Boostereffekt. Diaplazentarer Transfer der AK, Bindung an fetales Erythrozytenantigen D, Zerstörung der AK-beladenen Erythrozyten im RES mit Entstehung von Bilirubin. Kompensatorische Ausschüttung kernhaltiger Erythrozytenvorstufen (Erythroblasten) aus den extramedullären Bildungsstätten. **DD:** ☞ 4.1.1.

Klinik
- Blässe (Anämie)
- Icterus praecox durch verstärkte Hämolyse (☞ 4.1.1)
- Hepatosplenomegalie durch Steigerung der extramedullären Blutbildung
- Bei ausgeprägter Anämie (Hkt < 0,2) Herzinsuffizienz, Entwicklung eines Hydrops fetalis (☞ 4.7.3).

Pränatale Diagnostik
- Screening auf irreguläre AK im mütterlichen Blut in der 20. und 32. SSW. Bei positivem Ausfall Identifikation der AK und Titerbestimmung. Nicht alle irregulären AK führen zur Erkrankung des Feten
- Spektrophotometrische Bestimmung des Bilirubingehalts im Fruchtwasser durch Messung der optischen Dichte bei einer Wellenlänge von 450 nm (Delta E 450). Je höher der Delta-E-Wert in Abhängigkeit vom Schwangerschaftsalter, desto größer ist die fetale Gefährdung. Weiteres Procedere (Abwarten, intrauterine Transfusion, vorzeitige Entbindung) nach dem empirischen Liley-Diagramm
- Fetale Hb- und Blutgruppenbestimmung durch Chordozentese
- Ultraschalluntersuchung zum Erkennen eines Hydrops.

Postnatale Diagnostik
- Blutgruppe des Kindes mit Rhesusfaktor und direktem Coombs-Test aus Nabelschnur-Blut
- **!** Blutgruppenbestimmung nach intrauteriner Transfusion unter Umständen vorübergehend nicht mehr möglich
- Indirektes Bilirubin; engmaschige Verlaufskontrollen (2–3stündl.), da rascher Anstieg
- Hb (Anämie?), Diff.-BB (Erythroblasten?), Retikulozyten (> 5 %?)
- Albumin = Bilirubinbindungskapazität (☞ 4.1.1).

Therapie
Ziel ist die Vermeidung von Hirnschäden (Kernikterus, ☞ 4.1.1) und Folgeschäden der Anämie (Hypoxämie, Herzinsuffizienz, Tod).
- **Pränatal:** abhängig vom Schwangerschaftsalter, den Delta-E-Werten (Verlaufskontrolle) und dem fetalen Hb abwartendes Verhalten, intrauterine Transfusion (intravasal oder intraperitoneal) oder Entbindung
- **Postnatal:**
  - Erstversorgung ☞ 4.7.3
  - Austauschtransfusion (s.u.)
  - Phototherapie: *Indikation:* primär nur bei leichten Fällen des Mhn: Hb > 12 g/dl, indirektes Bilirubin unterhalb Austauschgrenze; sekundär nach Austauschtransfusion; *Technik:* s.u.

Nachsorge

- Hb-Kontrollen 2wöchentlich im 1. Vierteljahr wegen der Gefahr der Spätanämie. Ursache: persistierende Immunhämolyse auch nach Austauschtransfusion, verkürzte Überlebensdauer transfundierter Erythrozyten
- Erythrozytentransfusion bei Hb-Werten unter 7–8 g/dl
- Bei ausgeprägter Hämolyse (Anämie) engmaschige entwicklungsneurologische Kontrollen.

Prophylaxe

Die Sensibilisierung einer rh-negativen Frau bei der Geburt eines rh-positiven Kindes, bei Amniozentese, Abort oder Interruptio kann durch unverzügliche Gabe (bis 72 h) von Anti-D-Immunglobulin zuverlässig verhindert werden.

Austauschtransfusion

Indikationen

Rh-/AB0-Inkompatibilität wenn:
- Nabelschnurhämoglobin < 12 g/dl
- Nabelschnurbilirubin ≥ 5 mg/dl
- Postnataler Anstieg des unkonjugierten Bilirubins um mehr als 1 mg/dl/h bei AB0- und um mehr als 0,5 mg/dl/h bei Rh-Inkompatibilität
- Rasche Entwicklung einer Anämie durch die verstärkte Hämolyse
- Hydrops fetalis; evtl. protrahierter septischer Schock.

Material

- ACD- bzw. CPDA-Erythrozytenkonzentrat (gewaschen = K$^+$-arm, CMV neg.) und Plasma (insgesamt 2–3fache Menge des Blutvolumen des Kindes, Blutvolumen = 80 ml/kg KG)
- Blutgruppe der Konserve:
  - Rh-Inkompatibilität: Erythrozyten AB0-identisch, Rh-negativ. Plasma AB0-identisch, Rh-positiv
  - AB0-Inkompatibilität: Erythrozyten Blutgruppe 0, Plasma Blutgruppe AB
- Nabelvenenkatheterset
- Hautdesinfektionsmittel
- Sterile Kleidung für Pflegekraft und Arzt.

Komplikationen

Hypokalziämie, Hyperkaliämie, Hypoglykämie, Azidose, Thrombopenie, Sepsis, NEC, Hypothermie, Embolie.

Technik der Austauschtransfusion

- **Austauschportionen:** reife NG 20 ml, FG bis 2500 g 10 ml, FG < 1500 g 5 ml
- **Austauschgeschwindigkeit:** 2–4 ml/kg/Min.
- **Gesamtdauer des Austausches** ca. 2 h. Durch raschen Austausch (1 h) werden Antikörper schnell eliminiert. Langsamer Austausch (2 h) fördert die Elimination des Bilirubins aus Blut und Gewebe und ist weniger kreislaufbelastend
- Vor Beginn des Austausches Blutentnahme zur Diagnostik
- Magensonde legen
- Magenrest absaugen, Sonde danach offen lassen
- Über peripheren Zugang Glukose geben, Elytzusatz entsprechend der Kontrollen während des Austausches

- Monitorüberwachung, Dokumentation der Urinausscheidung
- Auf Wärmezufuhr achten
- Austauschprotokoll von Pflegekraft ausfüllen lassen
- Nabelvenenkatheter legen (☞ 2.2.2) (Alternative: arterio-venöse Technik)
- Dreiwegehahn an das Ende des Katheters anschließen
  - 1 Weg für Transfusionsblut
  - 1 Weg für „Abfallblut".

Tips & Tricks
- Bei RR-Anstieg während des Austausches Volumen reduzieren
- Bei Verwendung von ACD-Konserven nach je 100 ml Austausch 2 ml Kalziumglukonat 10 % i.v. geben. Bei Verwendung von Erythrozyten aus CPDA-1-Konserven nach 50 ml 2 ml Kalziumglukonat 10%ig
- Während des Austausches mehrmals BGA durchführen, ggf. mit Natriumbicarbonat-/Glukosegemisch über peripheren Zugang korrigieren
- Nach der Austauschtransfusion letzte Portion und Konservenrest aufheben. Bei Rh- oder ABO- Inkompatibilität Phototherapie weiterführen.

Sonderformen
- Austauschtransfusion bei Polyglobulie: entzogenes Blut mit Biseko® oder Plasma ersetzen. Berechnung ☞ 4.4.5
- Austauschtransfusion bei chronisch intrauteriner Anämie: entzogenes Blut mit Erythrozytenkonzentrat ersetzen. Berechnung des Austauschvolumens s.o.

ABO-Inkompatibilität (ABO-Erythroblastose)

Konstellation: meistens Mutter Blutgruppe 0, Kind Blutgruppe A oder B; selten Mutter Blutgruppe A oder B, Kind Blutgruppe B oder A.
Durch präformierte IgG-AK gegen A oder B Manifestation bereits beim 1. Kind möglich. Keine Gefährdung des Feten wie bei Rh-Inkompatibilität, da A/B-Blutgruppensubstanzen auf fetalen Erythrozyten noch nicht vollständig exprimiert sind.

Klinik: Ikterus praecox, selten geringgradige Anämie.

Diagnostik
- Blutgruppe des Kindes mit Rh-Faktoren
- Direkter Coombs-Test (kann negativ ausfallen)
- Nachweis von IgG-Ak gegen A oder B durch Wärmeelution von den kindlichen Erythrozyten oder andere Spezialverfahren
- Bilirubin bereits am 1. LT, Verlaufskontrolle 6–12stündlich
- Hb (selten erniedrigt), Retikulozyten (> 6 %).

Therapie
- **Phototherapie:** *Technik* ☞ 2.2.3; *Indikation:* Bilirubin > 8 mg/dl (140 µmol/l) am 1. LT, > 10 mg/dl (170 µmol/l) am 2. LT, 14 mg/dl (240 µmol/L) ab 3. LT. Bei Werten nahe der Austauschgrenze kurzfristige Bilirubinkontrollen
- **Austauschtransfusion:** *Technik s.o.; Indikation:* sekundär bei erfolgloser Phototherapie, Bilirubinanstieg > 1 mg/dl/h, Bilirubin anhaltend > 20 mg/dl.

4.4.3 Morbus hämorrhagicus neonatorum

Hämorrhagische Diathesen können beim NG durch einen angeborenen oder erworbenen Faktorenmangel oder eine Thrombozytopenie verursacht werden. M. hämorrhagicus neonatorum im engeren Sinne = Vit. K-Mangel-Blutungen. Durch eingeschränkten diaplazentaren Transfer von Vit. K „physiologischer Vit. K-Mangel", der bei den meisten NG passager in den ersten Lebenstagen zur Erniedrigung der Gerinnungsfaktoren II, VII, IX und X führt (klassische Form der Vit. K-Mangel-Blutungen). Bei vollgestillten Kindern oder Cholestase erhöhtes Risiko für die Spätform der Vit. K-Mangel-Blutungen (1.–3. Monat).

Klinik
- Symptome meist am 3.–7. d p.p. (klassische Form), selten schon in den ersten 24 Lebensstunden (Frühform der Vit. K-Mangel-Blutungen, z.B. bei Antiepileptika-Medikation)
- Gastrointestinale Blutung (Melaena neonatorum)
- Blutungen der Mund- und Nasenschleimhaut
- Blutungen aus dem Nabelstumpf, Hautblutungen
- Schwere intrakranielle Blutungen selten bei der klassischen Form, typisch bei der Spätform.

Diagnostik
- *Gerinnung:* PTT ↑, Prothrombinzeit ↑ (= Quick-Wert ↓) ; Faktoren II, VII, IX, X ↓
- Nachweis von Acarboxy-Formen der Gerinnungsfaktoren (PIVKA)
- ❗ Normalisierung der Gerinnungsstörung bereits 1 h nach Vit.-K-Gabe beweisend. Differentialdiagnostisch an angeborenen Faktorenmangel, Verbrauchskoagulopathie und Produktionsstörung bei Lebererkrankungen (Stoffwechselstörung) denken
- BB und Thrombozyten
- Hämoccult-Test: Blut im Stuhl?
- Schädelsonograpie: intrakranielle Blutung?

Therapie
- Vitamin K (Konakion®) 1 mg langsam i.v. oder s.c. (nicht i.m.! → Muskelblutungen)
- Bei lebensbedrohlichen Blutungen 10 ml/kg Frischplasma (FFP).

Prophylaxe
- *Gesunde NG:* je 2 mg Vit. K (Konakion®) oral bei U1, U2 und U3
- *FG und kranke NG:* 100–200 µg Vitamin K am 1. LT parenteral (i.v., s.c.). Weitere Gaben abhängig vom Zustand des Kindes oral (s.o.) oder parenteral (s.o.) bei U2 und U3.

4.4.4 Störungen im Elektrolyt- und Zuckerhaushalt

Hyponatriämie (☞ 9.5), Hypernatriämie (☞ 9.5), Hypokaliämie (☞ 9.3.1), Hyperkaliämie (☞ 9.3.2).

Hypokalzämie

- *Reife NG: Gesamt-Ca^{2+} < 2 mmol/l oder ionisiertes Ca^{2+} < 1 mmol/l*
- *FG: Gesamt-Ca^{2+} < 1,8 mmol/l oder ionisiertes Ca^{2+} < 1 mmol/l*
- *Frühe Form (erste 3 LT):* besonders bei FG, Kindern diabetischer Mütter, bei Sepsis, nach Asphyxie, häufig asymptomatisch
- *Späte Form (> 3. LT):* durch zu hohe Phosphatzufuhr, Hypoparathyreoidismus (transient, Di-George-Sy.), Hypomagnesiämie, Vit.-D-Mangel

Klinik: Zittrigkeit, Tremor, Hyperexzitabilität, Krampfanfälle. Selten Laryngospasmus mit Zyanose und Apnoen, Karpopedalspasmen, positives Chvostesches Zeichen. Verlängerte QT-Zeit im EKG.

Diagnostik
- *Labor:* Ges. und ionisiertes Ca, Mg^{2+}, Phosphat, AP, Geamteiweiß, Albumin, Krea
- *Monitoring:* Herzrhythmusstörungen, Apnoen, Krampfanfälle
- Evtl. EKG und EEG.

Therapie
- Bei klinischer Symptomatik Ca-Glukonat 10 % 1–2 ml/kg langsam i.v. (*Cave*: Bradykardie)
- Bei asymptomatischer Hypokalzämie Erhöhung der täglichen Ca-Zufuhr auf 5–10 ml/kg Ca-Glukonat als Dauertropf oder oral. Gefahr schwerer Nekrosen bei paravenöser Infusion, deswegen Infusionsort sorgfältig beobachten
- Verminderte Phophatzufuhr; bei oraler Ernährung möglichst MM.

Hypomagnesiämie

Mg^{2+} < 0,6 mmol/l.
Häufig assoziiert mit Hypokalzämie. Weiterbestehen der Symptome nach Ca-Zufuhr spricht für Hypomagnesiämie. Risikogruppen: NG diabetischer Mütter, schwerkranke NG, unzureichende Mg-Zufuhr.

Klinik und Diagnostik wie Hypokalzämie.

Therapie
- Bei klinischer Symptomatik 0,5 ml/kg Magnesiumaskorbat (Magnorbin®) 10 % langsam i.v.
- Ohne klinische Symptome Substitution mit Magnesiumaskorbat (Magnorbin®) 10 % 1 ml/kg/d per Infusion oder oral.

Hypoglykämie

> Blutzucker < 40 mg/dl

Besonders gefährdet: FG, hypotrophe NG, übertragene NG, NG mit Asphyxie, NG diabetischer Mütter, Wiedemann-Beckwith-Syndrom, Z.n. Tokolyse mit β-Mimetika.

Klinik: Zittrigkeit, Krampfanfälle, Apnoen, Apathie, Hypotonie, Trinkfaulheit.

Diagnostik
- Bei Risikokindern in regelmäßigen Abständen (z.B. 2, 4, 6, 12, 24 h p.p.) BZ-Bestimmung, z.B. mit Dextrostix®; *Cave*: eingeschränkte Zuverlässigkeit der Teststreifen, besonders bei hohem Hkt
- Bei pathologischem Ausfall des Teststreifens enzymatische BZ-Bestimmung
- Bei persistierender Hypoglykämie Stoffwechseldiagnostik (☞ 11.4) und Insulin (Nesidioblastose?), Cortisol und Wachstumshormon bestimmen.

Therapie
- Frühfütterung von Risikokindern mit Glukose 5 % oder Dextrinlösungen (z.B. Dextroneonat®) 5–10 ml/kg alle 3 h
- Glukose als Bolus-Kurzinfusion 0,5–1 g/kg über 10 Min. nur bei klinischer Symptomatik → Gefahr der Hyperglykämie mit reaktiver Insulinfreisetzung und Rebound-Hypoglykämie
- Falls Fütterung nicht möglich oder ausreichend wirksam, Glukose 5–7(–15) mg/kg/Min. als Dauertropfinfusion, entweder als 10 % oder höher konzentrierte Glukose (*Cave:* Hyperosmolarität, Venenreizung)
- In Sonderfällen: Glukagon, Glukokortikoide oder Diazoxid.

Hyperglykämie: *BZ > 125 mg/dl.*

Ätiologie: zu hohe parenterale Glukosezufuhr, eingeschränkte Glukosetoleranz (FG < 1000 g, schwerkranke NG, Sepsis, Hirnblutung) selten transitorischer neonataler Diabetes mellitus.

Klinik: Polyurie durch osmotische Diurese, Dehydratation.

Diagnostik
- *Labor:* BZ, Elyte, Urinzucker
- ggf. Schädelsonographie (Hirnblutung?)
- Urinausscheidung, Gewichtsverlauf.

Therapie
- Reduktion der Glukosezufuhr auf < 6 mg/kg/Min
- In Ausnahmefälle Insulin (0,1 IE/kg/h Altinsulin als Dauerinfusion), dabei engmaschige BZ-Kontrollen erforderlich, sonst Gefahr eines osmotischen Desequilibriums.

4.4.5 Polyglobulie

Venös: Hb > 22 g/dl, Hkt > 0,65. Gestörte Mikrozirkulation durch erhöhte Blutviskosität.
❗ Kapillärer Hkt um 0,05–0,15 höher: Therapeutische Entscheidungen erfordern venöse Bestimmung.

Ursachen
- Gesteigerte Erythropoese bei chronischer intrauteriner O_2-Mangelversorgung (Plazentainsuffizienz), z.B. EPH-Gestose, Nikotinabusus, hypotrophe NG
- Plazentofetale Transfusion durch Abnabelung in Tieflage, bei Zwillingen durch fetofetale Transfusion
- Typisch bei Kindern diabetischer Mütter (☞ 4.4.6), Trisomie 21, Wiedemann-Beckwith-Syndrom
- Dehydratation: Hkt-Erhöhung nach 2. LT. Gewichtsverlauf beachten.

Klinik
- Plethorisches Aussehen
- ZNS: Zittrigkeit, Apathie, Trinkschwäche, Apnoen, Krampfanfälle
- Atmung: Tachypnoe, Dyspnoe, Zyanose
- Makrohämaturie durch Nierenvenenthrombose
- Hypoglykämie, Hyperbilirubinämie, Thrombozytopenie.

Diagnostik
- BB (venös) mit Thrombo- und Retikulozyten, BGA, Elyte, BZ, Bilirubin, Kreatinin, Gerinnung
- Urinstatus (Hämaturie?), ggf. Nierensonographie
- Rö-Thorax bei respiratorischer Symptomatik.

Therapie
- Bei Dehydratation (Klinik, Gewichtsverlauf) reichlich Flüssigkeitszufuhr, ggf. parenteral, dabei auf Ausscheidung achten. 4stdl. Hkt-Kontrollen
- Hämodilution: *Indikation:* venöser Hkt > 0,65 bei klinischen Symptomen, > 0,70 auch beim asymptomatischen NG. *Ziel:* venöser Hkt 0,55–0,60
  - Berechnung des Austauschvolumens (ATV). Blutvolumen des NG 80–100 ml/kg

$$ATV = \frac{Blutvolumen \times (aktueller\ Hkt - gewünschter\ Hkt)}{aktueller\ Hkt}$$

  - Vorberechnetes Blutvolumen am besten über Arterienkatheter (z.B. Radialiskanüle; ☞ 2.2.2) entziehen, über Venenkanüle simultan gleiches Volumen Plasmaproteinlösung oder Humanalbumin 5 % zuführen. Dauer der Prozedur etwa 30 Min.
  - Hkt-Kontrolle 1, 4 und 24 h nach der Hämodilution
  - Flüssigkeitszufuhr 20–40 ml/kg/d über normalen Erhaltungsbedarf steigern.

4.4.6 Neugeborene diabetischer Mütter

Typ-I-Diabetes bei 0,5 %, Gestationsdiabetes geschätzt bei 2 % aller Schwangerschaften. Schwere der neonatalen Erkrankung bei Typ-I-Diabetes ist abhängig von der Qualität der Stoffwechseleinstellung ab der Konzeption und dem Ausmaß diabetischer Folgeerkrankungen bei der Mutter. Erhöhtes Risiko angeborener Fehlbildungen.

Klinik
- Bei diabetischer Angiopathie der Mutter hypotrophe Neugeborene
- Typisch sonst makrosome NG, Plethora, cushingoide Facies, Hepatomegalie
- Hypoglykämie durch Hyperinsulinismus
- Polyglobulie (☞ 4.4.5), Gefahr der Nierenvenenthrombose, Hyperbilirubinämie
- Hypokalzämie, Hypomagnesiämie (☞ 4.4.4)
- Kardiomegalie, Septumhypertrophie, evtl. linksventrikuläre Ausflußtraktobstruktion; bei Typ-I-Diabetes 10fach höheres Risiko eines angeborenen Herzfehlers
- Schwerste Form der diabetischen Embryopathie: kaudales Regressionssyndrom.

Diagnostik
- BZ-Bestimmung (Dextrostix®) 2–4stdl. am 1. LT, 4–6stdl. am 2. LT, 6–12stdl. am 3. LT. Bei pathologischen Werten Kontrolle durch enzymatische Methode (☞ 4.4.4)
- BB, Thrombozyten, Elyte incl. Mg^{2+}, Bilirubin
- Echokardiographie (Septumhypertrophie, Herzfehler)
- Urinstatus, ggf. Nierensonographie (Nierenvenenthrombose).

Therapie
- Frühfütterung (☞ 4.4.4)
- Bei anhaltender oder symptomatischer Hypoglykämie parenterale Glukosezufuhr (☞ 4.4.4)
- Bei ausgeprägter Septumhypertrophie mit Ausflußtraktobstruktion hämodynamisches Monitoring (EKG, RR).

4.5 Infektionen des Neugeborenen

Early-onset-Infektionen (< 5. LT) werden durch die Flora des mütterlichen Genitaltraktes (B-Streptokokken, E. coli, Enterokokken, Staphylokokken, Listerien, Herpes simplex Virus) hervorgerufen. Risikofaktoren sind: Frühgeburtlichkeit, vorzeitiger Blasensprung, Amnioninfektions-Syndrom, protrahierte Geburt.
Late-onset-Infektionen (≥ 5. LT) sind häufig lokalisiert (meist Meningitis), weniger mit geburtshilflichen Komplikationen assoziiert, werden häufig horizontal übertragen und entsprechen in ihrem Keimspektrum den Early-onset-Infektionen.
Nosokomiale Infektionen werden durch Hospitalkeime wie koagulase-negative Staphylokokken, Pseudomonas aeruginosa, Klebsiellen, Enterobacter, Sproßpilze hervorgerufen. Risikofaktoren sind Intensivpflegemaßnahmen, z.B. Intubation, zentrale Venenkatheter, Blasenkatheter.

4.5.1 Sepsis

Klinik
Symptome häufig unspezifisch. Frühdiagnose entscheidend!
- Verschlechterung des Allgemeinzustandes, Apathie, Hypotonie, Trinkunlust
- Temperaturinstabilität (leichte Hyperthermie, Hypothermie)
- Blaß-graues, marmoriertes Hautkolorit, verlängerte Rekapillarisierung > 3 s (☞ 4.1.2)
- Tachy-, Dyspnoe, Zyanose, Apnoe
- Erbrechen, Diarrhoen, geblähtes Abdomen, Hepatosplenomegalie
- Ikterus: zunächst unkonjugierte, später konjugierte Hyperbilirubinämie
- Petechien und andere Zeichen der hämorrhagischen Diathese
- Vollbild des septischen Schocks mit Hypotension und PPHN (☞ 4.7.2).

Differentialdiagnose
- Stoffwechselstörung (☞ 11.2)
- Angeborene Herzfehler: hypoplastisches Linksherz, kritische ISTA und Aortenstenose (☞ 7.4.6)
- Akute Blutung: intrazerebral, intraabdominell, gastrointestinal, pulmonal.

Diagnostik
- Labor: großes BB, I/T-Quotient, Thrombozyten, CRP (Verlaufskontrolle); Gerinnung inkl. AT III, Nierenwerte, BZ, BGA (metabolische Azidose?), Laktat
- Blutkultur (aerob und anaerob), Abstriche von Haut und Schleimhäuten
- Lumbalpunktion (falls Kind ausreichend stabil; ca. 15 % positive Liquorkultur)
- Blasenpunktion bei V.a. Urosepsis
- Thoraxaufnahme.

Therapie
- Antibiotika: Bei Early onset-Infektionen Initialtherapie mit Ampicillin (z.B. Binotal®) 100–150 mg/kg/d und Aminoglykosid (z.B. Refobacin®, Gernebcin®) 3–5 mg/kg/d (Spiegelkontrolle!) i.v. Ausnahme, wenn Mutter bereits längere Zeit antibiotisch vorbehandelt (Erregerwechsel). Bei Hospitalinfektionen Antibiotika entsprechend dem ortsüblichen Erregerspektrum und der aktuellen Resistenzlage
- ! Im Zweifelsfall antibiotische Behandlung beginnen. Es ist einfacher, eine im nachhinein unnötige antibiotische Behandlung zu beenden, als einer Infektion „hinterherzulaufen". Fortlaufendes „bakteriologisches Monitoring" zur Erfassung des aktuellen nosokomialen Keimspektrums und der Resistenzlage unerläßlich
- Überwachung der Oxygenierung (Pulsoxymetrie), ggf. O₂. Bei drohendem septischem Schock frühzeitige Intubation und Beatmung. Risiko einer PPHN (☞ 4.7.2)
- *Bei schwerer Sepsis* Kreislaufmonitoring mittels Arterienkatheter (BGA, Blutentnahmen, kontinuierliche RR-Überwachung) und ZVK (ZVD, Katecholamininfusion)
- *Bei septischem Schock* Kreislaufstabilisierung durch Volumengabe (RR, ZVD und Diurese als Richtschnur) und Katecholamine (Dopamin, Adrenalin, selten Noradrenalin) ☞ 3.2.3
- Bei DIC Substitution von AT III, bei Blutungsneigung FFP 10 ml/kg, bei Thrombozytopenie < 20 000/µl (< 50 000/µl bei hirnblutungsgefährdeten FG) Thrombozytenkonzentrat (☞ 2.2.2).

4.5.2 Eitrige Meningitis

Bei Early onset-Sepsis in etwa 15 % positive Liquorkultur meist ohne Pleozytose. Bei Late onset-Infektionen isolierte eitrige Meningitis oder Sepsis mit Meningitis. Erregerspektrum ☞ 4.5.1. Neurologische Defektheilungen in bis zu 50 %.

Klinik
- Zeichen der Sepsis (☞ 4.5.1)
- Zerebrale Symptome: Opisthotonus, Berührungsempfindlichkeit, Krampfanfälle, Bewußtseinsstörung bis zum Koma, Apnoen
- Erhöhter ICP: gespannte Fontanelle, Erweiterung der Schädelnähte, Kopfumfang ↑.

Differentialdiagnose
- Seröse Meningitis/Enzephalitis (TORCH, ☞ 6.5)
- Andere Ursachen von Krampfanfällen (☞ 4.1.5)
- ICP-Erhöhung anderer Genese, z.B. intrakranielle Blutung, Hirnödem
- Angeborene Stoffwechselstörung (☞ 11.2).

Diagnostik
- Großes BB, CRP (Verlaufskontrolle); BGA, Gerinnung, Elyte
- Liquoruntersuchung (☞ 2.1.2), Blutkultur
- Kopfumfangsmessung (Verlaufskontrolle)
- Schädelsonographie: Ventrikulitis, Hirnödem, kortikale Nekrosen (typisch bei B-Streptokokken-Meningoenzephalitis), Liquorzirkulationsstörung, Hygrome
- Neurophysiologie: EEG; akustisch evozierte Potentiale nach 2–3 Monaten (☞ 12.2.4).

Therapie
- *Antibiotika:* in der Regel initial Dreier-Kombination aus Ampicillin und Gentamycin/Tobramycin (☞ 4.5.1) und Cefotaxim (Claforan®) 150–200 mg/kg/d; weiter nach Antibiogramm. Gesamtdauer 2–3 Wo.
- Schocktherapie (☞ 3.2, 4.5.1)
- Bei schweren Apnoen Beatmung
- Antikonvulsive Therapie bei Krampfanfällen (☞ 12.3.3)
- Flüssigkeitsrestriktion auf 2/3 des normalen Erhaltungsbedarfs, exakte Flüssigkeitsbilanzierung. *Cave:* SIADH (☞ 10.5.2)
- ! Der Nutzen der Dexamethasontherapie ist für die NG-Meningitis nicht durch kontrollierte Untersuchungen belegt.

4.5.3 Pneumonie

Auftreten im Rahmen von Early-onset-, Late-onset- und nosokomialen Infektionen. Erreger ☞ 4.5.1. Zusätzlich Mykoplasmen (Ureaplasma urealytikum, besonders bei FG) und nicht-bakterielle Erreger (TORCH, ☞ 6.5, 6.7).

Klinik
- Tachy-Dyspnoe, Zyanose, Nasenflügeln, Einziehungen, exspiratorisches Stöhnen
- Allgemeinsymptome: Kreislaufzentralisation (☞ 4.1.2), Trinkschwäche.

DD ☞ 4.6.1, 4.1.3, 4.1.4

Diagnostik
- Labor: großes BB, CRP (Verlaufskontrolle); BGA; Elyte, bei schwerer Erkrankung Gerinnung
- Blutkultur, Rachenabstrich, Trachealsekret bei intubierten NG
- Rö-Thorax: ANS-ähnliche Bilder, infiltrative Veränderungen
- Pulsoxymetrie.

Therapie
- Antibiotika: bei primären Infektionen Ampicillin und ein Aminoglykosid, bei Hospitalinfektionen Reserveantibiotika entsprechend dem lokalen Keimspektrum (☞ 4.5.1). Bei Mykoplasmen-Pneumonie Erythromycin 60 mg/kg/die in 4 ED
- Bei Hypoxämie O_2 per Kopfbox, Wärmebett oder Inkubator
- Bei respiratorischer Insuffizienz Versuch mit Rachen-CPAP, in schweren Fällen Intubation und Beatmung (☞ 3.9).

4.5.4 Nekrotisierende Enterokolitis

Intestinale Minderperfusion und funktionelle Beanspruchung durch orale Ernährung und Infektion = nekrotisierende Entzündung des Gastrointestinaltraktes mit Prädilektion im terminalen Ileum und Colon. Risikogruppe: Frühgeborene, Zustand nach perinataler Asphyxie.

Klinik
Manifestation meist zwischen 3. und 14. LT, bei Reifgeborenen eher als bei FG.
- **Stadium I:** Nahrungsunverträglichkeit, gallige Magenreste, abdominelle Distension, blutig-schleimige Durchfälle, verminderte Darmgeräusche, druckdolentes Abdomen, Temperaturlabilität, Kreislaufzentralisation, abnorme Darmgasverteilung auf der Rö-Abdomenübersicht
- **Stadium II:** klinische Verschlechterung. Metabolische Azidose und Thrombozytopenie. Pneumatosis intestinalis auf der Abdomenübersicht
- **Stadium III:** weitere klinische Destabilisierung, respiratorische Insuffizienz, arterielle Hypotension, Peritonitis, gerötete und indurierte Bauchwand, DIC, drohende oder manifeste Darmperforation.

Differentialdiagnose
- Sepsis
- Intestinale Obstruktion
- Gastroenteritis (Rotaviren).

Diagnostik
- Großes BB, Thrombozyten, CRP, Elyte, Gerinnung mit AT III
- Blutkultur (aerob und anaerob)
- Stuhlkultur (inkl. Clostridien, Campylobacter, Rotaviren), Stuhluntersuchung auf okkultes Blut
- Rö-Abdomenübersicht: im Liegen und in Linksseitenlage mit horizontalem Strahlengang, evtl. 6–8 stdl. wiederholen: Ileus? „tote Schlinge"? freie Luft? Luft in der Pfortader?

- Abdominelle Sonographie: verdickte Darmwände? freie Flüssigkeit? Luft in Pfortader?
- Frühzeitig kinderchirurgisches Konsil.

Therapie
- Nahrungskarenz und Magenablaufsonde
- Beatmung bei respiratorischer Insuffizienz oder Apnoen; kein CPAP!
- Parenterale Flüssigkeitszufuhr und Kreislaufstützung durch Volumen, evtl. Katecholamine (☞ 4.5.1)
- Antibiotika: Ampicillin (z.B. Binotal®) 100–150 mg/kg/d und Aminoglykosid (z.B. Refobacin®, Gernebcin®) 3–5 mg/kg/d (Spiegelkontrolle) und Metronidazol (Clont®) 20 mg/kg/d. Alternativ Ceftazidim (Fortum®) 100 mg/kg/d, Vancomycin und Metronidazol
- Bei DIC Substitution von AT III, FFP und Thrombozyten (☞ 4.5.1)
- Laparotomie bei Darmperforation; relative Indikation bei persistierender „toter Schlinge" und persistierendem Konglomerattumor.

4.6 Lungenerkrankungen

4.6.1 Atemnotsyndrom (Surfactant-Mangel)

Primärer Surfactant-Mangel (IRDS): Inzidenz 50–80 % < 28. SSW bzw. < 1000 g, 30–50 % zwischen 28. und 31. SSW bzw. zwischen 1000 und 1500 g GG.
Sekundärer Surfactant-Mangel bzw. -Dysfunktion (ARDS) bei Termingeborenen und Frühgeborenen durch Kreislaufschock, Hypoxie, Azidose, schwere bakterielle Infektion (besonders B-Streptokokken), Mekoniumaspiration.
Surfactant-Mangel führt zu Mikroatelektasen, reduzierter funktioneller Residualkapazität, intrapulmonalen Shunts und herabgesetzter Lungencompliance.

Klinik
Postpartale respiratorische Insuffizienz mit Zyanose, Tachypnoe, Nasenflügeln, Einziehungen, exspiratorischem Stöhnen („Auto-PEEP") ☞ 4.1.3, 4.1.4.

Differentialdiagnose
- Transitorische Tachypnoe („Wet lung", verzögerte Resorption fetaler Lungenflüssigkeit), besonders nach Sectio oder sehr rascher Austreibungsperiode
- Konnatale Sepsis/Pneumonie: vorzeitiger Blasensprung? Zeichen des Amnioninfektions-Syndroms? stinkendes Fruchtwasser?
- Mekoniumaspiration (☞ 4.6.3): > 34. SSW, Anamnese
- Kongenitale Zwerchfellhernie (☞ 4.6.5) und andere Lungenfehlbildungen
- Lungenhypoplasie; lange bestehendes Oligo-/Anhydramnion durch vorzeitigen Blasensprung oder fetale Niereninsuffizienz
- Pneumothorax.

Diagnostik
- Labor: Bakteriologie (Blutkultur, Trachealsekret), großes BB, CRP
- Rö-Thorax: diffuse, symmetrische Belüftungsstörung, Lungenvolumen↓

Thoraxaufnahme: Gradeinteilung RDS	
Grad	**Befund**
I	Feingranulär-retikuläres Muster (Mikroatelektasen)
II	I + Aerobronchogramm
III	II + Unschärfe der Herz- und Zwerchfellkonturen
IV	Weiße Lunge

Primärversorgung
- Perfekte Reanimation unter strikter Vermeidung von Hypoxie (Pulsoxymeter), Azidose und Hypothermie, Rachen-CPAP-Versuch im Kreissaal
- Frühzeitige Intubation und Beatmung mit PEEP (Faustregel: $FiO_2 < 0{,}5$: PEEP 4 cm H_2O; $FiO_2 > 0{,}5$: PEEP 5 cm H_2O)
- Bei hohem ANS-Risiko (< 27 SSW) bereits im Kreissaal prophylaktische Surfactant-Substitution: steriles Arbeiten! endobronchiales Absaugen, 100 mg/kg Surfactant z.B. mit Magensonde oder Nabelarterienkatheter in 2 fraktionierten Einzeldosen exakt an das distale Tubusende instillieren (korrekte Tubuslage entscheidend). FiO_2 anhand der Pulsoxymetrie reduzieren.

Management
- Minimal handling bei sehr unreifen Frühgeborenen: pflegerische, therapeutische und diagnostische Maßnahmen auf das notwendige Minimum beschränken
- Beatmung anhand der Blutgasanalyse anpassen
- Bei schwerem ANS: arterieller Zugang (Radialiskanüle, Nabelarterienkatheter; ☞ 2.2.2) zur kontinuierlichen Druckmessung und für BGA
- Venenzugang: bei ANS in der Regel Hypovolämie, daher Volumensubstitution mit Plasmaproteinlösung oder Humanalbumin 5 % 5–10 ml/kg. Steuerung nach Blutdruck und Urinausscheidung
- Rescue-Surfactant-Substitution (falls keine Prophylaxe): Indikation bei $FiO_2 > 0{,}4$–$0{,}6$ (je nach Reife des Kindes) oder hohen Beatmungsdrucken. Initialdosis s.o.
- Surfactant-Folgeapplikationen 50 mg/kg, sobald Beatmungssituation wie vor 1. Gabe wieder erreicht. Gesamtdosis von 200 mg/kg sollte i.d.R. nicht überschritten werden. Vor Folgeapplikationen ggf. erneute Thoraxaufnahme zum Ausschluß einer anderen Pathologie, z.B. pulmonales interstitielles Emphysem oder PDA
- **!** Bei einer schwerwiegenden Lungenerkrankung wiegt der diagnostische Gewinn einer Röntgenaufnahme das Strahlenrisiko immer auf.
- Antibiotische Behandlung entsprechend dem klinikstüblichen Regime bis zum Infektionsausschluß (B-Streptokokken-Sepsis imitiert ANS): z.B. Ampicillin 100–150 mg/kg/d und Gentamycin 3–5 mg/kg/d (Spiegelkontrolle!).

4.6.2 Transitorische Tachypnoe

Häufigste postpartale Atemstörung. Hervorgerufen durch verzögerte Resorption fetaler Lungenflüssigkeit („Wet lung"), besonders nach Sectio oder rascher vaginaler Geburt.

Klinik
Tachynoe, Dyspnoe, Knorksen, Einziehungen, Zyanose. O_2-Bedarf selten höher als 40 %. Rückbildung der Symptome meistens innerhalb 24–48 h.

DD ☞ 4.6.1.

Diagnostik
- Infektionsausschluß: Anamnese (☞ 4.5.1), großes BB, CRP, Blutkultur
- Rö-Thorax: perihiläre Streifenzeichnung, normales bis leicht vergrößertes Lungenvolumen, evtl geringgradige Pleuraergüsse.

Therapie
- O_2-Zufuhr über Babytherm, Inkubator
- Rachen-CPAP + 4–5 cm H_2O
- Selten Beatmung erforderlich z.B. bei FG < 1000 g.

4.6.3 Mekoniumaspiration

Meist Termingeborene oder übertragene Neugeborene. Intrauterine Hypoxie/Azidose führt zu reflektorischer Darmentleerung und vorzeitigen Atembewegungen mit Aspiration mekoniumhaltigen Fruchtwassers. Inzidenz: mekoniumhaltiges Fruchtwasser bei 10-15 % aller Entbindungen, symptomatische Mekoniumaspiration in etwa 10 % der Fälle. Obstruktion der kleinen Bronchien mit Atelektasen und fokalem Emphysem, Surfactant-Inaktivierung und chemische Pneumonie. Hypoxämie durch Ventilations-Perfusions-Mißverhältnis. Hohes Risiko für PPHN (☞ 4.7.2).

Klinik
- Meist schwere peripartale Asphyxie (☞ 4.8). Silentes CTG mit Dezelerationen oder fetale Tachykardie als Warnhinweis. Erbsbreiartiges Fruchtwasser
- Neugeborenes mekoniumverschmiert, schlaffer Muskeltonus, blaß-zyanotisches Hautkolorit (Schock), oft fehlende Spontanatmung und Bradykardie
- Bei vorhandener Atmung starke Dyspnoe, exspiratorisches Stöhnen, auskultatorisch Rasselgeräusche.

Diagnostik
- Rö-Thorax: ANS-artiges Bild (☞ 4.6.1) oder dichte grobfleckige Infiltrate, fokale Lungenüberblähung, extraalveoläre Luft
- Arterielle Blutgasanalysen möglichst postduktal (Radialiskanüle links oder Nabelarterienkatheter)
- Pulsoxymetrie, evtl. prae- (rechte Hand) und postduktal (☞ 4.7.2).

Primärversorgung
- Nach Geburt des Kopfes sofort gründlich Mund und Nase absaugen
- Maskenbeatmung kontraindiziert
- Zügig, ohne Hektik arbeiten. Helfer schließt EKG-Monitor und Pulsoxymeter an

- Nochmals Mund und Oropharynx mit 12 Ch-Katheter absaugen. Direkte Laryngoskopie: bei Mekonium im Larynx Intubation der Trachea mit 12 Ch-Absaugkatheter und wiederholtes gründliches Absaugen
- Intubation mit möglichst großem Tubus, hochfrequente manuelle Ventilation mit 100 % O_2 und niedrigen Drucken. Danach in der Regel rasche Beseitigung der Zyanose, Herzfrequenz-Anstieg und einsetzende Atmung
- Gründliche Bronchialtoilette durch Spülung mit 0,9 % NaCl und Absaugen bis Spülflüssigkeit klar und Lungen auskultatorisch frei

! Zu ausgiebiges Spülen kann zum Auswaschen von Surfactant führen

- Bestehende metabolische Azidose durch Natriumbicarbonat ausgleichen (Voraussetzung: adäquate Ventilation und Zirkulation).

$NaHCO_3$-Dosis in mmol: negativer Base-Excess x kg x 0,3

Management

- Bei Mekoniumaspiration Zurückhaltung mit Beatmung, PEEP und CPAP, solange unter Spontanatmung ausreichende Ventilation und gute Oxygenierung; FiO_2 großzügig erhöhen
- Falls Beatmung erforderlich, zunächst höhere Frequenz (60–70), kurze I-Zeit (0,3 sec, I:E 1:2), niedrigen PEEP (3 cm H_2O) versuchen. In manchen Fällen niedrigfrequente Beatmung mit langer I-Zeit erfolgreicher. Gute Sedierung und evtl. Muskelrelaxation mit Vecuronium (Norcuron® ED 0,1 mg/kg) erforderlich. Hohes Risiko eines Barotraumas!
- Surfactant-Substitution bei schwerer Oxygenierungsstörung, z.B. FiO_2 > 0,6 (*Cave:* bronchiale Obstruktion)
- Falls konventionelle Beatmung zu keiner ausreichenden Oxygenierung führt, Versuch einer Hochfrequenz-Oszillation
- Selektive pulmonale Vasodilatation mit Stickstoffmonoxid (NO) zur Verbesserung der Oxygenierung
- Falls alle Versuche fehlschlagen, Indikation zur extracorporalen Membranoxygenierung (ECMO). Kontakt mit ECMO-Zentrum aufnehmen (Mannheim, ☎ 0621-3832659; Lübeck, ☎ 0451-5002648; Berlin, ☎ 030-7984127)
- Hohes Risiko einer PPHN beachten (☞ 4.7.2)
- Da meist schwere peripartale Asphyxie, hirnorientierte Intensivtherapie (☞ 4.8)
- Wegen der Gefahr bakterieller Superinfektion Breitspektrum-Antibiotika (z.B. Ampicillin + Aminoglykosid).

4.6.4 Bronchopulmonale Dysplasie (BPD)

Chronische Lungenerkrankung Frühgeborener. Eine schwere initiale Lungenerkrankung (ANS, Pneumonie) mit der Notwendigkeit einer agressiven Beatmung kann durch O_2-Toxizität, mechanisches Trauma und chron.-entzündliche Prozesse in einen Umbau des Lungenparenchyms, der Bronchien und der Lungenstrombahn münden.

Klinik
- FG nicht im üblichen Zeitraum von der Beatmung zu entwöhnen
- Anhaltende O_2-Abhängigkeit > 28 d bzw. > 36 Wo, respiratorische Insuffizienz
- Tachy-dyspnoe, Einziehungen
- Wachtums- und Gedeihstörung

- Bronchiale Hyperreagibilität
- Neigung zu Atemwegsinfekten, z.B. RS-Viren (☞ 6.5.24).

Differentialdiagnose
- Akutphase: PDA (☞ 7.4.3), nosokomiale Pneumonie (☞ 4.5.3)
- Mykoplasmenpneumonie (☞ 4.5.3).

Diagnostik
- Pulsoxymetrie (Hypoxie?), BGA (respiratorische Azidose)
- Rö-Thorax: infiltrative Veränderungen, Atelektasen, Überblähung (besonders basal)
- Echokardiographie: Rechtsherzhypertrophie, pulmonale Hypertonie.

Therapie
- Forcierte Entwöhnung von der Beatmung, permissive Hyperkapnie
- Falls nach 7.–10. LT Entwöhnung von der Beatmung nicht möglich und keine andere behandelbare Ursache (s.o.) vorliegt, Dexamethason-Schema nach Avery: Dexamethason i.v. (oder oral) 2 x 0,25 mg/kg/d Tag 1–3, 2 x 0,15 mg/kg/d Tag 4–6, danach Reduktion um 10 % alle 3 d bis 0,1 mg/kg/d, dann alternierend ausschleichen
- In leichteren Fällen inhalative Glukokortikoide, z.B. Budesonid (Pulmicort®) 100 µg 4 x täglich
- Inhalative Broncholytika, z.B. Fenoterol/Ipratropiumbromid (Berodual®) 1 Tr. 4 x täglich
- Theophyllin-Dauertherapie unter Spiegelkontrolle (☞ 4.9.2, 26.6)
- Bei schleiriger Lungeneintrübung (interstitielle Flüssigkeit) Furosemid (z.B. Lasix®) 2 x 2 mg/kg i.v. oder oral jeden 2. d (Elyt-Kontrollen!)
- Zur Senkung des pulmonalen Gefäßwiderstandes und Prävention des Cor pulmonale auf ausreichende Oxygenierung achten (Pulsoxymetrie), ggf. O_2-Therapie, auch zu Hause nach der Entlassung
- Auf ausreichende Kalorienzufuhr (120–150 kcal/kg/d) achten, bei Tendenz zur Einlagerung unter Flüssigkeitsrestriktion und Konzentrierung der Nahrung.

4.6.5 Kongenitale Zwerchfellhernie (Enterothorax)

Angeborener Zwerchfelldefekt, Häufigkeit 1 : 4000 Geburten, überwiegend im posterolateralen Anteil (80 % linksseitig, 15 % rechtsseitig, 5 % bilateral) mit Verlagerung von Bauchorganen in den Thorax (Dünndarm, Magen, Milz, Kolon, seltener Pankreas, Leber, Nieren). Prognostisch ungünstige Faktoren sind linksseitige Lokalisation, Zwerchfellaplasie und Symptome unmittelbar post partum, die auf eine ausgeprägte ipsilaterale (und eventuell kontralaterale) Lungenhypoplasie hindeuten. In 40 % assoziierte Fehlbildungen (Herzfehler, Urogenitaltrakt, ZNS, Trisomie 18).

Klinik
- Bei großem Defekt und konsekutiver Lungenhypoplasie unmittelbar post partum schwere respiratorische Insuffizienz mit Dyspnoe, Zyanose, Bradykardie
- Thoraxasymmetrie. Scaphoides Abdomen. Atemgeräusch auf der betroffenen Seite (meist links) abgeschwächt, Herzspitzenstoß und Herztöne zur kontralateralen Seite (meist rechts) verlagert
- Bei kleineren Defekten mildere respiratorische Symptome, evtl. Darmgeräusche über dem linken Hemithorax.

Diagnostik
- *Rö-Thorax:* Darm im linken Hemithorax mit Verlagerung des Herzens und Mediastinums nach rechts bei linksseitiger Hernie. Bei rechtsseitiger Hernie Leber (evtl. zusätzlich Darm) im rechten Hemithorax
- *Echokardiographie:* Begleitfehlbildungen? Pulmonaler Hochdruck mit Rechts-links-Shunt über Foramen ovale und PDA?
- Nieren-, Schädelsonographie
- Chromosomenanalyse bei multiplen Fehlbildungen
- Präoperative Labordiagnostik inkl. Kreuzblut.

Primärversorgung
- Maskenbeatmung kontraindiziert, primäre Intubation
- Rasche Beseitigung von Hypoxie und Azidose durch hochfrequente Beatmung mit FiO_2 1,0 und Pufferung bei metabolischer Azidose
- Möglichst dicke offene Magensonde zur Dekompression des Gastrointestinaltraktes
- Hypothermie peinlichst vermeiden
- I.d.R. arterielle Hypotension: 10 ml/kg Plasmaproteinlösung über 30–60 Min.

Weiteres Management
- Keine Notoperation! Zunächst präoperative Stabilisierung (respiratorisch, Kreislauf, Säure-Basen-Haushalt, Nierenfunktion). Ein Kind, das sich präop. nicht stabilisieren läßt, überlebt auch eine Notoperation in der Regel nicht
- Arterieller Katheter (kontinuierliche Drucküberwachung, BGA)
- ZVK (ZVD-Messung, Infusion von Katecholaminen)
- Zunächst oft „Honeymoon-Periode", die das hohe Risiko einer PPHN unterschätzen läßt. Frühzeitige prophylaktische und therapeutische Maßnahmen wichtig (☞ 4.7.2)
- *Beatmung:* hohe Frequenz (60–100/Min), kurze I-Zeit (0,25–0,3 Sek), niedriger PEEP (2–3 cm H_2O); PIP zur Vermeidung eines Barotraumas gering halten (möglichst < 25 cm H_2O). Beatmungsparameter, insbesondere FiO_2 jeweils nur behutsam reduzieren („Flip-Flop"-Phänomen); evtl. Hochfrequenzoszillation
- *Gute Analgosedierung,* z.B. Morphin ED 0,1 mg/kg; Fentanyl (Fentanyl®) ED 3–5 µg/kg, ggf. als Dauerinfusion
- Muskelrelaxation meist erforderlich: Vecuronium (Norcuron®) 0,1 mg/kg als Einzeldosis, ggf. Dauerinfusion
- Agressives *Kreislaufmanagement* (nach Blutdruck, ZVD, Diurese): zunächst Volumenzufuhr (Plasmaproteinlösung, kristalloide Lösungen); meist zusätzlich Katecholamine erforderlich: Dopamin (Dopamin®) nur in Nierendosis (2–5 µg/kg/Min), Dobutamin (Dobutrex®) 5–10–15 µg/kg/Min, Adrenalin (Suprarenin®) 0,1–1 µg/kg/Min
- Hohes Risiko eines Pneumothorax auf der „gesunden" Seite: Drainage vorbereiten
- Intra- und postoperativ Hypothermie, Hypoxie, Azidose, arterielle Hypotension peinlichst vermeiden
- Bei ausgedehntem Enterothorax postoperativ erhöhter intraabdomineller Druck mit Gefahr des V. cava-Kompressions-Sy.; ggf. intraabdominelle Druckmessung
- Mediastinum postoperativ durch dosierten Sog (etwa -3 bis -5 cm H_2O) der ipsilateralen Pleuradrainage in Mittelstellung bringen, Überblähung der kontralateralen und Überdehnung der ipsilateralen hypoplastischen Lunge vermeiden. Häufige Rö.-Thoraxkontrollen
- Nicht zu früh von der Beatmung entwöhnen.

4.7 Kreislaufstörungen

4.7.1 Hypovolämischer Schock

Ätiologie
- *Verletzung externer Gefäße:* vorzeitige Plazentalösung, Plazenta praevia, Insertio velamentosa, Sectio durch Vorderwandplazenta, Nabelschnurverletzung
- *Innere Blutungen:* Leber-, Milzruptur, subgaleale Blutung, intrakranielle Blutung
- *Transfusionsyndrome:* feto-fetal, feto-maternal, feto-plazentar (akute subpartale Asphyxie, Spätabnabelung bei Lage des Kindes oberhalb der Plazenta).

Klinik: Die Erkennung eines hypovolämischen Schocks kann im Rahmen der Neugeborenen-Reanimation sehr schwer sein. Neben anamnestischen Hinweisen (s.o.) finden sich folgende klinische Zeichen: schlechte Stabilisierung nach adäquater Beatmung (☞ 4.3.2), Hautblässe, schlechte Kapillarfüllung, Tachykardie (oder Bradykardie), leise Herztöne, blutleere Nabelschnur.

DD: Septischer Schock (☞ 4.5.1), kardiogener Schock (Tachyarrhythmie ☞ 3.2.5, 7.9), schwere Asphyxie (☞ 4.8).

Diagnostik
- Anamnese (s.o.), Geburtshelfer gezielt nach möglichem fetalem Blutverlust befragen
- Blutdruckmessung, HF
- ZVD: Bei hypovolämischem Schock Nabelvenenkatheter legen (☞ 2.2.2) und ZVD anhand der Höhe der Flüssigkeitssäule im hochgehaltenen Katheter abschätzen (*Cave:* Luftembolie bei negativem ZVD)
- Hkt (bei akuter Blutung zunächst noch normal!), BGA
- *Kleihauer-Betke-Test* (Nachweis fetaler Erythrozyten im mütterlichen Blut) bei Verdacht auf feto-maternale Transfusion.

Erstversorgung
- *Intubation* und Beatmung
- *Venenzugang* (peripher, im Notfall Nabelvenenkatheter)
- *Kreuzblut* in die Blutbank zur Notkreuzung
- *Volumenzufuhr:* 10 ml/kg Plasmaproteinlösung oder Humanalbumin 5 % über 15–30 Min. je nach Ausmaß der Hypovolämie, ggf. wiederholen; bei schwerem hämorrhagischem Schock 0 rh neg. Erythrozytenkonzentrat ungekreuzt transfundieren.

Weiteres Management
- Arterieller Zugang (Radialiskanüle, Nabelarterienkatheter)
- Weitere Volumenexpansion nach arteriellem Blutdruck, ZVD und Diurese
- Transfusion gekreuzter Erythrozyten, bis Hkt > 0,4
- Risiko einer DIC mit Verbrauchskoagulopathie: Gerinnungsanalytik und Thrombozytenzählung
- Schockniere: Kontrolle der Diurese und harnpflichtiger Substanzen, Dopamin 2–5 µg/kg/Min.
- Schocklunge (ARDS ☞ 4.6.1).

4.7.2 Persistierende pulmonale Hypertension des NG

Erhöhter pulmonaler Gefäßwiderstand mit suprasystemischem pulmonalarteriellem Druck und Rechts-links-Shunt über offene fetale Kreislaufverbindungen (Foramen ovale, Ductus arteriosus). Strukturelle Ursachen: Rarefizierung der pulmonalen Strombahn bei Lungenhypoplasie (kongenitale Zwerchfellhernie ☞ 4.6.5, Oligohydramnion-Sequenz, fetale Pleuraergüsse u.a.) sowie Mediahypertrophie der pulmonalen Arteriolen (chron. intrauterine Hypoxie, nicht-steroidale Antiphlogistika). Funktionelle Ursachen: pulmonale Vasokonstriktion nach perinataler Asphyxie, bei B-Streptokokken-Sepsis, Hypokalzämie und Hypoglykämie. Rechts-links-Shunts führen zu Hypoxämie und hypoxischer pulmonaler Vasokonstriktion (Circulus vitiosus).

Klinik
- Ausgeprägte arterielle Hypoxämie und abrupte Schwankungen der Oxygenierung (Pulsoxymetrie), die nicht durch die pulmonale Pathologie erklärt werden können
- Symptome einer perinatalen Asphyxie (☞ 4.8), Mekoniumaspiration (☞ 4.6.3), Sepsis (☞ 4.5.1), Zwerchfellhernie (☞ 4.6.5), Oligohydramnion-Sequenz (☞ 4.3.2)
- Zeichen der Rechtsherzbelastung (Trikuspidalinsuffizienz-Geräusch, Hepatomegalie).

Differentialdiagnose
- Pulmonale Erkrankungen: ANS, Pneumonie, Lungenblutung etc. ☞ 4.6
- Zyanotische Herzfehler (z.B. TGA, Pulmonal-, Trinkuspidalatresie, Ebsteinsche Anomalie, totale Lungenvenenfehlmündung)
- Arteriovenöse Malformationen (V. Galeni-Aneurysma).

Diagnostik
- Thoraxaufnahme: Lungenerkrankung? rarifizierte Pulmonalgefäße? Herzgröße?
- Echokardiographie (mit Doppler): Ausschluß eines Vitiums (s.o.), positive Zeichen einer PPHN (R-l-Shunt über Foramen ovale und/oder PDA, großer RV mit Vorwölbung des Septum interventriculare nach links, Quantifizierung des RV-Drucks über eine Trikuspidalinsuffizienz)
- Arterielle Blutgasanalyse (postduktal): p_aO_2 ↓, metabolische Azidose
- Großes BB, Thrombozyten, CRP, BZ, Ca^{2+}, Blutkultur
- Prä-/postduktale p_aO_2- oder S_aO_2-Differenz (Transoxode, Pulsoxymetrie): Bei R-l-Shunt über Ductus arteriosus Werte postduktal signifikant niedriger.

Therapie
Wichtiges Therapieziel ist die Beseitigung und Vermeidung einer arteriellen Hypoxämie, um den Circulus vitiosus der pulmonalen Vasokonstriktion zu unterbrechen. Bei ausgeprägter Lungenhypoplasie Prognose infaust.
- Beatmung. hohe Frequenz (80–120), kurze I-Zeit (0,25–0,3 sec), FiO2 1,0, PEEP 2–3 cm H2O; Bei restriktiver Lungenerkrankung („weiße Lunge") Optimierung des PEEP zur Rekrutierung atelektatischer Lungenbezirke. Hohen PIP (z.B. > 30 cm H2O) vermeiden, dann Hyperkapnie in Kauf nehmen. p_aO_2-Werte möglichst nicht unter 100–120 mmHg abfallen lassen. Oft Muskelrelaxation erforderlich (Vecuronium einsetzen, Pancuronium fördert pulmonale Vasokonstriktion). *Cave:* Barotrauma. Hochfrequenzoszillation erwägen

- ! Nach 2–3 d Beatmungsregime lockern. Häufiger Fehler: zu rasche Reduktion der Beatmung nach Stabilisierung → Rückfall in die pulmonale Vasokonstriktion („Flip-Flop-Phänomen"). FiO_2 bei Hyperoxämie allenfalls in 0,05-Schritten reduzieren.
- Alkalisierung zur pulmonalen Vasodilatation: Natriumbicarbonat-Infusion, so daß ein pH > 7,45–7,50 erreicht wird
- *Minimal handling:* Stress und Hypoxie bei pflegerischen Maßnahmen (z.B. Absaugen) peinlichst vermeiden. Ausreichende Analgosedierung wichtig, am besten als Fentanyl-Midazolam-Dauerperfusor (Fentanyl 3 µg/kg/h, Midazolam 50 µg/kg/h). Dosisanpassung nach Effekt
- *Kreislaufmanagement* (kontinuierliche arterielle Druckmessung obligat): Arterielle Hypotension fördert R-l-Shunt, daher meist viel kolloidale Lösungen (unter Kontrolle des ZVD) zur Blutdruckstützung erforderlich, bes. bei Einsatz von Vasodilatatoren (s.u.). Dabei zu exzessive Volumenexpansion vermeiden, frühzeitig zusätzlich Katecholamine: Dobutamin (Dobutrex®) 5–10–15 µg/kg/Min, Adrenalin (Suprarenin®) 0,1–1 µg/kg/min, Noradrenalin (Arterenol®) 0,1–1 µg/kg/Min
- ! Dopamin erhöht pulmonalen Gefäßwiderstand, möglichst nur bei Oligurie in „Nierendosis" (2–5 µg/kg/Min) einsetzen
- Pulmonale Vasodilatatoren, falls mit bisherigen Maßnahmen keine ausreichende Oxygenierung: PG E_1 (Minprog®) 50–100 ng/kg/Min als Dauerinfusion. Vorteil: kurze HWZ, daher rasche Elimination bei inakzeptablen Nebenwirkungen. Alternativ: PGJ_2 (Flolan®) 5–10–15 ng/kg/Min
- ! Bei Einsatz von systemischen Vasodilatatoren oft schwere arterielle Hypotension, deshalb immer Volumen bereithalten. Durch unselektive pulmonale Vasodilatation außerdem Verschlechterung der Oxygenierung möglich
- Selektive pulmonale Vasodilatation: Stickstoff-Monoxid-Inhalation mit 10–20 ppm. Vorteil: keine systemische Vasodilatation. NW: Methämoglobinbildung (Messung erforderlich!), Lungentoxizität durch entstehendes NO_2 (kontinuierliche Überwachung im Atemgas). Klinische Wirksamkeit durch kontrollierte Studien belegt. Kein zugelassenes Medikament. Aufklärung der Eltern erforderlich.
- Behandlung der Grundkrankheit (Sepsis, Hypoglykämie, Hypokalziämie)
- In therapieresistenten Fällen Indikation zur extrakorporalen Membranoxygenierung (ECMO) mit einem ECMO-Zentrum klären.

4.7.3 Hydrops fetalis

Generalisierte Ödeme und Flüssigkeitsansammlung in einer oder mehreren serösen Höhlen des Feten.

Ätiologie und DD
- *Herzinsuffizienz:* bei fetalen kardialen Dysrhythmien, Vitien, Kardiomyopathie, High-output-Sy. (arteriovenöse Shunts, Steißbeinteratom), Behinderungen des venösen Rückstroms (Herz- und andere Tumoren, V.cava- oder Nabelvenen-Thrombose) oder schwerer fetaler Anämie (immunhämolytisch, Transfusions-Sy.)
- *Hypoproteinämie* bei fetalen Leber- und Nierenerkrankungen
- *Pränatale Infektionen* und schwere Anämie (Kapillarpermeabilität ↑)
- Diagnose in der Regel pränatal mit Festlegung des Ausmaßes der für die Primärversorgung wichtigen Höhlenergüsse und Suche nach der Ätiologie (Blutgruppe, irreguläre Antikörper, evtl. Chordozentese zur Bestimmung des fetalen Hb

und weiteren Labordiagnostik, sonographische Untersuchung aller fetalen Organe, TORCH-Screening ☞ 6.5, Kleihauer-Betke-Test)

Klinik
- Schwere perinatale Asphyxie bei zumeist vorliegender Plazentainsuffizienz (☞ 4.8). Bei kurabler Grundkrankheit daher Indikation zur primären Sectio
- Generalisierte Ödeme, starke Blässe bei Anämie
- Schwere respiratorische Insuff. mit Zyanose und Bradykardie bei Pleuraergüssen
- Vorgewölbtes Abdomen bei Aszites.

Diagnostik post partum
- *Labor:* Blutbild mit Thrombozyten, Blutgruppe mit Coombs-Test, Gerinnung, Bilirubin, Serumeiweiß, -elyte und -albumin, Leber- und Nierenwerte, TORCH-Screening (sofern nicht bereits bei der Mutter erfolgt)
- Thoraxaufnahme: Tubuslage? Katheterposition? Pleuraergüsse?
- Abdomensonographie: Aszites? Leber, Nieren?, Tumor?
- Schädelsonographie: Verkalkungen? a.-v.-Aneurysma?
- Echokardiographie und EKG: Hinweis auf primäre Herzerkrankung?
- Pathologisch-anatomische Untersuchung der Plazenta
- Weiterführende Spezialuntersuchungen (Chromosomen, Hb-Elektrophorese etc.)
- Unbedingt Obduktion bei letalem Ausgang.

Primärversorgung
- Primärversorgung durch 2 Ärzte erforderlich
- Maskenbeatmung meistens erfolglos, daher auf primäre Intubation eingerichtet sein
- Falls nach Intubation keine ausreichende Beatmung möglich, beidseitige Punktion vorliegender Pleuraergüsse mit 22 G-Venenverweilkanüle (☞ 2.2.2). Bei ausgeprägtem Aszites und fortbestehender respiratorischer Insuffizienz Entlastungspunktion. Punktate asservieren (Mikrobiologie, Gesamteiweiß, Zytologie)
- Nabelarterienkatheter (Blutgasanalysen, arterielle Druckmessung) und Nabelvenenkatheter (ZVD, Infusion) legen
- Zirkulierendes Volumen anhand des ZVD (vertikal gestellter dekonnektierter NVK; Voraussetzung korrekte Lage in der V. cava) abschätzen. Meist Hypovolämie → 10 ml/kg Plasmaproteinlösung bzw. Erythrozytenkonzentrat (s.u.). Selten Hypervolämie (ZVD > 10 cm H_2O) → Aderlaß (Blut für Diagnostik asservieren)
- **!** Bei kardialer Grundkrankheit und venöser Obstruktion trotz hohen ZVD oft Hypovolämie, Aderlaß kontraindiziert.
- Bei schwerer Anämie (Hkt < 25 %) isovolämischer Austausch kindlichen Blutes gegen 0 rh neg. ungekreuztes Erythrozytenkonzentrat (entnommenes Blut für Diagnostik inkl. Kreuzprobe verwenden).

Management
- Beatmung mit PEEP 5–8 cm H_2O (meist Lungenödem)
- Flüssigkeitsrestriktion auf 40–50 ml/kg
- Falls noch erforderlich, Punktion der Ergüsse unter exakter Überwachung des Kreislaufs (RR, ZVD). Wegen Volumenumverteilung dabei meist Volumenzufuhr erforderlich
- Kreislauftherapie nach RR und ZVD (Volumen, Katecholamine)
- Transfusion nach Hkt
- Korrektur von Gerinnungsstörungen mit FFP 10 ml/kg und AT III (☞ 17.4.1)

- Diuretika: Furosemid (z.B. Lasix®) ED 1–2 mg/kg, 3–4 mal täglich
- Behandlung der Grundkrankheit: Austauschtransfusion bei Hämolyse (☞ 4.4.2), antiarrhythmische Therapie (☞ 7.9).

4.8 Peripartale Asphyxie und Post-Asphyxiesyndrom

Fetale Asphyxie (Hypoxie) durch inadäquate uteroplazentare Zirkulation, vorzeitige Plazentalösung oder Störungen der Nabelschnurzirkulation.

Neonatale Asphyxie durch zentrale Atemantriebsstörung, neuromuskuläre Erkrankungen, Lungenerkrankungen und -fehlbildungen, schwere Hypovolämie (☞ 4.7.1) und persistierende pulmonale Hypertension (☞ 4.7.2).

Eine protrahierte Hypoxie/Azidose führt zu hypoxisch-ischämischen Organschäden, die sich insbesondere am Gehirn, an den Nieren (akutes Nierenversagen), an der Lunge (Mekoniumaspiration ☞ 4.6.3; ARDS ☞ 4.6.1) und am Myokard manifestieren können.

Klinik
Pathologisches CTG, pH < 7,20 bei der intrapartalen Mikroblutuntersuchung, grünes Fruchtwasser, arterielles Nabelschnur-pH < 7,10 als Warnhinweise. Niedriger APGAR-Score (5–7 leichte Depression, 0–4 schwere Depression). Im weiteren Verlauf Symptome des **Post-Asphyxiesyndroms**
- *Zerebral:* Apathie bis Koma, zunächst muskuläre Hypotonie, später Hypertonie, Krampfanfälle, Hirnödem
- *Renal:* Oligo-/Anurie, Niereninsuffizienz
- *Kardiovaskulär:* silente, langsame Herzfrequenz, arterielle Hypotension, Herzinsuffizienz, Rhythmusstörungen, PPHN (☞ 4.7.2)
- *Metabolisch/endokrinologisch:* metabolische Azidose, initial Hyperglykämie, später Hypoglykämie, Hypokalzämie, SIADH (☞ 10.5.2).

Diagnostik
- Arterielle Blutgasanalysen (arterieller Zugang)
- Blutdruckmessung (möglichst kontinuierlich über Arterienkatheter)
- Rö-Thorax
- Elyte, harnpflichtige Substanzen, Gerinnung, Laktat evtl. CK-BB als Marker zerebraler und SGOT, SGPT, GLDH als Marker hepatischer Schädigung
- Messung der Diurese (evtl. Blasenkatheter)
- Neurologischer Befund (Verlauf!): Vigilanz, Tonus, Reaktivität, Spontanbewegungen, Atemantrieb, Pupillenreaktion, Temperaturregulation, ICP-Steigerung, Krampfanfälle
- Schädelsonographie: incl. Doppler: Ödem? Blutung? Perfusionsmuster?
- EEG: Krampfaktivität? Amplitudendepression?
- Echokardiographie bei V.a. hypoxisch-ischämische Myokardschädigung zur Beurteilung der Kontraktilität.

Primärversorgung

- Adäqute Reanimationsmaßnahmen zur raschen Beseitigung der Hypoxie (☞ 4.3.2)
- Bei Mekoniumaspiration ☞ 4.6.3
- Azidoseausgleich: blind 3 ml/kg Natriumbicarbonat 8,4 %, weiter nach Blutgasanalyse, vorher ausreichende Ventilation und Zirkulation sicherstellen
- Ausgleich eines bestehenden Volumendefizits (bei akuter fetaler Hypoxie oft fetoplazentare Transfusion).

Management

- Minimal handling (pflegerische, therapeutische und diagnostische Maßnahmen auf das notwendige Minimum beschränken, großzügig Sedativa und Analgetika)
- Leichte Hyperventilation (pCO$_2$ um 35 mm Hg, pO$_2$ hochnormal) zur Prophylaxe einer PPHN (☞ 4.7.2). Eher höhere Beatmungsfrequenz und niedriger PEEP (Ausnahme: ARDS), um Beeinträchtigung der zerebralen Perfusion zu vermindern
- ! Eine stärkere Hyperventilation verhindert ein Hirnödem nicht und reduziert die Perfusion noch intakter Hirnareale
- Weiterer Azidoseausgleich nach BGA
- Bei Hypoxie Verdacht auf PPHN (☞ 4.7.2)
- Beseitigung einer arteriellen Hypotension: bei Hypovolämie (evtl. ZVD über Nabelvenenkatheter als Steuergröße) Plasmaproteinlösung oder Erythrozytenkonzentrat je nach Hkt (☞ 4.7.1); zusätzlich oft hypoxische Myokardschädigung → Katecholamine über ZVK (Dobutamin 5–10–15 µg/kg/Min, falls erfolglos Adrenalin 0,1–0,5–1,0 µg/kg/Min)
- Bei Oligo-/Anurie Dopamin 2–5 µg/kg/Min über ZVK; danach Furosemid 1–2 mg/kg i.v., evtl. Mannitol 0,25–0,5 g/kg
- Flüssigkeitsrestriktion 50–60 ml/kg/d, insbesondere bei Hyponatriämie (SIADH) und Oligurie
- Korrektur einer Hypoglykämie (☞ 4.4.4)
- Großzügige Indikation für Phenobarbital: Sättigungsdosis 20–30 mg/kg fraktioniert in 3 ED i.v., Erhaltungsdosis 3–8 mg/kg/d. Bei weiter bestehenden Krampfanfällen Diphenylhydantoin (Sättigungsdosis 20 mg/kg in 2 ED unter RR-Kontrolle, Erhaltungsdosis 3–8 mg/kg/Tag unter Spiegelkontrolle).

4.9 ZNS-Erkrankungen

Krampfanfall ☞ 12.3.3

4.9.1 Hirnblutungen Frühgeborener

Je unreifer das FG, desto häufiger treten Hirnblutungen auf (> 32. SSW selten). Manifestation meist in den ersten 5 LT. Anatomische Basis: subependymale germinale Matrix in der kaudo-thalamischen Grube mit starker Vaskularisation. Pathophysiologische Basis: fehlende Autoregulation der zerebralen Durchblutung bei unreifen, kranken FG. Zunächst subependymale Blutung → Einbruch in den Seitenventrikel → Ventrikeltamponade → Zirkulationsstörung der periventrikulären Region mit Aus-

bildung eines hämorrhagischen periventrikulären Infarkts. Häufig sekundäre Behinderung der Liquorzirkulation bei intraventrikulärer Blutung → posthämorrhagischer Hydrozephalus. Je ausgedehnter die Blutung, umso größer die Wahrscheinlichkeit bleibender neurologischer Defizite, besonders bei periventrikulären Infarkten.

! Auch ohne Blutung können bei FG infolge zerebraler Hypoperfusion (arterielle Hypotension, Hypokapnie) ischämische periventrikuläre Infarkte mit schlechter neurologischer Prognose auftreten (periventrikuläre Leukomalazie).

Klinik
- Kleinere Blutungen meist asymptomatisch
- Bei massiver Blutung akute Verschlechterung des Kindes, arterielle Hypotension, metabolische Azidose, Hb-Abfall, Hyperglykämie, Hyperkaliämie, Koma, Krampfanfälle, vorgewölbte Fontanelle.

Diagnostik
Regelmäßige Schädelsonographien in der 1. Lebenswoche bei FG < 33. SSW (☞ 4.2.4).

Klassifikation der Hirnblutung des Frühgeborenen (Konsens der pädiatrischen Sektion der DEGUM 1998 Magdeburg)				
			li	re
Grad-I-Blutung	subependymale Blutung		❏	❏
Grad-II-Blutung	intraventrikuläre Blutung < 50 % des Ventrikelvolumens		❏	❏
Grad-III-Blutung	intraventrikuläre Blutung > 50 % des Ventrikelvolumens		❏	❏
Hämorrhagische Infarzierung des Hirnparenchyms				
	ja ❏	nein ❏		
			li	re
Lokalisation	frontal		❏	❏
	parietal		❏	❏
	okzipital		❏	❏
Größe (in cm)	klein (≤ 1cm)		❏	❏
	mittel (> 1 cm u. ≤ 2 cm)		❏	❏
	groß (>2 cm)		❏	❏
Blutung oder hämorrhagische Infarzierung von				
	ja	nein	li	re
Basalganglien	❏	❏	❏	❏
Kleinhirn	❏	❏	❏	❏
Stammhirn	❏	❏	❏	❏
Posthämorrhagische Ventrikelerweiterung				
	ja ❏	nein ❏	li ❏	re ❏
Therapiebedürftiger posthämorrhagischer Hydrozephalus				
	ja ❏	nein ❏	li ❏	re ❏
Quelle: F. Staudt et al.: Monatsschr. Kinderheilkd. 1999; 147: 845-47				

- Kopfumfangskontrollen 2 x/Wo. nach Blutung > Grad I
- Engmaschige entwicklungsneurologische Nachkontrolle nach Hirnblutung (☞ 12.2).

Therapie
- Eine Therapie der eingetretenen Hirnblutung ist nicht mehr möglich
- Prävention:
  - Minimal handling, ausreichende Analgosedierung bei beatmeten FG
  - Gutes Kreislaufmanagement bei schwerkranken FG, arterielle Hypo- und Hypertension vermeiden bzw. behandeln
  - Vermeiden extremer Hypo- (< 30 mmHg) und Hyperkapnien
  - Regelmäßige Gerinnungskontrollen incl. AT III, bei Defiziten Substitution
- Bei posthämorrhagischem Hydrozephalus Serien-LP in einigen Fällen effektiv
- Bei erhöhtem ICP infolge eines posthämorrhagischen Hydrozephalus liquorableitende Operation (☞ 12.8); < 2000 g Implantation eines Rickham-Reservoirs zur kontrollierten Liquorentnahme.

4.9.2 Apnoen und Bradykardien

Obstruktive Apnoen entstehen durch Kollaps der oberen Atemwege und treten besonders infolge muskulärer Hypotonie bei Frühgeborenen auf. Inaktive Apnoen resultieren aus einer Dysfunktion des Atemzentrums infolge Unreife (rekurrierende Apnoen Frühgeborener) oder als symptomatische Apnoen bei unterschiedlichen ZNS-Affektionen (☞ DD). Konvulsive Apnoen sind Ausdruck eines zerebralen Krampfgeschehens.

Klinik
Fehlende Ventilation > 20 Sek. mit oder ohne Zyanose oder Bradykardie. Bei zentralen Apnoen keine Atembewegungen. Bei obstruktiven Apnoen thorakale Atemexkursionen zunächst erhalten, sekundär durch Hypoxie Atemstillstand (*gemischte Apnoe*). Bei konvulsiven Apnoen meist zusätzliche Symptome: orale Automatismen, Blickwendung, Areaktivität, repetitive Kloni, Haltung oder Tonus abnorm (☞ 12.3.3).

DD
- Konvulsive Apnoen (Begleiterscheinungen?)
- Obstruktive Apnoen: Frühgeborene, pulmonale Erkrankungen, PDA, Sekret in den Atemwegen
- Zentrale Apnoen: bei Frühgeborenen, Sepsis, Meningitis, Hypoxie, Hypoglykämie, Elytstörungen, Hypothermie, Anämie, intrazerebraler Blutung oder Druckerhöhung, durch atemdepressive Medikamente, gastroösophagealen Reflux.

Diagnostik
- Rekurrierende Apnoen treten häufig bei Frühgeborenen < 33./34. SSW ohne sonstige Grundkrankheit ab dem 2. Lebenstag bis zur 34./35. SSW auf und sind eine *Ausschlußdiagnose*, nachdem alle Ursachen symptopmatischer Apnoen unwahrscheinlich gemacht wurden
- ❗ Besonders bei neu oder plötzlich gehäuft auftretenden Apnoen Frühgeborener immer an eine Grundkrankheit, insbesondere eine Sepsis, Meningitis oder NEC denken. Bei Neugeborenen > 35. SSW fast immer symptomatische Apnoen.
- Herzfrequenz- und Atemmonitor
- Großes BB, CRP, BZ, Elyte, Blutkultur
- Blutgasanalyse bzw. Pulsoxymetrie

- Lumbalpunktion bei Verdacht auf Meningitis
- Rö. Thorax bei klinischen Hinweisen auf pulmonale Erkrankung
- Refluxprüfung (Oesophagus-pH-metrie, -sonographie) bei V.a. gastroösophagealen Reflux
- Rö-Abdomenübersicht bei V.a. NEC (☞ 4.5.4)
- Schädelsonographie bei V.a. intrakranielle Blutung oder Druckerhöhung
- EEG bei Hinweisen auf konvulsive Apnoen
- Bei unklaren Apnoen Polysomnographie.

Therapie
- Apnoe-Anfall durch taktile Stimulation unterbrechen, bei Zyanose O_2-Gabe, bei fehlender Erholung Maskenbeatmung
- *!* Bei unreifen Frühgeborenen Hyperoxie wegen des Retinopathie-Risikos peinlichst vermeiden (Pulsoxymetrie, transkutane pO_2-Messung).
- Behandlung der Grundkrankheit (s.o.)
- Bei rekurrierenden Apnoen Frühgeborener Methylxanthine
    - Theophyllin: Sättigungsdosis 6 mg/kg, Erhaltungsdosis 4 mg/kg/d in 4-6 ED i.v., buccal oder enteral
    - Coffeincitrat: Sättigungsdosis 20 mg/kg, Erhaltungsdosis 5 mg/kg/d in 1 ED oral
- *!* Sehr variable Pharmakokinetik, daher Medikamenten-Plasmaspiegelbestimmung unerläßlich (☞ 26.6). Bei erneut auftretenden Apnoen nach einer stabilen Phase an „Herauswachsen" aus der Dosis denken
- Bei unzureichender Kontrolle der Apnoen unter Methylxanthinen Doxapram (Dopram®) 1–2(–3) mg/kg/h als kontinuierliche Infusion in einschleichender Dosierung
- Rachen-CPAP 3–4 cm H_2O, falls Methylxanthine erfolglos. Besonders wirksam bei obstruktiven Apnoen Frühgeborener
- Wasserbett bzw. „Schaukelmatratze"
- Beatmung als ultima ratio.

Ernährung

5.1	Bedarf an Flüssigkeit und Nährstoffen	160
5.2	Orale Ernährung	161
5.2.1	Muttermilchernährung	161
5.2.2	Flaschenmilchernährung	163
5.2.3	Beikosternährung	166
5.2.4	Alternative Ernährungsformen	167
5.2.5	Ernährung von Spaltkindern	168
5.3	Sondenernährung	169
5.4	Ernährung von Frühgeborenen	171
5.4.1	Fütterungsmethoden	171
5.4.2	Nahrung für FG (☞ 5.2.2)	171
5.4.3	Supplementierung von Vitaminen, Mineralien	171
5.5	Parenterale Ernährung	173
5.5.1	Indikationen	173
5.5.2	Zugänge (☞ 2.2.2)	173
5.5.3	Berechnung einer parenteralen Ernährung	174
5.5.4	Überwachung und Komplikationen	177
5.6	Vitamine, Vitaminmangel	178
5.6.1	Rachitis- und Kariesprophylaxe	178
5.6.2	Hypovitaminosen	178

5

Martin Claßen

5.1 Bedarf an Flüssigkeit und Nährstoffen

Tagesbedarf Flüssigkeit, Kalorien, Nährstoffe (Elektrolyte ☞ 5.5.3)

Alter	Flüssigkeit ml/kg	Energie kcal/kg	Protein g/kg	KH g/kg	Fett g/kg
FG < 1500 g (Inkubator, angefeuchtete Luft). Bei Gew. < 1000 g Erhöhung um 20 %					
1. Tag	60–80	~25	0	~6,5	0
2. Tag	80–100	~35	0,5	~8,0	0
3. Tag	90–110	~40	1,0	~9,0	0–0,5
4. Tag	110–130	~50	1,5	~9,5	0,5
5. Tag	120–140	~60	2,0	~10	1,0
ab 6. Tag	150–(170)	Ziel: 105–125	2,5 (steigern bis max. 3 g/kg)	~10.5	tgl. um 0,25–0,5 g/kg steigern bis 3 g/kg/d
NG und FG > 1500 g; Sgl. bis 4. Monat					
1. Tag	50–70	~25	0	~6,0	0
2. Tag	70–90	~32	0	~8,0	0
3. Tag	80–100	~40	0,5	~9,0	0–0,5
4. Tag	100–120	~50	1,0	~9,0	1,0
5. Tag	110–130	~60	1,5	~9,5	1,5
ab 6. Tag	130–150 (oral 160–180)	Ziel: 115	Ziel: 2,2	ca. 40 % der Energie	tgl. um 0,5 g/kg steigern; parenteral bis 3 g/kg/d
Sgl., Kleinkinder (4. Monat–4 J.), Schulkinder					
4.–12. Mon.	100–150	105	1,6	ca. 40–50 % der Energie	35–45 % der Energie; parenteral bis 3 g/kg
2. Jahr	80–120	100–105	1,2	ca. 40–50 % der Energie	35–40 % der Energie; parenteral bis 3 g/kg
3.–5. Jahr	80–100	85–90	1,2	ca. 40–50 % der Energie	35–40 % der Energie; parenteral bis 1–2 g/kg
6.–10. Jahr	60–80	80–85	1,0–1,1	ca. 40–50 % der Energie	35–40 % der Energie; parenteral bis 1–2 g/kg
11.–14. Jahr	50–70	w: 48–55 m: 60–64	1,0	ca. 40–50 % der Energie	35–40 % der Energie; parenteral bis 1 g/kg

Regeln
- Flüssigkeitszufuhr ggf. der Ausfuhr (Urin, Stuhl, Drainagen) anpassen
- Bei laufenden Flüssigkeitsverlusten (Polyurie, Glukosurie, Erbrechen, Fisteln, Drainagen) möglichst Mengen messen und ersetzen. Bei schwerer Diarrhoe bis 50 ml/kg/d zusätzlich. Verbrennungen ☞ 3.5.1
- Bei Fieber zusätzlich 5 ml/kg/24 h pro Grad Celsius über 37,5 °C
- Phototherapie, offene Pflege unter Wärmestrahler: Flüssigkeit jeweils um 10–20 % steigern.

Berechnung zusätzlicher Energie- und Proteinbedarf		
Indikation	Energiebedarf (%)	Proteinbedarf (%)
Fieber (pro Grad über 37,5°C)	+ 12	+ 50–80
Herzinsuffizienz, CF	+ 15–25	+ 150–200
Große Operationen, Polytrauma	+ 20–30	+ 150–300
Schwere Sepsis	+ 40–50	+ 150–300
Verbrennungen	+ 70–100	+ 200–300
Langfristige Unterernährung	+ 10–100	+ 200–300

- Um eine hohe Kalorienzufuhr zu erreichen, kann die Flüssigkeitszufuhr in 10 %-Schritten bis zu 200 ml/kg bei FG und NG bzw. 4000 ml/m² bei älteren Kindern gesteigert werden, falls dies toleriert wird
- Urinvolumen > 2 ml/kg/h, spez. Gewicht < 1010 und Urinosmolarität < 280 mosm/l sind bei nierengesunden Kindern Zeichen ausreichender Flüssigkeitszufuhr
- Flüssigkeit reduzieren bei FG mit symptomat. PDA, Kindern mit Herzinsuffizienz, Oligurie, Ödemen
- Perspiratio insensibilis (Mindestbedarf bei Oligurie): 400 ml/m²/24 h. FG: bis 50 ml/kg/d im Inkubator.

5.2 Orale Ernährung

5.2.1 Muttermilchernährung

Regelernährung für alle FG, NG und Säuglinge bis zum Alter von 6 Mon. Ernährung mit Formulamilch sollte die Ausnahme darstellen, Eltern entsprechend beraten. Keine Werbung für Milchnahrungen auf Entbindungs- und Säuglingsstationen!
- **Vorteile der Muttermilch:** leichte Verdaulichkeit, optimale Proteinzusammensetzung, unspez. Infektionsschutz, Prävention von Allergien und Adipositas, Förderung der Mutter-Kind-Bindung, positiver Einfluß auf psychomotorische Entwicklung, Unterstützung der Uterusrückbildung, statistisch geringeres Risiko mütterlicher Mamma-Karzinome, Verfügbarkeit, Preis, ohne Umweltbelastung hergestellt
- **Nachteile der Muttermilch:** höherer Gehalt an chlorierten Kohlenwasserstoffen (Bedeutung noch unklar), niedriger Gehalt an Eiweiß, Ca, P, Eisen (Supplementation bei FG notwendig), Infektionsrisiko bei mütterlicher Erkrankung (HIV, Hepatitis B, C), Übergang von Medikamenten und Drogen in die Muttermilch.

Kontraindikationen und Stillhindernisse

- Infektionen der Mutter: HIV, offene Tuberkulose, Malaria. Bei infektiöser Hepatitis B ist nach postpartaler Simultanimpfung des Kindes das Infektionsrisiko wahrscheinlich niedrig. Hepatitis C ist rel. KI (abh. von Ausmaß d. Virämie-PCR?)
- Medikamente (☞ 27.4); Drogen, z.B. starker Nikotin-, Alkohol-, Heroinabusus, auch wegen qualitativ und quantitativ oft unzureichender Milch
- Schwere, konsumierende Erkrankungen der Mutter, prolaktinabhängiger Tumor der Mutter
- Kindl. Stoffwechselstörungen, z.B. Galaktosämie; PKU: reduzierte Milchzufuhr ☞ 11.2.1.

Praxis des Stillens

- Erstes Anlegen in der 1. Std. nach der Geburt anstreben. Kreißsaalroutine (wiegen, messen, baden) erst anschließend. Der Saugreflex ist in dieser Zeit stark. Kolostrum enthält viel Immunglobuline
- Anleitung durch erfahrene Hebamme oder Kinderschwester wichtig: Mund des Kindes muß Brustwarze *und* Warzenhof ausreichend weit umschließen. Überlanges Saugen an der Brust fördert Rhagaden, deswegen Seite wechseln, sobald das Kind nur noch nuckelt, ohne zu schlucken. Eine willkürliche Einschränkung der Stilldauer verhindert allerdings keine Entzündungen. Die Zusammensetzung der Milch ändert sich während eines Stillvorgangs, so daß die kalorienreichere und sättigendere Milchportion erst nach 5–10 Min. produziert wird!
- Die Stillhäufigkeit sollte vom Kind bestimmt werden. Deswegen „Rooming in" für 24 h am Tag! Die Intervalle liegen meist zwischen 2 und 3 h, variieren aber intra- und interindividuell stark
- Milchproduktion wird gefördert durch: regelmäßiges Anlegen, große Trinkmenge der Mutter, entspannte Stillposition, ruhige Stillumgebung, Information und Vertrauen der Mutter
- Stillen ist für die Mutter emotional sehr wichtig. Bei Problemen unterstützen; ggf. auch Kontakt zu Stillgruppen (über AG freier Stillgruppen, Postfach 1112, 76141 Karlsruhe, lokale Gruppen erfragen) oder Stillberaterin vermitteln
- In der Regel nur 1x/Wo. Gewichtskontrolle. Normale Gewichtszunahme 150–200 g/Wo. im ersten Halbjahr, danach 100 g/Woche
- Möglichst keine Glukose oder Milchnahrung zufüttern, sondern häufiger anlegen. Auch keine Zufütterung bei fehlender Muttermilchproduktion in den ersten 48 h und Gewichtsabnahme bis 10 %. *Indikation zu Zufütterung:* FG und hypotrophe NG < 2000 g; Hypoglykämien; mütterliche Stillhindernisse (s.o.)
- Gestillten Kindern keinen Gummisauger oder Beruhigungs-Schnuller geben und Brusthütchen vermeiden, da das Kind falsche Saugtechnik lernt.

Stillprobleme
- **Fehlender Stillerfolg** in den ersten Tagen: häufige Beratung, richtige Stilltechnik zeigen, Ermunterung. Zufütterung per Flasche vermeiden, da falsche Saugtechnik erlernt wird! Zufütterung ggf. per Löffel oder Glas
- **Flach- oder Hohlwarzen:** kalter Waschlappen, kurzes Anpumpen vor dem Anlegen. Brusthütchen führen zu falscher Saugtechnik und verminderter Milchproduktion
- **Wunde, schmerzhafte Brustwarzen:** richtiges Anlegen ist die wichtigste Maßnahme! Warzen an der Luft oder Sonne trocknen lassen, keine Seife oder Desinfektionsmittel. Kind nicht von der Brust reißen, sondern den Sog mit dem Finger lösen. Durch Brustwarzenschutz Reiben der Kleidung vermeiden
- **Milchstau:** häufiges Anlegen des Kindes; Stillpositionen wechseln, so daß Unterkiefer des Kindes an der gestauten Stelle liegt. Zusätzliches Ausstreichen von Hand; vor dem Stillen Wärme; danach evtl. kühlende Wickel
- **Mastitis:** meist durch Staph. aureus. Initialmaßnahmen wie bei Milchstau; evtl. Antibiose. Möglichst weiterstillen, sonst regelmäßiges Abpumpen
- **Muttermilchikterus:** nach dem 5. Lebenstag eintretende, durch Inhaltsstoffe der Muttermilch begünstigter Ikterus (☞ 4.1.1). Als Alternative zu mehrtägiger Phototherapie kann durch eine 24 h-Muttermilchpause (unter Verfütterung einer Hydrolysatmilch) ein anhaltender Abfall des Bilirubins erreicht werden.

Abstillen
- **Plötzliches Abstillen:** Hochbinden der Brust, Trinkmenge der Mutter auf 500 ml/d reduzieren, Kühlung der Brust durch Wickel. Falls ohne Erfolg unter strenger Indikationsstellung med. Therapie mit Bromocriptin (Pravidel® 2 x 1 Tbl.)
- **Allmähliches Abstillen** nach Beikosteinführung ab dem 6. Monat. Die allmähliche Anpassung erfordert keine aktiven Maßnahmen.

5.2.2 Flaschenmilchernährung

Einteilung der Nahrung nach EG-Säuglingsnahrungsrichtlinie 1994 (Zusammensetzung ☞ Tabelle).
- **Säuglingsanfangsnahrungen:**
  - Säuglingsmilchnahrung (auf Kuhmilchbasis); bei Molken-Kasein-Relation wie bei MM: adaptiertes Protein (die alte Bezeichnung „adaptierte Milch" bezog sich auf Laktose als alleiniges KH)
  - Hydrolysatnahrung
  - Sojamilch
- **Säuglingsfolgenahrungen** (ab 4. Monat):
  - Folgemilch (auf Kuhmilchbasis)
  - Folgenahrung aus anderen Proteinquellen
- **Nicht von EG-Richtlinien erfaßt:** Frühgeborenennahrung, Spezialnahrungen, Heilnahrung etc.

Wichtige Säuglings- und Kinderformulanahrungen

Indikation	Kontraindikation	Kcal/ml	Eiweiß	Fett	Kohlenhydrat
Muttermilch					
Alle NG und Sgl.; bei FG mit Supplementation von Eiweiß, Ca, P	Infektionen der Mutter (☞ 5.2.1); Med. Ther. der Mutter (☞ 27.5), Stoffwechselstörungen	~0,67	~1,1g/dl ("reife Frauenmilch")	~ 4,0 g/ 100 ml	7 g/100 ml Laktose
Säuglingsmilchnahrung (Anfangsnahrung)					
Gesunde NG und Sgl. als Muttermilchersatz; vorgesehen bis zum 4.–6. Mon. (auch länger möglich)	Laktoseintoleranz, Stoffwechselstörungen, Kuhmilchallergie	~0,7 (0,6–0,75)	Kuhmilchprotein (1,35–2,25g/dl), glutenfrei	1,98–4,8 8 g/ 100 ml	Laktose (meist ausschl.), selten Saccharose, Stärke 4,2–10,5 g/ 100 ml

Bei MM-angenäherter Molken-Kasein-Relation: „Adaptiertes Protein". **Bsp.:** (nur Laktose:) Aponti-Pre, Beba-Pre, Pre-Humana, Aletemil-Pre, Pre-Aptamil, Pre-Milumil, Pre-Hipp, Pre-Lactana A. Der Definition der Säuglingsmilchnahrung entsprechend, aber nicht mit adaptiertem Protein und z.T. auch anderen Kohlenhydraten als Laktose: Aletemil 1, Aponti 1, Aptamil 1, Beba 1, Hipp 1, Humana 1, Humana baby-fit 1, Milumil 1, Milasan 1, Lactana B.

Hydrolysat zur Allergieprävention als Sgl.-Anfangsnahrung					
Allergieprävention in Atopikerfamilien (> 1Elternteil/Geschwister mit Allergie Typ 1)	Laktoseintoleranz Zur Ther. von Pat. mit manifester Kuhmilchallergie nicht sinnvoll (Restallergengehalt)	~0,7 (0,6–0,75)	Kuhmilchprotein-Hydrolysat 1,35–2,25g/ 100 ml, glutenfrei	1,98–4,8 8 g/ 100 ml	meist Laktose + Dextrinmaltose

Bsp.: Aletemil HA 1, Aptamil HA 1, Beba HA 1, Beba Start HA, Hipp HA, Humana HA 1, Lactana HA, Milumil HA 1, Nutramigen. In Kliniken verwendet, nicht im Handel: Humana Erstnahrung, Aponti Erstnahrung, Primergen.

Sojamilch als Sgl.-Anfangsnahrung					
Kuhmilchallergie, Laktoseintoleranz, Galaktosämie, Glykogenose Typ I, KMPI. (auch > 6 Mon. verwendbar)	Sojaallergie	~0,7 (0,6–0,75)	Sojavollprotein, glutenfrei	1,98–4,8 8 g /100 ml	Dextrinmaltose. Laktosefrei!

Bsp.: Humana SL, Milupa SOM, Multival plus, ProSobee

Folgemilch					
Gesunder Sgl. > 4.Mon.	KMPI; Stoffwechselstörungen, Laktoseintoleranz	0,6–0,8	Kuhmilchprotein; 2,25–4,5g/ 100 ml, glutenfrei	1,98–5,2 g/ 100 ml	Laktose, Stärke

Bsp.: Aletemil 2 plus, Aponti 2, Aptamil 2, Beba 2, Hipp 2, Humana 2, Milumil 2, Milumil 2 kristallzuckerfrei, Lactana C.

Wichtige Säuglings- und Kinderformulanahrungen

Indikation	Kontra-indikation	Kcal/ml	Eiweiß	Fett	Kohlen-hydrat
Säuglingsfolgenahrung					
Gesunder Sgl. > 4. Mon.	Stoffwechsel-störungen, Allergie gegen verwendetes Protein	0,6–0,8	beliebig (Soja, Hydrolysat) 1,35–3,6 g/ 100 ml, glutenfrei	1,98–5,2 g /100 ml	Laktose, Saccharose, Glukose, Fruktose, Stärke

Beispiele: Aletemil HA2, Aptamil HA2, Beba HA2, Milumil HA2, Humana HA2, Milasan HA2.

Frühgeborenennahrung					
FG < 2000 g und dystrophe NG (Protein, Ca, Phosphat ange-reichert) ☞ 5.2.3	z.T. Kuhmilch-allergie	0,7–0,8	> 2 g/dl Kuhmilch-protein od. Hydrolysat, glutenfrei		Laktose, Dextrin-maltose

Bsp.: Hydrolysate: Aletemil Frühgeborenennahrung, Beba Frühgeborenennahrung, Humana 0 HA, Prematil HA. Vollprotein: Humana 0, Prematil

Muttermilch-Supplemente					
FG < 2000 g unter MM-Ernährung	z.T. Kuhmilchallergie	1 Portion pro 100 ml MM enthält ca. 10 kcal (Eoprotin) resp. 18 kcal (FM 85)	pro Portion ~ 0,6 g– 0,8 g KMP, Hydrosylat	∅	Pro Portion ~ 2 g–3,6 g

Eoprotin (Kuhmilchprotein), FM 85 (Hydrolysat) angereichert mit Ca, Phosphor, Mg

Hydrolysate zur Therapie von Allergien und Diarrhoen					
Kuhmilchallergie, KMPI, protahierte Diarrhoen Maldige-stion, PI, Kurzdarmsyndrom Lactoseintoleranz	Bei FG Zusatz von Mineralien notwendig	13,6 %: ~0,65 (Kon-z. ggf. erhö-hen!)	Oligopeptide (Hydrolyse v. Casein, Molke, Soja) ~2,2g/ 100 ml, glutenfrei	hoher MCT-Anteil	Dextrin-maltose; laktosefrei, saccha-rosefrei

Niedrige Osmolarität: 175–200 mosm/l – gut verträglich bei Enteropathien.
Bsp.: Alfare (Molkenhydrolysat), Nutramigen (Kaseinbasis, weniger MCT-Fett), Pregestemil (Kaseinbasis), Pregomin (Sojabasis). Pregomin AS (Aminosäuren, höhere Osmolarität, keine Restallergene!)

Heilnahrungen					
Postenteritische Laktoseintoleranz (nicht zur Dauer-ernährung)	Fruktoseintole-ranz, Kuhmilchal-lergie, Atopierisi-kokinder, gestillte Sgl.	~0,6–0,7	Kuhmilch-protein, glutenfrei	nied-riger Fett-anteil	Laktose in Spuren; Dextrin-maltose

Bsp.: Al 110, Beba Durchfalldiät HA, Heilnahrung Töpfer, Humana Heilnahrung, Milupa Heilnahrung

Wichtige Säuglings- und Kinderformulanahrungen

Indikation	Kontraindikation	Kcal/ml	Eiweiß	Fett	Kohlenhydrat
Nährstoffdefinierte Formulanahrungen					
Ab Kleinkind: Sondenernährung, Kaloriensupplementation (z.B. Mukoviszidose, M. Crohn)	Sgl.; Allergie gegen Proteinquelle, bestimmte Stoffwechselstörungen. Keine Ballaststoffe bei Obstruktionen	meist 1,0, Zusatznahrungen bis 1,5	meist Vollprotein (Kuhmilchprotein; Soja)	z.T. MCT-Zusatz	Laktose, Saccharose, Dextrinmaltose (s. Deklaration)

Sondennahrungen, aber auch für orale Zufuhr geeignet. In vielen verschiedenen Varianten und Geschmacksrichtungen, bzw. mit Ballaststoffen erhältlich!
Bsp.: Für Kinder: Bioni, Frebini, Nutrodrip junior. Für Jugendliche: Biosorb, Ensure, Fresubin, Meritene, Nutrodrip, Precitene, salvimulsin, Sonana, Pulmocare.

Chemisch definierte Formulanahrungen					
Malabsorptionssyndrome, M. Crohn, Allergien	FG, NG, Sgl.; AS-Stoffwechselstörungen	meist 1,0	Oligopeptide, glutenfrei	MCT-Fette	Dextrinmaltose, keine Laktose

Nur als Sondennahrung geeignet. **Bsp.:** Nutricomp, Peptisorb, Salvipeptid, Survimed. (Für Sgl. und Kleinkinder: Alfare, Pregomin, Pregestemil verwenden ☞ Hydrolysate).

Nährstoffkonzentrate und Basis-Diäten bei Stoffwechselstörungen					
Nach Zusammensetzung; z.B für AS-Stoffwechselstörungen, Harnstoffzyklusstörungen, etc	gesunde Säuglinge. Nur unter metabolischen Kontrollen verwenden!	siehe Deklaration	AS-Mischungen (keine Komplettnahrung!)	z.T. ohne	z.T. ohne

Erhältlich von Aponti, Maizena, Milupa, Johnson, Pfrimmer-Nutricia: („LPF, PKU, HOM, UCD" etc.). Basis-Diäten jeweils ohne einen Hauptnährstoff (Protein; Fett; KH) als Baustein einer Diät (z.B. basic-p = proteinfrei)

5.2.3 Beikosternährung

- **Beikost:** alle Nahrungsmittel außer Muttermilch und Milchnahrungen, die zur Ernährung von Sgl. und KK dienen
- **Zeitpunkt der Einführung von Beikost:** ab 6. Mon. in Ergänzung zur Milchnahrung. Frühere Einführung ab 4. Mon. möglich, ernährungsphysiologisch aber nicht sehr sinnvoll und unnötig, da Muttermilch und Milchnahrungen ausreichend Vitamine und Spurenelemente enthalten. Ausnahme: selbst zubereitete Säuglingsmilchen und Kuhmilchverdünnungen, dann ab 6. Wo. Gemüse und Obstsäfte zusetzen.

Praxis der Beikosternährung
- Ab (4.–)6. Mon. Ersatz einer Milchmahlzeit durch Brei. Zunächst Karottenbrei + Fett, dann Zusatz von Kartoffeln; später auch andere Gemüse; evtl. 2 x/Woche mit Fleisch
- Ab 7.–8. Mon. 2. Breimahlzeit: Obstmus ungezuckert; ggf. mit Getreide-Milch-Brei
- Ab 8. Mon. 3. Breimahlzeit: Getreide-Milch-Brei oder milchfreier Getreideflocken-Obst-Brei + Fett

- Nach Akzeptanz der Kinder und Zahnentwicklung festere Speisen, z.B. Brot, Kekse anbieten
- Selbstzubereitung aus schadstoff- und nitratarmen Lebensmitteln ohne Salzzusatz möglich. Industriell erzeugte Beikost (Gläschen) sind bezüglich ihres Schadstoffgehaltes überwacht
- Die große Vielfalt der Gläschen und die Zusammensetzung aus einer Vielzahl von Nahrungsmitteln hat eher verkaufspolitische Gründe. Säuglinge benötigen nicht täglich eine andere Geschmacksrichtung
- Mindestens zwei Mahlzeiten im 2. Lebenshalbjahr sollten Milch enthalten (Ca/P-Zufuhr). Bedarf an Fleisch (Eisen!) wird unterschiedlich eingeschätzt. In der Regel genügt Fleischzufuhr 2 x/Wo. Ggf. Eisenstatus prüfen
- Die Akzeptanz der Beikost und die Geschwindigkeit der Einführung ist individuell sehr unterschiedlich (Kostpläne an das Kind anpassen, nicht umgekehrt)
- Bei Kuhmilchallergien keine Milch**fertig**breie, sondern Getreideanteil alleine unter Zusatz der „alternativen" Milch (Hydrolysat, Soja) verwenden
- Kuhvollmilch kann prinzipiell ab 6. Mon. verabreicht werden; besser erst ab 9–12. Mon. einführen. Vorsicht bei nicht pasteurisierter Milch direkt vom Bauern (Infektionsgefahr: Dyspepsie-Coli, Campylobacter etc.)!
- Ab Ende des 1. Lj. allmählicher Übergang auf altersangepaßte Erwachsenenkost (Konsistenz und Zusammensetzung)
- Vermieden werden sollten: Süssigkeiten, stark gesalzene Speisen, Nüsse oder Kerne mit Aspirationsmöglichkeit, Alkohol, Kaffee etc.
- Die Menge, die ein gesundes Kind täglich ißt, variiert von Tag zu Tag sehr. Bei besorgten Eltern entweder anhand der Perzentilenkurve unter Einschluß anamnestischer Daten das normale Gedeihen dokumentieren oder über ein 7tägiges Ernährungsprotokoll (unter häuslichen Bedingungen) die Kalorienaufnahme überprüfen.

5.2.4 Alternative Ernährungsformen

Abweichung von traditionellen mitteleuropäischen Kostformen aus weltanschaulichen oder religiösen Gründen. Eine ausgewogene Ernährung ist auch mit solchen Kostformen möglich, das Risiko von Mangelversorgung und Gedeihstörungen aber deutlich erhöht.
! Bei alternativ ernährten Kindern Perzentilenkurven (Länge/Gewicht) und in besonderen Fällen Eisenstatus, Spurenelemente, Vitaminspiegel prüfen.

Alternative Säuglings-Flaschennahrungen für die ersten Lebensmonate
Bei Ablehnung kommerzieller Formulanahrungen werden Flaschennahrungen z.T. unter Verwendung anderer Proteinquellen selbst zubereitet.
! *Problem:* mögliche bakterielle Verunreinigungen, z.T. mangelnder Gehalt bestimmter Nährstoffe (Fett, essentielle AS), Ca, Vitamine, Carnitin, Spurenelemente. Sog. Getreidemilchen sind zudem wegen des Glutengehaltes in den ersten 4 Mon. abzulehnen.

Fleischlose Ernährung
Eine ausgewogene fleischfreie Ernährung verursacht keine Mangelerscheinungen. Pflanzliches Eiweiß ist häufig arm an bestimmten essentiellen AS, dies kann jedoch durch eine Kombination geeigneter Produkte ausgeglichen werden. Um den hohen Energiebedarf zu decken, ist bei Kindern eine Anreicherung der Nahrung mit Keimölen oder Nußbutter sinnvoll. Die Eisenversorgung ist meist zu gering – ggf. Eisenstatus kontrollieren (BB, Ferritin).

- **Vegetarismus:** in der Regel keine Probleme bei Lakto-ovo-Vegetariern (nehmen auch Eier und Milchprodukte zu sich) und Laktovegetariern (auch Milchprodukte). Bei strengen „Veganern" (keinerlei tierische Produkte) können neben Eisen- auch Vit. B_{12}/Vit. D-Mangel und Osteopenie durch Ca- und P-Mangel auftreten, deswegen gefährlich für Säuglinge und Kleinkinder
- **Makrobiotik:** Die Nahrung darf nicht enthalten: Milch/Milchprodukte, Rind-/Schweinefleisch, importiertes Obst/Gemüse, Fruchtsäfte, Zucker, Honig, Süßstoff, Tee/Kaffee. Erlaubt sind
  - Nach Ohsawa: Getreide, einheimisches Obst/Gemüse, Sojaprodukte, Wild, Geflügel, Seealgen, Fisch
  - Nach Kushi: Getreide, einheimisches Obst/Gemüse, Meeresgemüse, Hülsenfrüchte, Nüsse, kleine Mengen Fisch. *Problem:* geringer Gehalt der Nahrung an Vit. B_2, Vit. B_{12}, Vit. D, Ca, geringe Bioverfügbarkeit von Fe.

5.2.5 Ernährung von „Spaltkindern"

Lippen-Kiefer-Gaumen-Segelspalten (LGKS): Frequenz 1 : 500. Unterschiedliche Ausprägung. **Hauptprobleme:** *Ernährung, rez. Otitis u. Hörstörungen.*

Für Eltern steht neben der psychischen Bewältigung die Ernährungsproblematik im Vordergrund. Wichtige Maßnahmen:
- Ausführliche Beratung und Unterstützung der Eltern sowohl durch Pädiater als auch durch Kieferchirurgen. Frühzeitige Kontaktaufnahme mit:
  Selbsthilfevereinigung für Lippen-Gaumen-Fehlbildungen; Wolfgang Rosenthal-Gesellschaft, 35625 Hüttenberg, ☏ *06403/5575*
- Am ersten Tag post partum bei kompletten Gaumenspalten Gaumenplatte anfertigen lassen
- Für die Ernährungsproblematik ist in erster Linie das neonatologische Team vor Ort zuständig!
- Rooming in auch für Spaltkinder
- Stillen besser als Flaschenernährung; Sondenernährung unbedingt vermeiden!

Vorteile des Stillens speziell des Spaltkindes (sonst. Vorteile ☞ 5.2.1)
- Körperkontakt, emotionale Bindung
- Weniger Otitis und Rhinitis; Training der Gesichtsmuskulatur (Sprachentwicklung!).

Praxis des Stillens
- Anlegen bereits im Kreißsaal
- Halbsitzende-aufrechte Position des Kindes
- Positionierung der Brustwarze zwischen Gaumen resp. Gaumenplatte und Zunge; ggf Brust zusätzlich von außen komprimieren
- Lippenspalte mit Finger oder Brust abdecken
- In den ersten Tagen zusätzlich abpumpen, um Milchproduktion bei unzureichender Saugleistung in Gang zu bringen; per Flasche nachfüttern.

Flaschenernährung (auch unterstützend)
- Sitzende oder halbsitzende Position
- Latex-Sauger anfangs weich, später fester und kürzer; Form wie Warzenvorhof der Mutter (z. B. NUK Gaumenspalt- oder Lippenspaltsauger). Kleines Loch, **nicht** oben oder an der Spitze
- *Cave:* Mund- und Rachenüberflutung.

Tips und Tricks für Brust- und Flaschenernährung
- Engmaschige Gewichtskontrollen
- Sondenernährung nur bei zentral bedingten Schluckstörungen
- Häufigeres Wecken und Anlegen bzw. Füttern (alle 2–3 h)
- Trinkfaulheit nicht durch Spalte bedingt. An assoziierte Erkrankungen denken!
- Häufiger aufstoßen lassen. Nach dem Trinken Naseneingang von Milchresten reinigen
- Löffel- oder Tassenfütterung nicht vorteilhaft.

5.3 Sondenernährung

Ernährungssonden ☞ 2.2.6.

Indikation
- Fehlbildungen oder Verletzungen des Mund- und Rachenraums, Stomatitis aphtosa, Kau- und Schluckstörungen
- Schwere akute Allgemeinerkrankungen, Dehydratation, Trinkschwäche; Frühgeborene, neurologische Erkrankungen
- Ernährungsrehabilitation bei Dystrophie, Niereninsuffizienz, Leberzirrhose, CF. Zur Zufuhr nicht akzeptierter Nahrungen (Hydrolysate)
- Ernährungstherapie von Magen-Darm-Erkrankungen (M. Crohn, Kurzdarmsyndrom).

Methoden
- **Sondentypen:** ☞ 2.2.6
- **Applikationsformen:**
  - *Bolusernährung:* Routine, insbesondere bei normaler Magen-Darm-Funktion. Je nach Alter 4–24 Sondierungen pro Tag. Sondenspitze i. Magen.
  - *Kontinuierliche Sondenernährung* („Dauertropf"): Applikation der Sondenkost per Ernährungspumpe (z.B. von Fresenius, Pfrimmer, Abbott) oder Spritzenpumpen. Indikationen: Magen-Darm-Erkrankungen mit Malabsorption, Passagestörung, M. Crohn, schwerer Dystrophie. Immer notwendig bei Duodenalsonden. *Vorteile:* hohe Kalorienzufuhr, Nutzung der Nacht, gute Absorption, kein Dumping. *Nachteil:* höherer Aufwand. Fette und fettlösliche Vitamine können an Schläuchen und Zufuhrsystemen haften
  - *Zusatz zu oraler Ernährung,* speziell zur Kaloriensupplementation bei CF, M. Crohn und bei Glykogenosen. Tagsüber konventionelle Ernährung, nachts kontinuierliche Sondenernährung per Pumpe, z.B. über PEG (☞ 2.2.6) oder naso-gastrale Sonde und Verstecken des Sondenendes tagsüber in einer Nasenolive.

Tips & Tricks
- Die Auswahl der Sondennahrung richtet sich nach Alter und Grunderkrankung des Kindes. In den ersten 6–9 Lebensmonaten kann die gleiche (flüssige) Nahrung per Sonde verabreicht werden, die auch oral zugeführt würde.

Bei älteren Kindern spezielle Sondennahrungen verwenden (nährstoffdefinierte oder chemisch definierte Formulanahrungen ☞ 5.2.2)
- Hohe Osmolaritäten führen häufig zu Diarrhoen, deswegen zunächst Steigerung der Menge, dann langsame Steigerung der Konzentration (s. u.). Osmolarität von 350 mosm/l möglichst nicht überschreiten
- Selbst hergestellte Nahrungen haben eine größere Gefahr bakterieller Kontamination als industriell gefertigte Nahrungen
- Kalorienanreicherung ggf. mit Pflanzenölen, MCT-Fett oder Maltodextrin
- Bei alleiniger Ernährung mit Formulanahrung evtl. Zusatz von Vitaminen und Spurenelementen nötig! Bei chron. Diarrhoen Zinkspiegelkontrollen und gezielte Substitution.

Praktische Durchführung
- Lagekontrolle der Sonde vor jeder Bolussondierung. Bestimmung des „Magenrestes". Bei Magenrest über 10 % der geplanten Bolusmenge: aspirierte Restmenge erneut sondieren, falls nicht hämatinhaltig. Dann Bolusmenge um Restmenge vermindern
- Nach Ende der Sondierung mit abgekochtem Wasser oder Tee durchspülen
- Medikamente nur in Saftform oder klein zermörsert mit viel Flüssigkeit geben. Ausgiebiges Spülen der Sonde!
- Zahl der Sondierungen abhängig vom Lebensalter, Magenkapazität und angestrebter Gesamtmenge. Grundsätzlich ist durch hohe Mahlzeitenzahl und geringe Bolusgröße die Nettozufuhr am besten zu steigern. Die kontinuierliche Sondierung ist noch effektiver! Richtwerte: FG unter 1000 g 12–24 Mahlzeiten, 1000–2000 g 8–12 MZ; reife Neugeborene und Säuglinge 5–6(–8) MZ (☞ Tab. 5.4). Klein- und Schulkinder 4–5 MZ
- Gesamtmenge nach Körpergewicht und Kalorienzufuhr/kg festlegen (☞ 5.1). Bei Untergewicht, Malnutrition und bestimmten Erkrankungen muß die Kalorienzufuhr/kg um bis zu 100 % erhöht werden. Daraus Gesamtkalorienmenge berechnen. Bei bekannter Kaloriendichte der Nahrung (☞ Tab. 5.2) Gesamtvolumen festlegen. Flüssigkeitsverluste durch Fieber, Polyurie, Erbrechen separat ersetzen (Tee, Glukose-Elyt-Lösungen)
- Steigerungsschema (jenseits des Neugeborenenalters): Beginn mit 2/3 des Endvolumens und 1:1 Verdünnung der Normalkonzentration (z.B. 0,5 kcal/ml). Zunächst **Volumen** der verdünnten Nahrung über 3–4 d täglich steigern, dann **Konzentration** der Nahrung über 3–4 d erhöhen. Bei Diarrhoe oder Erbrechen auf Volumen/Konzentration des Vortages zurückgehen
- Bei kontinuierlicher Zufuhr ist zu erreichende Gesamtmenge in der Regel noch größer als bei Bolusgaben, die Verträglichkeit ist besser (speziell bei Erbrechen)
- Bei kontinuierlicher Applikation: Wechsel der Beutel und Zufuhrsysteme 1x/24 h. Angerührte Nahrungen nicht länger als 12 h bei Zimmertemperatur im System lassen.

Komplikationen/Probleme
- **Erbrechen, Bauchschmerzen:** zu große Nahrungsmenge, zu schnelle Steigerung, Magenentleerungsstörung, ungeeignete Nahrung, kalte Nahrung
- **Dumpingsyndrom:** Blässe, Schweißausbruch, Übelkeit, ausgelöst durch Bolussondierung bei duodenaler (Fehl-)Lage der Sonde
- **Diarrhoe** bei ungeeigneter Nahrung (Allergie?), zu hoher Osmolarität, zu großer Menge oder Konzentration, bakterieller Kontamination der Nahrung
- **Aspiration** bei Erbrechen oder gastro-ösophagealem Reflux.

5.4　Ernährung von Frühgeborenen

! Früher Beginn einer oralen Ernährung (anfangs zusätzlich zu parenteraler Flüssigkeitszufuhr) beschleunigt Reifung der digestiven und motorischen Funktionen des Magen-Darm-Traktes und führt zu rascherem Nahrungsaufbau. Erste Nahrung bei hämodynamisch stabilen FG > 1000 g innerhalb von 6–12 h postpartal; bei FG < 1000 g nach 24 h.

! Digestion und Absorption sowie Motorik sind noch nicht ausgereift. Bei vorsichtiger Steigerung der Nahrungskonzentration und Menge ist meist ab 3. Woche eine komplette enterale Ernährung von FG möglich.

5.4.1　Fütterungsmethoden

- **Sondenernährung:** zu Beginn für alle FG unterhalb der 32. SSW (wegen des fehlenden Saugreflexes). In der Regel naso-gastrale Fütterung als Bolus, nur bei ausgesuchten Kindern mit Passagestörungen als naso-jejunale Dauersondierung. Während der Nahrungsgabe per Sonde die Kinder oral stimulieren (Wattetupfer, Sauger: beschleunigt Darmpassage). Kleinstmögliche Sondenkaliber wählen, da nasale Obstruktion bei knapp atemsuffizienten Kindern zu Dekompensation führen kann. Ggf. Sonde nach der Fütterung wieder entfernen oder oro-gastrale Lage.
- **Flaschenernährung:** sobald Saugreflex ausreichend ausgebildet ist, das Kind schluckt und respiratorisch stabil ist
- Ernährung von Kindern < 32. SSW durch in den Mund gegebene Nahrung (Spritze, Löffel) ist zwar teilweise möglich, die Menge deckt häufig nicht den Bedarf.

5.4.2　Nahrung für FG (☞ 5.2.2)

- **Muttermilch:** Anreicherung von Kalorien, Eiweiß, Ca, P notwendig bei FG < 2000 g. z.B. mit Eoprotin® (Kuhmilchprotein) 3 g/100 g MM= + 10 Kcal; + 0,6 g Protein, FM 85® (Hydrolysat) 5 g/100 ml MM= + 18 Kcal; + 0,8 g Protein,
- **FG-Nahrungen** mit hohem Eiweiß-, Kalorien-, Ca-, P-Gehalt und niedriger Osmolarität *(Beispiele:* Aletemil Frühgeborenennahrung, Beba Frühgeborenennahrung HA, Humana OHA, Prematil HA (Hydrolysate), Prematil (Vollprotein)
- Therapeutische **Hydrolysatnahrung** (Alfare®, Pregestemil®, Pregomin®) unter Supplementation von Ca und P bei Transportstörungen, Diarrhoen, Enteropathien
- Auf **Säuglingsanfangsnahrungen** (möglichst mit adaptiertem Protein = Nahrungen mit dem Namenszusatz „Pre") kann ab einem Gewicht von 2000 g umgestellt werden.

5.4.3　Supplementierung von Vitaminen, Mineralien

- Vitamin K 0,5 mg i.m. bei allen FG postpartal
- Orale Vitamin-Supplementierung, sobald Nahrung ab 5.–7. Tag gut vertragen wird: Vitamin D 500 IE/d; Vit. E (z.B. 2 Tr. E-Mulsin fortissimum®); und ein Multivit-

aminpräparat (z.B. Multibionta® 3 x 5 Tr./5–10 I.E./d, Multivitamin Lappe® 2.5 ml/d). mindestens bis zu einem Gewicht von 2000 g
- Eisensubstitution 2 mg/kg/d ab 6.–8. Wo. oder 2000 g oder Verdopplung des Geburtsgewichtes (z.B. 2 Tr. ferro-sanol® /kg/d in 2–3 ED).

Nahrungssteigerung bei FG bis zu einem Gewicht von 2000 g

Gewicht	Alter (Stunden)	Zahl der Mahlzeiten pro 24 h	Nahrungsmenge pro Mahlzeit	Nahrung	Normaler Magenrest
< 1000 g	< 24	0	0	keine	-
	25–48	12(–24)	(0,5)–1 ml	steriles Wasser, dann Milch : Wasser 1 : 2	bis 1 ml
	49–72	12(–24)	1–2 ml	Milch : Wasser 1:1	
	73–96	12(–24)	2–3 ml	Milch : Wasser 1:1	
	> 96	12	3–4 ml	Milch unverdünnt	
	weitere Steigerung + 1 ml/Mahlzeit, falls klinisch toleriert				
1000– 1250 g	> 6 < 24	12	1–2 ml	steriles Wasser, dann Milch : Wasser 1 : 2	1–2 ml
	25–48	12	2–4 ml	Milch : Wasser 1 : 1	
	49–72	12	3–6 ml	Milch : Wasser 1 : 1	
	> 72	12	4–8 ml	Milch unverdünnt	
	weitere Steigerung + 1–2 ml/Mahlzeit, falls klinisch toleriert				
1250– 1500 g	> 6 < 24	8–12	2–4 ml	steriles Wasser, dann Milch : Wasser 1 : 2	2–3 ml
	25–48	8–12	3–8 ml	Milch/Wasser 1 : 1	
	49–72	8(–12)	5–10 ml	Milch/Wasser 1 : 1	
	< 72	8	8–12 ml	Milch unverdünnt	
	weitere Steigerung + 2–3 ml/Mahlzeit, falls klinisch toleriert				
1500– 2000 g	> 6 < 24	6–8	5–15 ml	steriles Wasser, dann Milch : Wasser 1 : 1	3–4 ml
	25–48	6–8	10–25 ml	Milch/Wasser 1 : 1 oder unverdünnt	
	49–72	6–8	15–35 ml	Milch unverdünnt	
	< 72	6–8	20–45 ml	Milch unverdünnt	
	weitere Steigerung + 3–4 ml/Mahlzeit, falls klinisch toleriert				

Tips & Tricks

- Beginn mit Nahrung bei hämodynamischer und respiratorischer Stabilität
- Steigerung der Menge nur dann, wenn präprandiale Magenreste unter 20 % der Fütterungsmenge liegen. Individuelle Verträglichkeit ist entscheidend, Tabelle gibt Anhaltspunkte. Besser zunächst die Menge, dann die Konzentration steigern!
- Zunehmende Magenreste, Hämatin im Magensaft, Erbrechen: Ursache suchen (Obstruktion, NEC, Enteritis, Sepsis, Hirnblutung), Mahlzeiten ausfallen lassen, zusätzliche i. v. Flüssigkeitszufuhr. Stärker verdünnte Nahrung (niedrigere Osmolarität) oder kleinere, häufigere Mahlzeiten versuchen
- Endmenge: 150–175 ml/kg/24 h oder 1/6 des Körpergewichts. Reduktion bei symptomatischem PDA, Herzinsuffizienz, BPD.

5.5 Parenterale Ernährung

Totale oder partielle Zufuhr von Nährstoffen, Mineralien, Vitaminen über das Venensystem.

Bevor eine parenterale Ernährung begonnen wird, sollte sorgfältig geprüft werden, ob nicht eine enterale Zufuhr möglich und ausreichend ist.

5.5.1 Indikationen

- Probleme bei der enteralen Nahrungszufuhr über mehr als 3 d
- FG und kranke NG in der Phase des Nahrungsaufbaus
- Nach großen (Bauch-)Operationen, schweren Traumata, bei Ateminsuffizienz
- Fehlbildungen des Gastrointestinaltraktes (Atresien, Stenosen, ausgedehnte neuronale intestinale Dysplasie)
- Malabsorptionssyndrome (intraktable Diarrhoe, Kurzdarmsyndrom), intestinale Entzündungen (infektiöse Gastroenteritis, nekrotisierende Enterokolitis, M. Crohn, als Folge von Chemotherapie und Radiatio)
- Chronische Mangelernährung
- Konsumierende Erkrankungen.

5.5.2 Zugänge (☞ 2.2.2)

- **Periphervenöse Zugänge**: wegen geringerer Sepsisrate bevorzugen, aber nur begrenzte Zeit möglich. Hochosmolare Lösungen (> 12,5 % Glukose) vermeiden. Lipide verlängern Lebensdauer peripherer Zugänge!
- **Zentralvenöse Zugänge** sind indiziert, wenn Ernährung voraussichtlich > 2 Wo. notwendig, bei hohem Energiebedarf, schlechten peripheren Venen. Hickman-Broviac-Katheter frühzeitig, falls Zugang/parenterale Ernährung deutlich über > 2 Wo. notwendig sein wird!

5.5.3 Berechnung einer parenteralen Ernährung

Gesamtflüssigkeitsmenge
- **Altersnorm** ☞ 5.1
- **Korrekturen:**
  - Fieber: + 5 ml/kg/24 h pro Grad über 37,5 °C
  - Phototherapie, offene Pflege unter Strahler: + 10–20 %
  - Beatmung: –10 ml/kg/24 h
  - FG mit symptomat. PDA < 100 ml/kg;
  - Kinder mit Herzinsuffizienz, Oligurie, Ödemen nach Ausfuhrbilanz: z.B. 400 ml/m^2/d (Perspiratio insensibilis) + Ausscheidung
  - Verlust durch Drainagen, offene Magenablaufsonden, Erbrechen, Diarrhoe, Verbrennungen, Polyurie, Schwitzen messen oder schätzen und einberechnen.
  - Vorbestehende Dehydratation: Flüssigkeitsdefizit durch Gewichtsmessungen bestimmen oder klin. schätzen (☞ 9.2)
  - Starker Gewichtsverlust, hohe Urinosmolarität (> 500 mosm/kg): Flüssigkeit steigern
  - Ödeme, überproportionale Gewichtszunahme: Reduktion der Zufuhr.

Enterale Zufuhr festlegen
Gesamtflüssigkeitsmenge – enterale Zufuhr = parenterale Zufuhr
Eine total parenterale Ernährung sollte – sobald möglich – durch eine enterale Ernährung ergänzt werden (partiell parenterale Ernährung), um Cholestase und Darmzottenatrophie vorzubeugen und rascheren Nahrungsaufbau zu fördern – auch geringe Mengen sind sinnvoll!

Medikamentenlösungsmittel berücksichtigen
Parenterale Zufuhr – Medikamentenlösungsmittel = Vol. für parenterale Ernährung.
Lösungsmittelvolumen von Medikamenten, die per Kurzinfusionen gegeben werden (z.B. Antibiotika), oder dauernd infundierte Med. (z.B. Katecholamine, Sedativa) sowie Spülungen (z.B. von Arterienkathetern) müssen von der parenteralen Flüssigkeitsmenge subtrahiert werden.

Lipide im Bypass
Volumen der Lipide von parenteraler Flüssigkeitsmenge subtrahieren = Volumen der Hauptinfusion
- Beginn am 3–5. Lebenstag mit 0,5 g/kg/d (kleine FG) – 1 g/kg/d entspr. **5–10 ml/kg einer 10 % Lipidemulsion** (z.B. Intralipid®, Lipovenös®, Lipofundin®)
- Steigerung pro Tag um 0,5 g/kg (bei kleinen FG evtl nur um 0,25 g/kg/d) bis zu einer **Maximaldosis** von 3 g/kg/d bei FG und NG und bis zum 2. Lj.; 1–2 g/kg/d von 3–10. Lj., 1 g/kg/d jenseits des 10. Lj.
- 20 % Lösung bei höherer Dosis, um Volumen zu sparen
- Zufuhr über 24 h **im Bypass;** kommt erst patientennah mit der Hauptinfusionslösung in Kontakt
- Fettmenge begrenzen auf max, 1g/kg bei phototherapiepflichtiger Hyperbilirubinämie, Infektionen (CRP > 20 mg/l). Keine Lipide bei schwerer pulmonaler Insuffizienz und Hypoxämie
- Heparinzusatz nicht notwendig (Fettoxidation wird nicht beeinflußt).

Hauptinfusion: *enthält AS, Glukose, Elyte, Spurenelemente, Vitamine.*

Aminosäuren
- Bei FG, NG, Sgl. und Kleinkindern spezielle AS-Zubereitungen für die Pädiatrie verwenden (Aminopäd®, Aminoplasmal paed®)
- FG und NG: AS-Zusatz ab 2. und 3. Lebenstag, falls eine orale Proteinzufuhr noch nicht in ausreichenden Mengen möglich
- Zufuhr steigern von 0,5 g/kg/d (z.B. 5 ml Aminopäd® 10 %/kg) in 0,5 g/kg/d-Schritten bis 2 g/kg/d bei FG (max. 3 g/kg/d bei schnellem Wachstum. Harnstoff muß < 20 mg/dl bleiben!), 1,5 g/kg/d bei Sgl. und KK, 1 g/kg/d bei Schulkindern
- Reduktion bei entsprechender oraler Proteinzufuhr
- Harnstoffanstieg über 20 mg/dl kann bei normaler Nierenfunktion Hinweis auf zu hohe Proteindosis sein.

Kohlenhydrate – Glukose
- Nur Glukose verwenden. Fruktose, Sorbit, Xylit sind kontraindiziert
- Beginn mit 10 % Glukose; Menge festlegen nach obigem Schema (Gesamtflüssigkeit – enterale Zufuhr – Spüllösungen – Lipide – Aminosäuren = Volumen der Glukoselösung)
- Die hepatische Glukoseproduktion liegt bei 6–8 mg/kg/min (8,6–11,5 g/kg/d). An dieser (niedrigen) Glukosemenge sollte man sich initial bei schlechter Glukosetoleranz orientieren (häufiges Problem bei FG)
- Umstellung auf 7,5 % Glukoselösung bei BZ > 150 mg/dl oder Glukosurie
- Steigerung der Glukosezufuhr über das Volumen. Steigerung der Konzentration bei peripheren Infusionen nur bis max. 12,5 %, bei zentralen Zugängen bis 20 % in Schritten von +1,25 – +2,5 %/d. Bei starker Volumenrestriktion höher konzentrierte Lösungen möglich
- Glukosezufuhr anhand von BZ und Urinzucker überwachen. Bei BZ > 150 mg/dl und/oder Glukosurie: Sepsis ausschließen. Glukosekonzentration vermindern. Bei Veränderung der Infusionsrate an geänderte Elytzufuhr denken
- Insulingabe bei Hyperglykämie umstritten, speziell bei FG schwer voraussehbare Wirkung. Insulingabe bei älteren Kindern diskutieren, falls Energiebedarf anders nicht sichergestellt werden kann und BZ > 200 mg/dl (11 mmol/l); Dosis 0,05 E/kg/h Normalinsulin als Dauerinfusion oder Einzelgaben von 0,1 E/kg mit Wiederholung nach Bedarf.

Mineralienzufuhr

Basisbedarf (mmol/kg/Tag)

Natrium 2–4 mmol	NaCl-Lsg. Na-Glycerophosphat (enthält 2 mmol/ml Na⁺ und 1 mmol/ml Phosphat) als organ. Phosphat ist mit Kalziumsalzen besser kompatibel. Am 1. Lebenstag 0–1 mmol/kg/d, am 2. Lebenstag 1–2 mmol/kg/d
Kalium 1–3 mmol	Als Kaliumchlorid Lsg. Kein Kalium am 1. (und evtl. 2.) Lebenstag. Bei Oligurie, Azidose und perioperativ vorsichtig dosieren (nach Serum-K). Erhöhter Bedarf unter Diuretika, bei Diarrhoe und Ileus
Kalzium 0,1–1(–3*) mmol (1 mmol = 40 mg)	Bevorzugt als Ca-Glukonat 10 % (1 ml = 0.25 mmol Ca)-mischbar mit Na-Glycerophosphat. Kontinuierliche Applikation besser als Bolusinjektionen

Mineralienzufuhr	
Basisbedarf (mmol/kg/Tag)	
Magnesium 0,1–0,7 mmol	Magnesiumasparat oder in Inzolen-Infantibus®, Inzolen-KT-Infantibus® 0,25 mmol MG^{2+}/ml (mit anderen Spurenelementen)
Chlorid 3–5 mmol	Als NaCl und/oder KCl-Lsg.
Phosphat 0,5–1(–2,5*)mmol (1 mmol = 31 mg)	Bevorzugt als Natriumglycerophosphat (enthält 2 mmol/ml Na^+ und 1 mmol/ml Phosphat); ist mit Kalziumsalzen besser kompatibel als Kaliumphosphat

* erhöhter Bedarf bei schnell wachsenden FG und NG

Elektrolytverlust durch Sonden, Drainagen messen und ausgleichen			
Verlust	Na (mval/l)	K (mval/l)	Cl (mavl/l)
Magensaft	20–80	5–20	100–150
Dünndarmsekret	100–140	5–15	90–130
Ileostomie	45–135	3–15	20–115
Diarrhoe	10–90	10–80	10–100
Schweiß	10–30	3–10	10–35
Schweiß-CF	50–130	5–25	50–110
Verbrennungen	140	5	110

Spurenelemente

- Spurenelement-Konzentrate: Inzolen-Infantibus® (Na^+, K^+, Cl^-, Mg^{2+}, Ca^{2+}, Fe^{2+}, Zn^{2+}, Cu^{2+}, Mangan, Chrom), Inzolen-KT-Infantibus® (ohne Cl^-, Ca^{2+}, mit PO_4^{3-} und Kobalt), Inzolen Infantibus sine NaK® (ohne Na^+, K^+, Cl^-, Ca^{2+}, Mangan, mit Kobalt, Fluor, Iod). Dosis jeweils 0,5–1 ml/kg/d; Peditrace® (mit Zn^{2+}, Cu^{2+}, Mangan, Selen, Fluor, Jodid) 1 ml/kg/d bis max. 15 ml
- Zusätzliche Zinksubstitution bei chron. Diarrhoen und Ileostomien durch Zinkaspartat 0,3 % nach Serumspiegeln. KI Niereninsuffizienz, Cholestase.

Vitamine (Lichtschutz!!)

- Fettlösliche Vitamine in die Lipidinfusion geben: (z.B. Vitalipid infant®; FG und Sgl. bis 12 Mon. 7 ml/d, 2. Lj.–11. Lj. max. 10 ml/d; ab 11. Lj. 1 Amp. Vitalipid adult®/d
- Wasserlösliche Vitamine z.B. Soluvit N®; FG und Sgl. 1 ml/kg/d, 2.–11. Lj. 5–10 ml/d; ab 11. Lj. 10 ml/d (kann mit Glukose oder Intralipid aufgelöst und mit der Hauptinfusion oder der Lipidinfusion gegeben werden)
- Vit. A wird an Plastikmaterialien gebunden; ggf Vitamine erst zur Hälfte der Laufzeit zugeben (möglichst abends).

Kontrolle

Abschließende Überprüfung der Berechnung und Bestimmung der Gesamtkalorienzufuhr

- Die Verantwortung bei der Berechnung einer parenteralen Ernährung ist hoch, da Rechenfehler große Risiken für den Patienten beinhalten. Deswegen die Berechnung überprüfen oder prüfen lassen
- Die Gesamtkalorienzufuhr abschließend ebenfalls berechnen und dokumentieren: Glukose und AS ~4 kcal/g; Lipide ~10 kcal/g.

Tips & Tricks

- Stabilität der Lösungen und Kompatibilität der Bestandteile überprüfen. Problematisch ist oft Kalzium, z.B. in Verbindung mit Phosphat, Heparin. Trübe Lösungen verwerfen
- Parenterale Ernährungslösungen über 24 h kontinuierlich per Infusions- oder Spritzenpumpe applizieren. Die Hauptinfusion (Glukose, AS, Elyte) und die Lipidemulsion sollten erst patientennah über Y-Stück oder 3-Wege-Hahn gemischt werden (auch dort Inkompatibilitäten möglich!)
- Heparinzusatz bei ZVK in Hauptinfusion: 100 E/kg/d oder 0,5 E/ml(FG)-1 E/ml Infusionslösung
- Keine Medikamentengabe in parenterale Ernährungslösungen → unkalkulierbare Wechselwirkungen. Vor Med.-Injektionen Zugang ausreichend spülen. Möglichst zweiten Zugang (peripher oder mehrlumigen Venenkatheter) für Med.-Applikation verwenden
- Sterilität bei der Zubereitung der Lösungen und bei allen Handgriffen an den Zugängen hat oberste Priorität! Möglichst keine Blutentnahme, so wenig Manipulationen wie möglich an zentralen Kathetern!

5.5.4 Überwachung und Komplikationen

- **Gewicht** tgl., Länge und KU 1x/Woche
- **Laborkontrollen** (in der Steigerungsphase tgl; später 1–3 x/Woche):
  - *Blut:* Na, K, Cl, Ca, P, Glukose; Triglyceride, Harnstoff, Kreatinin, BB. *Urin:* Ca, P, Glukose, evtl. Osmolarität und spez. Gewicht
  - Mind. 1x/Wo.: GOT, GPT, γ-GT, AP, Bilirubin (ges. u. dir.), Eisen, Magnesium, Zink, Selen, Proteinelektrophorese
- **Zentrale Zugänge:** Verbandswechsel jeden 2.–3. Tag und bei blutigem oder feuchtem Verband. Beim Ziehen des Katheters Spitze zur bakteriologischen Untersuchung einschicken. Bei Fieber CRP und Blutkultur(en) aus dem Katheter. Bei bewiesener Septikämie sollte der Katheter entfernt werden, sofern andere Venenzugänge möglich sind. Doppler-Sonographische Kontrollen (Thrombose?)
- **Komplikationen:**
  - *Katheterassoziiert:* Sepsis, Thrombose, Thromboembolie, Infusothorax, Hämatothorax, Perikardtamponade, Infusoperikard, Katheterblockade, kardiale Rhythmusstörungen. Bei peripheren Zugängen: Phlebitis, Hautnekrosen (Ca-haltige Lösungen), Paravasate
  - *Metabolisch:* Hyperglykämie mit osmot. Diurese und Exsikkose; Hypoglykämie bei Diskonnektion der Infusion, NH_3 ↑, Fettüberladung. Mangel an Vitaminen, Spurenelementen. Osteopenie.

5.6 Vitamine, Vitaminmangel

5.6.1 Rachitis- und Kariesprophylaxe

- **Vitamin D-Bedarf** mind. ca. 400–600 E/d. **Vitamin-D-Supplementation** mit 500 E p.o./d, sofern Muttermilch oder Vit. D-angereicherte Säuglingsmilchnahrungen (400 E/l) gefüttert werden. Ab 2. Lebenswo. während des 1. Lj. und im 2. Lj. von Sept. bis Mai. Bei selbst hergestellten Kuhmilchverdünnungen oder Fettmalabsorption (Pankreasinsuffizienz, CF ☞ 14.6, Cholestase ☞ 13.1.7; 13.6) mind. 1000 E Vit. D zugeben. Präparate: z.B. Vigantol Oel® 1 Tr. = 500 IE, Vigantoletten® 500/1000, Vigorsan® 500/1000. Kombination mit Fluor s.u.
- **Fluoridprophylaxe** gegen Zahnkaries vermindert zweifelsfrei Karieshäufigkeit. Überdosierungen müssen aber vermieden werden (Fluorose!)
  - **keine** Supplementierung bei Trinkwasserfluorid > 0,7 mg/l. Erst ab 4. Lebensjahr halbe Dosis bei 0,3–0,7 mg/l (örtlich erfragen!)
  - In den ersten 5 Lebensjahren Kinderzahncreme mit reduzierter Fluorid-Konzentration verwenden, sobald ausgespuckt werden kann
  - Bei Verwendung fluoridierten Speisesalzes *und* fluoridierter Zahnpasta keine med.. Prophylaxe jenseits des 3. Lebensjahres
  - empfohlene Supplementationsdosis (nach DGZMK '99):
    0–3. Lj. 0,25 mg/d
    4–6. Lj. 0,50 mg/d
    ab 7. Lj. 1,0 mg/d.

5.6.2 Hypovitaminosen

An **Vitaminmangel** muß bei chron. Malabsorptionssyndromen, chron. Nephropathien, Leberzirrhose, strengen Diäten sowie bei rein vegetarischer Ernährung gedacht werden. Viele Mangelzustände betreffen mehrere Vitamine gleichzeitig. Bei nachgewiesenem Mangel eines Vitamins aus dem B-Komplex oder eines fettlöslichen Vitamins auch die restlichen untersuchen oder substituieren!
Überdosierungen/Toxizität von Vitaminen ist nur bei fettlöslichen Vitaminen zu erwarten!
Bei einer Reihe von **Stoffwechselstörungen** sind pharmakologisch hohe Dosen von Vitaminen zur Verbesserung der Stoffwechselsituation erforderlich (z.B. Biotinidase-Defekt, Pyruvatkinase-Mangel, Familiäre Hypophosphatämie).

Vitamin A (Retinol, Karotin) - fettlöslich

- **Funktion:** Epithelzell-Regeneration. Auge: Retina (Photosensitivität) und Cornea (Keratinisierung)
- **Bedarf:** altersabhängig 1700–3500 IE Vitamin A. Bei Fettmalabsorption (CF, Cholestase) 5000 IE/d
- **Mangel:** Bei Malabsorption, Hepatopathie und Vegetariern. *Sy.:* Nachtblindheit, Xerophtalmie, Hyperkeratosen, Wachstumsstörungen, schwer verlaufende Masern, bronchiale und enterale Störungen. *Diagn.:* Serumspiegel erniedrigt. *Ther.:* 10000–30000 IE/d unter Serumspiegelkontrollen. Toxizität: Hirndruck ↑ möglich.

Vitamin B1 (Thiamin) - wasserlöslich

- **Funktion:** Koenzym für KH-Stoffwechsel
- **Mangel (selten):** Beri-Beri. *Sy.:* Anorexie, gastrointestinale Störungen, Herzinsuffizienz, Apathie, Neuritis, Laktatazidose.

Vitamin B2 (Riboflavin) - wasserlöslich

- **Funktion:** Oxidoreduktasen im Stoffwechsel
- **Mangel (selten):** hochrote Lippen, Mundwinkelrhagaden, Dermatitis, Kornealveränderungen.

Niacin (Nicotinamid) - wasserlöslich

- **Funktion:** Coenzym bei Lipid- und Glucosestoffwechsel
- **Mangel (selten):** Pellagra, Dermatitis, Diarrhoe, Anorexie, Demenz.

Vitamin B6 (Pyridoxin) - wasserlöslich

- **Funktion:** Coenzym für Transaminasen bzw. im Proteinstoffwechsel
- **Mangel:** bei Zöliakie, TB-Ther. mit Isoniazid, D-Penicillamin-Ther. *Sy.:* Anorexie, Dermatitis, Glossitis, Anämie, Neuritis; bei Sgl. Krampfanfälle - deswegen probatorische Gabe von 100 mg Pyridoxin/Vit. B6 bei therapieresistenten Sgl.-krämpfen. *Diagn.:* B6-Injektion unter EEG-Ableitung; Tryptophan-Belastungstest. *Ther.:* 100 mg einmalig, dann 2–5 mg/d; bei Vit-B6-Abhängigkeit 10–100 mg/d. Prophylaxe eines Mangels unter INH oder Penicillamin mit 2 mg Vit.B6/d.

Folsäure - wasserlöslich

- **Funktion:** DNS- und RNS-Synthese
- **Bedarf:** 20–50 µg/d
- **Mangel:** Bei Malabsorption, chron. Hämolyse, Schwangerschaft, Antikonvulsiva (Primidon, Phenobarbital, Phenytoin), Zytostatika. *Sy.:* Megaloblastäre Anämie, Leuko- und Thrombopenie und gastrointestinale Schleimhautschädigung. Bei Schwangeren erhöhtes Risiko von Lippen-Kiefer-Gaumen-Spalten und Neuralrohrdefekten, deswegen Supplementation von 4 mg Folsäure/d ab Konzeption! *Diagn:* Folsäure in Serum erniedrigt. Auch Vit.B12-Spiegel messen!! *Ther.:* 2–5 mg/d Folsäure parenteral (Effekt auf Anämie nach 72 h), Dosis über 3–4 Wo. beibehalten. Danach 1 mg/d auch bei Malabsorptionssyndromen ausreichend.

Vitamin B12 (Cobalamin) - wasserlöslich

- **Funktion:** Coenzym für Protein- und Fettsäurestoffwechsel
- **Bedarf:** altersabhängig 0,5–3 µg/d
- **Mangel:** Bei rein vegetarischer Ernährung ohne Milch – auch bei gestillten Kindern! (☞ 5.2.4), Malabsorption, Wurminfektionen, bakt. Dünndarmbesiedlung. *Sy.:* Perniziöse Anämie mit Leuko- und Thrombopenie, Anorexie, atrophische Glossitis und Gastritis, Demyelinisierung von Nervenzellen mit Sensibilitätsstörungen, Ataxie. *Diagn:* MCV > 100 fl, Retikulozyten ↓, Vit.B12-Spiegel ↓. *Ther.:* 2–3 x/Wo. 10–50 µg parenteral, bei neurol. Störungen höhere Dosen, über mehrere Wo.

Vitamin C (Ascorbinsäure) - wasserlöslich

- **Funktion:** u. a. Antioxydans, Kollagensynthese
- **Mangel** (selten): Skorbut – Wundheilungsstörungen, Anorexie, Abwehrschwäche.

Vitamin D (Calciferol) - fettlöslich

- **Funktion:** Ca^{++}- und Phosphatresorption im Darm; Phosphatreabsorption in der Niere und Mineralisierung des Knochens. Vitamin D3-Zufuhr durch tierische Nahrungsmittel oder Neusynthese in der Haut bei Sonnenexposition. Vit. D3 wird in der Leber zu 25-OH-D3 und in der Niere zu 1,25-$(OH)_2$-Cholecalciferol umgewandelt
- **Bedarf:** FG 500 IE/D; NG und Sgl. 400 IE/d; ab 2. Lj. 200 IE/d. Prophylaxe ☞ 5.6.1. Bei Antikonvulsivatherapie (Phenobarbital, Phenytoin) und längerfristiger Systemischer Kortikosteroidtherapie 1000 IE/d
- **!** Formulamilchen sind in Deutschland mit 400E/l Vit. D angereichert. Diese Dosis reicht für Sgl. nicht aus, deswegen zusätzlich medikamentöse Substitution.

Rachitis

Vitamin-D-Mangel

Ursachen

- Ungenügende Zufuhr von D3 und/oder ungenügende UV-Exposition. Bei gestillten Kindern auch bei mütterl. Vit. D-Mangel
- Malabsorptionssyndrome (CF, Zöliakie)
- Antikonvulsivatherapie (Phenytoin, Phenobarbital)
- Chron. Leberzellinsuffizienz (z.B. Zirrhose), Cholestase
- Chron. Niereninsuffizienz (☞ 8.3.9)
- Pseudo-Vit. D-Mangelrachitis (Vit. D-abhängige Rachitis): Typ I: Defekt der Hydroxylase, die 1,25-$(OH)_2$-Cholecalciferol synthetisiert. Ther. mit 1,25-$(OH)_2$-D3 (Rocaltrol®) Typ II: Rezeptordefekt für 1,25-$(OH)_2$-D3 (Vitaminspiegel normal!).

Sonderformen der Rachitis ohne Vit. D-Mangel

- Fam. hypophosphatämische Vitamin-D-resistente Rachitis (Phosphatdiabetes): X-chrom. dominant vererbte Störung der Phosphatrückresorption in den Nierentubuli. Labor: Phosphor ↓↓, Ca^{++} n, keine Aminoazidurie, Vitaminspiegel n (☞ 8.3.11)
- Tubulopathien (☞ 8.3.11): Cystinose, Tyrosinose, Lowe-Syndrom, renal-tubuläre Azidose
- Hypophosphatasie: Mangel an AP im Skelett.

Klinik: (ab 4. Mon. klinisch apparent)

- Kraniotabes („Ping-Pong-Ball"), verzögerte Dentition, Karies
- Rachitischer Rosenkranz (Verknöcherung der kosto-chondralen Übergänge am lateralen Thorax); Harrison-Furche; Skoliose, Kyphose
- Auftreibungen der Metaphysen der Röhrenknochen
- Hypokalzämische Tetanie oder Krampfanfälle.

Diagnostik

- *Labor:* AP-Erhöhung; Phosphor ↓↓, Ca^{++} n– ↓. Parathormon ↑, Serumspiegel Vit. D3 ↓, 25-OH-D3 ↓, Bestimmung 1,25-(OH)$_2$-D3 störanfällig; nur in Ausnahmen sinnvoll (bestimmen, falls V.a. Vit. D-abhängige oder Vit. D-resistente Rachitis). Generalisierte Hyperaminoazidurie
- ❗ Isolierte Erhöhungen der AP auf Werte: deutlich > 1000 U/L (meist 2000–5000) ohne klin. oder radiolog. Zeichen einer Rachitis und ohne Cholestase sprechen für eine transiente Hyperphosphatasämie, häufig nach viralen Gastroenteritiden, bei Sgl. und KK; verschwindet spontan nach 4–6 Wochen
- *Rö* (li. Hand): Becherförmige, konkave Auftreibung der distalen Metaphysen, „ausgefranste" Begrenzung.

Therapie

- Vit.-D-Mangel: 5000 IE Vit. D (Vigantol®)/d über 3 Wo., dabei wegen Tetanierisikos Kalziumsubstitution mit 500–1000 mg Ca^{++}/d (z.B. als Ca-Gluconat). Bei erniedrigten Ausgangswerten ggf. in den ersten 3 Tagen i.v.
- Kontrollen: Ca^{++} und AP kontrollieren, Rö nach 2–3 Wo. Knochenverbiegungen verschwinden durch weiteres Wachstum
- ❗ Fehlender Therapieerfolg spricht für Vit.-D-Abhängigkeit oder -Resistenz. Sekundäre Rachitisformen bei Malabsorptionssyndromen, Hepatopathien, Nierenerkrankungen erfordern entweder parenterale Vit. D3-Ther. oder Gabe von 1,25-(OH)$_2$-D3 (Rocaltrol®)
- Toxizität bei Vit.D-Überdosierung: Hyperkalzämie und Hyperkalziurie mit Dehydratation, Polydipsie, Apathie, Inappetenz, Obstipation, Erbrechen, Hypertension. Später Nephrokalzinose, Osteoporose.

Vitamin E (Tocopherol) - fettlöslich

- **Funktion:** Antioxidans, wichtig für Zellmembranstabilität
- **Bedarf:** altersabhängig, 3–12 IE/d. Bei CF und Fettmalabsorption 5–10 E/kg/d
- **Mangel:** Bei FG infolge ungenügender Speicher und bei Fettmalabsorption (CF, PI, Zöliakie). *Sy.:* Hämolytische Anämie, Sensibilitätsstörungen, Ataxie, Muskelschwäche, Ödeme, Thrombozytose. *Ther.* eines nachgewiesenen Mangels (Serumspiegel < 5 mg/l) mit hohen Dosen Vit. E, nicht toxisch bis 1500 E/d.

Vitamin K (Phyllochinon) - fettlöslich

- **Funktion:** Cofaktor für Synthese der Gerinnungsfaktoren II, VII, IX, X sowie Protein S und C
- **Bedarf:** 0,5–1 µg/kg/d
- **Mangel:** Bei NG und FG ohne Substitution, Malabsorptionssyndrom, Stoffwechselstörungen, Lebererkrankungen, Antibiotikather. *Sy.:* Blutungen in allen Körperregionen möglich (☞ 4.4.3). *Diagn.:* Quick, PTT, Faktoren II, VII, IX, X erniedrigt. CHE und Leberwerte mitbestimmen! *Ther.:* 1 mg Vit. K (Konakion®) s.c. (oder i.v). Wirkeintritt innerhalb einer Stunde. Bei akuter massiver Blutung oder bei Leberinsuffizienz 20–30 IE/kg PPSB (Prothromplex®) i.v. Dauertherapie bei Fettmalabsorption und/oder Cholestase mit 5 mg/Wo.–15 mg/d unter Quick-Kontrollen.

Infektionen

6.1	**Allgemeine Symptome**	**184**
6.1.1	Fieber	184
6.1.2	Lymphknotenschwellungen	186
6.1.3	Exantheme	187
6.2	**Diagnostik bei Infektionsverdacht**	**189**
6.3	**Infektionsbedingte Krankheitsbilder**	**191**
6.3.1	Sepsis	191
6.3.2	Meningitis	193
6.3.3	Enzephalitis	195
6.3.4	Opportunistische Infektionen	197
6.4	**Bakterielle Erkrankungen**	**198**
6.4.1	Borrelien (B. burgdorferi)	198
6.4.2	Brucellose	198
6.4.3	Campylobacter	199
6.4.4	Chlamydien	199
6.4.5	Cholera	199
6.4.6	Diphtherie	200
6.4.7	Escherichia coli	201
6.4.8	Gonokokken	201
6.4.9	Haemophilus influenzae	201
6.4.10	Legionellen	202
6.4.11	Listeriose	202
6.4.12	Lues	203
6.4.13	Meningokokken	203
6.4.14	Mykoplasmen	204
6.4.15	Pertussis	205
6.4.16	Pneumokokken	206
6.4.17	Pseudomonas	206
6.4.18	Salmonellen	207
6.4.19	Shigellen	207
6.4.20	Staphylokokken	208
6.4.21	Streptokokken	209
6.4.22	Tetanus	211
6.4.23	Tuberkulose	211
6.4.24	Typhus/Paratyphus	213
6.4.25	Yersinien	214
6.5	**Viruserkrankungen**	**215**
6.5.1	Adenoviren	215
6.5.2	Coxsackie-A-Viren	215
6.5.3	Coxsackie-B-Viren	215
6.5.4	Cytomegalie	216
6.5.5	ECHO-Viren	216
6.5.6	Enteroviren	217
6.5.7	Exanthema subitum, Dreitagefieber	217
6.5.8	FSME	217
6.5.9	Hepatitis A	218
6.5.10	Hepatitis B	218
6.5.11	Hepatitis C	219
6.5.12	Herpes simplex	219
6.5.13	HIV/AIDS	220
6.5.14	Influenza	222
6.5.15	Masern	223
6.5.16	Mononukleose/EBV	223
6.5.17	Mumps	224
6.5.18	Parainfluenza	225
6.5.19	Parvovirus B 19	226
6.5.20	Poliomyelitis, Kinderlähmung	226
6.5.21	Rhinoviren	227
6.5.22	Röteln	227
6.5.23	Rotaviren	228
6.5.24	RS-Viren	228
6.5.25	Slow-Virus-Erkrankungen	229
6.5.26	Tollwut	229
6.5.27	Varizellen, Zoster	230

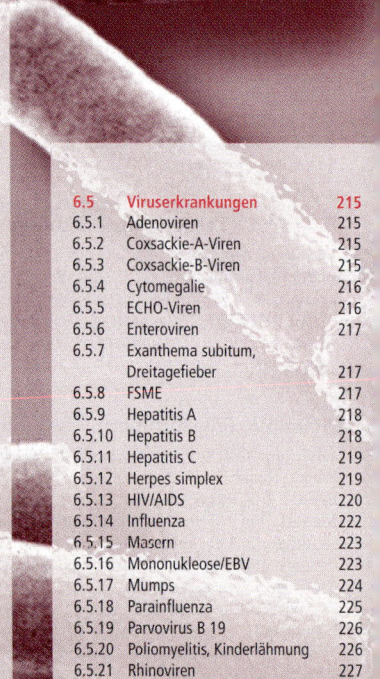

6

Stephan Illing

6.6	Pilzinfektionen, Mykosen	230
6.6.1	Soor	231
6.6.2	Aspergillose	231
6.6.3	Dermatophyten	232
6.7	Protozoen	232
6.7.1	Toxoplasmose	232
6.7.2	Cryptosporidien	233
6.7.3	Pneumocystis	233
6.7.4	Malaria	234
6.7.5	Giardiasis (Lambliasis)	234
6.7.6	Amöben	235
6.7.7	Leishmaniosen	235
6.8	Wurmerkrankungen	236
6.8.1	Oxyuren	236
6.8.2	Askariden	236
6.8.3	Zestoden	236
6.8.4	Echinokokken	237
6.8.5	Toxocara	237
6.9	Isolationsmaßnahmen, Hygiene	237
6.10	Meldepflicht	241
6.11	Impfungen, allgemeine Prinzipien	243
6.11.1	Impfplan	243
6.11.2	Impfstatus	243
6.11.3	Impfkombinationen und -abstände	244
6.11.4	Vorgehen bei Komplikationen	244
6.11.5	Impfungen bei speziellen Risikogruppen	245
6.12	Standardimpfungen	245
6.12.1	Tetanus	245
6.12.2	Diphtherie	246
6.12.3	Pertussis	246
6.12.4	Polio (IPV)	247
6.12.5	HiB (Hämophilus influenzae B)	247
6.12.6	Masern	247
6.12.7	Mumps	247
6.12.8	Röteln	248
6.12.9	Hepatitis B	248
6.13	Indikationsimpfungen	248
6.13.1	BCG	248
6.13.2	Hepatitis A	249
6.13.3	FSME	249
6.13.4	Varizellen	249
6.13.5	Grippe	249
6.13.6	Pneumokokken	250
6.13.7	Meningokokken	250
6.13.8	Cholera	250
6.13.9	Typhus	250
6.13.10	Tollwut	250
6.13.11	Gelbfieber	251

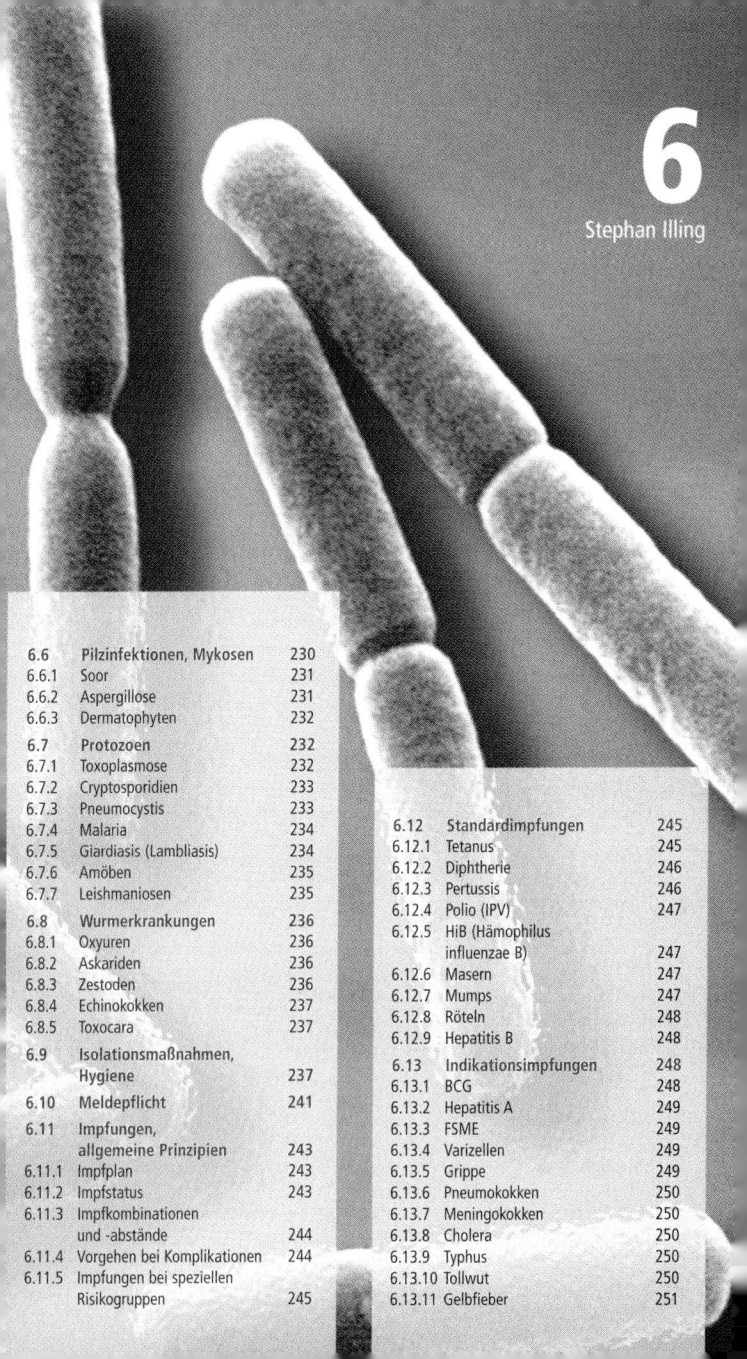

6.1 Allgemeine Symptome

6.1.1 Fieber

Fieber = Erhöhung der Körpertemperatur über 38 °C (rektal);
subfebrile Temperatur = erhöhte Temperatur bis 38 °C.

Fieber ist ein häufiges Symptom. In den meisten Fällen läßt sich die Ursache schnell abklären. Vor allem bei Kleinkindern verlaufen viele Virusinfekte symptomarm und bessern sich unter spontaner Entfieberung spätestens nach 3 Tagen. Eine weitere Abklärung ist bei solchem Spontanverlauf ohne weitere Symptome und bei gutem AZ nicht nötig, allerdings sorgfältig beobachten! Hohes Fieber unklarer Ursache sowie Fieber bei Säuglingen muß immer abgeklärt werden.

DD Fieber	
Fieberursachen *	**Häufig – Dringend**
Sepsis (☞ 6.3.1)	meist Sgl. oder Immundefekt/-suppression, bei NG (☞ 4.5.1)
Meningitis (☞ 6.3.2)	meist Kleinkinder < 5 J.
Enzephalitis (☞ 6.3.3)	sofortige Ursachenabklärung
Harnwegsinfekt (☞ 8.3.7)	öfter bei Mädchen, in jedem Alter
Oberer Atemwegsinfekt	häufigste Fieberursache bei Kindern
Sinusitis	kaum vor 5. Lj, oft wenig Lokalsymptome
Bronchitis	☞ 14.3.3
Pneumonien	weitere Abklärung (☞ 14.3.4)
Otitis media	bei Sgl. Gefahr der Untertherapie! (☞ 21.4)
Hepatitis	weitere Abklärung (☞ 13.6, 6.5.10), kann auch anikterisch verlaufen!
Enteritis (☞ 13.4.5)	Fieber je nach Erreger, bei manchen folgt der Durchfall mit Abstand (z.B. Salmonellen, Typhus)
Exanthema subitum (☞ 6.5.7)	meist bis 2. Lj, flüchtiges Exanthem oft übersehen (tritt nach Entfieberung auf)
EBV-Infektion (☞ 6.5.16)	häufiger bei Schulkindern; nicht immer mit Lymphadenitis
Dran denken	
Rheumatoide Arthritis	☞ 16.2
Tuberkulose (☞ 6.4.23)	immer Testung, wegen rel. Seltenheit oft lange verkannt!
Osteomyelitis	vor allem bei Sgl., zu Beginn wenig Lokalsymptome → Szintigraphie
Kawasaki-Syndrom (☞ 16.5)	vor allem bis 3. Lj, oft zu später Therapiebeginn, dadurch unnötige Komplikationen
Leukämie	Fieber nicht selten als erstes Symptom! Auch bei Lymphomen und anderen Tumoren (☞ 18.3)
Mykoplasmen-Infektion (☞ 6.4.14, 14.3.4)	auch ohne Pneumonie, meist hohe BSG und hohes Fieber

DD Fieber	
Borreliose (☞ 6.4.1)	Spätform ähnlich rheumatoider Arthritis, dann wenig Hautsymptome; Fazialis- und andere Paresen
Zytomegalie	vor allem bei Sgl. (☞ 6.5.4)
Toxoplasmose	(☞ 6.7.1)
Chlamydien	besonders bei FG und NG (☞ 6.4.4)
Schädel-Hirn-Trauma	Temperaturinstabilität als Mittelhirnzeichen bei schwerem SHT (☞ 12.6)
Drug fever	wenn gar nichts hilft, alle Medikamente absetzen; meist durch Antibiotika und Antikonvulsiva
Artefakt	bei Schulkindern unter Aufsicht nachmessen!
Physikalisch	z.B. Sgl. im Sommer im Auto
Impfreaktion	Anamnese! (☞ 6.11.4)
Dehydratation	unregelmäßiges Begleitsymptom
Selten	
Endokarditis	meist bei Pat. mit Vitien (☞ 7.7.1)
M. Crohn	oft vor den Bauchsymptomen lange Episoden mit leichtem Fieber (☞ 13.4.7)
Malaria (☞ 6.7.4)	kommt auch in der Türkei vor! Erkrankung oft erst Monate nach Rückkehr!
Hirntumoren, Hirndruck	meist andere Symptome im Vordergrund, selten alleiniges Frühsymptom
Lupus erythematodes	☞ 16.4
Dermatomyositis	Autoimmunerkrankung, sehr selten
Brucellose	☞ 6.4.2
Larva migrans	☞ 6.8.5
Tropenkrankheiten	z.B. Amöben, Leishmaniosen, Tularämie, Leptospirose
Mykosen	systemisch nur bei Immundefekten, Patient mit parenteraler Ernährung über zentrale Katheter etc.
Serumkrankheit	nicht nur durch Serum, z.B. auch durch Impfstoffe
Sarkoidose, anhidrotische ektodermale Dysplasie, Familiäres Mittelmeerfieber	alle Erkrankungen bei Kindern extrem selten

* Fieberursachen, die ohne Schwierigkeiten zuzuordnen sind z.B. typische Virus-("Kinder-")krankheiten und eindeutige (lokale) bakterielle Krankheitsursachen, sind nicht erwähnt.

Vorgehen (vor allem bei unklarer Fieberursache)
- Nachmessen! Nicht alle häuslichen Messungen stimmen, Kind ausziehen, um Effekt durch zu warme Kleidung auszuschalten
- *Körperliche Untersuchung*: insbes. LK-Status, Milz, Gelenke, Racheninspektion, Trommelfell, *ganzes* Integument
- *Anamnestisch eingrenzen:*
  - Fieber wie hoch, wie lange, Anfangssymptome, Begleiterscheinungen (Schwitzen? Schüttelfrost, etc.?)

- Schmerzen (diffus, Kopf, Gelenke, Muskeln, etc.) oder sonstige subjektive Empfindungen (Übelkeit, Bauchschmerzen, Appetitlosigkeit, Schonhaltung, Entwicklungsknick, etc.)
- Kontakt mit kranken Kindern, Ansteckungsmöglichkeiten
- Vorerkrankungen, Operationen (z.B. Vitien)
- Tierkontakte, Urlaub auf dem Bauernhof (Kryptosporidien), Zeckenbiß
- Medikamente (auch rezeptfreie!)
- Fernreisen (Tropenkrankheiten, Malaria auch in der Türkei!)
- Auffällige Verhaltensweisen (Erde essen, ☞ Toxocariasis, ☞ 6.8.5)
- *Labordiagnostik:*
  - BB einschließlich Differential-BB (bei maschineller Bestimmung mikroskopisch nachuntersuchen!)
  - BSG, evtl. CRP
  - Bei sehr hohem Fieber (> 39 °C) oder Sepsis-Zeichen Blutkulturen abnehmen
  - Restserum für serologische Untersuchungen zurückstellen
  - Elyte, Harnstoff, Kreatinin bei Exsikkoseverdacht
  - Urinstatus
- *Tuberkulintest:* Stempeltest und Salben-Test weitgehend verlassen wegen Unzuverlässigkeit (häufig falsch negativ!). Bei älteren Kindern BCG-Impfstatus erfragen. Intrakutan-Test nach Mendel-Mantoux (z.B. Tuberkulin „GT"®) beginnend mit 10 TE; Ablesung nach 72 h; bei neg. Ausfall Steigerung auf 100 TE. Zu Technik und Bewertung Beipackzettel beachten!
- Evtl. Sonographie der Bauchorgane: Hepatosplenomegalie? Strukturveränderungen? Abdominale Lymphome? Auffälligkeiten an den Harnwegen?
- Evtl. *Rö-Thorax*: atypische Pneumonie? Lymphome?
- Alle weiteren Untersuchungen (z.B. LP) gezielt bzw. nach Hinweisen!

Therapie: Antipyretika/Analgetika (☞ 27.1).

Tips & Tricks
- Bei positiver Vorgeschichte an Fieberkrampfprophylaxe denken (☞ 12.3.2)
- Bei scheinbar gesunden und trotzdem hoch fiebernden (Schul-)Kindern mehrfache Messung unter Aufsicht, um Manipulation auszuschließen!

6.1.2 Lymphknotenschwellungen

DD Lymphknotenschwellung
- *Lokalisiert:*
  - Bakterielle Infektion im Einzugsgebiet oder des Lymphknotens selbst: Abszeß, andere Haut- und Weichteilinfektionen (auch sehr kleine Läsionen!), Zahnschäden, Tuberkulose, Borreliose etc.
  - Selten: lokalisierte Virusinfektion
  - Selten: Lymphome, Metastasen
- *Generalisiert:*
  - Virusinfektionen; z.B. Röteln, CMV, EBV, AIDS
  - Infektionen durch andere Erreger (z.B. Toxoplasmose, Chlamydien, Pilze etc.)
  - Kawasaki-Sy. (☞ 16.5), Kollagenosen
  - M. Gaucher u.a. Stoffwechseldefekte
  - atopische Dermatitis

- Malignome: Leukosen, Lymphome (☞ 18.4)
- Immundefekte: nur bei manchen zellulären Defekten Schwellungen, sonst eher kleine oder keine Lymphknoten.

Diagnostisches Vorgehen
- Anamnestische Hinweise für Infektionen?
- Exakte klinische Untersuchung (gesamter Status!)
- *Labor:* zunächst nur BB (Differential-BB einschl. Thrombozyten), bei persistierenden Lymphknotenschwellungen: evtl. BSG, CRP, LDH, Restserum für Serologie zurückstellen
- Evtl. *Sono:* abdominelle Lymphome, Einschmelzung einzelner Lymphknoten?
- Evtl. *Rö-Thorax:* Hilusverdichtung?
- Klinische *Kontrolle* nach 2–4 Wo., wenn bis dahin keine neuen Symptome auftreten
- Bei Verdachtsmomenten für Leukose/Malignom: Knochenmarkpunktion und weitere Diagnostik (☞ 18.1)
- Bei Hinweisen auf atypische Infektionen Suche nach Immundefekt (☞ 15.2)
- Nur bei weiterhin unklarer Diagnose: Lymphknoten-Entfernung zur *Histologie* (*keine* Biopsie).

6.1.3 Exantheme

Die Zuordnung von Exanthemen fällt auch geübten Pädiatern gelegentlich schwer. Vor allem bei Kleinkindern treten sehr oft unspezifische Exantheme bei vielen Erkrankungen auf, die sich weder durch klare sonstige Symptome noch serologisch einordnen lassen.

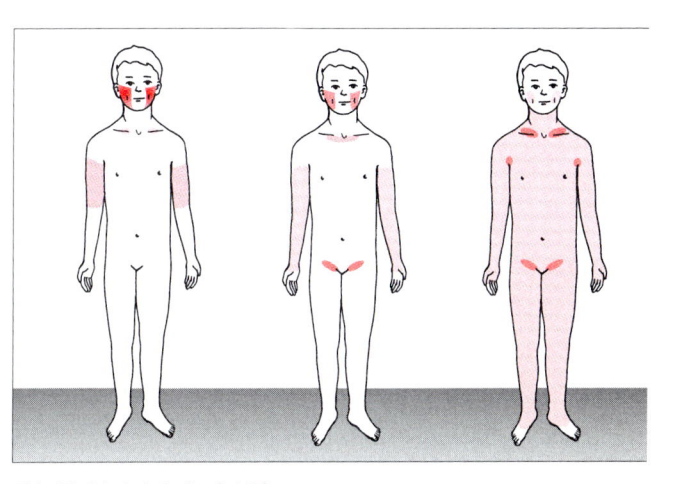

Abb. 6.1: Scharlach-Stadien [L 157]

Übersicht exanthematische Erkrankungen

Krankheit	Lokalisation	Morphe	Verlauf
Varizellen (☞ 6.5.27)	generalisiert, auch am behaarten Kopf, Schleimhäuten	Kleine blaßrote Flecken, die sich rasch zu Bläschen und Pusteln umwandeln	Schubweiser Verlauf, alle Stadien sind gleichzeitig zu finden (Sternenhimmelphänomen)
Masern (☞ 6.5.15)	generalisiert, beginnend hinter den Ohren, dann zentrifugal über Stamm und Extremitäten ausbreitend	Stark gerötete, etwas unregelmäßig geformte bis ca. 1 cm große auch konfluierende Flecken, in seltenen Fällen hämorrhagisch	Bei Beginn des Exanthems Fieberschub. Vorausgehend Koplik-Flecken im Rachen. Ex. verschwindet in derselben Reihenfolge wie es auftritt
Röteln (☞ 6.5.22)	generalisiert, im Gesicht beginnend, zentrifugale Ausbreitung über Stamm und Extremitäten	Oft nur leicht gerötet, kleinfleckig makulös, ganz leicht erhaben, Einzeleffloreszenz etwa stecknadelkopfgroß, nicht konfluierend	Begleitend nuchale Lymphknoten. Verschwindet in derselben Reihenfolge wie es auftritt
Scharlach (☞ 6.4.21)	Beginn meist zentral: Leisten-, Hals-, Schulterregion; im Gesicht bleibt die Perioralregion blaß	Meist relativ stark gerötet, feinfleckig, teilweise zu großen Flächen konfluierend, besonders in zentralen Körperregionen	Ausbreitung vom Stamm aus, nach Abklingen unterschiedlich ausgeprägte, teils groblamelläre Schuppung
Pfeiffersches Drüsenfieber (☞ 6.5.16)	generalisierte, meist schnelle Ausbreitung ohne charakteristischen Beginn	Masern- oder Rötelnähnlich. Ausgeprägt rote Flecken, gelegentlich mit lividem Zentrum, besonders bei begleitendem Arzneimittelexanthem	Exanthem nur bei 5–15 %! Oft gleichzeitig Juckreiz, oft zögerlich abklingend
Arzneimittelexanthem	bei Kindern meist generalisiert, bei Jugendlichen auch lokalisiert; je nach Auslöser, meist durch Ampicillin/Amoxycillin oder Co-Trimoxazol	Masernähnlich bis großfleckig, dann polyzyklisch oder konfluierend, mit kokardenförmigen zentral lividen Effloreszenzen	Je nach Auslöser innerhalb von Stunden bis wenigen Wochen abklingend. Bei Kindern nur selten allergisch! (☞ 15.1.3)
Ringelröteln (☞ 6.5.19)	Wangenerythem! Generalisiert, bevorzugt Oberarmstreckseite, Unterarmbeugeseite	Bis zu münzgroße ringförmige, teils miteinander verbundene landkartenähnliche Figuren	Oft relativ flüchtig, klingt innerhalb weniger Tage ab
Exanthema subitum (☞ 6.5.7)	Rumpf, dann Ausbreitung auf die Extremitäten	Feinfleckig, oft nur diskret gerötet	Sehr flüchtig, manchmal nur wenige Stunden sichtbar. Auftreten bei bzw. kurz nach Entfieberung
Kawasaki-Syndrom (☞ 16.5)	generalisiert, bes. intensive Rötung der Handinnenflächen, auch Fußsohlen	Makulopapulös, polymorph, relativ uncharakteristisch	Andauerndes hohes Fieber, Konjunktivitis, in der 2. Krankheitswoche Schuppung an Fingern und Zehen

DD nach der Morphologie

- **Makulös:** HHV6 (Exanthema subitum), Streptokokken (Scharlach), Mykoplasmen, Parvoviren, Coxsackie, Chlamydien (Psittakose), HIV, Typhus
- **Makulopapulös:** Masern, Röteln, CMV, alle unter „makulös" aufgeführten Infektionen, Hepatitis B, Rotaviren, Rickettsien, Yersinien, Syphilis, Würmer
- **Urtikariell:** (☞ 15.1), pseudoallergisch bzw. unspezifisch, ferner EBV, Mumps, Hepatitis B, Mykoplasmen, Shigellen, Yersinien, Malaria, Lamblien, Trichomonaden, alle Wurmerkrankungen, Echinokokken, alle Parasiten
- **Papulös und nodulär:** Warzen, HBV, Mykobakterien, Candida, Treponemen, Leishmanien, Parasiten, Parapox (Orf)
- **Vesikulär:** HSV, VZV, Orf und Parapox, Coxsackie (A4, 5, 8, 10, 16, B1, 2, 3), Streptokokken, Staphylokokken, Candida, selten andere
- **Petechial/Purpura:** Schönlein-Henoch (☞ 17.4.4), VZV, CMV, Coxsackie (A4, 9, B2–4), Rota, RSV, Masern, Rikettsien, Mykoplasmen, Haemophilus, Neisserien, Katzenkratzkrankheit, Borrelien, Toxoplasmose, aber auch Histiozytosis X
- **Erythema-multiforme-artig:** HSV, EBV, Streptokokken, Coxsackie (A10, A16, B5), Mykoplasmen, Influenza A, Mumps, HBV, Chlamydien, Staphylokokken, Tuberkulose, Salmonellen, Yersinien, Syphilis, Korynebakterien, Polio
- **Erythema nodosum:** Streptokokken, Tuberkulose, HSV, Chlamydien, Campylobacter, Yersinien, Wurmerkrankungen, Salmonellen
- **Exanthem und Meningitis:** HSV, Coxsackie, Neisserien, Listerien, Toxoplasmose.

6.2 Diagnostik bei Infektionsverdacht

Anamnese und körperliche Untersuchung ☞ *6.1.*

Labor
- BB: Linksverschiebung? Leukozytose? Thrombopenie?
- BSG: leicht erhöht? Stark erhöht, z.B. bei schweren bakteriellen Erkrankungen, Mykoplasmen?
- CRP: verläuft meist parallel zur BSG, reagiert aber etwas schneller
- Bei Neugeborenen IL-8
- **V.a. pränatale Infektion:** TORCH-Screening: Serologische Bestimmung spezifischer IgM-Antikörper gegen **T**oxoplasma, **O**thers (z.B. Syphilis, Listeriose), **R**ubella, Zytomegalie, **H**erpes.

Bakteriologische Untersuchungen
Arbeitstechniken ☞ 2.1.4.
- *Abstrich:* von der Haut bei NG, später nur bei schweren Hautinfektionen, aus Eiterherden bei ungewöhnlichen Verläufen. Rachenabstrich: normalerweise nur Frage nach Streptokokken
- *Blutkultur:* bei klinischem Verdacht auf Sepsis, Endokarditis, bei NG mit Infektionsverdacht
- *Liquorkultur:* bei jeder LP, die wegen V.a. Meningitis vorgenommen wird, auch wenn abakterielle Meningitis vermutet wird

- *Urinkultur:* im Prinzip bei jedem HWI. Teils werden mehrere Kulturen gefordert, was in der Klinik realistisch ist, in der Praxis kaum. Bei Rezidiv, widersprüchlichen Befunden, wiederholter Verunreinigung und in anderen Zweifelsfällen Urinkultur aus Blasenpunktions-Urin (☞ 2.1.4)
- *Muttermilchkultur:* bei Verfütterung abgepumpter Muttermilch, besonders bei Neugeborenen. Technik wie Uricult®
- *Sputum:* nicht bei „normalen" Nasenracheninfekten, auch nicht bei unkomplizierten Bronchopneumonien. Indikation besonders bei chron. rezidivierenden Atemwegserkrankungen (Mukoviszidose) sowie bei Tb-Verdacht (dann aber besser Nüchtern-Magensaft)
- *Stuhlkultur:* bei Enteritiden, auch bei chronischen Diarrhoen, dann aber mit Hinweis an das Labor, daß auch nach selteneren Keimen gesucht werden muß (Campylobacter, Cryptosporidien, Yersinien). Ggf. auch Stuhlkulturen bzw. Stuhluntersuchung auf Lamblien und Amöben
- *PCR (Polymerase-chain-reaction):* direkter Nachweis einiger Keime möglich, z.B. Pertussis; evtl. auch Tuberkulose; relativ aufwendiges Verfahren, noch nicht überall verfügbar, teilweise noch in Erprobung
- *Tuberkulin-Test* (☞ 6.1.1); Sono, Rö. bei gezieltem Verdacht.

Wohin mit mikrobiologischen Proben?

Probe	Aufbewahrung
Abstriche	Raumtemperatur
Blutkultur	Brutschrank
Fremdkörper (z.B. Katheterspitzen)	Raumtemperatur
Liquor (Verarbeitung innerh. 12 h)	Brutschrank
Liquor (Verarbeitung später als 12 h)	Brutschrank in Blutkulturflasche
Punktionsflüssigkeiten	Raumtemperatur
Sputum	Kühlschrank
Stuhlprobe	Raumtemperatur
Urin nativ	Kühlschrank
Urin im Uricult®-Behälter	Brutschrank

Tips & Tricks
- Ohrabstriche bei nicht perforierter Otitis sind überflüssig!
- Pilze (Candida) werden meist bei Abstrichen diagnostiziert, besser ist jedoch die gezielte Nachfrage bei entspr. Verdacht
- *Hinweis:* ausgedehnte *serologische* Untersuchungen sind sehr teuer und lohnen z.B. bei Infekten der oberen Luftwege nicht, auch nicht bei unkomplizierten Bronchopneumonien. Es wird dann auch keine Konsequenz aus der Untersuchung gezogen.

Virologische Untersuchungen
Zum Nachweis einer akuten oder abgelaufenen Virusinfektion gibt es prinzipiell verschiedene Wege.

Virusnachweis
Viruskulturen sind sehr aufwendig und werden immer weniger angelegt. Direktnachweis gewinnt dagegen zunehmend an Bedeutung und verdrängt serologische Methoden. Ein Virusnachweis ist prinzipiell möglich aus Rachen (Abstrich oder Spülwasser), Nase (Abstrich oder besser Sekret), Blut und andere Körperflüssigkeiten, Stuhl, Urin, Vesikeln oder anderen virusbedingten Hauteffloreszenzen sowie Biopsiematerial und Operationspräparaten.
Der Direktnachweis von Viren erfolgt durch Immunfluoreszenz-Test, ELISA oder RIA, PCR, Elektronenmikroskopie und weitere Methoden. Direktnachweise sind meist teurer, daher strenge Indikationsstellung. Häufige Indikationen: V.a. Rota-Viren bei Darmerkrankungen, V.a. RS-Viren bei Säuglingen mit Atemwegserkrankungen.

Serologie
Das Vorhandensein spezifischer Antikörper läßt auf eine Virusinfektion schließen. IgM-Titer weisen eher auf eine akute Infektion hin. Ein starker Titeranstieg von IgG-Antikörpern bei zwei Blutproben (z.B. innerhalb von 2 Wo.) deutet ebenfalls auf eine frische Infektion hin. Negative Titer schließen in der Regel eine frische oder abgelaufene Infektion aus. Bei Virusinfektionen ist eine genaue Kenntnis der typischen Titerverläufe nötig. Daher muß man sich ohne ausreichende eigene Erfahrungen auf die Interpretationen der virologischen Labors verlassen.
Serologische Methoden sind v.a. Komplementbindungs-Reaktion, ELISA, Hämagglutinations-Hemmtest und Immunfluoreszenz-Test.

- *Indikationen:* Eine eindeutige und pauschale Indikationsstellung ist nicht möglich. Meist sinnvoll bei: Hepatitis (immer Virusdiagnostik!), Enzephalitis, Meningitis ohne bakteriellen Erregernachweis, Bronchiolitis, Durchfallerkrankungen bei Säuglingen, Hinweis auf pränatale Infektion, therapieresistente oder atypische Pneumonie ohne bakteriellen Erregernachweis, evtl. bei unklarem Fieber und Hinweisen auf einen Virusinfekt, Bestimmung der Impftiter (z.B. bei Immundefekt oder bei onkologischen Patienten)
- *Nicht indiziert* bei Infekten der oberen Luftwege, auch nicht bei Tonsillitis oder unkomplizierten Bronchopneumonien. Ausgedehnte serologische Untersuchungen sind sehr teuer, die Untersuchung hat hier keine therapeutische Konsequenz.

6.3 Infektionsbedingte Krankheitsbilder

Harnwegsinfekt ☞ 8.3.7, Enteritis ☞ 13.4.5, Pneumonie ☞ 14.3.4, Infektionen im HNO-Bereich ☞ 21.

6.3.1 Sepsis

Opportunistische Infektionen (☞ 6.3.4), Sepsis bei Neugeborenen (☞ 4.5.1).
- *Bakteriämie:* Bakterielle Keime sind in der Blutbahn nachzuweisen, ohne klinische Symptome bzw. in vielen Fällen ohne Relevanz
- *Sepsis:* Erkrankung durch generalisierte (hämatogene) Infektion.

Die häufigsten Erreger sind:
- Bei Neugeborenen: gramnegative Keime, besonders E. coli; B-Streptokokken, Staphylokokken, Listerien, Enterokokken
- Ab Kleinkindalter: Staphylokokken, Streptokokken, gramnegative Darmbakterien, selten Meningokokken, Hämophilus influenzae.

Septische Erkrankungen sind jenseits des NG-Alters relativ selten. In den meisten Fällen besteht eine andere Grunderkrankung. Vor allem bei älteren Kindern nach Risikofaktoren suchen.

Risikofaktoren für Sepsis	Erreger
Angeborene Immundefekte (☞ 15.2)	je nach Störung sehr unterschiedliche Keime (Staphylokokken, Anaerobier, Pilze etc.)
Erworbene Immundefekte (AIDS)	alle
Maligne Erkrankungen (z.B. Leukämien)	alle
Fehlen der Milz (nach OP, Trauma)	Pneumokokken
Fremdkörper, bes. zentrale Katheter	alle, besonders Staphylokokken
Thalassämie, andere hämatologische Erkrankungen mit häufigen Transfusionen	Yersinien
Medikamentbedingt: Zytostatika, Steroide	alle

- **Klinische Zeichen:** Allgemeinerscheinungen wie Somnolenz, rascher körperlicher Verfall, Schüttelfrost, Kollaps; Fieber (sehr hoch, bei Säuglingen manchmal kein F.); Erbrechen, Durchfall; uncharakteristische Exantheme; Blutungen (petechial oder großflächig); Hepatosplenomegalie
- **DD der bakteriellen Sepsis:** Virusinfektionen (CMV, EBV), Malaria (☞ 6.7.4), Typhus (☞ 6.4.24), Rheumatoide Arthritis (☞ 16.2), Intoxikationen (☞ 3.4), Malignome (Leukämie ☞ 18.3)
- **Diagnostik**
  - Zunächst *gründliche körperliche Untersuchung*, um Infektionsherd evtl. zu lokalisieren
  - *Labor:* BB einschl. Differential-BB (Linksverschiebung, Leukozytose, Thrombozytopenie), Blutkulturen zum Keimnachweis und Antibiogramm (normalerweise eine Kultur, bei Sepsis unter antibiot. Behandlung mehrere Kulturen, bei V.a. Endokarditis > 5 Kulturen), BSG bzw. CRP (massiv erhöht), Gerinnung (Verbrauchskoagulopathie, Fibrinspaltprodukte ↑), Urinkultur, evtl. LP (immer bei Sgl.)
  - *Rö-Thorax:* zentrale, atypische Pneumonie?
- **Therapie**
  - *Antibiotika:* bei Hinweisen auf bestimmte Erreger gezielt, sonst ungezielte Breitband-Therapie z.B. mit Cephalosporin (Cefotaxim oder Ceftriaxon) und Aminoglykosid (z.B. Tobramycin), dann gezieltes Umsetzen nach Antibiogramm
  - Bei Neugeborenen 3fach-Kombinationen (z.B. Flucloxacillin-Ampicillin-Gentamycin) anwenden. Je nach Klinik und je nach aktuellen Problemkeimen sehr unterschiedliche teils klinikspezifische Schemata

| Aktuelles Routineschema (selbst eintragen) ||||
Alter	Medikament 1	Medikament 2	Medikament 3
NG/FG			
Sgl.			
Ältere Kinder			

- *Immunglobuline:* Für einige Erreger (Pseudomonas, gramnegative Keime) stehen spezifische Immunglobuline zur Verfügung, die vor allem bei immunologisch beeinträchtigten Patienten einzusetzen sind. Umstritten ist der routinemäßige Einsatz von Gammaglobulin bei Sepsis
- Schocktherapie und Infusionsbehandlung (☞ *3.2.3*)
- *Überwachung/Kontrollen:* Monitorüberwachung von Atmung und Herzaktion, RR, Flüssigkeitsbilanz und Gewicht.

6.3.2 Meningitis

Tuberkulöse Meningitis ☞ *6.4.23*.
Vor allem eine bakterielle Meningitis ist ein akut bedrohliches Krankheitsbild mit hoher Letalität und häufigen Folgeschäden, daher bei jedem Verdacht konsequente, adäquate und schnelle Versorgung.
! Im Zweifelsfall immer LP. (Meningismus ☞ *1.2.3*, *Technik LP* ☞ *2.1.2*)

- **Klinik**
  - Sgl.: plötzliche Atemstörungen, Verfärbung des Hautkolorits, Erbrechen, Trinkschwäche, Lethargie oder Irritabilität, Muskelhypotonie, Krampfanfälle, evtl. geblähtes Abdomen.
  - KK bis Jugendl.: plötzlicher Krankheitsbeginn, ein- bis zweimaliges Erbrechen, Kopfschmerzen, Übelkeit, Apathie, Unruhe, meningitische Zeichen (☞ *1.2.3*), relativ selten Krampfanfälle. Petechiale Hautblutungen bei Meningokokken.
- **Erreger**
  - Häufigste bakterielle Erreger bei NG: Streptokokken, E. coli, Pneumokokken, Haemophilus, Staphylokokken, Listerien, Klebsiellen, Proteus, Pseudomonas
  - Häufigste bakterielle Erreger bei Klein- und Schulkindern: Meningokokken, S. pneumoniae (= Pneumokokken), H. influenzae (vor der HiB-Impfung am häufigsten!)
  - Häufigste bakterielle Erreger ab Jugendalter: Pneumokokken, Meningokokken, Listerien
  - Häufigste *virale Erreger:* Enteroviren (Coxsackie-, ECHO-Viren), Mumps, FSME, alle anderen Viren wesentlich seltener.

Wichtigste Entscheidung: bakteriell–abakteriell (viral, andere Ursachen)

- *Hinweise für bakteriell:* gestörte Mikrozirkulation, wächsern aussehende Hände und Füße, schneller Beginn, Petechien, sehr starker Meningismus, hohe Liquorzellzahl (meist > 500/mm^3, aber zu Beginn niedrig), Granulozytose, niedriger Liquorzucker, hohe BSG
- *Hinweise für viral:* eher schleichender Beginn, vorangehende katarrhalische Zeichen, hohes Fieber ohne Zentralisierung, Kopfschmerzen, neurologische Begleitsymptome, mittelhohe Liquorzellzahl (meist 20–500/mm^3), Verhältnis Lymphozyten:Granulozyten > 1:1, normaler Liquorzucker.

- **DD:** meningeale Reizung anderer Ursachen, z.B. benachbarte andere Infektionen (Sinusitis, Otitis, Mastoiditis), Sonnenstich, Malignome (Leukämie, Hirntumoren), Schwermetallvergiftung (Blei), Fremdkörper (Shunt), sehr selten parainfektiös bei Toxoplasmose, Mykosen, Parasitosen.

Tips & Tricks
- Bei zweifelhaftem klinischem Befund, mißlungener LP, oraler antibiotischer Vorbehandlung und anderen Entscheidungsproblemen immer wie bakterielle Meningitis behandeln!
- *Achtung:* Liquorzellzahl wird in einigen Kliniken in /3 Zellen angegeben! (→ mit 3 multiplizieren = ganze Zellen).

Bakterielle Meningitis
- **Diagnostik** *initial:* neben LP, BB, BSG, BZ, Elyte, bei Sgl. oder Allgemeinsymptomen auch Blutkultur, Gerinnung
- **Komplikationen:**
  - *Akut:* sept. Schock, Waterhouse-Friederichsen-Sy. (Meningokokken), Anfälle (bis 30 %), SIADH, Hirnabszeß, bei Sgl. Subduralergüsse („Hygrome")
  - *Folgeerscheinungen:* Hörstörungen (☞ 21.11), andere Hirnnervenausfälle, Hydrozephalus (☞ 12.8.2), Entwicklungsstörungen (☞ 12.1.1), Hygrome.

Management
- Bis zur endgültigen Identifizierung des Erregers Breitband-Antibiotikum i.v. (☞ 27.2), z.B. Cefotaxim (Claforan®) 200 mg/kg/d in 4 Dosen oder Ceftriaxon (Rocephin®). Bei NG 3fach-Therapie bzw. Aminoglykosid zusätzlich, wie bei Sepsis (☞ 6.3.1). Nach Vorliegen des Antibiogramms evtl. Umsetzen oder Dosisreduktion. I.v.-Therapie mind. 5 Tage nach Entfieberung, Antibiotika insgesamt mind. 7 Tage (bei NG 3 Wo.)
- Bei schweren Verläufen (z.B. Koma; in manchen Kliniken auch routinemäßig): Dexamethason 4 x 0,15 mg/kg beginnend mit erster Antibiotika-Gabe für 4 Tage
- Schockther./Waterhouse-Friederichsen-Sy. (☞ 3.2.3); Überwachung: RR, Puls und Atmung bis zur Normalisierung 15minütig bzw. Monitorüberwachung, dann 4-stdl. bis zur klin. Stabilisierung. Tägl. neurologische Unters., Pupillenreaktion, MER, Hirnnerven anfangs auch häufiger
- Bilanz, spez. Gewicht, Körpergewicht, an den ersten 2 Tagen 8–12stdl., wegen häufigem SIADH (☞ 10.5.2) → Flüssigkeitsrestriktion, Elytkorrektur
- Bei Herdzeichen, fokalen Anfällen, Hinweisen auf steigenden Hirndruck CCT bzw. MRT, bzw. bei Sgl. Schädel-Sono
- Nachpunktion (nach 1–2 Tagen) bei ausbleibender klin. Besserung
- ! Nachpunktion nach Beendigung der Ther. nur bei NG, sonst bei unkompliziertem Verlauf unnötig, aber noch sehr verbreitet
- Vor Entlassung EEG, Hörtest.

Tips & Tricks
- Sgl. lieber initial auf die Intensivstation (Krampfanfälle, Apnoen!)
- Bei der Untersuchung nach Pilonidalsinus schauen, spätestens nach 2. bakteriellen Meningitis
- Bei Stomatitis aphthosa gehäuft Meningokokken-Meningitis
- Antibiotika-Prophylaxe auch bei Familienmitgliedern oder Kontaktpersonen nicht vergessen: Meningokokken (☞ 6.4.13), Hämophilus (☞ 6.4.9).

Virale Meningitis

Diagnostik: LP, BB, BSG, BZ, Virusserologie, evtl. Virusnachweis aus Liquor.

Management
- Bettruhe, evtl. parenteraler Flüssigkeitsersatz, bei starken Kopfschmerzen Paracetamol. Dauer des stat. Aufenthaltes je nach Zustand, früheste Entlassung 24 h nach Punktion und sicherer Diagnosestellung einschl. Ätiologie, Schulbesuch frühestens nach 2 Wo., Sport nach 4 Wo.
- Kontrollpunktionen sind zumindest bei unkompliziertem Verlauf überflüssig
- Vor Entlassung bzw. nach klinischer Ausheilung: EEG, Hörtest, gründliche neurologische Untersuchung
- ! Wichtig: Abgrenzung zu Enzephalitis (s.u.)!

6.3.3 Enzephalitis

Entzündliche Erkrankung des Gehirns. Oft gleichzeitig Meningitis oder Neuritis (z.B. Guillain-Barré-Sy.).

Ursachen
- *Virusinfektionen:*
  - Humanpathogene Viren: Mumps, Masern, Enteroviren, seltener Röteln, Herpes simplex (nur bei NG häufiger), CMV, Varizellen, Parvoviren, Influenza
  - Insekten-übertragene Viren: FSME, zahlreiche tropische Viren, die in Mitteleuropa keine Rolle spielen
  - Warmblüter-übertragene Viren: Tollwut; weitere sehr selten
- *Nichtvirale Infektionen* wesentlich seltener: Mykoplasmen, Borrelien, Treponemen, Rickettsien, Tuberkulose, Pilze (bei immundefizienten Patienten), evtl. Würmer. Meist sind andere Symptome durch die betreffenden Erreger oder die Anamnese hinweisend
- *Parainfektiös,* wahrscheinlich nicht durch direkte Infektion, sondern sekundär durch Immunreaktionen hervorgerufen bei:
  - Pertussis, Mykoplasmen, Masern, Röteln, Varizellen, Hepatitis, HIV
  - Impfungen: Pertussis, Tollwut, Masern, Gelbfieber
  - Slow-Virus-Infektionen (☞ 6.5.25): Masern, sehr selten Röteln, weitere ohne praktische Bedeutung
- *Unklar:* trotz exakter Anamnese und ausführlicher Diagn. bleiben > 50 % der Fälle ätiolog. unklar. Die Häufung auch unklarer Fälle im Sommer legt nahe, daß in vielen Fällen nicht erkannte Infektionen mit Enteroviren vorliegen.

Klinik
Unspezifische Symptome: meist hohes Fieber, Kopfschmerzen, Übelkeit und Erbrechen (Schweregrad jeweils sehr unterschiedlich), im Gegensatz zu Meningitis meist neurologische Auffälligkeiten (besonders in der Motorik), Krampfanfälle, Bewußtseinsstörungen und Koma. Bei überwiegendem Befall des Kleinhirns evtl. nur Ataxie. Die Symptome sind meist für 3–4 Tage sehr intensiv, und verschwinden innerhalb 1–2 Wo.

DD: Reye-Syndrom (☞ 13.6.1), Hirntumoren (DD konstante seitendifferente neurologische Zeichen, Hirndruckzeichen, ☞ 12.8), Hirnabszeß (gehäuft bei Kindern mit zyanotischen Vitien), Intoxikationen (Schwermetalle, Pestizide, etc.).

Diagnostik, Kontrollen
- BB (meist uncharakteristisch verändert), EEG (Allgemeinveränderungen; Krampfbereitschaft; evtl. Herdbefund, dann aber andere DD beachten, ☞ 12.2.3), LP (leichte Pleozytose meist unter 1000 Zellen, relative Lymphozytose, aber zu Beginn auch Granulozyten, Eiweiß erhöht, Zucker normal), Augenhintergrund (vor LP untersuchen, DD Hinweis auf Hirndruck, z.B. Tumor), CT bzw. NMR bei Tumorverdacht bzw. Ausschluß Hirnabszeß. Evtl. Serologie auf neurotrope Viren (trotzdem höchstens bei 50 % Identifizierung, sehr teuer), evtl. Viruskultur aus Liquor
- Laufende Kontrollen: klin. Zeichen der Krampfbereitschaft, Körpertemperatur (Fieber erhöht Krampfrisiko), Atmung (bei präkomatösen Pat. evtl. insuffizient), Flüssigkeitsbilanz (Defizit durch mangelndes Trinken und hohes Fieber), bei schwerem Verlauf Hirndruckmessung (kontinuierlich mit Monitor) und Hirnödemprophylaxe (☞ 12.8.1)
- Vor Entlassung: gründliche neurologische Untersuchung, EEG, Hörtest, evtl. Sehtest.

Therapie
Nur bei wenigen Erregern gezielt möglich (Herpes → Aciclovir, ☞ 6.5.12), ansonsten rein symptomatisch je nach Schweregrad oder Komplikationen:
- Antipyretika
- Infusionstherapie nach Bilanz (☞ 2.2.2), *cave*: Hyperhydratation mit Hirnödem und Exsikkose bei mangelndem Durst!
- Evtl. antikonvulsive Prophylaxe mit Phenobarbital oder Phenytoin (☞ 12.3)
- Evtl. Hirnödem-Prophylaxe (☞ 12.8.1)
- Krankengymnastik und Rehabilitationsmaßnahmen nach akuter Krankheitsphase.

6.3.4 Opportunistische Infektionen

Bei einigen angeborenen oder erworbenen Erkrankungen kann es zu (atypischen) Infektionen durch sonst weniger pathogene Erreger kommen.

Opportunistische Infektionen		
Ursache/Auslöser	Häufigste Erreger	Mechanismus
Zerebrale Shunts	Staph. epidermidis, Staph. aureus u.a.	Endogene oder periop. Infektion
Zentrale Katheter	Staph. epidermidis, Candida, alle Bakt	Aufsteigende Hautkeime, Hygienemängel
Inhalation	Pseudomonas	Kontamination des Gerätes
Verbrennungen	Pseudomonas, Staph.	Anderes Hautmilieu, Immunität
Große Operationen, Kardiochirurgie	Staph. epidermidis, Pseudomonas, Candida	Geänderte Flora durch Antibiotika-Proph.
Herzfehler, Klappenersatz	Streptokokken	Einnistung in defektem Gewebe
Zelluläre Immundefekte (☞ 15.2.3)	Mykobakterien, Listerien, CMV, Candida, u.a.	Fehlende B-Zell-Stimulation u. Interaktion
SCID (Immundefekt) (☞ 15.2.3)	Sehr viele Bakt. und Viren, Pneumocystis carinii	Defekte B- und T-Zell-Antwort
Humorale Immundefekte (☞ 15.2.3)	Pathogene Bakterien, Pseudomonas	Phagozytose, Lyse, Agglutination, Toxinneutralisation gestört
Komplementdefekte (C1-Esterase-Inhib.)	Pneumokokken, andere Kokken, u.a.	Gestörte Chemotaxis
AIDS (☞ 6.5.13)	Zytomegalie, Toxopl., Candida, Pneumocystis, Aspergillus, u.a.	Gestörte T-Zell-Funktion durch Retrovirus-Infektion
Karzinome	Pseudomonas, E.coli, u.a., besonders gramneg. Keime	Granulozytopenie, versch. Mechanismen
Immunsuppression	z.B. Pseudomonas, E. coli, HSV, Varizellen, CMV	Abhängig von der Substanz
Transplantation	Staphylokokken, Candida, CMV, Hepatitis, Herpes, Varizellen, u.a.	Durch Immunsuppression
Mangelernährung	Masern, HSV, Varizellen, Mykobakterien	Gestörte T-Zell-Funktion
Mukoviszidose (☞ 14.6)	Pseudomonas, Staph., Aspergillus, Coryneb.	CFTR-Defekt, multifaktoriell
Urämie	Bacteroides, Enterobact., Staph., Candida, Herpes, CMV	Gestörte Frühphase der Infektabwehr, T-Zell-Funktion

6.4 Bakterielle Erkrankungen

6.4.1 Borrelien (B. burgdorferi)

- Übertragung durch Zecken (Nymphen ca. 10 %, adulte 20–50 % infektiös)
- **Klinik:**
  - **Stadium I:** überwiegend Hautmanifestation, vor allem **Erythema chronicum migrans** (rötliche, mehr oder weniger kreisrunde Effloreszenzen, ausgehend von der Bißstelle der Zecke). Zirkuläre Ausbreitung unter zentraler Abblassung und leichter Schuppung über ca. 3 Wo. Oft gleichzeitig unspezifische Krankheitssymptome
  - **Stadium II:** überwiegend neurologische Symptome (Fazialisparese!), aber auch aseptische Meningitis, Enzephalitis, Kopfschmerzen und andere unspezifische neurologische Symptome; Myokarditis, AV-Block und andere kardiale Symptome ab dem Jugendalter, selten Lymphozytom z.B. am Ohr
  - **Stadium III:** Wichtigste Manifestation einer **Lyme-Krankheit** ist eine meist oligoartikuläre Arthritis, frühestens ca. 4 Wo. nach nach dem Zeckenbiß (am häufigsten Gonarthritis mit Erguß), selten chron. Enzephalomyelitis und Akrodermatitis chronica atrophicaus.

Stadien laufen nicht regelhaft nacheinander ab, sondern können subklinisch verlaufen, z.B. manifestiert sich klinisch erst die Arthritis, oder nach einem Erythem treten keine weiteren Symptome auf.
- **Inkubationszeit:** 4–20 Tage, Stadium II nach 1–3 Mo.
- **DD:** neurologische Symptomatik durch Mumps, Enteroviren. Septische und autoimmunologische Arthritiden anderer Ursache
- **Diagnose:**
  - Serologie: ELISA IgG 1:$\geq$ 250 IE, IgM 1:$\geq$ 150 IE
  - IFL IgG 1:$\geq$ 64, IgM 1:$\geq$ 32, IHAT 1:$\geq$ 160
  - Im Liquor: ELISA IgG 1:$\geq$ 16, IFL IgG und IgM 1:$\geq$ 4
  - Interpretation: nur IgG positiv $\rightarrow$ frühere Infektion; nur IgM positiv $\rightarrow$ akute Infektion

! Es gibt sehr viele Kinder mit positiven Titern, aber ohne jeden Hinweis auf eine aktuelle oder abgelaufene Borreliose
! Erregernachweis in der Zecke möglich (PCR). Keine Kassenleistung, Pat. zahlt Kosten (ca. 40,- DM) selbst.
- **Therapie:** bei Erythema migrans Amoxicillin 100 mg/kg/d (< 8 J.) bzw. Tetrazyklin (> 8 J.) oral, bei Neuroborreliose oder Lyme-Arthritis Penicillin G 500 000 IU/kg/d, max. 12 Mega/d, i.v.(!) in 6 Dosen hochdosiert, alternativ Cefotaxim oder Ceftriaxon, über 14 Tage.

6.4.2 Brucellose

Brucella abortus und melitensis. Infektion durch Tierkontakt, meist infiziertes Vieh, vorwiegend in Südeuropa, aber vereinzelt auch in Deutschland.
- **Klinik:** sehr variable, eher unspezifische Symptome, die sich auf alle Organsysteme beziehen, aber im Vergleich dazu geringe objektive Befunde. Hinweisend sind übelriechender Schweiß, Hepatosplenomegalie, Arthritis. Nachweis kulturell aus Blut oder Biopsiematerial bzw. serologisch. Cave: Endokarditis
- **Therapie** mit Co-Trimoxazol, Tetracyclin, Gentamycin, evtl. auch Rifampicin.

6.4.3 Campylobacter

Erreger: Campylobacter jejuni und intestinalis.
- **Klinik:**
  - Am häufigsten Enteritis mit blutigen Stühlen, heftigen diffusen Bauchschmerzen, Koliken, Erbrechen, mittelhohem Fieber
  - Seltener, aber besonders bei Sgl.: Bakteriämie mit septischen Zeichen wie Hepatosplenomegalie, Ikterus, allgemeinen Infektionszeichen
- **Inkubationszeit:** 2 bis 7 Tage
- **DD:** andere Enteritis- und Sepsis-Erreger
- **Diagnose:** kulturell im Stuhl. Antikörpernachweis möglich: KBR 1:≥ 16
- **Therapie:** nur symptomatisch. Bei sept. Verlauf Erythromycin oder Aminoglykoside, evtl Imipenem.

6.4.4 Chlamydien

Chlamydia trachomatis, 14 Serotypen. *Typ D–K:* häufiger Erreger nichtvenerischer Urethritiden, dadurch Infektion des NG. Inkubationszeit 2–25 Tage. *Typ L:* Lymphogranuloma inguinale. *Typ A–C:* Trachom; andere Chlamydien-Arten von untergeordneter Bedeutung (Ornithose, Psittakose).
- **Klinik:**
  - *Konjunktivitis:* meist in der 2. Lebenswoche (3. Tag bis 6. Wo.) eitrige Entzündung eines oder beider Augen, Lidschwellung, Pseudomembranen. Negative Routinekulturen
  - *Pneumonie:* Beginn bis zum 3. Lebensmonat, aber auch schon beim NG: zunehmende Tachypnoe, Hustenreiz, Apnoen, kein Fieber. Selten Todesfälle, aber oft nachfolgend chron. rezidivierende Obstruktion, Ventilationsstörungen
- **DD:** andere Konjunktividen (durch CREDÉ-Prophylaxe, Gonokokken), Pneumonien durch andere Erreger
- **Diagnose:**
  - Kultureller Erregernachweis in Spezialmedium mittels PCR
  - Serologischer Nachweis mit geringerer Sicherheit (IFL IgG und IgA 1:≥ 16)
  - Rö-Thorax: Überblähung, interstitielle Zeichnung
  - BGA: O_2 vermindert, CO_2 meist normal (DD)
  - IgM und IgG erhöht
- **Therapie:** Erythromycin 50 mg/kg/d i.v., bei Konjunktivitis 10 d, bei Pneumonie 3 Wo. Mittel der ersten Wahl bei Erw. und außerhalb der SS: Tetrazykline
- **Prophylaxe:** nicht möglich (Therapie der Mutter vor Geburt!).

6.4.5 Cholera

Erreger: Vibrio cholerae, enterotoxinbildendes Bakterium. Vorkommen besonders in tropischen und subtropischen Regionen, in Mitteleuropa derzeit eher eingeschleppte Einzelinfektionen bzw. Kleinepidemien. Infektion vor allem über kontaminiertes Trinkwasser, aber auch fäkal-oral möglich. Inkubationszeit 3–6 d (selten kürzer).
- **Klinik:** plötzlich einsetzende profuse, sehr dünne „reiswasserähnliche" Stühle. Durch die riesigen Stuhlmengen sehr schnell eintretende Dehydratation
- **DD:** Enteritiden durch andere bakterielle Erreger

- **Diagnose:** Erregernachweis in Stuhl bzw. Rektalabstrich, in Transportmedium sofort nach tel. Anmeldung ins Labor
- **Therapie:** Flüssigkeitsverlust ist das Hauptproblem → ausreichender engmaschig bilanzierter Flüssigkeits- und Elytersatz. Die Erkrankung ist prinzipiell selbstlimitierend
- **Prophylaxe:** Choleraimpfung (☞ 6.13.8).

6.4.6 Diphtherie

Erreger: Corynebakterium diphtheriae. In Deutschland jedes Jahr sporadische Erkrankungen bzw. Kleinepidemien. Inkubationszeit 2–5 d, aber auch länger. Verbreitung durch Tröpfcheninfektion. Sterblichkeit 10 %, nicht rückläufig. Oft relativ späte Diagnosestellung durch mangelnde Kenntnis der Erkrankung.

- **Klinik:**
  - *Tonsilläre Diphterie:* Halsschmerzen, Unwohlsein, leichtes Fieber zu Beginn. Entwicklung zunächst dünner grauer spinnwebartiger Membranen. Beim Versuch der Entfernung Blutung. Schwellung der Lymphknoten und ausgedehnte ödematöse Schwellung im Halsbereich. Bei Beteiligung des Gaumens Verlauf abhängig von der gebildeten Toxinmenge. Gaumensegellähmung möglich, auch Kreislaufsymptome
  - *Kehlkopf-Diphterie* durch Ausbreitung der Pseudomembranen: Heiserkeit, Stridor, Atemnot. Plötzliche Todesfälle durch abgelöste und dann obstruierende Membranen
  - *Haut-Diphterie:* Ulkus mit scharf begrenztem Rand und membranösem Grund. Ähnlich: Nabel-Diphterie
  - *Nasale Diphterie* (bei Säuglingen): Beginn wie Schnupfen, zunehmend obstruierende weißliche Beläge, werden dann sanguinolent, übler Geruch, langsame Toxinfreisetzung
- **DD:** eitrige Tonsillitiden/Tracheobronchitiden anderer Ursache (EBV, Streptokokken), Pseudokrupp, Epiglottitis, laryngeale Obstruktion anderer Ursache (☞ 14.3.2), leukämische Infiltration der Tonsillen
- **Diagnose:** Erregernachweis kulturell und mikroskopisch möglich. Abstrich vom Rand oder unter den Pseudomembranen. Toxinnachweis im Neutralisationstest sehr schnell möglich, aber nicht überall verfügbar, ansonsten ELISA.
  Antitoxinnachweis (zur Bestimmung der Immunlage, nicht als Kriterium für akute Erkrankung!) mittels IHAT (Schutz-Grenze 0,01 IE/ml, einigermaßen sicher aber erst ab 0,1 IE/ml). Der Schutz hängt von der Toxinogenität der Erreger ab. Eine Erkrankung trotz Impfschutz ist möglich, verläuft aber in der Regel harmloser
- **Therapie:**
  - Antitoxin 500–2 000 IE/kg. Bei tierischem Serum Intrakutantest mit 0,1 ml 1:1000 und 1:100 verdünntem Serum zum Ausschluß einer Sensibilisierung (auch ohne vorherigen Serumkontakt bei Pferde-Serum Asthma möglich!)
  - Gleichzeitig antibiotisch zur Keimelimination: Penicillin oder Erythromycin
- **KO:** Myokarditis (mit Folgeschäden), meist ab der 2. Krankheitswoche. Paralysen (Gaumen, Hirnnerven, aber auch peripher), meist reversibel
- **Prophylaxe:** Impfung (☞ 6.12.2). Passive Immunisierung (einmalig 3000 IE), inzwischen humanes Hyperimmunglobulin verfügbar. Isolierung.

6.4.7 Escherichia coli

„Normale" E. coli sind bei Neugeborenen einer der häufigeren Sepsis-Erreger. Ansonsten normaler Darmkeim, aber wichtig bei Harnwegsinfekt auch jenseits des Säuglingsalters.
- Einige Stämme (gekennzeichnet durch Oberflächenantigene) haben besonders pathogenetische Bedeutung:
  - Enterotoxische (ETEC): häufiger Diarrhoe-Erreger, vor allem in den Tropen (Reisediarrhoe)
  - Enteropathogene (EPEC): besonders im ersten Lebensjahr, durch mangelnde Hygiene gelegentlich Ausbreitung auf Säuglingsstationen, Tagesheimen etc. (früher Dyspepsie-Coli genannt)
  - Enteroinvasive (EIEC): haben, vergleichbar mit Shigellen, die Fähigkeit, die Dünndarmschleimhaut zu durchwandern. Klinisch wie toxinbedingte Diarrhoe
  - Enterohämolytische (EHEC): hämorrhagische Kolitis, daher blutige Stühle. Als Komplikation hämolytisch-urämisches Syndrom durch Verotoxin-bildende Stämme
  - Enteroaggregative (EAggEC): vor allem bei jungen Säuglingen wässrige Diarrhoe
- **DD:** Enteritiden durch andere Erreger
- **Diagnose:** durch Keimnachweis in Stuhl, Blutkultur, Liquor, bei den enteropathogenen Stämmen ggf. Toxinnachweis mit PCR
- **Therapie:** symptomatisch, ausreichender Flüssigkeitsersatz. Antibiotisch nur bei invasiver bei NG/Sgl.
- **Prophylaxe:** immer Isolierung, bei Massenerkrankungen Meldepflicht.

6.4.8 Gonokokken

Erreger: Neisseria gonorrhoeae, spielt bei Kindern keine große Rolle.
- Bei Neugeborenen: Blenorrhoe, ein- oder beidseitig, zunächst Rötung, dann grünlich-eitriges Sekret. Als Folge bei mangelhafter Therapie → Erblindung, ist selten, aber nach teilweiser Aufgabe der Credé-Prophylaxe prinzipiell wieder möglich
- Bei Infektion im späteren Kindesalter: an sexuellen Mißbrauch denken. Die meisten Infektionen bei Kindern sind bei präpubertären Mädchen
- **Therapie:** Penicillin, bei Resistenz β-lactamase-stabile Penicilline.

6.4.9 Haemophilus influenzae

Häufiger Keim bei Otitiden, Sinusitiden, Tracheitis etc., vor allem bei Superinfektionen nach viralen Erkrankungen. Invasive Erkrankungen, hervorgerufen durch Typ B (HiB): Epiglottitis (fast immer HiB), Meningitis (bei Säuglingen und Kleinkindern sehr häufig durch HiB), Pneumonien, septische Arthritiden, HWI, Endokarditis etc., alle relativ selten durch HiB.
- **Klinik:** häufiger Erreger oberer Atemwegsinfektionen (Otitis etc.), aber auch Pneumonien, besonders bei Mukoviszidose oder anderen Risikopatienten. Invasive Erkrankungen durch Typ B. Meningitis (☞ 6.3.2), Epiglottitis (☞ 14.3.2)
- **DD:** Infektionen durch andere bakterielle Erreger. Epiglottitis: Pseudokrupp, Aspiration/Fremdkörper, (Diphtherie)
- **Diagnose:** Erregernachweis in Liquor, Sputum, Blutkultur, Bronchialsekret etc.

- *Hinweis:* sehr empfindlicher Keim, verträgt keine langen Transportzeiten, keine wesentliche Abkühlung! Kulturen sehr oft falsch negativ. Wenn es in einer Klinik keine Haemophilus-Infektionen gibt, stimmt etwas mit der Bakteriologie nicht!
- **Therapie:** Ampicillin, aber zunehmend resistente Stämme. Bei invasiven Erkrankungen zunächst Cefotaxim, nach Antibiogramm umsetzen
- **Prophylaxe:** Impfung (☞ 6.12.5). Umgebungsprophylaxe bei invasiven Erkrankungen in Familien mit mind. einem Kind < 5 J. Indexpatient und Familienmitglieder (und enge Kontaktpersonen) Rifampicin 20 mg/kg/d in einer Dosis für 4 Tage, Maximaldosis 600 mg, Sgl. im 1. Lebensmonat 10 mg/kg (z.B. Rimactan® Sirup)
! *Cave:* Teratogen, daher nach Schwangerschaft bei Mutter/Kindergärtnerin etc. fragen!

6.4.10 Legionellen

Legionella pneumophila, Pneumonie-Erreger mit zunehmender Bedeutung. Verbreitung durch Warmwasser (60 °C), wobei inhalierter Nebel z.B. beim Duschen besonders leicht zur Infektion führen kann. Ferner in Klimaanlagen etc. Inkubationszeit 1–10 d.

- **Klinik:** hohes Fieber, schweres Krankheitsgefühl mit grippeähnlichen Symptomen, atypische Pneumonie mit geringem klinischem Lokalbefund, Muskelschmerzen. Bei ca. 1/3 begleitende Diarrhoe. Dissoziation zwischen hohem Fieber und normalem Puls bei ca. 50 %, blutiges Sputum bei ca. 25%, seltener neurologische Begleitsymptome
- **DD:** andere bakterielle und virale Pneumonien
- **Diagnose** serologisch: KBR 1:≥ 8, IFL IgG 1:≥ 64 (Titeranstieg über ≥ 4 Stufen!), IgM 1:≥ 64
- Kultureller Nachweis aus bronchoalveolärer Lavage oder Sputum. Evtl. Antigen-Nachweis i. Urin
! Im Rö-Thorax fleckige Infiltrate, die konfluieren können
- **Therapie:** Erythromycin, evtl. kombiniert mit Rifampicin
- **KO:** bei 3 % Nierenversagen.

6.4.11 Listeriose

Erreger: Listeria monocytogenes. Vorkommen bei vielen Tieren, vor allem Vieh, Kleintieren und Wild. Milch von Kühen, Ziegen, und Schafen kann infiziert sein, dadurch auch Rohmilchkäse. Bedeutung besonders in der Neonatologie. Der Keim ist plazentagängig, dadurch Auslösung von Aborten und Fetopathien.

- **Klinik:**
  - Beim Erw. oder größeren Kind uncharakteristische Symptome, grippeähnlich, mit Lymphknotenschwellung, Hepatitis
  - Fetopathie und postnatale Infektion: meist septische Erkrankung, mit Absiedlung von Keimen in viele Organe. An der Haut miliar verteilte Granulome. Allgemeinsymptome wie Trinkschwäche, Bewegungsarmut, Erbrechen. Verstärkter Ikterus, Atemnotsyndrom, Hepatosplenomegalie, Myokarditis können hinzukommen. Prognose bei fetaler Infektion sehr schlecht, bei postnatal auftretenden Symptomen auch nicht sehr günstig. Bei Sektionen miliare Aussaat in fast allen Organen, auch Gehirn
  - Bei Aspiration der Keime aus dem Fruchtwasser auch oligosymptomatische Form mit miliarer Aussaat in der Lunge
- **DD:** Sepsis anderer Genese

- **Diagnose:**
  - Kultureller Nachweis in Fruchtwasser, Mekonium, Blutkultur, Liquor, Stuhl und Abstrichen des NG. Antibiogramm wegen sehr unterschiedlicher Resistenz
  - Antikörpernachweis (Agglutination) nicht sehr sicher, da Kreuzreaktion mit anderen Bakterien möglich
- **Therapie:** Ampicillin und Gentamycin in Kombination, dann Umsetzen nach Resistogramm. Erythromycin, Penicillin G, (Chloramphenicol, Tetrazykline) sind meist wirksam (Dosierung ☞ 27.2)
- **KO:** als Folgezustand häufig Hydrozephalus, ICP und Entwicklungsstörungen
- **Prophylaxe:** in der SS Vermeidung von Rohmilchkäse, Abkochen von Milch.

6.4.12 Lues

Erreger: Treponema pallidum (Spirochäten). Bei Kindern nur konnatale Infektion von Interesse, transplazentarer Übergang, meist im letzten Trimenon. Sehr selten bei sexuellem Mißbrauch.

- **Klinik der konnatalen Lues:** bei früher fetaler Infektion meist Abort bzw. frühzeitiger Tod
  - *Frühzeichen,* die innerhalb der ersten Lebenswochen auftreten: Osteomyelitis, besonders an den langen Röhrenknochen, dadurch Auftreibung oberhalb der Hand- und Fußgelenke, als Folge schmerzhafte Scheinlähmung. Blutiger Schnupfen. Pemphigoid, bis pfenniggroße Blasen, besonders an den Fußsohlen, mit eitrigem Sekret. Hepatosplenomegalie. Häufig begleitende Meningitis, als Folge Hydrozephalus
  - *Spätzeichen* (nach Jahren, selten geworden): Sattelnase, tonnenförmige Schneidezähne mit typ. Schmelzdefekten, Skelettabnormitäten (Säbelscheidentibia u.a.)
- **DD:** andere Infektionen, Osteomyelitis, Epidermolysis bullosa
- **Diagnose:** Serologie-Normalwerte: TPHA normal 1: ≤ 20, VDRL, FTA IgG normal 1: ≤ 40, HPCL IgM normal 1: ≤ 10. Erregernachweis ohne praktische Bedeutung
- **Therapie:** Penicillin 50 000 U/kg/d i.v. für 14 Tage. Keine Resistenz!
- **KO:** schockähnliche Herxheimer-Jarisch-Reaktion bei Beginn der Penicillin-Therapie durch massenhaften Keimzerfall.

Cave: Hautblasen enthalten Erreger!

6.4.13 Meningokokken

Erreger: Neisseria meningitidis, 12 Serogruppen, wichtigste Typen für Meningitis A–C. In Mitteleuropa meist Typ B (Inkubationszeit 2–7 Tage), aber auch symptomlose Träger und asymptomatische Infektionen oder harmlos verlaufende Infekte im Nasenrachenraum. Wichtiger Erreger der bakteriellen Meningitis, besonders bei Kleinkindern. Sepsis mit Hautnekrosen und Hämorrhagien (Waterhouse-Fridrichsen-Syndrom).

- **Klinik:**
  - *Meningitis* ☞ 6.3.2
  - *Sepsis:* mit oder ohne vorausgehende unspezifische Infektzeichen im Nasen-Rachen-Bereich exanthematisch verteilte, aus Flecken entstehende petechiale Blutungen, die sich purpura-ähnlich vergrößern, bis hin zu großflächigen Hautblutungen und Zeichen der intravasalen Gerinnung. Häufig fulminant innerhalb weniger Stunden vom Wohlbefinden zum Vollbild. Nicht immer begleitende Meningitis.

Andere Organmanifestationen gleichzeitig möglich (Endokarditis, Ophthalmitis, Urethritis). Hohe Mortalität (bis 25 %)!
- **DD:** generalisierte Vaskulitiden anderer Ursache, Sepsis durch andere bakterielle Erreger, Coxsackieviren
- **Diagnose:** kultureller Erregernachweis in Blutkultur, Liquor, Abstrichen
- **Therapie:**
  - Septische Verlaufsformen und Meningitis sind ein absoluter Notfall: sehr schneller Ther.-Beginn und intensivmed. Überwachung. Penicillin G 400 000 U/kg/d oder Ampicillin 300–400 mg/kg/d in 6 Dosen meist wirksam. Alternativen mit breiterem Spektrum: Cefotaxim 200 mg/kg/d oder andere Breitspektrum-Cephalosporine. Erste Dosis als Kurzinfusion über 4 h bei schwerkrankem Pat., um rasche Endotoxin-Ausschüttung zu vermeiden.
  - Bei Sepsis und drohendem Schock: intensivmed. Überwachung, Volumenersatz, ggf. Gerinnungsfaktoren und/oder Heparinisierung (allerdings teilweise umstritten). Der Einsatz von Steroiden wird uneinheitlich vorgenommen und der Effekt ist nicht sicher bewiesen (Meningitis ☞ 6.3.2)
- **KO:**
  - Nach Meningitis häufig Taubheit, Blindheit, Krampfanfälle, Hirnnervenausfälle, Hydrozephalus, selten Hirnabszess
  - Nach Sepsis NNR-Blutungen, Abszesse in verschiedenen Organen. Durch Nekrosen häufig erhebliche Narben, die teilweise plastisch gedeckt werden müssen und kosmetische Entstellungen hinterlassen können
- **Prophylaxe:** Impfung bisher nur gegen die Typen A und C, daher in Europa keine Bedeutung, nur Reiseimpfung. Enge Kontaktpersonen (Familie, enge Schulkontakte etc.): Rifampicin (z.B. Rimactan® Sirup) 20 mg/kg/d in 2 Dosen für 2 Tage, im 1. Lebensmonat 10 mg/kg/d, Maximaldosis 1200 mg/d

! *Cave:* Teratogen, nach Schwangerschaft bei Mutter/Kindergärtnerin etc. fragen!

6.4.14 Mykoplasmen

Erreger: Mycoplasma pneumoniae. Meist respiratorische Infektionen, selten vor dem 5. Lj., wenig kontagiös, daher Infektionsweg meist nicht nachzuvollziehen.
- **Klinik:** zu Beginn unspezifische Krankheitszeichen, hohes Fieber. Anfangs trockener unproduktiver Husten. Auskultationsbefund anfangs gering, später Knistern und RG's möglich. Ohne antibiotische Ther. langwieriger Verlauf über 2-4 Wochen. Begleitend vor allem bei kleineren Kindern urtikarielles stammbetontes Exanthem
- **DD:** Pneumonien durch andere Erreger
- **Inkubationszeit:** 9–21 Tage
- **Diagnose:**
  - BSG und CRP sehr stark erhöht!
  - Kälteagglutinine bei ca. 50 %: EDTA-Röhrchen, halbvoll mit Blut, für eine Stunde in den Stationskühlschrank. Dann entsteht eine feinkörnige Agglutination, sichtbar beim Schräghalten, schnell verschwindend bei Erwärmung des Röhrchens in der Hand!
  - Serologie: KBR 1: ≥ 64, IFL IgM 1: ≥ 10; Erregernachweis wenig zuverlässig, nicht als Routinemethode
  - Rö-Thorax: „atypische" zentrale Pneumonie oft beidseitig, „wolkige" Infiltrate
- **Therapie:** Erythromycin 45 mg/kg/d, oder (ab 8 Jahren) Tetracycline, z.B. Doxycyclin: 1. Tag 2 mg/kg, 2.–8. Tag 1 mg/kg

6.4.15 Pertussis

- **Erkrankung:**
  - *Bordetella pertussis.* Keuchhusten, Stickhusten. Keime wachsen nur auf Respirationsepithel, bilden Toxin, das den Husten zentral auslöst. Durchseuchung im Kleinkindesalter hoch
  - Geringere Bedeutung hat *Bordetella parapertussis:* ähnliche, i.d.R. leichtere Erkrankung. Getrennte Serologie, keine Kreuzreaktion! Ähnlich *B. bronchiseptica*
- **Klinik:**
  - *Katarrhalisches Stadium* (1–2 Wo.), Rhinitis, leichter Husten, unspezifische Infektzeichen
  - *Konvulsivisches Stadium* (2–4 Wochen, teils länger): Hustenanfälle werden häufiger und intensiver, vor allem nachts stakkatoartiger Husten mit 10–20 Hustenstößen, dadurch schrittweise immer intensivere Exspiration, am Ende langer stridoröser Atemzug. Während des Anfalls unterschiedlich ausgeprägte Zyanose. Anschließend Würgen oder Erbrechen, Produktion von glasig aussehendem Schleim. Anfälle werden ausgelöst durch Essen, Trinken, etc. und durch Racheninspektion!

! *Achtung:* Bei Säuglingen oft keine typ. Hustenanfälle, stattdessen Apnoen. Dadurch Mortalität in den ersten 6 Mon. bes. hoch, Indikation zur stat. Aufnahme und Monitorüberwachung!

- **DD:** Pneumonie, Adenovirus-Infektion, Fremdkörper, CF, Bronchiolitis, Tuberkulose, externe Kompression der Trachea durch Fehlbildung oder Tu.
- **Diagnose:**
  - *BB:* Leukozytose meist 20 000–50 000, mit relativer Lymphozytose, beginnend mit dem konvulsiven Stadium. BB-Veränderungen aber nicht obligat, normale Leukozytenzahl schließt Pertussis nicht aus!
  - *Keimnachweis:* Mittels PCR schneller Nachweis, setzt richtige Abnahmetechnik voraus (Spezialtupfer → Nasopharynx). Kultur möglich, zuverlässig, dauert ca. 1 Wo.
  - Serologie: IFL IgG 1:≥ 64, IFL IgM 1: ≥ 32, ELISA IgG 1: ≥ 256, ELISA IgM 1: ≥ 256. Nur IgG positiv: frühere Infektion oder Reinfektion. Achtung: Serologie nicht zu früh veranlassen, zu Beginn des konvulsivischen Stadiums evtl. noch falsch negativ!
- **Inkubationszeit:** 5–10 (bis 21) Tage
- **Therapie:** Antibiotisch zur Keimelimination, was aber klinisch wenig nützt, wenn die Ther. auf dem Höhepunkt der Krankheit begonnen wird. 1. Wahl Erythromycin, 2. Wahl Ampicillin, evtl. auch Co-Trimoxazol. Therapie über 7–10 Tage. Bei Säuglingen stationäre Überwachung (Monitoring!)
- **KO:** Pneumonie, selten auch interstitiell; Enzephalitis; Apnoen s.o.
- **Prophylaxe:** Impfung (☞ 6.12.3). Keine zuverlässige pass. Immunisierung möglich.

Hinweis: Wegen der Gefährdung vor allem junger Säuglinge (kein Nestschutz!) immer nach entsprechenden Kontakten fragen, ggf. antibiotische Prophylaxe!

6.4.16 Pneumokokken

Erreger: Streptococcus pneumoniae. Über 70 durch Kapselantigene unterscheidbare Typen. Oft bei Gesunden zu finden. Klassische Lobärpneumonie inzwischen selten. Meist Otitis, Sinusitis, Pharyngitis, seltener Peritonitis, Sepsis, Perikarditis, hämolytisch-urämisches Syndrom und weitere Organmanifestationen.

- **Klinik:** je nach Organmanifestation. Bei Neugeborenen wichtiger Sepsis- und Meningitis-Erreger. Gehäufte Infektionen (Sepsis) bei Fehlen der Milz, nephrotischem Syndrom, Sichelzellanämie und Hämoglobinophathien!
- **Diagnose:** kultureller Erregernachweis in Abstrichen, Blutkulturen, Liquor etc. Bei allen systemischen Infektionen Antibiogramm
- **Therapie:** meist Penicillin-empfindlich. Alternativen: Erythromycin, Cephalosporine, Clindamycin, (Chloramphenicol)
- **Prophylaxe:** Impfung bei Risikopatienten, Dauerprophylaxe mit Penicillin G bzw. V 25 000 E/kg/d möglich.

6.4.17 Pseudomonas

Erreger: Pseudomonas aeruginosa (verwandt sind Xanthomonas maltophilia, Burkholderia cepacia und andere). Wasserkeim, besonders in „stehenden Gewässern", z.B. Siphon, Toilette, aber auch in „sauberen" Leitungen, Sprudlern, Beatmungsgeräten, Verneblern etc. In der Regel opportunistischer Erreger bei CF, bei immunologisch inkompetenten Patienten: Neugeborenen, Malignome, nach Verbrennungen in Kathetern und anderen implantierten Fremdkörpern. Häufiger Hospitalkeim.

- **Klinik** ☞ bei Organerkrankungen: Im Prinzip können alle Organe betroffen sein, besonders bei Immundefekten. An der Haut (bei NG, selten später) fortschreitende tiefe Abszesse mit nachfolgender Nekrose und letalem Ausgang. Besondere Zeichen, die auf P. hindeuten
  - Sputum: Grünfärbung
  - Abszesse, Otitiden: bläulich-grünliches Sekret
  - Sepsis bei NG: Leukopenie, Fettnekrosen
- **Diagnose:** kultureller Nachweis in Sputum, Blutkultur, Liquor, Abstrichen etc. Immer Antibiogramm! Antikörper-Nachweis bei chron. Infektion, vor allem bei CF
- **Therapie:** antibiotische Therapie oft sehr schwierig, da in vielen Fällen Multiresistenz. Antibiogramm kann in relativ kurzer Zeit wechseln, bzw. mehrere Stämme bei einem Patienten. Die wenigsten Resistenzen gibt es derzeit gegen Aminoglykoside, einige Cephalosporine der 4. Generation (z.B. Ceftazidim, Cefepim) sowie Carbapeneme (Meropenem). (Dosierung ☞ 27.2). In der Regel ist eine i.v.-Therapie (bei CF auch Inhalation mit Colistin oder Tobramycin) nötig, meist mit Kombinationen. Bei schleimbildenden Stämmen oft nur *Keimreduktion* möglich, *Elimination* aber bei chronisch kranken Patienten immer fraglich (CF)
- **Prophylaxe:** Hygiene! Bei CF-Patienten besteht die Gefahr, daß sie ihre Stämme in der Klinik „austauschen", daher vorsorgliche Isolierung Pseudomonas-positiver Patienten möglichst auch untereinander, auf jeden Fall von Ps.-negativen CF-Patienten. Übertragung durch Lungenfunktionsgeräte ist sehr unwahrscheinlich. In medizinischen Bädern: pH 7,2–7,8 und ausreichende Chlorierung.

6.4.18 Salmonellen

- **Erreger:**
  - *Salmonella enteritidis, typhimurium* mit zahlreichen, oft nach Orten benannten Untertypen (> 2 000 Serotypen). Infektion über kontaminierte Lebensmittel bzw. Schmierinfektion von Mensch zu Mensch. Häufigste Ursache bakterieller Darmerkrankungen, meist Spätsommer, bei NG, Sgl., Eisenüberladung bei Hämoglobinopathien und immunolog. auffälligen Pat. auch Sepsis und Meningitis
  - *S. typhi* (☞ 6.4.24)
- **Klinik:** abrupter Beginn mit Fieber, Übelkeit, Erbrechen, abdominellen Krämpfen, dann wässrigen Stühlen, die Schleim und Blut enthalten können. Besserung meist nach 2 bis 5 Tagen. Lebensbedrohliche Verläufe selten. Oft subklinische Erkrankung
- **DD:** Enteritiden durch andere Erreger
- **Diagnose:** Erregernachweis in Stuhl, (Blutkultur, Liquor). Serologische Diagnostik ohne große Bedeutung, erst nach 2. Krankheitswoche. *Meldepflicht* (☞ 6.10)!
- **Inkubationszeit:** 8 bis 72 Stunden
- **Therapie:**
  - Symptomatisch wie bei Durchfallerkrankungen
  - Bei NG und Sgl. < 6 Mo.: Ampicillin (200–300 mg/kg/d) oder Amoxycillin (100 mg/kg/d). Ferner wirksam: Cefotaxim, Ceftriaxon, Ciprofloxacin
  - Durch Antibiotika wird die Rate der Dauerausscheider nicht gesenkt, nach einigen Berichten eher erhöht, so daß Antibiotika bei älteren Kindern und Erw. ohne septische Komplikationen nicht indiziert sind!
- **KO:** jenseits des Sgl.-Alters selten Abszesse, Arthritiden etc. Nach typischer Enteritis werden Salmonellen häufig noch über einige Wochen ausgeschieden, daher Handhygiene auch nach klinischer Ausheilung beibehalten. Dauerausscheider nach > 1 Jahr ca. 1 %, bei Typhus bis 4 %.

6.4.19 Shigellen

Erreger: 4 Spezies (Sh. dysenteriae, flexneri, boydii, sonnei) mit zahlreichen Serovaren. Weltweite Verbreitung, in Europa relativ selten. Meist nur Einzelerkrankungen bzw. Kleinepidemien. Übertragung durch Schmierinfektion von Mensch zu Mensch, nicht tierpathogen. Hohe Kontagiosität, bereits 200 Keime können Infektion auslösen!
- **Klinik:** Beginn mit kolikartigen heftigen Bauchschmerzen, gleichzeitig hohem Fieber, meist am dritten Krankheitstag beginnende sehr häufig schleimige und blutige Durchfälle. Dadurch schnell eintretende Dehydratation
- **DD:** zu Beginn Verwechslung mit Meningitis und septischen Krankheitsbildern möglich, ansonsten andere bakterielle Darmerkrankungen, Campylobacter, Amöben, Rota-Viren
- **Diagnose:** Keimnachweis in frischem Stuhl. Serologie (Gruber-Widal) wenig aussagekräftig. Elytstatus, BGA. *Meldepflicht* (☞ 6.10)!
- **Therapie:** Flüssigkeits- und Elytersatz. Antibiotika-Ther. kürzt Krankheitsverlauf und Keimausscheidung ab. Ampicillin 100 mg/kg/d (auf 4 Dosen/d) für eine Wo. meist ausreichend
- **Inkubationszeit:** 1–7 (meist 2–4) Tage
- **KO:** initial Krampfanfälle (10–40% der hospitalisierten Pat., Ursache unklar). Selten septische Verläufe, sehr selten hämolytisch-urämisches Syndrom (eher bei Sh. dysenteriae).

6.4.20 Staphylokokken

Staphylokokkus aureus ist der wichtigste Eitererreger der Haut(-anhangsgebilde), aber auch Infektion anderer Organsysteme, z.B. Pneumonie, Osteomyelitis, Meningitis, Endokarditis, HWI. Eine Unterklassifizierung durch genetische Marker oder Phagentypisierung ist aufwendig und nur bei speziellen epidemiologischen Fragestellungen sinnvoll.

Exotoxin-bildende Stämme sind häufig, von besonderer Bedeutung exfoliatives Toxin: Lyell-Syndrom (Scalded skin syndrome = SSSS), Ritter Dermatitis
- *Enterotoxin-bildende Stämme* sind die häufigste Ursache von „Lebensmittelvergiftungen"
- *Staphylokokkus epidermidis* (früher: S. albus) nur in der Neonatologie und als opportunistischer Keim bei Immundefizienz oder implantiertem Fremdmaterial (zentrale Katheter) von Bedeutung
- *Toxisches Schocksyndrom* durch Staph. aureus-besiedelte Tampons bei menstruierenden Mädchen und Frauen, selten!

Klinik
- **Abszesse** meist Staphylokokken-bedingt, in der Regel Vorerkrankung bzw. Verletzung, anschließend Superinfektion mit Einschmelzung und meist gelblichem Eiter. Anamnestisch meist zu klären. Bei sehr ungewöhnlichen, ausgedehnten oder rezidivierenden Staphylokokken-Infektionen/Abszessen an Immundefekte denken (☞ 15.2).
- **Staphylodermie** des Neugeborenen, beginnt meist recht plötzlich mit cm-großen schlaffen Blasen, die sehr leicht platzen und einen roten nassen Grund hinterlassen, sehr schnelle Ausbreitung über den Körper und ohne Therapie Entstehen einer septischen Allgemeininfektion möglich, mit Pneumonie, Osteomyelitis und Arthritis. Sehr hohe Kontagiosität, daher oft Ausbreitung innerhalb des Säuglingszimmer/ Station. Isolierung/Kohortensystem (☞ 6.9), strengste Handhygiene!
- **Lyell-Syndrom:** unspezifischer Beginn mit Fieber und allgemeinen Infektzeichen. Generalisiertes Erythem, makulöse Effloreszenzen, die sich schnell ausbreiten, und Übergang in Blasenstadium mit sehr großflächigen Blasen, teils mit Ablösung größerer Hautbezirke (wie Schuh oder Handschuh). Blasenbildung auf Druck
- Enterotoxin-bedingte **Durchfälle** beginnen sehr plötzlich, oft bereits eine Stunde nach „Genuß" des verantwortlichen Nahrungsmittels, fast wässrig, mit Tenesmen, und allg. Schocksymptomen bis hin zum Kreislaufkollaps und Bewußtlosigkeit.

DD
- *Staphylodermie des Neugeborenen:* Epidermolysis bullosa
- *Lyell-Syndrom:* bei Kindern (bis 10 J.) fast immer durch Staphylokokken, bei Erwachsenen fast immer medikamentös/toxisch. Unterscheidung durch mikroskopische Untersuchung der Blasendecke (Gefrierschnitt) bzw. Blaseninhalt. Staph.-bedingt: intraepidermale Trennung, Blasendecke enthält keine Basalmembran, im Inhalt einzelne Epidermis-Zellen. Toxisch bedingt: subepidermale Trennung an der Basalmembran, ges. Epidermis gelöst
- *Enterotoxin-bedingte Erkrankung:* akute Durchfälle anderer Genese, allergisch oder anderweitig bedingter Schock. Unterscheidung: bei Enterotoxin meist mehrere Personen betroffen; anamnestisch verdorbene oder leicht verderbliche Lebensmittel (z.B. Mayonnaise).

Diagnose
- Bakteriologischer Nachweis aus Abstrich, Eiter, Bronchialsekret, Blutkulturen etc.
- Serol. Nachweis von Antistaphylolysin möglich, aber weniger zuverlässig, nicht geeignet zur Feststellung einer aktuellen Infektion.

Therapie
- Bei leichteren Hautinfektionen lokal desinfizierend. Abszesse: chirurgisch
- Bei schweren Infektionen sowie bei NG systemische antibiotische Behandlung. Häufig Penicillin-Resistenz, daher penicillasefeste Penicilline, z.B. Flucloxacillin, Oxacillin etc. (☞ 27.2). In Problemfällen bzw. bei NG und chronisch kranken Pat. Antibiogramm anfordern. Meist wirksam sind Co-Trimoxazol, Angmentum, Cefaclor u.a.

MRSA (methicillin-resistenter Staph. aureus) nimmt deutlich zu, meist bei chronisch kranken Patienten oder nach OP, oft Hospitalkeim bzw. in Pflegeheimen, aber auch Einschleppung durch vorher gesunde Pat. STRENGSTE HYGIENE mit Isolierung, Mundschutz, Handschuhpflege, Schlußdesinfektion. Ther. mit Vancomycin oder Teicoplanin, evtl. in Kombination mit Rifampicin (letzteres wegen schneller Resistenzentwicklung nie als Monotherapie!). Sehr selten sind bisher VRSA (Vancomycin-Resistenz).

Prophylaxe: nur durch Hygiene!

6.4.21 Streptokokken (☞ 6.1.3)

Zahlreiche Untergruppen („Lancefield-Gruppe") und Serotypen.
- *Gruppe A* (S. pyogenes, β-hämolysierend): Pharyngitis, Scharlach, Impetigo, Tonsillitis, Otitis media, Erysipel, weitere Weichteil- und Wundinfektionen, seltener Pneumonien, akute Glomerulonephritis; bei NG auch Sepsis und Meningitis
- *Gruppe B* (S. agalactiae, β-hämolysierend): wichtiger Sepsis-Erreger bei NG, mit Pneumonie oder Meningitis; ansonsten geringere Bedeutung, Otitis media, Endokarditis, Osteomyelitis
- *Gruppe D* (S. faecalis, γ-hämolysierend): Endokarditis, HWI, Gallenwegs- und Darminfektionen, Peritonitis
- Nicht typisiert/„vergrünende Streptokokken" (S. viridans hämolysierend/Teilhämolyse): meist im Pharynx, Mitverursacher der Karies, Bedeutung als Endokarditis-Erreger (40 %) ☞ 7.7.1
- Weitere Untergruppen (Lancefield C, E bis O) spielen keine wesentliche Rolle, gelegentlich bei Puerperalsepsis und Neugeborenen, selten bei anderen Infektionen, einige tierpathogen.

Klinik
☞ auch bei den organbezogenen Krankheitsbildern!
- **Scharlach:** nach einer Inkubationszeit von meistens 2–4 d (Extrem 1–8 d) abrupter Beginn mit schnell steigendem Fieber, Halsschmerzen, allgemeinem erheblichen Krankheitsgefühl, Kopf- und Gliederschmerzen. Düsterrote Rachenhinterwand, Zunge anfangs weißlich belegt, bald samtartige gleichmäßige Rötung mit verdickten Papillen („Erdbeerzunge"). Exanthem am 2. bis 4. Krankheitstag (☞ Abb. 6.1), oft flüchtig oder fehlend. Kleinfleckig, makulös, oft dichtstehend bis konfluierend. Beginn am oberen Thorax, Hals, Schenkelbeugen, Gesäß, dann mit zentrifugaler

Ausbreitung, Aussparung der Perioralregion. Nach Abblassen des Exanthems unterschiedlich ausgeprägte Hautschuppung. Mehrfacherkrankung möglich, Reinfektionen mit Streptokokken häufig, dann meist ohne Exanthem.
Sonderform: Wundscharlach, ausgehend von infizierten Wunden, auch nach Operationen
- **Erysipel, Impetigo** ☞ 19.8
- **Streptokokken-B-Sepsis des NG:**
  - *Frühform:* oft sehr schneller Beginn, besonders bei vorz. Blasensprung, in den ersten Lebensstunden bis -tagen klinische Verschlechterung, Tachypnoe, Einziehungen, Hypoxämie als Zeichen der primär pulmonalen Infektion bei gleichzeitig auskultatorisch fast normaler Lunge, Hepatosplenomegalie
  Spätform: nach 1–8 Wo. Beginn mit Meningitis, primäres Zeichen oft plötzliche Zunahme des Kopfumfanges, dann Unruhe, Trinkschwäche, Krampfanfälle und sekundäre Sepsis-Zeichen.

DD
- Bei NG: Sepsis aus anderer Ursache, ANS, Vitium, Galaktosämie
- Scharlach: virusbedingte Exanthemkrankheiten, Medikamenten-Exantheme, Sonnenbrand, Kawasaki-Syndrom (☞ 16.5).

Diagnose
Nachweis im Abstrich und Blutkultur, bei NG auch Liquor, Urin, Magenabsaugsekret (bei vorzeitigem Blasensprung > 36 h unmittelbar postpartal!).
Schnelltests mit monoklonalen Antikörpern haben eine hohe Spezifität und sind relativ zuverlässig.

Therapie
Bei lokalisierten Erkrankungen (z.B. Scharlach):
- Penicillin V oral (☞ 27.2). Streptokokken sind fast immer Penicillin-empfindlich. Alternativen sind Erythromycin, Cephadroxil u. andere Cephalosporine, Lincomycin und Clindamycin
- In der Regel kein Antibiogramm nötig, dagegen bei septischem Verlauf, Endokarditis, vor allem aber bei NG-Pneumonie/Sepsis zu Beginn Kombinationstherapie bis zum Erregernachweis (☞ 6.3.1).

Komplikation
Folgeerkrankungen: Endokarditis (☞ 7.7.1), Glomerulonephritis (☞ 8.3.5), „Rheumat. Fieber" (☞ 16.3), Chorea minor.

Prophylaxe
- Bei Scharlach/Streptokokkenangina Mitbehandlung von anderen im Haushalt lebenden Kindern sinnvoll, auch bei Tagheimkindern o.ä. der Kontaktpersonen. Prophylaxe mit Penicillin
- Bei Neugeborenen und vorzeitigem Blasensprung > 36 h oder Streptokokkennachweis bei der Mutter prophylaktische antibiotische Behandlung nach „Sepsis-Schema" (☞ 6.3.1).

> **Tips & Tricks**
> Typische Scharlachfälle sind nicht sehr häufig. Die Diagnose „Scharlach" ohne vorherigen Streptokokken-Nachweis ist immer zweifelhaft.

6.4.22 Tetanus

Erreger: Clostridium tetani. Toxinbildner. Ubiquitär verteilt, vor allem im Boden und Staub, besonders im Pferdemist. Dringt über verschmutzte Wunden ein, Wachstum im anaeroben Milieu, Bildung von Neurotoxin. Inkubationszeit 3–14 Tage.

- **Klinik:** tonische, schmerzhafte Muskelkrämpfe, meist in der Nähe der Verletzung oder im Gesicht beginnend, dann Generalisierung. Krampfartige generalisierte Spasmen der Skelettmuskulatur, die durch Berührung oder andere Stimuli ausgelöst werden. Volles Bewußtsein!
- **DD:** Tetanie, z.B. durch Hyperventilation, Ca-Mangel, Poliomyelitis, Tollwut
- **Diagnose:**
  - Toxinnachweis in spezialisierten Labors
  - Serologie zur Frage der Immunisierung: Schutzgrenzwert 0,01 IE/ml, sicherer Schutz anzunehmen ab ≥ 0,1 IE/ml (jeweils ELISA)
- **Therapie:** hochdosiert Hyperimmunglobulin, Antibiotika-Ther. mit Penicillin G 200 000 E/kg/d zur Keimelimination. Skelettmuskelrelaxierung, Sedierung und ggf. Beatmung. Mortalität hoch!
- **Prophylaxe:**
  - Impfstatus erfragen: Als vollständiger Impfschutz gilt: Kinder mit 3 (oder 4) Basis-Immunisierungen und regulärer Auffrischung.
  - Keine sofortige Impfindikation:
    - leichte Verletzung, saubere Wunde: in den letzten 10 Jahren eine Injektion
    - schwere Verletzung/verschmutzte Wunde: in den letzten 5 Jahren eine Injektion
  - Indikation zur Tetanus-Impfung: zwei oder weniger Injektionen der Grundimmunisierung
  - Indikation zur TIG (Tetanus-Immunglobulin)-Gabe:
    - unbekannter Impfstatus, keine oder nur eine Impfung
    - Verletzung älter als 24 h und nur zwei Impfungen
  - Keine Indikation zur TIG-Gabe:
    - saubere kleine Wunden unabhängig vom Impfstatus
    - zwei und mehr Impfungen.

! Achtung! Nicht immer sofort ohne Rückfrage aktive Impfung beginnen, nur weil das Impfbuch nicht vorgelegt werden kann. Wenn auf diese Weise viele Impfungen in sehr kurzer Zeit erfolgen, können sehr heftige Lokalreaktionen oder sogar Allgemeinreaktionen bis zum Schock auftreten, die nicht allergisch sind.

6.4.23 Tuberkulose

Erreger: Mycobacterium tuberculosis. Bedeutung in den letzten Jahrzehnten rückläufig, aber Anfang der 90er Jahre vermehrt eingeschleppte Fälle und dadurch vermehrt Kontaktmöglichkeiten. Kontagiosität relativ gering.
Übertragung durch Tiere (infizierte Milch) sehr selten, eher in Entwicklungsländern. Atypische Mykobakterien: MOTT = mycobacterium other than tuberculosis, z.B. M. bovis, M. avium, M. chelonae und zahlreiche weitere Arten. Sie stellen ein zunehmendes Problem bei immundefizienten Patienten dar, insbesondere bei AIDS, aber auch unter Immunsuppression. Bei älteren Mukoviszidose-Patienten häufig Nachweis von MOTT, aber selten klinische Relevanz. Inkubationszeit meist über drei Wochen, eher Monate.

Klinik
Zahlreiche Einteilungen, wesentlich aber Unterscheidung von primärer (Erst-) Infektion, und postprimärer (Re-)Infektion.

Primäre TB: fast immer pulmonale Infektion. Sehr oft subklinisch, bei Sgl., Kleinkindern < 3 Jahren sowie Immundefekten primäre Generalisierung (s.u.)! Normalerweise milde Infektzeichen, selten Erythema nodosum, selten pulmonale Symptome (Husten, Auswurf, Superinfektion mit Fieber) durch komprimierende Lymphknoten. Progressive Erkrankung mit Lappeninfiltration und Kavernenentwicklung und Pleuritis selten. Andere Organmanifestationen bei primärer Erkrankung selten (s.u.).

Postprimäre TB: meist durch Reaktivierung eines Primärherdes und/oder metastatischer Infektion anderer Organe, bei schneller Generalisierung auch als subprimäre Tb. bezeichnet.

- Lymphknoten: meist am Hals, aber auch in der Leiste, wenig dolente Schwellung, Fistelung weist auf TB. hin!
- Lunge: exsudative Pleuritis, Atelektasen, Kavernen
- Miliar-TB: plötzlicher Beginn mit Fieber, unspezifischen septischen Zeichen, BB wenig charakteristisch, Blutkulturen negativ auf klassische Sepsiserreger, erst relativ spät pulmonale Symptome
- Meningitis: unspezifisches Prodromalstadium, dann neurologische Zeichen, z.B. Hirnnervenausfälle, zuletzt komatöses Stadium. Anfangssymptom meist heftiger Kopfschmerz
- Skelett-TB: meist Spondylitis, Bewegungseinschränkung der WS, Rückenschmerzen, Skoliose und Gibbus. Auch Koxitis und andere Gelenkinfektionen
- Weitere Organmanifestationen (Darm, Niere, Auge) selten.

DD: Sarkoidose, bei Kindern extrem selten!

Diagnose
- Mikroskopischer Erregernachweis in Sputum, Magensekret (3 x morgens nüchtern abnehmen), Urin, Biopsiematerial: säurefeste Stäbchen, Ziehl-Neelsen-Färbung. Bei positivem Nachweis Resistogramm
- Serologisch mittels PCR (teuer, empfindlich, störanfällig, gewinnt aber zunehmend an Bedeutung)
- Tuberkulindiagnostik (☞ 6.1.1)
- Rö-Thorax: Infiltrate, hiläre Lymphknoten, Verkalkungen
- Bei Hinweis auf Meningitis: LP, charakteristisch sind hohes Eiweiß bei relativ geringer Zellzahl, sehr niedriger Zucker!
- Vor Therapiebeginn: BB, Transaminasen, Gerinnung.

Therapie
- **Konversion** (positiver Tuberkulintest nach vorheriger negativer Kontrolle bzw. bei nicht geimpftem Patienten und ohne sonstige klinische oder radiologische Zeichen): INH (s.u.)
- **Manifeste Tuberkulose** (positiver Tuberkulintest, Nachweis von Mykobakterien im Magensaft und/oder Sputum bzw. radiologischer Nachweis): Dreifach-Therapie z.B. mit INH-PZA-RMP bis zum Vorliegen des Antibiogramms, dann gezielte Dreifach-Therapie (vor allem in Großstädten zunehmende Resistenz).

Tuberkulostatika

Abk.	Name	Regeldosis (Grenzen)	Dosen	Dauer	Alter	NW
INH	Isoniazid	10 mg/kg/d 200 mg/m^2 KOF, max. 300 mg/d	1		alle	Akne, Transaminasenstieg, periphere Neuropathie, (Agranulozytose)
RMP	Rifampicin	15 mg/kg/d 350 mg/m^2 KOF, max. 600 mg/d	1		alle	Transaminasenanstieg, Hautreaktionen, Thrombopenie, (bei unregelmässiger Einnahme Nierenversagen, hämolyt. Anämie, Schock)
PZA	Pyrazinamid	30 mg/kg/d (25–40) max. 1500 mg/d	2–3	< 2 Monate	alle	Hyperurikämie, Übelkeit, Appetitstörungen, Transaminasenanstieg, Arthralgien, Exantheme, Photosensibilisierung
EMB	Ethambutol	850 mg/m^2 KOF, max. 1,75 g/d	1	< 2 Monate	> 10 J	Retrobulbärneuritis, Arthralgien
SM	Streptomycin	20 mg/kg/d max. 750 mg/d bzw. 30 g/m^2 KOF Gesamtdosis	i.m.	< 4 Wochen	(alle)	Exantheme, Schwindel, Tinnitus, Ataxie, Hörverlust, Nephropathie, Agranulozytose
PTH	Protionamid	10 mg/kg/d max. 500 mg/d	1		alle	Gastrointestinale Störungen, Transaminasenanstieg

! 6 weitere Reservemedikamente (nur bei Resistenz oder aufgetretenen erheblichen NW): Terizidon, Paraaminosalicylsäure, Capreomycin, Vincomycin, Kanamycin. Bei Organ-TB: Kombination INH-PZA-RMP für 2 Mo., dann 4 Mo. INH-RMP, Behandlungsbeginn evtl. schrittweise 3 d nur RMP, 4 d RMP-INH, dann Dreierkombination

! Laufende Kontrollen unter Therapie: Transaminasen und BB nach Behandlungsbeginn wöchentlich, ab der 6. Behandlungswoche monatlich. Je nach Medikament zusätzlich (☞ NW): Urinstatus, Krea, Audiometrie, Visus einschl. Farbtafeln

! Bei Kontakt sofort und nach 4–6 Wo. Tuberkulintestung: bei Konversion Sicherheitsbehandlung mit INH 10 mg/kg/d über 3 Mo. (laut einigen Angaben auch 6 Mo.)

- Atypische Mykobakterien sind oft multiresistent und benötigen spezielle Therapie!

Prophylaxe
Keine sichere Prophylaxe möglich! Umgebungsuntersuchung!
! TB-Diagnostik nach Masern (weniger nach Masernimpfung) oft falsch neg.!

6.4.24 Typhus/Paratyphus

Erreger: Salmonella typhi/paratyphi. Typhus, Bauchtyphus. Inkubationszeit 1–3 Wo.

- **Klinik:** Beginn mit Fieber, meist um und über 40 °C und vor allem kontinuierlich. Unwohlsein, Kopf- und Gliederschmerzen sowie abdominelle Symptome, aber zunächst nur bei etwa der Hälfte der Patienten Durchfälle, sonst sogar eher Obstipation. Zunehmende Eintrübung und Desorientierung. Splenomegalie. Häufig makulopapulöses Exanthem, vor allem periumbilikal („Roseolen"). Allmähliche Erholung innerhalb einiger Wo. Auffallend ist die Relation zwischen hohem Fieber und normaler Pulsfrequenz
- **DD:** zu Beginn oft verwechselt mit Pneumonie, Gastroenteritis anderer Ursache, Influenza, dann auch TB., ferner Malaria, andere seltene Infektionen, Leukämien
- **Diagnose:**
  - BB: meist Leukopenie (3 000), gelegentlich auch Thrombopenie
  - Erregernachweis in Blutkultur und Stuhl, nur sinnvoll in der 1. Krankheitswo.
  - Serologischer Nachweis (Agglutination: Widal-Reaktion) ab der 2. Krankheitswo.
- **Therapie:** ausreichende (parenterale) Flüssigkeitszufuhr. Ampicillin (200–300 mg/kg) oder TMP/SMZ oder Cefotaxim (150–200 mg/kg) oder Chloramphenicol i.v.
- **KO:** Darmperforationen bei ca. 1 %, schwere gastointestinale Blutungen bei > 1 %, meist in der zweiten Krankheitswoche. Toxische Enzephalopathie, Neuritiden, akuter Gallenblasenhydrops, Osteomyelitis, septische Arthritis selten.
- **Prophylaxe:** Impfung (☞ 6.13.9).

6.4.25 Yersinien

Yersinia enterocolica, Y. pseudotuberculosi kommen bei Kälbern und Schweinen, aber zunehmend auch bei Hunden und Katzen vor. Tiere sind klinisch gesund! Übertragung durch Schmierinfektion. Häufigkeit der Infektion nimmt in den letzten Jahren zu! Y. pestis, Erreger der Pest, spielt derzeit keine Rolle.

- **Klinik:** protrahiert verlaufende Durchfälle. Durch Befall der mesenterialen Lymphknoten heftige Bauchschmerzen möglich. Allgemein Schwäche, Übelkeit, Blässe. Sekundärerkrankungen in fast allen Organen möglich. Immunologisch ausgelöste Arthritiden (Sprunggelenke!) kommen vor allem bei Patienten mit HLA B27 vor und führen zur Erstmanifestation der rheumatoiden Arthritis
- **DD:** Appendizitis, Enteritiden durch andere Erreger, M. Crohn
- **Inkubationszeit:** 3–14 d
- **Diagnose:** kultureller Nachweis im Stuhl (in vielen Labors wird nicht danach gesucht, daher oft falsch negativ, Verwechslung mit coliformen Keimen möglich).
Serologisch mittels KBR oder Agglutination (Gruber-Widal)
- **Therapie:** symptomatisch. Bei septischem Verlauf trotz antibiotischer Therapie Sterblichkeit bis 50 % (empfindlich meist gegen Co-Trimoxazol, Cefotaxim, Aminoglykoside, Ciprofloxacin ☞ 27.2)
- **KO:** septische Verläufe mit hoher Mortalität kommen gehäuft vor bei Patienten mit Eisenüberladung (z.B. behandelte Thalassaemia major, nach Eisenintoxikation oder -Überdosierung). Eisenmangel schützt vor Y., daher geringere Pest-Sterblichkeit der Frauen im Mittelalter.

6.5 Viruserkrankungen

6.5.1 Adenoviren

Verschiedene serologische Typen, Unterscheidung selten verlangt, sehr unterschiedl. Verläufe: leichte Grippesymptome; unspezifische Krankheitszeichen; Pharyngitis, Tonsillitis; Tracheobronchitis; Pneumonie; Gastroenteritis (durch Lymphknotenbefall → Invagination!). Bei Typ 8: epidemische Konjunktivitis.
Inkubationszeit je nach Typ 4–14 d, meist 5–8 d.
- **DD:** andere Virusinfektionen, Pertussis, bakterielle Infekte der oberen Luftwege
- **Diagnose:** Erregernachweis möglich (KBR), kommt aber zu spät, in der Regel keine spezifische Diagnostik nötig
- **Therapie:** symptomatisch je nach Manifestation, bei Pneumonie (Superinfektion) Antibiotika.

6.5.2 Coxsackie-A-Viren

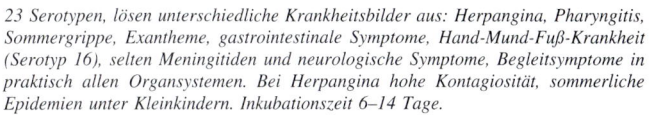

23 Serotypen, lösen unterschiedliche Krankheitsbilder aus: Herpangina, Pharyngitis, Sommergrippe, Exantheme, gastrointestinale Symptome, Hand-Mund-Fuß-Krankheit (Serotyp 16), selten Meningitiden und neurologische Symptome, Begleitsymptome in praktisch allen Organsystemen. Bei Herpangina hohe Kontagiosität, sommerliche Epidemien unter Kleinkindern. Inkubationszeit 6–14 Tage.
- **Klinik:** *Herpangina* (Typen 1–10, 16, 22) plötzlicher Beginn mit hohem Fieber, Appetitlosigkeit, Hals- und Kopfschmerzen. Fast nie Bronchitis, Otitis, Rhinitis! Im Rachen 1–2 mm große papulovesikulöse Effloreszenzen mit umgebender Rötung, anschließend kleiner Schleimhautdefekt
- **DD:** Stomatitis aphthosa (Herpesviren), andere Viruserkrankungen
- **Diagnose:**
  - Serologie: KBR 1: ≥ 64, meist Screening als Coxsackie-Echo-Polio-Pool wegen Kreuzreaktion. Wegen der Vielzahl der Erreger im Grunde sinnlos. Mittels PCR kann nicht zwischen Serotypen unterschieden werden
  - Virusnachweis möglich, aber kaum sinnvoll
- **Therapie:** symptomatisch, je nach Organmanifestation. *Herpangina:* bei KK oft Nahrungsverweigerung, dann Infusion, lokal z.B. Herviros® bzw. Bepanthen®-Lsg.
- **Prophylaxe:** keine gezielten Maßnahmen bekannt.

6.5.3 Coxsackie-B-Viren

6 Serotypen, bei Neugeborenen Myo- und Perikarditis, später neben Myokarditiden vor allem Meningitiden mit neurologischen Begleitsymptomen, Myositis, Enteritis, Hepatitis. Inkubationszeit 6–14 Tage, meist Einzelerkrankung, im Sommer und Herbst auch Epidemien.
- **Klinik:**
  - Je nach Organmanifestation häufig akuter plötzlicher Beginn mit Muskelschmerzen, Müdigkeit, starken Kopfschmerzen und Fieber als uncharakteristischen Symptomen

- Bei neonataler Infektion relativ hohe Mortalität durch Myokarditis, evtl. gleichzeitige Enzephalitis
- **DD:** andere Viruserkrankungen, andere organbezogene Krankheiten, häufig als Appendizitis interpretiert!
- **Diagnose:** Serologie. KBR Serum 1: ≥ 64, Liquor 1: ≥ 1, Screening mit Pool-Antigen
- **Therapie:** symptomatisch je nach Manifestation
- **KO:** Auslösung eines Typ-I-D. m. bei Disposition (Serotypen 5, 1, 2, 4)
- **Prophylaxe:** keine gezielten Maßnahmen bekannt.

6.5.4 Cytomegalie

Cytomegalievirus: sehr weit verbreitetes Virus. Durchseuchung hoch, Angaben sehr schwankend, bei Schwangeren 20–80 %, davon 4–5 % Ausscheider (Urin). Häufigkeit der kongenitalen Infektion 0,4 bis 8 % !

- **Klinik:** meist inapparenter Verlauf, ansonsten Fieber, uncharakteristische Krankheitszeichen, Lymphadenitis, Milzvergrößerung, evtl. auch Ikterus
- **DD:** andere Viruserkrankungen
- **Diagnose:** Virusisolierung aus Urin (15 ml frischen Urin einsenden), Serologie. KBR 1: ≥ 64, ELISA IgM 1 : ≥ 40, IgG bei frischer Infektion meist 1: ≥ 5 000, Nachweis der CMV-EIA (immediate early antigen) mittels monoklonaler AK bei aktiver Infektion
- ! Hinweis: Der Serologie ist nicht anzusehen, ob der Patient infektiös ist oder nicht. Daher im Zweifelsfall Ausscheider bei positiver Serologie annehmen. Wichtig für Bluttransfusionen bei FG und bei immunsupprimierten Pat.: nur Cytomegalie-negatives Blut verwenden. Gibt es nur auf Anforderung, und nicht in allen Blutzentralen
- **Therapie:** bei schwerer symptomatischer CMV: Ganciclovir 10 mg/kg/d in 2 Dosen bis 2 Wo., anschließend Erhaltungstherapie (5 mg/kg i.v. an 3 Tagen/Wo.)
- **KO:** bei NG Hepatitis (mit Zirrhoseentwicklung), ZNS-Infektion mit Mikro-/Hydrozephalus
- **Prophylaxe:** bei FG und onkologischen Patienten passiver Schutz mit spezifischem Immunglobulin.

6.5.5 ECHO-Viren

Enteric cytopathogenic human orphan = ECHO, 30 Serotypen, Untergruppe der Enteroviren. Erkrankungen der oberen Luftwege, Gastroenteritis, Meningitis, Myalgien, Exantheme, bei Neugeborenen Sepsis. Inkubationszeit 6–14 Tage.

- **Klinik:** je nach Organsymptomen, oft nur uncharakterist. („grippale") Infektzeichen
- **DD:** andere Viruserkrankungen, je nach Organmanifestation auch andere Erkrankungen, bei NG bakterielle Sepsis
- **Diagnose:**
  - Serologie: KBR 1: ≥ 64, Screening mit Coxsackie-, ECHO-, Polio-Pool, Treffsicherheit bis 70 %
  - Erregernachweis durch Neutralisationstest bei schwerer Erkrankung indiziert (aus Stuhl, Liquor, Bläscheninhalt)
- **Therapie:** symptomatisch, je nach Organmanifestation
- **Prophylaxe:** keine bekannt, bei Säuglingen Isolierung!

6.5.6 Enteroviren

72 Serotypen, Sammelbezeichnung u.a. für Coxsackie-, ECHO-, Polioviren, aber auch weitere, nicht näher klassifizierte.
Vorwiegend Erkrankungen des Verdauungstraktes, von Pharyngitis bis Enteritis, aber auch zahlreiche weitere Organsymptome. Ätiolog. und serolog. kaum abzutrennen von den o.g. Viren, auch serologische Kreuzreaktion.

6.5.7 Exanthema subitum, Dreitagefieber

Erreger Humanes Herpes Virus Typ 6 (HHV6). Meist bei Kleinkindern in den ersten zwei Lebensjahren.

- **Klinik:** Beginn mit hohem Fieber teils über 40 °C, bei entsprechender Bereitschaft Fieberkrämpfe (sehr oft Ursache des 1. Krampfanfalls), besonders beim ersten Fieberanstieg. Ohne sonstige Krankheitszeichen mehrere (meist 3) Tage weiter Fieber, dann plötzlicher Abfall und Auftreten eines feinmakulösen, stammbetonten Exanthems, das meist nur für einige Stunden deutlich sichtbar ist
- **DD:** andere Virusinfekte, alle anderen Fieberursachen. Fehlen anderer septischer Zeichen und BB als Hinweise
- **Diagnose:** initial Leukozytose, ab 2. Tag eher Leukopenie, Diff. unauffällig, eher Lymphozytose. Virusnachweis und Serologie möglich, aber meist unnötig.
- **Therapie:** Antipyretika, Flüssigkeitszufuhr
- **KO:** Krampfanfälle, sonst keine bekannt.

6.5.8 FSME

Erreger: FSME-Virus. Frühsommer-Meningoenzephalitis, Übertragung durch Zecken, Inkubationszeit 3–14 d, keine Ansteckung von Mensch zu Mensch. Auch in Endemiegebieten sind nur ca. 1 %. der Zecken infektiös. Endemiegebiete in Deutschland: Donautal mit Seitentälern, oberer Neckar, Schwarzwald, größere Verbreitung in Österreich (Kärnten), Ungarn und den Balkanländern.

- **Klinik:** Bei mindestens 90 % der Infizierten subklinisch. Ansonsten: erste Krankheitsphase mit uncharakteristischen Zeichen wie Kopfschmerz, Müdigkeit, Unwohlsein, Fieber. Zweite Phase: Meningoenzephalitis mit Krampfanfällen und Paresen. Bei Kleinkindern meist gutartiger Verlauf, bei Erwachsenen, besonders älteren Menschen häufiger bleibende Paresen. Letalität bei meningitischem Verlauf bis 2 %
- **DD:** Enzephalitiden durch andere (virale) Erreger, andere Polyneuropathien
- **Diagnose:**
  - Liquor: leichte Zellvermehrung mit relativer Lymphozytose
  - Serologie: ELISA IgG 1:≥ 2048, IgM 1:≥ 256, im Liquor IgG 1:≥ 64, IgM 1:≥ 32
  - Erregernachweis möglich aus Liquor und Serum mit PCR, keine Routinemethode
- **Therapie:** symptomatisch (Analgetika, Antikonvulsiva)
- **Prophylaxe:** Impfung (☞ 6.13.3). Passive Immunisierung bei Kindern nicht indiziert (erhöhte Komplikationsrate).

6.5.9 Hepatitis A

Hepatitisformen (☞ 13.6.3). Hepatitis-A-Virus, Ansteckung meist durch kontaminierte Lebensmittel bzw. Schmierinfektion. Die meisten Erkrankungen nach Reisen bzw. in und nach den Sommerferien, danach auch Schul-Epidemien. Durchseuchung je nach Bevölkerungsgruppe sehr unterschiedlich, Kleinkinder derzeit ca. 5 %, Afrika >80 %.

- **Klinik:** häufig anikterisch bzw. symptomlos. Zu Beginn uncharakteristische Krankheitszeichen, häufig Appetitlosigkeit und unklare abdominelle Symptome, meist nur leichter Ikterus. Bei Kindern schnelle Erholung
- **DD:** andere Hepatitisformen (☞ 6.5.10, 6.5.11, 13.1.7)
- **Inkubationszeit:** 14–48 d (Durchschnitt 28 d)
- **Diagnose:**
  - Serologie: RIA IgG, IgM; ELISA IgG, IgM. Interpretation: nur IgG positiv → frühere Infektion, IgM positiv → akute Infektion
  - Antigennachweis im Stuhl unzuverlässig, da beim klinischen Ausbruch meist nicht mehr vorhanden
- **Therapie:** im Prinzip keine, nur symptomatisch! Diätetische Behandlung (fettarm) nicht sinnvoll, am besten Wunschkost
- **KO:** prinzipiell gute Prognose, Leberversagen selten
- **Prophylaxe:** aktive Impfung gefährdeter Personen (Personal von Infektionsstationen, Reisende in Infektionsgebiete, ☞ 6.13.2.) Die passive Immunprophylaxe mit Gammaglobulin kommt nur noch für Ausnahmefälle in Betracht.

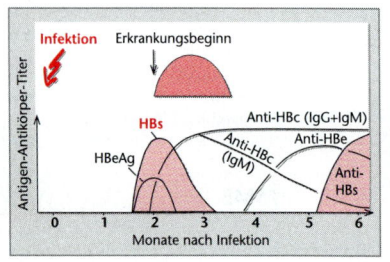

Abb. 6.2: Hepatitis B-serologischer Verlauf [L 157]

6.5.10 Hepatitis B

Hepatitis-B-Virus. Zur Infektion genügen sehr kleine Blutmengen, daher große Gefahr für Krankenhauspersonal, höchste Infektionsraten bei Transportarbeitern durch Stiche an unsachgemäß abgeworfenen Kanülen, etc.!

- **Klinik:** nicht selten anikterische Verläufe.
  - Zu Beginn oft uncharakteristische Symptome wie Arthralgien, Hauterscheinungen (Gianotti- Crosti-Sy.), dann Entwicklung des Ikterus, Entfärbung der Stühle, in dieser Phase Appetitstörungen und uncharakteristische Bauchsym-tome. Hepatomegalie
  - Bei neonataler Infektion Beginn der Symptome meist mit 4–6 Mon., ungünstigerer Verlauf und schlechtere Prognose als bei späterer Infektion
- **DD:** andere Hepatitisformen (☞ 13.6.3)
- **Diagnose:** Transaminasen-Erhöhung, besonders der GOT, oft über 1 000 U/l. Serologie (☞ Abb. 6.2)
- **Inkubationszeit:** 40–180 d (Durchschnitt 90 d)

- **Therapie:** keine spezifische Ther., diätetische Maßnahmen umstritten bzw. nicht wirksam.
- **KO:**
  - **Akute fulminante Hepatitis** (akute gelbe Leberatrophie): sehr schnell einsetzende schwere Infektion mit extremem Bilirubin-Anstieg, hepatisches Koma (erhöhte Ammoniak-Werte als Zeichen der Leberinsuffizienz), Mortalität 30–80 %, bei Säuglingen nach neonataler Infektion auch höher
  - **Chronisch persistierende Hepatitis:** relativ gutartige Verlaufsform, meist asymptomatisch, leichte Hepatomegalie, keine Therapie. Erregerpersistenz! Typ. Serologie: HbsAG pos., anti-Hbc pos.(↑↑), anti-Hbs neg.
  - **Chronischer Trägerstatus:** Die Häufigkeit ist je nach Alter unterschiedlich, am höchsten nach Infektion im 1. LJ (90 %). Bei Erwachsenen ca. 1 % chronische HBs-Träger. Therapieversuch mit Interferon alpha
- **Spätkomplikationen** sind Leberzirrhose und Leberzellkarzinom
- **Prophylaxe:** Impfung (☞ 6.13.9), seit 1995 für alle Kinder empfohlen!

6.5.11 Hepatitis C

Erreger ist das 1988 beschriebene Hepatitis-C-Virus. Die Epidemiologie ist noch nicht völlig bekannt, die Durchseuchung soll bei etwa 1 % liegen, bei Risikogruppen (dieselben wie bei Hepatitis B) deutlich höher. Übertragung durch Kontakt mit Blut und Blutprodukten sowie durch Transfusionen.

- **Klinik:** häufig inapparenter Verlauf ohne Ikterus, akute Erkrankung mit klinischer Hepatitis, wahrscheinlich auch chronische Verlaufsformen. Die relative Häufigkeit chronischer Antigenträger ist nicht bekannt
- **DD:** andere Hepatitisformen
- **Inkubationszeit:** 2–26 Wo. (Durchschnitt 8 Wo.)
- **Diagnose:** nur nach Ausschluß anderer Hepatitiden, weil selten und teuer Antikörpernachweis mittels ELISA (Anti-HCV gegen verschiedene Antigenbestandteile, z.B. C-100, C-22, C33), gentechnol. Antigen-Nachweis möglich (PCR = Polymerase Chain Reaction). Befunde werden oft erst nach Monaten positiv, daher evtl. Kontrolle!
- **Therapie:** keine spezifische Ther. Bei chron. Inf. Ther. mit Alpha-Interferon, bei Erw. auch Ribavirin
- **Prophylaxe:** Vermeidung von Blutkontakten, ausreichende Hygiene bei Piercing, Ohrlochstechen etc., Verwendung HCV-negativer Konserven. Impfung oder passive Immunisierung nicht in Sicht.

6.5.12 Herpes simplex

Herpes-simplex-Virus (HSV) bzw. Humanes Herpes-Virus (HHV), 2 Typen, von Bedeutung. Typ 1 als typischer Herpes (labialis), Typ 2 eher Herpes genitalis, von Bedeutung in der Neonatologie (schwere Infektion des NG mit Enzephalitis, ☞ 6.3.3).

- **Klinik:**
  - **Primärinfektion:** meist subklinisch, in wenigen Fällen als Stomatitis aphthosa, hochfieberhaft mit Nahrungsverweigerung, Ulzera auf Zunge und Mundschleimhaut. Seltener Panaritien durch Inokulation (primär lokaler Herpes), sehr selten Meningoenzephalitis (eher Typ 2), die dann allerdings häufig Krampfleiden und psychomotorische Behinderung auslöst, Mortalität bei jungen Säuglingen hoch

- **Reinfektion:** ausgelöst durch Infekte, Sonneneinstrahlung, Streß, hormonell etc. Herpes labialis, seltener Keratitis oder fieberhafter Verlauf. 70–90 % der Erwachsenen sind Virusträger, Reizschwelle zur (endogenen) Reinfektion individuell sehr unterschiedlich
- **Inkubationszeit** 6 d (2–12), hohe Durchseuchung, Ende des 2. Lj > 80 % . Hohe Kontagiosität. Die meisten Erkrankungen sind subklinisch. Übertragung durch Schleimhautkontakte (Kuß) oder indirekt (Löffel, Nahrung etc.). Typ 2 meist venerische Infektion bzw. unter der Geburt
- **Diagnose:** wenn nötig
  - Direktnachweis aus Bläschenpunktat bzw. Abstrich, nativem Liquor, Rachen-.abstrich (Antigennachweis evtl. durch PCR)
  - Serologie: KBR Serum 1: ≥ 64, Elisa IgG Serum 1: ≥ 40, akut 1: ≥ 5 000, IgG Liquor 1: ≥ 64, IgM Liquor 1: ≥ 32, Unterscheidung frische/frühere Infektion schwierig
  - Im BB evtl. leichte Leukozytose mit Linksverschiebung
- **Therapie**
! Erstinfektion: lokal anästhesierende Lösung (z.B. Herviros®) pinseln. Alternative: Farbstofflösungen, z.B. Gentianaviolett (*cave:* resorptive Vergiftungen, vor allem beim Säugling). Antipyrese, Infusionstherapie. Bei Reinfektion ggf. Lokaltherapie mit Aciclovir (z.B. Zovirax®). Bei V.a. generalisierte Infektion, besonders bei Sgl., frühzeitige systemische Aciclovir-Therapie (3 x 10 mg/kg i.v.), alternativ Vidarabin
- **KO:**
  - Eczema herpeticatum: bei atopischer Dermatitis hochfieberhafte septische Verlaufsform, ohne Behandlung hohe Mortalität. Bei sehr früher Erkennung orale Therapie mit Aciclovir (z.B. Zovirax®) 15 mg/kg/d, sonst i.v.-Ther. mit 30 mg/kg/d in drei Dosen über 5 d
  - Systemische Infektion bei Immundefekt, Immunsuppression, HIV
  - Enzephalitis (☞ 6.3.3).

Tips & Tricks
Gelegentlich kommt die Kombination mit einer Meningokokken-Infektion vor (offenbar ist die HSV-Infektion bahnend). Bei der Untersuchung daher Meningismus prüfen, nach Petechien schauen.

6.5.13 HIV/AIDS

Erreger: Human immunodeficiency virus (HIV), meist Typ 1, sehr selten Typ 2. Bei HIV1 sind 2 Hauptgruppen bekannt: M mit bisher 10 Subtypen, und O mit verschiedenen sehr heterogenen Viren.

Infektionswege
- *Häufig:* vertikale Infektion (Mutter-Kind); das Risiko liegt in Mitteleuropa unter 10 %; sexuell (bei Jugendlichen häufigster Infektionsweg); Übertragung durch Kontakt mit infiziertem Blut (i.v.-Drogen, sehr selten bei med. Personal)
- *Selten*: Blutprodukte (abnehmende Bedeutung, nachdem vor allem Faktor-VIII-Präparate sicher sind); medizinische Maßnahmen
! *Keine Gefahr durch:* Speichel (auf intakter Haut); Hautkontakt; Haushalts- und andere enge Kontakte; Nahrungsmittel und Wasser; Tiere/Insektenstiche.

Klinik

Sehr unterschiedliches klinisches Bild. Infizierte Neugeborene erkranken durchschnittlich schneller und schwerer als später infizierte Kinder und Jugendliche. Dies liegt u.a. an Verlusten der Stammzellpopulation, Unreife der Immunfunktionen, verminderter Zahl vorhandener Gedächtniszellen. An eine HIV-Infektion bei Kindern ist zu denken bei:
- Drogenanamnese der Eltern, besonders der Mutter
- Atypischen Infektionen: Pneumocystis carinii, atypische Mykobakterien, chronische Soorbesiedelung der Schleimhäute, besonders im oberen Gastrointenstinaltrakt
- Ungewöhnlich häufige bakterielle Infektionen bzw. untypisch verlaufende Virusinfekte
- Chronische Parotitis, Otitis media, Sinusitis
- Ungewöhnlich verlaufende rezidivierende Durchfälle ohne andere Ursache, Kolitis mit unüblichen Erregern
- Wachstumsstillstand, der anderweitig nicht zu klären ist
- Entwicklungsverzögerung; insbesondere, wenn bereits erlernte Fähigkeiten wieder verlorengehen.

CDC-Klassifikation der HIV-Infektion bei Kindern	
P-0	Nicht eindeutig klärbarer Infektionsstatus bei Kindern unter 15 Monaten
P-1	**asymptomatische Infektion**
P1A	normale Abwehrfunktionen
P1B	abnorme Abwehrfunktionen
P1C	Immunstatus unbekannt
P-2	**symptomatische Infektion**
P2A	unspezifische Symptome
P2B	progressive neurologische Symptomatik
P2C	lymphoide interstitielle Pneumonie
P2D	**sekundäre Infektionen**
P2D1	HIV-spezifische Sekundärinfektionen
P2D2	rezidivierende schwere bakterielle Infektionen
P2D3	persistierende Candidiasis/atypische HSV-/VZV-Infektionen
P2E	**sekundäre Malignome**
P2E1	HIV-typische Malignome (z.B. Burkitt-like-Lymphom, Kaposi-Sarkom)
P2E2	andere eventuell HIV-bedingte Malignome
P2F	**andere HIV-assoziierte Erkrankungen und Organmanifestationen**

DD: Immundefekte anderer Ursache (☞ 15.2).

Diagnose

- Serologie: als Screening-Text bzw. Voruntersuchung: ELISA-IgG aus Serum. Bei fragl. oder pos. Ergebnis wiederholen, dann IFL-IgG aus Serum und Immunoblot. Die diagnostische Lücke zwischen Infektion und erstem Auftreten von Antikörpern (3–4 Mo.) ist durch die PCR-Testung deutlich verkleinert worden, besteht aber prinzipiell trotzdem
- PCR zum Direktnachweis
- Labor: BSG (↑), BB inkl. Thrombozyten (↓), AP, Transaminasen (evtl. ↑), LDH, Immunglobuline, T4/T8-Ratio (N < 0,5) bzw. absolute Zahlen (Facscan), Hepatitis-Serologie, Urinstatus
- Bestimmung der Viruslast durch PCR begleitet von der CD4-Zellzahlbestimmung (zur Therapiekontrolle bei infizierten Pat.)
- Sono-Abdomen, Rö-Thorax, ggf. MRT Schädel.

Therapie
- Anti-retroviral: z.B. AZT (Ziduvodin), aber auch andere spezifische Virustatika, oft in Kombination, z.B. Ziduvodin (Retrovir®) + Indinavir (Crixivan®) + Lamivudin (Epivir®). Die Therapie ist bei Kindern noch nicht zugelassen, kann aber in entsprechenden Zentren verwendet werden
- Vorbeugende Begleittherapie: Impfungen, Gammaglobulin, Pneumocystis-Prophylaxe etc.
- HIV-assoziierte Infektionen: je nach Erreger
- Supportiv: hochkalorische Ernährung, psychosoziale Unterstützung, Schmerztherapie
- Therapie der Organkomplikationen.

Prophylaxe
- Bisher nur durch Verhinderung des Kontaktes. HIV-positive Mütter sollten eher nicht stillen
- Rechtzeitige Aufklärung von Jugendlichen (Sexualberatung, Drogenberatung).

Verhalten bei Stichverletzungen mit HIV-positivem Blutkontakt
- Wunde ausbluten lassen bzw. Blutung induzieren, unter fließendem Wasser gut abspülen
- Stichkanal tief desinfizieren mit 70%igem Isopropanol
- Blutabnahme für Serologie (wird für ein Jahr eingefroren)
- Materialasservierung (Kanüle, Skalpell etc.) für eventuellen Virusnachweis
- Information des Betriebsarztes/diensthabenden Oberarztes Risikoabschätzung in Bezug auf HIV
- Bei hohem Risiko Dreierkombination über 4 Wo.
  - AZT = Retrovir® 3 x 200 mg
  - 3TC = Epivir® 2 x 150 mg
  - IDV = Crixivan® 3 x 800 mg (CDC-Empfehlung, in Deutschland noch nicht offiziell zugelassen, daher schriftliche Aufklärung/Einwilligung)
- Therapieüberwachung über hämatolog./onkologische Abteilung
- Serologische HIV-Kontrollen nach 6 Wo., 3 Mon., 6–9 Mon.

6.5.14 Influenza

Erreger: Influenzaviren A, B, C. Virusgrippe, „echte Grippe". Besonders A-Viren, weniger B sind sehr variantenreich, wechselnde Antigenität, daher keine stabile Immunität. Tröpfcheninfektion.

- **Klinik:** schneller Fieberanstieg, mit Schüttelfrost, Kopfschmerz, Hustenreiz, Halsschmerzen, Übelkeit, evtl. Nasenbluten. Nach 2–5 Tagen Besserung der Symptome. Bei jüngeren Kindern oft alleinige respiratorische Symptome, bis hin zur Bronchiolitis (☞ 14.4.1), nicht selten zu Beginn Fieberkrämpfe. Inkubationszeit 2–3 d, Kontagiosität relativ hoch
- **DD:** andere Viruserkrankungen
- **Diagnose:**
  - BB nicht wesentl. verändert, evtl. leichte Leukopenie. Bei Superinfektion Leukozytose mit Linksverschiebung

- Virusisolierung aus Nasenrachensekret (Spezialmedium). Serologie wenig hilfreich für Akutdiagnostik
- **Therapie:** Bettruhe, Antipyretika, Risikopat.: Amantadin (< 10 J. 5 mg/kg/d, max. 100 mg/d; > 10 J. 2 x 50 mg) oder (ab 12 J.) Zanamivir zur Inhalation über 5 d.
- **KO:** Tracheobronchitis, Krupp (☞ 14.3). Pneumonie: meist Superinfektion, daher antibiotische Behandlung, z.B. Amoxicillin oder Cephalosporin (☞ 27.2)
- **Prophylaxe:** Impfung (☞ 6.13.5).

6.5.15 Masern

Exanthem ☞ 6.1.3; Inkubationszeit und Isolationsmaßnahmen ☞ 6.9
- **Klinik:** Prodromalstatium mit allg. Krankheitszeichen, Fieber, Rhinitis, Konjunktivitis, Koplik-Flecken (weiße festhaftende Stippchen, besonders Wangenschleimhaut), Husten, typisches Exanthem (☞ Abb. 6.2)
- **DD:** andere Exanthemkrankheiten, Arzneimittelexantheme (Amoxicillin), Serumkrankheit
- **Diagnose:** normalerweise kein Virusnachweis nötig. Serologie: KBR Serum 1:≥ 64, ELISA IgG Serum 1:≥ 5 000, IgM 1:≥ 160, bei SSPE sehr hohe IgG-AK-Titer im Liquor. Im BB meist Leukopenie 3 000–4 000
- **Inkubationszeit:** 11–14 Tage
- **Therapie:** symptomatisch, Bettruhe, Antipyrese, Schutz vor bakteriellen Superinfektionen
- **Prophylaxe:** Impfung (☞ 6.12.6), evtl. passive Immunisierung (z.B. bei Immundefekt). Aktive „Inkubationsimpfung" nur sinnvoll bei punktuellem Kontakt und Impfung an den ersten 3 Tagen nach Kontakt. Wird sehr selten vorgenommen.

Komplikation
- *Krupp:* > 1 %, meist ungefährlich, Inhalation von NaCl; sehr selten Glottisödem → Intubation
- *Otitis:* ca. 1 %, häufig mit Perforation, antibiotisch nur bei Hinweis auf Superinfektion
- *Pneumonie:* ca. 1 %, bei mangelernährten oder immungeschwächten Kindern häufiger, eine der wichtigsten Todesursachen in Entwicklungsländern! Interstitielle Pneumonie setzt früh ein, gefährlicher. Bakterielle Superinfektion erst im Exanthemstadium oder später, Prognose besser, Ther. wie Bronchopneumonie
- *Enzephalitis* (☞ 6.3.3), ca. 1:1000, mit Krampfanfällen, Koma und zahlreichen wechselnden neurologischen Symptomen, häufig Dauerfolgen: Krampfleiden, ICP, Teilleistungsstörungen. Außer antikonvulsiver Ther. keine spezifische Behandlung möglich. Während akuter „unkomplizierter" Masern sehr häufig (> 10 %) EEG-Veränderungen, deren prognostische Aussagekraft ungeklärt ist! SSPE (subakute, sklerosierende Panenzephalitis) ☞ 6.5.25.

6.5.16 Mononukleose/EBV

Exanthem ☞ 6.1.3
Erreger: Epstein-Barr-Virus (EBV). Mononukleose, Pfeiffersches Drüsenfieber. Die Kontagiosität ist gering, Übertragung meist durch Schleimhautkontakte („kissing disease"). Durchseuchung bei Jugendlichen 60–80 %.

- **Klinik:** zu Beginn der Erkrankung uncharakteristisch, mit Fieber, das sehr hoch ansteigen kann, und sich intermittierend oft über mehrere Woch. hinzieht. Generalisierte Lymphadenitis. Splenomegalie. Häufig Angina, gelegentlich mit pseudomembranösen Belägen, bei etwa 5 % der Pat. Exantheme, meist feinfleckig
- **DD:** bei uncharakteristischen fieberhaften Erkrankungen immer an EBV denken! „Pfeiffer macht alles". Als DD kommen viele andere Infektionskrankheiten in Frage, aber auch Leukämien
- **Inkubationszeit:** 10–50 Tage (?)
- **Diagnose:**
  - Sogenannter Schnelltest (Paul-Bunnell-Reaktion) bei Kindern unter 4 J. sehr unzuverlässig, daher nicht sinnvoll
  - Häufig leicht erhöhte GOT und GPT
  - BB: initial Leukopenie, dann Leukozytose bis 20 000 Zellen mit relativer „Monozytose" (lymphozytoide große Zellen)
  - Serologie: VCA = Virus capsid antigen, EA = early antigen, EBNA = Epstein-Barr-Nuclear-Antigen. Anti-EA = Frühantikörper, anti-EBNA = Spätantikörper. IFL anti-VCA IgG 1:≥ 256, IFL anti-VCA IgM 1:≥ 64. IFL anti-EA 1:≥ 16, IFL anti-EBNA negativ 1:< 8

EBV-Antikörper in verschiedenen Erkrankungsstadien				
	Anti-VCA-IgA	Anti-VCA-IgM	Anti-EA	Anti-EBNA
Keine Infektion	0	0	0	0
Akute Erkrankung	+	+	+/0	0
Kürzl. Erkrankung	+	+/-	+/0	+/0
Frühere Erkrankung	+	0	0	0

- **Therapie**
  - Keine spezifische Therapie, Antipyretika. Keine Antibiotika außer bei nachgewiesener gleichzeitiger bakterieller Infektion, dann z.B. Cephalosporine. Virustatika scheinen klinisch unwirksam zu sein
  - Bei Tonsillenödem mit Stenose, Schmerzen durch Splenomegalie oder sehr stark geschwollenen Lymphknoten kurze (max. 2 Wo.) systemische Steroidtherapie
  - In den ersten Wochen nach der Erkrankung keinen Leistungssport oder andere Aktivitäten, die die Gefahr der Milzruptur erhöhen (z.B. Radfahren)
- **KO:**
  - Bei versehentlicher Behandlung mit Amoxicillin/Ampicillin bei > 90 %, seltener bei anderen Antibiotika ein masernähnliches, sehr intensives Exanthem, mit zentral oft livide verfärbten Effloreszenzen. Keine eigentliche Allergie!
  - Milzruptur, meist in der 2. Krankheitswoche (selten)
  - komplizierter Verlauf, Induktion von Lymphomen bei einigen Immundefekten
- **Prophylaxe:** nicht möglich, keine strenge Isolierung wg. geringer Infektiosität nötig.

6.5.17 Mumps

Erreger: Mumpsvirus. Parotitis epidemica, Mumps oder Ziegenpeter, zahlreiche regional unterschiedliche volkstümliche Bezeichnungen. Kontagiosität mittelgroß, Durchseuchung 85 % bis zum 15. Lj.

- **Klinik:** meist keine wesentlichen Prodromi, gelegentliche Kopf- und Halsschmerzen. Beginn mit meist erst einseitiger teigiger, schmerzhafter Schwellung einer Speicheldrüse, besonders der Parotis. Fieber meist nur leicht. Die andere Parotis bzw. anderen Speicheldrüsen folgen nach einigen Tagen
- **DD:** Parotitis anderer Ursachen, Speichelsteine mit Verschluß des Ausführungsganges, Tumoren der Parotis
- **Diagnose:**
  - BB uncharakteristisch, Erhöhung der Serum-Amylase
  - Serologie: ELISA IgG/Serum 1:≥ 5000, IgM 1:≥ 160, ELISA Liquor IgG 1:≥ 32, IgM 1:≥ 32
- **Inkubationszeit:** 14–24 Tage (Durchschnitt 17 Tage)
- **Therapie:** keine, nur symptomatisch, z.B. mit Enelbin-Umschlägen, ggf. Schmerzbekämpfung
- **KO:**
  - **Meningitis/Enzephalitis:** eine meningeale Reizung ist bei Mumps sehr häufig, bis 50 %, bei ca. 10 % Kopfschmerzen, bei 1–2 % typische Zeichen der Meningitis. Häufigste Ursache der abakteriellen Meningitis! Begleitende Enzephalitis wesentlich seltener, dann schlechtere Prognose bezüglich Dauerschäden, ansonsten gutartiger Verlauf
  - **Orchitis:** bei Jungen nach der Pubertät und Männern, bis 30 % in dieser Altersstufe. sehr schmerzhafte Schwellung des Hodens, oft beidseitig, aber nicht gleichzeitig. Etwa 1/3 der befallenen Hoden atrophieren, häufigste Ursache erworbener Sterilität. Oft begleitende Epididymitis
  - **Pankreatitis:** relativ häufig, aber gutartig verlaufend
  - Adnexitis, Nephritis, Thyroiditis, Myokarditis, seltene Organkomplikationen
- **Prophylaxe:** Impfung (☞ 6.12.7).

6.5.18 Parainfluenza

Parainfluenza-Viren. Bei Kindern wichtiger als bei Erw., sehr hohe Kontagiosität, daher Durchseuchung bis 4. Lj. fast 100 %. Epidemieartige Ausbreitung, oft jedes 2. Jahr. Inkubationszeit 2–4 d. Tröpfcheninfekt.
- **Klinik:** Symptome des Respirationstraktes, z.B. Pseudokrupp, Bronchitis, Bronchiolitis und Pneumonie
- **DD:** Epiglottitis; andere Viruserkrankungen, z.B. RS-Viren, Influenza, und andere. Andere Ursachen trachealer und bronchialer Obstruktion (☞ 14.3; 14.4)
- **Diagnose:** serologischer Nachweis. KBR 1: ≥ 32, in einigen Labors Antigen-Schnellnachweis aus Sekret mit monoklonalen AK
- **Therapie:** symptomatisch, z.B. Antipyretika

! Viele „Grippemittel" und „Hustensäfte" werden zwar empfohlen, sind aber von ihrer Wirksamkeit nicht überprüft. Keine unnötigen Antihistaminika, Sedativa, Mukolytika
- **KO:** bakterielle Superinfektion, dann Antibiotika, z.B. Amoxicillin oder Cephalosporine (☞ 27.2)
- **Prophylaxe:** nicht möglich. In der Klinik Isolierung, Übertragung auf andere stationäre Patienten vermeiden.

6.5.19 Parvovirus B 19

Parvovirus B 19: Ringelröteln, Erythema infectiosum. Exanthem ☞ 6.1.3. Inkubationszeit 6–17 d (Durchschnitt 13 d), relativ seltene Erkrankung, offenbar geringe Kontagiosität nur in der Inkubationszeit, bei bestehendem Exanthem nicht mehr.

- **Klinik und Verlauf:** geringes Fieber, keine typischen Prodromi. Beginn des Exanthems meist im Gesicht, mit rötlich-livider Verfärbung der Wangen. Besonders an den Streckseiten der Extremitäten polyzyklische, girlandenförmige Effloreszenzen, die aus zentral abblassenden Flecken entstehen, oft aber auch feinfleckig verwaschen. Dauer des Exanthems bis zu 10 Tagen. Häufige Begleitarthritiden mit plötzlichem, symmetrischem Befall der kleinen Gelenke
- **DD:** neben Viruserkrankungen (Röteln) mit SLE und Arzneimittelexanthemen
- **Diagnose:** eher Leukopenie mit relativer Eosinophilie. Serologischer Nachweis von IgM und IgG (ELISA oder RIA). PCR möglich
- **Therapie:** keine. Bei Inf. in der SS wöchentl. US-Kontrollen zum Ausschluß Hydrops; ggf. fetale Transfusion
- **KO:**
  - Aplastische Krise, besonders bei Patienten mit hämolytischer Anämie
  - In der Schwangerschaft: fetale Anämie, die zum Abort führen kann. Bei rechtzeitiger Erkennung Versuch mit fetalen Transfusionen. Keine Embryopathie wie Röteln!
- **Prophylaxe:** bisher nicht möglich.

6.5.20 Poliomyelitis, Kinderlähmung

Erreger: Polio-Viren, drei Typen, in Europa I (85 %) und III (10 %). Typ II in Übersee von größerer Bedeutung. Keine Kreuzimmunität, daher mehrfach-Erkrankung möglich. Inkubationszeit 7–14 d, Kontagiosität hoch, in Endemiegebieten hohe Frühdurchseuchung (90 % im 2. Lj.).

Klinik

- Inapparente Infektion ohne jede Symptome (häufig)
- Leichter Verlauf: Fieber, Kopfschmerzen, Somnolenz, Schwindel, Erbrechen, Obstipation, unspezifische katarrhalische Symptome
- Neurologische Erkrankungsformen erst nach der Virämie und bei bereits begonnener Immunreaktion:
  - Meningitischer Verlauf (ohne Lähmungen)
  - Schwerer Verlauf (Paralytische Polio): „Morgenlähmung". Nach scheinbar überstandenem Infekt beim Aufstehen schlaffe Lähmung, meist zuerst der Beine. Dabei auch 2. Fieberanstieg. Beteiligung der anderen Muskulatur möglich, auch Atemmuskulatur. Als Folge ausgedehnte Nerven- und Muskelatrophie und Koordinationsstörungen. Spätfolge z.B. Beinverkürzungen, Kontrakturen, Skoliose.

DD: andere neurotrope Viren, andere Meningitisformen, Guillain-Barré-Syndrom, Tumoren des ZNS.

Diagnose

- Liquor: leichte Pleozytose bis 400/mm^3, Eiweiß erhöht
- Serologie: Antikörpernachweis durch Neutralisationstest für die einzelnen Typen, Kontrollbestimmung nach ca. 10 Tagen (Titeranstieg). PCR möglich.

Therapie: keine spezifische Therapie, bei Atemlähmung Intensivtherapie mit Beatmung (über Tracheostoma). Meist nach einigen Wo. teilweiser Rückgang der Lähmungen durch Rückgang des Hirn-/Rückmarködems. Krankengymnastik zur Verhinderung von Pneumonie und Kontrakturen.

Prophylaxe: Impfung (☞ 6.12.4).

6.5.21 Rhinoviren

Mehr als 100 verschiedene Serotypen. Schnupfen, der auf die nasale Mukosa begrenzt bleibt. Inkubationszeit 2–4 Tage, Kontagiosität hoch.
- **Klinik:** Schnupfen, zunächst wässrig, gleichzeitig Halsschmerzen, bei ca. 30 % auch Husten. Gelegentlich Allgemeinsymptome wie Kopfschmerzen und Fieber, Dauer insgesamt 7–10 Tage
- **DD:** Infektionen durch andere Viren (Adeno-, Parainfluenza-, RS-Viren), Streptokokken
- **Diagnose:** keine spezifische Diagnostik nötig
- **Therapie:** symptomatisch
- **KO:** Otitis, Sinusitis (☞ 21.3–5).

6.5.22 Röteln

Erreger: Rötelnvirus. Exanthem ☞ 6.1.3. Inkubationszeit und Isolationsmaßnahmen ☞ 6.9. Häufig symptomlose Erkrankung, auch dann ansteckend! Kontagiosität insgesamt relativ gering, Erkrankung meist mit 5–15 Jahren.
- **Klinik:** nur schwache Prodromi, dann Schwellung der zervikalen Lymphknoten für etwa eine Woche, danach Exanthem. Es ist feinfleckig, makulös, sehr leicht erhaben, teils dichtstehend, aber nicht konfluierend, am Kopf beginnend, etwa 3 Tage lang sichtbar. Besonders typisch sind weiche, z.T. recht große Lymphknotenpakete im Nacken
- **DD:** andere exanthematische Erkrankungen, auch EBV, Arzneimittelexantheme
- **Diagnose:**
  - Charakteristisch ist eine Leukopenie, evtl. relative Eosinophilie
  - Serologie: Hämagglutinationshemmtest 1:≥ 256, ELISA IgG 1:≥ 5 000, IgM 1:≥ 40 (nur bei akuter Infektion, 3–7 Tage nach Exanthemausbruch nachweisbar, bei Embryopathie bis ca. 6. Lebensmonat pos.)
  - Titerbestimmung in der Schwangerschaft: bei Hämagglutinationshemmtest 1:≤ 8 und ELISA IgG 1:≤ 64 keine Immunität; bei Hämagglutinationshemmtest 1:≥ 16 und ELISA IgG 1:≥ 256 wahrscheinlich sicher; bei sehr hohen Titern oder positivem IgM frische Infektion wahrscheinlich
  - bei spezieller Indikation (Embryopathie) Virusdirektnachweis mit PCR.
- **Inkubationszeit:** 14–23 Tage
- **Therapie:** nur symptomatisch, Bettruhe, Antipyretika
- **KO:**
  - Selten! Enzephalitis kann vorkommen (1:≤ 6 000), bei Jgl. und Erw. häufiger Arthritiden
  - Wesentlichste Komplikation ist die Embryopathie. Bei Infektion in der 6. bis 10. SSW bei > 50 % Fehlbildungen mit Hirnfehlbildungen, Innenohrschwerhörigkeit, Mikrophthalmus, Herzfehlern, weitere Fehlbildungen, meist erhebliche psy-

chomotorische Entwicklungsstörung. Die Kinder sind nach der Geburt für mehrere Monate (bis Jahre!) infektiös. Keine Therapiemöglichkeit
- **Prophylaxe:** Impfung (☞ 6.12.8).

6.5.23 Rotaviren

Erreger: Rotaviren, 4 Serotypen mit Subtypen. Inkubationszeit 24–72 h, Kontagiosität sehr hoch, Mehrfacherkrankungen und Reinfektionen häufig. Hohe Durchseuchung vor allem auf Säuglingsstationen.

- **Klinik:** zu Beginn sehr häufig Erbrechen. Nachfolgend intensive oft übelriechende, bei Säuglingen auch grün verfärbte Stühle. Trinkschwäche mit teils ausgeprägter überwiegend isotoner Dehydratation. Gelegentlich Blähungen bis zur Ileus-Symptomatik, zu Beginn bei Säuglingen gelegentlich als „Sepsis" gedeutete Allgemeinsymptome. Dauer einige Tage bis wenige Wochen. Oft schwieriger Nahrungsaufbau mit rezidivierenden Durchfällen
- **DD:** andere virale und bakterielle Darmerkrankungen, Fehlbildungen des Magen-Darm-Traktes bei NG, nekrotisierende Enterokolitis (☞ 4.5.4)
- **Diagnose:** Erregernachweis im Stuhl mittels ELISA (monoklonale Antikörper) als wichtigste Methode, Serologie unzuverlässig, bei Säuglingen auch bei eindeutigem Erregernachweis oft keine Serokonversion!
- **Therapie:** wichtig ist die frühzeitige und ausreichende Rehydrierung (Infusion bzw. oral), anschließend Nahrungsaufbau. Keine spezifische Behandlung
- **KO:**
  – Bei Neu- und Frühgeborenen: nekrotisierende Enterokolitis (NEC, ☞ 4.5.4), und septische Verlaufsform
  – Persist. Durchfälle bis hin zur Zottenatrophie bzw. Laktasemangel (☞ 13.4.8)
- **Prophylaxe:** noch keine Impfung möglich, bei Säuglingen und leichter Erkrankung weiterstillen (spezifische IgA-AK in der Muttermilch), dann leichterer Verlauf.

6.5.24 RS-Viren

Erreger: Respiratory-syncytial-Viren. Inkubationszeit 3–7 Tage. Meist epidemieartiges Auftreten in den Wintermonaten, sehr hohe Frühdurchseuchung in den ersten Lebensmonaten, bis 2. Lj. fast 100 %. Keine bleibende Immunität nach Erkrankung, so daß häufige Reinfektionen möglich sind. Die am schwersten betroffene Altersklasse sind Sgl. zwischen 2 und 12 Mon. Bronchiolitis zu > 75 % durch RSV, Viruspneumonien bei Kindern 25 % und ca. 10 % der Pseudokrupp-Episoden. Bei Erwachsenen meist nur afebriler Schnupfen.

- **Klinik:** Bronchiolitis (☞ 14.4.1), Pseudokrupp (☞ 14.3.2)
- **DD:** andere Viruserkrankungen, bei Säuglingen bakterielle Pneumonie, Chlamydien
- **Diagnose:**
  – Virusdirektnachweis durch Immunfluoreszenz-Test oder monoklonale AK am Absaugsekret
  – Serologisch: KBR 1:> = 32, ELISA IgA 1: 64
- **Therapie:** bei unkomplizierten Fällen symptomatisch, antibiotisch bei V.a. bakterielle Superinfektion (z.B. Amoxicillin). Ribavirin-Ther. wegen NW (teratogen!) nur auf Intensivstation und mit entsprechendem Personalschutz

- **KO:** Induktion eines hyperreagiblen Bronchialsystems, RSV-Infektionen stehen fast regelmässig am Anfang einer „Asthmakarriere", durch Schleimhautschädigung und Förderung der Penetration von fremden Makromolekülen bahnende Funktion für Sensibilisierungen
- **Prophylaxe:** Impfung bisher nicht möglich. Bei Frühgeb./Kindern mit BPD und anderen „Risiko"-Sgl. passive Immunisierung mit Palivizumab (Synagis®) ≙ monoklonale Anti-RSV-Ak.

6.5.25 Slow-Virus-Erkrankungen

Von praktischer Bedeutung sind die Slow-Virus-Erkrankungen des Zentralnervensystems, in Europa praktisch nur das Masernvirus. Es handelt sich um eine Infektion „von Zelle zu Zelle" über Nervenbahnen, so daß trotz intakter Immunität der Erreger nicht erreicht wird. Daher besteht nach außen hin keine Ansteckungsgefahr.

SSPE: (Subakut sklerosierende Pan-Enzephalitis), ausgelöst durch Masernvirus, Latenz zur Masernerkrankung meist 5–7 Jahre, ca. 1:10 000 bis 1:50 000, nach Masernimpfung mind. eine Zehnerpotenz seltener.
- **Klinik:** uncharakteristischer Beginn mit Persönlichkeitsveränderungen, Verhaltens- und Intellektstörungen. Diese nehmen innerhalb einiger Monate deutlich zu. Anschließend dystonische und myoklonische Bewegungsstörungen, Krampfanfälle, muskuläre Hypertonie. Allmählicher Übergang in komatösen Dämmerzustand, immer tödlicher Ausgang
- **Diagnose:** charakteristische EEG-Veränderungen, Nachweis extrem hoher Masern-AK-Titer im Liquor
- **Therapie:** keine Behandlung, bei Krampfanfällen antikonvulsiv
- **Prophylaxe:** nur durch generelle und ausreichende Masernimpfung möglich (☞ 6.12.6).

6.5.26 Tollwut

Erreger: Tollwutvirus, Rabies. Erreger-Reservoir sind Säugetiere, besonders Füchse, aber auch Hunde, verwilderte Katzen, Mäuse, Fledermäuse und andere. Infektion durch Biß oder Speichelkontakt (über kleine Hautwunden). Die Tiere zeigen ungewöhnliches Verhalten, entweder besonders „zutraulich" oder ungewöhnlich aggressiv. Übertragung durch Impfköder bisher nicht bekannt.

! Bei Haustierbissen (wenn z.B. der Hundehalter bekannt ist) extrem geringe Gefahr, in den letzten Jahren keine solchen Fälle, überhaupt höchst seltene Erkrankung. Die meisten Infektionen erfolgten im Ausland, z.B. Balkan
- **Klinik:** erste klinische Zeichen sind Sensibilitätsstörungen an der Bißstelle, ferner vegetative Störungen, Überempfindlichkeit gegen optische und akustische Reize, Schlafstörungen, Kopfschmerzen, Appetitlosigkeit. Dann schlagartig einsetzendes Erregungsstadium mit schmerzhaften Schluckkrämpfen, die z.B. durch das Geräusch fließenden Wassers ausgelöst werden. Anschließend paralytisches Stadium mit meningitischen Begleitsymptomen. Letalität beim Menschen 100 %!
- **DD:** Polio, Guillain-Barré-Syndrom, andere Enzephalitiden; Tetanus
- **Diagnose:**
  - Bei Erkrankten Virusnachweis im Abklatschpräparat (Kornea, Speichel) mittels IFL, postmortal aus Hirnbiopsie
  - Serologischer Nachweis bei längerem Überleben möglich

- **Therapie:** keine Therapie möglich, trotz Beatmung und intensivmed. Maßnahmen Mortalität nicht zu senken
- **Prophylaxe:** Impfung (☞ 6.13.10).

6.5.27 Varizellen, Zoster

Erreger: Varizella-Zoster-Virus (VZV). Ersterkrankung: Varizellen, Windpocken. Hohe Kontagiosität, daher Frühdurchseuchung groß (bis 10. Lj. > 90 %).
- **Klinik:** uncharakteristische Prodromi, wie grippaler Infekt, Beginn des Exanthems mit feinen rötlichen Papeln, die sich innerhalb eines Tages in Bläschen mit einem anfangs hellem, dann gelblich trübem Inhalt umwandeln, ca. 2–5 mm groß, dann Eintrocknung und Schwarzfärbung der Krusten, die nach einigen Tagen abfallen, gelegentlich unter Hinterlassung von Narben, meist hypopigmentierten Stellen (☞ 6.4). Das Exanthem kann länger als eine Woche sichtbar sein, und es finden sich Bläschen aller Stadien nebeneinander. Betroffen ist der ganze Körper einschließlich der Kopfhaut, Mundschleimhaut und Genitale. Starker Juckreiz
- **DD:** Prurigo simplex acuta
- **Diagnose:**
  - Serologie: KBR 1:≥ 32, ELISA IgG 1:≥ 5 000, IgM 1:≥ 40, IgA 1:≥ 320. Bei Zoster KBR erhöht, IgA positiv
  - Erregernachweis im Bläschenpunktat möglich (IFL o. PCR): Ausnahmefälle
- **Inkubationszeit:** 11–21 Tage, Durchschnitt 14 Tage
- **Therapie:**
  - Symptomatisch und antipyretisch, bei starkem Juckreiz Antihistaminika (Dimetinden, Clemastin), lokal Zinkschüttelmixtur aufpinseln (z.B. Tannosynth®)
  - Bei sehr schwerem Varizellenverlauf (z.B. bei immunsupprimierten Patienten) i.v.-Therapie mit Aciclovir (Zovirax®) 30 mg/kg/d in 3 Dosen
- **KO:** bakt. Superinfektion (Staphylokokken-wirksame antibiotische Behandlung ☞ 27.2). Thrombopenie: selten, meist nicht behandlungsbedürftig
- **Prophylaxe:** passiv mit Hyperimmunglobulin möglich, für Risikopat. (Immunsuppr. behandelte Pat., NG. ungeschützter Mütter, Pat. mit Immundefekt). Aktiv ☞ 6.13.4.

6.6 Pilzinfektionen, Mykosen

Drei Gruppen von Pilzen spielen bei Infektionen eine Rolle, wobei nur die im Kindesalter relevanten ausführlicher genannt werden können. Weitere Mykosen bei Kindern selten.
- Fadenpilze/Dermatophyten: z.B. Epidermophyton, Trichophyton, Microsporon
- Hefepilze/Sproßpilze: z.B. Candida-Arten, Cryptococcus
- Schimmelpilze: z.B. Aspergillus-Arten.

6.6.1 Soor

Erreger: Candida albicans (90 %) und andere Hefen. Erkrankung: Soor, Moniliasis. Ubiquitär verbreiteter Hefepilz, der als opportunistischer Erreger Erkrankungen hervorruft, z.B. bei NG, Immundefekten, antibiotischer oder zytostatischer Behandlung, Diabetes, AIDS.

- **Klinik:**
  - Bei NG weißliche Beläge, teils festhaftend, besonders in den Wangentaschen. Trinkschwäche, aufgetriebener Bauch, und Koliken als Zeichen der intestinalen Beteiligung, dann auch meist Anogenitalsoor
  - Windelsoor: sehr häufig, als Superinfektion bei ammoniakalischer Dermatitis, oder bei Infekten/antibiotischer Behandlung. Intensive Rötung, konfluierend mit Satelliten-Effloreszenzen, scharf begrenzt mit leicht schuppendem Rand. Gelegentlich blutende Erosionen
  - Intertriginöse Candidiasis in allen Altersstufen, Ösophagitis fast nur bei Immundefekten und AIDS
  - Sepsis sehr selten, gelegentlich bei Frühgeborenen nach Besiedelung zentraler Katheter und anderer Fremdkörper
- **Diagnose:** Erregernachweis aus Abstrichen, Stuhl, Blutkulturen. Serologie wenig zuverlässig, allenfalls bei V.a. septische Infektion
- **Therapie**
  - Lokal mit Nystatin oder Amphotericin B, bei Windelsoor möglichst als Paste, sonst Salben
  - Oral Nystatin oder Amphotericin B, bei Sgl. z.B. nach jeder Mahlzeit 0,5 bis 1 ml Ampho-Moronal-Suspension®. Wird nicht resorbiert, atoxisch
- **Prophylaxe:** bei Säuglingen mit antibiotischer Behandlung genau auf die Entwicklung einer Soorinfektion achten, frühzeitige antimykotische Therapie, evtl. sogar „prophylaktisch".

6.6.2 Aspergillose

Erreger: Aspergillus fumigatus und andere Arten. Verschiedene Erkrankungen.

- **Klinik:**
  - Aspergillom
  - Aspergillen-Infektion
  - ABPA
  - Allergie: Inhalationsallergie, meist Asthma mit vorwiegend verzögerter Reaktion.
- **Diagnose**
  - Erregernachweis im Sputum (beweist aber nur Kontakt, häufig ohne klinische Relevanz, vor allem bei Mukoviszidose)
  - Rö-Thorax: Schalenartiger Rundschatten bei Aspergillom, fleckige, teils flüchtige Infiltrate bei ABPA
  - Serologie: Immunkomplexe (bei Aspergillose und ABPA), spezifische IgG-AK, IgE-Antikörper (bei ABPA rAsp4/6)
  - Prick-Test (bei ABPA).
- **Therapie:** je nach Reaktionsart und Grunderkrankung.

6.6.3 Dermatophyten

Erreger: Microsporon, Trichophyton, Epidermophyton und andere Arten. Übertragung von Mensch zu Mensch, oder von Tieren. Besiedelung der Epidermis, Befall von Haaren und Nägeln.

- **Klinik:**
  - Meist flächenhafte, oft runde oder ovale Rötung, mit randständiger Schuppung, Haarausfall
  - Tinea manuum et pedum: intertriginöse feuchte Schuppung, Rhagaden, oder dyshidrosiforme Bläschen
- **DD:** Psoriasis, besondere Ekzemformen (atopisches Fußekzem)
- **Diagnose:** mikroskopisch im KOH-Präparat aus Hautschuppen (vom Rand der Effloreszenz abschaben) oder anderem Material. Fluoreszenz unter Wood-Licht (UV). Oft keine Diagn. sinnvoll, Diagnose ex juvantibus nach Therapieversuch
- **Therapie:**
  - Lokal, z.B. mit Clotrimazol, Ketokonazol, Miconazol, etc.
  - Pastenauftrag zum Abtrocknen. Evtl. auch Farbstofflösungen, z.B. Gentianaviolett, max. 1%ig (*cave:* Toxizität beim Sgl.).

6.7 Protozoen

6.7.1 Toxoplasmose

Erreger: Toxoplasma gondii. Übertragung meist durch rohes oder ungenügend erhitztes Fleisch mit Zysten, seltener durch Oozysten aus Katzenkot (Katze hat akuten Durchfall!).

- **Klinik:**
  - Nach Erstinfektion in der SS konnatale Toxoplasmose (Risiko 40 %) mit Hydrozephalus oder Mikrozephalus, Chorioretinitis, Verkalkungen im Gehirn, bei Beteiligung der Hypophyse Diabetes insipidus u.a. Folgen, schwerer Entwicklungsverzögerung, Krampfleiden, Hepatosplenomegalie. Häufig Früh- oder Totgeburten
  - Bei älteren Kindern meist asymptomatisch, aber zunehmende Durchseuchung mit steigendem Alter. Klin. Symptome können sein: Lymphknotenschwellungen, Krankheitsgefühl und Schwäche ohne Fieber
  - Pat. mit AIDS oder Immundefekten können schwer erkranken mit generalisierten Infektionszeichen und typischerweise ZNS-Befall
- **DD:** konnatale Cytomegalie und andere Infektionen
- **Diagnose:**
  - Serologie: Nachweis eines deutlichen Titer-Anstiegs oder der Nachweis von IgM-Antikörpern
  - Erregernachweis aus Fruchtwasser, Heparinblut, Liquor (Tierversuch, Antigennachweis)

- **Therapie:**
  - Pyrimethamin (Daraprim®) 1 mg/kg/d max. 25 mg, in Kombination mit Sulfadiazin 75(–100, bei Sgl. 85) mg/kg/d, max. 6 g. Während der SS und bei NG keine spezielle Therapie
  - Wegen Leuko- und Thrombopenie 2 x/Wo. BB-Kontrollen! Zusätzliche Gabe von Folsäure kann Toxizität herabsetzen
  - Bei Unverträglichkeit oder Unwirksamkeit der Standardtherapie oder in der Schwangerschaft: Spiramycin 100 mg/kg/d, maximal 3 g
- **Prophylaxe:** kein rohes Fleisch essen, Gemüse und Früchte waschen, Handhygiene bei der Fleischzubereitung, Berührung mit Tierkot vermeiden, besonders Katzenkot!

6.7.2 Cryptosporidien

Erreger: Cryptosporidium, darmpathogener Parasit bes. bei Kälbern, aber auch anderem Vieh, sporadisch auf Menschen übertragbar („Urlaub auf dem Bauernhof").
- **Klinik:** Infektion kann asymptomatisch verlaufen. Sonst wässrige profuse Durchfälle. Schwere Verläufe besonders bei Patienten mit angeborenen oder erworbenen Immundefekten
- **DD:** Darminfekte durch andere Erreger
- **Diagnose:** mikroskopischer Nachweis in Ziehl-Neehlsen gefärbten Stuhlausstrichen. In Routine-Stuhlkulturen werden C. nicht gefunden!
- **Inkubationszeit:** 2–7 Tage
- **Therapie:** normalerweise selbstlimitierend, symptomatische Ther. der Diarrhoe und des Wasserverlustes.

6.7.3 Pneumocystis

Erreger: Pneumocystis carinii. Normalerweise harmlos, als Krankheitserreger nur bei immunologisch inkompetenten Pat., gelegentlich Sgl., besonders Pat. mit AIDS, aber auch anderen Immundefekten und unter zytostatischen Therapie.
- **Klinik:** Bei Sgl. zu Beginn Husten, leichtes Fieber, Tachypnoe und zunehmende Atemnot, dann Einziehungen und Zyanose. Bei älteren Kindern/Erw. oft plötzlicher Beginn mit Fieber, Tachypnoe und Husten, Zyanose und Atemnot. Relativ zur Schwere der Erkrankung normaler Auskultationsbefund. Unbehandelt oft tödl. Ausgang
- ! Besiedelung mit P. bedeutet noch nicht Erkrankung, Nachweis bedeutet noch nicht Therapie!
- **Diagnose:**
  - Erregernachweis in Bronchiallavage, evtl. auch Sputum oder in transbronchialer Biopsie. Serologie von untergeordneter Bedeutung und häufig fasch positv
  - Rö-Thorax: ausgeprägte Überblähung, feingranuläre Zeichnung, vom Hilus ausgehende Infiltrate
- **Therapie:** Trimethoprim-Sulfamethoxazol 20 mg/kg/d auf Trimethoprim bezogen, in 3–4 Dosen, oder Inhalation mit Pentamidin, auch zur i.v.-Therapie
- **Prophylaxe:** z.B. bei AIDS-Patienten durch Pentamidin-Inhalation oder Co-Trimoxazol 6 mg/kg/d (bezogen auf Trimethoprim) in 2 Dosen.

6.7.4 Malaria

Erreger: Plasmodium falciparum (M. tropica am gefährlichsten), P. vivax und P. ovale (M. tertiana), P. malariae (M. quartana). Inkubationszeit meist 7 bis 27 Tage. Übertragung durch Anopheles-Mücken (selten auch durch Bluttransfusionen). Endemiegebiete fast überall in den Tropen und Subtropen, auch einige Gegenden der Türkei!

- **Klinik:**
  - M. tropica: Fieber, evtl. Kopf- und Gliederschmerzen, Allgemeinsymptome, manchmal Durchfall. Fieberverlauf unregelmäßig. Labor: Anämie, Thrombozytopenie, Hämolyse-Zeichen. Komplikationen: zerebrale Malaria (Somnolenz, Koma, Krampfanfälle), Nierenversagen, nicht-kardiale Lungenödeme, Anstieg der Leberenzyme, Hypoglykämie, seltener Myokarditis
  - Andere Formen: Fieberschübe bei der M. tertiana alle 48 h, bei der M. quartana alle 72 h. Komplikationen selten. Splenomegalie bei längeren Verläufen

! Achtung! Rezidive bei M. tropica durch Medikamenten-Resistenz innerhalb einiger Monate nach Therapie möglich. Rezidive bei M. tertiana durch in der Leber verbleibende Plasmodien („Hypnozoiten") jahrelang möglich

- **DD:** bei unklarem Fieber Reiseanamnese! Bei Fieber nach Tropenaufenthalt immer Malaria ausschließen
- **Diagnose:**
  - Erregernachweis im Blutausstrich: mehrere Ausstriche anfertigen, sehr gut antrocknen lassen, für eigenes Labor und Tropeninstitut. „Dicker Tropfen" ähnlich wie Ausstrich, Tropfen Blut auf Objektträger, mit Kanüle o.ä. verteilen, so daß durch das Präparat „Zeitung gelesen werden kann", antrocknen und färben
  - Die Antikörperdiagnostik im Serum spielt für die Diagnose der akuten Malaria keine Rolle.
- **Therapie:**
  - Chloroquin (Resochin®) 1. Tag 10 mg/kg, 6–8 h später 5 mg/kg; 2. Tag 5 mg/kg, 3. Tag 5 mg/kg Chloroquin-Base oral, maximale Gesamtdosis 1,5 g
  - Bei V.a. Chloroquin-Resistenz Mefloquin 15–25 mg/kg (Lariam®) oder Chinin (20 mg/kg, max. 650 mg über 10–14 Tage), oder Halofantrin (Halfan®, drei Dosen zu 8–10 mg/kg im Abstand von je 6 Stunden, maximale Gesamtdosis 1500 mg, cave: QT-Zeit-Verlängerung)
  - Bei M. tertiana Nachbehandlung mit Primaquin (0,25 mg/kg/d für Kinder über 1 J., G6PD-Mangel ausschließen
- **Prophylaxe:** je nach Gebiet mit Chloroquin, Chloroquin und Proguanil oder Mefloquin (aktuelle Situation bei Tropeninstitut erfragen).

6.7.5 Giardiasis (Lambliasis)

Erreger ist Giardia lamblia, weltweit verbreitet. Schmierinfektion bzw. kontaminiertes Wasser. Reife Zysten können außerhalb des Körper monatelang überleben.

- **Klinik:** oft asymptomatisch, bei 40–80 % Durchfälle, Gewichtsverlust, Gedeihstörung. Plötzlicher oder allmählicher Beginn, oft selbstlimitierend, aber auch Übergang in chron. Infektion mit Malabsorption, Disaccharid-Intoleranz etc., und sekundärem Vitaminmangel möglich
- **Diagnose:** Nachweis der Zysten im Stuhl, Duodenalsaft oder in Biopsien aus dem Duodenum. Immunologischer Antigen-Nachweis im Stuhl möglich
- **Therapie:** Metronidazol 30 mg/kg/d in 3 Dosen über drei Tage. Alternative Tinidazol (Simplotan®).

6.7.6 Amöben

Erreger: Entamoeba histolytica. Überwiegend in warmen Ländern, Infektion über kontaminierte Nahrungsmittel, Wasser bzw. Schmierinfektion. Inkubationszeit ca. 2 Wo., aber auch noch nach Monaten Erkrankungen möglich.

- **Klinik:**
  - Asymptomatische Zysten-Träger (Darmlumen-Infektion)
  - Amöbenruhr: Bauchschmerzen, Durchfälle meist blutig-schleimig
  - Amöbenabszeß: Fieber, Schmerzen im rechten Oberbauch, schlechtes Allgemeinbefinden
  - Amöbenabszeß (bei 1–7 % der Kinder mit invasiver Amöbiasis): Fieber (abendlich), Schmerzen
- **Diagnose:**
  - Asymptomatische Zystenträger: Nachweis der Zysten im Stuhl
  - Amöbenruhr: Nachweis von E. histolytica, die Erythrozyten phagozytiert haben („Magna-Form") im Stuhl, am einfachsten im frischen Stuhl
  - Amöbenabszeß: sonographischer Nachweis des Abszesses, Bestätigung durch Nachweis spezifischer Antikörper im Serum
  - Serologische Methoden (IFT u.a.) können hilfreich bei der Diagnosestellung sein, insbesondere bei invasiver Amöbiasis
- **Therapie:**
  - Zysten-Träger: Diloxanidfuroat (Furamid®) 20 mg/kg/d in 3 Dosen für 10 Tage zur Prophylaxe einer späteren Invasion
  - Amöbenruhr und -leberabszeß: Metronidazol (Clont®) 30 mg/kg/d in 3 Dosen für 10 Tage, Nachbehandlung mit Diloxanidfuroat
- **KO:** Leberabszeß, Darmperforationen, Lungenbeteiligung.

6.7.7 Leishmaniosen

Viszerale Leishmaniase (Kala-Azar): meist L. donovani, kutane Leishmaniase (Orientbeule): meist L. tropica; mukokutane Leishmaniase: L. brasiliensis, L. mexicana u.a. Subtropen und Tropen, übertragen von Mücken. Inkubationszeit Wo.–Mo.

- **Klinik:**
  - Viszerale Leishmaniase: bei jüngeren Kindern meist plötzlicher Beginn mit Fieber, Übelkeit, Erbrechen, Husten, gelegentlich nur uncharakteristische Allgemein- und Bauchsymptome. Hepatosplenomegalie. Labor: Panzytopenie
  - Kutane Leishmaniase: Hautgeschwüre
  - Mukokutane Leishmaniase: zusätzlich evtl. Ulzerationen in Nase, Mund und Pharynx
- **DD:** Verwechslung mit Leukämien!
- **Diagnose:**
  - Viszerale Leishmaniase: mikroskopischer Erregernachweis (Knochenmark, evtl. Milzpunktat), Serologie
  - Kutane und mukokutane Leishmaniase: mikroskopischer Erreger-Nachweis (Wundrand)
- **Therapie:** 5wertige Antimonpräparate: Natriumstiboglukonat (Pentostam®, 1 ml enthält 100 mg Antimon) oder N-Methylglukaminantimonat (Glucantime®, 1 ml enthält 85 mg Antimon): 20 mg Antimon/kg/d, max. 850 mg/d in 2 Dosen über 20 d. NW beachten! Alternativpräparate sind Pentamidin und Amphotericin B.

6.8 Wurmerkrankungen

- *Nematoden* (Rundwürmer), Unterteilung in
  - Intestinale Nematoden: Ascariden, Oxyuren, Trichuris, Hakenwürmer
  - Gewebs-Nematoden: Toxocara, Trichinen
- *Trematoden* (Saugwürmer): Schistosoma, Leberegel etc.
- *Zestoden* (Bandwürmer).

Von allgemeiner klinischer Bedeutung sind einige Nematoden (Oxyuren, Ascariden, Toxocara) sowie Bandwürmer. Alle anderen sind Raritäten.

6.8.1 Oxyuren

Erreger: Enterobius vermicularis, Fadenwürmer. Fäkal-orale Übertragung (Eier z.B. unter Fingernägeln, in Kleidern, Betten). Sehr weit verbreitet.
- **Klinik:** keine Allgemeinsymptome, harmlos. Im Stuhl ca. 1 cm lange weiße Würmer. Analer Juckreiz in der Nacht, da die Würmer nachts dort auswandern, um die Eier abzulegen
- **Diagnose:** entweder sichtbare Würmer im Stuhl, oder Tesafilmabzug perianal am Morgen, mikroskopischer Ei-Nachweis
- **Therapie:** Pyrantel (Helmex®) einmalig 10 mg/kg oder Mebendazol (Vermox®) 1 Tbl.

6.8.2 Askariden

Erreger: Ascaris lumbricoides, regenwurmähnlich, weit verbreitet. Übertragung der Eier über fäkal verschmutzen Boden etc. Innerhalb von 5–10 Tagen Larvenstadium. Diese passieren Darmwand, gelangen in die Lunge, werden verschluckt, und erst bei zweiter Darmpassage Ausreifung zum Wurm.
- **Klinik:** oft subklinisch, Würmer werden durch Zufall gefunden. Gelegentlich Ileus, Gallenwegsobstruktion, Auswandern der Würmer aus dem Darm (nach oral oder anal!)
- **Diagnose:** Nachweis der Wurmeier im Stuhl (serologischer Nachweis möglich, aber meist unsinnig)
- **Therapie:** Pyrantel (Helmex®) oder Mebendazol (Vermox®), 1 Tabl.

6.8.3 Zestoden

Erreger: Taenia saginata (Rinderbandwurm, am häufigsten), Taenia solium (Schweinebandwurm, selten), Bothriocephalus latus (Fischbandwurm, sehr selten). Übertragung in der Regel durch rohes (Rind-)Fleisch.
- **Klinik:** meist asymptomatisch. Evtl. Bandwurmglieder im Stuhl als erstes Zeichen. Gelegentlich uncharakt. Bauchsymptome, evtl. Anämie durch Vitamin-B12-Mangel
- **Diagnose:** mikroskopischer Nachweis der Eier im Stuhl. Makroskopisch: wenn Bandwurmglieder auf dem Stuhl erscheinen. Bei Taenia saginata: 1–2 cm lange, viereckige Glieder, Oberflächenzeichnung mit mehreren Seitenästen, noch mehrere Stunden beweglich. Taenia solium hat kürzere Glieder ohne Zeichnung

- **Therapie**
  - Niclosamid (Yomesan®): < 2 J. 1 Tbl., 2–6 J. 2 Tbl., > 6 J. 4 Tbl., gründlich zerkaut auf einmal nach dem Frühstück, bei Obstipation nur Darmentleerung
  - Mebendazol: Kinder 2 x 1 Tbl. für 3 Tage; während der Mahlzeit
  - Praziquantel: 50 mg/kg/d in 3 ED (ab 2 Jahren) für 15 d unzerkaut während der Mahlzeit.

6.8.4 Echinokokken

Erreger: E. granulosus (Hundebandwurm, häufiger), E. multilocularis (Fuchsbandwurm, sehr selten). Übertragung durch Hundekot bzw. durch Waldbeeren, die mit Fuchskot kontaminiert sind.

- **Klinik:** Larven wandern in die Leber, dort infiltratives Wachstum, bilden zystenartige, teils monströs große Gebilde, die tausende von Bandwurmköpfen enthalten können. E. granulosus kann auch andere Organe befallen (Milz, Lunge, Gehirn). Klin. Erscheinungen durch die Raumforderung je nach Lokalisation
- **Diagnose:** BB (ausgeprägte Eosinophilie). Serologie: ELISA, IFL, KBR, negatives Ergebnis schließt Infektion nicht sicher aus, falsch positiv bei Kreuzreaktionen mit anderen Würmern. Sonographie, CT
- **Therapie:** operative Entfernung.

6.8.5 Toxocara

Erreger: Toxocara canis, T. cati. Erkrankung als Larva migrans visceralis bezeichnet. Übertragung durch Hundekot. Über 25 % der Spielplätze (Sandkästen) sind verunreinigt, daher Erkrankung meist bei Kleinkindern.

- **Klinik:** Fieber (80 %), Husten mit Asthmasymptomatik (70 %), Krampfanfälle durch zerebralen Befall (20 %). Hepatomegalie (70 %), urtikarielle oder papuläre Exantheme (20 %), Lymphadenitis (8 %). Sonderform okuläre Infektion mit Visusrückgang, Schielen, periorbitale Ödeme, selten Blindheit
- **Diagnose:** BB mit sehr ausgeprägter Eosinophilie, bis > 60 %. Serologischer Nachweis (IFL, ELISA), EEG, Augenhintergrund
- **Therapie:** in der Regel keine Ther. nötig. Bei ZNS- oder Augenbefall Albendazol (Eskazole®) 15 mg/kg/d über 4 Wo., evtl. Prednison zusätzlich
- **Prophylaxe:** durch Händewaschen nach dem Spielplatzbesuch bzw. Berühren von Hunden/Katzen.

6.9 Isolationsmaßnahmen, Hygiene

Isolationsmaßnahmen und Hygiene bei Infektionskrankheiten ☞ Tabelle.
Kittelpflege bedeutet: Neben dem Bett des Pat. hängt ein Schutzkittel, der von jeder Person angezogen wird (Schwester, Arzt, Krankengymnastin, Laborantin etc.), also patientenbezogener, vorne geschlossener, einfacher Schutzkittel.

6. Infektionen

Erkrankung, Erreger	Übertragung	Inkubationszeit	Isolierung	Ansteckung ab	Ansteckung bis	Kittelpflege	Schlußdesinfektion	Kindergarten	Nestschutz	Besonderheiten
Borrelien	Zecken	7–28 d	-	nicht infektiös	nicht infektiös	-	-	wenn klinisch gesund	-	Erythema migrans Vollbild 1–3 Mon.
Campylobacter	S	2–11 d	+	k.A.	k.A.	+	(+)	nach Ende des Durchfalls	-	
Cryptosporidien	S; Vieh, Kleintiere	2–7 d	+	k.A.	k.A.	+	-	nach Ende des Durchfalls	-	
Cytomegalie	S (?)	?	+ (Sgl.)	k.A.	Monate	+	-	k.A.	-	bedeutsam ist vertikale Infektion in SS oder bei NG; auch durch Urin unter der Geburt
Exanthema subitum	Tr. (?)	?	-	k.A.	k.A.	-	-	nach Fieberabfall	-	
Haemophilus influenzae	Tr, S		÷	k.A.	4. d der Antibiose	+	-	nach ca. 1 Wo. Antibiose	-	bei Meningitis, Epiglottitis erste 3 Krankheitstage Isolierung und Kittelpflege
Hepatitis A	S	14–18 d	+	2 Wo. vor Ikterus	Abklingen des Ikterus	+	-	nach Ikterus	-	
Hepatitis B	S	60–180 d	+	2 Wo. vor Ikterus	Abklingen des Ikterus	+	empfohlen nach stärkerer Verschmutzung	nach Ikterus	-	Übertrag. durch Blut (Schutzimpfung!). Geschlechtskrankh. Unzuverlässiger Schutz durch Kolostrum bzw. MM, besteht nur wenige Wo.
HIV, AIDS	Blut/GV	Jahre, bei NG Mon.	-	?	Tod	+	-	(-)	-	Isolierung nur um bei Pat. Infektionen zu verhindern. Kindergarten- und Schulbesuch möglich
Impetigo	S	Tage	(+)	Erkrankung	Klin. Heilung	+	+	nach Abheilung	-	Kindergarten- und Schulbesuch möglich. Schulßdesinfektion auf Sgl.-Stationen
Masern	Tr	11–14 d	(+)	Ab 5. Inkubationstag	Abblassen des Exanth.	-	(+)	1 Wo. nach Exanthem	+	immune Kinder können zu Pat. gelegt werden
Poliomyelitis	S, Tr	10–14 d	+	3 Wo. vor Erkr.	1 Wo. nach Krankheitsbeginn	+	+	nach ca. 10 d oder Gesundung	-	unzuverlässiger Schutz durch Kolostrum bzw. MM, besteht nur wenige Wo.
Meningitis, bakteriell	Tr (E)	E	+	E	nach 72 h wirksamer i.v.-Therapie	E	E	nach Keimelimination, Sport nach 4 Wo.	- (E)	
Meningitis, viral	Tr (E)	E	(-)	E	E	-	(E)	10–14 d nach Entfieberung	+ (E)	
Mononukleose	Tr	< 30–50 d	-	k.A.	k.A.	-	(-)	Nach Entfieberung	(+)	Sport nach 4 Wo., Gefahr der sek. Milzruptur

Isolationsmaßnahmen und Hygiene

Erkrankung, Erreger	Übertragung	Inkubationszeit	Isolierung	Ansteckung ab	Ansteckung bis	Kittelpflege	Schlußdesinfektion	Kindergarten	Nestschutz	Besonderheiten
Mykoplasmen	(Tr)	14–21 d (?)	-	?	?	-	-	nach 1 Wo.	-	4 Wo. kein Sport wegen Leistungsminderung
Mumps	Tr	17 d (14–21)	+	7 d vor Schwellung	9 d nach Beginn der Schwellung	-	(+)	nach kl. Ausheilung, frühestens 10 d nach Beginn	+	immune Kinder können zu Pat. gelegt werden
Pertussis	Tr	5–10(–21) d	+ 4 d	?	(3)–4 d nach Antibiosebeg.	-	-	nach antibiotischer Behandlung	- (!)	
Pneumonien	E	E	-	E	E	-	-	1 Wo. nach Entfieberung bzw. kl. Heilung; Sport nach 3–6 Wo.	-	Isolierung bei Sgl. anstreben, auch bei Pneumocystis carinii
Pseudomonas	Tr	k.A.	+	k.A.	Bei CF dauerhaft?	-	-	k.A.	-	Übertragung evtl. auch durch Leitungswasser, Waschbecken; bei CF-Pat. Isolierung, Desinfektion
Röteln	Tr	14–23 d	+	6 d vor Beginn des Exanthems	8 d nach Höhepunkt des Exanthems	-	-	eine Wo. nach Abklassen	+	immune Kinder können zu Pat. gelegt werden. Röteln in der SS ☞ 6.5.22
Rotaviren	S	2–4 d	+	2. d nach Ansteckung (?)	k.A.	+	+ (bei starker Verschmutzung)	nach kl. Heilung	-	Isolierung bei Sgl.
Salmonellen	S	8–72 h	+	k.A.	Ende der Ausscheidung	+	-	nach Ende der Ausscheidung	-	Dauerausscheider nach Ende der kl. Zeichen in Kindergarten, Schule
Skabies	Hautkontakt	k.A.	-	k.A.	Abheilung	+	-	nach Abheilung	-	nicht durch normale Pflege übertragbar
Scharlach	Tr	2–4 d	+	k.A.	3. Tag der antibiotischen Ther.	-	-	1 Wo. nach Antibiose bzw. nach kl. Heilung	-	
Shigellen	S	1–3 d	+	k.A.	Ende d. Ausscheidung	+	bei starker Verschmutzg.	Ende der Ausscheidung	-	
Toxoplasmose	Katzen u.a. Tiere/plazentar	k.A.	-	k.A.	k.A.	-	-	entfällt	-	Übertragung meist durch Katze; transplazentare Übertragung ☞ 6.7.1
Tuberkulose	Tr	> 28 d	+ (offen)	k.A.	variabel	(+)	+	nach Ende der offenen Keimausscheidung	-	Übertrag. selten durch Milch. Desinfektion nur durch Desinfektor, vorgeschriebene Konzentrat.. Keine Desinf. durch Reinigungs- oder Pflegepers.
Varizellen	Tr	18 d (11–21 d)	+	2 Tage vor Exanthem	Abfallen der letzten Kruste	-	(+)	nach Abfallen der Krusten	+	immune Kinder können zu Pat. gelegt werden

Abkürzungen: E - je nach Erreger; S - Schmierinfektion; T/I - durch Tiere oder Insekten; Tr - Tröpfcheninfektion; + - ja; - - nein; ? - nicht bekannt, k.A. - keine Angabe

Allgemeine Hygienemaßnahmen

Die häufigsten Krankenhausinfektionen bei Kindern
- NG: Rotaviren, Staphylokokken
- Sgl.: RS-Viren und andere Infekte der Luftwege; Rotaviren
- Älteren Kindern: Infekte der oberen Luftwege.

Besonders gefährdete Patientengruppen sind NG und FG, Pat. mit Immundefekten, onkologische und frisch operierte Pat. Im Prinzip sind alle Kinder vor in der Klinik erworbenen Infekten zu schützen.

Vorbeugung von Krankenhausinfektionen
- Isolierung infektiöser Patienten (☞ Tab.)
- Persönliche Hygiene: „hygienische Händedesinfektion", besonders auf Säuglingsstationen, immer und ohne Ausnahme! Alkoholische Desinfektion meist gut verträglich, Hände nur bei Verschmutzung vorher waschen
- ! Alkoholische Händedesinfektionsmittel nicht zur Flächen- und Gerätedesinfektion benutzen, da sie oft rückfettende Substanzen enthalten, die auf Oberflächen einen Schmierfilm hinterlassen. Für das Stethoskop z.B. Einmal-Alkoholtupfer!
- Kittelpflege: für jeden Patienten eigener Überkittel, der von allen Personen getragen werden muß, die mit dem Kind zu tun haben. Dieser patientenbezogene Kittel bleibt in der Nähe des Bettes, mindestens täglich wechseln
- Instrumente: wichtigster potentieller Keimüberträger ist das Stethoskop, daher bei Sgl. am besten für jedes Kind eigenes Stethoskop. Ansonsten Desinfektion der Membran vor der Untersuchung eines Sgl. mit Alkohol.

Maßnahmen bei eingetreten Krankenhausinfektionen
- Ein Patient betroffen: Behandlung der Infektion. Eltern auch über eine in der Klinik erworbene Infektion offen informieren. Auch die Eltern müssen sich an Isolationsmaßnahmen etc. halten, z.B. kein allgemeiner Spieltreff am Spätnachmittag auf dem Gang der Infektionsstation
- Bei massenhaften Klinikinfektionen (z.B. epidemieartig ausgebreitete Rota-Enteritis, Dyspepsie-Coli oder Staphylokokken auf NG-Stationen):
  - Kohortensystem, um Infektionskette zu unterbrechen, dabei auch getrenntes Personal! Es werden also alle Kinder zu einer Gruppe zusammengefaßt, und alle nachkommenden Kinder zu einer zweiten Gruppe, und diese beiden „Kohorten" sind streng voneinander zu trennen
  - Intensivierte Überwachung der Händedesinfektion, gezielte Suche nach Hygienemängeln (meist mangelnde Sorgfalt, seltener bauliche oder technische Mängel)
  - Routineuntersuchungen (Handabklatsch, Rachenabstriche) auch beim Personal, um Infektionsquellen zu lokalisieren.

Infektionen des Personals
Hauptgefahr ist die Übertragung von Hepatitis B, sehr selten HIV. Meist durch Stichverletzungen mit Kanülen → geeignete Entsorgung in stichfesten Behältern, kein Zurückstecken benutzter Nadeln in die Kunststoffhülle. Bei stattgehabter Stichverletzung bei Hepatitis-B-Verdacht oder -Kontakt sofort passive Immunisierung, vorher Titer abnehmen. Kontrollen (durch Betriebsärztin). Bei HIV-Kontakt Prophylaxe (☞ 6.5.13). Gefährdete Personen (z.B. Schwangere) müssen vor Infektionen besonders geschützt werden, vor allem CMV, Toxoplasmose, Tuberkulose, auch Röteln.

6.10 Meldepflicht

Nach den §§ 3, 4, 5, 8, 10a und 10c Bundesseuchengesetz (BSeuchG) sind zahlreiche Krankheiten zu melden. Die Liste wird in regelmäßigen Abständen aktualisiert.

Meldepflicht bei infektiösen Erkrankungen				
Krankheit/Erreger	Verdacht	Erkrankung	Todesfall	Ausscheider
AIDS [1]				
Botulismus	✓	✓	✓	
Brucellose	nein	✓	✓	
Cholera	✓	✓	✓	✓
Diphtherie	nein	✓	✓	
Enteritis infectiosa [2]	✓	✓	✓	
Fleckfieber	✓	✓	✓	
Gasbrand	nein	✓	✓	
Gelbfieber	nein	✓	✓	
Gonorrhoe [3]	nein	✓	nein	
Hepatitis A	nein	✓	✓	
Hepatitis B	nein	✓	✓	
Influenza (Virusgrippe)	nein	nein	✓	
Keuchhusten	nein	nein	✓	
Konnatale Infektion [4]	nein	✓	✓	
Lepra	✓	✓	✓	
Leptospirosen	nein	✓	✓	
Lymphogranuloma inguinale [3]	nein	✓	nein	
Malaria	nein	✓	✓	
Masern	nein	nein	✓	
Meningitis/Enzephalitis, alle Formen	nein	✓	✓	
Milzbrand	✓	✓	✓	
Ornithose	✓	✓	✓	
Parathyphus	✓	✓	✓	✓
Pest	✓	✓	✓	
Poliomyelitis	✓	✓	✓	
Q-Fieber	nein	✓	✓	
Rotz	nein	✓	✓	
Rückfallfieber	✓	✓	✓	
Salmonellose	✓	✓	✓	✓
Scharlach	nein	nein	✓	
Sepsis (Puerperal)	nein	nein	✓	
Shigellenruhr	✓	✓	✓	✓

Meldepflicht bei infektiösen Erkrankungen

Krankheit/Erreger	Verdacht	Erkrankung	Todesfall	Ausscheider
Syphilis [3]	nein	✔	nein	
Tetanus	nein	✔	✔	
Tollwut	✔	✔	✔	
Trachom	nein	✔	✔	
Trichinose	nein	✔	✔	
Tuberkulose	nein	✔	✔	
Tularämie	✔	✔	✔	
Typhus abdominalis	✔	✔	✔	✔
Ulcus molle [3]	nein	✔	nein	
Virales hämorrhagisches Fieber	✔	✔	✔	

[1] Keine gesetzliche Meldepflicht, sondern freiwillige anonyme Meldung der Labors
[2] Einschl. Lebensmittelvergiftungen im Prinzip auch Yersinia, Rotaviren
[3] In gewissen Fällen (Therapieverweigerung) namentliche Meldung, sonst nur anonyme Meldung zu statistischen Zwecken
[4] Konnatale Cytomegalie, Listeriose, Lues, Toxoplasmose, Rötelnembryopathie (im Prinzip auch weitere)

- Meldepflichtig sind ferner gehäuft auftretende Infektionen mit allen Erregern, wenn sie in Krankenhäusern, Entbindungsheimen, Säuglingsheimen, Tagesstätten etc. nicht nur vereinzelt auftreten („Ausbruch"), und nicht bereits vor Aufnahme in die betreffenden Institutionen bestanden
- Bei Zweifeln über die Meldepflicht Anruf beim zuständigen Gesundheitsamt
- Die Meldung erfolgt an das nächstliegende Gesundheitsamt innerhalb 24 h
- Verantwortlich für die Meldung ist der behandelnde Arzt, in Krankenhäusern der leitende Arzt. In der Regel wird die Meldung stillschweigend delegiert. Der leitende Arzt bzw. dessen Vertreter (zuständiger Oberarzt) müssen aber über eine Meldung unbedingt informiert sein
- Eine Kopie der Meldung gehört zur Dokumentation an die Akte.

Tips & Tricks

Auch wenn bakteriologische Untersuchungen von den Gesundheitsämtern vorgenommen werden, ist mit einem positiven Befund noch keine Meldung erfolgt, sondern die Meldung muß in jedem Falle aktiv und getrennt erfolgen.

6.11 Impfungen, allgemeine Prinzipien

6.11.1 Impfplan

Impfkalender nach den Empfehlungen der STIKO (ständige Impfkommission, Stand 2/2000)

Impfstoff/ Antigenkombinationen	Geburt	Lebensmonat					Lebensjahr	
		2	3	4	5	12–15	5–6	11–18
DTaP *			1.	2.	3.	4.		
aP								A
Hib			1.	1)	2.	3.		
IPV **			1.	1)	2.	3.		A
HB			1.	2.		3.		G
MMR ***						1.	2.	G
DT/Td ****							A	A

Um die Zahl der Injektionen möglichst gering zu halten, sollten vorzugsweise Kombinationsimpfstoffe verwendet werden. Impfstoffe mit unterschiedlichen Antigenkombinationen von D/d, T, aP, HB, Hib, IPV sind bereits verfügbar oder in Vorbereitung. Bei Verwendung von Kombinationsimpfstoffen sind die Angaben des Herstellers zu den Impfabständen zu beachten.

1) Antigenkombinationen, die eine Pertussiskomponente enthalten, werden nach dem für DTaP angegebenem Schema benutzt.
2) Impfschema: 0, 1, 6 Monate
A Auffrischimpfung: Erfolgte die letzte Impfung mit entsprechenden Antigenen vor weniger als 12 Monaten, kann der Termin entfallen
G Grundimmunisierung für alle Kinder und Jugendlichen, die bisher nicht geimpft wurden, bzw. Komplettierung eines unvollständigen Impfschutzes
*   Abstände zwischen erster und zweiter sowie zweiter und dritter Impfung mindestens 4 Wochen; Abstand zwischen dritter und vierter Impfung mindestens 6 Monate.
** Bei Verwendung von IPV-Virelon® nur zweimalige Impfung. Siehe Beipackzettel.
*** Die zweite MMR-Impfung kann bereits vier Wochen nach der ersten MMR-Impfung erfolgen.
**** Ab 6. bzw. 7. Lebensjahr wird zur Auffrischimpfung ein Impfstoff mit reduziertem Diphtherietoxoid-Gehalt (d) verwendet.

6.11.2 Impfstatus

Bei jedem stationär aufgenommenen Kind Impfstatus festhalten (nicht einfach „s. altes Krankenblatt" oder „wird nachgereicht"). Begründung:
- Wichtige allgemeine Information über das Kind
- Zeigt Konsequenz von Eltern und Hausarzt: Impfungen unvollständig oder lückenhaft, von dauernd wechselnden Ärzten etc.
- Hilft zur Entscheidungsfindung bei Inkubationsmöglichkeit: Zusammenlegung möglich? Passiver Schutz bei versehentlichem Kontakt? etc.
- Erleichtert Differentialdiagnose z.B. bei Exanthemen.

Jede Impfung unmittelbar ins Impfbuch eintragen!

- Eintragung und Bescheinigung von Impfungen ist Pflicht lt. § 16 BSeuchG
- Das Impfbuch hat Dokumentcharakter
- Eintragungen nur selbst vornehmen und eigenhändig unterschreiben
- Bei Lebendimpfungen: Chargennummer eintragen

! Auch Tuberkulintests sollten eingetragen werden, wird häufig vergessen!

Tips & Tricks

- Stationären Aufenthalt nutzen, um auf Lücken aufmerksam zu machen, z.B. im Entlassungsbrief (höflich) erwähnen
- Aber: keine unnötige Impfdiskussion, denn dies erscheint den Eltern bei stationären Aufenthalten meist als absolute Nebensache. Impfgegner sind nur schwer zu überzeugen, gelingt in der Klinik meist nicht
- Es gibt Kinder mit mehreren Impfausweisen! Vor allem Impfungen nach Unfällen (Simultanimpfung) werden oft nicht im normalen Ausweis bescheinigt, weil er nicht dabei war.

6.11.3 Impfkombinationen und -abstände

Prinzip: gleichzeitige Impfung gegen verschiedene Erreger ist sinnvoll zur Reduktion der Injektionen. Kombinationen sollten aber genauso wirksam sein wie einzelne Impfungen. Während akut ablaufender Immunreaktionen sind zumindest Lebendimpfungen in der Wirksamkeit beeinträchtigt. Eine gute Kombination sind z.B. Polio und DPT und HiB gleichzeitig.

Abstände

- Lebendimpfungen entweder gleichzeitig oder mind. 4 Wo. Abstand
- Lebend- und Totimpfungen in beliebigen Abständen
- Nach Infekten 4 Wo. (bei banalen Infekten auch 2 Wo.) Karenz bis zur nächsten Lebendimpfung (ist sonst immunologisch sinnlos, allerdings meist ungefährlich). Nach Masern möglichst 3 Monate Abstand
- Nach Gammaglobulin mindestens 4 Monate Abstand bis zur nächsten Lebenimpfung (Ausnahme: Gelbfieber)
- Zwischen Tot-/Toxoidimpfungen keine beliebige Verkürzung der Intervalle. 2. Impfung meist ab 4 Wo. Abstand möglich, nicht unter drei Wochen! Verlängerung der Intervalle weniger problematisch als wesentliche Verkürzung
- Impfungen in der Inkubationszeit (Mumps, Hepatitis B) möglichst schnell nach Kontakt
- Notfallimpfungen (Tetanus, Tollwut) immer beginnen, dann aber gleichzeitig passiven Schutz gewährleisten (spezifisches Immunglobulin).

6.11.4 Vorgehen bei Komplikationen

Impfreaktion bedeutet nicht gleich Komplikation. Lokalreaktionen an der Impfstelle sind meist harmlos. Stärkere Schwellungen in den ersten Tagen meist kein Abszeß, sondern Zeichen der (teilweise) subkutanen Gabe statt i.m. Leichtes Fieber ohne Begleiterscheinungen meist auch normal. Bei Fieberkrämpfen in der Anamnese z.B. Paracetamol, bzw. Anfallsprophylaxe (☞ 12.3.2). Eine Impfreaktion deutet auf die normale Funktion des Immunsystems und zeigt, daß die Impfung „angeht", auch den Eltern gegenüber so argumentieren.

Bei V.a. Impfkomplikationen
- Alle Daten festhalten, evtl. stationäre Aufnahme
- Impfenden Arzt informieren, fehlende Angaben erfragen
- Kontakt zu Gesundheitsamt aufnehmen (hat bezüglich Impfungen aktuelle Informationen) und Impfstoffhersteller (ist an Komplikationsmeldungen interessiert, hat meist aktuelle wissenschaftliche Informationen).

Haftung für Impfschäden
- Für öffentlich empfohlene Impfungen lt. § 14 BSeuchG haften die Länder (§§ 51 und 52 BSeuchG). Klageerhebung gegen das Land beim Sozialgericht
- Bei Fahrlässigkeit bzw. Kunstfehler immer der impfende Arzt
- Bei nicht zugelassenen Impfstoffen der impfende Arzt
- Daher bei Indikationsimpfungen, vor allem bei nicht zugelassenen Impfstoffen schriftliche Einverständniserklärung des Patienten, mit Angabe der Risiken.

6.11.5 Impfungen bei speziellen Risikogruppen

Im Prinzip sind alle Kinder, auch mit Behinderungen, genauso zu impfen wie gesunde. Einige Besonderheiten sind zu beachten.
- Hirnorganische Krankheiten, Epilepsie: normaler Impfplan
- Herzfehler: keine Besonderheiten
- Mukoviszidose: Pertussis-Impfung ggf. nachholen (Impflücke bei Schulkindern); jährliche Grippeimpfung. Ansonsten normaler Impfplan
- Immundefekte: Vorsicht mit Lebendimpfungen. Impfplan nach Absprache mit Spezialambulanz ggf. modifizieren
- Frühgeborene: späterer Beginn der Grundimmunisierung etwa nach Gestationsalter, sonst wie alle Kinder
- AIDS: Rücksprache mit Spezialambulanz
- Hämophilie: keine i.m.-Injektionen.

6.12 Standardimpfungen

6.12.1 Tetanus

- **Erkrankung:** Wundstarrkrampf, Starrkrampf (☞ 6.4.21). Die abgelaufene Erkrankung hinterläßt keinen Schutz
- **Impfstoff:** Tetanol® ,Tet-Aktiv®, Tetavax®, T-Immun®, T-Vaccinol®, T-Wellcovax®, T-Rix®. Kombinationen mit Diphtherie (☞ 6.12.2) oder Diphtherie-Pertussis (☞ 6.12.3)
- **Wiederholungen:**
  ☞ Impfplan. Bei Erwachsenen prinzipiell alle 10 Jahre. Neuimmunisierungen werden nach Verletzungen oft begonnen, aber in den meisten Fällen reicht der Impfschutz auch nach längeren Intervallen aus. Im Zweifel Aktiv-passive Simultanimpfung. Besser sind Wiederholungsimpfungen nach Titerverlauf, vor allem wenn Impfkomplikationen vorgelegen haben

- **KO:** keine wesentlichen Komplikationen. Allergien sehr selten! Das größere Problem sind Überimpfungen. Dadurch kann es zu erheblichen lokalen Schwellungen oder sogar allergieähnlichen Reaktionen kommen. Bei versehentlicher (teilweiser) s.c.-Gabe des Impfstoffes, besonders bei Kombinationsimpfstoffen, oft schmerzhafte Verhärtungen an der Injektionsstelle. Nicht mit Abszeß verwechseln! Keine antibiotische Ther., evtl. Antipyretika, lokal kühlende Umschläge und abwarten!
- **Passive Immunisierung:** nach Verletzungen und mangelhaftem Impfschutz aktiv-passive Simultanimpfung. Passiv: Tetagam® und zahlreiche andere Immunglobulinpräparate. Regeldosis: 1 Ampulle i.m. kontralateral zur Impfung.

> Bei Verbrennungspat. durch massiven Antikörperverlust trotz Impfung Erkrankung möglich!
> Die Impfabstände sollten zwar einigermaßen eingehalten werden, aber auch bei relativ weiten Variationen werden noch ausreichende Titer erzielt.

6.12.2 Diphtherie

- **Impfstoff:** Diphtherie-Adsorbat-Impfstoff Behring für Kinder (75 IE), Diphtherie-Impfstoff für Erwachsene (5 IE), Kombinationsimpfstoffe mit Tetanus (verschiedene Hersteller): DT-Impfstoff mit voller Diphtherie-Komponente für Kinder (50 IE), Td-Impfstoff mit reduzierter Diphtherie-Komponente zur Auffrischung und Erstimpfung von Erwachsenen (5 IE). Weitere Kombinationen: DTPa, DTPa-HiB, DTPa-IPV, DTPa/PV-HiB
- **Wiederholungen:** ☞ 6.11.1 Impfplan. Bei Erwachsenen alle 10 Jahre empfohlen (mit Td-Impfstoff). Schutzwirkung auch bei vollständiger Immunisierung nur etwa 80 %, wobei der Verlauf bei den trotzdem Erkrankten schwächer ist und Todesfälle fast vollständig verhindert werden können
- **KO:** lokale Schwellungen, besonders intensiv bei versehentlicher s.c.-Gabe. Starke Schwellungen bei nicht angepaßter Impfdosis (Kinderimpfstoff für Erwachsene). Lokal kühlen, Ruhigstellung, keine Antibiotika! Ekzeme (atopische Dermatitis) können aktiviert werden
- **Passive Immunisierung:** bei begründetem Verdacht ist humanes Serum verfügbar (nicht allgemein im Handel, zu erfragen über Behringwerke).

> Bei Erstimpfung von Jugendlichen oder Erwachsenen Impfstoff mit reduzierter Dosis verwenden.

6.12.3 Pertussis

- **Impfstoff:** Acel-P®, Pac Merieux®, Pa-Vaccinol® (azelluläre Impfstoffe). Es gibt zahlreiche Kombinationsimpfstoffe
- **KO:** Fieber und lokale Schwellung sind relativ häufig. Früher angegebene Komplikationsraten, besonders Krampfanfälle, waren erheblich zu hoch. Bei den neuen azellulären Impfstoffen sind Fieber und Schwellungen seltener
- **Kontraindikation:** Krampfleiden, progressive neurologische Erkrankungen. Fieberkrämpfe in der Anamnese oder in der Familie sind keine KI
- **Passive Immunisierung:** nicht sicher möglich. Prophylaxe (z.B. mit Erythromycin) nur wirksam, wenn sie vor Beginn der eigentlichen Symptomatik begonnen wird.

6.12.4 Polio (IPV)

Poliomyelitis, Kinderlähmung ☞ *6.5.20*
- **Impfstoff:** IPV-Virelon, IPV-Mérieux und zahlreiche Kombinationen
- Die Schluckimpfung wurde wegen der sehr seltenen VAPP (Vakzine-assoziierten paralytischen Polio, 1:4.000.000) zugunsten der IPV (parenteralen Impfung) abgeschafft. OPV (orale Polioimpfung) wird von der WHO noch für Länder mit endemischem Wildvirus empfohlen
- **KO:** lokale Reizungen und Schwellungen
- **Passive Immunisierung:** nicht möglich.

6.12.5 HiB (Hämophilus influenzae B)

Epiglottitis (☞ 14.3.2), Meningitis (☞ 6.3.2). Maximum im 2. Lj., nach dem 5. Lj selten!
- **Impfstoff:** wichtige Handelsnamen: Act-HiB®, HIB-Vaccinol®, HIB-Mérieux®, HIB-Titer®, Pedvax HIB®. Zahlreiche Kombinationsimpfstoffe
- **KO:** selten lokale Schwellungen, keine Therapie. In den ersten Tagen nach einer (Wiederholungs-) Impfung durch Bindung der vorhandenen Antikörper höhere Erkrankungsrate an HiB-Erkrankungen denkbar, nicht sicher bewiesen
- **Passive Immunisierung:** nicht möglich, Antibiotikaprophylaxe (☞ 6.4.9). Achtung: wirksam nur gegen den speziellen Haemophilus-B-Stamm! Z.B. trotzdem Otitiden durch andere Hämophilus-Stämme!

6.12.6 Masern

- **Impfstoff:** Masern-Impfstoff Behring®, Merieux®, Masern-Vaccinol® Kombinationsimpfstoff mit Mumps und Röteln ☞ 6.12.7, 6.12.8
- **KO:** bei etwa 10 % Impfmasern mit abgeschwächtem Verlauf, leichtem, meist stammbetontem Exanthem, Fieber manchmal bis 39 °C, nicht ansteckend, evtl. Antipyretika. Enzephalitis sehr selten (1 : 1 000 000). Nach früherer Totimpfung gegen Masern (60er Jahre) konnten schwere atypische Masern auftreten
- **Passive Immunisierung:** mit spezifischem Immunglobulin oder Standard-Immunglobulin, bei besonders gefährdeten Patienten ohne Impfschutz oder (passagerer) Immundefizienz.

6.12.7 Mumps

- **Impfstoff:** Mumpsvax®. In Kombination mit Masern MMVax®, mit Masern und Röteln (☞ 6.12.8)
- **KO:** unspezifische leichte Symptome, sehr selten Meningitis/Enzephalitis, keine Dauerschädigungen bekannt. Manifestation eines Diabetes mellitus nach Mumpsimpfung wurde beschrieben, jedoch kein kausaler Zusammenhang.
- **Passive Immunisierung:** nicht sicher möglich. Nach ausgebrochener Erkrankung läßt sich eine Orchitis mit keiner Maßnahme verhindern.

6.12.8 Röteln

- **Impfstoff:** Röteln-Impfstoff HDC Merieux®, Röteln-Vaccinol®, Röt-Wellcovax®, Rubellovac®, Ervevax SK®. In Kombination mit Masern und Mumps: MMR-Vax®.
- **KO:** bei 10–15 % der Kleinkinder leichtes Fieber, LK-Schwellung, leichte Exantheme → allenfalls symptomatische Behandlung, meist keine Antipyretika nötig. Bei Erstimpfung ab Pubertät bei ca. 25 % leichte Gelenkbeschwerden, bei 1 % stärkere oder längerdauernde Arthritiden (→ Antiphlogistika). Embryopathien durch das Impfvirus nicht bekannt. Trotzdem nicht in der Frühschwangerschaft impfen. Eine versehentliche Impfung ist keine Abbruch-Indikation!
- **Passive Immunisierung:** nach Kontakt (indiziert nur bei ungeschützten Schwangeren) Hyperimmunglobulin (z.B. Röteln-Immunglobulin S Behring®).

6.12.9 Hepatitis B

Die Hepatitis-B-Impfung wurde 1995 in den allgemeinen Impfplan aufgenommen.

- **Impfstoff:** Engerix B®, Gen H-B-Vax® (alle gentechnologisch hergestellt). Alle Impfstoffe sind in verschiedenen Dosierungen erhältlich (für Kinder und Erwachsene). Drei Dosen zur Grundimmunisierung nötig. Wiederholung je nach Titerverlauf, meist nach ca. 5 Jahren. Verschiedene Impfstoffkombinationen, auch mit Hepatitis A
- **KO:** selten Erhöhung der Leberenzyme, gastrointestinale Beschwerden
- **Passive Immunisierung:** durch Hyperimmunglobulin (verschiedene Hersteller). Bei Neugeborenen infektiöser Mütter Simultanimpfung direkt nach der Geburt.

6.13 Indikationsimpfungen

6.13.1 BCG

Tuberkulintestung ☞ 6.1. 1, Tuberkulose ☞ 6.4.23.

Die BCG-Impfung der Neugeboren (Lebendimpfung mit dem abgeschwächten Stamm Kopenhagen 1331) ist seit 1998 abgeschafft, weil der Impfstoff relativ viele Komplikationen nach sich zog (infizierte Lymphknoten, lokale Abzesse, selten BCG-Osteomyelitis) und bei Patienten mit Immundefekten letale Infektionen vorkamen.
Vorher geimpfte Kinder können über lange Zeit (durchschnittlich ca. 10 Jahre) eine positive Tuberkulintestung aufweisen, meist aber schwach positiv. Eine zuverlässige und wirksame Tuberkulose-Impfung ist nicht in Sicht und auch nicht geplant.

> **Tips & Tricks**
> - Nach Impfung TB-Diagnostik erschwert!
> - Ausländer, vor allem Türken, sind oft an „untypischen" Stellen geimpft, z.B. proximaler Unterarm außen, Schulter. Bei der Suche nach Impfnarben daran denken!

6.13.2 Hepatitis A

- **Impfstoff:** Havrix®/Havrix Kinder®, VAQTA®, jeweils inaktivierte Hepatitis-A-Viren, auch Kombination mit Hepatitis B
- Indikation: zur Prophylaxe vor Reisen, für Klinikpersonal, und für Kleinkinder in Tageseinrichtungen
- **KO:** unspezifische Begleitreaktionen, sehr gut verträglich
- **Passive Immunisierung:** Standard-Gammaglobulin als Prophylaxe z.B. vor Fernreisen ist seit Einführung der aktiven Impfung kaum noch notwendig, schlechter verträglich, nur kurz wirksam und praktisch genauso teuer.

6.13.3 FSME

Viraler Totimpfstoff (Encepur®, FSME-Immun®). Dreimalige Grundimmunisierung 0/1–3/9–12 Mo., jeweils 0,5 ml i.m. Auffrischung nach 3 bis 5 J.
- **NW:** lokale Schwellungen, neurologische Symptome. Sehr selten Aktivierung neurologischer Erkrankungen (z.B. MS).
- **Indikationen:** Waldarbeiter etc. sowie für Bewohner von Endemiegebieten bzw. Urlauber. Vorkommen besonders in Österreich, Süddeutschland, aber auch Naturherde z.B. in Mecklenburg und Skandinavien. Daher aktuelle Verteilungskarte beachten bzw. Empfehlungen der Gesundheitsämter.

Tips & Tricks
- Lyme-Borreliose (☞ 6.4.1) nicht vergessen. Wesentl. häufiger als FSME!
- Im Frühjahr aktuelle Situation erfragen, z.B. beim nächsten virologischen Institut, im Wochenenddienst häufig diesbezügliche Anfragen von Eltern.

6.13.4 Varizellen

Lebendimpfung (Varilrix®), gut verträglich. Indiziert vor allem bei Patienten mit Leukämie (vor Einleitung der Chemotherapie), vor immunsuppressiver Therapie, vor Organtransplantation, Kindern mit sehr schwerer atopischer Dermatitis, evtl. auch bei seronegativen Frauen im gebärfähigen Alter.
Bei Kontakt ungeschützer Personen ist eine passive Immunisierung mit Hyperimmunglobulin möglich.

6.13.5 Grippe

Impfstoff gegen Virusgrippe (Influenza-Virus), nicht gegen alle grippalen Infekte, Spaltvakzine. Impfstoff wird jährlich der neuen epidemiologischen Situation angepaßt. Alorbat®, Begrivac®, Influvac®, Mutagrip® jeweils 0,5 ml i.m. Jährlich wiederholen. Lokalreaktionen, bei Hühnereiweißallergie auch Allgemeinreaktionen, indiziert z.B. bei Kindern mit Mukoviszidose, Vitien, schwerem Asthma bronchiale oder anderen chronischen bronchopulmonalen Erkrankungen.

6.13.6 Pneumokokken

Polysaccharide aus Bakterienkapsel, enthalten sind die 23 häufigsten Typen von ca. 84. Pneumovax 23® einmalig 0,5 ml. s.c. oder i.m. Wiederholungen oder Impfungen nach Pneumokokken-Infektion werden sehr schlecht vertragen! Schutz für ca. 5 Jahre, in den ersten zwei Lebensjahren wirkungslos. Indiziert bei erhöhter Pneumokokken-Empfindlichkeit, z.B. Milzexstirpation, Sichelzellanämie, Niereninsuffizienz. Indikation umstritten, keine sehr breite Anwendung.

6.13.7 Meningokokken

Polysaccharide aus den Kapseln der Gruppen A und C. In Europa meist Gruppe-B-Erkrankungen, Epidemien in Entwicklungsländern dagegen meist A und C. Daher bisher reine Indikationsimpfung bei Reisen in entsprechende Gebiete. Einmalig 0,5 ml s.c., keine Auffrischung, im Prinzip nur Reiseimpfung.

6.13.8 Cholera

Cholera-Impfstoff Behring®, enthält inaktivierte Keime. Zwei Injektionen im Abstand von 1 bis 2 Wo. (bei Kindern ab 6 Monaten Alter möglich). Kein absoluter Schutz, nur bei Reisen in Cholera-Gebiete. Häufig Lokalreaktionen an der Injektionsstelle, selten muskuläre und neurologische Symptomatik. Die Impfung ist nur 6 Monate gültig. Orale Lebendimpfstoff befinden sich in Erprobung.

6.13.9 Typhus

Indiziert vor Reisen in Endemiegebiete. Derzeit sind zwei verschiedene Impfstoffarten im Handel:
- Typhoral L®, Vivotif Berna® (Lebendimpfung), drei Kapseln an den Tagen 1, 3 und 5 unzerkaut schlucken. Kühlkette einhalten! Gleichzeitig eingenommene Antibiotika oder Malariamittel gefährden den Impferfolg
- Typhim VI® (gereinigtes Kapselpolysaccharid), zur i.m.- oder s.c.-Injektion. Eine Dosis, ggf. Wiederholung nach 3 J.

6.13.10 Tollwut

Inaktiverte Viren (Rabipur®, Rabivac®, Tollwut-Impfstoff HDC®). Bei prophylaktischer Gabe drei Injektionen an den Tagen 0, 28, 56, bei „therapeutischer" Impfung nach stattgehabtem Kontakt an den Tagen 0, 3, 7, 14, 30, 90. Die ersten Antikörper sind nach drei Tagen nachweisbar.
Gute Verträglichkeit, Auffrischung nach 5 Jahren. Passive Immunisierung möglich.

Tips & Tricks
- Tollwutköder enthalten Lebendimpfstoff, für Menschen im Prinzip ungefährlich, aber eine Aktivimpfung wie bei echtem Kontakt wird nach Aufessen eines Köders empfohlen
- Es gab noch vor einigen Jahren einen sehr schlecht verträglichen Lebendimpfstoff. Daher gilt Tollwut nach wie vor als „komplizierte" Impfung.

6.13.11 Gelbfieber

Lebendimpfung (Stamaril®). Herstellung wird von der WHO kontrolliert. Impfung nur von zugelassenen Ärzten bzw. Instituten. Einmalig 0,5 ml s.c., gut verträglich. Schutz ist 10 Jahre gültig, aber wahrscheinlich wesentlich länger wirksam.
Nur vor Reisen in Endemiegebiete, unter Beachtung der jeweiligen Einreisevorschriften.

Herz und Kreislauf

7

Johannes Breuer

7.1	Leitsymptome und Differentialdiagnosen	254
7.1.1	Zyanose	254
7.1.2	Palpitation	256
7.1.3	Synkope	256
7.2	Diagnostische Methoden	256
7.2.1	Auskultation	256
7.2.2	Röntgen-Thorax	258
7.2.3	EKG	259
7.2.4	Langzeit-EKG	263
7.2.5	Echokardiographie	263
7.2.6	Herzkatheter	263
7.2.7	Interventionelle Kardiologie	264
7.3	Herzinsuffizienz	264
7.4	Kongenitale Herzfehler ohne Zyanose	268
7.4.1	Ventrikelseptumdefekt (VSD)	268
7.4.2	Vorhofseptumdefekt (ASD)	269
7.4.3	Persistierender Ductus arteriosus (PDA)	270
7.4.4	Pulmonalstenose (PS)	270
7.4.5	Aortenisthmusstenose (ISTA)	271
7.4.6	Aortenstenose (AS)	272
7.5	Kongenitale Herzfehler mit Zyanose	273
7.5.1	Fallot-Tetralogie (TOF)	273
7.5.2	Transposition der großen Gefäße (TGA)	274
7.5.3	Pulmonale Hypertonie (PH); Eisenmenger-Reaktion	275
7.6	Weitere Herzfehler	276
7.7	Entzündliche Herzerkrankungen	278
7.7.1	Endokarditis	278
7.7.2	Perikarditis	279
7.7.3	Myokarditis	280
7.8	Kardiomyopathien	281
7.8.1	Hypertrophe obstruktive Kardiomyopathie (HOCM)	281
7.8.2	Dilatative Kardiomyopathie (DCM)	281
7.8.3	Sekundäre Kardiomyopathien	282
7.9	Herzrhythmusstörungen	283
7.9.1	Tachykardien	283
7.9.2	Bradykardien	284
7.9.3	Arrhythmien	285
7.9.4	Antiarrhythmika im Kindesalter	285
7.10	Operationsverfahren	287
7.11	Betreuung herzkranker Kinder	287
7.12	Kreislaufregulationsstörungen	289
7.12.1	Arterielle Hypertonie	289
7.12.2	Orthostasesyndrom	291

7.1 Leitsymptome und Differentialdiagnosen

- Risiko eines Neugeborenen für einen Herzfehler 0,8 %
- Erhöhung auf 1–3 %, wenn ein **Geschwisterkind** bereits einen Herzfehler hat
- Erhöhung auf 2–4 %, wenn ein **Elternteil** einen angeb. Herzfehler hat.

Hauptsymptome für das Vorliegen eines angeborenen oder erworbenen Herzfehlers sind: Zyanose, Zeichen der Herzinsuffizienz, Herzgeräusche oder pathologische Herztöne und Herzrhythmusstörungen.

7.1.1 Zyanose

Blaurote Färbung von Haut und Schleimhäuten bei > 5 g/dl reduziertem Hämoglobin. Cave: Bei einer Anämie kann trotz arterieller Hypoxämie eine Zyanose fehlen.

- **Zentrale Zyanose** (Mischungszyanose): durch intrapulmonale oder -kardiale Mischung von venösem und arteriellem Blut; auch gut durchblutete Hautbezirke (z.B. Zunge, Konjunktiven) sind zyanotisch
- **Periphere Zyanose** (Ausschöpfungszyanose): verstärkte O_2-Ausschöpfung des Blutes bei verminderter peripherer Durchblutung; Akrozyanose (Finger, Zehen, Lippen), P_aO_2 > 50 mmHg bei Frischluft.

Altersabhängige Differentialdiagnose der Zyanose					
Ursache		typisches Alter			Kapitel
		NG	Sgl.	Kdr + Jgl.	
pumonal	Atemnotsyndrom	+			4.6.1
	Pneumothorax	+	+	+	14.3.7
	Pleuraerguß	+	+	+	
	obstruktive Bronchitis			+	14.4.2
	Asthma			+	14.4.3
	Bronchiolitis		+		14.4.1
	Atemwegsobstruktion durch Fremdkörper, Epiglottitis oder Pseudokrupp		+	+	14.5, 14.3.2
infektiös	Sepsis	+	+	+	6.3.1
	Meningitis	+	+	+	6.3.2
	Pneumonie	+	+	+	14.3.4
kardial	D-Transposition der großen Arterien	+	+		7.5.2
	Fallot-Tetralogie	+	+		7.5.1
	kritische Pulmonalstenose	+			7.4.4

Altersabhängige Differentialdiagnose der Zyanose					
Ursache		typisches Alter			Kapitel
		NG	Sgl.	Kdr + Jgl.	
	Pulmonalatresie	+	+		7.6
	Trikuspidalatresie	+	+		7.6
	Totale Lungenvenenfehlmündung	+	+		7.6
	Truncus arteriosus communis	+	+		7.6
	hypoplastisches Linksherzsyndrom	+			7.6
	Aortenisthmusstenose (klin. Bild einer Sepsis!)	+			7.4.5
Sonstiges	Hypoglykämie (BZ < 30 mg/dl)	+			4.4.4
	Polyglobulie (Hkt > 70 %)	+	+	+	4.4.5
	Hämoglobinopathie	+	+	+	17.1.6
	Persistierende fetale Zirkulation (PFC) oder primäre pulmonale Hypertonie des NG (PPHN)	+			4.7.2

Vorgehen bei Zyanose

- Anamnese: akut oder chronisch? Kardiale oder pulmonale Vorerkrankungen? Medikamente? Krampfanfall? Bei Neugeborenen mütterliche Anamnese (Diabetes? Medikamente? Infektionshinweis? Drogenabusus?)
- Klinik:
  - Uhrglasnägel und Trommelschlegelfinger → V.a. chronische Hypoxie
  - Fieber → V.a. Infektion
  - Ödeme und Hepatomegalie → V.a. Herzinsuffizienz
  - Husten: →V.a. Pneumonie, Fremdkörperaspiration
  - Inspiratorischer Stridor → V.a. Pseudokrupp, Epiglottitis
- Auskultation: Herzgeräusch? Stridor? Giemen? Seitengl. Atemgeräusch? RG's?
- Labor: BB, Hkt, BZ, BSG, CRP; art. BGA vor und während zusätzl. O_2-Gabe
- Erstmaßnahmen bei akuter Zyanose: O_2-Gabe; Atemwege freimachen; evtl. absaugen; evtl. Inhalation; evtl. Intubation
- ! Bei V.a. Epiglottitis Racheninspektion nur in Intubationsbereitschaft
- Überwachung: Monitor; Pulsoximeter; RR
- Weitere Diagnostik: Rö-Thorax; bei V.a. kardiale Ursache EKG, Echo; bei V.a. primäre Lungenerkrankung Lungenfunktionsprüfung; evtl. EEG
- Wenn echokardiographisch ein Herzfehler nachgewiesen wurde oder klinisch dringender Verdacht besteht, muß entschieden werden, ob mit Prostaglandin-Gabe der Duktus zur Aufrechterhaltung der Lungen- oder Körperdurchblutung offen zu halten ist (☞ 7.3); Rücksprache mit kinderkardiolog. Zentrum
- ! Reine O_2-Atmung bei NG (FiO_2 = 100 %) *nur*, wenn notfalls mit Prostaglandin der Duktus wieder eröffnet werden kann (☞ 7.3).

7.1.2 Palpitation

Bewußtwerden des eigenen Herzschlags; „Herzklopfen".

DD
- Angst, Fieber, Anämie, Rhythmusstörungen (☞ 7.9)
- Herzklappenfehler: z.B. Aorten- und Mitralinsuffizienz
- Hyperthyreose (☞ 10.2.3): HF ↑; Nervosität; Wärmeempfindlichkeit; warme, feuchte Haut; feines, dünnes Haar; Stuhlfrequenz ↑
- Medikamente, Drogen, Kaffee, Alkohol, Nikotin.

Diagnostik: BB; Schilddrüsenhormone; RR; EKG; Langzeit-EKG; evtl. Belastungs-EKG, Rö-Thorax.

7.1.3 Synkope

Plötzlicher und rasch vorübergehender Bewußtseinsverlust, meist durch verminderte Gehirndurchblutung oder Anoxie.

DD
- **Vagovasale Synkope:** häufigste Ursache; oft positive Familienanamnese; Provokation durch physische oder psychische Belastung; fast nie im Liegen; Prodromi: Schweißausbruch, Blässe, Schwindel
- **Orthostase** (☞ 7.12.2)
- **„Wegbleiben":** durch Schmerz oder Frustration ausgelöster Bewußtseins- und Tonusverlust bei Kleinkindern; auch Muskelzuckungen möglich. *Zyanotische Form:* mit Zyanose nach Schreien. *Blasse Form:* plötzl. Blässe ohne Schreien
- **Krampfanfall** (☞ 12.3): gelegentlich schwer abzugrenzen; anschließende Müdigkeit spricht für Krampfanfall; evtl. Zungenbiß, Stuhl-/Urinabgang; EEG (☞ 12.2.4)
- **Herzerkrankungen:** z.B. Pulmonal- oder Aortenstenose; HI (☞ 7.3); Herztumoren; Paroxysmale Tachykardie (☞ 7.9.1); Mitralklappenprolaps (☞ 7.6).

Diagnostik: Anamnese oft hinweisend; BB; RR; Schellong-Test (☞ 7.12.2), EKG, EEG, Langzeit-EKG, weitere Diagnostik bei gezieltem Verdacht.

7.2 Diagnostische Methoden

7.2.1 Auskultation

- **Vor** der Auskultation: Herzspitzenstoß palpieren. Besteht ein präkordiales Schwirren (z.B. bei erheblichen Klappenstenosen, Vitien mit großem Shunt), ein hyperdynamisches Präkordium (z.B. bei Druck- oder Volumenbelastung des rechten Herzens)?
- **Während** der Auskultation: ruhige Umgebung; vergleichend im Liegen und Sitzen; gleichzeitig peripheren Puls palpieren. Von der hohen Atemfrequenz beim Säugling nicht verwirren lassen!

Beschreibung des Auskultationsergebnisses

Herzaktion: Frequenz? Regelmäßig?

Herztöne
- **I. Herzton** (Myokardanspannungston); P.m. über Erb:
  - Laut bei Erhöhung des Schlagvolumens und der Kontraktilität (z.B. Fieber, Anämie)
  - Gedämpft bei verminderter Kontraktilität (z.B. Myokarditis)

- **II. Herzton** (Semilunarklappenschlußton); P.m. über Erb; besteht aus 2 Komponenten: Zuerst schließt die Aortenklappe, dann die Pulmonalklappe; dadurch variable, atemabhängige Spaltung des II. Herztones (physiologisch):
  - *Laut* bei art. oder pulmonaler Hypertonie
  - *Gedämpft* bei Aorten- oder Pulmonalstenose
  - *Fixierte, atemunabhängige Spaltung* bei RV-Belastung (z.B. ASD, Pulmonalstenose, PH)
  - *Umgekehrte Spaltung* (Pulmonalklappe schließt vor Aortenklappe) bei LV-Belastung (z.B. Aortenstenose, ISTA)

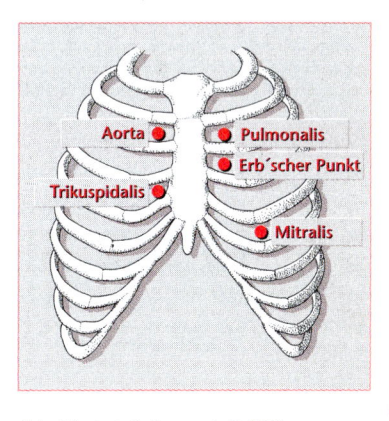

Abb. 7.1: Auskultationsareale [L 157]

- **III. Herzton** (Ventrikelfüllungston in der frühen Diastole)
- **IV. Herzton** (Vorhofkontraktionston in der späten Diastole); bei Kindern/Jgl. physiologisch; kann aber auch eine Herzinsuffizienz oder eine Mehrarbeit des Vorhofes anzeigen.

Herzgeräusche
Auf Relation zum Herzzyklus, Lautstärke, Dauer, Klangcharakter (rauh, weich, gießend, musikalisch) und P.m. achten
- **Akzidentielles Geräusch** (systolisch): bei gesunden Kindern und Jgl. häufig (sog. **Stillsches Geräusch, s.u.**)
- **Funktionelles Geräusch** (häufig systolisch, selten diastolisch): bei erhöhtem HZV ohne organische Herzerkrankung (z.B. Fieber, Anämie, Hyperthyreose)
- **Organisches Geräusch** (systolisch oder diastolisch): Entsteht bei organischen oder strukturell fixierten Anomalien des Herzens, der Gefäße oder Herzklappen
- **Vorgehen bei Herzgeräuschen:** Wird ein Herzgeräusch auskultiert und kann dieses nicht eindeutig als akzidentiell oder funktionell bewertet werden, muß weitere Diagnostik folgen: EKG, Echokardiographie, Rö-Thorax, Vorstellung beim Kinderkardiologen/In.

Merkmale akzidenteller Geräusche
Systolisch; kurz; weicher oder musikalischer Klangcharakter. Lautstärke < 3/6; im Sitzen deutlich leiser oder verschwindend. Meist 2.–3. ICR links parasternal. Keine/nur geringe Fortleitung. Normaler II. Herzton.

DD organischer Geräusche
- *Systolikum:* Mitral- und Trikuspidalklappeninsuffizienz, VSD, ASD, Pulmonal- und Aortenstenose, Mitralklappenprolaps (spätsystolisch)
- *Diastolikum:* Pulmonal- und Aorteninsuffizienz, Mitral- und Trikuspidalstenose
- *Kontinuierliches, systolisch-diastolisches Geräusch:* PDA, aorto-pulmonale Shunts, a.-v. Fisteln
- *Systolisch-diastolisches Reibegeräusch:* Perikarditis.

Stärkegrade der Herzgeräusche	
1/6	Sehr leise, nur in einer Atempause zu hören
2/6	Leise, auch während der Atmung zu hören
3/6	Mittellautes Geräusch, nie Schwirren
4/6	Lautes Geräusch, meistens Schwirren
5/6	Sehr lautes Geräusch, immer Schwirren
6/6	Sehr lautes Geräusch, hörbar bis 1 cm Abstand v. der Thoraxwand; „Distanzgeräusch"

7.2.2 Röntgen-Thorax

Typische röntgenologische Zeichen
- Streifig-netzförmige Lungenzeichnung → interstitielles Ödem (z.B. Linksherzinsuffizienz; Mitralklappenfehler)
- Diffuse Eintrübung und Verschleierung der Konturen des Herzschattens → alveoläres Ödem (z.B. Linksherzinsuffizienz; Mitralklappenfehler)
- Verstärkte Lungengefäßzeichnung → Lungendurchblutung ↑ bei Links-rechts-Shunt (z.B. VSD, ASD)
- Verminderte Lungengefäßzeichnung (helle Lungenfelder) → Lungendurchblutung ↓ bei Obstruktion der RV-Ausflußbahn (z.B. hochgradige Pulmonalstenose; Fallot Tetralogie)
- Kalibersprünge der Pulmonalarterie (zentral weit – peripher eng) → zunehmende PH (z.B. Eisenmenger-Reaktion; Lungenembolie)
- Vergrößerung der CTR (Cor-Thorax-Ratio) → Ventrikel-Dilatation (z.B. Volumenüberlastung, Herzinsuffizienz)
- Verbreiterung des Herzens nach li. → LV ↑ (z.B. VSD; PDA; Mitralinsuffizienz)
- Angehobende Herzspitze → RV ↑ (z.B. hochgradige Pulmonalstenose, PH, ASD)
- **Cor-Thorax-Ratio (CTR):** CTR = $(H_1+H_2)/T$ (normal: Sgl. etwa 0,6; sonst < 0,5)
- ! Beachte: relativ breiter Thorax, horizontaler Rippenverlauf, etwas plumpes Herz und unterschiedliche Mediastinalverbreiterung durch Thymus bei NG und Sgl.

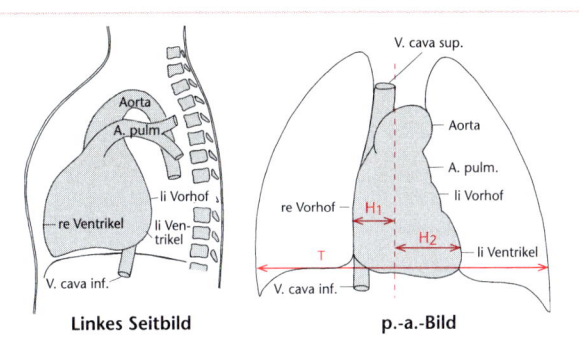

Abb. 7.2: Auswertungsskizzen für Röntgen-Thorax [L 157]

7.2.3 EKG

Plazierung der Elektroden
- Für Extremitätenableitungen (Bezeichnungen: I, II, III, aVR, aVL, aVF): re. Arm → rot (R); li. Arm →gelb (L); li. Bein→ grün (F); re. Bein → schwarz
- Für Brustwandableitungen (Bezeichnungen: V_1–V_6).

EKG-Auswertung
Reihenfolge: Rhythmus (z.B. Sinusknoten, AV-Knoten), Herzfrequenz, Lagetyp, PQ-Zeit, QT-Zeit, Veränderungen der P-Welle, Form und Dauer des QRS-Komplexes, Beurteilung der Relation von R- und S-Zacken, ST-Streckenveränderungen, Veränderungen der T-Welle.
- **Lagetyp:** Bestimmung durch Vergleich der Höhe der R-Zacken in I, II und III

> Faustregel:
> Höchstes R in I → Linkstyp;
> Höchstes R in II → Indifferenztyp;
> Höchstes R in III → Rechtstyp;
> R in II + III gleich → Steiltyp.

- Berechnung der korrigierten **QT-Zeit (QT_c):**

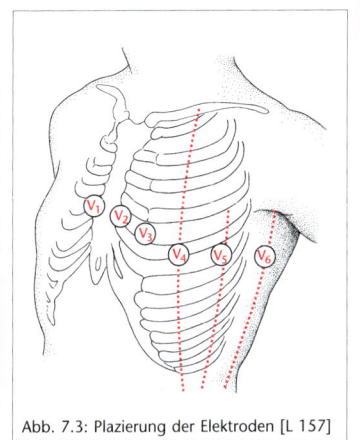

Abb. 7.3: Plazierung der Elektroden [L 157]

$QT_c = QT\text{–Zeit}/\sqrt{60/\text{Herzfrequenz}}$ (normal 0,35–0,44 Sek.)

- Bei Überschreitung des oberen Grenzwertes dringender V.a. langes QT-Syndrom (☞ 7.9.1).

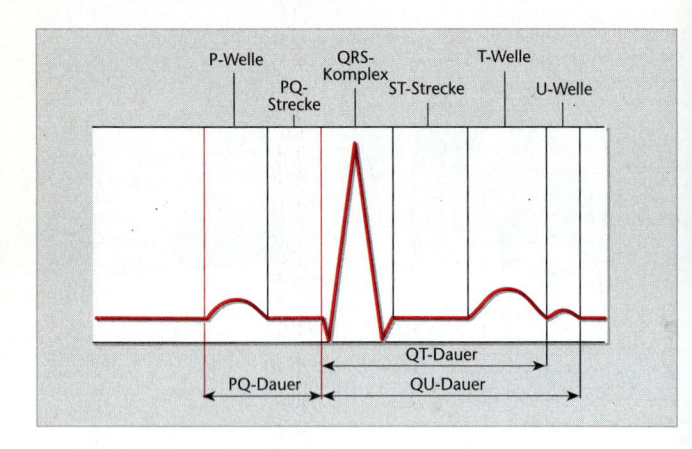

Abb. 7.4: EKG-Kurve: Zeitwerte und Amplituden sind altersabhängig (☞ Tab.!) [L 157]

Normbereiche für P- und QRS-Dauer sowie PQ-Zeit in Abl. I–III			
Alter	P [sek.]	PQ [sek.]	QRS [sek.]
1–5 Mon.	0,05–0,07	0,08–0,12	0,05–0,07
6–12 Mon.	0,06–0,07	0,09–0,15	0,05–0,07
2–6 J.	0,05–0,08	0,09–0,17	0,05–0,08
7–10 J.	0,06– 0,08	0,10– 0,18	0,06– 0,09
11–15 J.	0,06–0,08	0,12–0,19	0,06–0,10

Veränderungen der P-Welle

(=Erregungsausbreitung in den Vorhöfen)
- **P dextrocardiale** → Überlastung des RA (z.B. Pulmonalstenose; PH; Ebstein–Anomalie): P spitzgipflig mit hoher Amplitude (in II, III, aVF)
- **P sinistrocardiale** → Überlastung des LA (z.B. Linksinsuffizienz, Mitralfehler): P doppelgipflig (in I und II) oder biphasisch (in III und V$_{1–2}$)
- **P biatriale** → Überlastung beider Vorhöfe: P doppelgipflig mit Betonung des ersten Anteils (in II und aVF) oder biphasisch (in V$_{1–2}$)
- Wechselndes P oder kein P abgrenzbar: Rhythmusstörungen (☞ 7.9).

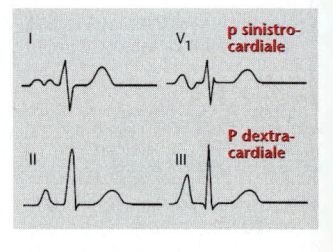

Abb. 7.5:
Veränderungen der P-Welle [L 157]

Veränderungen der PQ-Zeit

(= *AV–Überleitungszeit; frequenzabhängig*)
- PQ-Zeit ↓, normale P-Welle → Tachykardie, WPW-Sy. (☞ 7 .9.1), Digitalis
- PQ-Zeit ↓, verformte P-Welle → atriale Reizbildungs- oder Reizleitungsstörung
- PQ-Zeit ↑ → AV-Block (☞ 7.9.2).

Veränderungen des QRS-Komplexes

(= *Kammererregung*)

Hypertrophie-Zeichen
- **RV-Hypertrophie** (z.B. Pulmonalstenose, ASD, Fallot): Steil- oder Re.-Typ, großes R und kleines S in V_1, kleines R und großes S in V_{5-6}, R in V_1 und S in V_6 größer als der altersabhängige Maximalwert (☞ Tab.)
- ! Beachte: physiol. in den ersten Lebenswochen; Umwandlung in die „physiologische LV-Hypertrophie" innerhalb des 1. Lj.
- **LV-Hypertrophie** (z.B. Aortenstenose, VSD) evtl. Li.-Typ, tiefes und schlankes S in V_{1-2} (> 2,5 mV), hohes R in V_{5-6} (evtl. auch schon in V_4), R in V_5 oder V_6 und S in V_1 größer als der altersabhängige Maximalwert (☞ Tab.), zusätzl. bei Druck-bedingter Hypertrophie: ST-Strecken gesenkt und T-Welle negativ in V_{5-6}

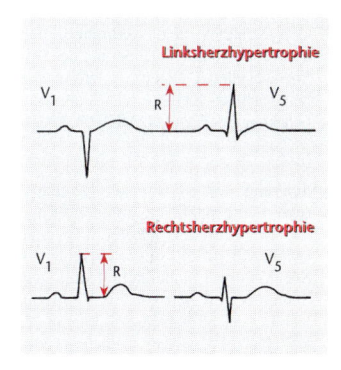

Abb. 7.6: Kammerhypertrophie [L 157]

- Deutliche Q-Zacken in V_{5-6} → Hypertrophie des LV oder beider Ventrikel
- Verbreiterte und tiefe Q-Zacken in I, aVL, V_{5-6} → V.a. Bland-White-Garland-Syndrom (☞ 7.6).

Altersabhängige Maximalwerte für die R- bzw. S-Amplitude [mV]

Alter	RV Hypertrophie		LV-Hypertrophie		
	R (V1)	S (V6)	R (V5)	R (V6)	S (V1)
0–1 Mon.	2,5	1,2	3,0	2,1	2,0
1–6 Mon.	2,0	0,6	3,0	2,0	1,8
6–12 Mon.	2,0	0,4	3,0	2,0	1,6
1–3 J.	1,8	0,4	3,6	2,4	2,7
3–8 J.	1,8	0,4	3,6	2,4	3,0
8–16 J.	1,6	0,5	3,3	2,2	2,4
> 16 J.	1,4	1,3	3,3	2,1	2,3

Schenkelblock-Bilder
- **Kompletter Linksschenkelblock (LSB):** QRS-Komplex verbreitert und deformiert (grob aufgesplittete R-Zacke in I und V_6), ST-Strecke und T-Welle diskordant zu QRS → evtl. Zeichen einer Herzmuskelschädigung, z.B. Kardiomyopathie (☞ 7.8), Aortenstenose (☞ 7.4.6)

- **Kompletter Rechtsschenkelblock (RSB):** QRS-Komplex verbreitert und deformiert (zweite R-Zacke in aVR und V_{1-2}), ST-Strecke und T-Welle diskordant zu QRS → meist nach Herz-OP, selten angeboren
- **Inkompletter Rechtsschenkelblock:** QRS-Komplex *nicht* verbreitert, nur deformiert, keine Veränderung der ST-Strecke oder T-Welle → häufig bei herzgesunden Kindern oder Volumenbelastung des RV (z.B. ASD, ☞ 7.4.2).

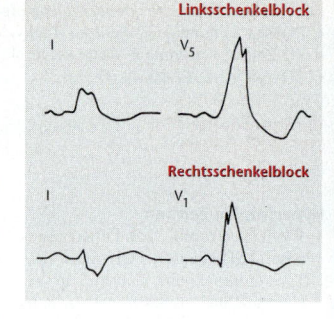

Abb. 7.7: Schenkelblöcke [L 157]

Veränderungen der ST-Strecke
- Senkung der ST-Strecke: aszendierend → unspezifisch; muldenförmig → z.B. Digitalis (zusätzl. PQ- und QT-Verkürzung); deszendierend → Schädigung d. subendomyokardialen Schichten (z.B. Myokarditis, Ventrikelhypertrophie)
- Hebung der ST-Strecke → Vagotonie, Perikarditis, Lungenembolie, Infarkt
- QT-Dauer ↑ → Hypokalzämie, Hypokaliämie, langes QT-Sy. (☞ 7.9.1)
- QT-Dauer ↓ → Hyperkalzämie.

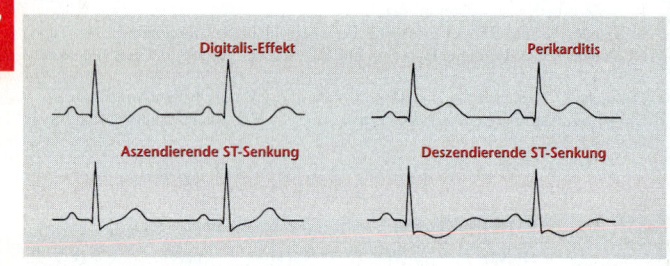

Abb. 7.8: Endstreckenveränderungen [L 157]

Veränderungen der T-Welle
- Hohes T → Vagotonie, Hyperkaliämie (+ konvexbogige ST-Senkung), Infarkt
- Flaches T → Myokarditis, Hypokaliämie (+ QT-Verlängerung durch Verschmelzung von T- und U-Welle)
- Präterminal negatives T → normal in III, sonst bei Ventrikelhypertrophie, Digitalis, Perikarditis
- Terminal negatives T → Peri- und Myokarditis, Intoxikation, Infarkt.

7.2.4 Langzeit-EKG

Kontinuierliche Registrierung des EKG über 24–48 h auf Datenträger. Mindestens 3 Ableitungen; Auswertung unter visueller Kontrolle.

Ind.: V.a. Herzrhythmusstörungen, Synkopen und Apnoen unklarer Ursache; Überprüfung des Erfolges antiarrhythmischer Therapie; routinemäßige Untersuchung nach Herz-OP.

7.2.5 Echokardiographie

Darstellung kardialer und vaskulärer Strukturen sowie der Blutflußgeschwindigkeit mittels Ultraschall.

M-Mode (motion-mode)
Zeitliche Darstellung der Bewegung von kardialen Strukturen entlang einer Meßlinie. Ermöglicht u.a. die Beurteilung der Kontraktilität des LV-Myokards durch die *Verkürzungsfraktion* (wichtig z.B. bei Myokarditis, Kardiomyopathie).

2-D-Mode (zweidimensional)
Darstellung sektorförmiger Schnittbilder des schlagenden Herzens, dadurch gute Beurteilung der kardialen Anatomie und Funktion.

Doppler-Echokardiographie
Messung der Strömungsgeschwindigkeit des Blutes nach dem Doppler-Prinzip zur hämodynamischen Beurteilung von Stenosen, Klappeninsuffizienzen oder Shunt-Verbindungen.

7.2.6 Herzkatheter

Sondierung der einzelnen Herzhöhlen und großen Gefäße mittels eines schattengebenden Katheters unter laufender Rö-Kontrolle.

- **Ind.:** Bestimmung der Hämodynamik; Festlegung des OP-Zeitpunktes und des OP-Planes; postop. Kontrolle; therapeutische Intervention (☞ 7.2.7)
- Evtl. O_2-Test: Zur Unterscheidung einer fixierten PH (☞ 7.5.3) von einer flußbedingten PH wird dabei die Abnahme des pulmonalarteriellen Drucks unter Atmung von 100 % O_2 gemessen. Eine zusätzliche pulmonale Vasodilatation kann durch die Inhalation von Stickstoffmonoxid (NO) oder Prostazyklin erzielt werden
- Berechnung der Durchblutung von Lungen- (Q_P) und Körperkreislauf (Q_S). Verhältnis $Q_P/Q_S = 1$ (normal), $Q_P/Q_S > 1$ (L-r-Shunt), $Q_P/Q_S < 1$ (R-l-Shunt)

7.2.7 Interventionelle Kardiologie

Palliative oder endgültige Behandlung von Herzfehlern durch Anwendung von Spezialkathetern. Vorteil: keine Operation, kurzer stationärer Aufenthalt. Nachteil: erhöhtes Risiko von Gefäß- und Herzwandverletzungen; teilweise noch in Erprobung.

Anwendung von Spezialkathetern in der pädiatrischen Kardiologie

Verfahren	Indikation
Ballonatrioseptostomie nach RASHKIND	TGA, komplexe Vitien (häufig durchgeführt)
Ballondilatation	valvuläre und periphere Pulmonalstenose (gute Erfolge), valvuläre Aortenstenose, ISTA
Atrioseptostomie nach PARK (mittels eines messertragenden Katheters)	TGA, komplexe Vitien (bei unzureichender Vorhoflücke nach Rashkind-Manöver)
Implantation eines absetzbaren Schirmchens	PDA, ASD II, evtl. VSD
Implantation einer absetzbaren Spirale	Embolisierung von a.-v. Fisteln, PDA, aorto.-pulm. Kollateralen
Intravaskuläre Implantation einer Gefäßstütze (Stent)	Verhinderung einer Restenose; evtl. zum Offenhalten des Duktus
Eröffnung einer atretischen Klappe mittels Hochfrequenz-Applikation (experimentell)	Pulmonalatresie
Ablation einer pathologischen Leitungsbahn mittels Hochfrequenz-Applikation	therapierefraktäre, supraventrikuläre oder auch ventrikuläre Tachykardie
Myokardablation durch Alkoholinjektion in den entsprechenden Koronararterienast	HOCM

7.3 Herzinsuffizienz

Bei Säuglingen und Kindern sind meist beide Ventrikel betroffen (Globalinsuffizienz).

Ätiologie
Je nach Altersgruppe unterschiedlich (☞ Tabelle)

Klinik
- In jedem Alter: Tachy-Dyspnoe, Tachykardie, kalte marmorierte Extremitäten, Zyanose, Ödeme, Hepatomegalie, rasche Gewichtszunahme, Galopprhythmus
- Zusätzlich bei NG und Sgl.: Gedeihstörung, Trinkschwäche, schwaches Schreien
- Zusätzlich bei Kindern/Jgl.: verminderte körperl. Aktivität (fragen nach: Treppensteigen, Spielen mit anderen Kindern), Husten *(Cave:* nicht mit Luftwegsinfekt verwechseln), feuchte RG`s über der Lunge.

Diagnostik
- **Labor:** BB; Elyte (Hyponatriämie durch Wasserretention ?); BGA; BSG, CRP, Temperatur, Blutkultur (schwere Infektion?); Urinstatus, Harnstoff, Kreatinin (Nierenschädigung?)
- **RR:** hypertensive Krise? Hypotonie?
- **EKG:** Myokarditis? Rhythmusstörung? Zeichen der Li.- oder Re.-Herzbelastung?
- **Rö-Thorax:** Kardiomegalie, Lungengefäßzeichnung ↑ vor allem bei L-r-Shunt Vitien, Lungenödem?
- **ECHO:** li.-ventrikuläre Verkürzungsfraktion < 28 %; angeborener Herzfehler?
- Bei besonderer Indikation: Herzkatheter (☞ 7.2.6); Endomyokardbiopsie (Myokarditis, ☞ 7.7.3); Doppler-Sono peripherer Gefäße (große a.-v. Fistel?)
- **!** Invasive Diagnostik und Operation im Allgemeinen erst *nach* Rekompensation durch adäquate medikamentöse Therapie.

DD

Altersabhängige Differentialdiagnose der Herzinsuffizienz					
Ursache		typisches Alter			Kapitel
		NG	Sgl.	Kdr + Jgl.	
Infektiös-toxisch	Sepsis	+	+	+	6.3.1
	Pneumonie	+	+	+	14.3.4
	Hypothyreose	+			10.2.2
	Hyperthyreose		+	+	10.2.3
	Kawasaki-Syndrom		+	+	16.5
Kardial (angeboren)	Kritische Aortenstenose	+	+		7.4.6
	Aortenisthmusstenose	+	+		7.4.5
	Kritische Pulmonalstenose	+	+		7.4.4
	Persistierender Ductus arteriosus	+	+		7.4.3
	Großer VSD	+	+		7.4.1
	Kompletter AV-Kanal	+	+		7.6
	Totale Lungenvenenfehlmündung	+			7.6
	Truncus arteriosus communis	+	+		7.6
	Hypoplastisches Linksherzsyndrom	+			7.6
	Bland-White-Garland-Sy.		+	+	7.6
	a.v.-Fistel (Abd. u. Schädel auskultieren)	+	+		
Kardial (erworben)	Karditis	+	+	+	7.7
	Kardiomyopathie		+	+	7.8
	Rhythmusstörungen	+	+	+	7.9
Sonstiges	Volumenüberlastung (z.B. postoperativ)	+	+	+	
	Hypoglykämie (BZ < 30 mg/dl)	+			4.4.4
	Hochgradige Anämie	+	+	+	17.1
	Hypokalzämie	+			9.4.1
	Z.n. peripartaler Asphyxie	+			4.8

Therapie
kardiogener Schocks ☞ 3.2.5
- **Allgemeine Maßnahmen:**
  - Bettruhe, erhöhter Oberkörper, Beruhigung (evtl. Sedierung)
  - Intensivüberwachung (Monitor, häufige RR-Messung, Pulsoximetrie, Ein- und Ausfuhr bilanzieren, tägl. Gewichtskontrolle, BGA- und BZ-Kontrollen)
  - O_2-Zufuhr mittels Haube oder „Nasenbrille"; z.B. 2–5 l/Min.
  - Häufige, kleine Mahlzeiten, Nahrung evtl. sondieren
- **Flüssigkeitsrestriktion:** 60–80 % des Erhaltungsbedarfs
- ! Bei NG und Sgl. auf ausreichende Kalorienzufuhr achten und Exsikkose vermeiden
- **Diuretika:**
  - Furosemid (Lasix®); akute HI → 0,5–1,0 mg/kg i.v. oder 2 mg/kg p.o. (alle 4–6 h); (Max. 10 mg/kg/d); chron. HI → 1–5 mg/kg/d *(cave:* hypochlorämische Alkalose bei Daueranwendung)
  - Spironolacton (Aldactone®) 4–5 mg/kg/d i.v. oder p.o., nach 5 d 2–3 mg/kg/d; kaliumsparend
- **Digitalis:** pos. inotrop, AV-Überleitungszeit ↑, HF ↓. Dosierung s.u.
- **Dopamin** (Dopamin-Giulini®D) 2–20 µg/kg/Min. dosisabhängige Wirkungen: 2–4 µg/kg/Min. → Vasodilatation und Nierendurchblutung ↑; 4–8 µg/kg/Min. → positiv inotrop und Vasokonstriktion; > 10 µg/kg/Min. → Vasokonstriktion
- **Dobutamin** (Dobutrex®) 2–20 µg/kg/Min.; pos. inotrop und vasodilatierend; evtl. mit Dopamin kombinieren
- **Phosphodiesterase-Inhibitoren:** pos. inotrop und vasodilatierend; z.B. Enoximon (Perfan®) 5–20 µg/kg/Min. NW: Arrhythmien, Thrombos ↓, Transaminasen ↑
- ! Alle pos. inotropen Substanzen verstärken u.U. vorhandene RV- oder LV-Ausflußbahnobstruktionen und können die HI verschlimmern
- **Vasodilatatoren** (zur Nachlastsenkung): akut z.B. Glyceroltrinitrat (Perlinganit®) 0,1–5,0–(15) µg/kg/Min. i.v.; chronisch: z.B. Captopril 0,1–1,5–(5) mg/kg/d p.o., unbedingt einschleichend dosieren, z.B. mit 0,1 mg/kg/d in 3–4 Einzeldosen; dann alle 2 d Dosis verdoppeln, bis Zieldosis erreicht, dabei auf den Blutdruck achten!
- **β-Blocker** (vermindern die Überaktivierung des adrenergen Systems, die als Folge der HI eintritt): z.B. Metoprolol 1,0–3,0 mg/kg/d p.o. in 2 Einzeldosen; Initialdosis 1/10 der Zieldosis, dann sehr langsam steigern über mehrere Wo.; β-Blocker nur zusätzlich zur Standardtherapie; *Cave:* RR!

Digitalisierung
- Normale Aufsättigung: 1. und 2. Tag → 2,5fache Erhaltungsdosis; 3. Tag → 1,5fache Erhaltungsdosis; ab 4. Tag Erhaltungsdosis
- Sehr schnelle Sättigung (z.B. Tachyarrhythmien, ☞ 7.9.1): initial 2,5fache der Erhaltungsdosis; nach 4 und 12 h jeweils 1,25fache der Erhaltungsdosis
- Angestrebter Digoxinspiegel (12 h nach letzter Einnahme): 1–2 ng/ml
- Vor und nach Digitalisierung: EKG, Elyte, Harnstoff und Kreatinin; Dosisanpassung bei Niereninsuffizienz
- KI: lebensbedrohliche Kammerarrhythmien, *relative KI:* RV- oder LV-Ausflußbahnobstruktionen, erhebliche pulmonale Hypertonie
- ! **Erhöhung der Toxizität:** Hypokaliämie, Hyperkalzämie, entzündl. Herzerkrankung (bei Myokarditis → Beginn mit 70–80 % der Erhaltungsdosis), Frühgeborene (mögl. nicht vor 36. SSW einsetzen), zyanot. Vitium.

Erhaltungsdosis verschiedener Digoxine in Abhängigkeit von Alter und KG

Alter [J]	Gewicht [kg]	i.v.-Erhaltungsdosis [mg/d]	Lanitop® oral [Trpf./d]	Lanitop® i.v. / i.m. [ml/d]	Lenoxin® oral [ml/d]	Novodigal® oral [Trpf./d]	Novodigal® i.v. [ml/d]
FG NG	1	0,006		0,06	0,14		0,03
	2	0,012	1	0,12	0,28	1	0,06
1.–4. Wo.	3	0,018	1	0,18	0,43	2	0,09
	4	0,024	1	0,24	0,58	3	0,1
	3–4	0,040	3	0,4	1,0	5	0,2
	5	0,052	3	0,5	1,2	6	0,25
	6	0,060	4	0,6	1,4	7	0,3
	7	0,068	5	0,6	1,6	8	0,3
	8	0,074	5	0,7	1,8	9	0,35
1	9–10	0,080	6	0,8	1,9	10	0,4
	11	0,096	7	0,9	2,3	11	0,45
	12	0,10	7 (oder 1 Tbl.)	1,0	2,4 (oder 2 Tbl.)	12	0,5
2	13–14	0,11	8	1,1	2,6	13	0,55
3	15	0,12	9	1,2	2,9	14	0,6
	16	0,13	9	1,3	3,1	15	0,65
4	17–18	0,14	10	1,4	3,4	17	0,7
5	19	0,15	11	1,5	3,6	18	0,75
	20–21	0,16	12	1,6	3,8	19	0,8
6	22	0,17	12	1,7	4,0	20 (*)	0,85
7	23	0,176	13	1,7	4,2	21	0,85
	24	0,18	13	1,8	4,3	22	0,9
8	25–26	0,19	14	1,9	4,6	23	0,95
9	27	0,2	15 (oder 2 Tbl.)	2,0	4,8 (oder 2 Tbl.)	24	1,0
	28	0,21	15	2,1	5,0	25	1,05
10	30–31	0,22		2,2			1,1
11	32–34	0,23		2,3			1,15
12	36–38	0,25		2,5			1,25
13	40	0,26	2–3 Tbl.	2,6	2–3 Tbl.	1–2 Tbl.	1,3
	42	0,27		2,7			1,35
14	45	0,28		2,8			1,4

Lanitop® (Methyldigoxin): 15 Tr. = 0,2 mg; 1 Tbl. = 0,1 mg; 1 Amp. zu 2 ml = 0,2 mg
Lenoxin® (Digoxin): 1 ml Lenoxin-Liquidum = 0,05 mg; 1 Tbl. Lenoxin-mite = 0,125 mg
Novodigal® (Acetyldigoxin): 10 Trf. = 0,1 mg; 1 Tbl. Novodigal-K = 0,2 mg; 1 Amp. zu 1 ml = 0,2 mg
(Die parenterale Erhaltungsdosis ist bei verschiedenen Digoxinen gleich. Die unterschiedliche enterale Resorption ist in die Tabelle eingearbeitet.)

Sonderfälle
- Bei Brady- oder Tachykardie-induzierter HI: Antiarrhythmika (☞ 7.9.4)
- Bei NG, wenn ein Vitium mit duktusabhängiger Durchblutung der Lunge oder des Körperkreislaufs vorliegt: Duktus offenhalten (TGA, Pulmonalatresie, kritische Pulmonalstenose, Ebstein-Anomalie, hochgradige ISTA, kritische Aortenstenose, hypoplastisches Linksherzsyndrom)
- Therapie des PFC ☞ 4.4.1

Offenhalten des Ductus arteriosus
Nach Rücksprache mit kinderkardiologischem Zentrum Prostaglandin PGE_1 (Minprog Päd®) oder PGE_2 (MINPROSTIN®) mit 0,01–0,1 µg/kg/Min. (initiale Dosis 0,033 µg/kg/Min.) infundieren. Dosis nach klinischem Zustand, Pulsoximetrie, BGA, RR und Urinmenge titrieren. Intensivstation!
NW: Fieber, BZ ↓, RR ↓, Apnoe, Hypoventilation, Arrhythmien, Krämpfe.

7.4 Kongenitale Herzfehler ohne Zyanose

7.4.1 Ventrikelseptumdefekt (VSD)

Defektlokalisationen: im membranösen Teil des Kammerseptums (häufig), im muskulären Teil oder an mehreren Stellen („swiss cheese"; sehr selten).

Hämodynamik
Entscheidend für den L-r-Shunt ist die Defektgröße und das Verhältnis der Widerstände im großen und kleinen Kreislauf. Klin. Symptome meist im Alter von etwa 3 Mon., wenn der Lungengefäßwiderstand physiologischerweise absinkt und der L-r-Shunt zunimmt. Später evtl. *Eisenmenger-Reaktion* (☞ 7.5.3).

Klinik
Abhängig von der Shunt-Größe.
- Kleine und mittelgroße Defekte (Q_P/Q_S < 2, d.h. Shuntvolumen < 50 %): wenig Symptome, evtl. hebender Herzspitzenstoß
- Großer Defekt (Q_P/Q_S > 2, d.h. Shuntvolumen > 50 %): gehäuft bronchopulmonale Infekte, Gedeihstörung, sonstige Zeichen der HI (☞ 7.3); PH.

Diagnostik
- **Auskultation:** 4–5/6 lautes, rauhes Systolikum im 3.–4. ICR li.; Schwirren, hebender Herzspitzenstoß
- **EKG:** Hypertrophie des LV, P-sinistroatriale
- **Rö-Thorax:** je nach Shuntgröße Herzgröße↑; Lungengefäßzeichnung↑; Prominenz des Pulmonalissegmentes
- **Echo:** Darstellung bei kleinen Defekten teilw. nur mit Hilfe des Farbdopplers
- **Herzkatheter:** Indikationsstellung zur OP; Messung des Shuntvolumens; evtl. Inhalation mit O_2, NO oder Prostazyklin (☞ 7.2.6) zur Prüfung der Operabilität bei PH.

Therapie
- **Kleine und mittelgroße Defekte:** meist Spontanverschluß oder Verkleinerung in den ersten Lebensjahren; kardiologische Überwachung; OP evtl. im Vorschulalter
- **Große Defekte:**
  - Behandlung der HI (☞ 7.3)
  - OP-Indikationen: $Q_P/Q_S > 1{,}5$ oder therapierefraktäre HI oder erhebliche, noch nicht fixierte PH
  - OP-Methoden: *Primärkorrektur* des Defektes. Bei komplizierten Formen (z.B. multiple Defekte) zweizeitiges Vorgehen – zunächst *Banding der Pulmonalarterie* (☞ 7.10), dann im 2. Lj. Defektverschluß
  - Inoperabilität bei fixierter PH; Eisenmenger-Reaktion (☞ 7.5.3)
- Endokarditisprophylaxe (☞ 7.7.1).

7.4.2 Vorhofseptumdefekt (ASD)

Zwei Defektlokalisationen:
- Im mittleren und oberen Teil des Vorhofseptums (ASD II)
- Im unteren Anteil des Vorhofseptums, am Übergang zum Kammerseptum (ASD I). *Partieller AV-Kanal* = Kombination eines ASD I mit Mitralklappenspalt.

Klinik: wenig Symptome; gelegentlich Belastungsdyspnoe, Palpitationen, häufig Luftwegsinfekte; evtl. Rhythmusstörungen.

Diagnostik
- **Auskultation:** kein Geräusch durch den Defekt selbst! 2–3/6 Systolikum im 2.–3. ICR li. (durch relative Pulmonalstenose); fixierte Spaltung des II. Tones
- **EKG:** beim ASD II → Steil- oder Rechtstyp mit RV-Hypertrophie und Rechtsschenkelblock; beim ASD I → ausgeprägter bis überdrehter Linkstyp
- **Rö-Thorax:** Herzgröße↑; prominentes Pulmonalissegment; Lungengefäßzeichnung↑
- **Echo:** Defekt direkt oft nicht sicher darzustellen, da die dünne Membran der Fossa ovalis auch bei Gesunden häufig echokardiographisch nicht zu sehen ist. Darstellung des transatrialen Shunts mit dem Farbdoppler
- **Herzkatheter:** zum Ausschluß von Begleitfehlbildungen und zur Bestimmung der Hämodynamik

Therapie
Spontanverschluß häufiger als früher angenommen!
- Operativer oder interventioneller Verschluß im Vorschulalter
- Interventioneller Verschluß meist möglich bei zentralen, nicht zu großen Defekten (≤ 20–26 mm je nach Körpergröße)
- Indikationen zum Verschluß: $Q_p/Q_s > 1{,}5$, klin. Symptome, PH oder Rhythmusstörungen
- Endokarditisprophylaxe (☞ 7.7.1) nur bei zusätzlichem Mitralklappenspalt.

7.4.3 Persistierender Ductus arteriosus (PDA)

Bei termingeborenen NG meist aufgrund einer strukturellen Anomalie; späterer Spontanverschluß selten. Bei FG dagegen Zeichen der Unreife; späterer Spontanverschluß häufig.

Klinik: Symptome nur bei großem Shunt; Dyspnoe, Gedeihstörungen, gehäuft bronchopulmonale Infekte, Zeichen der HI (☞ 7.3); bei FG Entwöhnung von Beatmung oft nicht möglich.

Diagnostik
- Lebhafte periphere Pulse; RR-Amplitude ↑ mit erniedrigtem diastol. Wert
- **Auskultation:** in den 1. Lebenswochen oft nur systolisches Geräusch, später kontinuierliches systol.-diastol. Geräusch über dem 2. ICR li. und am Rücken
- **EKG:** Hypertrophie des LV oder biventrikuläre Hypertrophie
- **Rö-Thorax:** Herzgröße ↑; prominentes Pulmonalissegment; Lungengefäßzeichnung ↑, Aorta weit
- **Echo:** dopplersonographischer Nachweis einer retrograden diastolischen Strömung im Hauptstamm der A. pulmonalis (***DD:*** Bland-White-Garland-Sy., ☞ 7.6)
- **!** PDA im 2-D-Bild nicht mit einem Ast der A. pulmonalis verwechseln.

Therapie
- Behandlung der HI (☞ 7.3)
- Meist interventioneller Verschluß möglich; lediglich bei kleinen FG noch operativ
- Indikation zum Verschluß: HI; *jeder* PDA nach dem 1. Lj.
- Endokarditisprophylaxe bis zum Duktusverschluß (☞ 7.7.1).

Besonderheiten bei Frühgeborenen
- Basistherapie: Flüssigkeitsrestriktion, Furosemid, Verbesserung der Oxygenierung, evtl. Transfusion bei HK < 45 %
- Medikamentöser Duktusverschluß: Indometacin (z.B. Vonum®): 3 x 0,2 mg/kg i.m. oder als Kurzinfusion jeweils im Abstand von 12 h; evtl. 3 weitere Dosen
  - **KI:** Hirnblutung, Oligurie, Thrombos ↓
  - **NW:** Thrombozytenaggregation ↓, transiente Niereninsuffizienz, intestinale Probleme
- Bei Therapieversagen: OP.

7.4.4 Pulmonalstenose (PS)

Man unterscheidet valvuläre (90 %), infundibuläre (= muskuläre Einengung der RV-Ausflußbahn), supravalvuläre und periphere Stenosen.

- Leichte Stenose: Druckgradient < 30 mmHg
- Mittelschwere Stenose: Druckgradient 30–80 mmHg
- Schwere Stenose: Druckgradient > 80 mmHg
- Kritische Stenose: schwere Stenose mit HI und Zyanose im frühen Sgl.-Alter.

Klinik
- Leichte Stenose: meist keine Symptome
- Mittelschwere Stenose: Belastungsdyspnoe
- Schwere Stenose: Ruhedyspnoe, Rechtsherzinsuffizienz, periphere Zyanose (☞ 7.1.1); oft durch Entwicklung einer sekundären infundibulären Hypertrophie allmähliche Zunahme der Symptomatik.

Diagnostik
- **Auskultation:** 3–5/6 rauhes oder fauchendes Systolikum 2. und 3. ICR li. parasternal; evtl. tastbares Schwirren; fixierte Spaltung des II. Tones
- **EKG:** rechtsventrikuläre Hypertrophie; Steil- bis Rechtstyp; P-dextrocardiale
- **Rö-Thorax:** normale Herzgröße; Prominenz des Pulmonalisbogens; bei schwerer Stenose verminderte Lungengefäßzeichnung; bei kritischer Stenose Herzgröße ↑
- **Echo:** bei valvulärer Stenose systolische Domstellung der Pulmonalklappe; Abschätzung des Druckgradienten
- **Herzkatheter:** Messung des Druckgradienten; evtl. anschließend Ballondilatation.

Therapie
- Behandlung bei HI (☞ 7.3); bei kritischer Stenose: Offenhalten des Duktus (☞ 7.3)
- Endokarditisprophylaxe (☞ 7.7.1)
- Druckgradient < 50 mmHg: keine Therapie; Druckgradient > 50 mmHg: Ballondilatation (☞ 7.2.7)
- OP-Indikationen: nicht durchführbare Ballondilatation

Tips & Tricks
- Eine Pulmonalklappeninsuffizienz postoperativ oder nach Dilatation ist meist ohne klinische Bedeutung
- **Keine pos. inotropen Substanzen** wegen der sekundären infundibulären Hypertrophie (= dynamische Stenose).

7.4.5 Aortenisthmusstenose (ISTA)

Einengung der Aorta descendens kurz nach dem Abgang der linken A. subclavia. Präduktale Stenose (= infantile Form der ISTA): Symptombeginn im NG-Alter. Postduktale Stenose (= Erwachsenenform): Symptome meist nach der Säuglingszeit.

Hämodynamik
Durch die Stenose Druckerhöhung in den Hals-Arm-Gefäßen. Entwicklung eines Kollateralkreislaufs über die Aa. intercostales → Rippenusuren. Bei der präduktalen Stenose besteht meist ein PDA, der die untere Körperhälfte versorgt.

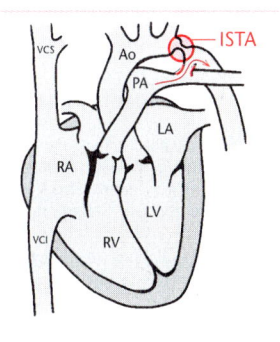

Abb. 7.9: Präduktale ISTA [L 157].

Klinik

- Fuß- und Femoralispulse nicht oder nur abgeschwächt tastbar
- In der NG-Zeit: Zeichen der akuten HI (☞ 7.3), Niereninsuffizienz, Verbrauchskoagulopathie; klinisches Bild einer Sepsis!
- Außerhalb der NG-Zeit: wenig Symptome; rezidivierende Kopfschmerzen, Wadenschmerzen nach längerem Gehen, zufällige Entdeckung eines erhöhten Blutdrucks, rezidivierendes Nasenbluten (☞ 7.12.1).

Diagnostik

- **Auskultation:** 2–3/6 Systolikum im 3. + 4. ICR li. parasternal und am Rücken; lauter II. Herzton
- **RR-Messung** an allen 4 Extremitäten: RR an den Beinen ↓; normalerweise ist der systol. RR an den Beinen 10–20 mmHg höher als an den Armen; bei RR-Differenz zwischen li. und re. Arm ist evtl. die li. A. subclavia in den Stenosebereich einbezogen
- **EKG:** linksventrikuläre Hypertrophie; normale ST-Strecke und T-Welle
- **Rö-Thorax:** im Säuglingsalter Herzgröße↑; nach dem 10. Lj. Rippenusuren
- **Echo:** Darstellung der Stenose und Messung des Druckgradienten
- **Herzkatheter:** Diagnostik begleitender intrakardialer Defekte; Ballondilatation (☞ 7.2.7).

Therapie

- Behandlung der HI, u.a. durch Offenhalten des Duktus (☞ 7.3)
- Bei symptomat. NG: sofortige Operation nach Rekompensation bzw. an einigen Zentren Ballondilatation (dann häufig kurzfristiges Rezidiv)
- Bei älteren Kindern primär oder im Fall einer Restenose: Ballondilatation (ggf. mit Stent-Implantation) oder Operation
- OP-Methode: Exzision der Stenose und End-zu-End-Anastomose
- **Postoperative Probleme:** Niereninsuffizienz; bleibende Querschnittslähmung; bei OP oder Ballondilatation nach dem 10. Lj.: häufiger persistierende Hypertonie;
- Endokarditisprophylaxe (☞ 7.7.1).

7.4.6 Aortenstenose (AS)

Lokalisation valvulär (häufig), subvalvulär und supravalvulär. Williams-Beuren-Sy. = supravalvuläre AS + Hyperkalzämie (+ evtl. periphere Pulmonalstenose). Wegen hoher Druckbelastung des LV bei gleichzeitig relativ niedrigem Druck in den Koronararterien (Unterschied zur ISTA!) frühzeitige Myokardschädigung.

- Leichte Stenose: Druckgradient < 50 mmHg
- Mäßiggradige Stenose: Druckgradient 50–80 mmHg
- Hochgradige Stenose: Druckgradient > 80 mmHg
- Kritische Stenose: Stenose mit akuter HI im Säuglingsalter.

Klinik: im Säuglingsalter Zeichen der HI (☞ 7.3); jenseits des 10. Lj. Belastungsdyspnoe, Synkopen, Rhythmusstörungen, Angina-pectoris-Anfälle.

Diagnostik
- **Auskultation:** 3–5/6 rauhes Systolikum im 2. ICR re. oder 3. ICR li. parasternal; Fortleitung in Karotiden und Rücken; paradoxe Spaltung des II. Herztones
- **EKG:** LV-Hypertrophie, evtl. ST-Strecken ↓ und T-Welle neg. → Alarmzeichen
- **Rö-Thorax:** LV-Hypertrophie
- **Echo:** „Domstellung" der Aortenklappe bei valvulärer Stenose; Abschätzung des Druckgradienten
- **Herzkatheter:** zur Druckmessung und evtl. Ballondilatation ☞ 7.2.7

DD: hypertrophe obstruktive Kardiomyopathie (☞ 7.8.1).

Therapie
- Behandlung der HI (☞ 7.3), dabei Vorsicht mit nachlastsenkenden Medikamenten (z.B. Nifedipin, Nitroprussid), bei kritischer Stenose: Offenhalten des Duktus (☞ 7.3)
- anschließend Entscheidung zur Operation oder Ballondilatation
- **Indikation:** kritische Stenose oder Druckgradient > 60 mmHg oder erhebliche Beschwerden und Erregungsrückbildungsstörungen im EKG
- Endokarditisprophylaxe (☞ 7.7.1)
- **Postoperative Probleme:** gefährliche Rhythmusstörungen, Aorteninsuffizienz, oft späterer Klappenersatz notwendig.

7.5 Kongenitale Herzfehler mit Zyanose

7.5.1 Fallot-Tetralogie (TOF)

Kombination von Pulmonalstenose, VSD, über dem VSD „reitende" Aorta und sekundärer rechtsventrikulärer Hypertrophie.

Hämodynamik
Klassischerweise R-l-Shunt mit deutl. Zyanose, da die „reitende" Aorta Blut aus beiden Kammern erhält. Lungendurchblutung ↓.
- **Hypoxämischer Anfall:** durch überschießende Kontraktion des Infundibulums konsekutive Verminderung der Lungendurchblutung und Verstärkung des R-l-Shunts
- **Pink-Fallot:** Lungendurchblutung auf Grund einer nur geringen PS und nicht wesentlich überreitender Aorta vermehrt → keine Zyanose.

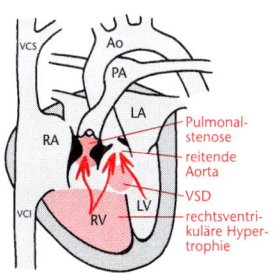

Abb. 7.10: Fallot-Tetralogie [L 157]

Klinik
- Milder und unauffälliger Verlauf in den ersten Lebenswochen oder -monaten; mit zunehmender körperlicher Aktivität oder bei hochgradiger PS Zyanose, Dyspnoe, Gedeihstörung; Trommelschlegelfinger; Uhrglasnägel
- Hypoxämischer Anfall: meist nach dem Schlaf; zunächst Unruhe, Hyperventilation und Verstärkung der Zyanose; dann Umschlagen in starke Blässe; evtl. Bewußtlosigkeit, Krämpfe.

Diagnostik
- **Auskultation:** 3–5/6 Systolikum 2.–4. ICR li.; II. Herzton laut und *nicht* gespalten
- **EKG:** Rechtstyp; P dextrocardiale; rechtsventrikuläre Hypertrophie
- **Rö-Thorax:** Herzgröße normal; „leeres" Pulmonalsegment; Holzschuhform des Herzens; Lungengefäßzeichnung ↓
- **Echo:** Darstellung des VSD, der „reitenden" Aorta und der Pulmonalstenose
- **Herzkatheter:** zur OP-Planung.

Therapie
- **Basismaßnahmen:** reichl. Flüssigkeitszufuhr, insbesondere vor und während operativer Eingriffe und bei Infektionen; ausreichend hoher Hkt → 50–60 %
- **Hypoxämischer Anfall:** O_2-Zufuhr; „Hockerstellung" durch Anziehen der Knie an die Brust in Seitenlage des Kindes; Propranolol 0,1 mg/kg langsam i.v.; Morphin 0,1 mg/kg s.c.; evtl. parenterale Infusion von Glukose-Elyt-Lsg.; *keine* pos. inotropen Medikamente
- **Endokarditisprophylaxe** (☞ 7.7.1)
- Operatives Vorgehen: Korrektur-OP bald nach Diagnosestellung, möglichst *vor* dem ersten hypoxämischen Anfall; bei ungünstiger Anatomie zunächst Anlage einer *aorto-pulmonalen Anastomose* (☞ 7.10), dann im 1.–2. Lj. Korrektur-OP
- Korrektur-OP: Verschluß des VSD und Erweiterung der RV-Ausflußbahn jeweils mittels eines Flicken
- Postoperative Probleme: Pulmonalinsuffizienz; höhergradiger AV-Block; Rhythmusstörungen; HI.

7.5.2 Transposition der großen Gefäße (TGA)

- *Zyanose bereits in der NG-Zeit durch fehlerhafte Verbindung der Ventrikel und großen Gefäße: RV → Aorta und LV → Pulmonalarterie (sog. d-TGA).*
- *Korrigierte L-TGA (selten): keine Zyanose, da die Transposition der Gefäße durch eine angeborene zusätzliche Vertauschung der Ventrikel wieder korrigiert ist.*

Hämodynamik
Parallelschaltung des großen und kleinen Kreislaufs; Oxygenierung des Blutes im Körperkreislauf nur durch Querverbindungen zum Lungenkreislauf möglich: offenes Foramen ovale und/oder PDA.

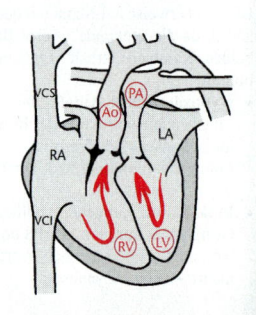

Abb. 7.11:
Schema einer d-TGA [L 157]

Klinik: Symptombeginn kurz nach Geburt; tiefe Zyanose (*DD:* PFC/PPHN ☞ 4.7.2); Tachy-Dyspnoe; HI (☞ 7.3).
! Intrauterin ist die d-TGA nicht bemerkbar → oft „dicke" Kinder.

Diagnostik
- **Labor:** BGA, BZ, Elyte, Hkt, BB und CRP (zur Differenzierung anderer Ursachen von Zyanose und Herzinsuffizienz)
- **EKG:** unspezifisch
- **Rö-Thorax:** Herzgröße↑; querovale Form des Herzens mit schmalem Gefäßband → „Ei am Faden"
- **Echo:** Parallelstellung der großen Gefäße: Aorta vorn und Pulmonalis hinten
- **Herzkatheter:** Ausschluß begleitender Fehlbildungen; Ballonatrioseptostomie nach *Rashkind* (☞ 7.2.7).

Therapie
- **Stabilisierung:** reichl. Flüssigkeitszufuhr; evtl. Transfusion oder Gabe von Eiweiß-Lösungen 5–10 ml/kg; O_2-Zufuhr; evtl. Intubation und Beatmung; Behandlung der HI, u.a. mit Offenhalten des Duktus (☞ 7.3)
- **OP-Methoden:** „arterial switch" (☞ 7.10); in Ausnahmefällen Vorhofumkehr
- **Postoperative Probleme:** nach Senning oder Mustard-OP→ Rhythmusstörungen; Stenosen im Tunnelbereich. Nach *switch-OP*→ Koronararterienstenosen; Aortenklappeninsuffizienz, supravalvuläre Pulmonalstenose.

7.5.3 Pulmonale Hypertonie (PH); Eisenmenger-Reaktion

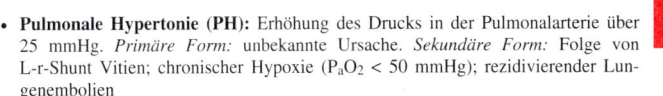

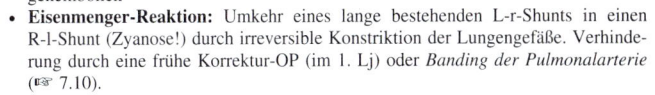

- **Pulmonale Hypertonie (PH):** Erhöhung des Drucks in der Pulmonalarterie über 25 mmHg. *Primäre Form:* unbekannte Ursache. *Sekundäre Form:* Folge von L-r-Shunt Vitien; chronischer Hypoxie ($P_aO_2 < 50$ mmHg); rezidivierender Lungenembolien
- **Eisenmenger-Reaktion:** Umkehr eines lange bestehenden L-r-Shunts in einen R-l-Shunt (Zyanose!) durch irreversible Konstriktion der Lungengefäße. Verhinderung durch eine frühe Korrektur-OP (im 1. Lj) oder *Banding der Pulmonalarterie* (☞ 7.10).

Bei einer *fixierten* PH ist der Herzfehler inoperabel. Unterscheidung zwischen einer fixierten und einer noch nicht fixierten PH mit Hilfe des O_2-*Testes* (☞ 7.2.6) bzw. der Inhalation von NO oder Prostazyklin.

Therapie der fixierten PH
Intermittierende, nächtliche O_2-Atmung; Digitalisierung bei Herzinsuffizienz; zur Thromboseprophylaxe ASS 5–10 mg/kg/d oder Vitamin-K-Antagonisten, *Beispiel:* Marcumar®; Vasodilatatoren meist kontraindiziert; Herz-Lungen-Transplantation (umstritten).

Eine chronische Hypoxie z.B. bei Mukoviszidose oder Kindern mit obstruktiven Atemwegsveränderungen kann zu einer PH führen. Bei Verdacht nächtliche Pulsoximetrie. Kinder mit M. Down und Tonsillenhyperplasie → rechtzeitige Tonsillektomie sowie evtl. Versorgung mit einer Gaumenplatte.

7.6 Weitere Herzfehler

Bezeichnung	Definition	Klinik	Therapie
Kompletter Atrioventrikularkanal (kompletter AV-Kanal)	inlet-VSD + ASD I + Vorliegen nur eines AV-Klappenrings mit einer gemeinsamen Klappe	HI in der frühen Säuglingszeit; frühe PH; häufig bei M. Down; EKG: überdrehter Lagetyp; Rö-Thorax: Lungengefäßzeichnung ↑; bei PH Kalibersprung	medikamentös: Ther. der HI OP: Korrektur-OP nach RASTELLI (☞ 7.10);
Bland-White-Garland-Sy. (Koronaranomalie)	Fehlabgang der li. Koronararterie aus der A. pulmonalis	Mitralinsuffizienz-Geräusch; HI; EKG: tiefe Q-Zacken in I, aVL, V$_{4-6}$ und ST-Veränderungen Fardoppler: diast. Turbulenz im Pulmonalishauptstamm – nicht mit PDA verwechseln!	„Umpflanzung" der li. Koronararterie in die Aorta oder Umleitung des Blutes über einen künstlichen Tunnel durch die A. pulmonalis
Hypoplastisches Linksherzsy. (HLHS)	Hypoplasie LV, Aorta und Mitralis	postpartale Zyanose (R-l-Shunt über PDA); frühe, schwerste HI	dreistufige NORWOOD-Operation oder Herztransplantation
Mitralklappenprolaps (MKP)	syst. Vorwölbung von 1 oder 2 Mitralsegeln in LA	Palpitationen, Arrhythmien, spätsyst. Extraton, evtl. Systolikum; meist ohne Beschwerden; ECHO: Darstellung des MKP	Behandlung der Arrhythmie wenn symptomatisch; nur bei Mitralinsuff. Endokarditisprophylaxe (☞ 7.7.1)
Pulmonalatresie (PA)	völlige Obliteration der Pulmonalklappe. Mit VSD: RV gut ausgebildet. Ohne VSD: RV hypoplastisch	wenig Symptome solange Duct. art. offen; sonst Zyanose Rö-Thorax: Lungengefäßzeichnung ↓; Doppler: kein Fluß durch die Pulmonalklappe	Duktus mit Prostaglandin offen halten (☞ 7.3) OP: primäre Korrektur-OP oder palliativ aortopulmonale Anastomose (☞ 7.10) bzw. Katheterintervention (☞ 7.2.7)
Trikuspidalatresie	Trikuspidalklappe fehlend; RV hypoplastisch; immer zusätzlich ASD	Lungendurchblutung ↑, ↓ oder normal; HI; EKG: P dextrokardiale, Linkstyp und LV-Hypertrophie	je nach Lungendurchblutung Banding (☞ 7.10) oder aortopulm. Anastomose; im Alter v. 1–4 J. mod. Fontan-OP (☞ 7.10)
A. lusoria	fehlerh. Abgang der A. subclavia dext. distal der A. subclavia sin. + Kreuzung auf die Gegens. hinter d. Ösophagus (20 % zw. Trachea und Ösophagus)	Schluckbeschwerden erst bei älteren Kindern; Breischluck: Impression der hinteren Ösophaguskontur im 1. schräg. Durchmesser (cave: nicht mit normaler Ösophagus-Peristaltik verwechseln)	Absetzen der A. subclavia dext.

Weitere Herzfehler

Bezeichnung	Definition	Klinik	Therapie
Aortopulmonales Fenster	offene Verbindung zwischen A. ascendens u. Pulmonalis-Hauptstamm	großer L-r-Shunt; kontinuierliches, syst.-diastol. Geräusch wie beim PDA; HI; PH; Farbdoppler: Blutfluß über den Defekt	Trennung der Gefäße und Defektverschluß mittels Patch
Cor triatriatum sinistrum	alle Lungenvenen führen in einen 3. „Vorhof", der vom LA durch eine meist perforierte Membran abgetrennt ist	Dyspnoe, Lungenödem, HI; ECHO: Membran darstellbar	Exzision der Membran
Doppelter Aortenbogen	Persistenz des paarig angelegten Aortenbogens, der Trachea u. Ösophagus umschließt; meist unterschiedl. Kaliber	Schluckbeschwerden, Stridor, gehäuft bronchopulmonale Infekte Diagnostik: Kernspintomographie	Absetzen des kleineren, meist vorn gelegenen Bogens
DoubleOutlet-Right-Ventricle (DORV)	gemeinsamer Ursprung der großen Gefäße aus dem RV; kombiniert mit VSD u. evtl. PS	ohne PS: frühe HI; mit PS: frühe Zyanose	VSD-Verschluß so, daß der LV das Blut über den VSD in die Aorta pumpt u. Erweiterung der RV-Ausflußbahn mittels Patch
Ebstein-Anomalie	Verlagerung von 1 o. 2 Trikuspidalklappensegeln in den RV mit Einbeziehung eines Teils des RV in den RA	Zyanose, R-l-Shunt durch das Foramen ovale, evtl. HI; EKG: Rechtsschenkelblock; ECHO: Trikuspidalklappe in Richtung Herzspitze verlagert	bei HI medikamentös; evtl. Plastik des Trikuspidalklappenrings; evtl. mod. Fontan-OP
Komplette Lungenvenenfehlmündung (TAPVR)	Mündung aller 4 Lungenvenen in einen Sinus, der Anschluß an RA oder V. cava superior hat;	HI; Lungendurchblutg. ↑; Zyanose; EKG: P dextrokardiale, Rechtstyp, RV-Hypertrophie; Rö-Thorax: „Schneemannfigur"	bei krit. kranken NG Rashkind-Manöver (☞ 7.2.7); oder sofort Korrektur-OP
Singulärer Ventrikel	gem. Ventrikel mit beiden AV-Klappen; mögliche Begleitfehlbildung: PS, TGA, eine gemeinsame AV-Klappe	bei Komb. mit PS: Zyanose u. hypoxämische Anfälle. ohne PS: frühe HI	je nach Lungendurchblutung Banding (☞ 7.10) o. aorto.-pulm. Anastomose; mit 1–4 J. mod. Fontan-OP (☞ 7.10)
Truncus arteriosus communis	Aorta u. A. pulmonalis sind zu einem gemeinsamen Gefäßstamm verschmolzen, der über einem VSD entspringt	Lungendurchblutung; HI; PH; ECHO: nur ein grosses Gefäß mit großem Durchmesser; Trunkusklappe oft insuffizient oder stenotisch	VSD-Verschluß u. Absetzen der Pulmonalis-Äste vom Trunkus u. Anschluß an RV mit Gefäßprothese

7.7 Entzündliche Herzerkrankungen

7.7.1 Endokarditis

Entzündung der gesamten Herzinnenwand, insbesondere der gefäßlosen Herzklappen. Ätiol.: rheumatisch (Rheumatisches Fieber, ☞ 16.3), Bakterien, Viren, Pilze, Protozoen.
Erreger: St. viridans (50 %; subakuter Verlauf = Endokarditis lenta; vorgeschädigte Klappen), St. aureus (20 %; hochakuter Verlauf; keine Vorschädigung), gramneg. Bakt. (15 %), Pilze (selten).

Klinik: Fieber, Müdigkeit, neues oder verändertes Herzgeräusch, Splenomegalie, Petechien, sept. Embolien, fokale neurolog. Zeichen, Meningismus.

Diagnostik
- **Labor:** Leukozytose; Anämie; CRP und BSG ↑; Rheuma-Faktor und kardiale AK positiv (als Zeichen immunologischer Begleitreaktion); evtl. Verlaufsparameter); Hämaturie; Proteinurie; mind. 3 Blutkulturen in kurzem Abstand
- **Echo:** Vegetationen (> 2 mm Durchmesser nachweisbar); Klappeninsuffizienz; Ventrikelfunktion ↓
- **EKG, Rö-Thorax.**

Therapie
- **Strenge Bettruhe**; intravenöse antibiotische Therapie über 4–6 Wo.
- **Akuter Verlauf** (meist Z.n. Herz-OP, Drogenabhängigkeit, künstliche Herzklappe): sofort nach Blutkultur breite antibiot. Therapie. Initial: Ampicillin + Gentamicin + Flucloxacillin. Bei Penicillin-Allergie: Cefotaxim + Gentamicin oder Vancomycin + Gentamicin. Umsetzen entsprechend Antibiogramm
- Subakuter Verlauf: Erregerdiagn. kann abgewartet werden. Evtl. Umsetzen entsprechend Antibiogramm
- Antibiotika-Dosierungen ☞ 27.2 (hoch dosieren!)

! Wird kein Erreger gefunden, an Histoplasma, Candida oder Q-Fieber denken!

KO: HI (☞ 7.3); chron. Klappenfehler (evtl. Klappenersatz); Abszesse; Rhythmusstörungen (☞ 7.9).

Endokarditisprophylaxe
Bei Kindern mit kardiovaskulären Fehlbildungen vor *allen* instrumentellen Eingriffen therapeutischer oder diagnostischer Art. Durchführung je nach Risiko.
- **Risiko-Gruppe A:** ASD II; mehr als 6 Mon. nach Korrektur eines ASD II oder VSD; Z.n. Duktusdurchtrennung; Mitralklappenprolaps ohne Mitralinsuffizienz → *keine Prophylaxe*
- **Risiko-Gruppe B:** alle übrigen Herz- oder Gefäßmißbildungen (auch nach OP); Mitralklappenprolaps mit Mitralinsuffizienz; hypertr. obstruktive Kardiomyopathie
- **Risiko-Gruppe C:** künstl. Herzklappen; sonstiges Fremdmaterial; aorto-pulmonale Shunts; Z.n. bakt. Endokarditis.

Durchführung der Endokarditisprophylaxe **

Penicillin-allergie	Mund-, Rachenraum (z.B. zahnärztl. Eingriff)	GIT, Harnwege (z.B. Zystoskopie, Darm-OP)	Haut (z.B. Abszeßinzision)
Risiko-Gruppe B (einmalige Gabe 30–60 Min. vor Eingriff)			
Nein	Penicillin p.o.	Ampicillin i.v.	Flucloxacillin p.o./i.v.
Ja	Clindamycin p.o.	Vancomycin i.v.	Clindamycin p.o.
Risiko-Gruppe C (Gabe zu Beginn des Eingriffs und 1 x 8 h später)			
Nein	Penicillin i.v. + Gentamicin i.v.	Ampicillin i.v. + Gentamicin i.v.	Flucloxacillin i.v. + Gentamicin i.v.
Ja	Clindamycin i.v. + Gentamicin i.v.	Vancomycin i.v. + Gentamicin i.v.	Clindamycin i.v. + Gentamicin i.v.

Antibiotika-Dosierung zur Endokarditisprophylaxe **

Antibiotikum (Beispiel)	Einzeldosis [i.v./p.o.]	Maximaldosis
Penicillin (Penicillin „Grünenthal"®, Isocillin®)	50 000 E/kg	2 Mega
Ampicillin (Binotal®)	50 mg/kg	2 g
Flucloxacillin (Staphylex®)	50 mg/kg	2 g
Gentamicin (Refobacin®)	2 mg/kg	80 mg
Vancomycin (Vancomycin „Lilly"®)	20 mg/kg *	1 g *
Clindamycin (Sobelin®)	15 mg/kg	600 mg

* = Als Kurzinfusion über 1 h
** = Deutsche Gesellschaft für Pädiatrische Kardiologie

- Gute Zahnpflege und regelmäßige zahnärztliche Kontrollen
- Fieber-Ursache bei Kindern mit Herzfehlern abklären
- Bei manifesten bakt. Infektionen konsequente antibiot. Therapie über 8–12 Tage.

7.7.2 Perikarditis

Ätiologie: wie Myokarditis (☞ 7.7.3); Infusionsperikarditis (perforierter ZVK!). *Postperikardiotomie-Sy.:* ca. 1–2 Wo. nach Herz-OP als unspez. Begleitreaktion.

Klinik: retrosternaler Schmerz; Beklemmungsgefühl (im Liegen stärker); Dyspnoe; Perikardreiben (atemunabhängig; *nicht* bei Perikard-Erguß); oft Pleurareiben als Mitbeteiligung (atemabhängig).

Diagnostik: Rö-Thorax (dreieckförmige und vergrößerte Herzsilhouette; Ausnahme: Perikarditis constrictiva bei Tbc); EKG (Niedervoltage, leichte ST-Hebung, später abgeflachte oder neg. T-Welle); Echo (Perikarderguß).

Therapie

- Behandlung der Grundkrankheit; evtl. Analgetika und Antiphlogistika (z.B. ASS 30–50 mg/kg/d)
- Perikardpunktion (Diagnostik und Therapie)
- bei purulentem Perikarderguß oder häufigen Rezidiven operative Perikardfensterung; bei P. constrictiva durch Tbc radikale Perikardektomie

! Bei großem Perikarderguß Zeichen der Einflußstauung und Gefahr der Herztamponade → notfallmäßige Perikardpunktion.

7.7.3 Myokarditis

Ätiologie

- Viren: Coxsackie B (häufig!), Cytomegalie, ECHO, Röteln, Ebstein-Barr, Mumps, Varizellen, Influenza
- Bakterien und Parasiten: Mykoplasmen, Lues, Tbc, Toxoplasmose, Borrelien
- Sonstiges: Diphtherie-Toxin, rheumatoide Arthritis, Kollagenosen, Sepsis.

Klinik: Tachy-Dyspnoe, Arrhythmien, sonstige Zeichen der HI (☞ 7.3).

Diagnose

- **Auskultation:** Galopprhythmus, Systolikum
- **Labor:** BSG ↑; GOT und LDH ↑; CK und CK-MB ↑; serologische Erregerdiagnostik, anti-myolemmale-AK und anti-sarkolemmale-AK
- **Rö-Thorax:** Kardiomegalie, Pleuraerguß ? Lungenstauung?
- **EKG:** ST-Strecke ↓, T-Welle neg., AV-Block, Extrasystolen
- **Echo:** linksventrikuläre Verkürzungsfraktion ↓
- **Herzkatheter** mit Endomyokardbiopsie: Ausschluß einer Koronaranomalie; Licht- und Elektronenmikroskopie; Virushybridisierung.

DD

Dilatative Kardiomyopathie (☞ 7.8.2), Bland-White-Garland-Sy. (☞ 7.6), sekundäre Kardiomyopathie.

Therapie

- Strenge Bettruhe; Intensivüberwachung; Behandlung der Grundkrankheit
- Behandlung der HI (☞ 7.3); Digitalisierung mit 80 % der Erhaltungsdosis beginnen
- Behandlung schwerer Rhythmusstörungen (☞ 7.9)
- Evtl. Thrombozytenaggregationshemmung (ASS 1–2 mg/kg/d)

! **Keine Kortikoide** (Ausnahme: Prednison + Azathioprin bzw. Cyclosporin A bei *chron. lymphozytärer Myokarditis*, die vorher bioptisch gesichert werden muß).

7.8 Kardiomyopathien

7.8.1 Hypertrophe obstruktive Kardiomyopathie (HOCM)

Synonym: idiopathische, hypertrophe Subaortenstenose. Isolierte Hypertrophie der basalen Anteile des interventrikulären Septums mit Obstruktion der linksventrikulären Ausflußbahn. Evtl. zusätzlich rechtsventrikuläre Obstruktion. Familiäre Häufung.

- **Klinik:** selten Beschwerden; Müdigkeit, Palpitationen, Belastungsdyspnoe, Angina pectoris, Synkope
- **Diagnose:**
  - Auskultation: rauhes spindelförmiges Systolikum
  - Rö-Thorax: Herzgröße ↑
  - EKG: LV-Hypertrophie, spitzwinklig neg. T-Welle, ST ↑ oder ↓
  - Echo: Septum-Dicke ↑, Verhältnis Septum/Hinterwand-Dicke > 1,3; systolische Vorwärtsbewegung des vorderen Mitralsegels, Druckgradient
- **DD:** Aortenstenose (☞ 7.4.6), sekundäre Kardiomyopathie mit Hypertrophie
- **Therapie:**
  - 3–7 mg/kg/d Verapamil (z.B. Isoptin®) p.o.; β-Blocker ineffektiv
  - Antiarrhythmika und 5 mg/kg/d ASS bei Vorhofflimmern
  - Bei Versagen der medikamentösen Therapie, Druckgradient > 50 mmHg und starken Beschwerden: operative Myektomie oder interventionelle Myokardablation durch Alkoholinjektion in einen entsprechenden Koronararterienast
  - Keine starke körperliche Belastung
- **KO:** plötzlicher Herztod; Thrombembolien; Arrhythmien
- **Prognose:** schlecht bei Symptombeginn < 2 J.

> **Tips & Tricks**
> - Keine positiv inotropen Substanzen (z.B. Digitalis, Katecholamine, Phophodiesterae-Inhibitoren) und keine Vasodilatatoren (z.B. Nitro-Präparate) da Verstärkung des Druckgradienten
> - Geschwister und Mutter ebenfalls untersuchen!

7.8.2 Dilatative Kardiomyopathie (DCM)

Erhebliche ventrikuläre Dilatation mit verminderter systolischer Funktion unbekannter Ursache (Z.n. Virusmyokarditis?). Ausschlußdiagnose.

- **Klinik:** Tachy-Dyspnoe, periphere Zyanose, sonstige Zeichen der HI
- **Diagnose:**
  - EKG: linksventrikuläre Hypertrophie, Repolarisationsstörungen, Arrhythmie; bei Infarkt-Bild: V.a. Bland-White-Garland-Syndrom (☞ 7.6)
  - Rö-Thorax: Kardiomegalie, Lungenstauung?
  - Echo: Ventrikeldilatation, linksventrikuläre Verkürzungsfraktion < 28 %
- ! Unbedingt zusätzliche Diagnostik zur Abgrenzung einer sekundären Kardiomyopathie (nicht myokardiale Ursache oder Teil einer Systemerkrankung, z.B. Z.n. Adriamycin- oder Strahlentherapie; Stoffwechsel- und neuromuskuläre Erkrankungen; Speichererkrankungen; Karnitinmangel; Kollagenosen)

- **DD:** Myokarditis (☞ 7.7.3)
- **Therapie:** Intensivüberwachung; Therapie der HI (☞ 7.3) und der Rhythmusstörungen (☞ 7.9); Emboliephylaxe mit ASS 5–10 mg/kg/d. Bei Versagen der konservativen Therapie evtl. Herztransplantation.

7.8.3 Sekundäre Kardiomyopathien

Beruhen auf nicht myokardialer Ursache oder sind Teil einer Systemerkrankung.

Klinik: meist wie bei dilatativer Kardiomyopathie (☞ 7.8.2). Auch hypertrophe Verlaufsform möglich (☞ 7.8.1).

Differentialdiagnostik bei V.a. sekundäre Kardiomyopathie		
Untersuchung	Dilatative Verlaufsform	Hypertrophe Verlaufsform
Anamnese	Toxisch (Adriamycin, Alkohol, Kobaltbestrahlung), Kollagenose	Steroid- oder ACTH-Behandlung, diab. Fetopathie
Rö-Skelett		Mukopolysaccharidose, Mukolipidose
ECHO, Herzkatheter	Bland-White-Garland-Syndrom (☞ 7.6)	
Endomyokardbiopsie (Biochemie, Licht- und Elektronenmikroskopie, DNA/RNA-Virushybridisierung)	chron.-lymphozytäre Myokarditis (☞ 7.7.3), Endokardfibroelastose, Stoffwechselerkrankung, Speichererkrankungen	Amyloidose
BB, CK-MB, Herzmuskel-AK, Blut-u. Viruskultur, Serologie	Myokarditis (☞ 7.7.3)	
Elyte, Mg, P	Mineralstoffwechselstörungen	
Blutgasanalyse, Anionenlücke, Laktat, Pyruvat	Laktatazidose (M. Leigh), Mitochondropathie	
Hämatologische Untersuchung	Sichelzellanämie, Hämosiderose, Thalassämie	
Lymphozyten		Sphingolipidose, Mucolipidose
Augenuntersuchung	Ophthalmoplegie (Kearns-Sayre-Syndrom)	Sphingolipidose (M. Fabry)
Neurologische Untersuchung	Friedreich Ataxie	
Muskel-, Nerv- u. Hautbiopsie	muskuläre Dystrophie, myotonische Dystrophie, Mitochondropathie	Mukolipidose
Urin u. Serum	Karnitinmangel (behandelbar), Aminoazidurie	Mukopolysaccharidose
Weitere Stoffwechseluntersuchungen	Vitaminmangel (B_1, C u. E), Hyper-, Hypothyreose	Glykogenose (IIA u. III), Akromegalie

7.9 Herzrhythmusstörungen

Ätiologie: Elektrolytstörungen, infektiös-toxisch, Karditis, Kardiomyopathie, Z.n. Herz-OP, Herztumoren, idiopathisch, häufig auch bei gesunden Kindern.

Vorgehen bei Herzrythmusstörungen
- **Anamnese:** erstmaliges Auftreten? Medikamente? Nikotin? Alkohol? Zusammenhang mit physischer oder psychischer Belastung? Synkopen? Z.n. Herz-OP?
- **Labor:** BB, CRP oder BSG, Elyte, Mg^{2+}, CK und CK-MB, BZ, BGA, Schilddrüsenhormone
- **Weitere Diagn.:** RR, EKG, Langzeit-EKG, Echo (Vitium? Herztumor?), evtl. Belastungs-EKG.

7.9.1 Tachykardien

Supraventrikuläre, paroxysmale Tachykardie (SVT)

Anfallsweise Erhöhung der Herzfrequenz auf 180–300 Schläge/Min.; Beginn und Ende abrupt; Dauer: Min. bis Tage. Prognose: gut, wenn kein Vitium vorliegt; bei Präexzitationssy. hohe Rezidivrate.

- **Ätiologie:** s.o.; bei Sgl. oft keine Ursache feststellbar; WPW-Sy.; Ebstein-Anomalie
- **Klinik:** Blässe, Unruhe, Schwitzen, Palpitationen; bes. im Sgl.-Alter Zeichen der beginnenden HI (☞ 7.3)
- **Diagnose:** EKG → P-Welle nicht sicher abgrenzbar, QRS-Komplex evtl. verbreitert; auf Zeichen für WPW-Sy. achten
- ! Tachykardie wird oft als Infektionszeichen mißgedeutet
- **Therapie:** Dauertherapie (☞ 7.9.4); evtl. Katheterablation.

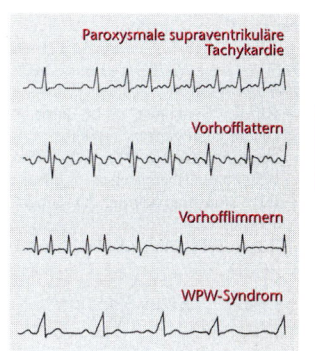

Abb. 7.12: Supraventrikuläre Tachykardien [L 157].

Anfallstherapie
- EKG-Monitoring; häufige RR-Messungen
- Reflektorische Vagusreizung: Karotissinusdruck, Valsalva-Preßversuch, Auflegen kalter Kompressen beim Sgl.; *kein Bulbusdruck*
- Medikamentöse Therapie: Adenosin (☞ 7.9.4); Digoxin (nicht bei WPW-Syndrom), Propafenon, Verapamil, Sotalol; bei hartnäckigen Formen einer permanenten, junktionalen Reentry-Tachykardie oder atrialen ektopen Tachykardie: Amiodaron
- evtl. transösophageale oder transvenöse Vorhofstimulation
- Bei Lebensgefahr: synchronisierte Kardioversion (Beginn mit 0,5 W/Sek.; evtl. um jeweils 0,5 auf max. 2,0 W/Sek. steigern); vorher Sedierung bzw. Narkose

Präexzitationssyndrom
Vorzeitige Kammererregung durch zusätzliche Leitungsbahn zwischen Vorhof und Kammer; gehäuft supraventrikuläre Tachykardien.
- *WPW-Syndrom* (Wolff-Parkinson-White- Sy.): verkürzte PQ-Zeit und Verbreiterung des QRS-Komplexes durch sog. Delta-Welle
- *LGL-Syndrom* (Lown-Ganong-Levine-Sy.): verkürzte PQ-Zeit; QRS-Komplex normal; keine Delta-Welle
- **Klinik:** Symptome nur beim Auftreten einer Tachykardie
- **Diagnose und Therapie** wie bei supraventrikulärer Tachykardie; kein Digoxin! Evtl. Katheterablation der pathologischen Leitungsbahn.

Ventrikuläre Tachykardie
Selten; Herzfrequenz 150–250 Schläge/Min.; gefährlich, da Übergang in Kammerflattern oder -flimmern möglich. Ätiol.: z.B. langes QT-Syndrom.
- **Klinik:** Schwindel, Synkope, Palpitationen, Zeichen der HI (☞ 7.3)
- **Diagn.:** EKG → keine zeitliche Beziehung zwischen P-Welle und QRS-Komplex; QRS-Komplex verbreitert und deformiert
- **Therapie:** Lidocain (☞ 7.9.4); bei Kreislaufstillstand Reanimation (☞ 3.1)
! Kein Digitalis!

Langes QT-Syndrom
Angeborene Verlängerung der QT-Dauer durch gestörte Erregungsrückbildung.
Jervell-Lange-Nielsen-Sy.: autosomal rezessiv, mit Taubheit in 30 %.
Romano-Ward-Sy.: autosomal dominant, keine Taubheit.
- **Klinik:** Synkopen, meist durch physische oder psychische Belastung ausgelöst; ähneln neurogenen Anfällen
- **Diagn.:** EKG → QT_c > 0,44 Sek. (☞ 7.2.3); im Zweifel Belastungs-EKG in Reanimationsbereitschaft → dabei weitere Zunahme der QT-Dauer
- **DD:** Sinusbradykardie; AV-Block III°; Hypokaliämie; Hypokalzämie; Leistungssportler
- **Ther.:** β-Blocker, z.B. Propranolol (☞ 7.9.4), Metoprolol (☞ 7.12.1).

7.9.2 Bradykardien

Atrioventrikuläre Überleitungsstörungen (AV-Blöcke)
- **AV-Block I°:** PQ-Zeit↑; normales P. *Ätiol.:* Vagotonie; Digitalis
- **AV-Block II° (Typ Wenckebach):** zunehmende Verlängerung der PQ-Zeit bis zum vollständigen Ausfall der Überleitung auf die Kammern. *Ätiol.:* Vagotonie
- **AV-Block II° (Typ Mobitz):** verlängerte PQ-Zeit mit Ausfall der Überleitung auf die Kammern in einem bestimmten Rhythmus. *Ätiol.:* immer pathologisch; Vorstufe zum kompletten AV-Block
- **AV-Block III° (kompletter AV-Block):** keine Überleitung der Vorhoferregung auf die Kammern
  - *Ätiol.:* siehe allg. Ätiol.; angeboren (mütterlicher SLE?); Digitalis-Überdosierung
  - *Klinik:* Leistungsminderung, Schwindel, Synkopen, evtl. HI
  - *Diagn.:* Labor, EKG → langsame Kammerfrequenz, ca. 30–60 Schläge/Min.; evtl. Belastungs-EKG → bei nur geringem Frequenzanstieg ungünstige Prognose
  - *Ther.:* medikamentös (☞ 7.9.4); evtl. Schrittmacher-Implantation.

7.9.3 Arrhythmien

Supraventrikuläre Extrasystolen (SVES)
Deformierte P-Welle; QRS-Komplex normal.
- **Klinik:** meist ohne Bedeutung; Palpitationen
- **Therapie:** meist keine.

Ventrikuläre Extrasystolen (VES)
Deformierter und verbreiterter QRS-Komplex.

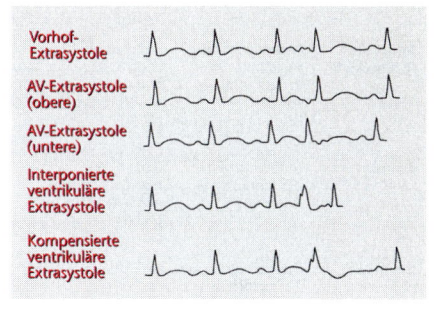

Abb. 7.13: Extrasystolen [L 157].
- Vorhof-Extrasystole
- AV-Extrasystole (obere)
- AV-Extrasystole (untere)
- Interponierte ventrikuläre Extrasystole
- Kompensierte ventrikuläre Extrasystole

Definitionen:
- **Monotope VES:** VES sehen gleich aus und stammen aus einem Erregungszentrum; meist bei herzgesunden Kindern
- **Polytope VES:** VES sehen verschieden aus und stammen aus unterschiedl. Erregungszentren → V.a. Herzerkrankung
- **Bigeminus:** VES – normaler QRS-Komplex – VES – normaler QRS-Komplex im Wechsel
- **Couplets:** 2 VES direkt hintereinander
- **Salven:** > 2 VES hintereinander
- **R auf T Phänomen:** VES fällt in die vulnerable Phase der vorangehenden T-Welle; Gefahr des Kammerflatterns.

Klinik: meist keine Beschwerden; Palpitationen.

Diagn.: Langzeit-EKG → zur Diagn. und Ther.-Kontrolle, evtl. Belastungs-EKG → Verschwinden der VES unter Belastung eher günstig.

Ther.: Ther. der Grunderkrankung, Indikationen zur Ther. mit Antiarrhythmika (☞ 7.9.4): bestimmte VES nach Herz-OP; symptomatische Arrhythmien; prognostisch relevante Arrhythmien (Couplets, Salven und R auf T Phänomen).

7.9.4 Antiarrhythmika im Kindesalter

Antiarrhythmika				
Medikament	Indikation	Dosis		Bemerkungen
		Im Anfall	Dauerther.	
Adenosin (Adrekar®)	Supraventr. Tachykardie	0,05 mg/kg initial; evtl. Dosissteigerung in 0.05 mg/kg Schritten; max. 0,25 mg/kg		Cave: Bradykardie, ventrikuläre Tachykardie, RR ↓; Bronchospasmus

Antiarrhythmika

Medikament	Indikation	Dosis		Bemerkungen
		Im Anfall	Dauerther.	
Amiodaron (Cordarex®)	bedrohliche ther. resistente SVT; insbes. postop. AV-Knotentachykardie	5 mg/kg als KI p.o. über 30 Min., dann 10–20 mg/kg/d als DTI	10 mg/kg/d p.o. initial, dann 2,5–5 mg/kg/d p.o. (Wochenendpause)	zahlreiche NW: Lunge, Hornhaut, Schilddrüsenfkt. ggf. Spiegelbestimmung
Atropin	Sinusbradykardie, kompl. AV-Block	0,01–0,03 mg/kg i.v., s.c. alle 4–6 h (max. 0,4 mg/Dosis)		Tachykardie, Mundtrockenheit
Digitalis	Supraventrikuläre Tachykardie, Vorhofflimmern und -flattern	☞ 7.3	☞ 7.3	Vorsicht bei Präexzitationssyndromen
Flecainid (Tambocor®)	Reservemittel bei SVT	0,5–1 mg/kg i.v.	3–6 mg/kg/d p.o.	Cave: bei HI; evtl. proarrhythmogen
Ipratropiumbromid (Itrop®)	Sinusbradykardie, kompl. AV-Block		0,5–0,8 mg/kg/d p.o. (in 3 ED)	Wie Atropin
Lidocain (Xylocain®)	Ventrikuläre Tachykardie, Kammerflattern	1 mg/kg langsam i.v.; dann Infusion 8–50 µg/kg/Min.		ZNS-Symptome, Bradykardie
Metoprolol (Beloc®)	SVT, langes QT-Syndrom, belastungsinduzierte VT		1–5 mg/kg/d p.o.	NW: Bronchospasmus, Hypoglykämie, Lipoproteine
Orciprenalin (Alupent®)	Sinusbradykardie, kompl. AV-Block	0,1–0,4 µg/kg/Min. als Inf.; nach Wirkg. dos.	3–4 Tr/kg/d p.o. (3–4 ED)	Tachykardie, Arrhythmie
Propafenon (Rytmonorm®)	Supraventr. und ventr. Tachyk., Vorhofflattern und -flimmern, VES	0,5–1,0 mg/kg i.v. (max. 3 mg/kg), dann Infusion 4–7 µg/kg/Min.	8–15 mg/kg/d p.o. (in 3 ED)	Sehstörungen, Schwindel, gastrointestinale Störungen, AV-Block, RR ↓
Propranolol (Dociton®)	VES, langes QT-Syndrom		1–5 mg/kg/d p.o. (in 3 ED)	Schwindel, Übelkeit, Hypotension
Sotalol (Sotalex®)	Supraventrikuläre und ventrikuläre Tachykardie		4–10 mg/kg/d p.o. (2–3 ED)	Cave: Sinusbradykardie; RR ↓; stationäre Ther.einleitung
Verapamil (Isoptin®)	Supraventrikuläre Tachykardie, Vorhofflimmern und -flattern, supraventrikuläre Extrasystolen	0,1–0,2 mg/kg langsam (!) i.v. (1:5 verdünnt; max. 5 mg) evtl. nach 10 Min. wdh.	3–6 mg/kg/d p.o. (in 3 ED)	Gefahr von Sinusknotenbradykardie oder -stillstand besonders bei Sgl.

7.10 Operationsverfahren

Aorto-pulmonale Shunts
Bei verminderter Lungendurchblutung (z.B. Pulmonalatresie, Fallot Tetralogie).
- Blalock-Taussig: End-zu-Seit-Anastomose zwischen A. subclavia und A. pulmonalis direkt oder mittels Kunststoffprothese
- Waterston-Cooley: Seit-zu-Seit-Anastomose zwischen Aorta und A. pulmonalis direkt oder mittels Kunststoffprothese.

Korrektur-OP
- RASTELLI:
  - *Bei AV-Kanal:* Rekonstruktion des Vorhof- und Ventrikelseptums mittels Perikardflicken, dann Anheften der AV-Klappensegel an das neue Septum
  - *Bei Pulmonalatresie und komplexer TGA:* Verschluß des VSD und Verbindung von RV und A. pulmonalis mittels einer Gefäßprothese
- Senning oder Mustard: sogenannte Vorhofumkehr bei TGA; Schaffung zweier intraatrialer Tunnel, durch die das systemvenöse Blut auf die Mitralklappe ($\rightarrow$ LV $\rightarrow$ Pulmonalis) und das pulmonalvenöse Blut auf die Trikuspidalklappe ($\rightarrow$ RV $\rightarrow$ Aorta) geleitet wird
- Switch-OP (nach Jatene): bei TGA; „Rücktausch" der beiden großen Gefäße, so daß die korrekten Anschlüsse hergestellt werden; problematisch ist die notwendige Umpflanzung der Koronararterien
- Fontan: bei Trikuspidalatresie oder komplexen Vitien; Herstellung einer direkten Verbindung von RA und A. pulmonalis unter Umgehung des RV
- TCPC (modifizierte Fontan-Op): totale cavo-pulmonale Konnektion, z.B. bei Trikuspidalatresie oder single-ventricle. Seit-zu-seit-Anastomose zwischen V. cava sup. und re. A. pulmonalis sowie Umleitung des Blutes aus der V.-c.-inferior durch einen RA-Tunnel in die V.-c.-superior
- Ross: Ersatz der insuffizienten Aortenklappe durch die Pulmonalklappe des Pat. und Ersatz derselben durch ein Pulmonalklappen-Homograft

Sonstige OP-Verfahren
- Banding der A. pulmonalis: bei L-r-Shunt Vitien; Verengung des Hauptstammes der A. pulmonalis mit Hilfe eines Bändchens zur Reduktion des Lungendurchflusses und Schutz der Lungenstrombahn
- GLENN: End-zu-Seit-Anastomose der V.-c.-superior an die re. A. pulmonalis

7.11 Betreuung herzkranker Kinder

- Indikation für eine „familienorientierte Rehabilitation" prüfen; eine Notwendigkeit dazu kann sich auch von Seiten der Eltern oder der Geschwister ergeben
- Evtl. Schwerbehinderten-Ausweis beantragen.

Nicht operationsbedürftige Herzfehler
Kinder sollen normales Leben führen; Kontrolluntersuchungen in 1–2jährigen Abständen; Endokarditisprophylaxe; gänzliche Befreiung vom Schulsport vermeiden.

Postoperativ
- Erholung nach dem Krankenhausaufenthalt: 2–3 Wochen „Schonung"; danach Rückkehr in Schule o. Kindergarten; Befreiung vom Schulsport für einige Monate; 1. kardiologische Kontrolluntersuchung ca. 4–8 Wochen nach Entlassung aus dem Krankenhaus
- Späte postoperative Phase: jährl. oder 2–5jährige ambulante kardiologische Kontrollen; an Endokarditis-Prophylaxe denken! Häufig bestehen auch nach der sog. Korrektur-OP noch „Rest-Defekte", die u.U. eine lebenslange kardiologische Überwachung, später durch den Erwachsenen-Kardiologen, notwendig machen. In vielen kinderkardiol. Zentren wurden inzwischen Spezialsprechstunden für die Betreuung von Jgl. und Erw. mit angeborenen Herzfehlern eingerichtet.

Inoperative Herzfehler: komplexe Vitien, meist mit einer PH oder Eisenmenger-Reaktion (☞ 7.5.3); Abnahme der Leistungsfähigkeit u. Zunahme der Schwere des Krankheitsbildes meist im 2. Lebensjahrzehnt; bei zyanotischen Vitien mit hohem Hämatokrit (> 65–70 %) ASS 1–2 mg/kg/d p.o. und evtl. Aderlässe; bei niedrigem Hämatokrit evtl. Eisensubstitution; behutsame Patientenführung erforderlich.

Körperliche Belastbarkeit
Empfehlung bei angeborenen und erworbenen Herzfehlern
- **Kein Sport:** Aortenstenose (Druckgradient > 40 mmHg), Pulmonalstenose (Druckgradient > 50 mmHg), Kardiomyopathie mit verminderter kardialer Funktion, hypertrophe obstruktive Kardiomyopathie, schwere Mitralinsuffizienz, bedeutsame Arrhythmien nach Herz-OP, belastungsindizierte Tachyarrhythmien, langes QT-Sy.
- **Schulsport mit Einschränkungen** *(Eigenbestimmung):* zyanotische Herzfehler (palliativ-OP), pulmonale Druckerhöhung bei Vitien mit L-r-Shunt, AV-Block III. Grades; Schrittmacher-Träger, arterielle Hypertonie, operierte zyanotische Vitien
- **Schulsport:** komplikationslos operierter ASD, VSD, PDA, Pulmonalstenose (Druckgradient < 50 mmHg), Aortenstenose (Druckgradient < 30 mmHg; auch postoperativ), Mitralkappenprolaps, nicht operationsbedürftige Herzfehler mit L-r-Shunt

! Die genannten Richtlinien sind individuell anzuwenden; evtl. nach Absprache mit dem betreuenden kinderkardiologischen Zentrum.

Selbsthilfegruppen
- Bundesverband Herzkranke Kinder e.V., Robenstr. 20-22, 52070 Aachen, Tel.: 0241-912332, e-mail: bvhk-aachen@t-online.de
- Kinderherzstiftung in Deutsche Herzstiftung e.V., Vogtstr. 50, 60322 Frankfurt, Tel.:069-9551280
- Interessengemeinschaft Das herzkranke Kind e.V., c/o E. Rönnebeck, Steinhauserstr. 37, 70193 Stuttgart, Tel.: 0711-6366019
- JEMAH (Jugendliche und Erwachsene mit angeborenen Herzfehlern) c/o T. Biermann, Erlengrund 20c, 31275 Lehrte, Tel.: 05132-83274

7.12 Kreislaufregulationsstörungen

7.12.1 Arterielle Hypertonie

Konstante Erhöhung des arteriellen Blutdrucks > 95. Perzentile (Normwerte ☞ 29) Hypertensive Krise: stark überhöhte Blutdruckwerte und evtl. neurologische Symptome.

Ätiologie
- Kinder < 10 Jahre: essentielle Hypertonie (10 %). Sekundäre Hypertonie (90 %): reno-parenchymatös (☞ 8.7); vaskulär (z.B. Nierenarterienstenose, ISTA); Endokrin (z.B. Neuroblastom, Cushing-Sy.); sonstiges (z.B. Hirndruck, Medikamente)
- Kinder > 10 J. und Jgl.: bis 70 % essentielle Hypertonie, meist mit Adipositas.

Klinik
Meist keine Symptome. Fragen nach: Medikamenten, Lakritzabusus (> 500 g/d), Nykturie, Kopfschmerzen, häufiges Nasenbluten, Visusveränderungen; bei älteren Mädchen: Schwangerschaft?

Diagnostik
- **Körperliche Untersuchung:** RR-Messung (mehrmals an verschiedenen Tagen; einmal Messung an *beiden* Armen und Beinen; korrekte Manschettengröße – Manschette soll 2/3 der Oberarmlänge überdecken ☞ 2.1.5); Gefäßgeräusche? Femoralispulse tastbar? Körpergewicht und -größe; Funduskopie
- **Labor:** Elyte; BB; Kreatinin; Harnstoff; Harnsäure; BSG; BZ; Gesamteiweiß; Cholesterin; Triglyceride; Urinstatus (GN? HWI?)
- **EKG:** Hypertrophiezeichen?
- **Abdomensonographie:** Nieren (einschl. Dopplersuntersuchung der Nierengefäße), Nebennieren, ableitende Harnwege, Tumor?
- **Rö-Thorax:** Herzgröße, Rippenusuren?
- Zusätzliche Untersuchungen bei gezieltem Verdacht auf:
  - Renalen Hypertonus (☞ 8.7)
  - Neuroblastom/Phäochromozytom (☞ 18.5.2)
  - M. Cushing, Hyperaldosteronismus (☞ 10.4.2); Hyperthyreose (☞ 10.2.3)
  - Aortenisthmusstenose (☞ 7.4.5).

Therapie
- Behandlung der Grundkrankheit
- Basistherapie: Gewichtsreduktion, Salzrestriktion, körperliche Bewegung
- Medikamente: ☞ Tabellen; bei Neuverordnung oder Umstellung häufigere RR-Messungen und Labor-Kontrollen
- Regelmäßige RR-Kontrollen; möglichst RR-Selbstmessung.

Stufenschema der medikamentösen, antihypertensiven Therapie

Stufe I	β-Blocker oder Ca-Antagonist oder ACE-Inhibitor oder Diuretikum
Stufe II	β-Blocker + Diuretikum oder Ca-Antagonist + Diuretikum oder ACE-Inhibitor + Diuretikum
Stufe III	β-Blocker + Diuretikum + ACE-Inhibitor oder β-Blocker + Diuretikum + Ca-Antagonist oder β-Blocker + Diuretikum + Prazosin

Tips & Tricks

- Diuretika senken nicht den Hochdruck bei körperlicher Belastung
- Bei Einsatz von ACE-Inhibitoren nach vorheriger Gabe von Diuretika diese 2 Tage vorher absetzen oder ganz vorsichtig einschleichend dosieren (Gefahr des plötzlichen RR-Abfalls).

Antihypertensiva im Kindesalter

Medikamenten-gruppe	Medikament (Beispiel)	Tages-dosis (mg/kg/d)	Maximal-dosis (mg/kg/d)	Einzel-gaben (pro d)	Nebenwirkungen
β-Blocker	Propranolol (Dociton®)	0,5–3,0	10	2–3	Bradykardie, Bronchospasmus, Hypoglykämie, Lipoprot. ↑
	Metoprolol (Beloc®)	1,0–3,0	5	1	s.o.
α-Blocker	Prazosin (Minipress®)	0,02–0,5	1	3	Orthostase, Tachykardie
Ca-Antago-nisten	Nifedipin (Adalat®)	0,5–2,0	6	3	Tachykardie, Wasserretention
ACE-Inhibi-toren	Captopril (Lopirin®)	0,5–4,0	6	2–3	einschl. dosieren, Exantheme, Leukopenie, Proteinurie
	Enalapril (Pres®)	0,05–0,1	0,3	1	s.o.
Diuretika	Furosemid (Lasix®)	0,5–3,0	10	2–3	in hoher Dosis ototoxisch, Hypokaliämie, Hyperurikämie
	Hydrochlorothia-zid (Esidrix®)	0,5–2,0		1–2	Hypokaliämie, Hyperurikämie
	Spironolacton (Aldactone®)	1–5		1	Hyperkaliämie, Gynäkomastie

Differentialtherapie

- Reno-parenchymatöse Hypertonie: Furosemid, ACE-Inhibitoren; *vermeiden:* Thiazide
- Renin-Aktivität↑: β-Blocker, ACE-Inhibitoren, Spironolacton
- Obstruktive Atemwegserkrankungen: keine β-Blocker
- Diabetes mellitus: ACE-Inhibitoren; *vermeiden:* β-Blocker, Thiazide
- Neugeborene: Thiazide, Furosemid, Propranolol, Nifedipin.

Hypertensive Krise

Klinik
Kopfschmerzen, Sehstörungen, Bewußtseinstrübung, neurologische Ausfälle, Krampfanfälle, Lungenödem, stark erhöhte Blutdruckwerte:
- Alter < 7 J. → RR > 160/110 mmHg
- Alter > 7 J. → RR > 180/120 mmHg
- Jgl. → RR > 200/120 mmHg.

Therapie der hypertensiven Krise
- **Ziel:** RR-Senkung innerhalb 1 h um ca. 25 %
- **Initialbehandlung:** sublinguale Applikation von Nifedipin (Adalat®) 0,3–0,5 mg/kg; Kapsel (= 4 mg) zerbeißen lassen! bei Sgl. und Kleinkindern Kapselinhalt mit Tuberkulinspritze in den Mund träufeln; evtl. Wiederholung mit gleicher Dosis nach 15–30 Min.
- **Weiterbehandlung** in der Klinik:
  - Intensivüberwachung, kontinuierliche, nichtinvasive RR-Messung
  - Weiter mit Nifedipin, ggf. als DTI 0,2–0,5(–1) µg/kg/Min.
    Wenn kein RR-Abfall nach ca. 30 Min:
    → 2–6 mg/kg Diazoxid (Hypertonalum®) i.v.; wegen hoher Eiweißbindung innerhalb von ca. 30 Sek. injizieren; evtl. nach 5 Min. wiederholen oder bei gleichzeitiger Tachykardie 2 µg/kg Clonidin (z.B. Catapresan®) i.v.; evtl. alle 30 Min. wiederholen bis Wirkungseintritt; Dosis kann auf 6 µg/kg erhöht werden
- Alternativ, vor allem zur besseren Steuerung der Blutdrucksenkung (z.B. intra- und postoperativ):
  - Dauerinfusion mit Urapidil (Ebrantil®); initial 20–40 µg/kg/Min; nach 15 Min. auf 2–4 µg/kg/Min. reduzieren; RR „titrieren"
  - Dauerinfusion mit 0,5–10 µg/kg/Min. Nitroprussid-Natrium (z.B. Nipruss®); RR „titrieren".
- *!* Gefahr der Zyanidintoxikation durch Nitroprussid; daher ab 5. Tag Spiegel im Blut messen und ggf. Medikament absetzen (Soll-Werte: Zyanid < 50 µg/dl; Thiozyanat < 10 mg/dl)
- Bei Überwässerung oder drohendem Lungenödem 0,2–0,4 mg/kg Furosemid (z.B. Lasix®) i.v.

7.12.2 Orthostasesyndrom

Beschwerden durch eine Organminderdurchblutung nach dem Aufrichten. Häufig in der Pubertät und bei großen, schlanken Kindern.

Klinik: Blässe, Schwindelgefühl beim Aufstehen oder längerem Stehen, Synkopen, Flimmern vor den Augen, Palpitationen.

Orthostasetest nach Schellong (modifiziert für Kinder)		
	Durchführung	**Auswertung**
Liegen	15 Min. Ruhepause im Liegen, in den letzten 5 Min. 3 x Messung von RR und HF	Bestimmung des Ausgangswertes als Mittelwert der 3 Ruhemessungen
Stehen	anschließend 10 Min. Stehen und Messung von RR und HF jede Min.	Berechnung der prozentualen Abweichung von RR und HF während des Stehversuchs
Liegen	6 Min. Erholungspause im Liegen, dabei 3 x Messung von RR und HF	
Monitorübwachung während des Testes, Arzt in Rufweite		

- Normale Veränderungen im Orthostasetest: systolischer Druckabfall bis 10 %; systolischer Druckanstieg bis 35 %; diastolischer Druckabfall bis 5 %; Anstieg der Herzfrequenz bis 50 %
- Pathologische Veränderungen im Orthostasetest: Überschreiten der obigen Grenzwerte und/oder Auftreten eines Kollaps.
- ggfs. Kipptisch-Versuch

Therapie
- **Bei Synkope:** Beine hochlagern; evtl. Effortil®-Tropfen (Kleinkinder 5–10 Tropfen, Schulkinder und Jgl. 10–20 Tropfen) oder Kaffee
- **Im Intervall:** Über Harmlosigkeit aufklären; langsames Aufstehen; bei längerem Stehen Betätigung der Wadenmuskulatur; physikalische Therapie; Sport; Diät (salzreiche Kost, Kaffee). Medikamente: Dihydroergotamin (Dihydergot®-Tropfen), Etilefrin (Effortil®-Tropfen)
- Evtl. Metoprolol zur Vermeidung einer vagalen Gegenreaktion nach initial überschießender Sympathikusaktivierung (im Kipptisch-Versuch Wirkung überprüfen).

Nephrologie

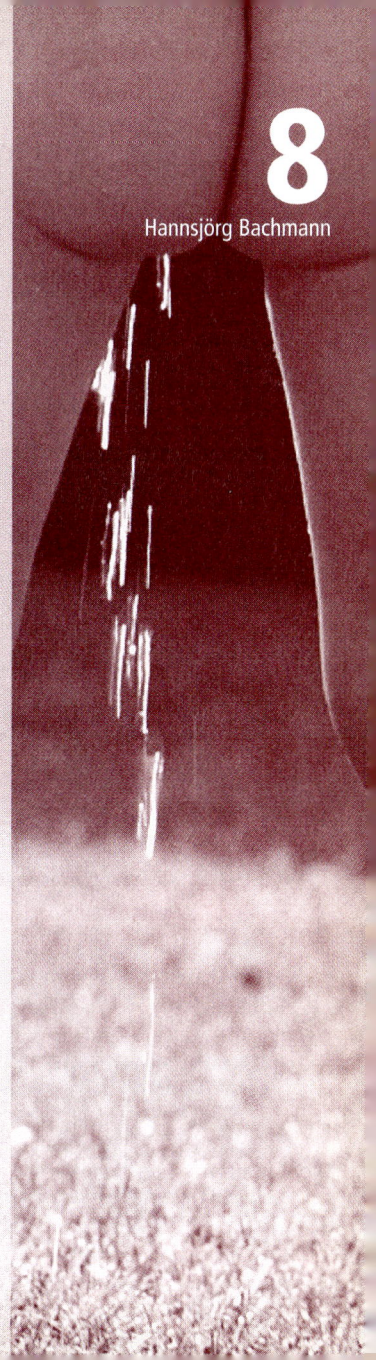

8

Hannsjörg Bachmann

8.1	**Leitsymptome und ihre DD**	**294**
8.1.1	Renaler „Tumor"	294
8.1.2	Akute Oligurie, Anurie	294
8.1.3	Hämaturie	295
8.1.4	Proteinurie	296
8.1.5	Bakteriurie	297
8.1.6	Leukozyturie	298
8.1.7	Bauchschmerzen (☞ 13.1.1)	298
8.1.8	Dysurie (schmerzhafte Miktion)	298
8.1.9	Einnässen (Harninkontinenz)	299
8.1.10	Harnverhalt	299
8.2	**Diagnostische Methoden**	**300**
8.2.1	Harnmikroskopie, Streifenteste	300
8.2.2	Bakteriologische Harndiagnostik	301
8.2.3	Funktionsprüfungen	302
8.2.4	Sonographie	305
8.2.5	Röntgendiagnostik	308
8.2.6	Nierenszintigraphie	309
8.2.7	Nierenbiopsie	309
8.2.8	Zystoskopie	310
8.2.9	Blasenfunktionsdiagnostik	310
8.3	**Parenchymatöse Nierenerkrankungen**	**311**
8.3.1	Einzelniere/unilaterale renale Agenesie	311
8.3.2	Nierenhypoplasie	312
8.3.3	Nierendysplasie	313
8.3.4	Polyzystische Nierendegeneration	314
8.3.5	Nephritisches Syndrom, Glomerulonephritis	315
8.3.6	Nephrotisches Syndrom (NS)	318
8.3.7	Harnwegsinfektionen (HWI)	320
8.3.8	Akutes Nierenversagen (ANV)	322
8.3.9	Progressiver Verlust der Nierenfunktion (Chronische Niereninsuffizienz = CNI)	324
8.3.10	Idiopathische akute interstitielle Nephritis	325
8.3.11	Tubulopathien	325
8.3.12	Nierenvenenthrombose	327
8.4	**Harntransportstörungen**	**328**
8.4.1	Ureteropelvine Stenose/Ureterabgangsstenose	328
8.4.2	Megaureter	329
8.4.3	Nierendoppelanlage, Ureterektopie, Ureterozele	330
8.4.4	Vesiko-ureteraler Reflux (VUR), intrarenaler Reflux (IRR)	331
8.4.5	Subvesikale Obstruktion bei Jungen	332
8.5	**Blasenentleerungsstörungen**	**333**
8.5.1	Mechanische Blasenentleerungsstörungen	333
8.5.2	Neurogene Blasenentleerungsstörungen	334
8.5.3	Funktionelle Blasenkontrollstörungen	335
8.6	**Nephrolithiasis**	**336**
8.7	**Renale Hypertonie**	**337**

8.1 Leitsymptome und ihre DD

8.1.1 Renaler »Tumor«

Tumoren, die in den ersten Lebensmonaten auftreten und eine „zystische" Struktur haben, sind meist benigne. Bei Tumoren, die sich später manifestieren und bei denen solide Anteile überwiegen, an maligne Prozesse denken. Die häufigsten Tumoren bei Neugeborenen und Säuglingen sind Hydronephrose und multizystische Niere. Zur Diagnose führt meist die Sonographie.

DD
- **Hydronephrose** (☞ 8.4): auffälliger Sonobefund pränatal? Febrile HWI? Sono (bilateral/unilateral/Einzelniere? Nierenparenchymdicke reduziert? Ureteren weit? Blasenwand verdickt?) Szintigraphie, IVP bei komplexer Harntransportstörung, MCU bei V.a. VUR
- **Multizystische Niere** (☞ 8.3.3): auffälliger Sonobefund pränatal? Febrile HWI? Sono (kein normaler Parenchymmantel, Septen zwischen den Zysten. Kontralaterale Niere normal? Ureteren weit?) MCU (VUR in kontralaterale Niere?) Szintigraphie (multizystische Niere funktionslos?) *Ther.: Reinfektionsprophylaxe bei VUR in kontralaterale Niere (funktionelle Einzelniere)*
- **VUR** (☞ 8.4.4): auffälliger Sonobefund pränatal? Febrile HWI? Nierenparenchymmantel normal dick? Ureteren bilateral weit? Blasenwand verdickt? MCU (1. Wo. bei V.a. Urethralklappe), evtl. Nierenszinti. oder IVP (ab 3./4. Wo.). *Ther.:* evtl. Reinfektionsprophylaxe. Bei primärem VUR keine Anti-Reflux-OP im 1. Lj.
- **Polyzystische Nierendegeneration** (☞ 8.3.4): Nieren bilateral tastbar vergrößert? Positive Familienanamnese für Zystennieren? Sono Eltern, RR, Urinvolumen/24 h ↑, Harnosmolalität ↓, S-Kreatinin ↑. An syndromale Erkrankungen denken, z.B. tuberöse Sklerose (☞ 12.5.3), Bardet-Biedl-Sy. (☞ 25.4.6)
- **Solide Tumoren** (mit zystischen Anteilen): Wilmstumor, Neuroblastom, mesoblastisches Nephrom, nur sehr selten im Neugeborenenalter erkennbar (☞ 18.5).

8.1.2 Akute Oligurie, Anurie

Meist Ausdruck einer akuten renalen Erkrankung, seltener Symptom einer chronischen Niereninsuffizienz. Für die DD prärenales, renales, postrenales Nierenversagen haben Anamnese und wenige Urinparameter (verwendbar nur vor Einsatz von Diuretika) den höchsten Informationswert.

DD
- **Prärenales Nierenversagen:** Urin: Osmolalität > 500 mosm/l, Na < 20 mmol/l, Fe_{Na} < 1 % (☞ 8.2.3); Harnmikroskopie und Sono unauffällig
  - *Intravasaler Volumenmangel:* z.B. bei Blutung, Erbrechen, Durchfall, Verbrennung, third space Problemen, Pankreatitis, Diuretikather.: *Klinik:* Haut und Schleimhaut trocken, Herzfrequenz ↑, RR n oder ↓, Bewußtseinslage?
  - *Kardiale Insuffizienz:* z.B. Herzinsuffizienz, Schock, Perikardtamponade. *Diagnostik:* Ödeme? Leber vergrößert? Rö-Thorax (Herz vergrößert), Echokardiographie (Perikarderguß?)
  - *Systemische Vasodilatation:* z.B. Sepsis, Anaphylaxie (☞ 3.2.4)

- *Systemische/renale Vasokonstriktion:* z.B. Ther. mit Dopamin, ACE-Hemmern, NSAR
- *Hyperviskosität,* z.B. Polyzythämie (Hkt ↑)
- **Renales Nierenversagen:** Urin: Osmolalität < 350 mosm/l, Na > 40 mmol/l, Fe$_{Na}$ > 1 % (☞ 8.2.3). Harnmikroskopie: oft Erys, Leukos. Proteinurie, tubuläre Enzyme ↑, Sono Nieren: vergrößert
  - *Langdauernde bzw. schwere Hypoperfusion* (s.o.)
  - *Nephrotoxine* (endogen, exogen), z.B. Kontrastmittel, Antibiotika, ACE-Hemmer, NSAR, Ciclosporin A, Cis-platin, Myoglobin (Rhabdomyolyse), Hämoglobin (Hämolyse), Ca, Oxalsäure, Harnsäure
  - *Akute glomeruläre* (☞ 8.3.5), *tubulo-interstitielle* (☞ 8.3.10), *renovaskuläre* (☞ 8.3.12, 8.7) *Erkrankung*
- **Postrenales Nierenversagen:** Urinmikroskopie, Streifentest: oft pathologisch (Erys, Leukos, Bakterien). Sono Nieren: Obstruktion? Stein? Einzelniere?
  - *Nephrolithiasis:* Koliken, Makrohämaturie, Erbrechen, Sono, Abdomenleeraufnahme, IVP (☞ 8.6)
  - *Koagelbildung:* z.B. Gerinnungsstörung, Purpura Schönlein-Henoch (☞ 8.3.5)
  - *Tumor* im kleinen Becken: Sono, IVP, evtl. CT
  - *Trauma:* Sono, i.v.P.

DD prärenales/renales Nierenversagen				
	Intravasales Volumen	Urin Osmolalität	Fe$_{Na}$ (%)	Leukozyten, Erythrozyten
prärenal	meist ↓	↑	< 1	n
renal	meist ↑	↓	> 1	↑

8.1.3 Hämaturie

DD

Glomeruläre Hämaturie
Erythrozytenzylinder, konstante begleitende Proteinurie. Dysmorphe Erythrozyten überwiegen (Phasenkontrastmikroskopie). Hämaturie besteht über Wo. bis Mon. (sinnvoll: Selbstkontrolle des Urins durch Patienten mittels Teststreifen).
Weitere Diagnostik: Harn und Blut (☞ 8.3.5); Sono. MCU und Zystoskopie meist nicht erforderlich. Ursachen: Glomerulonephritis (☞ 8.3.5); Nierentuberkulose (selten, meist erst ab Schulalter).

Nicht-glomeruläre („urologische" Hämaturie)
Typisch sind Koliken, Fieber, Schmerzen bei der Miktion, Urin nur portionsweise blutig. Eumorphe Erythrozyten überwiegen (Phasenkontrastmikroskopie). Ursachen:
- **Nephrolithiasis:** positive Familienanamnese? Koliken? *Diagnostik:* Sono (Obstruktion, Stein?) Abdomenleeraufnahme. IVP bei V.a. Obstruktion; Urin (Kalzium/Krea-Quotient, Oxalsäure, Harnsäure, Zystin)
- **Hyperkalziurie:** meist keine Schmerzen. *Diagnostik:* Urin (Mikrohämaturie, Ca/Krea-Quotient > 0,2 g/g) Ca > 4 mg/kg/d, Sono (Nephrokalzinose?)
- **Hämorrhagische Zystitis:** Pollakisurie, schmerzhafte Miktion, oft nur letzte ml des Urins hellrot-blutig. *Diagnostik:* pathol. Leukozyturie, pathologische Bakteriurie
- **Tumoren:** abdom. Tumor tastbar? Blasenentleerungsstörung? Diagn.: Sono, IVP, CT

- **Trauma:** Unfälle, insb. Verkehrsunfälle, Schmerzen, nur gelegentlich Makrohämaturie. *Diagnostik:* Sono; IVP meist unverzichtbar
- **Bilharziose:** selten, Tropenaufenthalt? *Diagnostik:* Charakteristischer mikroskopischer Urinbefund; Sono (Blasentumor?); Zystoskopie.

8.1.4 Proteinurie

Physiologische Proteinurie
Höhermolekulare Proteine (> 70 000–80 000 Dalton) werden nicht (IgG) oder in nur sehr geringer Menge (z.B. Albumin) glomerulär filtriert. Niedermolekulare Proteine z.B. α_1-Mikroglobulin) werden glomerulär frei filtriert. 90 % der filtrierten Proteinmenge wird tubulär reabsorbiert. Die physiologische Proteinausscheidung im Urin beträgt 10–150 mg/1,73 m² KOF/d. Auf den Albuminanteil entfallen ca. 1 % und auf das Tamm-Horsfall-Protein ca. 50 % der ausgeschiedenen Proteinmenge.

Eine **pathologische Proteinurie** besteht bei > 150 mg/1,73 m² KOF/d. Geringe Proteinurie 150–500 mg/1,73m² KOF/d, mäßige Proteinurie 500–1700 mg/1,73 m² KOF/d, große Proteinurie > 1700 mg/1,73 m² KOF/d.
- **Glomeruläre Proteinurie:** (höhermolekulare Proteine im Urin)
  - Störung der glomerulären Filtration. Markerproteine: Albumin, IgG
  - Überlaufproteinurie trotz intakter glomerulärer Filtration und intakter tubulärer Reabsorption. Markerprotein abhängig von Grunderkrankung, z.B. Myoglobin (Rhabdomyolyse), Hämoglobin (Hämolyse)
- **Tubuläre Proteinurie:** Störung der tubulären Reabsorption und/oder vermehrte tubuläre Sekretion. Markerproteine: α_1-Mikroglobulin, β_2-Mikroglobulin
- **Gemischt glomerulär-tubuläre Proteinurie:** Störung glomerulärer und tubulärer Funktionen. Markerproteine: Albumin/IgG (glomerulär), α_1-Mikroglobulin (tubulär)

! Der Streifentest erfaßt nur glomeruläre Proteine, fast ausschließlich Albumin.

DD
- **Mit Ödemen:**
  - *Nephrotisches Sy.:* große Proteinurie > 1700 mg/1,73 m² KOF/d, glomeruläres Muster, Hypalbuminämie. *Selektive Proteinurie:* Fast ausschließlich Albumin. Meist Steroidsensibilität und Minimalläsionen. *Unselektive Proteinurie:* Albumin, IgG. Meist Steroidresistenz und stärkere strukturelle Läsionen
  - *Nephritisches Sy.:* Proteinurie gewöhnlich < 1700 mg/1,73 m² KOF/d. Glomeruläres Proteinmuster, meist kombiniert mit glomerulärer Hämaturie. Weitere Symptome abhängig vom Ausmaß der Reduktion der GFR und von der Grundkrankheit
- **Mit Fieber:** bei fieberhaften Infekten pathol. Proteinurie (glomeruläres Muster) möglich. Bei schon vorhandener Proteinurie evtl. Zunahme. Normalisierung meist 2 Tage nach Entfieberung
- **Mit Orthostase:** tagsüber Anstieg bis auf 0,5–2,0 g/l, glomeruläres Muster, in der Nacht Abfall auf Normalwerte. Gute Prognose
- **Mit Diabetes mellitus:** bei Beginn der diabetischen Nephropathie isoliert Albumin im Urin (30–300 mg/1,73 m² KOF/d = Mikroalbuminurie)
- **Bei anderen Nephropathien:** z.B. Tubulopathie, CNI.

Diagnostisches Vorgehen

- *Negativer Teststreifen:* keine Proteinurie oder Albuminkonzentration im Urin unter der Nachweisgrenze des Teststreifens. Bei anamnestischen oder klinischen Hinweisen auf Nierenerkrankung Gesamtproteinausscheidung und Einzelproteine im Urin (Albumin, α_1-Mikroglobulin, IgG) bestimmen
  - Isolierte tubuläre Proteinurie: Tubulopathie
  - Isolierte Mikroalbuminurie: V.a. Glomerulopathie; beginnende diab. Nephropathie
  - Vermehrung von Albumin und α_1-Mikroglobulin: V.a. Glomerulopathie mit Tubulusschaden
- *Positiver Teststreifen:* Albuminkonz. im Urin oberhalb der Nachweisgrenze des Teststreifens → Gesamtproteinausscheidun g, Einzelproteine im Urin bestimmen
  - Glomerulo-tubuläre Proteinurie: Glomerulonephritis mit Tubulusschaden, Niereninsuffizienz
  - Selektive glomeruläre Proteinurie: nephrotisches Sy. (Minimalläsionen?)
  - Nicht selektive glomeruläre Proteinurie: Glomerulonephritis (keine Minimalläsionen)
- *Anamnese:* familiäre Nephropathie, Medikamente, vorausgehende Nierenerkrankungen, vorausgehende fieberhafte Infektionen?
- *Klinische Untersuchung:* Blutdruck, Ödeme, Körpergröße, Hinweise auf Osteopathie, augenärztliche Untersuchung, Audiometrie
- *Spontan- und Sammelurin:* Urinmikroskopie mit Zellzahlbestimmung und Zylindersuche, Teststreifenuntersuchung auf Glukose und Hämoglobin, NAG (N-Acetyl-β-D-Glucosaminidase), Gesamtproteinbestimmung im Tag- und Nachturin; Aminosäurenrückresorption und Phosphatrückresorption bei tubulärer Proteinurie
- *Nierenbiopsie* Licht-, Immunfloreszenz- und Elektronenmikroskopie (☞ 8.2.7)
- *Blutuntersuchung:* BB, Elyte, Harnstoff, Kreatinin, Protein und Elektrophorese, Cholesterin, C3-Komplement, Anti-Streptolysintiter, Anti-Hyaluronidase, Anti-Streptodornase, Doppelstrang-DNS-Antikörper, ANCA, Anti-Basalmembran-Antikörper, C3-Nephritisfaktor, Immunkomplexe, Kreatinin-Clearance (Schwartz-Formel)
- *Sono:* Nierengröße, Echogenität
- Andere bildgebende Diagnostik (nur bei speziellen morphologischen Fragestellungen).

8.1.5 Bakteriurie

Pathologisch sind > 10^5 Keime/ml bei korrekter Harngewinnung und Harnverarbeitung. Bei Pollakisurie (kurze Verweilzeit des Urins in der Blase) oder durch suprapubische Blasenpunktion gewonnenem Urin sind auch geringe Keimzahlen beweisend für eine Harnwegsinfektion.

DD: febrile HWI (☞ 8.3.7), afebrile HWI (☞ 8.3.7), asymptomatische Bakteriurie (ohne/mit Leukozyturie ☞ 8.3.7). Erhöhte Kontaminationsmöglichkeiten bei Jungen und Mädchen: Windelperiode; Jungen: Phimose, Balanitis, Posthitis; Mädchen: Labiensynechie.

Diagnostik
- Immer Harnmikroskopie, Teststreifen, Sono Niere und Harntrakt
- *Febrile HWI:* zusätzlich MCU, bei Reflux DMSA-Szintigraphie und/oder IVP, bei Obstruktion Diureseszintigraphie und/oderIVP. Bei persistierender Hämaturie nach Konkrement suchen
- *Afebrile Harnwegsinfektionen:* Miktionsanamnese für das infektfreie Intervall, Restharnbestimmung, Uroflow
- *Asymptomatische Bakteriurie:* klinische Kontrollen, Sono, bsd. bei Sgl.

8.1.6 Leukozyturie

- **Bakterielle Harnwegsinfektion:** DD: Asymptomatische HWI, Zystourethritis, Pyelonephritis. Unter antibiotischer Ther. Rückbildung der Leukozyturie innerhalb von 3–5 d, bei Persistenz der Leukozyturie → Konkrement? Chlamydien?
- **Asymptomatisch:** Jungen: Balanoposthitis, Mädchen: Vulvovaginitis, Labiensynechie
- **Glomerulonephritis:** Ausmaß der Leukozyturie gewöhnlich gering; regelmäßig Kombination mit Hämaturie und/oder Proteinurie
- **Harnkonkrement/Nephrokalzinose:** oft gleichzeitig Schmerzen und/oder Fieber und Erbrechen. *Urin:* Leukozyturie plus Hämaturie. Ca^{2+}, Kreatinin (Normal: Kalzium i.U. < 4–5 mg/kg/24 h; Kalzium/Kreatinin-Quotient (g/g) < 0,2). Sono (Nieren und Harntrakt).

8.1.7 Bauchschmerzen (☞ 13.1.1)

Die Mehrzahl der Nierenerkrankungen verursacht keine Schmerzen, dies gilt auch für Erkrankungen mit chronischer Obstruktion (Hydronephrose).

- **Akute und intermittierende Obstruktion:**
  - *Nephrolithiasis:* oft gleichzeitig Hämaturie, Erbrechen, Fieber
  - *Ureterabgangsstenose:* typisch ist eine intermittierende Schmerzsymptomatik bei starker Flüssigkeitsbelastung. *Diagnostik:* Sono, evtl. nach Lasix® 0,5–1,0 mg/kg
  - *Blutung im harnableitenden System:* z.B. Schönlein-Henoch-Erkrankung (☞ 8.3.5)
- **Harnwegsinfektionen:**
  - *Zystourethritis:* Schmerz im Blasenbereich, typischer Harnbefund, oft Mikro- oder Makrohämaturie (hämorrhagische Zystitis)
  - *Pyelonephritis* (☞ 8.3.7): Sonographisch unilaterale Nierenvergrößerung
- **Hochakute Glomerulonephritis** (☞ 8.3.5): Bilaterale Nierenvergrößerung
- **Blutung im Nierenbereich:** z.B. nach Trauma oder Nierenbiopsie. *Diagnostik:* Sono, evtl. IVP.

8.1.8 Dysurie (schmerzhafte Miktion)

- **Bakterielle Harnwegsinfektionen** (☞ 8.3.7)
- **Virale Harnwegsinfektionen**
- **Mykoplasmeninfektion:** Nachweis mit Spezialnährböden. *Ther.:* Makrolidantibiotika
- **Lokale Infektionen** (periurethral): lokale antiphlogistische Behandlung.

8.1.9 Einnässen/Harninkontinenz

Im Alter von 6 Jahren nässen noch 10 %, im Alter von 10 Jahren noch 3 % der Kinder ein. Einnässen ist ein Symptom, keine Erkrankung. Auch an seltene Ursachen denken. Am wichtigsten sind die gezielte Anamnese und eine gründliche klinische Untersuchung.

Differentialdiagnose der Enuresis	
Leitsymptom	**Erkrankungen**
Imperativer Harndrang, Haltemanöver	Funktionelle Blasenkontrollstörung (häufig)
Tiefer Schlaf, schwere Erweckbarkeit	Monosymptomatische Enuresis nocturna (häufig)
Polyurie	Nephropathien, Diabetes insipidus, antrainierte Polydipsie
Harnträufeln	ektop mündender Ureter
Pigmentanomalie, Fußdeformitäten, atypische Behaarung	Spina bifida occulta

DD
- **Häufige Ursachen:**
  - *Funktionelle Blasenkontrollstörungen:* Detrusorinstabilität, Sphinkter-Detrusor-Dyskoordination, hypokontraktile Blase (☞ 8.5)
  - *Monosymptomatische Enuresis nocturna* Jungen überwiegen. Einnässendes Kind besonders schwer erweckbar
- **Seltene Ursachen:**
  - *Polyurie:* z.B. chron. Nephropathie, Bartter-Sy., Diabetes insipidus renalis/centralis. *Anamnese:* Trinken größerer Flüssigkeitsmengen während der Nacht, Trinken direkt nach dem Aufwachen, Fieber bei geringer Flüssigkeitszufuhr
  - *Harnträufeln bei ektop mündendem Ureter* (☞ 8.4.3) *Anamnese:* Das Einnässen steht in keinem zeitlichen Zusammenhang mit der Miktion, die unwillkürlich abgehenden Harnportionen sind klein, das Bett „schwimmt" nie. Das Problem hat schon immer bestanden, betroffen sind nur Mädchen
  - *Neurogene Blasenentleerungsstörung:* Spina bifida occulta und Tethered-Cord-Sy. (☞ 8.5.2).

Diagnostik bei Einnässen/Harninkontinenz
- Anamnese/klinische Untersuchung
- Miktions- und Trinkprotokoll (24 h), Harnosmolalität, evtl. Durstversuch
- Sono Niere/Harntrakt, Uroflow, evtl. Beckenboden-EMG mit Uroflowmetrie, selten invasive Urodynamik.

8.1.10 Harnverhalt

- **Schmerzhafter Harnverhalt:** Zystourethritis. *Ther.:* Antibiotische Behandlung, Miktion in warmer Badewanne, evtl. einmalige Blasenkatheterisierung
- **Schmerzlos:** Raumforderung im kleinen Becken? *Sono:* Bei Raumforderung oder Harnstau weiterführende Diagnostik.

8.2 Diagnostische Methoden

8.2.1 Harnmikroskopie, Streifenteste

Beide diagnostische Methoden ergänzen sich. Die Harnmikroskopie informiert über Leukozytennester, -zylinder, Erythrozyten, -zylinder und Bakterien. Lysierte neutrophile Granulozyten bzw. Erythrozyten sind im Streifentest, nicht aber mikroskopisch nachweisbar. Bei der Mikroskopie frischen Nativurin in Zählkammer (z.B. Fuchs-Rosenthal) auszählen.

- **Leukozyten:** *Indikation:* jede Erkrankung von Niere und Harntrakt; insbesondere HWI. *Bewertung:*
  - *Streifentest:* normale und pathologische Befunde sind gut abzugrenzen. Reaktionsstufen negativ/10–25/75/500 Leukozyten/µl
  - *Mikroskopie:* Norm: Jungen < 10 Zellen/µl; Mädchen < 50 Zellen/µl
- **Erythrozyten:** *Indikation:* Glomerulopathien, urologische Erkrankungen, HWI. *Bewertung*:
  - *Streifentest:* Der Test ist sehr empfindlich (kaum falsch negative Resultate). Reaktionsstufen: negativ/5–10/50/250 Erythrozyten/µl. Der Reaktionsstufe 5–10 Erythrozyten/µl kommt häufig keine diagnostische Bedeutung zu
  - *Mikroskopie:* Norm: < 5 Zellen/µl
  - **DD** *glomeruläre* und *nicht-glomeruläre* („urologische") Erythrozyturie: In der Phasenkontrastmikroskopie überwiegen bei glomerulärer Erythrozyturie dysmorphe Erythrozyten

! Im Streifentest keine Unterscheidung von intakten Erythrozyten, Hämoglobinurie und Myoglobinurie möglich

- **Eiweiß:**
  - *Indikation:* alle Erkrankungen von Niere und Harntrakt, bsd. Glomerulopathien. Streifentests sind gut geeignet zur Verlaufskontrolle bei nephrotischem Sy.
  - *Streifentest:* nur Nachweis von Albumin. Eine Mikroalbuminurie (☞ 8.1.4) wird nicht erfaßt. Reaktionsstufen neg./30/100/500 mg/dl

! Ein normaler Streifentest schließt eine Proteinurie nicht aus. Bei Verdacht auf Nephropathie andere Methoden der Proteinuriediagnostik anwenden (☞ 8.1.4).

- **Nitrit:**
  - *Indikation:* HWI
  - *Streifentest:* Reaktionsstufen: positiv/negativ. Eine positive Nitritreaktion aus frisch gewonnenem Punktions-/Katheter-/Mittelstrahlurin beweist eine HWI

! *Falsch positive* Befunde bei falscher Aufbewahrung des Teststreifens oder bei Untersuchung von nicht mehr frischem Urin. Ein *negativer Test* schließt eine HWI nicht aus, z.B. kurze Verweilzeit des Harns in der Blase bei Pollakisurie oder Infektion mit nicht Nitrit-bildenden Keimen

- **Zylinder:**
  - *Indikation:* Glomerulonephritis, Pyelonephritis
  - *Mikroskopie* des Sediments oder von frischem Nativurin. Nachweis von Zellzylindern (Leukozyten- oder Erythrozytenzylindern). In der akuten Phase der Glomerulonephritis meist zahlreiche Erythrozyten- und Leukozytenzylinder. Bei Pyelonephritis Leukozytenzylinder typisch, die Ausbeute an Zylindern bei Pyelonephritis ist gewöhnlich gering

- **Glukose:**
  - *Indikation:* Tubulopathien, chronische Niereninsuffizienz, interstitielle Nephritis
  - *Streifentest:* Reaktionsstufen 50/100/300/1 000 mg/dl. Der Test beweist eine Glukosurie
- **pH-Wert:**
  - *Indikation:* Einstellung des Urin-pHs bei Nephrolithiasis unter Ther.
  - *Streifentest:* pH im frischen Nativurin. Reaktionsstufen pH 5, 6, 7, 8, 9
- ❗ Für die Diagnose der tubulären Azidose ist der Streifentest nicht ausreichend zuverlässig. Der Urin pH zeigt große Tagesschwankungen
- **Spezifisches Gewicht/Osmolalität:**
  - *Indikation:* Orientierende Beurteilung der Urinkonzentration bei Patienten mit Oligurie oder Polyurie. Individuelle Verlaufsbeobachtung
  - *Streifentest:* erfaßt werden entweder das spezifische Gewicht (Reaktionsstufen 1000, 1005, 1010, 1015, 1020, 1025 1030) oder die Osmolalität (Reaktionsstufen 100/350/550/850/1000 mosmol/l).

8.2.2 Bakteriologische Harndiagnostik

- **Indikation:** DD unklares Fieber, HWI, Harntransportstörungen, Blasenkontrollstörungen, Nephrolithiasis
- **Methoden** (☞ Abb. 8.1.):
  - *Spontanurin:* meist Methode der Wahl. Mittelstrahlurin; Clean-catch-Urin bei Sgl. und KK (geduldiges Warten auf die Spontanmiktion im Strahl, Urin mit sterilem Gefäß auffangen), Beutelurin
  - *Blasenurin:* suprapubische Blasenpunktion, Blasenkatheterismus (☞ 2.1.4.). Primär indiziert bei Sgl. und KK, bei denen ohne Verzug eine antibiotische Behandlung begonnen werden soll oder bei unklaren Ergebnissen der Spontanurinuntersuchung
- **Bewertung:**
  - *Kontamination:* typisch sind niedrige Keimzahlen (< 10^4–10^5 Keime/ml) und der Nachweis mehrerer Keimarten (Mischflora)
  - *Infektion:* typisch sind hohe Keimzahl (> 10^5–10^6 Keime/ml → sog. signifikante Bakteriurie) und der Nachweis einer einzigen Keimart (Monokultur)

Die Unterscheidung zwischen Kontamination und Infektion ist schwierig, wenn die Bedingungen für die Infektion „schlechter" (kürzere Verweilzeit → niedrige Keimzahl) und für die Kontamination „besser" (längere Verweilzeit → hohe Keimzahl) werden. Kürzere Verweilzeiten finden sich z.B. häufig bei Sgl. mit physiologisch kurzen Miktionsintervallen oder bei Pollakisurie (z.B. bei HWI). Die Kontaminationsmöglichkeiten sind besonders groß bei unbeschnittenen männlichen Neonaten, bei Phimose, Balanitis, Vulvovaginitis und bei einer Labiensynechie.

Im *Spontanurin* sind Kontamination und Infektion oft nicht klar zu differenzieren. Bei Unklarheiten *Blasenurin* durch sterile suprapubische Blasenpunktion oder Blasenkatheterismus gewinnen. Anschließend Urin sofort auf einen agarbeschichteten Objektträger aufbringen (z.B.Uricult®) oder Urin auf 4 °C abkühlen

- **Mikroskopie:** Für eine HWI spricht die Kombination von pathologischer Bakteriurie und Leukozyturie.

Vor jeder bakteriologischen Harnuntersuchung Periurethralregion inspizieren (Phimose, Balanitis, Vulvovaginitis, Labiensynechie).

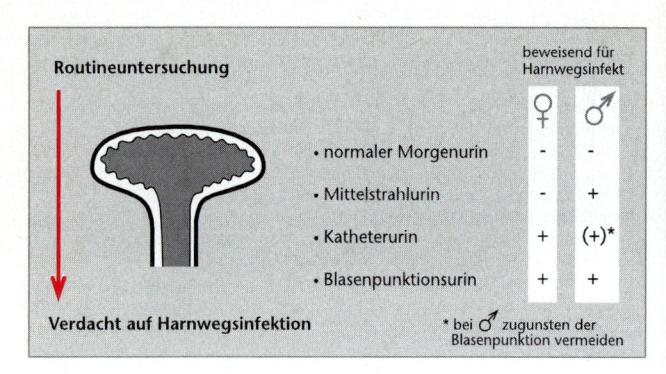

Abb. 8.1: Auswahlempfehlungen zur Uringewinnung [L 157]

8.2.3 Funktionsprüfungen

Glomeruläre Funktion

Glomeruläre Filtrationsrate (GFR)
Die gebräuchlichste Methode zur Bestimmung der GFR ist die Kreatinin-Clearance. Exaktere Methoden (z.B. Inulin-Clearance) sind für die klinische Routine nicht erforderlich.

- **Indikation:** Akute und chronische renoparenchymale Erkrankungen
- **Methodik:** Endogene Kreatinin-Clearance. Die rechnerische Analyse der Kreatinin-Clearance nach der **Schwartz-Formel** hat die klassische Methode der endogenen Kreatinin-Clearance mit 24 h Urinsammelperiode bei der Mehrzahl der klinischen Fragestellungen verdrängt.

Berechnung der Kreatinin-Clearance nach der Schwartz-Formel

$$\text{GFR (ml/Min./1,73m}^2) = \frac{\text{Körperlänge(cm)} \times K}{\text{Serumkreatinin(mg/dl)}}$$

K = 0,45 im 1. Lj., 0,55 ab dem 2. Lj.

Altersabhängige Normwerte Kreatinin und GFR

Alter	S-Krea (mg/dl)	Alter	GFR (ml/min./1.73m^2) Mittelwerte, gerundet
NG	wie Mutter	NG	40
7 d	0,4	7 d	45
8 J.	0,4–0,6	6 Mon.	60–80
12 J.	0,6	12 Mon.	120
18 J.	0,8–1,0	18 J.	120

Tips & Tricks
- Die Serumkreatininwerte des NG repräsentieren den mütterlichen Kreatininspiegel vor der Entbindung. Innerhalb von 4–8 d nach der Entbindung fallen die Serumkreatininwerte des NG auf 0,4 mg/dl ab. Auf diesem Niveau (0,4–0,6 mg/dl) bleiben sie etwa bis zum 8. Lj.
- Die Schwartz-Formel ist nicht anwendbar bei schneller GFR-Änderung (z.B. Entwicklung eines akuten Nierenversagens oder Erholung der Nierenfunktion nach ANV) oder bei deutlich reduzierter Muskelmasse, z.B. ausgeprägter Dystrophie
- Bei eingeschr. Nierenfunktion ist die Krea-Clearance falsch hoch.

Albuminurie: (☞ 8.1.4): Normal: bis 30 mg/1,73 m² KOF/d

Proximaler Tubulus

Neben sehr aufwendigen Funktionsuntersuchungen (spezielle Nephrologie) stehen heute auch relativ einfache diagnostische Methoden zur Verfügung, die Einblicke in die Funktion des proximalen Tubulus geben. Die Untersuchungen erfolgen aus einer Serumprobe und frischem Nativurin.

- **Glukose:** die im Urin von Gesunden vorkommende Glukose liegt unterhalb der Nachweisgrenze des Streifentests. Quantitative Analyse: Berechnet wird die prozentuale tubuläre Rückresorbtion (TR%). Beim Gesunden liegt sie über 99 %. *DD:* D.m., Tubulopathien, interstitielle Nephritis
- **Aminosäuren:** AS werden beim Gesunden praktisch vollständig reabsorbiert. Quantitative Analyse: Spezialabors. Für jede Aminosäure kann die tubuläre Reabsorbtion berechnet werden (TR%). Sie beträgt bis auf wenige Ausnahmen mehr als 99 %. DD: Hyperaminoazidurie – erworbene/angeborene Tubulopathien
- **Kleinmolekulare Eiweiße:** Markerprotein α_1-Mikroglobulin: normal bis 8 mg/24 h
- **Enzymurie:**
  - NAG (N-Acetyl-β -D-Glucosaminidase): lysosomales Tubulusenzym, < 1,2 U/µmol Krea (2.–16. Lj.)
  - AAP (Alanin-Amino-Peptidase) tubuläres Bürstensaumenzym, < 0,4 U/µmol Krea (2.–16. Lj.)
- **Phosphat-, Natrium-Ausscheidung:**
  - **Prinzip:** Als Folge einer ungenügenden Rückresorptionsleistung im proximalen Tubulus vermehrte Ausscheidung im Endharn
  - **Methodik:** mit Hilfe weniger Parameter (Serum: Krea, Natrium bzw. Phosphat; Urin: Krea, Natrium bzw. Phosphat) lassen sich filtrierte Menge (F = GFR x P_{Na} bzw. P_P), ausgeschiedene Menge (A = V x U_{Na} bzw. U_P) und tubulär rückresorbierte Menge des Substrates (T = F-A) bestimmen
  - **Beurteilung:** *Natriumausscheidung FE_{Na}:* prozentuale fraktionelle Exkretion. Normbereich um oder unter 1 %. Beim prärenalen Nierenversagen sinkt die FE_{Na} (z.B. 0,4 %). Bei akuter tubulärer Nekrose deutlich erhöhte Werte (> 1 %). *Phosphatausscheidung:* Berechnung der fraktionellen tubulären Rückresorbtion. Normalbereich 1,5–2 µmol/ml. Werte unter 1,5 µmol/ml sprechen für eine reduzierte tubuläre Phosphatrückresorption.

Prozentuale fraktionelle Exkretion (FE%)

$$\frac{A}{F} \times 100 = \frac{U_{Na}[mmol/l] \times S_{Krea}[g/l]}{S_{Na}[mmol/l] \times U_{Krea}[g/l]} \times 100$$

Prozentuale tubuläre Rückresorption (TR%)

$$1 - \frac{A}{F} \times 100 = (1 - \frac{U_x[g/l] \times S_{Krea}[g/l]}{S_x[g/l] \times U_{Krea}[g/l]}) \times 100$$

x = z.B. Glukose, Aminosäuren

Fraktionelle tubuläre Rückresorption (T/GFR)

$$F - \frac{A}{GFR} = S_P[mmol/l] - \frac{U_P[mmol/l] - S_{Krea}[g/l]}{U_{Krea}[g/l]}$$

Distaler Tubulus
Indikation: U.a. Nephrolithiasis, Nephrokalzinose (V.a. distale tubuläre Azidose)
- **Säureausscheidung:** bei Gesunden ist eine Ansäuerung des Urins auf einen pH-Wert von 5,3 oder weniger möglich. Die Messung des Urin-pH erfolgt mit einem pH-meter. Bei pH > 5,3 kann eine Ammoniumchloridbelastung erfolgen
- **Ammoniumchloridtest:** bei ausreichender metabolischer Azidose im Blut (Bikarbonat unter 15 mmol/l) sinkt bei Gesunden der Urin-pH auf unter 5,3 ab. Ammoniumchlorid wird in Fruchtsaft in einer Dosis von 75 mval/m² (0–2 J.), 125 mval/m² (3–8 J.) bzw. 150 mval/m² (über 8 J.) oral gegeben. Der Urin pH wird stündlich gemessen (frischer Urin, pH-meter)
- ! Problem: Ammoniumchlorid schmeckt schlecht und führt bei vielen Kindern zum Erbrechen. Alternative ist die i.v.-Belastung mit Lysinhydrochlorid. Dosis, Ablauf und Erfolgskriterien wie beim Ammoniumchloridtest.

Renale Funktions- und Lokalisationsdiagnostik		
glomerulär	tubulär-interstitiell	postrenal
• GFR: Kreatinin-Clearance • Proteine: Albumin/IgG • Erythrozytenzylinder • dysmorphe Erys	• FE$_{Na}$ (%) • TR % Glukose, Aminosäuren • Konzentrationsleistung • Proteine: α$_1$-Mikroglobulin • Enzyme: NAG, AAP • Leukozytenzylinder	• eumorphe Erys • pathol. Bakteriurie

Renale Konzentrationsleistung
Störungen der Konzentrationsleistung können durch zahlreiche, sehr unterschiedliche Nierenerkrankungen verursacht werden, z.B. obstruktive Uropathien (☞ 8.4), Bartter-Sy. (☞ 8.3.11), Nephrokalzinose, Diabetes insipidus renalis (☞ 8.3.11), chronische Niereninsuffizienz (☞ 8.3.9).
- **Indikation:** DD Polyurie, Polydipsie, Diabetes insipidus, monosymptomatische Enuresis nocturna; renoparenchymale Erkrankungen
- **Prinzip:** Bei Einschränkung der Flüssigkeitszufuhr oder/und nach intranasaler Applikation von Desmopressin (DDAVP®) kommt es zu einem Anstieg der Harnosmolarität bzw. des spezifischen Gewichtes

- **Methodik:**
  - *Stufe 1:* Bestimmung der Harnosmolalität nach nächtlichem Dursten im 2. Morgenurin. Blasenentleerung nach dem Aufwachen, Verwerfen dieses Urins; Auffangen der nächsten Harnportion (2. Morgenurin), ohne daß während der Nacht und am Morgen eine Flüssigkeitszufuhr erfolgte. Normalbereich: Säuglinge > 600 mosmol/l, Ältere Kinder > 850 mosmol/l
  - *Stufe 2:* Desmopressintest (DDAVP®). Keine nächtliche Flüssigkeitsrestriktion (bei Säuglingen → Risiko der Wasserintoxikation); nach intranasaler Applikation von DDAVP® (Säugling = 10 µg = 1 Sprühstoß, ältere Kinder = 20 µg = 2 Sprühstöße) stündliche Messung der Harnosmolalität über 4 h. Maximaleffekt gewöhnlich nach 2–4 h. Normalbereich s.o.

Bei Kindern mit ausgeprägter Polyurie und spontaner Harnosmolalität unter 250 mosmol/l keine nächtliche Flüssigkeitsrestriktion. Durstversuch nur in abgekürzter Form (über 2–4 h) tagsüber und unter engmaschiger Überwachung durchführen. Harnmengen eine Stunde vor und 2–4 h nach DDAVP-Applikation in 30minütigen Abständen sammeln. Harnvolumen und -osmolalität bestimmen. Bei Gewichtsabnahme > 3–5 % Test abbrechen: Oft besteht hier ein Diabetes insipidus.

8.2.4 Sonographie

Gut beurteilbar sind Nieren, Blase und (prävesikal) dilatierte Ureteren.

Nieren
Wichtige Fragestellungen:
- *Nierengröße bzw. Nierenvolumen* im Vergleich zum Normalkollektiv bzw. im Seitenvergleich; intraparenchymale Veränderungen (z.B. Zysten, Echogenitätsveränderungen)
- *Weite des Nierenhohlsystems/Nierenparenchymmanteldicke:* Starke inter- und intraindividuelle Schwankungen abhängig von Diurese und Blasenfüllung. Bei funktionell bedeutsamer Harntransportstörung Erweiterung von Mittelecho und Kelchenden, Nierenparenchymverschmälerung und Progredienz des Befundes (Zunahme der Weite des Nierenhohlsystems und parallel dazu Abnahme der Dicke des Parenchymmantels).

Blase
Sono bei gefüllter Blase und nach Miktion. Blasenwand und Restharn beurteilen. Normale Blasenwanddicke: 0,2–0,5 cm. Nach normaler Miktion ist die „gesunde" Blase restharnfrei. Blasenwandverdickung und Restharn sind Hinweise auf eine Blasenentleerungsstörung (mechanisch, funktionell, neurogen). Zuverlässigste Methode zur Erfassung einer Ureterozele.

Dilatierte Ureteren (prävesikal)
Untersuchung möglichst bei gefüllter Blase. Stark dilatierte Ureteren sind bisweilen auch bei entleerter Blase erkennbar.

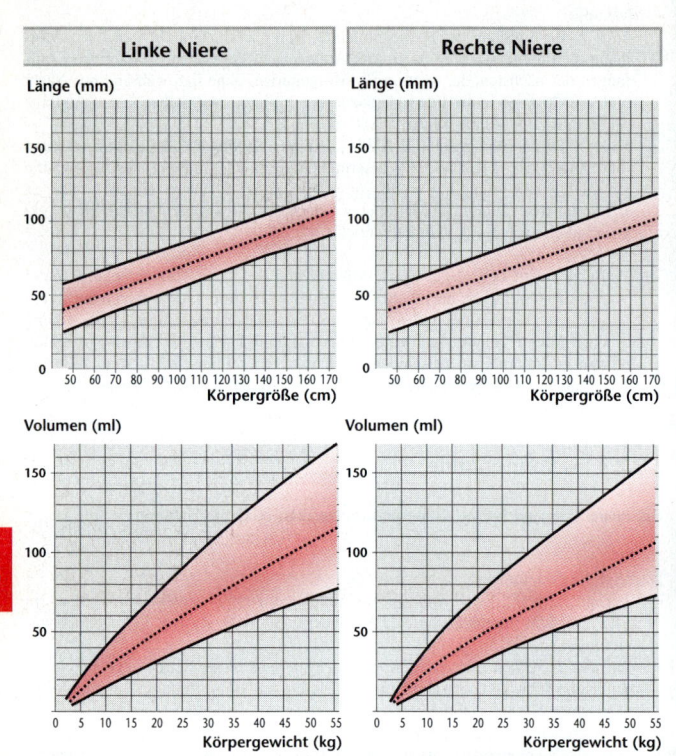

Abb. 8.2: Referenzbereiche für Länge und Volumen beider Nieren [L 157]

Differentialdiagnose häufiger Sono-Befunde

Erkrankung	Bemerkung
Kleine Nieren, bilateral	
• Nierenhypoplasie/-dysplasie • Z.n. bds. Obstruktion • Bilateraler Reflux Grad IV–V • Z.n. bilateraler Nierenvenenthrombose	• Bei Nierenhypoplasie/-dysplasie Echogenität ↑, keine normale Rinden-/Mark-Differenzierung, typisch sehr kleine Zysten in der Nierenrinde
• Chron. Niereninsuffizienz	• Kleine, echodichte Nieren
Kleine Niere, unilateral	
• Primäre Nierenhypoplasie/-dysplasie (selten) • Narbenniere/Refluxnephropathie (häufig) • Nierenarterienstenose, unilat. • Z.n. unilateraler Nierenvenenthrombose	• Kompensatorische Hypertrophie kontralateral?
Große Nieren, bilateral	
• Zystennieren: autosomal rezessiv und dominant • Akute Glomerulonephritis • Nephrotisches Syndrom • Chron. bilaterale Obstruktion • Akute bilaterale Nierenvenenthrombose	
Große Niere, unilateral	
• Akute Nierenvenenthrombose	• Bevorzugt Säuglinge und Kleinkinder
• Akute, einseitige Pyelonephritis	• Organvergrößerung dauert meist 7–14 d
• Tumoren	• Wilms-Tumor, Neuroblastom
• Kompensatorische Hypertrophie	
Weiter Harnleiter, prävesikal	
• Obstruktive Uropathie mit sek. Megaureter, sek. Reflux; • primärer Megaureter, primär dilatierender Reflux	• Bei sek. Megaureter verdickte Blasenwand, Restharn
Weites Nierenhohlsystem	
• Obstruktion wahrscheinlich	• Erweiterung des Mittelechos (> 1–1,5 cm) mit Erweiterung der Kelchenden und Verdünnung des Nierenparenchymmantels unter 0,8 cm
• Obstruktion wenig wahrscheinlich	• Keine Erweiterung der Kelchenden, keine Verdünnung des Nierenparenchymmantels
Nierenzysten, unilateral	
• Solitäre Nierenzyste	• Glatt begrenzt. Durchmesser bis mehrere cm. Kein Kontakt zum Nierenhohlsystem. Zystenwachstum und Nierenwachstum laufen parallel
• Multizystische Niere	☞ 8.3.3
Nierenzysten, bilateral	
• Polyzystische Nierendegeneration autosomal rezessiv oder dominant	• Nicht immer von Beginn an bilateral
Syndromale Erkrankungen: • tuberöse Sklerose	• Typische Hautsymptome, kardiale Tumoren, ZNS-Symptomatik
• Bardet-Biedl-Syndrom	• Hexadaktylie, Retinitis pigmentosa, Erblindung

8.2.5 Röntgendiagnostik

Miktionszystourethrographie (MCU)
In jedem Alter möglich; Berücksichtigung der Nierenfunktion nicht erforderlich.

- **Indikation:** angeborene Harntransportstörungen (☞ 8.4), nach febrilen HWI
- **Methodik:** langsame Auffüllung der Blase mit Kontrastmittel über dünnlumigen Katheter (international üblich) oder über suprapubische Blasenpunktion. Dokumentation von Prallfüllung und Miktion (Kleinbildkamera, geringe Strahlenbelastung). Wichtigste Beurteilungskriterien: Blasenvolumen, Blasenwand, Urethra bei Jungen, Reflux
- **Alternativen:** *Isotopen-MCU.* Gut geeignet zur Refluxverlaufskontrolle. Strahlenbelastung erheblich geringer als beim Röntgen-MCU. Größter Nachteil: Männliche Urethra ist nicht zu beurteilen. *Sono-MCU* mit Levovist®. Keine Strahlenbelastung. Nachteile: Refluxgraduierung subjektiv, männliche Urethra nicht darstellbar.

Refluxgrade	
I°	Reflux in unteren, nicht erweiterten Ureter
II°	Reflux in das nicht erweiterte Nierenbecken
III°	Ureter und Nierenbecken leicht erweitert, Fornices spitz
IV°	Starke Erweiterung von Harnleiter/Nierenbecken, Fornices stumpf, Papillen konvex
V°	Massive Erweiterung von Harnleiter/Nierenbecken, keulenförmige Kelche, konkave Papillen

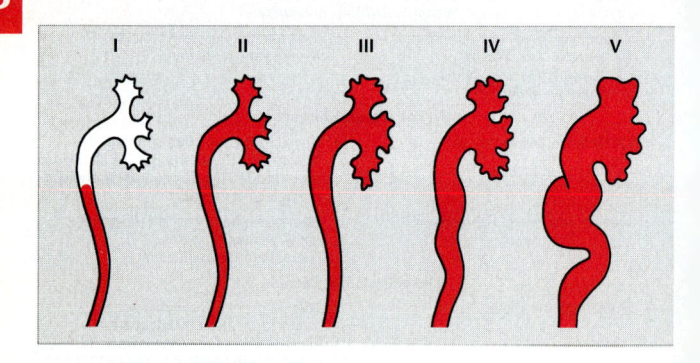

Abb. 8.3: Refluxgrade (Internationale Klassifikation) [L 157]

> Bei der Darstellung der männlichen Harnröhre im seitlichen Strahlengang stehen die Geduld des Untersuchers und die Qualität der Bilder in direkter Beziehung zueinander. Internationale Refluxgraduierung (I–V) erfolgt nach dem Röntgen-MCU.

Intravenöse Pyelographie (IVP)/Abdomenübersichtsaufnahme

- **Prinzip:** bei Jungen grundsätzlich Gonadenschutz; bei Mädchen ist Gonadenschutz nur dann möglich, wenn ausschließlich die Nierenregion beurteilt werden soll. Gute Kontrastierung des Nierenhohlsystems abhängig von guter Nierenfunktion → ungeeignet bei Niereninsuff. Bei Neonaten werden gute Ergebnisse ab 3.–4. Wo. erreicht.
- **Methodik:** nüchterner Pat., niedrig osmolares Kontrastmittel. Gezielte Nierenaufnahme zur Beurteilung des Nierenparenchyms (nephrographische Phase) 1–3 Min. p.i. Abflußaufnahme (Nierenhohlsystem, Ureter, Blase) nach 10–15 Min. Spätaufnahmen bei obstruktiven Harntransportstörungen (Zeitpunkt individuell festlegen).
  - *Messung der Nierengröße:* Nierenlängsachse und Höhe des 1.–3. LWK in Beziehung setzen. Normalwerte nach Nomogramm nach Claesson. Angabe der Ergebnisse in Standardabweichungen (SD)
  - *Radiologische Definition der Nierenparenchymnarbe (Hodson):* Einziehung der Nierenoberfläche mit korrespondierender Verplumpung der Kelchenden und Verschmälerung des dazwischen gelegenen Nierenparenchyms.

8.2.6 Nierenszintigraphie

- **Statische Nierenszintigraphie:** *Ind.:* Akute/chronische Pyelonephritis. Auch bei hochgradiger Obstruktion einsetzbar. Strahlenbelastung wie bei der i.v.-Urographie. *Prinzip:* DMSA (Technetium-99-m Dimercaptobernsteinsäure) wird tubulär gespeichert. Beurteilung 2–3 h p.i., bei hochgradiger Obstruktion 6–8 h p.i.
- **Dynamische Nierenszintigraphie:** *Indikation:* Perfusionsstörungen (Trauma, Nierentransplantation), Lagebesonderheiten (Beckenniere, Spina bifida), seitengetrennte Nierenfunktion, Harntransportstörungen. *Prinzip:* Erfassung von Perfusion, Parenchymanreicherung und Ausscheidung. *Methode:* Radiopharmaka sind MAG 3, DTPA und ^{123}Jod. Die Untersuchung kann durch die Gabe von Furosemid Lasix® 0,5–1,0 mg/kg erweitert werden (Diurese-Funktionsszintigraphie). Einschätzung der funktionellen Relevanz einer Obstruktion
- ! Die Erfassung der o.g. Parameter dauert ca. 30 Min., oft ist eine Sedierung der Kinder notwendig.

8.2.7 Nierenbiopsie

Notwendige Vorbedingungen: Sonographische Untersuchung mit Nachweis von zwei Nieren, Einverständniserklärung, Blutbild, Quick, PTT, Blutungszeit.

- **Perkutane Nierenbiopsie:** *Indikation:* unklare Nierenerkrankungen mit Nierenfunktionseinschränkung oder mit Progredienz (Hypertonie, Krea-Anstieg, Proteinurie). *Methodik:* Lokal- oder Allgemeinanästhesie; unter sonographischer Kontrolle Punktion des unteren Nierenpols. Nach Biopsie 24 h Bettruhe, Vitalparameterkontrolle 30–60 minütlich in den ersten 6 h, danach seltener. Sono (Hämatom?) und BB (Hb-Abfall?) nach 6 und 24 h
- ! **Achtung:** Urämie und Hochdruck erhöhen das Blutungsrisiko deutlich. Makrohämaturie bei 10–25 % der Patienten, Bluttransfusionen benötigen 1–3 %. Nephrektomierisiko 0,05 %.

- **Offene (chirurgische) Biopsie:** *Indikation:* Einzelniere, zystische Nierenerkrankungen, Lageanomalien, 1. Lj. *Risiko:* Blutungsrisiko etwas geringer als bei der perkutanen Nierenbiopsie; zusätzliche Risiken entstehen durch Narkose und Wundinfektionen.

8.2.8 Zystoskopie

Indikation: Selten. Evtl. wenn neben der endoskopischen Diagnostik therapeutische Maßnahmen geplant sind: z.B. bei Ureterozele, posterioren Urethralklappen (Jungen); sehr selten bei Meatusstenosen (Mädchen).
! Vesikoureteraler Reflux und Hämaturie sind keine Ind. zur Zystokopie.

8.2.9 Blasenfunktionsdiagnostik

Basis der Diagnostik sind Anamnese und klinische Untersuchung. Viele wichtige Informationen sind durch Miktions- und Trinkprotokoll, Sono, Uroflowmetrie, Beckenboden-EMG zu gewinnen. An letzter Stelle steht die invasive Zystomanometrie.

Miktions- und Trinkprotokoll
- **Indikation:** Miktionsstörungen mit und ohne Einnässen
- **Methodik:** Dokumentation von Miktionsvolumen und -frequenz und Trinkmenge. Gewöhnlich reicht eine Protokollierung von 1–2 d. Die Nachtstunden müssen nicht unbedingt erfaßt werden
- **Bewertung:** normale Miktionsfrequenz tagsüber 3–7; normales Miktionsvolumen (ml): Lebensalter in Jahren x 30, gilt etwa bis zum 12. Lj.

Uroflowmetrie

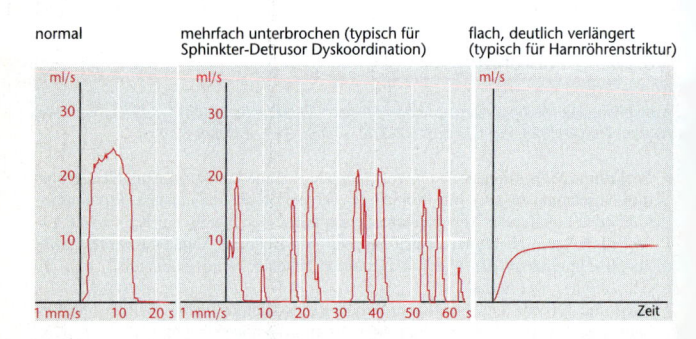

Abb. 8.4: Uroflowmetrie-Kurvenverläufe [L 157]

- **Indikation:** Blasenentleerungsstörungen, HWI, VUR
- **Prinzip:** Erfaßt werden Miktionsvolumen, Harnflußrate und Miktionszeit
- **Methodik:** Blasenentleerung in sitzender Position auf speziellem Miktionsstuhl. Das medizinische Personal hält sich während der Miktion außerhalb des Raumes auf. Meist sind mehrere Registrierungen sinnvoll. Bei wenig gefüllter Blase keine repräsentativen Kurven zu erwarten.

Beckenboden-EMG und Uroflowmetrie
- **Indikation:** Blasenentleerungsstörungen
- **Prinzip:** Erfassung der Aktivität der quergestreiften Beckenbodenmuskulatur während der Miktion
- **Methodik:** Oberflächenelektroden im Bereich des Gesäßes aufkleben. Registrierung der Muskelpotentiale vor und parallel zum Miktionsvorgang (Dokumentation durch Uroflowmetrie).

Invasive Zystomanometrie
- **Indikation:** Diagnostik und Therapiekontrolle bei schwierigen Blasenkontrollstörungen, auch nach Schlitzung von Urethralklappen (Valve-bladder-syndrome). Wichtigster Parameter für die Abschätzung des renalen Risikos bei Spina bifida ist die Bestimmung des intravesikalen Drucks bei Blasenfüllung und unter Miktion
- **Prinzip:** Messung von Druck- und Volumenparametern unter Auffüllung und bei Entleerung der Blase. Durchführung in jedem Lebensalter möglich
- **Methodik:** Katheter in Blase (Druck-Volumenkurve bei Auffüllung und Entleerung der Blase) und Rektum (Messung des intraabdominellen Drucks). Zusätzlich Registrierung des Beckenboden-EMGs (Oberflächenelektroden).

8.3 Parenchymatöse Nierenerkrankungen

8.3.1 Einzelniere/unilaterale renale Agenesie

Prävalenz 450–1 000 Geburten; oft (11–44 %) kombiniert mit urogenitalen Anomalien, z.B. VUR (30%), Uterus bicornis, Vaginalatresie, Uterusagenesie, Hodenagenesie etc. Ureter auf der Seite des nicht angelegten Nierenorgans atretisch oder rudimentär.

- **Klinik:** keine Beschwerden. Zufallsbefund
- **Diagnose und DD:**
  - *Sono:* kompensatorische Hypertrophie der Einzelniere (beginnt direkt postpartal). Leere Nierenloge kontralateral. Bei fehlender kompensatorischer Hypertrophie dystop gelegenes zweites Nierenorgan (Nierenszintigraphie) oder Funktionsstörung der Einzelniere
  - *MCU:* VUR (→ erhöhtes Risiko für febrile HWI). Diagnostik unter Antibiotikaschutz
  - *Blut:* Serumkreatinin ↑ (?)
  - *Urin:* Harnstatus, Proteine
- **Kontrollen:** *Sono* im 1. Lj. 3–6monatlich, danach bei Bedarf. *Urin* Proteine 1 x/Jahr. Bei Fieber über 38°C bakteriologische Harndiagnostik

- **Therapie/Prophylaxe:** Information der Eltern über Früherkennung, Frühther. von HWI, Reinfektionsprophylaxe bei VUR (☞ 8.4.4)
- **Risiko:** Die starke Nierenvergrößerung macht das Organ möglicherweise anfälliger für Verletzungen.

8.3.2 Nierenhypoplasie

Reduktion der Nephronzahl, quantitatives Problem; oft mit Nierendysplasie (☞ 8.3.3) kombiniert.

Unilateral
Im Neugeborenenalter selten; im Erwachsenenalter werden unilateral kleine Nieren häufiger gefunden.
- **Klinik:** meist Zufallsbefund; Risiko für febrile HWI erhöht bei VUR/Obstruktion
- **Diagnostik und DD:** Abgrenzung von der sekundär kleinen Niere ist gewöhnlich nur möglich, wenn morphologische Informationen aus der Neonatalperiode vorliegen
  - *Sono/IVP:* einfache und sichere Kriterien zur Differenzierung von Nierenhypo-/-dysplasie und Narbennieren gibt es nicht. Relativ spezifisch für die Nierendysplasie ist der sonographische Nachweis von kleinen Zysten. Charakteristisch für die Narbennieren sind segmentale Narben. Kompensatorische Hypertrophie der kontralateralen Niere beweist, daß diese normal funktioniert
  - *MCU:* zum Ausschluß/Beweis eines VUR unter Antibiotikaschutz
  - *Urin:* normal; Proteinurie? Bakteriologische Harndiagnostik bei Fieber
  - *Blut:* Kreatinin
- **Kontrollen:** *Sono:* Nierengröße (Wachstum?) ipsi- und kontralateral (kompensatorische Nierenhypertrophie). Serumkreatinin 1 x/J. Blutdruck.

Bilaterale Nierenhypoplasie
Einfache Nierenhypoplasie oder Oligomeganephronie (ungewöhnlich deutliche Hypertrophie der einzelnen Nephren). Eine der häufigsten Ursachen der chronischen Niereninsuffizienz bei Kindern. Die Zahl der Kelchenden und der Pyramiden ist reduziert.
- **Klinik:** abhängig vom Ausmaß der renalen Funktionsstörungen z.B. Polyurie, Polydipsie, Dehydratation, unklares Fieber, Erbrechen, Gedeihstörung, muskuläre Hypotonie ($K^+ \downarrow$), Minderwuchs, Anämie. Entwicklung einer chronischen Niereninsuffizienz meist innerhalb des 1.–2. Lebensjahrzehntes. Risiko der renalen Osteopathie
- **Diagnostik:**
  - *Sono:* bilateral kleine echodichte Nieren mit verminderter Wachstumsgeschwindigkeit
  - *Rö: IVP* (wenige Kelche, wenige Pyramiden; assoziierte Fehlbildung im Bereich des ableitenden Harnsystems?), *MCU* (VUR?)
  - *Urin:* Osmolalität $\downarrow$, $Fe_{Na} \uparrow$, Proteinurie (α_1-Mikroglobulin $\uparrow$, Albumin $\uparrow$)
  - *Blut:* metab. Azidose, Krea $\uparrow$, Kalzium $\downarrow$, Phosphat $\uparrow$, AP $\uparrow$, Parathormon $\uparrow$.
- **DD:** Nephronophthise (familiär gehäuft, mit und ohne retinale Veränderungen), Jeune-Sy., Bardet-Biedl-Sy. (☞ 25.4.6)
- **Therapie:** Erhöhten Flüssigkeitsbedarf beachten, vor allem bei Säuglingen und KK, bei Fieber, erhöhten Außentemperaturen. Bei Bedarf Kaliumsubstitution. Bei chronischer Niereninsuffizienz (☞ 8.3.9)

- **Kontrollen:** Wachstum, RR, Elyte, Hb, Krea, Harnstoff, AP, BGA mindestens 6monatl.

8.3.3 Nierendysplasie

Störung der normalen Nierenarchitektur, qualitatives Problem; häufig mit Nierenhypoplasie (☞ 8.3.2) kombiniert.

Die Größe der Nieren und der zystische Anteil variieren stark. Assoziierte Harntraktanomalien sind häufig (90 %), hochgradige Obstruktionen gehen meist mit schweren Funktionsstörungen einher (z.B. Funktionslosigkeit bei Okklusion am ureteropelvinen Übergang bei multizystischer Niere; erhebliche Funktionseinbußen bei obstruierender Urethralklappe/Prune-belly-Sy.) Nierendysplasien finden sich auch gehäuft bei einigen syndromalen Erkrankungen (Meckel-, Jeune-, Zellweger-, Wiedemann-Beckwith-Sy.).

Obstruktive renale Dysplasie (☞ 8.4.5)
Z.B. posteriore Urethralklappen bei Jungen. Bei sehr ausgeprägter Obstruktion häufig uni- oder bilateral hochgradige Nierendysplasien (Zysten, reduzierte Nierenparenchymmasse); auch nach Desobstruktion verbessert sich die Nierenfunktion meist nicht.
- **Klinik/Diagnostik/Therapie/Prognose** (☞ 8.4.5)
- **DD:** Prune-belly-Sy. Meist Jungen, keine Urethrastenose, leeres Skrotum.

Multizystische und aplastische Nierendysplasie
Die große multizystische Niere und die extrem kleine, solide „aplastische" Niere stellen Extremvarianten der gleichen strukturellen Störung dar. Die Nieren sind meist funktionslos. Es findet sich eine ureteropelvine Okklusion. Die Erkrankung kann eine oder beide Nieren betreffen. Die bilaterale Form ist nicht mit dem Leben vereinbar (pränatal Oligohydramnion, postnatal Anurie, Pottersequenz).
- **Klinik:** meist symptomlos. Bei multizystischer Niere selten gastrointestinale Störungen (Erbrechen, Obstipation). Extrem seltene Komplikationen sind arterielle Hypertonie und Wilms-Tumor
- **Diagnostik und DD:**
  - *Sono:* Die multizystische Niere wird meist pränatal diagnostiziert. Zysten unterschiedlicher Größe sind typisch, solides Gewebe fehlt fast vollständig
  - *DD Ureterabgangsstenose:* normale Nierenform mit Nierenparenchymsaum; „Zysten" (= Kelchenden) stehen miteinander in Verbindung, die größte „Zyste" (= Nierenbecken) findet sich meist im Zentrum des „Tumors"
  - *Nierenszintigraphie:* multizystische Niere meist funktionslos
  - *Rö:* MCU (oft VUR, bis zu 40 % in die multizystische Niere und in die kontralaterale Niere); IVP (bei V.a. Obstruktion kontralateral)
- **Therapie:** Für die Langzeitprognose ist der Erhalt der Funktion des kontralateralen Organs entscheidend. Febrile HWI unbedingt vermeiden
- **Kontrollen:**
  - *Sono:* Regression der multizystischen Niere? 3–6monatlich während der ersten 2 Lj., danach Nephrektomie oder individuelle Festlegung der Kontrollintervalle. Bei Verzicht auf die Nephrektomie der multizystischen Niere longitudinale Kontrollen vereinbaren
  - *Blutdruck:* 6monatlich im 1. und 2. Lj., danach seltener
  - *Bei Fieber* bakteriologische Harndiagnostik.

Tips & Tricks
- Wichtig: Information der Eltern über Früherkennung und Früther. von HWI. Bei VUR in das kontralaterale Organ Reinfektionsprophylaxe (☞ 8.4.4)
- Keine routinemäßige Nephrektomie der multizystischen Niere nach Diagnosestellung. Die Regression der multizystischen Niere vollzieht sich in bis zu 50% innerhalb der ersten 3–5 Lebensjahre. Bei fehlender Regression mit den Eltern über evtl. Nephrektomie sprechen.

8.3.4 Polyzystische Nierendegeneration

Autosomal dominante Form (Erwachsenentyp) und autosomal rezessive Form (infantiler Typ). Es sind immer beide Nieren betroffen. Beide Formen haben unterschiedliche klinische und morphologische Befunde.

Klinik
Bei der *autosomal rezessiven Form (AR–PND)* häufig Manifestation im Neugeborenenalter mit bilateral großen, gut tastbaren derben Nieren. Die Nierengröße nimmt anschließend nicht oder gering zu. Fast immer schwere arterielle Hypertonie, oft konsekutiv Herzinsuffizienz. Leberfibrose, im 2./3. Lebensjahrzehnt portale Hypertension mit Varizenbildung und Milzvergrößerung. Die *autosomal dominate Form (AD-PND)* wird meist im 4.–5. Lebensjahrzehnt symptomatisch, nur selten bei NG.

Diagnostik
- **Palpationsbefund** s.o., Abdomen oft stark vorgewölbt
- **Sono:** *AR-PND:* große Nieren. Die normale neonatale Rinden-/Markdifferenzierung fehlt; kleinste Zysten und echogene Bezirke wechseln miteinander ab *(Pfeffer- und Salzmuster);* gelegentlich auch größere Zysten. Bei *AD-PND* meist nur gering vergrößerte Nieren, Zysten im 1.–2. Lebensjahrzehnt nachweisbar
- **IVP:** nur bei unsicherer Zuordnung. *AR-PND:* Das Kontrastmittel bleibt oft Stunden bis Tage in den erweiterten Sammelrohren. Typisch sind die bis zur Nierenoberfläche reichenden radiären Kontrastmittellinien
- **Blut:** Krea ↑, Elyte, BGA (Azidose), BB, Kalzium ↓, Phosphor ↑, AP ↑
- **Urin:** Menge (24 h) ↑, Harnosmolarität ↓, Proteine.

	DD Autosomal dominate/rezessive Form der polyzystischen Nierendegeneration (PND)				
	bilateral	Eltern	neonatale Manifestation	Leberfibrose	Zeitpkt. der chron. Niereninsuff.
Autosomal rezessiv	+	keine PND	häufig	+	meist 1. oder 2. Lebensjahrzehnt
Autosomal dominant	+	ein Elternteil mit PND	selten	-	meist 5.–8. Lebensjahrzehnt

DD
- *AR-PND:* neonatale Manifestation möglich. Wichtigster diagnostischer Schritt: Sono der Eltern – bei der autosomal dominanten Form hat ein Elternteil ebenfalls Zystennieren
- *Zystische Nierenerkrankungen bei syndromalen Erkrankungen* (z.B. tuberöse Sklerose ☞ 12.5.3; v. Hippel-Lindau-Sy., Bardet-Biedl-Sy.).

Therapie
Konsequente Ther. der arteriellen Hypertonie (☞ 7.12.1), evtl. Ther. der Herzinsuffizienz ☞ 7.3. Keine Diät; Flüssigkeitsbedarf oft erhöht; bei chronischer Niereninsuffizienz ☞ 8.3.9.

Kontrolle
AR-PND: 3–6monatlich. Blutdruck, Sono, Gewicht, Länge (Percentilenkurven). Serum: Krea, Elyte, BGA, BB, Kalzium, Phosphat, AP. Urin: Osmolalität, Proteine, Harnmikroskopie, bakteriologische Harndiagnostik. *AD-PND:* nur bei neonataler Manifestation 3–6monatlich, sonst in 1–2jährlichen Intervallen.

Prognose
AR-PND Extrem unterschiedlich. Terminales Nierenversagen (☞ 8.3.9) meist im 1. oder 2. Lebensjahrzehnt. Auf portale Hypertension (☞ 13.6.4) achten; eitrige Cholangitis möglich. *AD-PND* (☞ Tab.).

8.3.5 Nephritisches Syndrom, Glomerulonephritis

Ätiologie
Primär glomeruläre Erkrankung, immer bilateral, bis auf wenige Ausnahmen immunologisch bedingt.
- **Postinfektiöse GN:** nach zahlreichen bakteriellen und viralen Infektionen möglich, am häufigsten 1–3 Wo. nach Infektion mit β-hämolysierenden Streptokokken (Post-Streptokokken-GN)
- **Systemische GN:** u.a. bei Purpura-Schönlein-Henoch, SLE, persistierender bakterieller oder viraler Infektion (infiziertes liquorableitendes System, Hepatitis B)
- **Familiäre GN:** benigne familiäre Hämaturie (ohne Verlust von Nierenfunktion); progrediente hereditäre Glomerulopathie (Alport-Sy.), oft mit Verlust von Nierenfunktion
- **Idiopathische GN:** membrano-proliferative Glomerulonephritis (Typ I, II, III); membranöse GN, mesangio-proliferative GN, IgA Nephritis (verläuft häufig unter dem Bild des rezidivierenden Makrohämaturiesy.); fokale Sklerose.

Klinik
Meist keine Symptome. Bei schwerem Verlauf:
- **Ödeme:** nur bei starker Reduktion der GFR und Hypervolämie → typisch im akuten Stadium und bei weit fortgeschrittener (terminaler) Phase der GN. Ödeme prätibial am besten erkennbar, tgl. Gewichtskontrolle; rasche Änderung des Gewichts (Ab- oder Zunahme um 1 kg) bei gestörter Flüssigkeitshomöostase
- **Arterielle Hypertonie:** Meist in der Ödemphase (Hypervolämie). Täglich RR-Messung; in der akuten Phase der GN kommt es häufig zu einem rasanten RR-Anstieg (innerhalb von wenigen Stunden) bis zur Hochdruckkrise
- **Herzinsuffizienz**

- **Enzephalopathie:** Kopfschmerzen, Übelkeit, Erbrechen, Bewußtseinstrübung
- **Hautveränderungen:** typisch für Purpura-Schönlein-Henoch (s.u.), SLE (☞ 16.4)
- **Schwerhörigkeit:** bei Alport-Sy. Audiometrie des Patienten, der Geschwister und der Eltern veranlassen.

Diagnostik
- **Hämaturie:** Makrohämaturie mit typischer bierbrauner Urinfärbung (der ganze Harn ist dunkelbraun); bei postinfektiöser GN oft nur zu Beginn. Bei IgA-Nephritis episodenartig, oft nicht länger als 1–2 d; typischerweise zeitgleich mit banalen Infekten der oberen Luftwege
- **!** *Cave:* Mikrohämaturie ist prognostisch nicht günstiger als Makrohämaturie
- **Blut:**
  - *Zur Ätiologie:* ASL, ADNase, Antihyaluronidase (zur sicheren Erfassung von Streptokokkeninfektionen); dsDNS-AK; Hepatitis B Antigen/AK, C3-Komplement (erniedrigt bei postinfekt. GN, membrano-proliferative GN Typ I, II, SLE-GN, chron. Bakteriämie-GN)
  - *Zur Verlaufsbeurteilung: Blut:* BB, Krea (zu Beginn tgl., Abweichung vom individuellen Niveau?), Elyte, Elektrophorese, Kalzium, Phosphor, AP, BGA. *Urin:* Menge (24 h), Harnmikroskopie, Streifenteste (Erys, Eiweiß), Erythrozyten; Leukozytenzylinder, Phasenkontrastmikroskopie (glomeruläre/nicht glomeruläre Hämaturie), Proteine
- **Rö-Thorax:** Herzgröße, Pleuraerguß
- **Harnuntersuchung Eltern:** Urinmikroskopie, Streifentest (Eiweiß, Erythrozyten), Proteinurie quantitativ
- **Spezielle zusätzliche Diagnostik bei Verdacht auf:**
  - *Post-Streptokokken-GN:* Rachenabstrich, reversible C3-Komplementerniedrigung (90 %); das normale Niveau wird meist nach 8–10 Wo. wieder erreicht; Streptokokkenantikörper (Titerbewegung dokumentieren, Kontrollen nach 2 und 4 Wo.), Krea-erhöhung dauert oft nicht länger als 1–3 Wo.
  - *Schönlein-Henoch-Nephritis:* Anamnese diagnostisch am wichtigsten (typische Hautefforeszenzen, zeitgleich heftige Bauchschmerzen und Gelenkschmerzen, Laufen vielfach unmöglich). GN oft erst 2–4 Wo. nach der Hautmanifestation; keine spezifischen Laborbefunde
  - *SLE-GN:* C3-Komplementerniedrigung abhängig von Aktivität der Grunderkr.
  - *Benigne familiäre Hämaturie:* familiäre Mikrohämaturie oft über mehrere Generationen bekannt; nie chronische Nierenfunktionsstörung, keine Schwerhörigkeit
  - *Alport-Sy.:* klinische Ausprägung unterschiedlich. Betroffene männliche Familienmitglieder meist schwerer krank. Schwerhörigkeit (Innenohr) entwickelt sich über Jahre. Mutter kann Konduktorin sein. Nierenbiopsie sinnvoll. Molekulargenetische Diagnostik möglich
  - *Idiopathische GN:* Diagnosestellung nur durch Nierenbiopsie möglich
- **Indikation zur Nierenbiopsie:** Ohne Einschränkung bei Progredienz der Erkrankung (therapeutische Indikation); relative Indikation bei unzureichender ätiologischer und prognostischer Zuordnung (diagnostische/prognostische/genetische Indikation). Eltern müssen wissen, daß sich hierbei aus dem Ergebnis der histologischen Untersuchung wahrscheinlich keine therapeutischen Konsequenzen ergeben.

DD: Nicht glomeruläre Hämaturie: Hyperkalziurie (> 4 mg/kg/d), Kalzium/Krea-Quotient (g/g < 0,2). Stein, Tumor, Hydronephrose, Zysten: Sono.

Therapie
Kausale Ther. nicht möglich. Keine Beeinflussung durch Antibiotika bzw. Operation. Keine nephrologische Indikation für Tonsillektomie, Adenotomie.

Supportive Therapie
- **Ödeme:** Reduktion der Flüssigkeitszufuhr → Urinvolumen + Perspiratio insensibilis (= 400 ml/m^2 KOF/d); Furosemid (Lasix®) nach Effekt dosieren: Beginn mit 1–2 mg/kg oral oder i.v. über Perfusor, nach diuretischem Effekt ggf. bis zu 10 mg/kg/d steigern
- **Schwere arterielle Hypertonie:** rasche und konsequente RR-Senkung bis zum oberen Normalbereich. Nifedipin-Kapseln (Adalat®), 5 bzw. 10 mg als Medikament der 1.Wahl; Alternativen sind Clonidin (Catapresan®) i.v. (1–5 µg/kg, Nebenwirkung starke Sedierung), Diazoxid (Hypertonalum®) i.v. (1–3–5 mg/kg - mit kleiner Dosis beginnen, überschießende Blutdrucksenkung mit Blindheit möglich) und Nitroprussidnatrium (nipruss®) 0,5–8,0 µg/kg/min. (Zusatz von Natriumthiosulfat bei einer Dosis von > 2 µg/kg/min. Zyanidvergiftung möglich) → Blutdruck mit stufenlosem Perfusor einstellen
- **Herzinsuffizienz, Enzephalopathie:** primär RR und Flüssigkeitshaushalt normalisieren, zusätzlich bei Bedarf Antikonvulsiva (☞ 12.3.1)
- **Diät:** im akuten Stadium Flüssigkeitsrestriktion. Eine Reduktion der Eiweißzufuhr ist wegen des eingeschränkten Appetites meist nicht nötig
- **Bettruhe:** nur bei schlechtem AZ mit Ödemen, Hochdruck etc.
- **Sport:** nach der akuten Phase der Erkrankung möglich.

Medikamentöse Therapie der Grunderkrankung
- **Poststreptokokken GN:** nicht möglich, keine Penicillinprophylaxe
- **Systemische GN:**
  - *Schönlein-Henoch-GN:* keine gesicherten Therapiekonzepte. Rücksprache mit kindernephrologischem Zentrum
  - *SLE-GN:* ☞ 16.4
  - *Chronische Bakteriämie:* Streuherd entfernen
- **Familiäre Formen:** keine medikamentöse Behandlungsmöglichkeit
- **Idiopathische GN:**
  - *MPGN:* evtl. alternierende Steroidapplikation (40 mg/m^2 KOF/48 h) über 1–2 J.
  - *Membranöse GN/Mesangial proliferative GN:* keine gesicherten Therapiekonzepte. Kontaktaufnahme mit kindernephrologischem Zentrum
  - *IgA-Nephritis:* evtl. langdauernde alternierende Steroidapplikation (40 mg/m^2 KOF/48 h) für 1–2 J. Keine gesicherten Therapiekonzepte
  - *Fokale Sklerose:* Steroide, Zytostatika, Ciclosporin A. Kontaktaufnahme mit kindernephrologischem Zentrum.

Prognose
- **Poststreptokokken GN:** Heilung in 80–100 %. Mikrohämaturie und Proteinurie können über 6–12 Mon. persistieren und vor allem bei fieberhaften Infektionen der oberen Luftwege und bei körperlicher Belastung zunehmen
- **Systemische GN:** *Schönlein-Henoch-Nephritis:* unkomplizierte Verläufe möglich, nicht selten nephrotisches Sy. und Übergang in chronische Niereninsuffizienz. *SLE-GN:* häufig nephrotisches Sy. und Übergang in chronische Niereninsuffizienz. *Bakteriämie-GN:* Meist Ausheilung nach Entfernung des Infektionsherdes
- **Familiäre Formen der GN:** *benigne familiäre Hämaturie:* trotz Persistenz der Hämaturie über Jahrzehnte normale Nierenfunktion. Alport-Syndrom s.o.

- **Idiopathische GN:**
  - *Membrano-proliferative GN:* Übergang in chronische Niereninsuffizienz nach jahrelangem Verlauf möglich
  - *Membranöse GN:* trotz ausgeprägter Proteinurie und nephrotischem Sy. meist normale Nierenfunktion. Übergang in chron. Niereninsuffizienz möglich
  - *IgA Nephritis:* bei einem Teil der Patienten im jungen Erwachsenenalter Übergang in eine chronische Niereninsuffizienz
  - *Fokale Sklerose:* sehr unterschiedliche Verläufe. Neben einer jahrelangen Persistenz von Hämaturie und Proteinurie gibt es auch sehr rasch progrediente bis zur Niereninsuffizienz führende Verläufe
  - *Mesangial proliferative GN:* gelegentlich Übergänge in eine chronische Niereninsuffizienz möglich.

Kontrollen
Solange Hämaturie und/oder Proteinurie persistieren. Zu Beginn mindestens 3–6monatlich (Ödeme, Blutdruck, Serumkreatinin, Elyte, BGA, BB, Urinparameter).

8.3.6 Nephrotisches Syndrom (NS)

Glomeruläre Erkrankung mit ausgeprägter Proteinurie (> 1700 mg/1,73 m^2KOF/d) und Hypalbuminämie (< 2,5 g/dl); evtl. Ödeme. Manifestationsform zahlreicher Glomerulopathien.

Ätiologie/Definitionen
Bei über 90 % der Patienten besteht ein *primäres NS*. Sekundäre NS sind möglich bei systemischen Glomerulopathien (z.B. SLE) oder als toxischer Effekt nach Medikamenten (z.B. Gold, Penicillamin). Eine Sonderform ist das *kongenitale NS* (Beginn im 1. Lj.).
- Das *primäre NS* beginnt typischerweise im Kleinkindalter (bei 70 %), M > F. In ca. 90 % Remission (keine Proteinurie nachweisbar) unter Steroidther. *(steroidsensibles NS)*; persistiert die Proteinurie trotz Steroidbehandlung, besteht eine *partielle* (Reduktion der Proteinurie) oder *totale* (keine Beeinflussung der Proteinurie) *Steroidresistenz*. Enge Korrelation zwischen Steroidsensibilität und histologischem Befund von Minimalläsionen (minimal changes) sowie Steroidresistenz und stärkeren glomerulären Läsionen (idiopathische Glomerulonephritis)
- *Häufig rezidivierendes NS:* mehr als 2 Rezidive in 6 Mon.
- *Steroidabhängigkeit:* in 6 Mon. mehr als 2 schnelle Rezidive (noch unter alternierender Steroidgabe oder spätestens 2 Wo. nach Absetzen der Steroide).

Klinik
Beim 1. Schub meist ausgeprägte periphere Ödeme mit Aszites, seltener auch Pleuraergüsse. Blutdruck gewöhnlich normal. Spezielle Risiken der Ödemphase sind schwere bakterielle Infektionen (vor allem mit Pneumokokken, Sepsis, Peritonitis) und Thrombosen (auch Lungenvenenthrombosen).

Diagnostik und DD
- **Tägliche Untersuchung**, tgl. Gewichtskontrolle, RR
- **Sono:** Nieren, Aszites? Pleuraergüsse?
- **Rö-Thorax:** Pleuraerguß?

- **Blut:** Krea n oder ↑, Elektrophorese (Gesamteiweiß ↓, Albumin ↓, α_2-Globuline ↑, IgG ↓, IgM ↑), Cholesterin ↑, BSG ↑ (Dysproteinämie), C3-Komplement n, Elyte.
- **Urin:** Ausgeprägte Proteinurie (Albumin ↑, α_1-Mikroglobulin oft normal). Evtl. Mikrohämaturie (ca. 20–30 %)
- **Nierenbiopsie:** obligat bei Steroidresistenz, assoziierter arterieller Hypertonie bzw. GFR-Reduktion, bei kongenitalem NS und bei sekundärem NS.

Therapie

Steroidsensibles NS
- *Initialbehandlung mit Steroiden:*
  - Phase 1 (1.–6. Wo.): Prednisolon 60 mg/m^2 KOF/d in 3 ED (max. 80 mg)
  - Phase 2 (7.–12. Wo.): Prednisolon 40 mg/m^2 KOF/48 h in einer ED morgens jeden 2. Tag (max. 60 mg)
- ! Steroidsensibel sind ca. 90 % der Patienten; der therapeutische Effekt zeigt sich meist schon 7–10 d nach Therapiebeginn (Diurese ↑, Ödeme ↓, Proteinurie ↓)
- *Rezidivbehandlung mit Steroiden:* Beginn in Phase 1 wie bei Initialbehandlung. Wenn Urin an 3 aufeinander folgenden Tagen, meist nach 10–14 d, eiweißfrei ist (Streifentest 0 oder Spur), Wechsel zur Phase 2 (alternierende Steroidther. für 4 Wo.)
- ! *Komplikationen der Steroidther.:* Minderwuchs (Körperlänge in Perzentilenkurve auftragen), Phasen mit tgl. Steroidapplikation so weit wie möglich reduzieren; Kortisonkatarakt (hintere Schalentrübung), Glaukom; erosive Gastritis
- *Cyclophosphamid:* häufig rezidivierendes NS oder steroidabhängiges NS mit Symptomen der Steroidtoxizität. Dosis: 2–3 mg/kg/d für 8–12 Wo.
- *Ciclosporin A:* Initialbehandlung des NS in Kombination mit Steroiden (noch experimentell). Häufig rezidivierendes NS bzw. Steroidabhängigkeit mit Steroidtoxizität → geplante Dauer 6–12 Mon. (Absprache mit kindernephrolog. Zentrum)
- *Supportive Ther.* bei ausgeprägtem Aszites (selten erforderlich): Humanalbumin 20%ig (1g/kg/d) und (20 Min. später) Furosemid 0,5–1 mg/kg pro Dosis.

Steroidresistentes NS: Absprache mit nephrologischem Zentrum nach Ergebnis der Nierenbiopsie.

Ernährung: keine spezifische Diät; maßvolle Flüssigkeitszufuhr (Urinvolumen + 400 ml/m^2 KOF/d).

Kontrollen
- Eltern oder Kind: tgl. Albustix®, bei beginnender Proteinurie zusätzlich Körpergewicht bestimmen und Kontaktaufnahme mit dem Therapeuten
- Halbjährliche Kontrolle von RR, Blut (Krea, Elyte, E'phorese, BSG, Cholesterin), Urin (Erythrozyten, Protein), KG, Körperlänge, augenärztliche Untersuchung. Spezielle Kontrollen bei häufig rezidivierendem, steroidabhängigen oder steroidresistenten NS, bzw. bei Cyclophosphamid oder Ciclosporin A-Ther.

Komplikationen
- **Ödemphase:**
  - *Infektionen:* bei Peritonitis frühzeitige i.v. Kombinationsther. (z.B. Ampicillin + Gentamycin ☞ 27.2), im rezidivfreien Intervall Pneumokokken- und Varizellenimpfung
  - *Thrombosen:* Die „beste Therapie" besteht in der Verhinderung ausgeprägter Ödeme. Antikoagulation meist entbehrlich
- **Langfristig:** chronische Niereninsuffizienz fast ausschließlich bei Steroidresistenz.

8.3.7 Harnwegsinfektionen (HWI)

Vermehrung von pathogenen Keimen im Harntrakt oberhalb der distalen Urethra. Ca. 5 % aller Mädchen und 1 % aller Jungen machen bis zur Adoleszenz mind. eine HWI durch. Rezidive bei ca. 50 % der Mädchen, bei Jungen nach dem 1. (bis 2.) Lj. extrem selten. Nach dem Neugeborenenalter sind HWI fast immer aszendierende Infektionen.

Asymptomatische Bakteriurie

HWI ohne klinische Symptome und ohne wesentliche Leukozyturie. Eine Sonderform der HWI, die kontrolliert, meist aber nicht antibiotisch behandelt wird.

Zystitis

HWI ohne Nierenparenchymbeteiligung, treten besonders bei Mädchen im Schulalter auf. Bei rezidivierenden afebrilen HWI an funktionelle Blasenkontrollstörungen denken.

Klinik: Dysurie, Pollakisurie mit Harninkontinenz, kein Fieber. Selten: symptomlos.

Diagnostik
- **Anamnese:** Charakter früherer HWI (asymptomatische Bakteriurie, Zystitis oder Pyelonephiritis?), Miktionsverhalten im infektfreien Intervall; familiäre Neigung zu HWI? HWI immer mit Leukozyturie oder nur pathologische Bakteriurie (Kontamination?)
- **Untersuchung:** Periurethralregion normal/entzündet, Labiensynechie (Kontamination?), Phimose, Posthitis?
- **Blasenfunktion:** Miktionsprotokoll, Uroflowmetrie (evtl. zus. Beckenboden-EMG)
- **Sono:** beide Nieren normal? Blasenwand verdickt? Restharn?
- **Blut:** BSG, CRP, BB, Krea (alle Befunde normal)
- **Urin:** Mittelstrahlurin, nur bei unklaren Befunden Blasenurin; Mikroskopie, Streifenteste, Leukozytenzylinder, bakteriologische Harndiagnostik.

Therapie
- **Antibiotika:** orale Medikation für 3 (bis 5) Tage. Z.B. Trimethoprim (Infectotrimet®) 4–5 mg/kg/d in 2 ED; Cefaclor (Panoral®) 30–40 mg/kg/d in 3 ED; Co-trimoxazol (Bactrim®) 4–5 mg Trimethoprim-Komponente in 2 ED. Bei hoher Rezidivfrequenz ohne jede Pause Reinfektionsprophylaxe anschließen
- **Operative Maßnahmen:** bei Blasenkonkrement Steinentfernung
- **Reinfektionsprophylaxe:** bei häufigen, symptomatischen Blaseninfektionen, vor allem bei gleichzeitig bestehender Blasenentleerungsstörung mit Restharn. Durchführung s.u.
- **Normalisierung der Blasenfunktion:** Bei funktionellen Blasenentleerungsstörungen Normalisierung der Blasenfunktion durch medikamentöse Ther. (z.B. Oxybutynin 0,2–0,4 mg/kg/d = symptom. Ther.) oder (besser) Blasentraining (Blasenschule) unter Verwendung von Biofeedbackprinzipien (z.B. Uroflow, EMG).

Kontrollen
- **Sono:** norm. Nierenparenchymentwcklg. n. 6 u. 12 Mon. dokumentieren. Beurteilung von Blasenwand und Restharn. Bei Blasenfunktionsstörung individuelle Kontrollen
- **Urin:** 3monatlich und bei V.a. erneuten HWI
- **Blut:** im Schub Entzündungsparameter gelegentlich kontrollieren (normal?).

Akute Pyelonephritis

Akute Pyelonephritiden (HWI mit Beteiligung des Nierenparenchyms) meist in den ersten Lj. (Jungen 1. und 2. Lj.; Mädchen 1.–5. Lj.). Oft durch obstruktive Uropathien und/oder durch einen VUR begünstigt. Die Pyelonephritis führt zum Verlust von Nierengewebe und zur Bildung segmentaler Nierenparenchymnarben. Die funktionellen Folgen hängen entscheidend von der renalen Ausgangssituation des Patienten (1 oder 2 Nieren, Nierendysplasie, assoziierte Fehlbildungen etc.) ab.

Klinik: Fieber > 38,0–38,5 °C, Erbrechen, Schmerzen im Nierenbereich, AZ-Verschlechterung. Bei unklarem Fieber im 1. und 2. Lj. immer Harndiagnostik durchführen.

Diagnostik

- **Anamnese:** unklare fieberhafte Infekte im 1. und 2. Lj. ohne Harndiagnostik? Familiäre Erkrankungen an Reflux/Narbennieren? Miktionsanamnese
- **Inspektion** der Periurethralregion (Phimose, Labiensynechie etc.)
- **Bildgebende Diagnostik:** Sono Nieren und Harntrakt; MCU und DMSA-Szintigraphie nach erster Pyelonephritis; IVP bei komplexen Harntraktanomalien. Diureseszintigraphie (urodynamische Relevanz einer evtl. Obstruktion)
- **Blut:** BSG ↑, CRP ↑, Elastase ↑, BB, Krea n/↑, Harnstoff n/↑
- **Urin:** Spontanurin (falls möglich), sonst umgehend Blasenurin (= Blasenpunktion oder Blasenkatheter); Mikroskopie, Streifenteste (Leukos, Erys, Nitrit), Leukozytenzylinder, bakteriologische Harndiagnostik, Proteine
- **DD:** Andere febrile Erkrankungen.

Therapie

- **Antibiotika:** Therapiebeginn innerhalb der ersten 24–48 h nach Krankheitsbeginn und mit 100 % Treffsicherheit; extrem wichtig für Patienten mit bekannter Nierenerkrankung. Am zuverlässigsten ist die i.v.-Kombinationsther.; Therapiebeginn z.B. mit 100 mg/kg/d Ampicillin + Gentamycin 2 mg/kg/d; Wechsel auf orale Monother., sobald die Keimart bekannt ist. Therapiedauer: (7?)–10–14 d.
- **Operative Maßnahmen:** Indikationen:
  - *Obstruktive Uropathie*
  - *Konkremente:* ohne Konkrementenfernung/-abgang kein dauerhafter Therapieerfolg
  - *VUR:* Antirefluxoperation bei Versagen der Reinfektionsprophylaxe (mehr als 1–2 Durchbruchsinfektionen), Mädchen mit seit mehr als 1-3 Jahren bekanntem Grad IV-Reflux bilateral, Nierendoppelanlage mit VUR, Eltern lehnen langdauernde Antibiotikagabe ab
- **Normalisierung der Blasenfunktion:** Mechanische und neurogene Blasenentleerungsstörungen sind häufiger als funktionelle Störungen mit HWI des oberen Harntraktes kombiniert. Bei subvesikaler Obstruktion Harnröhrenschlitzung. Bei neurogener Blasenstörung intermittierende Katheterisierung, Vesikostomie
- **Andere Maßnahmen** (gelten für alle Patienten mit HWI): Schwimmen ist erlaubt, solange nicht für den individuellen Patienten ein eindeutiger zeitlicher Zusammenhang bewiesen ist. Blasentee (häufige Miktionen sind erwünscht). Immunther.: bisher fehlen überzeugende Therapieansätze.

Reinfektionsprophylaxe

- Indikationen: Bei Risiko für Pyelonephritis-Rezidive, z.B. noch nicht operativ korrigierte Obstruktion; persistierender VUR; Säugling nach schwerer Pyelonephritis auch bei normalem Harntrakt; Neonaten mit Einzelniere und VUR
- Dauer der Prophylaxe: Bei Jungen 1. (und 2.) Lj., danach individuelle Entscheidung; bei Mädchen 1. und 2. (bis 5.) Lj.; individuelle Festlegung erforderlich
- Medikamente: Trimethoprim 1–2 mg/kg/d oder Nitrofurantoin 1 mg/kg/d oder Cefaclor 10 mg/kg/d, alle in einer abendlichen Dosis
- Rezidivrate unter Reinfektionsprophylaxe: auf 100 Patienten-Mon. ca. 2 Rezidive.

Kontrollen

- Sono: Nierenparenchymentwicklung 3–6monatlich
- Harnkontrollen: Routinemäßig 3monatlich, außerdem bei Fieber und AZ ↓
- Blut: im Rezidiv, sonst einmal pro Jahr
- MCU: bei bekanntem VUR nach einjähriger Reinfektionsprophylaxe bzw. vor geplanter Beendigung der Prophylaxe
- IVP/Nierenszintigraphie (DMSA): individuelle Festlegung.
- RR: einmal pro 1–2 Jahre

Langfristige Risiken

Chronische Niereninsuffizienz, arterielle Hypertonie. Komplikationen treten vor allem dann auf, wenn schon primär ein Nierenparenchymdefizit besteht – z.B. Einzelniere, uni- oder bilateral kleine Nieren, uni- oder bilateral gestaute Nieren mit Verschmälerung des Nierenparenchymmantels – und wenn die Nierenparenchymschädigung über VUR und/oder Obstruktion beide Nieren bzw. bei Einzelniere die vorhandene Niere betreffen.

8.3.8 Akutes Nierenversagen (ANV)

Plötzlich eintretende schwere Einschränkung der Nierenfunktion. Reversibel, solange nur funktionelle Störungen vorliegen, z.B. Beginn des prärenalen und postrenalen ANV; irreversibel oder nur partiell reversibel bei strukturellen Schäden (renales ANV). Fließende Übergänge zwischen den verschiedenen Formen. Das ANV kann sich einer chronischen Nephropathie aufpfropfen. Zentrales Problem ist die akute Einschränkung der GFR; meist mit Oligurie (< 300 ml/m^2 KOF/d; Säuglinge < 0,5 ml/kg/h).

Ätiologie/Definitionen

- **Prärenales ANV:** renale Hypoperfusion, z.B. bei Blutverlust, Dehydratation, Herzinsuffizienz, Third-space-Problemen (Ileus, nephrotisches Sy. mit Aszites, Verbrennungen)
- **Renales ANV:** häufigste Ursache des renalen ANV ist die akute tubuläre Nekrose (ischämisch oder nephrotoxisch). Außerdem bei akuter interstitieller Nephritis, Pyelonephritis
  - arteriell: z.B. arterielle Thrombose, HUS (hämolytisch urämisches Sy.)
  - venös: Nierenvenenthrombose
  - glomerulär: akute GN
  - tubulär: häufigste Ursache des renalen ANV ist die akute tubuläre Nekrose (ischämisch oder nephrotoxisch)
- **Postrenales ANV:** selten, am ehesten als kombiniertes Problem z.B. bei Einzelniere mit angeborener obstruktiver Uropathie und infiziertem Konkrement.

Klinik

Abhängig vom Stadium der Erkrankung und von der Grundkrankheit. Oligurie/Anurie, Zeichen der Überwässerung, evtl. urämische Symptomatik mit GIT-Störungen (Übelkeit, Erbrechen Durchfall), ZNS-Störungen (Benommenheit, Koma, Krampfanfälle), Kreislauf-Symptomatik, fluid lung, Ödemen.

Diagnostik

- Für die primäre Einschätzung des Patienten sind die folgenden Parameter wichtig:
  - *Flüssigkeitsbestand,* Bestand an freiem Wasser und Größe des zirkulierenden Volumens. Bei allen 3 Parametern qualitative (+/-/normal) und quantitative (Abweichung vom Normalbereich um wieviel %) Abschätzung vornehmen
  - Beeinträchtigung *pulmonaler Funktionen,* z.B. Atemnot, Tachypnoe, Atemarbeit ↑?
  - Beeinträchtigung *zentraler Funktionen,* z.B. Bewußtseinstrübung, Kopfschmerzen, Erbrechen, Krampfanfälle?
  - *Diurese* während der vergangenen 12–24 h
  - Schwere der *Azotämie* (BGA)
  - Ödeme, Körpergewicht ↑, RR ↑, Herzfrequenz ↑, Hautfarbe, Rekapillarisierungszeit ↑, Temperatur
- **Blut:** BB, Thrombos, Erymorphologie, Elyte, Krea, Harnstoff, Ca^{2+}, PO_4, Mg, AP, Elektrophorese, BGA, C-3-Komplement, Haptoglobin, LDH, Blutkultur
- **Urin:** Mikroskopie, Streifenteste, Zylinder, Osmolalität, Natrium, Krea, Harnstoff, bakteriologische Harndiagnostik
- ❗ Typisch für das prärenale ANV ist eine Oligurie mit hoher Urinosmolalität (> 500 mosmol/l), hohem Harn/Serum-Harnstoffquotienten (> 5) und niedriger Urin Natrium Konzentration (< 20 mmol/l), Fe_{Na}: < 1 % (DD renales ANV Fe_{Na}: > 1 %). Nach Diuretikagabe sind Urin-Na und Fe_{Na} nicht mehr aussagekräftig
- **Bildgebende Diagnostik:** Rö-Thorax (fluid lung? Herzgröße), Rö-Hand (Renale Osteopathie?), Abdomenleeraufnahme; Sono Niere und Harntrakt
- **Diagnostische Besonderheiten:**
  - **Hämolytisch urämisches Syndrom (HUS):** meist KK, oft eingeleitet durch blutige Diarrhoe; Hb (6–8 g/dl), Thrombopenie (< 100 000/ml); LDH ↑, GOT ↑, Haptoglobin ↓. E. coli O157 – Nachweis im Stuhl oder serologisch
  - **Nierenvenenthrombose:** oft Makrohämaturie, bes. Neonaten und junge Sgl.; HB ↓, Thrombopenie, (Sono uni- und bilateral: Nierenvergrößerung).

Therapie

Symptomatisch. Bei Überwässerung, ausgeprägter Azotämie, K ↑, Azidose und unzureichender Urinproduktion: Früher Entschluß zur Dialysebehandlung, Kontakt mit kindernephrologischem Zentrum aufnehmen.

8.3.9 Progressiver Verlust der Nierenfunktion (Chronische Niereninsuffizienz = CNI)

Irreversibler Verlust von Nierengewebe mit Störung zahlreicher metabolischer Funktionen.

Ätiologie, Definitionen
Bei Kindern und Jugendlichen überwiegen angeborene (60–70 %) Nephropathien (z.B. Nierenhypo-, -dysplasie, obstruktive Uropathie, Nephronophthise, polyzystische Nierendegeneration, Alport-Sy., Cystinose etc.) gegenüber erworbenen (ca. 30 %) Nephropathien (z.B. idiopathische Glomerulonephritis, HUS, SLE-GN, Schönlein-Henoch- GN, Refluxnephropathie).
Der Verlust von Nephronen kann funktionell teilweise durch eine Steigerung der GFR um den Faktor 1,5–2,0 kompensiert werden.

- GFR < 50 %: weiterer progressiver Verlust von Nierenfunktionen sehr wahrscheinlich
- GFR < 30 %: sehr häufig metabolische Konsequenzen z.B. Osteopathie, Anämie, Hypertonie, Minderwuchs.

Klinik, Diagnostik
- **Renale Osteopathie:** Knochenschmerzen, Skelettdeformitäten (z.B. X-Bein-Stellung), Epiphysenlösung. Labor: PO_4 ↑, Kalzium ↓, AP ↑, Parathormon ↑
- **Renale Anämie:** bei einem Serum-Krea von 4 mg/d beträgt der mittlere Hb-Wert 9 g/dl
- **Arterielle Hypertonie:** bei 70–80 % der Patienten
- **Minderwuchs:** Wachstumsretardierung besonders ausgeprägt bei frühem Beginn der CNI (1. und 2. Lj.) und starker Reduktion der GFR
- **Metabolische Azidose.**

Therapie/Prophylaxe
- **Renale Osteopathie:** Therapieziel ist Normalisierung von Phosphat, AP und Kalzium. Bei GFR < 50 ml/min/1,73 m^2 beginnen. Phosphatzufuhr in der Nahrung reduzieren, weniger Milchprodukte und Fleisch. Kalziumkarbonat und oder Kalziumazetat p.o. (1–3 g/d) Korrektur von Hypokalzämie und Hyperphosphatämie. Aktiver Vitamin-D-Metabolit 1,25 (OH)$_2$ (Rocaltrol®)15 ng/kg/d)
- **Renale Anämie:** Ziel → Hb von 8–10–12 g/dl. Bei vorbestehender Hypertonie oft weiterer RR-Anstieg. Wenig Blutabnahmen; Eisensubstitution (5 mg/kg Fe^{2+} als Sulfat), bis Ferritinspiegel im Normbereich. Am effektivsten ist die Behandlung mit rekombinantem Erythropoetin. Spätestens bei Hb-Werten < 8 g/dl mit Erythropoetin beginnen
- **Arterielle Hypertonie:** frühzeitig und konsequent therapieren (☞ 7.12.1)
- **Minderwuchs:** möglichst hyperkalorische Ernährung. Wegen urämiebedingter Appetitlosigkeit sind oft aktive Maßnahmen (z.B. Sondenernährung während der Nacht) erforderlich. Konsequente diätetische Betreuung und regelmäßige Kontrollen (s.u.) mindestens einmal pro Monat. Rekombinantes Wachstumshormon (ab dem 2. Lj.?) Kontaktaufnahme mit kindernephrologischem Zentrum
- **Metabolische Azidose:** Natriumhydrogenkarbonat (Nephrotrans®) 1–3 g verteilt auf 3–4 ED

- **Nierenersatztherapie:** Dialyse bzw. Transplantation bei endgültigem Nierenfunktionsverlust. Indikation nach GFR und Klinik. Eine feste Grenze für den Start der Nierenersatzther. gibt es nicht (→ individuelle Entscheidung in Absprache mit dem weiter betreuenden nephrologischen Zentrum).

Kontrollen
- Körpergewicht, Körperlänge (Dokumentation in Perzentilenkurven), Ödeme, Hinweise für renale Osteopathie (z.B. Schmerzen beim Laufen, X-Beine), Hautfarbe, Blutdruck. Im 1. und 2. Lj. monatliche (bis 3monatliche) Kontrollen, später größere Abstände
- Blut: Krea, Harnstoff, BB, Elyte, Kalzium, Phosphor, AP, Parathormon, BGA
- Urin: Harnmikroskopie, Streifenteste, Osmolalität, Kalzium, Krea, Proteine
- Bildgebende Diagnostik: Rö-Thorax und -Hand 1mal pro 1–2 J., Herz-Echo bei Hypertonie, Sono Nieren und Harntrakt.

8.3.10 Idiopathische akute interstitielle Nephritis

Erkrankung aus dem heterogenen Formenkreis der tubulo-interstitiellen Nephropathien. Ätiologie unklar.

- **Klinik:** oft Fieber und Gelenkschmerzen, charakteristisch ist die Uveitis anterior (oft „rotes Auge"). Nephritis- und Uveitisaktivität verlaufen oft nicht parallel zueinander. Häufig akutes Nierenversagen ohne Oligurie. Keine Hinweise auf nephrotoxische Substanzen, insbesondere Antibiotika (z.B. Penicillin, Cephalosporine) oder vorausgehende Infektionen
- **Diagnostik:** *Blut* (wie bei ANV ☞ 8.3.8). *Urin:* sterile pathologische Leukozyturie, Mikrohämaturie (90 %), tubuläre Proteinurie, tubuläre Funktionsstörungen mit Glukosurie, Hyperaminoazidurie, Fe$_{Na}$ ↑. *Nierenbiopsie* zur Sicherung der Diagnose
- **Therapie:** Kortikosteroide möglich: Prednisolon 4 Wo. tgl. 60 mg/m^2 KOF/d in 3 ED, anschließend 4 Wo. alternierend 40 mg/m^2 KOF/48 h in einer ED jeden 2. Tag
- **Prognose:** Nierenfunktion erholt sich gewöhnlich vollständig. Uveitis kontrollieren.

8.3.11 Tubulopathien

Bei primären Tubulopathien ist nur eine Partialfunktion (z.B. Diabetes insipidus renalis) oder eine Gruppe von Partialfunktionen (z.B. klassische Cystinurie) gestört. Komplexe Tubulusfunktionsstörungen sind bis auf wenige Ausnahmen (z.B. idiopathisches Fanconi-Syndrom) typisch für extrarenal erworbene, sekundäre Probleme (z.B. angeborene Stoffwechselstörungen wie Cystinose, Fruktoseintoleranz, Morbus Wilson oder nephrotoxische Effekte). Bei früher Diagnosestellung gibt es in der Regel auch therapeutische Interventionsmöglichkeiten.

Diabetes insipidus renalis (hereditär)
Trotz hoher ADH Spiegel ist eine normale Harnkonzentrierung nicht möglich. Partieller Defekt: Harnosmolalität kann über die Werte der Serumosmolalität ansteigen, der Normalbereich wird aber nicht erreicht. Kompletter Defekt: Die Harnosmolalität ist konstant niedriger als die Serumosmolalität. Jungen sind häufiger und stärker betroffen, x-chromosomal-rezessive Vererbung wird angenommen.

- **Klinik:** beim Sgl. rezidivierende unklare Fieberschübe, Gedeihstörung, Erbrechen, Dehydratation, Obstipation. Polyurie und Polydipsie sind schwerer erkennbar als im Kleinkindalter. Durch rezidivierende Wasser- und Elytentgleisungen schwere zerebrale Schädigungen möglich. Frühe Diagnosestellung wichtig
- **Diagnostik:**
  - *Blut:* Na (> 150 mmol/l), Chlorid (> 110 mmol/l), Osmolalität (> 310 mosmol/l), Harnstoff, Krea ↑
  - *Urin:* trotz Dehydratation große Urinmenge, Harnosmolalität bei den kompletten Defekten deutlich unter 300 mosmol/l
  - Sicherung der Diagnose durch abgekürzten *DDAVP-Test:* Harnmengen eine Stunde vor und 2–4 h nach DDAVP-Applikation in 30minütigen Abständen sammeln. Harnvolumen und Harnosmolalität bestimmen. Beim hereditären kompletten Diabetes insipidus renalis bleibt die Harnosmolalität konstant unter der Serumosmolalität. Beim zentralen Diabetes insipidus steigt die Harnosmolalität über die Serumosmolalität an
- **DD:** Zentraler Diabetes insipidus, psychogene Polydipsie. Zahlreiche Nierenfunktionsstörungen mit ähnlicher Symptomatik, u.a. Nephrokalzinose, Hypokaliämie, Nierendysplasie (☞ 8.3.3), Nephronophthise, komplexe Tubulopathien
- **Therapie:** ausreichende Flüssigkeitszufuhr, vor allem nachts, bei Fieber, bei erhöhten Außentemperaturen etc. Eiweiß-, salzarme Kost. Hydrochlorothiazid 1–2 mg/kg/d: Diurese um 30–50 % ↓. Indometacin (Amuno®) 1–5 mg/kg/d. Effektiv, aber nicht ohne Risiko (GFR-Abfall möglich).

Bei rechtzeitigem Therapiebeginn ist eine völlig normale geistige und psychomotorische Entwicklung zu ereichen. Lebenslange Ther.

Hypophosphatämische Vit.-D-resistente Rachitis, Phosphatdiabetes (☞ 5.6.2)

Bei der familiären Form x-chromosomal dominante Vererbung.

- **Klinik:** Skelettveränderungen (z.B. Auftreibung im Epiphysenfugenbereich) folgen einige Mon. pp. Ab dem 2. Lj. Skelettdeformitäten, ungewöhnliches Gangbild, Minderwuchs und Rachitis
- **Diagnostik:**
  - **Familienanamnese**
  - **Blut:** konstante Hypophosphatämie (Säuglinge < 4 mg/dl, ältere Kinder < 3 mg/dl), Ca^{2+} n, AP ↑, Parathormon n, Krea n.
  - **Urin:** stark reduzierte tubuläre Phosphatrückresorption, keine Hyperaminoazidurie, keine Glukosurie
  - **Rö:** wie bei Rachitis. Veränderungen bsd. an den unteren Extremitäten (Knie, Sprunggelenke)
- **Therapie:** *Orale Phosphatzufuhr:* 1–3 g elementares Phosphat, z.B. Redukto-S spezial®, gleichmäßig in 4–5 ED über den Tag verteilt. Ziel: Phosphat (Serum) n. *Vitamin D* (Vigantol®) oder Vitamin-D-Metabolite: 1,25-(OH)$_2$ Vit. D$_3$ (Rocaltrol®), Ca im Urin < 4 mg/kg/d. NW: Hyperkalziurie bzw. Nephrokalzinose. Patientenbetreuung in Zusammenarbeit mit kindernephrologischem oder endokrinologischem Spezialisten.

Klassische Zystinurie

Die tubuläre Rückresorption von Zystin, Lysin, Arginin, Ornithin ist reduziert. Bei Zystinkonzentrationen > 300 mg/l kommt es zur Bildung von Zystinsteinen. Die Krankheit wird autosomal rezessiv vererbt. Nicht mit Zystinose verwechseln!

- **Klinik:** rezidivierende Koliken, Makrohämaturie, HWI mit Mikrohämaturie
- **Diagnostik:**
  - Urin: Aminosäuren-Ausscheidungsmuster, Hämaturie, Leukozyturie, HWI
  - Sono: bilateraler Steinnachweis mit und ohne Obstruktion
  - Rö: röntgendichte Steine, meist aber weniger gut erkennbar als andere Steinarten. Oft mehrere Steine in beiden Nieren
- **Therapie:**
  - Kontinuierliche hohe Flüssigkeitszufuhr (ca. 3 l/24 h) regelm. verteilt über den Tag und die Nacht. Wenigstens 1 x während der Nacht Flüssigkeitszufuhr
  - Alkalisierung des Urins (pH > 7,5). Zufuhr von Natriumbikarbonat bzw. Natriumzitrat, Kontrolle mit Streifentests
  - Penicillamin: 30 mg/kg/d in 2 ED als ultima ratio (Nebenwirkungen!) Ziel: Zystinkonzentration < 150 mg/l.

Bartter-Syndrom/Hyperprostaglandin-E-Syndrom
- **Klinik:** Gedeihstörung, Muskelhypotonie, Polyurie, Minderwuchs, rezidivierende unklare Fieberschübe, Dehydratationen. Geschwistererkrankungen sind möglich, Polyurie kann pränatal zur Polyhydramnie führen
- **Diagnose:**
  - Dystrophie (Körpergewicht ↓, Körperlänge ↓), Muskelschwäche
  - Blut: K^+ ↓, metabolische Alkalose, Cl^- ↓, Mg^{2+} n/↓, Ca^{2+} n, Krea n, Renin ↑, Aldosteron n bzw. ↑
  - Urin: K^+ ↑ (> 20 mval/d), Mg^{2+} n bzw. ↑ (> 2 mval/d), Ca^{2+} n bzw. ↑, PGE_2 ↑, Osmolalität ↓
  - Sono: Nieren n. Nephrokalzinose
- **DD:** Mg-verlierende Tubulopathie, Ca^{2+}-verlierende Tubulopathie, chronische Nierenerkrankungen, chronische Diuretikather.
- **Therapie:** Kaliumchlorid (4–6 mval/kg/d K) in 3–4 ED. MgCl (1–2 mval/kg/d Mg) in 3–4 ED. Indometacin 4(–6) mg/kg/d oder Ibuprofen 10 mg/kg/d zur Prostaglandinsynthesehemmung.

Zystinose

Selten, autosomal-rezessiver Erbgang. Intrazelluläre Akkumulation von Zystin in verschiedenen Organen, auch in den Nieren → Entwicklung einer komplexen Tubulopathie (sekundäres Fanconi-Sy.). Pränatale Diagnose möglich.

- **Klinik:** Beginn im 4.–6. Lebensmon. mit Erbrechen, Gedeihstörung, Dehydratation, Fieber. später Minderwuchs und Rachitis. Terminale Niereninsuff. meist noch im 1. Lebensjahrzehnt
- **Diagnostik:** Bikarbonat ↓, Krea n/ ↑. Urin: Glukose ↑, generalisierte Zystinkristalle in der Kornea sind primär noch nicht vorhanden; Hyperaminoacidurie, tubuläre Phosphatrückresorbtion ↓, Albumin ↑, α-1-Mikroglobulin ↑, Osmolalität ↓. Sicherung durch Bestimmung der Zystinkonzentr. in Leukos und Fibroblasten
- **Therapie:** Grunderkr. therapieren und mit pädiatrischem Nephrologen absprechen.

8.3.12 Nierenvenenthrombose

Besonders gefährdet sind Neugeborene (nach schwerer peripartaler Asphyxie, Dehydration mit Hypernaträmie), Kinder mit zyanotischen Vitien und Patienten mit nephrotischem Syndrom in der Ödemphase.

- **Klinik:** akute Oligoanurie mit Makro- oder Mikrohämaturie
- **Diagnose/ DD:**
  - *Blut/Urin:* wie ANV mit Mikro-/Makrohämaturie und Thrombozytopenie (☞ 8.3.8)
  - *Sonographie:* uni- oder bilaterale Nierenvergrößerung
  - *DD:* akutes Nierenversagen anderer Ätiologie (☞ 8.3.8)
- **Therapie:** supportive Maßnahmen. Der Wert spezifischer antikoagulatorischer Maßnahmen ist noch nicht gesichert (Heparin, Fibrinolyse). Vor allem bei bilateraler Erkrankung ist ein Therapieversuch mit rt-PA indiziert (initial 0,1 mg/kg/h)
- **Kontrollen:** Engmaschig und langfristig; glomeruläre und tubuläre Funktionen, RR, Längen- und Gewichtsentwicklung. Bei Hochdruck frühzeitig antihypertensive Ther. einleiten.

Thrombektomie ohne therapeutischen Effekt (Thrombosierung beginnt in den peripheren intrarenalen Venen).

8.4 Harntransportstörungen

8.4.1 Ureteropelvine Stenose/Ureterabgangsstenose

Symptomatische Ureterabgangsstenose
Nach Pyelonephritis, Pyonephrose, zusätzlicher Obstruktion durch Konkrement. *Therapie:* nach Beherrschung des akuten Prozesses OP (Anderson-Hynes-Plastik).

Ureterabgangsstenose beim symptomfreien Neugeborenen
Diagnostik
- *Pränatale Diagnosestellung:* postpartale Kontrolle am 4.–6. Lebenstag (nach der Phase der physiologischen Oligurie). Für eine urodynamisch relevante Harntransportstörung spricht die *Trias: ipsilaterale Organvergrößerung, Erweiterung von Kelchenden (> 1,0–1,5 cm) und Verschmälerung des Nierenparenchymmantels (≤ 0,8 cm)*
- *Sono:* Kontrolle nach 2 bis 4 Wo.; Diureseszintigraphie bei Bestätigung der Nierenparenchymverschmälerung und bei Progredienz des Sonobefundes. Hoher Aussagewert ab 4. Wo.; Eindeutige Obstruktion → OP planen; nicht eindeutige Obstruktion → monatliche Sonokontrollen, Kontrollszintigraphie 4–6 Mon. später; Normalbefund → Sonokontrolle in 3 Mon.
- *MCU* (Reflux?), IVP bei geplanter Op.

Therapie
- *Reinfektionsprophylaxe* (☞ 8.3.7): nicht zwingend. Dauer bis zur OP, sonst bis zum Ende des 1. Lj., bei HWI individuelle Festlegung

- OP nur bei eindeutiger Obstruktion:
  - *Sterile* Obstruktion mit langsamer Progredienz des Nierenparenchymverlustes: Entscheidung über operative Maßnahmen ohne Zeitdruck möglich
- *Pyelonephritis/Pyonephrose* bei bestehender Obstruktion: erhebliche Nierenparenchymschädigung. Konsequente antibiotische Ther. der akuten Infektion, anschließend kontinuierliche Reinfektionsprophylaxe; im infektfreien Intervall OP planen.

- Sonobefund den Eltern demonstrieren und über Möglichkeiten der Früherkennung und Frühther. febriler Harnwegsinfektionen und die Reinfektionsprophylaxe informieren
- Optimales diagnostisches und therapeutisches Vorgehen bei pränataler und/oder früher postpartaler sonographischer Diagnosestellung wird noch diskutiert.

8.4.2 Megaureter

- **Sekundärer Megaureter:** Es besteht gleichzeitig eine infravesikale Obstruktion (Urethralklappe). *Ther.:* Schlitzung der Urethralklappe (☞ 8.4.5)
- **Primärer Megaureter:** Die Blasenentleerung ist nicht beeinträchtigt.

Klinik
- **Asymptomatischer Megaureter:** sonographischer Zufallsbefund. Ein Reflux existiert nur bei ca. 10–15 % der Patienten *(refluxiver Megaureter).* Entweder besteht eine urodynamisch relevante Obstruktion *(obstruktiver Megaureter)* oder eine Dilatation ohne Obstruktion *(nicht obstruktiver Megaureter)*
- **Symptomatischer Megaureter:** febrile HWI. Pyelonephritis/Urosepsis → Handlungsbedarf.

Diagnostik
Obligat nur bei symptomatischem Megaureter
- *MCU,* mit antibiotischer Prophylaxe für 2–3 d
- *Diureseszintigraphie:* Differenzierung zwischen obstruktivem und nicht obstruktivem Megaureter gelingt oft nicht.

Therapie
- **Symptomatischer Megaureter:** i.v. antibiotische Ther. (z.B. Ampicillin + Gentamycin (☞ 8.3.7), evtl. perkutane Nephrostomie zur „Dekompression" des weiten Harnleiters
  - **Hohe Harnableitung nach Sober:** Urinableitung aus Stoma direkt in die Windel. Dauer 1–2 J. Bei gutem Harnfluß keine Reinfektionsprophylaxe erforderlich
  - **Operative Maßnahmen** am distalen Ureter (Ureterstreckung mit Ureterneueinpflanzung) sind selten indiziert und besonders risikoreich
- **Asymptomatischer Megaureter:** evtl. kontinuierliche Reinfektionsprophylaxe zur Reduktion des Pyelonephritisrisikos.

Bei guter Funktion der zum Megaureter gehörenden Niere ist eine ausschließlich druckbedingte Verschlechterung der Nierenfunktion wenig wahrscheinlich. Die Dilatation des Ureters nimmt im Verlauf von Mon. (bis J.) in aller Regel ab. Zur Reduktion des Pyelonephritisrisikos kann eine kontinuierliche Reinfektionsprophylaxe sinnvoll sein.

Kontrollen: Sono 3monatlich; Szintigraphie individuelle Festlegung. Urin 3monatlich und bei febrilen Infektionen.

8.4.3 Nierendoppelanlage, Ureterektopie, Ureterozele

Der Harnleiter des oberen Nierenanteils mündet distal vom Harnleiter des unteren Anteils in die Harnblase. Dieses Ostium zeigt oft eine starke Dystopie (bis zur Ureterektopie = Mündung des Harnleiters außerhalb der Blase). Eine Ureterozele gehört fast immer zum distal mündenden Harnleiter. Der kraniale Nierenanteil ist häufig dysplastisch. Es besteht eine direkte Beziehung zwischen Ausmaß der Dysplasie und Grad der Harnleiterdystopie. Die Nierendoppelanlage ist die häufigste Anomalie der Harnwege (1 : 100). Krankheitswert haben gewöhnlich nur die Doppelanlagen, die mit Ureterektopie (→ Harninkontinenz), Obstruktion und/oder VUR einhergehen.

- **Klinik:** sonographischer Zufallsbefund, febrile oder afebrile HWI, Harninkontinenz mit Harnträufeln
- **Nierendoppelanlage mit Ureterektopie bei Mädchen:**
  - *Symptome:* Harninkontinenz/Harnträufeln
  - *Diagnostik: Sono:* Megaureter zum kleinen (dysplastischen?) oberen Nierenpol? *Inspektion* der Periurethralregion (ektope Urinproduktion?); IVP/MCU meist wenig informativ. Evtl. Urethrozystoskopie
  - *Ther.:* meist Heminephrektomie
- **Nierendoppelanlage mit Ureterozele:** Problem: Obstruktion im dazugehörigen Nierenanteil bzw. Obstruktion am Blasenausgang?
  - *Diagnostik: Sono:* Zele innerhalb der Blase gut darstellbar, extravesikal oft Megaureter, oberer Nierenanteil „hydronephrotisch" verändert. IVP/MCU: Zele wird gelegentlich als Aussparung am Blasenboden sichtbar. *Szintigraphie* zur Beurteilung der relativen Nierenfunktion des zur Zele gehörenden Nierenanteils
  - *Ther.:* Zystoskopische Zelenschlitzung. Problem: postoperativ meist VUR. Alternativmöglichkeit: Bei schlechter Nierenfunktion des zur Ureterozele gehörenden Nierenanteils Heminephrektomie mit partieller Ureterektomie
- **Nierendoppelanlage mit vesiko-ureteralem Reflux und Harnwegsinfektion:** Chance der spontanen Refluxrückbildung bei Ureter duplex sehr gering; frühe Entscheidung zur Antirefluxoperation.

8.4.4 Vesiko-ureteraler Reflux (VUR), intrarenaler Reflux (IRR)

Sekundärer Reflux: VUR bei vorhandener Blasenentleerungsstörung (☞ 8.5). Vorrangiges Therapieziel beim sekundären Reflux ist die Normalisierung der Blasenentleerung. Primärer Reflux: VUR ohne Blasenentleerungsstörung. Risiken für die Niere (Verlust von Nierengewebe und Bildung von Nierenparenchymnarben) entstehen fast ausschließlich bei zusätzlichem HWI. Der Weg ins Nierengewebe erfolgt über einen intrarenalen Reflux (IRR) bei konkaven Papillen, bevorzugt in den Polregionen der Niere (etwa 70 % der Bevölkerung haben konkave Papillen) Häufige Folge sind segmentale Nierenparenchymnarben.

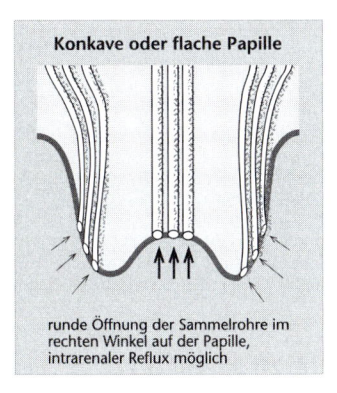

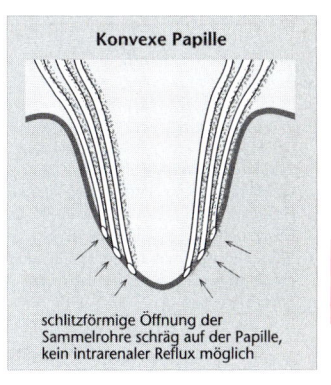

Konkave oder flache Papille
runde Öffnung der Sammelrohre im rechten Winkel auf der Papille, intrarenaler Reflux möglich

Konvexe Papille
schlitzförmige Öffnung der Sammelrohre schräg auf der Papille, kein intrarenaler Reflux möglich

Abb. 8.5: Zusammenhang zwischen Nierenpapillenform und intrarenalem Reflux [L157]

Klinik: meist nach febriler HWI. Bei Kindern und Geschwistern von VUR-Pat. besteht ein erhöhtes Refluxrisiko (ca. 20 %). Selten sonographischer Zufallsbefund.

Diagnostik
- *Rö-MCU:* Standardverfahren zur Refluxgraduierung (internationale VUR-Klassifikation: I–V ☞ 8.2.5). Zur Verlaufskontrolle: Sono- und Isotopen-MCU sind mögliche Alternativen zum Rö-MCU.
- *DMSA-Szintigraphie:* beste Methode zur Beurteilung von Nierenparenchymdefekten. Keine Differenzierung irreversibler bzw. rückbildungsfähiger Veränderungen
- *IVP:* Standardverfahren zur Beurteilung segmentaler Nierenparenchymnarben
- *Zystoskopie:* nicht routinemäßig
- *Blasenfunktionsdiagnostik:* primär nicht-invasive Verfahren; invasive Verfahren nur bei Pat. mit anamnestischen oder klinischen Hinweisen auf bedeutsame Blasenentleerungsstörung (☞ 8.5).

Therapie

Konservative Therapie
Dauer: mind. 1 (bis 2) J.
- Reinfektionsprophylaxe: Trimethoprim 1–2 mg/kg/d in 1 ED nach Neugeborenenalter oder Nitrofurantoin (Uro Tablinen®) 1 (bis 2) mg/kg/d in 1 ED ab 4. Lebensmonat oder Cefaclor 10 mg/kg/d in 1 ED
- Kontrollen: MCU nach 1 J., Sono (Nieren/Blase) nach 6 und 12 Mon. IVP Szintigraphie → individuelle Festlegung. Urin: 1–3monatlich und bei febrilen Infekten. Blut: CRP, BB, BSG, Kreatinin bei Durchbruchsinfektion
- Erfolgreiche konservative Behandlung: Der Reflux ist nicht mehr nachweisbar oder der Reflux ist zwar noch vorhanden, aber auch ohne Reinfektionsprophylaxe treten keine HWI mehr auf (→ steriler Reflux).

Operative Behandlung
- Indikation: Uretermündungsdivertikel, Reflux bei Ureter duplex, nach 1–2jähriger Reinfektionsprophylaxe ohne gewünschten Erfolg (Durchbruchsinfektionen und/oder unzureichende Änderung des Refluxausmaßes), bilateraler Grad IV Reflux bei Mädchen seit 1-3 Jahren bekannt
- 2 Methoden werden besonders häufig angewendet: Antirefluxoperation nach Lich-Grégoire (extravesikal), Antirefluxoperation nach Politano-Leadbetter (intravesikal). Erfolgsrate bei VUR III/IV: 90–95 %, bei V deutlich darunter
- Zusätzliche Reinfektionsprophylaxe: perioperativ und 3(–6) Mon. p.o.
- Submuköse paraureterale Kollageninjektion. Sie erfolgt zystoskopisch und stellt möglicherweise eine Alternative zur Antireflux-OP dar. Langzeitergebnisse liegen noch nicht vor.

8.4.5 Subvesikale Obstruktion bei Jungen

*Synonym Urethralklappe. Gravierendste Harntransportstörung. Oft beide Nieren funktionell beteiligt. Bei bilateraler Nierendysplasie entwickelt sich fast regelmäßig eine chronische Niereninsuffizienz. Bei hydronephrotisch veränderten, aber normal angelegten Nieren läßt sich fast immer eine befriedigende Nierenfunktionsentwicklung erreichen. Wichtig ist, **jede** Pyelonephritis zu vermeiden.*

Klinik: oft schwere febrile HWI (Pyelonephritis, Urosepsis) in den ersten 4–8 Lw.

Diagnostik
- *Sono:* Nieren, Ureterdilatation, Blasenwandverdickung, oft Restharn
- *MCU:* Darstellung der Harnröhre im seitlichen Strahlengang. Stark trabekulierte Blasenwand, Pseudodivertikel, uni- oder bilateraler Reflux. Die proximale Harnröhre ist gewöhnlich deutlich dilatiert
- *Blut:* Krea, Harnstoff, Elyte, CRP, BSG, Blutkultur. Ein Kreatininwert > 1 mg/dl am Ende der 2. Lw. (nach Normalisierung des Harntransports) ist Hinweis für eine schon primär bestehende Einschränkung der glomerulären Filtrationsrate
- *Urin:* Harnmikroskopie, Streifenteste, bakteriologische Harndiagnostik.

Therapie
Kontinuierliche Blasenentleerung durch transurethralen Katheter oder suprapubische Blasenpunktion oder Vesikostomie. Transurethrale Schlitzung der Harnröhrenklappe gelingt oft erst im 4.–6. Lebensmonat. OP an den Ureteren sind nur in Ausnahmefällen erforderlich. Wichtig ist die kontinuierliche Reinfektionsprophylaxe (☞ 8.4.4). Frühe Zirkumzision reduziert das Risiko für HWI.

8.5 Blasenentleerungsstörungen

Definition
- **Isolierte Erhöhung des Blasenauslaßwiderstandes:** (funktionell, neurogen, mechanisch). Seltene Miktion (2–3/12 h), große Harnportionen (normales Miktionsvolumen (ml) = Lebensalter in J. x 30), erschwerte Miktion (Einsatz der Bauchpresse, Zuhilfenahme der Hände) und Miktion in mehreren Portionen
- **Isolierte Überaktivität der Detrusormuskulatur:** Häufige Blasenentleerung (oft mehr als 7 Harnportionen/12 h), kleine Harnvolumina (unterhalb des Normalwertes), sehr plötzlich auftretender Harndrang (imperativer Harndrang, d.h. der Harndrang kündigt sich nicht über mehrere Minuten an, sondern ist innerhalb von Sekunden da), Haltemanöver (Überkreuzen der Beine, Hockensitz, Zusammenpressen der Pobacken, Stehenbleiben). Haltemanöver sollen unwillkürlichen Harnabgang verhindern. Trotzdem kommt es gewöhnlich zum unwillkürlichen Abgang von kleineren (wenige Tropfen) oder größeren Mengen Urin (nicht nur die Unterhose, sondern auch die äußere Hose wird feucht oder naß). Der unwillkürliche Harnabgang kann sowohl tagsüber als auch nachts stattfinden.

8.5.1 Mechanische Blasenentleerungsstörungen

- **Ursachen:** bei Jungen Harnröhrenklappe (angeboren), Meatusstenose bei Hypospadie (angeboren), distale Harnröhrenenge (erworben); bei Mädchen Meatusstenose (angeboren und selten)
- **Symptomatik:** Symptome des erhöhten Blasenauslaßwiderstandes dominieren. Sekundär evtl. Detrusorüberaktivität
- **Bildgebende Diagnostik:** Sono: Verdickte Blasenwand, oft Restharn (nicht konstant). Harnröhrenklappen sind fast immer kombiniert mit Fehlbildungen im Bereich des oberen Harntraktes (Obstruktion, Reflux, Nierendysplasie). MCU, Urogramm, nuklearmedizinische Diagnostik bei Jungen mit Harnröhrenklappe. Bei Mädchen mit V.a. Meatusstenose keine bildgebende Diagnostik, MCU nur bei febrilen HWI.
- **Therapie** der Grunderkrankung.

8.5.2 Neurogene Blasenentleerungsstörungen

Weitaus häufigste Ursache (> 90 %) sind angeborene dysraphische Störungen: Myelomeningozele, Lipomeningozele, Sakralagenesie, Spina bifida occulta. Selten sind supraspinale und periphere neurogene Läsionen: Trauma, Tumor, Infektion, vaskuläre Erkrankung. Tethered-Cord-Sy. (☞ 12.5.2).

Muster neurogener Blasenentleerungsstörungen
Die neurogenen Blasenfunktionsstörungen lassen sich 4 Mustern zuordnen, die sich in Symptomatik und Prognose stark unterscheiden. Normal ist das Zusammenspiel von Detrusor und Beckenbodenmuskulatur nur bei etwa 5–10 % der Patienten.

Muster neurogener Blasenentleerungsstörungen				
Muster	1	2	3	4
Beckenbodenaktivität	↑	↑	↓	↓
Detrusortonus	↑↑	↑ - n	↑↑	↑ - n
Intravesikaler Druck	↑↑	↑/↑	n	n ↓
Blasenkapazität	↑	↑	n	↓
Gefärdung des oberen Harntraktes	+	+	∅	∅
Restharn	+	+	∅	∅
HWI	+	+	∅	∅
Harninkontinenz	∅	∅	+	+

Diagnostik
Bildgebende Diagnostik innerhalb der ersten 1–3 Lebensmonate.
- *Anamnese/Untersuchung:*
  - Herabgesetzter Tonus der Beckenbodenmuskulatur: klaffender Sphinkter ani, ständiger unwillkürlicher Harnabgang schon bei geringfügiger Anspannung der Bauchmuskulatur (Weinen, Hinsetzen, Husten etc.). Harnwegsinfektionen sind selten
  - Normaler bzw. erhöhter Tonus der Beckenbodenmuskulatur: geschlossener Sphinkter ani bzw. seltene Blasenentleerungen oder eine Miktion in Portionen. Häufig HWI, oft febril
- *Sono:* Nieren, Blasenwand, Blasendivertikel, Ureteren
- *MCU (Röntgen MCU):* VUR, Blasenwand, Blasenkapazität
- *IVP und/oder Nierenszintigraphie:* Dokumentation der renalen Ausgangssituation
- *Erste urodynamische Untersuchung:* vor dem 6. Lebensmonat, am besten parallel zur radiologischen Diagnostik
- *Kontrollen (bildgebende Diagnostik):*
  - Muster 1 und 2: engmaschige Kontrollen: Sono 3monatlich, MCU 6–12monatlich, Nierenszintigraphie individuelle Festlegung nach Refluxgrad und Auftreten von HWI
  - Muster 3 und 4: Sono 6–12monatl. Individuelle Festlegung von MCU und Szinti.

Therapie
- **Muster 1 und 2:** intermittierenden Katheterisierung der Blase (auch schon im 1. Lj.). Kontinuierliche Reinfektionsprophylaxe (☞ 8.4.4)
! Bei unzureichender Entlastung des oberen Harntraktes bzw. bei febrilen HWI Vesikostomie erwägen

- **Muster 3 und 4:** Therapiemaßnahmen weniger dringlich. Langfristig ist die Inkontinenz das größte Problem. Intermittierende Katheterisierung der Blase bei normaler Blasenkapazität. Bei kleiner Blasenkapazität evtl. künstlicher Sphinkter bzw. Augmentationsplastik.

Risiken
Das für jeden Patienten typische individuelle Blasenfunktionsmuster ist meist im Säuglingsalter erkennbar und ändert sich im Verlauf oft nicht. Das Risiko für Nierenparenchymschäden ist besonders groß bei den Blasenfunktionsstörungen, die mit einem hohen intravesikalen Druck einhergehen (Muster 1 und 2). Bei rechtzeitiger Ther. häufig normale Entwicklung der Nieren.

8.5.3 Funktionelle Blasenkontrollstörungen

Keine neurogenen oder mechanischen Defekte. Die Pathogenese ist unklar. Am häufigsten betroffen sind Mädchen im Schulalter. Symptomatik wie bei neurogenen Blasenentleerungsstörungen. Grad und Schwere der Symptome können erheblich variieren. Unterschieden werden 3 Typen, Überlappungen sind möglich.

Isolierte Detrusorüberaktivität
- *Klinik:* heftige, überfallsartige Kontraktionen des Blasenentleerungsmuskels (imperativer Harndrang) → Haltemanöver (Hinhocken, Überkreuzen der Beine etc.). Trotzdem oft unwillkürlicher Harnabgang *(Dranginkontinenz)*. Einnässen kann tagsüber (meist nur kleine Portionen) und nachts (große Portionen) eintreten. Oft Pollakisurie
- *Diagnostik:* Anamnese, klinische Untersuchung (Ausschluß neurogene Blasenentleerungsstörung), Harnstatus, Miktions- und Trinkprotokoll, Sono (Nieren, Harntrakt), normale renale Konzentrationsleistung, Uroflowmetrie mit Beckenboden-EMG; evtl. Zystomanometrie
- *Ther.:* Blasenschule. Voraussetzung ist ein Interesse des Kindes am Verschwinden der Inkontinenz (ab 6.–7. Lj.). *Medikamente:* meist nur vorübergehender Therapieerfolg, z.B. Oxybutynin 0,2–0,4 mg/kg/d.

Sphinkter-Detrusordyskoordination (SDDK)
Oft kombiniert mit Detrusorinstabilität. Typisch für die SDDK ist die unzureichende Relaxation der Beckenbodenmuskulatur (quergestreift) während der Miktionsphase (Beckenboden-EMG).
- *Klinik:* Miktion oft in Portionen (Uroflowmetrie). Häufig Blasenwandverdickung mit Restharn, VUR und HWI. Bei gleichzeitiger Detrusorinstabilität zusätzlich imperativer Harndrang, Haltemanöver, Dranginkontinenz
- *Diagnostik:* typische Anamnese (s.o.) mit rezidivierenden HWI, normale klinische Untersuchung, Miktions- und Trinkprotokoll, Harnstatus mit Mikroskopie, Streifentests, bakteriologische Harndiagnostik. Sono, Uroflowmetrie, evtl. Zystomanometrie, normale renale Konzentrationsleistung, MCU, bei VUR IVP oder Nierenszinti
- *Ther.:* Miktionstraining unter Verwendung von Biofeedbackprinzipien (Uroflow, Beckenboden-EMG). Reinfektionsprophylaxe bei rezidivierenden HWI (☞ 8.4.4).

Hypokontraktile Blase (Lazy-bladder-Syndrom)
Seltenste Form der funktionellen Blasenkontrollstörung. Charakteristisch ist die Hypotonie des Detrusors.

- *Klinik:* große Blasenkapazität, große Restharnmengen, rezidivierende HWI, bei VUR großes Risiko einer gravierenden Nierenparenchymschädigung
- *Diagnostik:* typische Anamnese mit seltenen Miktionen, rezidivierenden HWI, normale körperliche Untersuchung, Sono Nieren und Harntrakt, Uroflow, Zystomanometrie, MCU (obligat), *Harndiagnostik:* Streifenteste, Mikroskopie, bakteriologische Diagnostik
- *Ther.:* oft schwierig und langwierig. Miktionstraining unter Verwendung von Biofeedbackmechanismen. Kontinuierliche Reinfektionsprophylaxe (☞ 8.4.4). Nur in Ausnahmefällen intermittierende Katheterisierung oder vorübergehende suprapubische Harnableitung.

8.6 Nephrolithiasis

In jedem Alter möglich, Sgl. und KK sind häufiger betroffen als ältere Kinder.

Ätiologie
- *Kalziumsteine (Kalziumoxalat, Kalziumphosphat):* Hyperkalziurie bei primärem/ sekundärem Cushing-Sy., idiopathisch, langdauernder Immobilisation, renal-tubulärer Azidose, Vitamin-D-Intoxikation. Primärer Hyperparathyreoidismus extrem selten. *Hyperoxalurie* primär oder bei intestinalen Erkr., z.B. M. Crohn, Malabsorption, Ileumresektion. Selten *Hyperurikosurie*
- *Magnesium-Ammonium-Phosphat-(Struvit-)Steine:* entstehen bei alkalischem Urin (pH > 8). Alkalisierung durch Bakterien (z.B. Proteus, Klebsiellen, Pseudomonas, Staphyloccocus albus) bei HWI und gleichzeitiger Harntransportstörung
- *Zystinsteine:* bei Zystinurie (☞ 8.3.11).

Klinik
Meist symptomfrei. Episodenartig Mikro- und Makrohämaturie. Kolikartige Schmerzen mit Erbrechen und Ileussymtomatik, wenn Konkrement in Harnleiter wandert.

Diagnostik
- *Urin:* Streifenteste, Mikroskopie (Leukozyturie, nicht-glomeruläre Hämaturie), keine Zylinder, Urinkultur, Urin-pH
- *24-h-Sammelurin:* Kalzium (normal bis 4 mg/kg/24 h), Oxalsäure (normal bis 12 mg/kg/24 h), Harnsäure (normal bis 0,7 mg/kg/24 h), Zystin (<150 mg/l)
- *Spontanurin:* Kalzium-Kreatinin-Quotienten (g/g) mehrfach bestimmen (normal < 0,2)
- *Steinanalyse:* Infrarotspektroskopie, Polarisationsmikroskopie
- *Blut:* Krea, Elyte (einschl. Phosphat), Harnsäure, AP, BGA (hyperchlorämische Alkalose?)
- *Bildgebende Diagnostik:* Sono Nieren und Harntrakt, Rö-Leeraufnahme (Nieren, Harnleiter, Blase), IVP bei V.a. Harntransportstörung
- *Weiterführende Diagnostik:* in Kontakt mit pädiatrischen Nephrologen bei idiopathischer Hyperkalziurie, Oxalose, Zystinurie, renal-tubulärer Azidose.

Therapie

Symptomatisch
- Nierensteinkolik: rasche und konsequente Analgesie bis zum Erfolg (z.B. Metamizol (Novalgin®) 10 mg/kg/6 h p.o.)
- Abgangsfähige Steine: keine Kolik, keine stärkere Stauung. Viel trinken (3–4 l/d), Hüpfen, Seilspringen. Analgesie mit Novalgin®
- Bei HWI: gezielte Antibiose nach Antibiogramm
- Bei Fieber: gezielte antibiotische Ther., zusätzlich meist perkutane Nephrostomie oder Ureterenkatheter erforderlich.

Kausal
Stoßwellenlithotrypsie, Schlinge, Zange oder operative Steinentfernung in Absprache mit Urologen. Indikationen individuell festlegen.

Rezidivprophylaxe

Indikation: gesicherte metabolische Störung oder Rezidivstein.
! Rö-Leeraufnahme immer nach urologischer Ther. oder nach spontanem Steinabgang → Reststein ausgeschlossen?
- *Kalziumsteine:* Grunderkr. therapieren. Bei idiopathischer Hyperkalziurie, Hyperurikosurie oder Oxalose pädiatrischen Nephrologen hinzuziehen
- *Phosphatsteine:* HWI vermeiden (Reinfektionsprophylaxe ☞ 8.4.4), Harntransportstörung therapieren (☞ 8.4)
- *Zystinsteine* ☞ 8.3.11.

Unspezifische Maßnahmen, z.B. Änderung der Eßgewohnheiten oder Steigerung der Flüssigkeitszufuhr sind meist wenig erfolgreich. Nach normalisiertem Harntransport und nach Steinsanierung sind Steinrezidive selten.

8.7 Renale Hypertonie

*Renale Erkr. sind für ca. 90 % aller **sek.** Formen der Hypertonie im Kindesalter verantwortlich. Behandlungsbedürftige **primäre** Hypertonien sind vor der Adoleszenz sehr selten.*

Ätiologie
- *Renoparenchymale Erkrankungen:* Hypertonie bei fast allen Erkr. möglich. Wahrscheinlichkeit: bilateral > unilateral; glomerulär > tubulo-interstitiell; chron. Niereninsuff. > normale Nierenfunktion
- *Renovaskuläre Erkrankungen:* Hypertonie meist bei *arteriellen* Erkr. Schwere Hypertonie auch möglich, wenn nur ein Gefäßast (Segmentarterie) betroffen ist.

Klinik: meist Zufallsbefund, selten Kopfschmerzen, Erbrechen, Herzinsuffizienz.

Diagnostik

RR-Messung, Diagnostik bei nichtrenalen Erkr. ☞ 7.12.1. Ind. zur weiterführenden renalen Diagnostik, wenn diastolischer RR > 85 (90) mmHg oder die 95er Perzentile des diastolischen RR > 10 mmHg überschritten ist.

- **Anamnese, Untersuchung:** familiäre Nierenerkr.? Anamnestische Hinweise auf Nierenerkr.? Hautveränderungen bei Sy. mit Nierenbeteiligung (z.B. tuberöse Sklerose, Neurofibromatose); Strömungsgeräusch über der Nierenregion?
- **Organkomplikationen:** linksventrikuläre Hypertrophie? Fundus hypertonicus?
- **Urin:** Streifenteste, Mikroskopie, Urinkultur, quantitative Proteinanalytik (Gesamteiweiß, Albumin, α-1-Mikroglobulin)
- **Blut:** Krea, Elyte einschl. Phosphat, BGA, Renin, Aldosteron
- **Bildgebende Diagnostik:** Sono Nieren und Harntrakt; Dopplersono. Evtl. zusätzlich Captopril-Szinti, DSA, selektive Nierengefäßdarstellung.

Differentialdiagnose Nichtrenale Hypertonie ☞ 7.12.1.

DD Akute renale Hypertonie

Akute Hypertonie/hypertensive Krise ☞ 7.12.1

- **Akute Glomerulonephritis** (☞ 8.3.5): Die kritische Hochdruckphase dauert bei der akuten postinfektiösen Glomerulonephritis meist nur 1–2 Wo. Oft guter antihypertensiver Effekt von Furosemid (Lasix®). Dosis: 1–5 (max. 10) mg/kg/d.
- **Hämolytisch-urämisches Syndrom** (☞ 8.3.8)

! Aus der akuten Hypertonie wird oft eine chronische Hypertonie, trotz Wiederherstellung der Nierenfunktion.

DD chronische renale Hypertonie

- **Eingeschränkte exkretorische Nierenfunktion** (☞ 8.3.9): Je schwerer die Nierenfunktionsstörung, desto wahrscheinlicher ist die Entwicklung einer chronischen Hypertonie. Häufiger bei glomerulären Nierenerkrankungen als bei „urologischen"
- **Krankheiten mit normaler Nierenfunktion:**
  - *Refluxnephropathie* mit segmentaler Narbenbildung (☞ 8.4.4). Bei Kindern, Jugendlichen meist nur diskreter RR-Anstieg. Stärkere RR-Erhöhung oft während Gravidität bzw. unter Ovulationshemmern
  - *Segmentale Nierenhypoplasie:* überwiegend Mädchen. Hypertonie beginnt im 1. Lebensjahrzehnt; oft bilateral Narben. Zu Beginn der Erkrankung meist noch normale Nierenfunktion. Bei unzureichender RR-Ther. droht die Entwicklung einer chronischen Niereninsuffizienz
  - *Nierenarterienstenose:* Strömungsgeräusch.

Therapie

Medikamentöse Ther. ☞ 7.12.1. Eine interventionelle/chirurgische Ther. ist indiziert, wenn eine realistische Erfolgschance besteht.

- *Stenose im Bereich des Hauptstammes der A. renalis:* Dilatation > operative Korrektur der Stenose > Nephrektomie
- *Nephrektomie der kleinen Niere:* nur erwägen, wenn kontralaterale Niere deutlich kompensatorisch hypertrophiert ist und keine lokalisierten Veränderungen (z.B. pyelonephritische Narben) in der großen Niere vorhanden sind.

Je höher das RR-Niveau, umso wahrscheinlicher ist eine sekundäre Hypertonie.

9

Stephan Illing

Wasser und Elektrolyte

9.1	Definitionen und Normalwerte	340
9.2	**Wasserhaushalt**	**341**
9.2.1	Exsikkose/Dehydratation	341
9.2.2	Ödeme/Überwässerung	345
9.3	**Kalium**	**346**
9.3.1	Hypokaliämie	346
9.3.2	Hyperkaliämie	347
9.4	**Kalzium**	**348**
9.4.1	Hypokalzämie	348
9.4.2	Hyperkalzämie	349
9.5	**Säure-Basen-Haushalt**	**349**
9.5.1	Azidose	350
9.5.2	Alkalose	351
9.6	**Acetonämisches Erbrechen, ketotische Hypoglykämie**	**352**

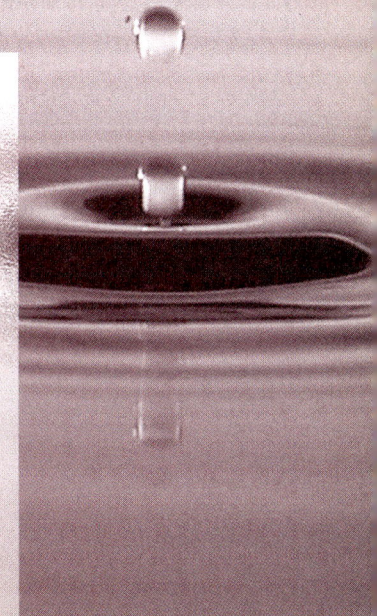

9.1 Definitionen und Normalwerte

Verkleinerung des ECR = Dehydratation, Vergrößerung des ECR = Hyperhydratation. Osmolarität normal = Isotonie (281–297 mosmol/l). Bei erniedrigter Osmolarität wird von hypotoner, bei erhöhter von hypertoner Entgleisung gesprochen. Das Serum-Na^+ ist der wichtigste Parameter für die Osmolarität.

Faustregeln zur Abschätzung der Serumosmolarität

Grundformel:

Osmolarität (mosmol/l) = Serum-Na^+ (mmol/l) x 2

Berechnung bei Hyperglykämie bzw. Azotämie:

Osmolarität (mosmol/l) =
Serum-Na^+ (mmol/l) x 2 + $\dfrac{\text{Glukose (mg/dl)}}{18}$ + $\dfrac{\text{Harnstoff (mg/dl)}}{6}$

! *Sofortiges Handeln erforderlich bei Na^+ > 155 mmol/l oder Na^+ < 125 mmol/l.*

Täglicher Basisbedarf

Flüssigkeit
- Grundbedarf ab 3 kgKG (ohne Verluste durch Durchfall, Sekrete, Ergüsse etc.)
- Für die ersten 10 kg: 100 ml/kg/d
- Für die nächsten 10 kg: 50 ml/kg/d
- Ab dem 20. kg: 20 ml/kg/d
- Zuschläge: Fieber ca. 5 ml/kg/°C, starkes Schwitzen, Hyperventilation.

Beispiele: Kind mit 15 kg: 1000 + 250 = 1250 ml/d;
Kind mit 35 kg: 1000 + 500 + 300 = 1800 ml/d.

Elektrolyte
- Na^+: 3–5 mmol/kg/d (40–50 mmol/m^2 KOF/d)
- K^+: 1–3 mmol/kg/d (oder 30 mmol/m^2 KOF/d)
- Ca^{2+}: 0,1–1 mmol/kg/d
- Mg^{2+}: 0,1–0,7 mmol/kg/d
- CL^-: 3–5 mmol/kg/d
- PO_4^{3-}: 0,5–1 mmol/kg/d.

Ionenkonzentrationen in Körperflüssigkeiten in mmol/l

	Na^+	K^+	Cl^-
Schweiß	30	5–10	40
Speichel	15–30	25	40
Serum	132–145	3,6–5,5	95–110
Magensaft	50–80	10	100
Duodenalsaft	140	5	80

Ionenkonzentrationen in Körperflüssigkeiten in mmol/l			
	Na⁺	K⁺	Cl⁻
Dünndarmsaft	100	5	100
Diarrhoe	40–70	25–50	25–70
– Rotaviren	40	35	20
– E.coli	50	35	25

Anionenlücke
Prinzip: Positive und negative Ladungen müssen sich ausgleichen.
Kationen: Na⁺ + K⁺ + Ca⁺⁺ + Mg⁺⁺ und weitere
Anionen: CL⁻ + HCO₃⁻ + HPO₄⁻ + SO₄⁻ und organische Säuren + Proteine

Berechnung
gemessene Ionen lt. Formel: (Na⁺ und K⁺) - (Cl⁻+HCO₃⁻)
Normal: 16 (12–20) mmol/l
- Erhöht bei: Dehydratation, Laktatazidose, Ketoazidose, akutem Nierenversagen, Hyperphosphatämie
- Erniedrigt bei: Hypalbuminämie, Hämodilution.

9.2 Wasserhaushalt

9.2.1 Exsikkose/Dehydratation

Klinik und Diagnostik
Klinik
- Bei leichter Exsikkose (Gewichtsverlust bis 5 %): etwas trockene Schleimhäute, meistens Durst, normale Kreislaufverhältnisse, nur leichte Unruhe, weitere Symptome je nach Ursache
- Mittelschwere Exsikkose (Gewichtsverlust bis ca. 10 %): trocken Schleimhäute, bei Sgl. meist Apathie, bei Kleinkind evtl. schrilles Schreien, evtl. Azidoseatmung, evtl. Hypotonie, verminderte Urinproduktion
- Schwere Exsikkose (Gewichtsverlust > 10 %): zusätzl. zunehmende Schockzeichen, meistens Apathie bis Bewußtlosigkeit, stehende Hautfalten, Oligurie bis Anurie.

Ätiologie
- Gastroenteritis (Erbrechen, Durchfall, ☞ 13.4.5)??
- Andere Infekte mit Nahrungsverweigerung
- Unzureichende Flüssigkeitsaufnahme aus anderer Ursache
- Azetonämisches Erbrechen (s.u.)
- Diabetes mellitus (Ketoazidose, ☞ 11.1)??
- Vor allem bei Früh- und Neugeborenen: fehlerhafte Flüssigkeitsbilanz, nicht beachtete Verluste über Sonden, durch Verdunstung, über zu trockene Beatmungsluft, durch inadäquate Diuretikagabe

- Seltene Ursachen: Pylorusstenose (☞ 13.3.3), Ileus (☞ 13.4.1), Nierenversagen in polyurischer Phase (☞ 8.3.8), AGS mit Salzverlust (☞ 10.4.4), Diabetes insipidus (☞ 10.5.1), Verbrennung (☞ 3.5.1), Mukoviszidose (☞ 14.6).

Notfalldiagnostik
- Klinische Untersuchung mit Abschätzung der akuten Gefährdung
- BB (Hkt ↑), BGA (Azidose?), Na^+, K^+, Ca^{++}, Blutzucker, evtl. Cl^-, ggf. Albumin, Gesamteiweiß, Osmolarität
- Urin: Menge, spezifisches Gewicht (Bilanzierung!).

Einteilung

Hypertone Dehydratation
- Hypernatriämie, da Wasserverlust stärker als Salzverlust (Na^+ > 145 mmol/l)
- Osmolarität ↑, dadurch Gefahr des Hirnödems bei zu schneller Rehydrierung
- Ursachen: Nahrungsverweigerung, Hyperpyrexie (besonders bei Virusinfektion oder Enteritis mit geringem Salzverlust), D. m., D. insipidus, bei FG und Sgl. durch mangelnde Flüssigkeitszufuhr, vor allem wenn auf Intensivstation Beatmung, Befeuchtung, Verdunstung etc. nicht richtig beachtet, berechnet und bilanziert werden
- Spezifische Symptome: Koma, Krampfanfälle.

Isotone Dehydratation
- Na^+ normal, da gleichmäßiger Wasser- und Salzverlust. Bei Rehydrierung evtl. Entgleisung anderer Elyte!
- Ursachen: Gastroenteritis, Ileus, Erbrechen, Verbrennung, besonders aber durch Verluste über Drainage, Absaugung von Körperflüssigkeiten etc., evtl. auch Blutung
- Spezifische Symptome: Tachykardie, Unruhe.

Hypotone Dehydratation
- Hyponatriämie, da Salzverlust größer als Flüssigkeitsverlust (Na^+ < 132 mmol/l)
- Ursachen: anhaltende Durchfälle, bei CF („heat prostation"), AGS mit Salzverlust, chron. Niereninsuffizienz, aber vor allem inadäquate Infusionstherapie bzw. Nichtbeachtung von Wasseraufnahme bei beatmeten Patienten, evtl. auch nach Ertrinken
- Spezifische Symptome: Adynamie, Muskelschmerzen.

Wichtige Entscheidungen
Schweregrad und *Typ* der Dehydratation möglichst schnell feststellen, um eine adäquate Therapie zu gewährleisten.
- Bei leichter Dehydratation ohne Grunderkrankung: orale Rehydrierung
- Bei schwerer Dehydratation: parenterale Rehydrierung, ggf. intensivmedizinische Therapie.

Therapie

Orale Rehydrierung
Bei leichter Exsikkose (Verlust maximal 8 % des KG): Voraussetzungen sind keine wesentliche Elytentgleisung, kein Erbrechen, jenseits des 3. bis 6. Lebensmonats
- Praktische Durchführung: am ersten Tag bei Sgl. eine Trinkmenge von ca. 150–170 ml/kg/d anstreben, bei größeren Kindern 120–150 mg/kg/d. Nach 12–36stündiger Gabe Beginn des oralen Nahrungsaufbaus, z.B. mit verdünnter

Säuglingsnahrung (1/4–1/2 konzentriert), dann schrittweise Steigerung der Konzentration. Überwachungsparameter s.u.! Flüssigkeits- (Basis-)Bedarf s.o.
! In allen anderen Fällen: Infusionstherapie.

	Industrielle Lösungen zur oralen Rehydrierung (Angaben in mmol/l bzw. mosmol/l)						
	Na⁺	K⁺	HCO₃⁻	Citrat	KH	Glukose	Osmo
Elotrans®	90	20	–	10	111	2 %	311
Oralpädon 240®	60	20	0	–	90	1,6 %	240
GES 60®	60	20	30	–	110	2 %	270
WHO-Lösung	60	20	–	10	111	2 %	

Management der schweren Dehydratation

Prinzipien
- **Erst Kreislauf stabilisieren, dann Defizite ausgleichen**
- Keine sofortige Normalisierung der Elyte anstreben, denn schnelle Rehydrierung kann zu Krampfanfällen durch Verschiebung zwischen ICR und ECR, sowie Entgleisungen anderer Elyte (Kalium) führen
- Na-Konzentration der Infusion entsprechend Osmolarität wählen, daher initialer Na-Wert sehr wichtig.

Berechnung des Elektrolytdefizits (extrazelluläre Ionen):
Defizit = (Sollwert – Istwert) x kg x f (alle Werte in mmol/l)
f = altersabhängiger ECR: NG 0,5; Sgl. 0,3; Kleinkind 0,25; Schulkinder/Erw. 0,2

Schockbehandlung
- Bei **Schocksymptomatik** initial: 20 ml/kg Humanalbumin 5 % oder Biseko® 5 % als Kurzinfusion über 30 Min., als Alternative evtl. NaCl 0,9 %, niemals jedoch verdünnte, hypoosmolare Lösungen! Reanimation ohne Flüssigkeitsersatz kann nicht gelingen!
- Azidoseausgleich nur bei pH < 7,15, nach der Formel:

Defizit = Base Exzess x kg x f (Definition von f: s.o.)

Davon zunächst nur 1/3 bis 1/2 geben, sonst häufig Überkorrektur! Zubereitung als Kurzinfusion 1 : 1 NaHCO₃ 8,4 % und Glukose 5 % (oder weiter verdünnt, niemals unverdünnt!) über 15–30 Min.

Infusionstherapie/Rehydrierung

Infusionstherapie bei Dehydratation (nach Schockbehandlung)		
Phase	Zeit	% der errechneten Gesamtmenge
I	0–2 h	10–15 %
II	3–8 h	35–40 %
III	9–24 h	50 %

- Mengenberechnung:
  - Erhaltungsbedarf pro Tag (☞ 9.2)
    + geschätzten Verlust (z.B. 10 % des Körpergewichts)
    + laufende Verluste (z.B. durch Erbrechen und Durchfall)
- Infusionslösung je nach Typ der Dehydratation.

Isotone Dehydratation
In Phase I und II (anschließend an evtl. nötige Pufferung) halbisotone Kochsalzlösung mit 5 % Glukose, später evtl. auf drittel-isotone Lösung übergehen.

Hypertone Dehydratation
Es gibt zahlreiche klinikspezifische Schemata, im Zweifel diese beachten!
Zu Beginn meist Infusion einer (zum Patienten) isotonen Lösung, um Hirnödem zu vermeiden.
- *Langsame Senkung* des Natrium-Wertes: bei Serum-Na^+ > 160 mmol/l um (0,5–) 1 mmol/l/h $\triangleq$ Normalisierung nach 48–72 h!
- In Phase I isotonische NaCl-Lösung mit Glukosezusatz (auf 5 % Glukose berechnen), ab Phase II halbisotonische Kochsalzlösung mit 5 % Glukose
  Häufige Elytkontrolle, in den ersten 24 h 4–8stündlich, ggf. Ausgleich!
- Bei Krampfbereitschaft Phenobarbital (Luminal®, 5–8 mg/kg/d).

Hypotone Dehydratation
Zu Beginn isotonische Na^+-Lösung, bei Ausgangs-Na^+ < 125 mmol/l evtl. zusätzliche NaCl-Gabe (NaCl 5,85 %, 1 ml = 1 mmol), dann kurzfristige Kontrollen (4stündlich).
Cave: Überinfusion bzw. weitere Elytverdünnung, eher nur Basisbedarf geben!

Infusionszusätze
- Kaliumzugabe erst ab Einsetzen der Urinproduktion: ca. 2–3 mval K^+/kg/d bzw. Ausgleich von Defizit zusätzlich
- Kalziumzugabe besonders bei Säuglingen nötig, etwa 1 mval/kg/d (NG ☞ 4.4.4)
- Regelmäßige Kontrollen in kurzen Abständen, spätestens 12 h nach Beginn der Behandlung.

Überwachungsparameter: klinische Kontrolle, Körpergewicht bis zur Normalisierung 12stündlich, Einfuhr/Ausfuhr-Bilanz 6–12stündlich, Puls und RR (Monitor). Überwachung in dieser Weise bis zur Normalisierung von AZ, KG und Elyten!

Tips & Tricks
- Bei Anurie/Oligurie keine K^+-Zugabe zur Infusion, sondern erst nach Beginn der Auscheidung. Aber: engmaschige Elytkontrolle, da nach Ausgleich der Azidose oft eine Hypokaliämie auftritt (verschleiertes Kaliumdefizit!)
- Nach Kaliumzusatz die Infusionsflasche immer gut durchschütteln!
- „Isotonische Kochsalzlösung" hat 154 mmol/l NaCl!
- Bei Verdünnungen mit Glukose etc., Teilentfernung aus Flaschen sowie Mischungen gibt es häufig Rechenfehler bezüglich der Ionendichte!

9.2.2 Ödeme/Überwässerung

Ansammlung von (Gewebs-)Flüssigkeit bevorzugt im Bereich des subkutanen Binde- und Fettgewebes. Lokalisiertes oder generalisiertes Auftreten.

DD generalisierte Ödeme
- **Wasser- und Elektrolytstörungen:** am häufigsten durch Überinfusion vor allem bei FG, NG und Sgl., seltener durch Niereninsuffizienz, sekundären Hyperaldosteronismus, Steroide, Diuretika, Laxantien
- **Hypoproteinämie:** bei Plasmaalbumin unter 1,5–2 g/dl Ödeme möglich, aber auch unterhalb 1 g/dl nicht immer vorhanden
  - Nephrotisches Syndrom (☞ 8.3.6): massive generalisierte Ödeme mit Betonung des Gesichtes, massive Gewichtszunahme, gleichzeitig seröse Ergüsse und Hypovolämie. Weniger ausgeprägte Symptomatik bei Glomerulonephritis (☞ 8.3.5)
  - Proteinverluste durch Verbrennungen, Darm- und Hauterkrankungen oder mangelnde Resorption z.B. bei Zöliakie, CF, M. Crohn, Colitis ulcerosa etc.
  - Niereninsuffizienz (☞ 8.3.9), bei erhöhter Flüssigkeits- und Na-Zufuhr
  - Selten bei Leberzirrhose; Kachexie
  - Langdauernder Hunger, eiweißarme Ernährung
- **Kardial** (☞ 7.3) stauungsbedingt bei Rechtsherzinsuffizienz: symmetrische, lageabhängige Ödeme besonders an den Unterschenkeln, evtl. auch Bauchdecken, mit Aszites und Pleuraergüssen. Bei Linksherzinsuffizienz eher pulmonale Stauung bzw. Lungenödem
- **Endokrin (selten!):** Myxödem (keine sichtbaren Dellen nach Fingerdruck!), Hyperthyreose (☞ 10.2.3), Hyperaldosteronismus.

DD lokalisierte Ödeme
- Allergisch: Quincke-Ödem, vor allem Gesicht und Hals, manchmal nur Lippen
- Infektbedingt („Zellulitis"), meist bei Sgl. oder Kleinkindern, öfter im Gesicht
- Lymphödem, z.B. nach Trauma
- Postpartal an Hand- und Fußrücken bei Turner-Sy. (☞ 25.4.5).

Einteilung

Isotone Hyperhydratation
- Ursache: Herz- oder Niereninsuffizienz, oder Überinfusion isotonischer Lösung. Als Komplikation bei Lungenödem
- Therapie: Reduktion der Infusion, evtl. Diuretika (Furosemid 1–2 mg/kg oder Hydrochlorothiazid 1–2 mg/kg/d).

Hypotone Hyperhydratation
- Ursache: Überinfusion hypotoner Lösungen, als Komplikation bei Meningitis/Enzephalitis (SIADH), unter Beatmung durch vernebeltes Aqua dest. (vor allem im ersten Lj.)
- Therapie:
  - Na^+ < 125 mmol/L: Wasser-Restriktion, evtl. Furosemid 1–2 mg/kg
  - Na^+ < 125 mmol/l und gleichzeitigen neurologischen Auffälligkeiten bzw. Anfällen: hypertone NaCl-Lösung (1 molar = 5,85 %) nach der obigen Defizitformel, max. 5 mmol Na^+/kg/h, als Kurzinfusion 1 : 1 mit Glukose 5 % bzw. der laufenden Infusion beigemischt. Na^+ max. um 10 mmol/l/d steigen lassen.

Hypertone Hyperhydratation
- Ursachen: Überinfusion hypertoner Lösung, auch Na-Bikarbonat! Ertrinken in Meerwasser, selten Conn-Sy., Cushing-Sy., Kortikoidtherapie
- Therapie: NaCl-Restriktion, Zufuhr von Wasser und Saluretika, evtl. Dialyse.

Kontrollen – Überwachung
Immer engmaschige Elyt-Kontrollen, je nach Entgleisungsgrad 4–24stündlich, ferner Kontrollen von Albumin i.S., Urinmenge und -osmolarität, Körpergewicht 12stündlich.

> **Tips & Tricks**
> Bei Kindern unter *Infusionstherapie* immer zuerst Infusionsregime überprüfen: Bilanz, Tagesmenge, weitere Flüssigkeitsquellen, Elektrolytzufuhr adäquat? Hyperhydratation durch Überinfusion läßt sich fast immer ohne weitere medikamentöse Maßnahmen unter entsprechender Therapiekorrektur und -überwachung beheben.
> Bei *beatmeten Patienten*, besonders FG und NG, Einstellung des Verneblertopfes überprüfen (zu viel Flüssigkeit? Hinweis ist Kondensation im Schlauchsystem).

9.3 Kalium

- 98 % des K^+ in Körperzellen (Konzentration 160 mmol/l), nur 2 % im ECR
- Resorption im oberen Dünndarm. Ausscheidung zu 90 % über die Nieren, 10 % über den Darm
- Keine kaliumerhaltende Rückresorption, dadurch frühzeitige Störungen bei ungenügender Zufuhr oder renalen oder enteralen Verlusten
- Azidose bedingt Abgabe von K^+ aus der Zelle: extrazelluläre Hyperkaliämie, intrazelluläre Hypokaliämie. Bei Azidoseausgleich wandern K^+ in den ICR. *Cave:* Hypokaliämie; K^+-Zufuhr erhöhen
- Blut-pH-Änderungen um 0,1 bedingen bei Azidose eine Anhebung, bei Alkalose eine Absenkung des K^+-Spiegels um 0,4–0,5 mmol/l.

9.3.1 Hypokaliämie

K^+ < 3,5 mmol/l

Ätiologie
- Enteraler Verlust: Erbrechen, Durchfallerkrankungen, chron. Darmerkrankungen
- Unzureichende Zufuhr: Hunger, Nahrungsverweigerung, inadäquater Infusionszusatz
- Renaler Verlust: GN, Pyelonephritis, Tubulopathien, Urämie, Dialyse
- Diabetische Ketoazidose: Kaliumabfall vor allem unter Therapie!
- Selten durch Laxantien, Diuretika, Steroide
- Hormonell: Cushing-Sy., Conn-Sy., Hyperaldosteronismus.

Klinik
- Adynamie, Hyporeflexie, schlaffe Lähmung, Apathie, Somnolenz, Koma
- Obstipation, paralytischer Ileus; Polyurie
- Tachykardie, Arrythmie, Hypotonie; Digitalisüberempfindlichkeit des Myokards auch bei normaler Dosierung, mit Intoxikationszeichen und EKG-Veränderungen (Vorhoftachykardie, AV-Block).

Diagnostik
Neben Elyten auch BGA und EKG (Vorhofflimmern, Tachykardie, Extrasystolen, hohes P, ST-Senkung, T-Abflachung).

Therapie
- **Oral:** Gabe von Grapefruit-, Tomaten-, Pflaumensaft, Bananen, Orangen, Trockenobst (Gehalt 3–6 mmol K^+/100 ml bzw. g). Kalium-Tabletten (Kalinor® = 40 mmol, Rekawan® = 13,4 mmol)
- **Parenteral:** durch Zusatz von Kaliumchlorid 7,45 % (1 ml = 1 mmol) zur Infusion. Erhaltungsbedarf 1 mmol/kg/d, Defizitberechnung analog Natrium (☞ 9.2). Infusionsgeschwindigkeit normalerweise bis 0,2 mmol/kg/h, nur in Ausnahmefällen (diabetische Ketoazidose) darüber
  - Kalium-Lösung immer verdünnen bzw. als Infusionszusatz. Bei i.v.-Gabe konzentrierter Lösungen tödliche Rhythmusstörungen! Infusionsflaschen nach K^+-Zusatz immer umschütteln/durchmischen!
  - Keine Kaliumgabe bis zur gesicherten Ausscheidung, v.a. nicht bei Anurie! Vorsicht in den ersten Lebenstagen, nach Operationen, Trauma, bei Hypovolämie
  - Evtl. EKG-Monitor.

9.3.2 Hyperkaliämie

$K^+ > 5,5$ mmol/l

Ätiologie
Azidose; parenterale Zufuhr zu schnell oder zu hoch dosiert; Transfusion älterer oder falsch gelagerter Blutkonserven; Niereninsuffizienz oder Hypoaldosteronismus; erhöhte endogene Freisetzung bei Verbrennung, Polytrauma, Hämolyse, zytostatischer Ther.

Klinik
Störung der neuromuskulären Erregbarkeit, dadurch: Muskelhypotonie, Paresen, Obstipation, Parästhesien, Hypo- und Areflexie; Bradykardie, Arrhythmie (Kardiotoxizität ab 7 mmol/l, Herzstillstand ab 9 mmol/l).

Diagnostik
Neben Elyten auch BGA (Azidose?), evtl. EKG (flaches P, verlängerte QT-Zeit, QRS-Verbreiterung, hohe T-Zacke, AV-Block, ventrikuläre Extrasystolen).

Therapie
! Bei $K^+ > 6,5$ mmol/l immer Notfall! EKG-Monitor!
- Kaliumfreie Infusionen und Medikamente (*Cave:* Antibiotika!)
- Ggf. Azidoseausgleich (☞ 9.2)

- Kalziumglukonat 10 % 0,5 ml/kg unter EKG-Kontrolle schnell i.v. geben, wirkt ca. 30 Min., evtl. einmal wiederholen
- Glukose (bis 20 %): Infusion von 1 g/kg/h (evtl. mit Insulin 1 IE/4 g Glukose), um K-Einstrom in die Zellen zu fördern
- Vor allem bei Niereninsuffizienz: orale oder rektale Gabe eines Kationenaustauschers: 0,5–1–2 g/kg Resonium®A als 10–20 %ige Lösung (1 g per os bindet 1 mmol K^+).

Tips & Tricks
Häufigste „Ursache": Hämolyse bei der Blutabnahme („Quetschung" bei Sgl. und Kleinkindern), oder zu langes Stehen vor der Weiterverarbeitung.
Keine Abnahme aus Kanülen und Kathetern oder proximal einer laufenden Infusion, schon geringe Kontamination kann verfälschen!

9.4 Kalzium

9.4.1 Hypokalzämie

Gesamt-Ca < 2,1 mmol/l bzw. < 8,4 mg/dl; Ca^{++} ionisiert < 1,1 mmol/l bzw. < 4,4 mg/dl.

Ätiologie
Vitamin-D-Mangel (☞ 5.6.2), ungenügende Produktion oder Wirkung von PTH (☞ 10.3), Hyperventilation, Hyperphosphatämie, Verbrennung, Sepsis, ANV.

Klinik
- Siehe auch Rachitis (☞ 5.6.2), Hypoparathyreoidismus (☞ 10.3)
- Trophische Störungen bei chron. Kalziummangel
- Epileptiforme Anfälle (☞ 12)
- **Tetanie:** Parästhesien, zeitweilige Gliederschmerzen, schmerzhafte Muskelkrämpfe in Form von Karpal- (Pfötchenstellung), Pedal-(Beinmuskulatur, Spitzfußstellung), Laryngospasmen, „Karpfenmaul"
- **Hyperventilationstetanie:** Ca^{2+} sinkt durch die unter forcierter Atmung entstehende Alkalose ab
- Hinweis auf **latente Tetanie:**
  - *Chvosteksches* Zeichen – Zuckungen der vom N. facialis versorgten Gesichtsmuskulatur durch Beklopfen des Nerven vor dem äußeren Gehörgang
  - *Trousseausches* Zeichen – Karpalspasmus nach dreiminütigem Aufblasen einer Blutdruckmanschette oberhalb des systolischen Blutdrucks.

Diagnostik: Gesamtkalzium n/↓, Ca^{2+} ↓, Phosphat ↑, AP n/↑, Glukose, PTH ↓/↑, BGA; EKG (QT-Verlängerung), EMG mit typischen Mustern.

Therapie
- Akute Hypokalzämie: Kalziumglukonat 10 % 0,1–0,3 ml/kg $\hat{=}$ 10–30 mg/kg in 5–10 Min.
- Chron. Hypokalzämie: oral 1–3 g Kalzium als Kalziumchlorid (schlechte gastrointestinale Verträglichkeit), -glukonat oder -laktat; Vitamin D, A.T.10® (Dihydrotachysterol).

9.4.2 Hyperkalzämie

Anstieg des Serum-Ca über 2,74 mmol/l (=11 mg/dl): eher seltenes Problem, nach Ursache suchen ☞ 26.1:
- iatrogen (zu hoher Zusatz zur Infusion)
- Stoffwechseldefekt
- Miliartuberkulose, besonders bei Sgl.

Bei längerem Bestehen Gefahr der Nierenschädigung (soweit es sich nicht primär um ein renales Problem handelt und die Niere ohnehin funktionell eingeschränkt ist).

Notfalltherapie
- Ursache beseitigen (Zufuhr unterbrechen etc.)
- Biphosphonat i.v. (z.B. Pamidronat = Aredia®).

9.5 Säure-Basen-Haushalt

Wichtige Laborparameter
Mittels BGA aus Kapillarblut (Fingerbeere, am besten hyperämisiertes Ohrläppchen, bei NG laterale Ferse) oder arteriellem Blut (☞ 2.1.1) werden bestimmt:
- **pH-Wert**, normal 7,35–7,45, Azidose < 7,35, Alkalose > 7,45
- **pCO_2**, normal 35–45 mmHg
- **Bikarbonat**, normal 21–28 mmol/l
- **Basenabweichung** (BE, Basenüberschuß, base excess). Normal –3 bis +3 mmol/l Abweichung von Pufferbasenkonzentration (normal 48 mmol/l).

Veränderungen des Säure-Basen-Haushaltes						
Ursache		pH	pCO2	HCO$_3^-$	BE	K$^+$	Cl$^-$
metabol.	Azidose, dekomp.	↓↓	n/↑	↓↓	↓↓	↑	(↑)
	Azidose, komp.	n/(↓)	↓↓	↓↓	↓↓	↓	(↑)
	Alkalose, dekomp.	↑↑	n/↑	↑↑	↑↑	(↓)	n
	Alkalose, komp.	n/(↑)	↑	↑↑	↑↑	↓	↓

Veränderungen des Säure-Basen-Haushaltes						
Ursache		pH	pCO2	HCO3⁻	BE	K⁺	Cl⁻
respirat.	Azidose, dekomp.	↓	↑	n	n	↑	n
	Azidose, komp.	n/(↓)	↑	↑	↑	↓	↓
	Alkalose, dekomp.	↑	↓	n	n	(↓)	n
	Alkalose, komp.	n/(↑)	↓	↓	↓	↓	n

Dekomp. = dekompensiert, Komp. = kompensiert, metabol. = metabolisch, respirat. = respiratorisch, BE = Basenüberschuß

9.5.1 Azidose

Ätiologie

Respiratorische Azidose
- Pulmonale Erkrankungen: Asthma bronchiale, Bronchiolitis, Pneumonie, Mukoviszidose, Lungenödem
- Erkrankungen mit Behinderung der Atmung: Krupp, Pneumothorax, Pleuraerguß, Fremdkörperaspiration, Thoraxfehlbildungen bzw. -verletzungen
- Neurologische Störungen: ZNS-Schädigung, Paresen der Atemmuskulatur
- Pharmaka: Sedativa, Neuroleptika, Narkotika, Opiate.

Metabolische Azidose
- Laktatazidose: Gewebshypoxie größeren Ausmaßes, Hypothermie, Methämoglobinämie, CO- und Zyanidvergiftung, Glykogenose Typ I und andere Enzymdefekte
- Ketoazidose: Hunger bzw. unzureichende Nahrungsaufnahme, Diabetes mellitus, Alkoholintoxikation, Leukämie, Leberschädigung
- Bikarbonatverlust: Diarrhoe bzw. akute Darmerkrankungen, chronisch entzündliche Darmerkrankungen, Kurzdarmsyndrom, primär renale Azidose, Fanconi-Syndrom
- Ausscheidungsstörung: akute und chronische Niereninsuffizienz, tubuläre Azidose, Intoxikationen z.B. mit ASS, Schwermetallen.

Klinik
Symptome der Grunderkrankung, zusätzlich vertiefte und beschleunigte Atmung (Kußmaul), Tachykardie, Herzrhythmusstörungen, Vasodilatation, diastolischer Blutdruck ↓, Desorientiertheit, Stupor, Koma.

Therapie
Respiratorische Azidose: kausale Therapie bzw. Sicherstellung einer ausreichenden Ventilation. Metabolische Korrektur im Normalfall kontraindiziert!

Metabolische Azidose:
- Behandlung der Grundkrankheit
- Sofortige Korrektur bei pH < 7,15 oder vitaler Indikation (Apnoe, Herzstillstand); ggf. als Blindpufferung mit 1 ml NaHCO₃/kg, *Cave:* Atemstillstand
- Korrektur mit NaHCO₃ : 8,4 %-Lösung; 1 ml = 1 mmol; hyperosmolar, deswegen *nur* verdünnt (1:1) mit 5 %-Glukose oder 0,9 %-NaCl-Lösung *langsam* injizieren; Berechnung:

> Bedarf NaHCO3 in mmol = BE x kg x f
> (f = altersabhängiger ECR; NG 0,5; Sgl. 0,3; Kleinkinder 0,25; Schulkinder 0,2)

! Zunächst nur 50 % der errechneten Menge injizieren! Danach BGA-Kontrolle! *Cave:* bei NG durch Pufferung erhöhte Hirnblutungsgefahr!
- Korrektur mit Trometamol (THAM, Tris-Puffer – nur 0,3 molare Lösung verwenden, ggf. mit 5 %-Glukoselösung verdünnen), streng i.v. injizieren. Fördert H_2O-, K^+- und Na^+-Ausscheidung. BZ ↓!

Berechnung

> Bedarf 0,3 molarer Trometamol-Lösung in ml = BE x kg

- Indiziert bei Azidose mit Hypernatriämie und/oder CO_2-Retention (bei maschineller Beatmung)
- *Keine* Gabe bei Anurie, Vorsicht bei Oligurie.

9.5.2 Alkalose

Ätiologie

Respiratorische Alkalose
- Hyperventilation (psychisch)
- Hyperventilation (maschinelle Beatmung)
- Neurologisch ausgelöst (ZNS-Schädigung).

Metabolische Alkalose
- Säureverlust: Erbrechen, besonders bei Pylorusstenose, hohem Ileus, langdauerndem Erbrechen verschiedenster Ursache (Bulimie); Magenablaufsonde
- Alkalizufuhr: Überpufferung mit Bikarbonat; Salzen organischer Säuren; Ketoazidose-Therapie
- Kaliummangel: Saluretika, hochdosierte Kortikoidtherapie, Conn-, Cushing-, Bartter-Sy.
- Seltene Stoffwechseldefekte: kongenitale Chloriddiarrhoe.

Diagnostik: BGA, Kalium (↓), Chlorid (↓), Calzium (↓); Urin-pH (6,8–7,8).

Therapie
Respiratorische Alkalose: Korrektur der Beatmungsparameter bzw. Rückatmung bei psychogener Hyperventilation.

Metabolische Alkalose
- Notwendig, *wenn BE > + 5 mmol/l.* Behandlung der Grundkrankheit, insbesondere des K^+-Mangels (☞ 9.3.1)
- Geringe Alkalose und Cl-Mangel: Infusion einer 0,9 %-NaCl-Lösung

- Alkalose über pH 7,65: i.v.-Gabe von L-Lysinhydrochlorid (17,34 % = 1 ml = 1 mmol Cl⁻) oder L-Arginin-HCl (21 % = 1 ml = 1 mmol Cl⁻) oder NaCl-Lösung 1000 (1 ml = 1 mmol Na$^+$ + Cl$^-$; nicht bei Hypernatriämie).
  Berechnung:

> ml der einmolaren Lösung = BE x kg x f
> (f = altersabhängiger ECR: NG 0,5; Sgl. 0,3; Kleinkinder 0,25; Schulkinder 0,2)

! Infusion über Stunden. Hypokaliämie beseitigen.
Cave: Überkorrektur, zunächst *nur 50 %* der Berechnung ausgleichen.

9.6 Acetonämisches Erbrechen, ketotische Hypoglykämie

Betroffen sind besonders 3–8jährige meist schlanke Kinder, die im Rahmen von Infekten zur Ketonkörperbildung neigen (Azeton im Urin, entsprechender „obstartiger" Foetor ex ore).

Klinik: Erbrechen, das nach Nahrungsaufnahme verstärkt auftreten kann. Eingefallener Bauch mit relativ geringer Peristaltik, reduzierter Hautturgor, trockene Schleimhäute.

DD: andere Ursachen des Erbrechens, Gastroenteritis, Appendizitis, Diabetes mellitus. Bei häufigen Rezidiven: im Intervall Abklärung („ketogene Belastung"), um seltene Stoffwechseldefekte auszuschließen (z.B. Glykogenosen).

Diagnostik: Aceton i.U., BGA, Elyte, BZ! Bei gehäuften Episoden ketogene Belastung.

Therapie: Infusion mit Glukose 5–10 % in halbisotoner Kochsalz/Elytlösung, am nächsten Tag Nahrungsaufbau. Meist schnelle Erholung.

Endokrinologie

10

Markus Bettendorf

10.1	Leitsymptome	354
10.1.1	Kleinwuchs und abfallende Wachstumsgeschwindigkeit	354
10.1.2	Hochwuchs und beschleunigte Wachstumsgeschwindigkeit	356
10.1.3	Intersexuelles Genitale	358
10.1.4	Störungen der Pubertätsentwicklung	359
10.1.5	Maldescensus testis	364
10.2	Schilddrüse	365
10.2.1	Struma	365
10.2.2	Hypothyreose	366
10.2.3	Hyperthyreose	368
10.3	Nebenschilddrüse	369
10.3.1	Hyperparathyreoidismus	369
10.3.2	Hypoparathyreoidismus	369
10.3.3	Pseudohypoparathyreoidismus	370
10.4	Nebennierenrinde	371
10.4.1	Cushing-Syndrom	371
10.4.2	Hyperaldosteronismus	371
10.4.3	Primäre Nebennierenunterfunktion	372
10.4.4	Adrenogenitales Syndrom	373
10.4.5	Sekundäre Nebennierenunterfunktion	374
10.5	Wasserhaushalt	374
10.5.1	Diabetes insipidus	374
10.5.2	Inadäquate ADH-Sekretion (SIADH; Schwartz-Bartter-Syndrom)	375

10.1 Leitsymptome

10.1.1 Kleinwuchs und abfallende Wachstumsgeschwindigkeit

Körperlänge (< 2 Jahre Messung im Liegen) oder Körperhöhe (Messung im Stehen) < 3. Perzentile und/oder Wachstumsgeschwindigkeit < 25. Perzentile (Normalkollektiv: Referenzkurven ☞ 29). DD: Gedeihstörung ☞ 13.1.9.

DD bei Kleinwuchs

Normvarianten
- **Konstitutionelle Verzögerung von Wachstum und Entwicklung (KEV):** familiäre Häufung der Entwicklungsverzögerung, retardiertes Knochenalter, verspäteter Pubertätsbeginn, → Wachstumsgeschwindigkeit fällt erst zum Zeitpunkt des Pubertätsbeginns des Normalkollektivs ab.
- **Familiärer Kleinwuchs:** altersentsprechende Wachstumsgeschwindigkeit, altersentsprechendes Knochenalter, Zielgröße entsprechend der Elterngröße (< 3. Perzentile).

Skelettfehlbildungen und Osteopathien
Z.B. **Achondroplasie:** dysproportionierter Kleinwuchs mit einem Mißverhältnis (Ratio ↑) der Höhe der oberen Körperhälfte zur Höhe der unteren Körperhälfte (↓) oder des Armspanns (↓) zur Körpergröße. Außerdem weitere Dysmorphiezeichen (z.B. Kopfumfang).

Chromosomenanomalien und syndromale Erkrankungen
- **Ullrich-Turner-Syndrom** (☞ 25.4.5): Karyotyp XO oder Mosaik. Ausprägung der Leitsymptome in Prozent: Kleinwuchs (100 %), „streak" Gonaden/hypergonadotroper Hypogonadismus (> 85 %), kardiovaskuläre Fehlbildungen (55 %, auch sekundär), Cubitus valgus (45 %), kurzer Hals (40 %), inverser Haaransatz (40 %), renale Fehlbildungen (37 %, Hufeisenniere), Hypothyreose (34 %), Pterygium colli (23 %), kongenitale Lymphödeme (21 %)
- **Noonan-Syndrom:** Erscheinungsbild ähnelt UTS, aber Jungen und Mädchen betroffen, keine Gonadendysgenesie, Pulmonalstenose
- **Prader-Willi-Syndrom** (☞ 25.4.6).

Intrauterine Wachstumsverzögerung
Niedriges Geburtsgewicht/verminderte Körperlänge bezogen auf Gestationsalter, mangelndes Aufholwachstum bei ca. 10 % der Kinder. Bei Infektionen (z.B. Röteln, Zytomegalie), Intoxikationen (Alkohol, Nikotin, Medikamente), Plazentainsuffizienz, Russell-Silver-Syndrom (großer, dreiecksförmiger Gesichtsschädel mit hoher Stirn und spitzem Kinn, u.U. Körperasymmetrie, Café-au-lait-Flecken).

Psychosozialer Kleinwuchs
Erhebung der Anamnese wichtig; normales Wachstum nach Konfliktlösung. Bei sozialer Deprivation; Fehlernährung.

Chronische System- und Organerkrankungen
Wachstum abhängig von der Aktivität und Behandlung der Grunderkrankung. Bei kardiovaskulären Erkrankungen, Lungenerkrankungen (Mukoviszidose), gastrointestinalen Erkrankungen (Zöliakie; M. Crohn), Nephropathien, Hepatopathien, hämatopoetischen Erkrankungen, rheumatoiden Erkrankungen.

Iatrogener Kleinwuchs
Z.B. durch Glukokortikoide, Zytostatika, Bestrahlung.

Stoffwechselkrankheiten
Z.B. Glykogenosen, Mukopolysaccharidosen.

Hormonelle Störungen
- **Hypothyreose** (☞ 10.2.2): angeboren oder erworben; Dentition verzögert, Knochenalter retardiert
- **Hypophysärer Kleinwuchs:** isolierter Wachstumshormonmangel oder multiple hypophysäre Hormonausfälle; primär oder sekundär bei Hirntumor (z.B. Kraniopharyngeom) oder nach perinatalem Trauma: proportionierter Körperbau, stammbetonte Adipositas, „Puppengesicht", Akromikrie, Hypoglykämien, pathologische Wachstumsgeschwindigkeit oft erst nach dem 2. Lebensjahr, retardiertes Knochenalter, IGF-I und IGFBP3 i.S. ↓, niedriges Wachstumshormon nach Stimulation
- **Wachstumshormonrezeptordefekte:** Wachstumshormon ↑, IGF-I und IGFBP3 im Serum ↓
- Pseudohypoparathryreoidismus (☞ 10.3.3), Pubertas tarda (☞ 10.1.4), Pubertas praecox (☞ 10.1.4), und Pseudopubertas praecox (☞ 10.1.4), Cushing-Syndrom (☞ 10.4.1).

Diagnostisches Vorgehen
- *Anamnese:* Schwangerschaftsverlauf, Geburtsgewicht und Geburtslänge (intrauterine Wachstumsverzögerung), APGAR-Score, Geburtsverlauf (Wachstumshormonmangel nach perinatalem Trauma), psychomotorische Entwicklung, Dentition (→ Hypothyreose), Vorerkrankungen, Medikamenteneinnahme, Ernährung, Stuhlgang (z.B. Zoeliakie), Wachstumsverlauf (Beginn der Wachstumsstörung, Tumorerkrankung). Körpergröße der Eltern, Geschwister und Großeltern (Familiarität), elterliche Pubertätsentwicklung (Menarchealter der Mutter)
- *Berechnung der genetischen Zielgröße:* mittlere Elterngröße + 6,5 bei Jungen, - 6,5 bei Mädchen
- *Auxologie:* Größe, Gewicht, Kopfumfang, Armspann (entspricht normalerweise der Körperhöhe), Sitzhöhe (Erfassen der Körperproportionen); Berechnung der Wachstumsgeschwindigkeit (Differenz zweier Messungen der Körperhöhe im Abstand von 6–12 Mon.: cm/Jahr; im Neugeborenen- und Säuglingsalter auch kürzere Abstände)
- *Körperliche Untersuchung:* eingehende internistische Untersuchung, Erfassung von Dysmorphiezeichen und Stigmata (Facies, Haaransatz, Cubitus valgus: → UTS), Pubertätsstadien nach Tanner (☞ 10.1.4)
- *Rö. der linken Hand:* Bestimmung des Knochenalters nach Greulich und Pyle und Berechnung der prospektiven Endgröße nach Bayley-Pinneau (prozentuale Angabe der bereits erreichten Erwachsenengröße). Normalerweise prospektive Endgröße gleich Zielgröße.

Labordiagnostik
- *Allgemein:* BSG, BB, Serumchemie, Urinstatus (→ Entzündungszeichen, Elytstörungen, Anämie, Nephropathie, Hepatopathie?)
- *Speziell:* Gliadin-Antikörper (→ Zoeliakie); TSH, T_3, T_4, fT_4 (→ Hypothyreose); IGF-I, IGFBP3 (→ Wachstumshormonmangel); bei Mädchen immer Chromosomenanalyse (→ UTS)
- *Weiterführende Diagnostik:* Differenzierung isolierter Wachstumshormonmangel und multiple hypophysäre Hormonausfälle durch Stimulationstests: Arginin, Insulin, in der Regel stationär. TRH-, LHRH-Test, Kortisol-Tagesprofil; augenärztliche Untersuchung (Stauungspapille, Gesichtsfeldeinschränkung) z.B. bei Kraniopharyngeom; bei hypophysärem Hormonmangel immer kranielles MRT zum Ausschluß eines Tumors; Dünndarmbiopsie bei V.a. Zöliakie.

Hormonelle Therapie
Biosynthetisches Wachstumshormon zugelassen bei hypophysärem Kleinwuchs, Ullrich-Turner-Syndrom, chronischer Niereninsuffizienz. Therapiebeginn nach Diagnosestellung. Früher Behandlungsbeginn → gute Endgrößenprognose (= Zielgröße). Wachstumsstimulation auch möglich durch synthetische Steroidhormone (z.B. Oxandrolon) oder niedrig dosierte Sexualsteroidhormone (z.B. Testosteron), aber cave Pubertätsinduktion und Knochenalterakzeleration.

Selbsthilfegruppe
Bundesverband kleinwüchsiger Menschen und ihre Familien, Westerstraße 98–104, 28199 Bremen, Tel. 0421-502122, Fax 0421-505752. www.bkmf.de

---

10.1.2 Hochwuchs und beschleunigte Wachstumsgeschwindigkeit

Körperlänge oder Körperhöhe > 97. populationsspezifische Perzentile und/oder Wachstumsgeschwindigkeit > 75. populationsspezifische Perzentile (Referenzkurven ☞ 29).

DD bei Hochwuchs

Normvarianten
- **Familiärer Hochwuchs:** altersentsprechende Wachstumsgeschwindigkeit, altersentsprechendes Knochenalter, Gewichtsperzentile im Vergleich zur Größenperzentile eher niedrig, Eltern groß, entsprechende Endgrößenerwartung
- **Konstitutionelle Beschleunigung von Wachstum und Entwicklung:** früh-normale Pubertätsentwicklung, Knochenalter entsprechend akzeleriert; Familienanamnese (Pubertätsentwicklung der Eltern ebenfalls früh); normale Endgrößenerwartung
- **Adiposogigantismus:** Gewicht und Größe oberhalb der 97. Perzentile, Wachstumsgeschwindigkeit beschleunigt, Knochenalter akzeleriert; Gewicht der Eltern oft auch hoch; meist alimentär bedingt.

Chromosomenanomalien, syndromale Erkrankungen
- **Klinefelter-Syndrom** (XXY, ☞ 25.4.4)
- **Fragiles-X-Syndrom** (Martin-Bell-Syndrom ☞ 25.4.7): psychomotorische Retardierung, postpubertär große Hoden

- **Sotos-Syndrom:** konnataler Großwuchs, Makrozephalus, Progenie, große Hände und Füße, geistige Retardierung
- **Marfan-Syndrom:** Arachnodaktylie (Armspann ↑), Skoliose, Linsenluxation, Mitralklappenprolaps
- **Beckwith-Wiedemann-Syndrom** (☞ 25.4.8): konnataler Großwuchs, Makroglossie, Hypoglykämie, Nierentumoren, Exomphalus
- **Homozystinurie** (☞ 11.6.5): Linsenektopie, Arachnodaktylie, Skelettdeformitäten, z.B. Kyphoskoliose.

Hormonelle Störungen
Pubertas praecox vera (☞ 10.1.4) und **Pseudopubertas praecox** (☞ 10.1.4): vorübergehend beschleunigtes Wachstum durch frühen Pubertätsbeginn, aber früher Epiphysenschluß und damit geringe Endgröße; Hyperthyreose; hypophysärer Hochwuchs: Übersekretion von Wachstumshormon; IGF-I und IGFBP3 erhöht.

Diagnostisches Vorgehen
- *Anamnese:* Geburtsgewicht und Geburtslänge (kongenitaler Hochwuchs), psychomotorische Entwicklung, Wachstumsverlauf (Pubertas praecox mit Wachstumsspurt). Ernährung (Adiposogigantismus), Körpergröße der Eltern, Geschwister und Großeltern, elterliche Pubertätsentwicklung (Familiarität)
- *Auxologie* (☞ 10.1.1)
- *Körperliche Untersuchung:* eingehende internistische Untersuchung (z.B. Herzgeräusch bei Marfan-Syndrom, Wirbelsäulenfehlhaltung (häufig bei Hochwuchs), Erfassung von Körperproportionen, Dysmorphiezeichen und Stigmata (z.B. Makrozephalus bei Sotos-Syndrom, Arachnodaktylie bei Marfan-Syndrom, Mißverhältnis Armspann zu Körpergröße bei Marfan-Syndrom, Eunuchoidismus), Verteilung des Muskel- und Fettgewebes (gleichmäßige Fettverteilung bei Adiposogigantismus, aber bei Kortisolüberproduktion Stammfettsucht und Kleinwuchs), Pubertätsstadien nach Tanner (☞ 10.1.4)
- *Rö linke Hand:* Bestimmung des Knochenalters nach Greulich und Pyle. Bei der Berechnung der prospektiven Endgröße nach Bayley-Pinneau (BP) oft Überschätzung der Erwachsenengröße, daher Berechnung der prospektiven Endgröße auch nach Roche-Wainer-Thissen und gegebenenfalls Knochenalterbestimmung nach Tanner und Endgrößenberechnung nach Tanner-Whitehouse.

Labordiagnostik
- *Allgemein:* TSH, T_3, T_4, fT_4 (Hyperthyreose); IGF-I, IGFBP3 (Überproduktion von Wachstumshormon). LH, FSH (Gonadarche bei Pubertätsbeginn; niedrig bei Pseudopubertät), Testosteron, Dihydrotestosteron (Jungen), 17ß-Östradiol (Mädchen, Pubertät); DHEA, DHEA-S (Adrenarche)
- *Speziell:* Aminosäuren im Urin (Homozystinurie); Chromosomenanalyse (Karyotyp, z.B. Klinefelter-Sy.)
- *Weiterführende Diagnostik:* Augenarzt (Linsenluxation); Echo-Kardiographie (Mitralklappe).

Hormonelle Therapie
Relative Indikation: BP-Endgrössenprognose bei Jungen > 200 cm und bei Mädchen > 183 cm. Verringerung der prospektiven Endgröße durch hochdosierte orale Behandlung mit Östrogen/Gestagen bei Mädchen. Dabei Fortschreiten der Pubertät und Menarche, deshalb Therapiebeginn nach Rücksprache mit Eltern/Patientin, Therapiedauer ~ 2 J. Überwachung der Gerinnung, der Leberfunktion und des Fettstoffwechsels.

Bei Jungen hochdosiert Testosteron i.m. Die Therapiedauer ist umstritten, möglicherweise Hodenfunktionsstörungen. Überwachung der Leberfunktion. Günstige Beeinflussung einer Skoliose.

10.1.3 Intersexuelles Genitale

Folge einer Störung der Geschlechtsdetermination oder der Geschlechtsdifferenzierung. Fehlende Übereinstimmung zwischen gonadalem und chromosomalem Geschlecht und der phänotypischen Genitalentwicklung.

DD bei Intersexuellem Genitale
- **Pseudohermaphroditismus femininus:** XX-Karyotyp, Ovarien und Uterus, virilisiertes oder zwittriges äußeres Genitale. Bei AGS, transplazentarer Virilisierung (exogene und endogene mütterliche Androgene), Aromatasedefekt, Hermaphroditismus verus (s.u.). *DD:* unreifes Genitale bei Frühgeborenen
- **Pseudohermaphroditismus masculinus:** XY-Karyotyp, Testes (häufig rudimentär oder abnorm), äußeres Genitale unvollständig virilisiert, zwittrig oder weiblich. Bei Gonadendysgenesie (inkomplett, komplett), Testosteron-Biosynthesedefekte (mit und ohne Nebennierenrindeninsuffizienz), Leydig-Zell-Hypoplasie, 5α-Reduktasemangel, Androgenresistenz (inkomplett, komplett), Hermaphroditismus verus (s.u.). *DD:* Mikropenis, Maldescensus testis und Fehlbildungen, z.B. Hypospadie
- **Hermaphroditismus verus:** 50 % XX, 20 % XY-Karyotyp oder Geschlechtschromosomen Mosaik, ovarielles und testikuläres Gewebe in den gleichen oder verschiedenen Gonaden, in der Regel Uterus und eine Tube auf der Seite des Ovar oder Ovotestis, äußeres Genitale männlich, weiblich oder zwittrig.

Diagnostisches Vorgehen
- *Anamnese:* Indexfälle in der Familie? Z.B. Fehlbildungen des Genitale, ungeklärte Fertilitätsstörungen; Einnahme hormonhaltiger Medikamente in der Schwangerschaft; mütterliche Erkrankung mit einer Hormonüberproduktion (Tumoren)
- *Körperliche Untersuchung:* Gonaden tastbar? → wenn ja V.a. Pseudohermaphroditismus masculinus; Inspektion des äußeren Genitale zur Beurteilung der Virilisierung: Pigmentierung (Phallus, Skrotum, Labia majora bzw. Labioskrotalwülste), Fusion der Urethralfalten, Mündung der Urethra; Vaginalsekret exprimierbar (Uterus); Einteilung des intersexuellen Genitale nach Prader; Hautturgor, Herzrhythmus, Blutdruck (Salzverlustsyndrom)
- *Sonographie des inneren Genitale:* Müllersche Derivate (Uterus, Tuben, oberer Anteil der Vagina), Gonaden.

Labordiagnostik
- *Allgemein:* Serumelyte, BZ, BGA (metabolische Azidose, Na^+ ↓, K^+ ↑). Salzverlust bei klassischem AGS auch erst nach den ersten Lebenswochen oder nur virilisierendes AGS
- *Speziell:* Chromosomenanalyse (Genotyp), ACTH, 17-OH Progesteron, Plasmareninaktivität (↑ bei AGS), LH, FSH (↑ bei Gonadendysgenesie), 17ß-Östradiol/Östron, Testosteron/Dihydrotestosteron (Ratio ↑ bei 5α-Reduktasemangel)
- *Weiterführende Diagnostik:* NNR-Steroidhormone im Plasma, Steroidhormonprofil im Urin (verschiedene Enzymdefekte bei AGS); DNS-Analytik (AGS, 5α-Reduktasemangel, Androgenrezeptordefekte); Hormonelle Stimulationsteste (HCG/HMG-Test → Gonadenfunktion); Genitographie (Planung der Operation); Laparaskopie (explorativ; Histologie der Gonaden).

Therapie
Postnatal rasche Festlegung des Geschlechts. Frühzeitige operative Korrektur des äußeren Genitale (2. Lj.); gegebenenfalls vorher Ther. mit Testosteron zur Vergrößerung des Phallus. Bei Gonadendysgenesie mit Y-Chromosom (Entartung), Testosteronbiosynthesedefekten und partieller Androgenresistenz (bei weiblichem Phänotyp Virilisierung in der Pubertät) Gonadektomie. Bei hypogonadalen Patienten zum Zeitpunkt der Pubertät Sexualsteroidhormonsubstitution. Psychologische Betreuung.

10.1.4 Störungen der Pubertätsentwicklung

Auftreten der sekundären Geschlechtsmerkmale vor dem 8. Lebensjahr bei Mädchen (Thelarche = Brustentwicklung) oder vor dem 10. Lebensjahr bei Jungen (Vergrößerung der Hoden). Ausbleiben der sekundären Geschlechtsmerkmale bis zum 14. Lebensjahr oder Stillstand einer bereits begonnenen Pubertätsentwicklung. Jede Reihenfolgestörung des chronologischen Pubertätsablaufes.

Normale Pubertätsentwicklung

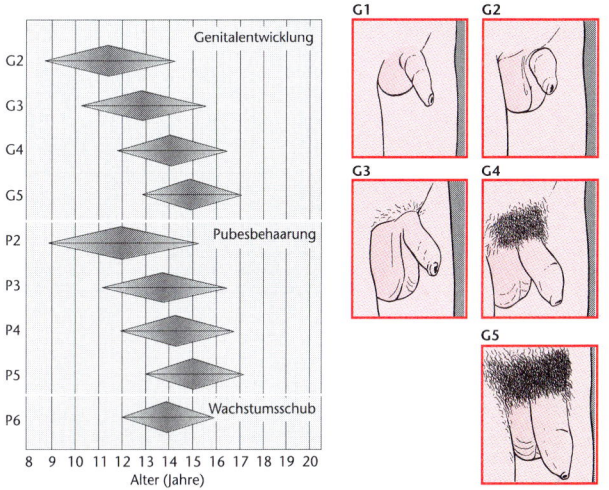

Stadien der männlichen Genitalentwicklung nach Marshall und Tanner
G1: präpub., Penis, Skrotum, Testes entsprechen in Form und Größe der frühen Kindheit
G2: Skrotum, Testes vergrößert, Skrotalhaut ist verändert
G3: Wachstum von Skrotum und Testes, Penis nimmt an Länge weniger an Umfang zu
G4: Penislänge und Umfang haben zugenommen, deutliche Glans-Kontur, weiteres Wachstum von Skrotum und Testes
G5: Voll entwickeltes Genitale
(Hodenvolumina siehe Abb. 29.13 im Tabellarium)

Abb. 10.1: Pubertätsstadien nach Tanner – Jungen [L 157]

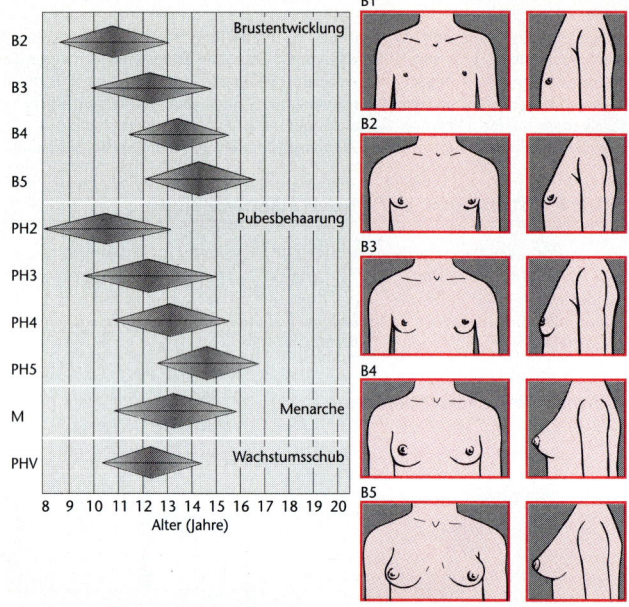

Stadien der Brustentwicklung nach Marshall und Tanner
B1: präpuberal, keine palpablen Drüsen
B2: Brustdrüse und Warzenhof leicht erhaben, Brustknospung
B3: Brustdrüse größer als Warzenhof, Form wie Erwachsenenbrust
B4: Drüse im Warzenhofbereich hebt sich von der übrigen Brust ab
B5: Vorwölbung im Warzenhofbereich weicht in die runde Kontur der erwachsenen Brust

Stadien der Pubesbehaarung nach Marshall u. Tanner
P1: präpub., keine Behaarung
P2: wenige, glatte oder leicht gekräuselte Schamhaare, leicht pigmentiert, an den Labia majora
P3: Schamhaare kräftiger, dunkler, umschrieb. Ausdehnung
P4: Behaarung wie beim Erwachsenen, Ausdehnung aber geringer, keine Behaarung auf den Oberschenkeln
P5: Erwachsenenbehaarung, horizontale Begrenzung nach oben, Übergang auf Oberschenkel ist möglich
P6: Behaarung entlang der Linea alba nach oben

Abb. 10.2: Pubertätsstadien nach Tanner – Mädchen [L 157]

Pubertas praecox

Normvarianten
- **Prämature Thelarche:** Vergrößerung der Brustdrüsen beim Mädchen nach der Neugeborenenperiode und vor dem 8. Lj. Altersentsprechende Wachstumsgeschwindigkeit, altersentsprechendes Knochenalter, keine Progredienz. Keine Behandlung
- **Isolierte prämature Menarche:** Fremdkörper, Verletzungen, Entzündungen im Bereich der Vagina, passagere Follikelzysten
- **Prämature Pubarche/Adrenarche:** allenfalls geringfügig akzelerierte Wachstumsgeschwindigkeit und akzeleriertes Knochenalter. Isoliert oder mit Axillarbehaarung und Seborrhoe. Ausschluß AGS. Ther. abhängig vom klinischen Verlauf, der Grunderkrankung und der Wachstumsprognose
- **Pubertätsgynäkomastie bei Jungen:** bei übergewichtigen Patienten oft Pseudogynäkomastie (kein Drüsenkörper tastbar). Bei tastbarem Drüsenkörper (meist beidseitig, selten einseitig) DD Östrogen-produzierende Tumoren, bei Sekretion Prolaktinom. Operative Korrektur der Pubertätsgynäkomastie als ultima ratio nur bei sehr ausgeprägtem, persistierenden Befund nach Abschluß der Pubertätsentwicklung durch erfahrenen Chirurgen
- **Konstitutionelle Beschleunigung** von Wachstum und Entwicklung: früh normale Pubertätsentwicklung, Knochenalter akzeleriert; Familienanamnese (familiäre Häufung).

Pubertas praecox vera
Vorzeitige (Re-) Aktivierung des LHRH-Pulsgenerators.
- **Idiopathisch:** 80 % Mädchen; bei 80 % aller Pat. idiopathische Pubertas praecox
- **ZNS-Läsionen:** Hydrozephalus, Hamartome, Astrozytome, Gliome, Ependymome
- **Systemerkrankungen:** M. von Recklinghausen; Meningomyelozelen.

Pseudopubertas praecox
Produktion der Sexualsteroidhormone unabhängig vom LHRH-Pulsgenerator. Periphere Hormonproduktion (Testosteron, 17ß-Östradiol).
- **McCune-Albright-Syndrom:** Café-au-lait-Flecken, fibröse Knochendysplasie, hormonproduzierende Ovarialzysten; weitere autonome, endokrine Überfunktionen möglich
- **Ovarialzysten:** Östrogenproduktion
- **Familiäre Testotoxikose:** Gonadotropin-unabhängige Reifung der Leydig- und Sertolizellen
- **AGS** (☞ 10.4.4)
- **Tumoren:** HCG-, androgenproduzierende Tumoren; hormonproduzierende Tumoren der Gonaden.

Diagnostisches Vorgehen
- *Anamnese:* Zeitpunkt des Auftretens der ersten Pubertätszeichen, Längenwachstumsentwicklung (Wachstumsspurt), Veränderungen der Persönlichkeit, Begleiterscheinungen der Pubertätsentwicklung (Hautveränderungen, Körpergeruch), Gebrauch hormonhaltiger Kosmetika oder Medikamente; Pubertätsentwicklung der Eltern (Familiarität)
- *Auxologie:* Größe, Gewicht; Berechnung der Wachstumsgeschwindigkeit (Differenz zweier Messungen der Körperhöhe im Abstand von 12 Mon.: cm/Jahr)

- *Körperliche Untersuchung:*
  - Beurteilung der Pubertätsentwicklung gemäß der Einteilung in Pubertätsstadien nach Tanner (☞ 10.1.4): harmonische Pubertätsentwicklung = Pubertas praecox vera, disharmonische Pubertätsentwicklung mit Reihenfolgestörung = Pseudopubertas praecox; isosexuell/heterosexuell oder Feminisierung/Maskulinisierung. Bei Mädchen Brustentwicklung, Pubes- und Axillarbehaarung beurteilen; bei Jungen Hodengröße mittels Orchiometer, Entwicklung des Penis und der Pubes- und Axillarbehaarung
  - Vorsichtige Inspektion der Vaginalschleimhaut: blaß = infantil oder rosig = östrogenisiert
  - Internistische Untersuchung mit Beurteilung von Körpergeruch und Hautveränderungen (Pusteln, Komedonen, Behaarung); Palpation des Abdomens und rektale Untersuchung (intraabdominelle Raumforderung z.B. Ovarialzyste, Lebertumor)
- *Knochenalter* nach Greulich und Pyle: Knochenalter gegenüber dem chronologischen Alter akzeleriert
- *Sono Abdomen:* NNR (Tumor), Uterus (Größe, Verhältnis Zervix zu Korpus; Endometrium), Gonaden (Volumen).

Labordiagnostik
- **Allgemein:** DHEA, DHEA-S (Adrenarche), 17ß-Östradiol, Testosteron, Dihydrotestosteron (Gonadenfunktion), LH, FSH (Gonadarche; zirkadiane, pulsatile Ausschüttung beachten). Bei Mädchen Vaginalabstrich (Östrogenisierung)
- **Weiterführende Diagnostik:** ß-HCG, AFP (Tumormarker), NNR-Steroide (AGS). Stimulationsteste: LHRH (Differenzierung zentrale oder periphere Pubertät), ACTH (Enzymdefekte der NNR-Steroidhormonsynthese). LH, FSH Sekretionsprofile (pubertäre Pulsatilität); Augenarzt (Stauungspapille); MRT (Intrakranielle Raumforderung).

Therapie
Grunderkrankung behandeln. Bei idiopathischer Pubertas praecox vera Suppression der Gonadotropine durch zentral wirksame LHRH Analoga. Bei Pseudopubertas praecox individuell.

Pubertas tarda

- **Normvarianten:** konstitutionelle Verzögerung von Wachstum und Entwicklung (KEV, ☞ 10.1.1): familiäre Häufung der Entwicklungsverzögerung, retardiertes Knochenalter, verspäteter Pubertätsbeginn, Endgröße entsprechend der Zielgröße
- **Syndromale Erkrankungen:** z.B. Prader-Willi-Syndrom (☞ 25.4.6), Laurence-Moon-Biedl-Bardet-Syndrom
- **Hypogonadotroper Hypogonadismus:** Hypothalamisch-hypophysäre Störung, LH/FSH niedrig, Testosteron/Östradiol niedrig. Bei chronischen Organerkrankungen (Niereninsuffizienz, Leberinsuffizienz, Zöliakie, M. Crohn), Anorexia nervosa, Leistungssport, Hypopituitarismus, Hypothyreose, Kallmann-Syndrom (Anosmie)
- **Hypergonadotroper Hypogonadismus:** Störung der gonadalen Funktion, LH/FSH hoch, Testosteron/Östradiol niedrig. Bei Ullrich-Turner-Syndrom (☞ 25.4.5), Klinefelter-Syndrom (☞ 25.4.4), Vanishing-testes Syndrom (sekundärer Verlust der Hodenfunktion), Anorchie, Leydig-Zell-Hypoplasie, Testosteronbiosynthesedefekte, Testikulärer Feminisierung (Störung der Funktion des Testosteronrezeptors), Gonadeninsuffizienz (nach Infektion, Trauma, Bestrahlung, Chemotherapie).

Diagnostisches Vorgehen

- *Anamnese:* Wachstumsverlauf, chronische Erkrankungen (z.B. Niereninsuffizienz, Zöliakie, M. Crohn), Medikamenteneinnahme, Ernährungsgewohnheiten (Anorexie), Geruchssinn (Kallmann-Syndrom), psychomotorische Entwicklung und Schulleistungen, sportliche Aktivitäten, Pubertätsbeginn und -verlauf der Familienangehörigen
- ❗ *Differenzierung:* kein Auftreten sekundärer Geschlechtsmerkmale, Stagnation einer begonnenen Entwicklung (z.B. keine Menarche bei Hymenalatresie) oder nur sehr langsames Voranschreiten der Entwicklung (z.B. konstitutionelle Entwicklungsverzögerung)
- *Körperliche Untersuchung:* Körpergröße, Gewicht (Perzentilenkurven, Wachstumsgeschwindigkeit), Pubertätsstadium nach Tanner (☞ 10.1.4), Körperproportionen (Armspann, Eunuchoidismus). Differenzierung zwischen harmonischer (z.B. konstitutionelle Entwicklungsverzögerung) und disharmonischer Retardierung der Pubertätsentwicklung (z.B. Brustentwicklung ohne Pubesentwicklung oder Axillarbehaarung bei testikulärer Feminisierung; fortgeschrittene Pubesbehaarung und kleine Hoden bei Klinefelter-Syndrom)
- *Knochenalter nach Greulich und Pyle:* Knochenalter gegenüber dem chronologischen Alter retardiert
- *Sono inneres Genitale:* Uterus (Größe, Endometrium, Verhältnis Zervix zu Korpus), Ovar (Volumen, Echogenität)
- *Labordiagnostik:*
  - Allgemein: BSG, BB, Serumchemie, Urinstatus (Entzündungszeichen, Nephropathie, Hepatopathie, M. Crohn), DHEA, DHEA-S (Adrenarche), 17ß-Östradiol, Testosteron, Dihydrotestosteron (Gonadenfunktion), LH, FSH (Gonadarche; zirkadiane, pulsatile Ausschüttung beachten), TSH, T_4, fT_4, T_3, Prolaktin. Bei Mädchen Vaginalabstrich (Östrogenisierung)
  - Weiterführende Diagnostik: Stimulationsteste (LHRH, HCG), LH-/FSH-Sekretionsprofile (pubertäre Pulsatilität); Chromosomenanalyse, Augenarzt (Stauungspapille); MRT (intrakranielle Raumforderung), Olfaktometrie (Kallmann-Sy.).

Therapie

Bei Hypogonadismus einschleichende Substitution mit Sexualsteroidhormonen. Regelmäßige Befundkontrollen durch pädiatrischen Endokrinologen (Wachstum, Knochenalter). Bei Mädchen auch gynäkologische Untersuchung.

- Mädchen: Östrogene und zyklisch Gestagene; z.B. 1.–6. Mon. Östradiolvalerat 0,2 mg/d (z.B. Progynova® Tropfen), 6.–12. Mon. Östradiolvalerat 0,5 mg/d (Tag 1–25) und zyklisch (Tag 14–25) Chlormadinonazetat (z.B. Gestafortin® Tabletten) 2,0 mg/d, 2. J. Östradiolvalerat 1,0–1,5 mg/d und zyklisch (Tag 14–25) Chlormadinonazetat 2,0 mg/d, 3. J. Östradiolvalerat 2,0 mg/d und zyklisch (Tag 14–25) Chlormadinonazetat 2,0 mg/d
- Jungen: Testosteron; z.B. 1. J. Testosteronenantat (z.B. Testoviron®Depot) 50 mg/Mon. i.m., 2. J. Testosteronenantat 100 mg/Mon. i.m., 3. J. Testosteronenantat 250 mg/Mon. i.m.

10.1.5 Maldescensus testis

Nach der Lage Unterscheidung in Bauchhoden (Kryptorchismus), Ektopie, Leistenhoden. Bei Gleithoden lediglich vorübergehende Luxation ins Skrotom möglich. Normvariante ist der Pendelhoden (Lage spontan abwechselnd im Leistenkanal und Skrotum), keine Ther. erforderlich.

! Untersuchung immer in warmer Umgebung und mit warmen Händen. Auch im Stehen, Liegen und Schneidersitz.

Diagnostisches Vorgehen
- Sono: Lokalisation der Hoden bei Kryptorchismus.
- HCG-Test: 5000 IE/m² i.m., Testosteronbestimmung vorher und 72 h nach Injektion (Nachweis von testikulärem Gewebe, Ausschluß Anorchie).

DD Kryptorchismus
- Bilateral: Anorchie, Vanishing-testes-Sy., Pseudohermaphroditismus femininus
- Unilateral: Gemischte Gonadendysgenesie.

Therapie
Beginn ≥ 12. Lebensmonat.
- HCG (z.B. Primogonyl®) i.m.: 1. Lj. 500 IE/Wo. x 5; 2.–6. Lj. 1000 IE/Wo. x 5; ab 7. Lj. 2000 IE/Woche x 5 *oder*
- Kombinierte Behandlung mit GnRH (Kryptocur®) täglich 3 x 2 Sprühstöße à 0,2 mg intranasal über 4 Wo. (nur bei älteren Jungen sinnvoll, Compliance schwierig), dann HCG i.m. 1500 IE/Woche x 3. Langfristige Befundkontrollen über Jahre
- Operative Versorgung: Bei Ektopie, Leistenhernie und Versagen der konservativen Therapie. Primäre Operation ≥ 1.–2. Lj. ☞ 22.3.2.

10.2 Schilddrüse

10.2.1 Struma

Vergrößerte Schilddrüse unabhängig von der Ursache und der Funktion.

Klinik
Meist asymptomatisch (abhängig von Schilddrüsenfunktion), lokales Kloß- oder Druckgefühl, inspiratorischer Stridor, Schluckbeschwerden.

Einteilung der Struma	
Stadium	**Klinische Beschreibung**
I	Tastbare Struma
Ia	Bei normaler Kopfhaltung nicht sichtbare Struma
Ib	Bei rekliniertem Hals sichtbare Struma
II	Bei normaler Kopfhaltung sichtbare Struma
III	Deutlich sichtbare Struma

! Objektivierung und Quantifizierung durch sonographische Volumetrie! Populationsspezifische, altersabhängige Normalwerte entsprechend der Jodversorgung.

Diagnostik
- Körperliche Untersuchung:
  - Palpation: Diffuse oder knotige Vergrößerung, solitärer Knoten, Verhärtung, Temperatur (bakterielle Thyreoiditis), Verschieblichkeit (Tumor)
  - Auskultation: Strömungsgeräusch oder Schwirren bei starker Vaskularisierung (Hyperthyreose)
  - Halsumfang zur Verlaufsbeobachtung
- Sono: Größe und Struktur der Schilddrüse. Umschriebene Veränderungen (Knoten, Zysten)
- Labordiagnostik: TSH, T$_4$, fT$_4$, T$_3$ (Schilddrüsenfunktion); Antikörper: Thyreoidea Peroxidase-AK (TPO-AK) und Thyreoglobulin-AK (Tg-AK, z.B. bei Hashimoto-Thyreoiditis), TSH-Rezeptor-AK (TRAK, z.B. M. Basedow).

DD
Jodmangel, Immunthyreopathien (Hashimoto-Thyreoiditis, M. Basedow), Entzündungen, Tumoren, thyreoidale Enzymdefekte, Hormonresistenz, Systemerkrankungen (z.B. Zystinose).

Therapie
Bei blander Struma Jodid: Säuglinge 50–100 µg/d, Kinder 100 µg/d, > 10 J. 150–200 µg/d. Alternativ L-Thyroxin (☞ 10.2.2) oder L-Thyroxin-Jodid-Kombination. Bei Autoimmunthyreoiditis mit Hypothyreose oder Struma L-Thyroxin (☞ 10.2.2). Bei Hyperthyreose (☞ 10.2.3).

10.2.2 Hypothyreose

Unzureichende Versorgung des Organismus mit Schilddrüsenhormon. Im Kindesalter Verzögerung aller Reifungsvorgänge (psychomotorische Entwicklung, Knochenreifung, Dentition, Pubertät).

Ätiologie

Primäre Hypothyreose
Unzureichende Hormonbildung in der Schilddrüse; TSH im Plasma hoch, T_4/T_3 im Plasma niedrig.
- Konnatale Hypothyreose: häufigste angeborene Endokrinopathie; bei 1 : 3500 Neugeborenen. 80–90 % Entwicklungsstörung der Schilddrüse (~40 % Athyreose, ~35 % ektope Schilddrüse, ~25 % Hypoplasie), 10–20 % Defekte der Schilddrüsenhormonsynthese. Transient: Jodmangel, Jodkontamination, mütterliche Antikörper, pränatal thyreostatische Ther. der Mutter
- Erworbene Hypothyreose: Radiatio, OP, Medikamente, Thyreoiditis (Hashimoto), Hypoplasie.

Sekundäre Hypothyreose
TSH im Serum niedrig. T_4/T_3 im Plasma niedrig.
- Konnatale Hypothyreose (Häufigkeit ~ 1 : 110000): isolierter TRH- oder TSH-Mangel; Panhypopituitarismus. Klinik evtl. protrahiert
- Erworbene Hypothyreose: zentrale Tumorerkrankungen; nach Radiatio oder Operationen.

Klinik
- Bei konnataler Hypothyreose: Leitsymptom ist das im Screening erhöhte TSH. Typische klinische Symptome stellen sich erst in den ersten Lebenswochen ein
- Adynamie, Trinkunlust, Obstipation, trockene/marmorierte Haut, stumpfe Haare, offene kleine Fontanelle, retardiertes Skelettalter, Ikterus neonatorum prolongatum, Muskelhypotonie, Nabelhernie.
- Bradykardie, Anämie, Kleinwuchs, verzögerte Dentition, psychomotorische Retardierung (abhängig von Beginn), Myxödem.

Diagnostik
- **TSH-Screening:** Immunologische Bestimmung von TSH im Trockenblut (nativ). Sekundäre Hypothyreosen (selten) werden nicht erfaßt! Probenentnahme 4. bis spätestens 7. Lebenstag bei *allen* Neugeborenen. Bei unreifen oder kranken Kindern Zweit-Screening (aber nie auf primäres Screening verzichten). Bei auffälligem Befund (TSH erhöht) Kontrolle (TSH, T_4, fT_4, T_3) im Plasma (☞ Abb. 10.3)
- ❗ Kein automatischer Ausschluß einer Hypothyreose im Säuglingsalter auch nach einem vermeintlich normalen (anamnestisch) Screening-Ergebnis
- ❗ Störfaktoren mit falsch positiven oder negativen Werten: Frühere Abnahme, Nabelschnurblut, Transfusion, Austauschtransfusion, Frühgeburtlichkeit, Intensivtherapie, Medikamente: Dopamin, Steroide (systemisch und inhalativ), Jod (Desinfektion des Geburtskanals oder des Kindes; Kontrastmittel; Medikamente)
- **Nachsorgeprogramm bei angeborener Hypothyreose:** Befundkontrollen nach Stabilisierung der Behandlung im 1. Lj. 3-monatlich, dann 6-monatlich und nach dem 6. Lj. jährlich mit Bestimmung von TSH, T_4, fT_4, T_3, (Tg) im Plasma, Größe, Gewicht, Kopfumfang und Zahnstatus. Langfristige Kontrollen des BB und Serum-

chemie (Nieren-, Leberfunktion, Cholesterin, Triglyzeride, alkalische Phosphatase). Hörtest im 6. Lebensmonat und 3. Lj. Regelmäßiger neurologischer Status. Psychologische Testung im 3. und 6. Lj. Bestimmung des Knochenalters nur bei pathologischem Wachstum. Sonographie der Schilddrüse (Aplasie, Hypoplasie, Ektopie, Struma) im 2. Lj.

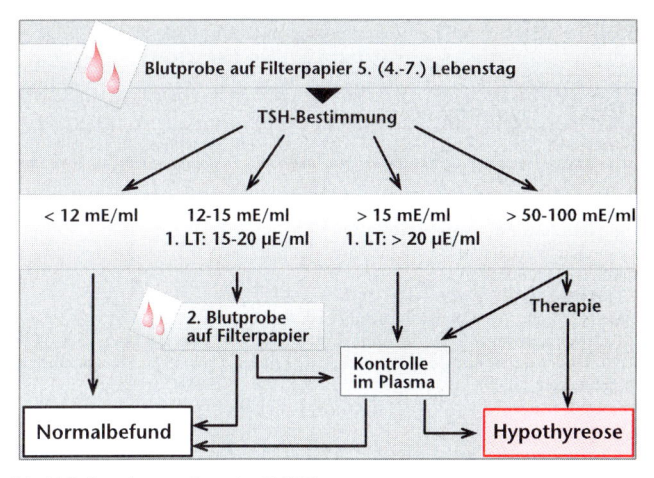

Abb. 10.3: Hypothyreose-Screening [L 157]

- Körperliche Untersuchung: Bei Säuglingen Palpation der Fontanellen, Schädelnähte und Bruchpforten (Nabel). Beurteilung der Haare und Haut (Turgor, Kolorit). Zahnstatus (Dentition). Herzfrequenz. Neurologischer Status (Reflexe, Muskeltonus). Pubertätsstadien nach Tanner (☞ 10.1.4)
- Auxologie: Körpergröße, Wachstumsgeschwindigkeit, Gewicht, Kopfumfang
- Labor: TSH ↑, T$_4$, fT$_4$, T$_3$ ↓ (TSH ↓ bei sekundärer Hypothyreose). BB (normochrome Anämie), Cholesterin ↑, Thyreoglobulin (Nachweis von Schilddrüsengewebe; Verlaufskontrolle nach Schilddrüsenkarzinom; Kontrolle der Compliance bei T$_4$-Substitution). Bei V.a. Hashimoto-Thyreoiditis Antikörper gegen Thyreoidale Peroxidase (TPO) ↑ und gegen Thyreoglobulin (TAK) ↑. TRH-Test bei V.a. latente Hypothyreose (TSH ↑, T$_4$, T$_3$ normal)
- Sono Schilddrüse: Volumenbestimmung, Echogenität (↓ bei Hashimoto Thyreoiditis)
- Knochenalter: Bestimmung vor dem 6. Lebensmonat nach Senecal (Rö von Knie und Fußwurzel), danach nach Greulich und Pyle (Rö linke Hand und Handwurzel) → Retardierung.

Therapie

Steuerung nach Klinik (z.B. Wachstum) und regelmäßiger Kontrolle der Schilddrüsenparameter im Plasma. Ziel TSH niedrig (< 4 µU/ml), T$_3$/T$_4$ im altersentsprechenden Normbereich. Richtdosierung: L-Thyroxin 100 µg/m^2 = 2–12 µg/kg/d; FG 12 µg/kg/d; NG/Sgl. 25–50 µg/d; KK 75 µg/d; Schulkinder 100 µg/d; Jgl. 150 µg/d. Bei erworbener

Hypothyreose einschleichende Therapie. Keine Behandlung bei euthyreoter Hashimoto Thyreoiditis ohne Struma.

> **Selbsthilfegruppe**
> Selbsthilfegruppe für Kinder mit angeborener Hypothyreose, Langeoogweg 7, 45149 Essen, Tel. 0201-8718451. www.uni-essen.de/~mat201/wosniak/selbsthilfe.html

10.2.3 Hyperthyreose

Folge einer vermehrten Schilddrüsenhormonwirkung unabhängig von der Ursache.

Ätiologie
- Morbus Basedow: konnatal, erworben
- Autoimmunthyreoiditis (Hashitoxikose; vorübergehend)
- Autonomie (Adenom)
- TSH-vermittelte Hyperthyreose
- Medikamente: Hyperthyreosis factitia, Jod, Amiodaron
- T_4-Hyperthyreose: T_4 ↑, FT_4 normal; euthyreote Stoffwechsellage; keine Ther. erforderlich. Ursachen sind: familiäre TBG-Erhöhung, familiäre Dysalbuminämie, Östrogene („Pille").

Klinik
Unruhe, Nervosität, Schlafstörung, Schwitzen, Enuresis, Konzentrationsschwäche, abfallende Schulleistung, Veränderung des Schriftbildes (!), Gewichtsabnahme bei gutem Appetit, Diarrhoe, Tachykardie, Muskelschwäche, Hyperreflexie, Ophthalmopathie (weite Lidspalte, Lidschlag selten, Exophthalmus).

Diagnostik
- Labor: TSH ↓, T_4, fT_4, T_3 ↑, TSH-Rezeptor-Antikörper (TRAK) ↑ und TPO-AK.
- Sono: Volumen (meist ↑), Echogenität, Perfusion (↑), umschriebene Veränderungen (Knoten)
- EKG: Herzfrequenz (↑), Rhythmus
- Exophthalmometrie (nach Hertl)
- Szintigraphie: Differenzierung knotiger Veränderungen (Autonomie).

Therapie
Thyreostatisch, z.B. Carbimazol für ≥ 1–2 J.: z.B. Carbimazol Henning® initial 0,5–1 mg/kg; nach 6–8 Wo. Dosisreduktion und zusätzlich L-Thyroxin. Nebenwirkungen: Granulozytopenie, Exantheme, Neuritis. Engmaschige Befundkontrollen. Initial auch Behandlung der adrenergen Symptome: z.B. Propranolol 1 mg/kg. Bei ernsten Nebenwirkungen und Rezidiv Operation oder alternativ Radiojodther. Bei Autonomie primäre Op.

10.3 Nebenschilddrüse

10.3.1 Hyperparathyreoidismus

Vermehrte PTH-Ausschüttung.

- **Primärer Hyperparathyreoidismus:** sporadisch (Adenom); familiär (isoliert oder im Rahmen einer multiplen endokrinen Neoplasie (MEN I und II), hypokalziurische Hyperkalzämie
- **Sekundärer Hyperparathyreoidismus:** kalzipenische Rachitis; Niereninsuffizienz; Pseudohypoparathyreoidismus (☞ 10.3.3).

Klinik
- Zeichen der Hyperkalzämie: Anorexie, Übelkeit, Erbrechen, Muskelschwäche, Gewichtsabnahme, psychische Veränderungen, Blutdruckerhöhung
- Zeichen der Hyperkalziurie: Polyurie, Polydipsie, Nephrolithiasis, Nephrokalzinose
- Knochenschmerzen.

Diagnostik
- Labor: Gesamt-Ca ↑ (bei Pseudohypoparathyreoidismus ↓), Phosphat ↓, intaktes PTH (1–84) ↑, Kreatinin, Harnstoff (Nierenfunktion). Alkalische Phosphatase, 25-Hydroxyvitamin D, 1,25-Dihydroxyvitamin D (Rachitis). Ca-/Kreatininclearence (Hyperkalziurie, Niereninsuffizienz)
- Familienuntersuchung bei primärem Hyperparathyreoidismus (MEN)
- Sono: Nebenschilddrüse, Hals (Adenom oder Hyperplasie der Nebenschilddrüse). Bei Hyperkalziurie Sono Nieren (Verkalkungen?).

Therapie
Behandlung der Grunderkrankung. Bei Adenomen Op. Bei hyperkalzämischer Krise Hydrierung mit 0,9 % NaCl-Lösung, Furosemid (Ca-Ausscheidung), Kalzitonin oder Biphosphonate.

10.3.2 Hypoparathyreoidismus

Verminderte PTH-Sekretion oder verminderte PTH-Wirkung; Folgen sind Hypokalzämie und Hyperphosphatämie.

- **Primärer Hypoparathyreoidismus:** sporadisch: Manifestation im Neugeborenenalter (transitorisch oder persistierend: isoliert, DiGeorge-Syndrom), oder Manifestation nach dem Neugeborenenalter. Familiär: isoliert; Blizzard-Syndrom (Polyendokrinopathie Typ I); mit Schwerhörigkeit und/oder Nephropathie; mit ausgeprägtem Kleinwuchs und psychomotorischer Entwicklungsverzögerung
- **Sekundärer Hypoparathyreoidismus:** postoperativ; Hypomagnesiämie; Bestrahlung; Hämosiderose; Infiltration z.B. bei Schilddrüsentumor.

Klinik

Tetanie, z.B. Laryngospasmus, Chvosteksches Zeichen (bei Beklopfen der Wange Zuckungen im Gebiet des N. fazialis) und Trousseausches Zeichen (Pfötchenhaltung nach Kompression des Oberarms), Parästhesien, generalisierte oder fokale Anfälle, psychische Veränderungen, Pseudotumor cerebri, Verkalkungen (peripher, zerebral), hypokalzämischer Katarakt, Zahnanomalien, Alopezie, Brüchigkeit der Nägel, Verlängerung der QT-Zeit.

Diagnostik

- Labor: Gesamt-Ca ↓, Ca^{2+} ↓, Phosphat ↑, intaktes PTH (1–84) ↓, Magnesium, Gesamteiweiß, BGA (normal), Kreatinin (Nephropathie)
- Rö./CT: Nachweis von Verkalkungen
- Augenarzt: Katarakt
- EKG: Verlängerung der QT-Zeit.

Therapie

- *Akut:* 1–2 ml 10 % Ca-Glukonat/kg i.v.
- *Dauerther.:* 0,5–1 g Ca p.o.; 50 µg/kg Vitamin D_3 (2000 E/kg) oder 50 ng/kg 1,25$(OH)_2$Vitamin D_3 p.o. Therapieziel: Ca im Serum ~ 2 mmol/l (cave Hyperkalziurie), Ca im Urin ~ < 0,1 mmol/kg (4 mg/kg)/d oder < 0,7 mmol/mmol Kreatinin (0,25 mg/mg).

10.3.3 Pseudohypoparathyreoidismus

PTH-Endorganresistenz; nach PTH-Injektion kein cAMP-Anstieg im Urin und Plasma. Defekt des Adenylatzyklasesystems oder der Übertragung der cAMP-Botschaft. Gehäufte Assoziation mit: Hypothyreose, Hypogonadismus, nephrogener Diabetes insipidus, Prolaktinmangel.

Klinik

- ☞ 10.3.2. Symptome meist erst im Schulalter
- **Albrightsche hereditäre Osteodystrophie** (kann aber auch fehlen): Kleinwuchs, rundes Gesicht, kurzer Hals, gedrungener Körperbau, geistige Retardierung, Brachydaktylie, subkutane Verkalkungen.

Diagnostik

☞ 10.3.2

- Labor: Gesamt-Ca n/↓, Ca^{2+} n/↓, Phosphat n/↑, intaktes PTH (1–84) n/↑
- Parathormoninfusionstest: cAMP-Ausscheidung im Urin. Meist kein Anstieg bei Pseudohypoparathyreoidismus
- Rö. linke Hand: Brachymetacarpie IV und V.

Therapie

Wie bei Hypoparathyreoidismus (☞ 10.3.2). Aber Therapieziel Ca im Serum ~ 2,5 mmol/L (Suppression PTH), Ca im Urin ~ < 0,1 mmol/kg (4 mg/kg/die) oder < 0,7 mmol/mmol Kreatinin (0,25 mg/mg).

10.4 Nebennierenrinde

10.4.1 Cushing-Syndrom

Klinische Auswirkungen eines chronischen Hyperkortisolismus.

- **M. Cushing:** hypothalamisch-hypophysär bedingt. Hypophysenadenom (ACTH ↑), vermehrte hypothalamische CRH-Sekretion
- **Cushing-Syndrom:** peripherer Hyperkortisolismus. Iatrogen. NNR-Tumoren (Karzinom, Adenom), paraneoplastische ACTH/CRH-Produktion.

Klinik
Stammfettsucht, Vollmondgesicht, Stiernacken, Kleinwuchs, Striae distensae, Plethora, Seborrhoe, Akne, Knochenschmerzen (Osteoporose), Myopathie mit Muskelschwäche, Kardiomyopathie, Hypertonus, pathologische Glukosetoleranz, Psychosen.

Diagnostik
- Kortisoltagesprofil im Plasma oder Speichel: Bestimmung von Kortisol um 6.00, 12.00, 18.00, 24.00 Uhr (↑, Tagesrhythmik aufgehoben); parallel ACTH im Plasma (bei M. Cushing ↑); DHEA-S, Testosteron; freies Kortisol in 24 h-Urin (↑)
- BB, Elyte, BZ, Kreatinin, Harnstoff
- Sono der NNR (Adenom, Karzinom, Hyperplasie), Schädel-MRT (zentrale Raumforderung)
- Funktionsdiagnostik: Dexamethason-Test (Suppression? DD Malignom). CRH-Test (ACTH-Stimulation? DD ektope ACTH-Produktion).

Therapie
- Operation bei Tumoren (M. Cushing, Cushing-Syndrom). Cave postoperativ Steroidentzugssyndrom (☞ 10.4.3). Bei Karzinom abhängig vom Lokalbefund zytostatische Behandlung
- Iatrogen: Dosisreduktion, alternierende Behandlung.

Selbsthilfegruppe

Netzwerk Hypophysen- und Nebennierenerkrankungen e.V. Krankenhausstraße 12, 91054 Erlangen, Tel. 09131-856102, Fax 09131-853320, www.uni-erlangen.de/glandula

---

10.4.2 Hyperaldosteronismus

Überfunktion der NNR mit Mineralokortikoidexzeß.

- **Primärer Hyperaldosteronismus:** Conn-Syndrom (autonome Aldosteronüberproduktion)
- **Sekundärer Hyperaldosteronismus (erhöhtes Renin):**
  - Mit Hypertonus: renovaskuläre Fehlbildungen, Nierentumoren, Tumoren des juxtaglomerulären Apparates
  - Ohne Hypertonus: renaler Salzverlust, Bartter-Syndrom (☞ 10.5.2).

Klinik
- *Conn-Syndrom:* arterieller Hypertonus, hypokaliämische Alkalose, Hypernatriämie. Polydipsie, Kopfschmerzen, Schwindel, Parästhesien, Muskelschwäche, Kleinwuchs
- *Sekundärer Hyperaldosteronismus:* hypokaliämische Alkalose, Hypochlorämie, Obstipation, Muskelschwäche, Kleinwuchs.

Diagnostik
- Labor: BGA (Alkalose), Na$^+$ ↑, K$^+$ ↓, Aldosteron im Plasma (↑), Plasmareninaktivität oder Konzentration (↓ bei Conn-Syndrom; ↑ bei sek. Hyperaldosteronismus), Aldosteronausscheidung im 24 h-Urin (↑)
- CT oder MRT der NNR: Nachweis eines Adenoms oder Karzinoms
- Blutdruck: Hypertonus.

Therapie
Operation bei Adenom und Karzinom. Behandlung der Grunderkrankung bei sek. Hyperaldosteronismus.

10.4.3 Primäre Nebennierenunterfunktion

- **Chronische NNR-Insuffizienz (M. Addison):** kongenitale NNR-Hypoplasie oder Aplasie, Autoimmunadrenalitis, Adrenoleukodystrophie (peroxisomale Störung mit vermindertem Abbau sehr langkettiger Fettsäuren), Infektionen (Tuberkulose)
- **Partielle Defekte:** isolierter Glukokortikoidmangel (Triple-A-Syndrom: Achalasie, Alakrimie, M. Addison), isolierter Mineralkortikoidmangel.

Klinik
Müdigkeit, Adynamie, Konzentrationsschwäche, Gewichtsverlust, Erbrechen, Übelkeit, Durchfälle, Hypoglykämien, Hypotonie, Hyperpigmentierung (Handinnenflächen, Narben), Kleinwuchs.

Diagnostik
- Labor: Na$^+$ ↓, Cl$^-$ ↓, K$^+$ ↑, BGA (metabolische Azidose), BZ ↓, ACTH ↑ und Kortisol ↓ im Plasma (Tagesprofil). Aldosteron im Plasma ↓, Plasma-Renin-Aktivität ↑. Kortisol im Urin ↓. NNR-Antikörper. Überlangkettige Fettsäuren (C26)
- ACTH-Test: Stimulation von Kortisol (?), da basale Spiegel noch normal sein können.

Therapie
- *Dauertherapie:* Hydrokortison p.o. (z.B. Hydrokortison Hoechst® Tbl.; bei niedrigen Dosierungen Briefchen anfertigen lassen) 12–15 mg/m^2/d; 50 % morgens, 25 % mittags, 25 % abends und Fludrokortison (z.B. Astonin H® Tabletten) p.o. 0,05–0,2 mg/d in 2–3 Einzeldosen
- *Streßsituationen:* 2–4fache Tagesdosis Hydrokortison
! Notfallausweis für Patienten ausstellen!

Akute primäre NNR-Insuffizienz

NNR- Blutung, Sepsis, Komplikation des M. Addison.
Klinik: Hypotonie, Tachykardie, Dehydratation, Apathie, Schock, Hypoglykämien.
Labor: Hyponatriämie, Hypochlorämie, Hyperkaliämie, metabolische Azidose.

Therapie
- Hydrokortison (z.B. Hydrocortison-Rotexmedica®; enthält kein Alkohol) i.v. Bolus: < 6 Mon. 25 mg, < 6 J. 50 mg, > 6 J. 100 mg; anschließend 100–150 mg/m^2/d (2–4 mg/kg/d) als Dauertropfinfusion
- Volumensubstitution: 20 ml/kg über 30 Min. (450 ml 0,9 % Nacl + 50 ml Glukose 40 %); anschließend 1500 ml/m^2 + 10 % des Körpergewichts (Flüssigkeitsverlust) (450 ml 0,9 % NaCl + 50 ml Glukose 40 %). Im Schock Humanalbumin
- Bei Hyperkaliämie: Ca-Glukonat 10 % 0,5–1 ml/kg i.v.; Resonium® 1 g/kg rektal. Insulin i.v. (☞ 11.1.3)
- Bei ausgeprägter metabolischer Azidose: Vorsichtig Natriumbikarbonat (☞ 9.5).

10.4.4 Adrenogenitales Syndrom

Autosomal rezessive Enzymdefekte der Steroidhormonbiosynthese mit/ohne Salzverlust oder/und mit/ohne Virilisierung.

Klassisches AGS (21-Hydroxylase-Mangel): durch ineffektive Biosynthese von Kortisol und Aldosteron Erhöhung von ACTH, adrenale Hyperplasie und vermehrte Androgenproduktion. Früh- und Spätformen.

Klinik
- Salzverlustsyndrom: Auftreten in den ersten Lebenswochen. Hypotone Dehydratation, Schock, Erbrechen, Hyponatriämie, Hyperkaliämie, metabolische Azidose
- Mädchen: Normales inneres Genitale, maskulinisiertes äußeres Genitale. Hyperpigmentierung des Genitale (Pseudohermaphroditismus femininus (☞ 10.1.3)
- Jungen: Verstärkte Pigmentierung des Genitale, Penisvergrößerung.

Diagnostik
- Screening aller NG empfohlen (17-OH-Progesteron)
- Klinische Untersuchung: Hautturgor, Hyperpigmentierung, virilisiertes weibliches Genitale, Kryptorchismus, Hypospadie
- BGA (metabolische Azidose), Na$^+$ ↓, K$^+$ ↑, BZ ↓. 17-OH-Progesteron ↑, ACTH ↑, Plasmareninaktivität ↑, Testosteron ↑. 24 h-Urin: Pregnantriol ↑. *DD* seltene AGS-Formen: Multisteroidanalyse im Serum, Urinsteroidprofil
- Chromosomenanalyse (Genotyp). DNA-Analyse (auch pränatal möglich).

Therapie
- *Dauertherapie:* Hydrokortison p.o. (z.B. Hydrokortison Hoechst® Tbl.; bei niedrigen Dosierungen Briefchen anfertigen lassen); 15 mg/m^2/d; 50 % morgens, 25 % mittags, 25 % abends und Fludrokortison (z.B. Astonin H® Tbl.) p.o. 0,05–0,2 mg/d in 2–3 Einzeldosen. Im 1. Lj. zusätzlich NaCl oral (0,5–1 g/d in mehreren ED)
- *Streßsituationen:* z.B. OP, hoch fieberhafte Infekte. 2–4fache Tagesdosis Hydrokortison (☞ 10.4.3)
- ! Notfallausweis für Patienten ausstellen!

> **Selbsthilfegruppe**
> AGS-Elterninitiative e.V., Hasenkamp 29, 21244 Buchholz, Tel. 04181-97357, Fax 04181-290458, www.uni-erlangen.de/glandula

10.4.5 Sekundäre Nebennierenunterfunktion

Verminderte Glukokortikoidsynthese durch mangelnde ACTH-Ausschüttung; in der Regel kein Salzverlust.

Ätiologie
Isolierter ACTH-Mangel oder Panhypopituitarismus. Hypothalamische Fehlanlagen, Tumoren. Iatrogen nach Absetzen einer Glukokortikoidtherapie (> 1 Wo. Therapiedauer) → Glukokortikoidtherapie (systemisch, inhalativ) langsam ausschleichen.

Klinik
☞ 10.4.3. Demaskierung der NNR-Insuffizienz oft erst in Streßsituationen. Notfallausweis.

Diagnostik
☞ 10.4.3. CRH-Test oder Insulin-Hypoglykämie zur Überprüfung der stimulierbaren Kortisolausschüttung.

Therapie
☞ 10.4.3.

Glukokortikoide Potenz synthetischer Steroide	
Medikament	**Glukokortikoide Wirkung**
Kortisol (Hydrocortison®)	1
Prednisolon (Decortin-H®)	4–5
Methylprednisolon (Urbason®)	5–6
Dexamethason (Fortecortin®)	25–30
Betamethason (Celestan)®	30
(Gemessen an der antiinflammatorischen Wirksamkeit)	

10.5 Wasserhaushalt

10.5.1 Diabetes insipidus

- *Zentral:* Passagerer oder permanenter ADH-Mangel des Hypothalamus oder Transportstörung zum Hypophysenhinterlappen. Idiopathisch oder sekundär (postoperativ, Tumor (z.B. Germinom) oder Metastasen, Leukämie, Enzephalitis, Schädelhirntrauma, vaskuläre Prozesse)
- *Renal:* mangelndes Ansprechen der Niere auf ADH ☞ 8.3.11.

Klinik
Polyurie und Polydipsie (auch nachts), Dehydratation, Müdigkeit, Fieber, Gedeihstörung, Erbrechen.

DD
Habituelle Polydipsie. Hyperkalziurie. Niereninsuffizienz. Hypertone Dehydratation: Diabetes mellitus, Ther. mit osmotischen Diuretika.

Diagnostik
- Bilanzierung der Flüssigkeit
- Serum: Na^+ ↑, Cl^- ↑, Osmolarität ↑ (gleichzeitig Urinosmolarität ↓). Tumormarker (ß-HCG bei Germinom), ADH ↓
- Urin: Volumen ↑ (Ausfuhr > Einfuhr), spezifisches Gewicht, Osmolarität ↓.
- Durstversuch: nur stationär unter engmaschiger Gewichts- und Kreislaufüberwachung. Bei Diabetes insipidus neurohumeralis ohne Flüssigkeitszufuhr fehlende Konzentrationsfähigkeit des Urins bei gleichzeitigem Na^+- und Serumosmolaritätsanstieg mit Verlust von mehr als 10 % des Körpergewichts (☞ 8.3.11)
- DDAVP-Test: nach Gabe von DDAVP (5–20 µg nasal) kein Anstieg der Urinosmolarität bei Diabetes insipidus renalis (DD zu D.i. neurohumeralis)
- MRT: bei Diabetes insipidus neurohumeralis auch bei initial unauffälligem Befund Kontrolle über Jahre (D.i. kann Frühsymptom eines Tumors sein).

Therapie
ADH-Substitution nasal oder oral. Einschleichende, individuelle Dosierung: z.B. Minirin® nasal/Rhinyle) 1–2 x 2,5–20 µg/d. Neugeborene reagieren sehr sensibel → Dosis reduzieren und individuell austitrieren. Überdosierung kann zu hyponatriämischer Hyperhydratation führen (☞ 9.2.2). Diabetes insipidus renalis (☞ 8.3.11).

10.5.2 Inadäquate ADH-Sekretion (SIADH; Schwartz-Bartter-Syndrom)

Inadäquat hohe Sekretion von ADH.

Ursachen
Schädel-Hirn-Trauma, Meningitis/Enzephalitis, primäre Hirntumoren (z.B. Kraniopharyngeom), intrakranielle Blutungen, Hydrozephalus, Lungenerkrankungen (Pneumonien, Zystische Fibrose), Überdruckbeatmung, Medikamente (Vincristin, Cisplatin, Carbamazepin).

Klinik
Akute Hyponatriämie: Übelkeit, Kopfschmerzen, Muskelkrämpfe, Somnolenz, Koma. Letalität ≥ 10–15 %. Meist keine Beschwerden bei chronischer Hyponatriämie.

Diagnostik
- Labor: Serumelyte (Na^+ ↓), Osmolarität ↓, BB (Hk ↓), Kreatinin, Harnstoff
- Urin: Elyte (Na^+ ↑), Osmolarität ↑
- Flüssigkeitsbilanz (positiv) und Gewichtskontrollen (Zunahme).

DD
Primäre Polydipsie, Infusion hypoosmolarer Lösungen, M. Addison, Leberzirrhose, Herzinsuffizienz, akutes Nierenversagen.

Therapie
- Behandlung der Grundkrankheit
- Flüssigkeitsrestriktion (~ 60 % des Grundbedarfs) ~ 1000 ml/m^2/d; evtl. Diuretika, z.B. Lasix® 1 mg/kg i.v.
- Langsame Normalisierung des Serumnatriums anstreben! Im Notfall bei Na$^+$ < 125 mmol/l und neurologischen Symptomen auch vorsichtige Natriumzufuhr.

Stoffwechselerkrankungen

11

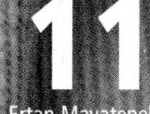

Ertan Mayatepek

11.1	Diabetes mellitus Typ I	378
11.1.1	Klinik und Diagnostik	378
11.1.2	Verlauf und Komplikationen	379
11.1.3	Therapie	380
11.2	Diagnostik angeborener Stoffwechselerkrankungen	384
11.2.1	Screening	384
11.2.2	Gezielte Diagnostik	385
11.3	Hyperammonämie	386
11.4	Hypoglykämie	388
11.5	Hyperlaktazidämie	390
11.6	Defekte des Aminosäurestoffwechsels	391
11.6.1	Phenylketonurie (PKU)	391
11.6.2	Tetrahydrobiopterin-Mangel	392
11.6.3	Ahornsirup-Krankheit	393
11.6.4	Tyrosinämie	393
11.6.5	Homozystinurie	394
11.6.6	Organoazidopathien	394
11.7	Defekte im Kohlenhydratstoffwechsel	395
11.7.1	Galaktosämie	395
11.7.2	Hereditäre Fruktoseintoleranz	395
11.7.3	Glykogenosen	396
11.8	Familiäre Hyperlipoproteinämien	398

11.1 Diabetes mellitus Typ I

11.1.1 Klinik und Diagnostik

Der D.m. ist die häufigste Stoffwechselerkrankung im Kindes- und Jugendalter, Prävalenz ca. 1 : 1000. Neuerkrankungen insbesondere zwischen 12.–14. Lj. Verlust von Inselzellen des Pankreas führt zu Insulinmangel. Assoziation mit bestimmten HLA-Typen bedingt Prädisposition zur viralen Insulitis oder Autoimmunprozessen. Die diabetische Stoffwechselentgleisung ist Folge eines Insulinmangels. Daraus resultieren u.a. eine ungebremste hepatische Glukoseproduktion, erniedrigte Glukoseutilisierung in der Peripherie, Glukosurie, Proteolyse, Lipolyse und Ketoazidose. Spätkomplikationen sind im wesentlichen Folge der chronischen Hyperglykämie.

Klinik
Erstmanifestation überwiegend im Kindes- oder jungen Erwachsenenalter mit Polydipsie, Polyurie, z.T. Nykturie bzw. Enuresis, Gewichtsabnahme trotz Polyphagie, Übelkeit, Erbrechen, Müdigkeit, Windelsoor (Kleinkind), Candida-Vaginitis (adoleszente Mädchen). Insbesondere bei jungen Kindern auch Erstmanifestation als ketoazidotische Dekompensation bzw. Koma.

Diagnostik
Kriterien zur Diagnose eines Diabetes mellitus Typ I bei Kindern und Jugendlichen:
- Klassische Symptome (Polyurie, Polydipsie, Glukosurie, Ketonurie) und Blutglukose > 200 mg/dl *oder*
- Zwei Nüchternblutglukosewerte > 140 mg/dl sowie zwei Werte während eines oralen Glukosetoleranztests (o-GTT) > 200 mg/dl.

Diagnostik im Rahmen der Erstmanifestation
- Blutglukose
- Urin: Glukosurie, Ketonurie
- Blutgasanalyse: metabolische Azidose?
- Blutbild (Hkt ↑), Elyte, Krea, Osmolalität, Cholesterin, Triglyzeride
- HbA$_{1c}$: Aussage über die mittleren Blutglukosewerte der letzten 6–8 Wo. *Cave:* Normwerte laborabhängig!
- Insulin, C-Peptid, Inselzellantikörper (in ca. 80 % der Fälle positiv), Insulin-Autoantikörper
- Ggf. Autoantikörper gegen Schilddrüsenmikrosomen, Thyreoglobulin, Nebennierengewebe und Nebenschilddrüsen, Gliadin-Antikörper (Assoziation mit anderen Autoimmunerkrankungen möglich)
- 24-h-Urin: Krea-Clearance, Mikroalbuminurie
- Augenärztliche Untersuchung.

Oraler Glukose-Toleranz-Test (o-GTT)
Nur in Zweifelsfällen notwendig, z.B. bei intermittierender Glukosurie oder Hyperglykämie. *Durchführung*: Belastung mit 1,75 g/kgKG Glukose (max. 100 g) oral und Bestimmung der Blutglukose nüchtern (normal < 130 mg/dl), nach 30, 60 und 120 Min. (normal < 140 mg/dl).
! Nicht bei akuter Erkrankung, Trauma oder Inaktivität durchführen.

Differentialdiagnose
- **Typ MODY** (Maturity-onset diabetes in the young): autosomal-dominanter Erbgang (→ Familienanamnese!). Meist leicht verlaufender nichtinsulinabhängiger Typ. Therapie durch Diät, ggf. orale Antidiabetika
- **Sekundärer Diabetes mellitus** bei Pankreaserkrankungen, endokrinen Erkrankungen, genetischen Sy. (insbes. Zystische Fibrose, Turner-Syndrom, Zystinose), medikamentös induziert (insbes. Glukokortikoide), Störungen des Insulinrezeptors, verminderter Glukosetoleranz u.a.
- **Diabetes mellitus Typ II:** nicht insulinabhängig. Tritt im Erwachsenenalter auf, z.B. bei Adipositas.

11.1.2 Verlauf und Komplikationen

Remission („Honeymoon"): bei ca. 75 % aller Kinder 1–4 Wo. nach Erstmanifestation und Beginn der Insulintherapie. Insulinbedarf vermindert auf ca. < 0,5 I.E./kgKG/24 h, z.T. auch keine Insulingabe mehr nötig. Ursache: partielle Erholung des Pankreas durch initiale Insulintherapie. Dauer: Wo. bis wenige Mon., intensive Insulintherapie in ersten Tagen nach Erstmanifestation korreliert mit längerer Remissionsdauer. Patient und Eltern müssen über den *vorübergehend* verminderten Insulinbedarf informiert werden.

Coma diabeticum
Im Kindesalter fast ausschließlich ketoazidotische Dekompensation, selten Koma.
- **Symptome:** Dyspnoe, Kussmaulsche Atmung, Azetongeruch, Dehydratation, Hyperglykämie, Glukosurie, Bauchschmerzen (akutes Abdomen), Erbrechen, Präkoma bzw. Koma
- **Ursachen:** Insulinmangel, im Rahmen der Erstmanifestation, unterlassene Insulininjektion, zu geringe Insulindosis bei erhöhtem Insulinbedarf, technische Fehler bei Injektion, Diätfehler, Operationen, Infektionen
! Bei fieberhaften Erkrankungen Erhöhung der Insulindosis um bis zu 20 % nötig!

Notfalltherapie
- *Normal-(Alt-)Insulin:* zunächst 0,1 I.E./kgKG i.v. als Bolus, anschließend 0,1 I.E./kgKG/h i.v. über Perfusor. Langsamen Blutzuckerabfall von max. 100 mg/dl/h anstreben, bei zu raschem Blutzuckerabfall droht Hirnödem. Blutglukosekontrollen zunächst stündlich
- *Flüssigkeit:* zunächst NaCl 0,9 % 10–20 ml/kgKG innerhalb 1 h. Danach 100–150 ml/kgKG/24 h, davon die Hälfte innerhalb der ersten 8 h. Bei Blutzuckerwerten < 250 mg/dl halbisotone NaCl-Lösung mit 5 %igem Glukoseanteil infundieren
- *Kaliumsubstitution:* nach Einsetzen der Insulintherapie und bei vorhandener Diurese frühzeitige Substitution. Beginn zunächst mit 3–5 mmol/kgKG/24 h Kaliumphosphat (bzw. 1/2 Kaliumphosphat und 1/2 Kaliumchlorid) beginnen. K^+-Kontrolle nach 1 h, dann ca. 3stündl.
- *Azidosebehandlung:* Indikation zur Bikarbonatgabe streng stellen (cave: Hirnödem). Bei adäquater Erstversorgung ist eine Bikarbonatgabe nur selten notwendig. Nur bei pH < 7,0 mit 1/3 der üblichen Dosis korrigieren: 0,1 x BE x kgKG = mmol $NaHCO_3$ über 1–2 h
- *Kontinuierliche Überwachung* der Vitalparameter: EKG-Monitor, RR, Puls, Atmung, Flüssigkeitsbilanz (bei Koma Blasenkatheter).

Hypoglykämien

- **Symptome:** individuell verschieden, u.a. Schwitzen, Heißhunger, Konzentrationsschwäche, Unruhe, Verwirrtheit, Zittern, Tachykardie, Kopfschmerzen, Bewußtlosigkeit, Krampfanfall. Evtl. auch asymptomatisch
- **Ursachen:** lange körperliche Anstrengungen (z.B. Sport) ohne adäquate Kohlenhydratzufuhr, vermindertes Kohlenhydratangebot (Mahlzeit ausgelassen, zu langer Spritz-Eß-Abstand), Insulinüberdosierung, Alkoholgenuß, akzidentelle i.v. Insulininjektion
- **Therapie:** bei leichter Hypoglykämie Zufuhr von 1–2 BE (z.B. in Form von Traubenzucker, Fruchtsäften). Bei schwerer Hypoglykämie (Bewußtseinsverlust, Krampfanfall) Glukagon i.m. (1 Amp. = 1 mg i.m.) bzw. i.v. Gabe von 20%iger Glukoselösung (ca. 2 ml/kgKG).

Diabetische Spätkomplikationen

Typische Spätkomplikationen sind Retinopathie, Nephropathie, Neuropathie, Hypertonie, Veränderungen an Haut (Necrobiosis lipoidica) und Gelenken (Cheiroarthropathie). Auftreten von Spätschäden meist nach 10–15jähriger Diabetesdauer. Prävention bereits in der Kindheit wichtig: optimale Diabeteseinstellung mit möglichst normaler Blutglukose, niedrigen HbA_{1c}-Werten und Vermeidung schwerer Hypoglykämien.

11.1.3 Therapie

Komatherapie ☞ 11.1.2

Insulinpräparate
Wegen der im Vergleich mit Schweineinsulinen geringeren Antigenität werden heute praktisch nur noch Humaninsuline verwendet.

Normal-(Alt-)Insulin
Schneller Wirkungseintritt (ca. 15–30 Min. nach s.c.-Injektion), Wirkungsmaximum nach 1–2 h, kurze Wirkungsdauer (6–8 h). Einzige Insulinpräparation die i.v. appliziert werden kann, Wirkungsdauer dann ca. 2 h. *Anwendung:* Initialtherapie nach Manifestation, diabetische Ketoazidose, Operationen, konventionelle Therapie mit freier Mischung, Bolusinsulin bei intensivierter Ther., Insulinpumpenther.

Insulin lispro
Modifizierte Form menschlichen Insulins mittels rekombinanter DNA-Technologie hergestellt, rascher Wirkungseintritt und kürzere Wirkungsdauer (2–3 h).

Verzögerungs-(Depot-)Insulin
Verzögerungsinsuline werden von verschiedenen Firmen angeboten, am häufigsten verwendet NPH (Neutral-Protamin-Hagedorn)-Insuline oder kristalline Zinkazetatlnsuline. Langsamer Wirkungseintritt (ca. 1–1,5 h nach s.c. Injektion), Wirkungsmaximum 4–10 h, lange Wirkungsdauer (14–22 h) je nach Dosis. *Anwendung:* konventionelle Ther. mit freier Mischung, Basalrateninsulin bei intensivierter Insulintherapie.

Kombinationsinsuline

Konstante Mischung aus Normal- und Verzögerungsinsulin. Große Angebotspalette unterschiedlicher Mischungen von verschiedenen Herstellern (Normal-/Verzögerungs-Anteil: u.a. 10 : 90, 20 : 80, 30 : 70 oder 50 : 50). *Anwendung:* während der Remission bei niedrigem Insulinbedarf (z.B. 10 : 90) oder bei konventioneller Ther. mit 2 Inj./Tag (z.B. 30 : 70).
Wirkungsbeginn, -maximum und -dauer sind u.a. von Applikationsdosis, -art und -ort abhängig, die jeweiligen Herstellerangaben überprüfen.

! In Deutschland gibt es unterschiedliche Insulinkonzentrationen: Insuline für Spritzen 40 I.E./ml (U40), jedoch Insuline für Injektionshilfen (z.B. Pen) 100 I.E./ml (U100)!

- Für freie Mischung Normal- und Verzögerungsinsulin derselben Spezies und Firma verwenden
- Aufbewahrung von Insulinpräparaten bei +2 bis +15 °C, am besten im Kühlschrank, nicht im Tiefkühlfach, während der Zeit des Gebrauchs (z.B. im Pen) oder bei kurzen Reisen zeitlich begrenzte Aufbewahrung bei Zimmertemperatur möglich.

Erstmanifestation ohne Koma bzw. ohne schwere Ketoazidose

Normalinsulin s.c. mit 0,2–0,5 I.E./kgKG, dann alle 4 h 0,2 I.E./kgKG s.c. bis zur Normalisierung. Genaue Blutzuckerüberwachung und rasche Dosisanpassung! Alternativ von Beginn an konventionelle Ther. (s.u.).

Erhaltungstherapie (Konventionelle Insulintherapie)

- Entweder initial oder ab 2. Tag. Beginn mit 1/3 der Gesamttagesdosis Normalinsulin und 2/3 Verzögerungsinsulin s.c. 2/3 der Gesamttagesdosis wird morgens vor dem Frühstück und 1/3 abends vor dem Abendessen s.c. gespritzt
- *Gesamtinsulinbedarf:* initial ca. 1,0–1,3 I.E./kgKG/24 h bzw. Dosis aus Summe der Einheiten Normalinsulin vom ersten Tag berechnen
- *Injektionsstellen* bei s.c. Injektion von Insulin: Oberschenkel, Hüfte, Oberarm, Bauchhaut
- Initial Kaliumsubstitution (z.B. Kalinor®-Brausetabletten) über ca. 3 Tage
- *Kontrollen:* Blutzuckerkontrollen initial 1–2stündlich, am 2. und 3. Tag 3stündl., danach vor den Hauptmahlzeiten und um 22.00, 2.00–3.00 Uhr während der Einstellungsphase. Urinkontrollen sollten glukose- und ketonfrei sein.

Intensivierte Insulintherapie (Basis-Bolus-Konzept)

- Verzögerungs-(NPH-) Insulin abends bzw. Verteilung auf zweimalige Injektionen morgens und abends, 40 % der Gesamtinsulinmenge als „Basis"
- Normalinsulin zeitlich und in der Dosierung individuell den Mahlzeiten anpassen („Bolus"), etwa 1,5–3 I.E./BE morgens, 0,5–1,5 I.E./BE mittags, 1–2,5 I.E./BE abends
- *Voraussetzungen* für intensivierte Ther.: gute Compliance, Akzeptanz der Ther. durch das betroffene Kind und seine Familie. Im Kleinkindesalter ungeeignet, Beginn meist erst mit ca. 12 J.
- *Vorteile:* Nachahmung der physiologischen Abläufe, exaktere Blutzuckereinstellung möglich, größere Freiheit bezüglich Essenszeiten und Ernährung
- *Nachteile:* häufigere Blutzuckerkontrollen, mehrfache Insulininjektionen, Akzeptanz der intensivierten Insulintherapie kann durch verfrühten Einsatz oft reduziert werden.

Insulinpumpentherapie

Kontinuierliche intrakutan oder intraperitoneal applizierte (Normal-)Insulinther. mittels Insulinpumpen stellt eine Sonderform der intensivierten Insulinther. dar. Nur bei hochmotivierten Jugendlichen und Erwachsenen in enger Zusammenarbeit mit Insulinpumpen-erfahrenem Diabeteszentrum in Betracht ziehen.

Insulintherapie bei operativen Eingriffen

Am Morgen des Operationstages Infusionsbehandlung mit 5%iger Glukoselösung in 0,45 % NaCl und Zusatz von 2 mmol/kgKG/24 h KCL 7,45 % beginnen. Infusionsmenge entsprechend dem Erhaltungsbedarf.
- Notfall-OPs oder längere Eingriffe: Normalinsulin in Infusionslösung (1 I.E. Normalinsulin pro 4 g Glukose) oder im Bypass mit 0,05 I.E./kgKG/h i.v. dosieren
- Kürzere OPs: vor dem Eingriff die Hälfte der morgendlichen Insulindosis (Normal- und Verzögerungsinsulin) s.c. injizieren und die andere Hälfte nach der Operation
- Häufige Blutzuckerkontrollen, Ziel: konstante Blutglukosekonzentration um 120 mg/dl
- Bei i.v. Insulingabe: sobald orale Nahrungszufuhr wieder möglich Übergang auf s.c. Insulinsubstitution.

Praktische Tips zur Insulintherapie

- *Dosisanpassung:* individuelle Anpassung der zu injizierenden Insulinmenge nach aktuellem Blutzuckerwert und Gegebenheiten. Beim Erwachsenen senkt 1 I.E. Normalinsulin den Blutzucker i.d.R. um ca. 30 mg/dl. Bei Kindern < 25 kg senkt 1 I.E. Normalinsulin den Blutzucker um 100 mg/dl, bei größeren Kindern um ca. 50 mg/dl
- *Insulinbedarf* bei diabetischen Kindern und Jugendlichen: Remissionsphase 0,5 I.E./kgKG/24 h, absoluter Insulinmangel 0,7–1,2 I.E./kgKG/24 h (bis 1,5 I.E./kgKG/24 h in der Pubertät) bei altersgerechter Ernährung, in der Ketoazidose 2–3 I.E./kgKG/24 h
- *Fixe Kombinationen:* Feste, als Handelspräparate vorliegende Mischungen von Normal- und Verzögerungsinsulinen kommen nur selten zur Anwendung, z.B. wenn Patient/Familie nicht mit freier Mischung zurecht kommt. Nachteil: individuelle Dosisanpassung erschwert
- *Injektionshilfen (Pen):* Normalinsulin oder Verzögerungsinsulin kann mit Hilfe einer Injektionshilfe (Pen) gegeben werden. Vorteil: rasche Verfügbarkeit und Bequemlichkeit. *Cave:* Bei Injektionshilfen (Pen) wird U100-Insulin verwendet (100 I.E./ml). Daher niemals Insulin aus U100-Pen-Ampullen in U40-Spritzen aufziehen! Pen für Kleinkinder ungeeignet, da nur Dosierung in Mengen von 1 I.E. möglich
- *Somogyi-Effekt:* morgendliche Nüchternhyperglykämien, reaktiv nach vorausgegangener nächtlicher Hypoglykämie, meist Folge der Überdosierung der abendlichen Insulininjektion. Daher nächtliche Blutzuckerbestimmung, Ketonurie ohne Glukosurie am Morgen. Empfehlung: Verminderung der abendlichen Dosis des Verzögerungsinsulins zunächst um 10 %
- *Dawn-Phänomen* (bei ca. 20 % der Patienten): morgendliche Nüchternhyperglykämien mit kontinuierlichem Anstieg des Blutzuckerwertes in den frühen Morgenstunden zwischen 4.00 und 6.00 Uhr. Ist eine Folge erhöhter antiinsulinärer Hormone, daher hoher Urinzucker am Morgen. Empfehlung: abendliche Insulindosis aufteilen, d.h. Verzögerungsinsulin erst spät gegen 23.00 Uhr spritzen. Blutzuckerkontrollen! Pumpenträger: Erhöhung der Basalrate in den frühen Morgenstunden.

Ernährung
Prinzip: altersgerechte, kohlenhydratkontrollierte Ernährung mit individueller Anpassung an den Bedarf des Kindes. Einen individuellen Ernährungsplan zusammen mit Kind und Eltern erstellen, dabei Gewohnheiten und Vorlieben des Kindes berücksichtigen. Meist 3 Haupt- und 3–4 Zwischenmahlzeiten zu möglichst konstanten Zeiten. Zusammensetzung: 55 % Kohlenhydrate, 30–35 % Fette und 10–15 % Eiweiß. Fette und Eiweiß nicht berechnen. Aus dem Kalorienbedarf/Tag den individuellen Kohlenhydratbedarf berechnen. 10 g Kohlenhydrate = 1 BE (Austauschtabellen). Die Insulindosierung entsprechend anpassen.
Die Ernährung sollte einen hohen Gehalt an Ballaststoffen aufweisen. Auf Kochzucker, Traubenzucker und Malzzucker verzichten. Zum Süßen Zuckeraustauschstoffe (Fruktose, Sorbit, Xylit, nicht als BE berechnen) oder Süßstoffe (Saccharin, Zyklamat, Aspartam, keine Berechnung) verwenden.

Richtwerte für den Kalorienbedarf	
Alter (Jahre)	kcal/kg/Tag
Säuglinge	95–110
1–4	100
4–7	90
7–10	75
10–13	♀ 50–60 ♂
13–15	♀ 45–50 ♂

Bewegung und Sport
Körperliche Aktivität oder Sport unter Anpassung der Diät bzw. Insulindosis ist möglich bzw. erwünscht, trotz Diabetes ist sogar Hochleistungssport möglich. Hauptkomplikation ist die Hypoglykämie, daher Zusatz-BEs (rasch resorbierbare Kohlenhydrate, z.B. Traubenzucker, Fruchtsaft-Trinkpäckchen) und/oder Insulinreduktion bei Sport oder körperlicher Anstrengung.

Schulung
Durch Diabetesschulungsteam: in der Diabetologie erfahrener Pädiater(in), Diabetesberater(in), Diätassistent(in), Psychologe(in).
- Bei Erstmanifestation intensive Einzelschulung des Patienten und seiner Eltern, stationärer Aufenthalt bei Erstmanifestation ca. 7–14 Tage
- Einzel- und Gruppenschulungen müssen in altersgerechter Form wiederholt angeboten werden (einschl. Schulungswochen, Ferienlager)
- Praktische und theoretische Inhalte: Grundlagenwissen über Diabetes, Selbstkontrollen, Insulinther., Injektionstechniken, Hypoglykämie, Ernährung, Dosisanpassung, Sport, Spätschäden, Vererbung, Schwangerschaft, psychosoziale Fragen (spezielle Schulungsunterlagen erhältlich, z.B. über Boehringer Mannheim oder Kirchheim Verlag).

Verlaufskontrollen
Supervision in Spezialambulanz mit Diabetesteam.
- Protokollierte Selbstkontrolle: Insulindosis, Blutzucker, evt. Urinzucker, Ketonkörpernachweis im Urin
- Alle 3 Mon.: HbA$_{1c}$-Kontrolle sowie Blutzuckermeßvergleich Labor-Heimmeßgerät. Körperliche Untersuchung, einschl. Größe und Gewicht, RR, Injektionsstellen (Lipodystrophie?), Hautprobleme? neurologische Auffälligkeiten?
- Jährlich Testung auf Mikroalbumin im Urin, Cholesterin, Triglyzeride, Kreatininclearance, ggf. Eisen, Elyte einschl. Magnesium und Phosphat
- Augenärztliche Untersuchung: bei Diabetesdauer > 5 J. jährlich, bei Dauer > 10 J. halbjährlich, bei Erstmanifestation in und nach der Pubertät jährlich.

11.2 Diagnostik angeborener Stoffwechselerkrankungen

Die meisten hereditären Stoffwechselerkrankungen sind selten. Wegen der großen Zahl der genetischen Defekte mit Krankheitswert machen sie aber als Summe einen wesentlichen Teil der Krankheitsfälle im Kindesalter aus. Angeborene Stoffwechselerkrankungen können im Kindesalter alle Stoffgruppen und Organe betreffen, die für Struktur und Funktion des menschlichen Körpers wichtig sind. Daher ist die klinische Symptomatik außerordentlich vielfältig. Nur die Einbeziehung von Stoffwechselerkrankungen in differentialdiagnostische Überlegungen kann eine rechtzeitige Diagnosestellung und Behandlung ermöglichen.

11.2.1 Screening

Neugeborenenscreening
- *Ziel:* vollständiges und rechtzeitiges Screening aller Neugeborenen zur sicheren Erkennung behandlungsbedürftiger Erkrankungen
- *Umfang:*
  - Für alle Neugeborenen empfohlen und von allen Bundesländern durchgeführt wird die Früherkennung von Phenylketonurie (PKU), „klassischer" Galaktosämie und Hypothyreose.
  Für alle Neugeborenen empfohlen, aber bisher nur in einigen Screeninglaboratorien der Bundesländer durchgeführt, wird die Früherkennung von Biotinidasemangel und Adrenogenitalem Syndrom (AGS)
- *Probengewinnung:* Auf Filterpapier-Testkarten gekennzeichnete Kreise müssen mit Blutstropfen (Nativblut, kein EDTA-Blut, kein Nabelschnurblut) vollständig durchtränkt werden
- *Zeitpunkt des Screenings:* Probenentnahme am 4. bis max. 7. LT. Bei Entnahme ≤ 72 Lebensstd. (z.B. bei früher Entlassung oder ambul. Geburt): Zweitscreening notwendig (< 48 h) bzw. empfohlen (48–72 h), Mutter Zweitkarte mitgeben (u. Vermerk ins U-Heft)
- Patholog. Screeningbefund: Verantwortlichkeit für Einleitung erforderlicher Maßnahmen (Inform. d. Eltern, Organisation von Wdh. untersuch. u./o. Veranlassung einer Behdlg.) liegt beim Einsender! Sofort fachspezif. ärztl. Beratung (Stoffwechselspezialist, Kinderendokrinologe) einholen
- Tandem-Massenspektrometrie: Derzeit nicht Standard für das NG-Screening, befindet sich in Einführungsphase, sollte vorläufig nur als Modellversuch unter wiss. kontrollierten Bedingungen in Zentren erfolgen.

Selektives Screening
Suche nach einer Stoffwechselerkrankung bei einem klinisch auffälligem Kind. Die Methoden des selektiven Screenings sind wesentlich aufwendiger und teuerer als die beim Neugeborenenscreening. Für eine schnelle und sichere Diagnostik ist eine enge Zusammenarbeit zwischen dem Kliniker und dem auf Stoffwechseldiagnostik spezialisierten Labor notwendig.

- **Familienanamnestische Hinweise auf Stoffwechselerkrankungen:** Konsanguinität, Geschwistererkrankungen, familiäre Erkrankungen, Schwangerschaftsgestose (→ 3-Hydroxy-Acyl-CoA-Dehydrogenase- Mangel)
- **Auslösende Faktoren einer akuten Symptomatik bei angeborenen Stoffwechselerkrankungen:** Katabolismus (z.B. Nahrungskarenz, Fieber, Infektionen, Operationen), Eiweißexzeß, Fruktose, Galaktose.

Klinische Leitsymptome
- **Akute Stoffwechselerkrankungen bei Neugeborenen und Säuglingen:** Nahrungsverweigerung, Erbrechen, Verschlechterung bei Nahrungszufuhr, auffälliger Körpergeruch, Hepatosplenomegalie, Sepsis-ähnliches Bild, Multiorganversagen, Reye-Syndrom, Muskelhypotonie, Lethargie, Apnoen, Koma, Krampfanfälle
- **Stoffwechselerkrankungen beim älteren Kind:** Entwicklungsretardierung, Sprachentwicklungsverzögerung, intermittierende Bewußtseinsveränderungen, Ataxie, muskuläre Hypo- bzw. Hypertonie, Krampfanfälle, Makrozephalus, zerebrale Fehlbildungen, Gedeihstörung, Dysmorphien, Hepato(spleno)megalie, Skelett-, Nieren-, Haut- oder Augenveränderungen
- **Neuroradiologische und neurophysiologische Hinweise auf angeborene Stoffwechselerkrankungen:** Veränderungen der weißen Substanz, Kleinhirnatrophie, Basalganglienveränderungen, Pseudozysten, frontotemporale Atrophie, chronische subdurale Hygrome/Hämatome, „Burst-Suppression-Muster" im EEG, periphere Neuropathie, Myopathie.

11.2.2 Gezielte Diagnostik

Basisdiagnostik bei V.a. angeborene Stoffwechselerkrankungen
! In der Phase der akuten Dekompensation müssen alle Parameter der Basisdiagnostik bestimmt und Urin und Plasma für Spezialuntersuchungen asserviert werden. Intensivmedizinische Maßnahmen können die zugrundeliegende Stoffwechselerkrankung verschleiern. Telefonische Kontaktaufnahme mit Stoffwechsellabor, Einsendung von Urin und Plasma als Notfall mit Angabe aller bisherigen Befunde, Ernährung und therapeutischer Maßnahmen
- *Blut (Plasma, Serum):* BB, Diff-BB (Neutropenie, vakuolisierte Lymphozyten), Elyte (Anionendefizit: $(Na^+ + K^+)-(Cl^- + HCO_3^-) > 20$ mval), Blutglukose, BGA, Krea, Harnstoff, Harnsäure, CK, Cholesterol, Triglyzeride, freie Fettsäuren, Leberenzyme, Gerinnung, Ammoniak, Laktat, Pyruvat, 3-Hydroxy-Butyrat, Acetoacetat
- *Urin:* Farbe, Geruch, pH, Keturtest und Dinitrophenylhydrazintest auf Ketosäuren (z.B. Ahornsiruperkrankung), reduzierende Substanzen (Clinitest), Sulfittest im frischen Urin (Sulfitoxidasedefekt), Brandsche Probe (z.B. Homozystinurie), Harnsäure, Kreatinin
! Bei Neugeborenen ist eine Ketonurie (einfache Stixbestimmung der Ketonkörper im Urin) ein entscheidender Hinweis auf das Vorliegen einer Stoffwechselerkrankung (bei Stoffwechselgesunden Neugeborenen Ketonurie fast nie nachweisbar)
- *Postmortem Diagnostik:* soweit möglich Urin, Plasma, Serum, Liquor bzw. Kammerwasser der Augen bei -20 °C tieffrieren. Im Einzelfall: Leber- und Muskelgewebe bzw. Hautbiopsie so bald wie möglich bei mind. -70 °C tieffrieren.

Spezialdiagnostik bei V.a. angeborene Stoffwechselerkrankungen
Nur bei Patienten durchführen, bei denen die Synopsis (familien-)anamnestischer und klinischer Befunde sowie der „Basisdiagnostik" eine angeborene Stoffwechselerkrankung möglich erscheinen lassen. Nur die Untersuchungen durchführen, die für die spezielle Fragestellung notwendig sind.

- *Blut (Plasma, Serum):* mehrfache prä- und postprandiale Bestimmungen der unter Basisdiagnostik aufgeführten Parameter (insbes. Glukose, Laktat, Pyruvat, 3-Hydroxy-Butyrat, Azetoazetat, Ammoniak, Säure-Basen-Status); quantitative Bestimmung von Aminosäuren, freiem Karnitin sowie löslichen und langkettigen Azylkarnitinen, sehr langkettigen Fettsäuren (peroxisomale Erkrankungen), Gallensäuren, Koeruloplasmin, Kupfer (bei V.a. M. Wilson oder Menkes-Syndrom); isoelektrische Fokussierung (bei V.a. CDG-Syndrom)
- *Urin:* quantitative Bestimmung von Aminosäuren, organischen Säuren, Succinylazeton (bei V.a. Tyrosinose Typ I), 7-Dehydrocholesterin (bei V.a. Smith-Lemli-Opitz-Syndrom), Karnitin/Azyl-Karnitinen, Kupfer (bei V.a. M. Wilson), Purinen und Pyrimidinen, Oligosacchariden, Neuraminsäure, Mukopolysaccharidem
- *Liquor:* Glukose, Eiweiß, Elektrophorese, Laktat, Pyruvat, Aminosäuren, organische Säuren, Neurotransmitter
- *Funktionsteste:* Fastentest, Belastung mit Glukose, Glukagon, Fruktose, Protein, Sonnenblumenöl oder Isoleucin, Phenylpropionsäuretest (bei V.a. mittelkettigen Acyl-CoA-Dehydrogenase (MCAD)-Mangel), Allopurinoltest (bei V.a. hemizygoten Ornithintranscarbamylase (OTC)-Mangel)
- *Enzymaktivitätsbestimmungen:* in Fibroblasten oder Biopsaten
- *DNA-Diagnostik:* z.B. OTC-Defekt, MCAD-Mangel (A958G-Mutation)
- *Laborchemische Leitsymptome akuter Stoffwechselkrankheiten* sind neben einer metabolischen Azidose mit oder ohne Ketonurie (Diagnostik vornehmlich Aminosäuren und organische Säuren im Urin bzw. Plasma sowie Karnitin/Azylkarnitine) vor allem Hyperammonämien (☞ 11.3), Hypoglykämien (☞ 11.4) und Laktaterhöhungen (☞ 11.5).

11.3 Hyperammonämie

Eine bedeutsame Hyperammonämie besteht beim Neugeborenen ab Ammoniak > 150 µmol/l (Normal < 100 µmol/l), jenseits des Neugeborenenalters ab Ammoniak > 100 µmol/l (Normal < 80 µmol/l).

Ursachen
- *Harnstoffzyklusdefekte:* häufigste Ursache! Alle Harnstoffzyklusdefekte werden autosomal-rezessiv vererbt. Ausnahme: OTC-Defekt, der X-chromosomal-rezessiv vererbt wird. Jungen sind daher weitaus schwerer betroffen. Hemizygote Mädchen und Frauen zeigen neurologische Symptome, passagere Hyperammonämien und nur gelegentlich schwere Stoffwechselentgleisungen. Nachweis der Hemizygotie mittels Allopurinoltest
- *Organoazidopathien,* z.B. Propionazidämie

- *Störung des Transports von Harnstoffzyklusmetaboliten:* z.B. lysinurische Proteinintoleranz, HHH-Syndrom
- *Sekundär:* transiente Hyperammonämie des Frühgeborenen, Reye-Syndrom, Gefäßmißbildungen, Valproat bzw. schwere Leberfunktionsstörungen.

Klinik: ☞ 11.2.1.

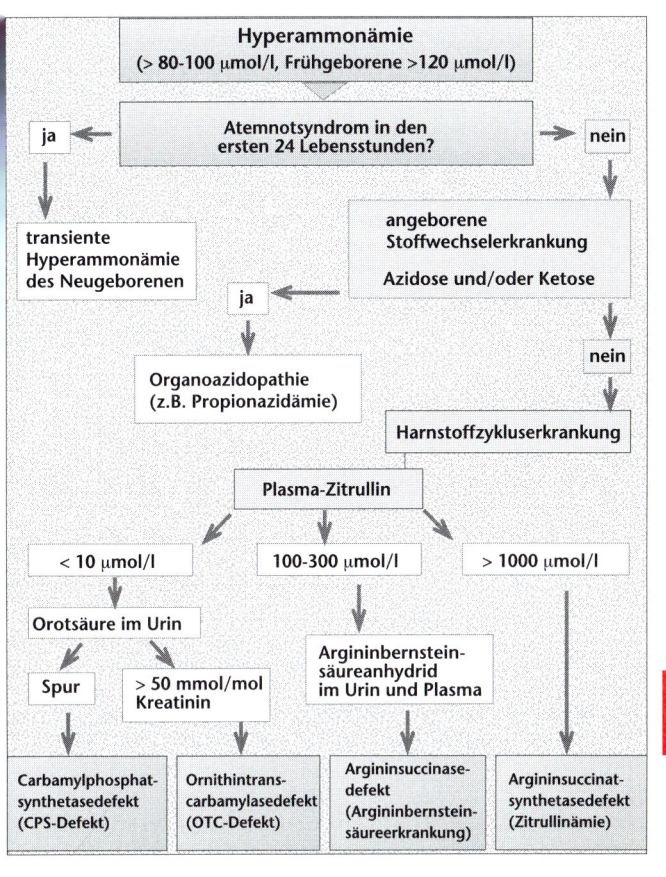

```
                    Hyperammonämie
              (> 80-100 μmol/l, Frühgeborene >120 μmol/l)
                           ↓
                  Atemnotsyndrom in den
              ersten 24 Lebensstunden?
         ja ←                          → nein
         ↓                                ↓
   transiente                      angeborene
   Hyperammonämie                  Stoffwechselerkrankung
   des Neugeborenen                Azidose und/oder Ketose
                         ja ←              ↓
                         ↓                 nein
                                           ↓
                 Organoazidopathie
                 (z.B. Propionazidämie)
                                   Harnstoffzykluserkrankung
                                           ↓
                                   Plasma-Zitrullin
                    ↙              ↓              ↘
              < 10 μmol/l    100-300 μmol/l    > 1000 μmol/l
                   ↓               ↓
            Orotsäure im Urin    Argininbernstein-
              ↙        ↘         säureanhydrid
          Spur    > 50 mmol/mol  im Urin und Plasma
                  Kreatinin
```

| Carbamylphosphat-synthetasedefekt (CPS-Defekt) | Ornithintrans-carbamylasedefekt (OTC-Defekt) | Argininsuccinase-defekt (Argininbernstein-säureerkrankung) | Argininsuccinat-synthetasedefekt (Zitrullinämie) |

Abb. 11.1: Diagnostik der Hyperammonämie [L 157]

Spezifische Diagnostik
Im Plasma Aminosäuren und Karnitine. Im Urin Aminosäuren, organische Säuren, Orotsäure und Karnitine. Enzymdiagnostik (Erythrozyten, Leber, Fibroblasten), ggf. Molekulargenetik.

Therapie

Akuttherapie bei Hyperammonämie
Notfalltherapie bei Ammoniak > 200 µmol/l
- Katabolismus durchbrechen und Anabolismus herstellen durch hohe Zufuhr von Energie: Glukose ~ 10–20(30) g/kg/24 h i.v. und Insulin 0,05–0,5 I.E./kg/h, Flüssigkeit und Elyte
- Proteinzufuhr sofort stoppen
- Forcierte Diurese zur Elimination toxischer Metaboliten
- Medikamentöse Entgiftung des Ammoniaks: Natriumbenzoat i.v. (Spezialrezept, Sonderanfertigung durch Apotheke), initial 250 mg/kg/24 h über 2 h, ED 250–350 mg/kg/24 h, bei Ammoniak < 200 µmol/l: 250 mg/kg/24 h; Natriumphenylbutyrat bzw. azetat: 250–500 mg/kg/24 h
- Argininhydrochlorid i.v. 2 mmol/kg in 1 h, dann ED 2 mmol/kg/24 h (z.B. L-Argininhydrochlorid 21 % Braun®). Argininkontrollen im Plasma!
- Karnitin i.v. 100 mg/kg/24 h (z.B. Biocarn®)
- Dialyse: Peritoneal-, Hämodialyse oder kontinuierliche arteriovenöse Hämofiltration bei Hyperammonämie > 400 µmol/l erwägen
! Notfalltherapie bei Hyperammonämie nicht länger als 48 h unverändert durchführen (Aminosäurenmangel!).

Langzeittherapie
Spezialdiät nach Diagnosestellung, ggfs. Arginin- bzw. Karnitinsubstitution, medikamentöse Entgiftung. Betreuung und Laborkontrollen in Stoffwechselzentrum.

11.4 Hypoglykämie

Hypoglykämie: bei Neugeborenen nach dem 2. Lebenstag < 30 mg/dl, bei Säuglingen und Kindern < 40 mg/dl. Die häufigste Ursache schwerer persistierender Hypoglykämien im Neugeborenenalter ist der kongenitale Hyperinsulinismus (früher: „Nesidioblastose").

Diagnostik
- Zur DD der Hypoglykämie: Glukose, BGA, Laktat/Pyruvat, 3-Hydroxy-Butyrat/Azetoazetat, freie Fettsäuren, CK, Phosphat, Aminosäuren, Ammoniak, Insulin, evtl. STH und Kortisol. Ersten Urin nach Hypoglykämie asservieren; auf Ketonkörper (z.B. Ketur-Test®) und organische Säuren untersuchen
! Blut in der Hypoglykämie abnehmen

- **Kongenitaler Hyperinsulinismus:** erhöhter Glukoseverbrauch > 10 mg/kg/ Min. (normal beim Säugling: 6–8 mg/kg/Min.), mehrmalig nachgewiesene Erhöhungen von Insulin (> 3 U/l bei erniedrigtem Blutzucker < 40 mg/dl) bei erniedrigten Ketonkörpern und freien Fettsäuren
- *Fastentest:* Ind. V.a. Fettsäureoxidationsstörung, Ketolysedefekt, Störungen der Glukoneogenese, Organoazidopathien, Störungen der hormonellen Glukosehomöostase. Länge der Fastenperiode abhängig vom Alter (Kinder bis 2 J. 12–20 h, > 2 J. 20–24 h) und Erkr. so legen, daß klinische Symptomatik außerhalb der Dienstzeit unwahrscheinlich ist. Vor Beginn i.v.-Zugang legen, Blutentnahmen richten (siehe oben), Glukose bereitstellen. Abbruch bei Glukose < 40 mg/dl oder klinischer Symptomatik

! Dieser Test ist potentiell gefährlich, bes. bei Fettsäureoxidationsstörungen kann es zu Herzrhytmusstörungen bis hin zu Todesfällen kommen! Nur am Ende der Diagnostik durchführen.

- **Mittelkettiger Acyl-CoA-Dehydrogenase (MCAD)-Mangel:** häufigste FS-Oxidationsstörung, Inzidenz: bis 1 : 8000, Klinik: Reye-ähnliche, oft foudroyant verlaufende Entgleisung, z.B. nach Fasten, bei interkurrenter Erkr., Lethargie, Erbrechen, Hypoglykämie, Krampfanfälle, Koma, auch asymp. Verläufe, Diagnose: organ. Säuren (Urin), Azylkarnitine, DNA-Analytik, Phenylpropionsäuretest, Therapie: Karnitin, Vermeiden von Fastenperioden.

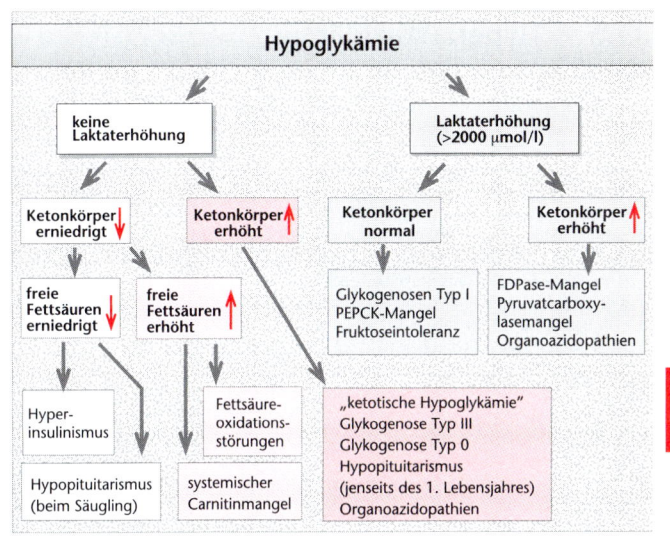

Abb. 11.2: Diagnostik der Hypoglykämie [L 157]

Therapie

🚨 Akuttherapie
- 0,5–1 g/kgKG Glukose i.v. Anschließend kontinuierliche 10–15%ige Glukoseinfusion i.v.
- Stündliche Blutzuckermessung
- Bis zur Diagnosestellung galaktose- und fruktosefreie sowie protein- bzw. fettarme Diät
- Langzeittherapie entsprechend der Grunderkrankung.

Therapie des kongenitalen Hyperinsulinismus
- Medikamentös: initial Glukagon (1 mg/kg/24 h i.v. kontin. über 2–3 Tage), Diazoxid 5–20 mg/kgKG/24 h in 3–4 Dosen p.o.; Octreotid 3–20 μg/kgKG/24 h in 3–4 Dosen s.c.; Nifedipin 0,5–2,0 mg/kg/24 h p.o.
- Operativ: subtotale 90–95%ige Resektion des Pankreas. Strenge Indikationsstellung, nur bei pers. Hypoglykämien trotz ausreichend dosierter medikamentöser Therapie.

11.5 Hyperlaktazidämie

Eine bedeutsame Hyperlaktazidämie besteht ab Laktat > 2 mmol/l. Klinik ☞ 11.2.1.

Diagnostik
- Laktat/Pyruvat: bedeutsame Laktaterhöhung: > 2,0 mmol/l (normal < 1 mmol/l). Laktat/Pyruvat-Quotient pathologisch > 25 (normal < 20), 3-Hydroxy-Butyrat/Azetoazetat-Quotient nüchtern pathologisch > 3,5 (normal < 3). Bei neurologischer Symptomatik Laktat/Pyruvat im Liquor bestimmen
- ❗ Die meisten Laktaterhöhungen sind Folge falscher Abnahmetechnik oder durch Herz- und/oder Kreislaufinsuffizienz bedingt!
- Korrekte Abnahmetechnik zur Laktatbestimmung: ungestaute Abnahme (Kubital- oder Kopfvene), Blut in ein Röhrchen mit 10%iger Perchlorsäure im Verhältnis 1 : 1 tropfen lassen (Röhrchen steht auf Eiswasser!). Sofort gründlich mischen und abzentrifugieren (für Versand tieffrieren).

Therapie
Bei primären Hyperlaktazidämien ist bisher keine kausale Ther. verfügbar. Prinzip: Vermeidung einer katabolen Stoffwechsellage:
- Energie (Glukose, Fett), Flüssigkeit und Elyte zuführen
- ❗ Bei PDH-Mangel kann es durch größere Mengen an Glukose zu krisenhafter Verschlechterung kommen!
- Versuchsweise Einsatz von: Karnitin (100 mg/kgKG/24 h), Biotin (10–20 mg/24 h), Riboflavin (100–200 mg/24 h), Thiamin (100–200 mg/24 h) und Coenzym Q_{10} (5 mg/kgKG/24 h).

Parameter des Kohlenhydrat- und Energiestoffwechsels zur DD der Hyperlaktazidämie					
	Laktat		Laktat/ Pyruvat-Ratio	3-OH-Butyrat/ Azetoazetat-Ratio	Blut- glukose	Keton- körper
	nüchtern	post- prandial	nüchtern		nüchtern	
Pyruvatdehydro- genasedefekt	n–↑↑	↑↑↑	n	n	n	n–↓
Pyruvatcarboxy- lasedefekt	↑–↑↑	n–↑	n–↑	↓	↓	↑↑
Zitratzyklusdefekte	n–↑	n–↑	n–↑	↓	n	n–↑↑
Atmungsketten- defekte	n–↑	↑–↑↑	↑–↑↑	↑	n	↑–↑↑
Glukoneogenese- defekte	↑–↑↑	n	n–↑	n	↓–↓↓	n–↑

11.6 Defekte des Aminosäurestoffwechsels

11.6.1 Phenylketonurie (PKU)

Autosomal-rezessiv vererbter Mangel an Phenylalaninhydroxylase, welche die Umwandlung von Phenylalanin (PHE) in Tyrosin katalysiert. Daraus resultiert eine Akkumulation von PHE und Phenylketonen. Häufigkeit ca. 1 : 7500.

Klinik
Psychomotorische Retardierung, Hyperaktivität, zerebrale Krampfanfälle, helle Haut, blaue Iris, blonde Haare, Ekzeme, mäuseartiger Körpergeruch.

Diagnostik
Neugeborenenscreening (☞ 11.2.1) positiv bei PHE > 2,5 mg/dl; dann quantitative Bestimmung von PHE im Serum (bei PKU-Patienten initial meist 20–50 mg/dl).
- Ausschluß eines Koenzymdefektes (BH₄, ☞ 11.6.2)
- DNA-Analytik möglich.

Differentialdiagnose
- Non-PKU-Hyperphenylalaninämie (HPA): Hyperphenylalaninämie (HPA) mit Restaktivität der Phenylalaninhydroxylase. Serum-PHE-Spiegel < 20 mg/dl.
- Tetrahydrobiopterin-Mangel (☞ 11.6.2).

Therapie
Behandlungsbeginn sofort nach Abschluß der Diagnostik.
Zunächst phenylalaninfreie Ernährung unter Berücksichtigung des Energiebedarfes. Wenn PHE-Spiegel < 10 mg/dl phenylalaninarme Diät (PHE ca. 50 mg/kgKG/24 h). Deckung des Gesamteiweißbedarfes durch PHE-freie Spezialpräparate. Ziel: Serum

PHE-Spiegel 2–4 (max. 6) mg/dl. Ther. mind. bis 16. Lj., Behandlungsindikation älterer Patienten individuell entscheiden. Betreuung einschließlich diätetischer Beratung in Spezialambulanz. Auf Selbsthilfegruppen hinweisen (z.B. Deutsche Interessengemeinschaft Phenylketonurie und verwandte angeborene Stoffwechselstörungen e.V., DIG PKU, Adlerstr. 6, 91077 Kleinsendelbach).

Bei Non-PKU-HPA ist die Ind. zur Diät von der Höhe der Serum-PHE-Konzentrationen abhängig: < 10 mg/dl keine Ther.; 10–15 mg/dl Versuch, ob mit eiweißreduzierter Diät PHE-Spiegel < 10 mg/dl zu halten ist; falls nicht Diät wie bei PKU; > 15 mg/dl: Diät wie bei PKU.

Prognose: Unter frühzeitig (1. Lebensmon.) begonnener und adäquater Diät völlig normale Entwicklung.

Maternale Phenylketonurie

Schädigung gesunder Feten durch Hyperphenylalaninämie einer Mutter mit PKU oder Non-PKU-HPA.

Klinik: Embryofetopathie (Zerebralschäden, Mikrozephalie, Herzfehler). Ausmaß von Dauer und Höhe des mütterlichen PHE-Spiegels abhängig.

Prävention: vor und während Schwangerschaft diätetische Ther., geplante Schwangerschaft anstreben, engmaschige Überwachung der Serum PHE-Spiegel, Ziel: 2–4 mg/dl.

11.6.2 Tetrahydrobiopterin-Mangel

Tetrahydrobiopterin (BH_4) ist Kofaktor der Phenylalanin-, Tyrosin- und Tryptophan-Hydroxylase. Beim BH_4-Mangel kommt es zu den gleichen biochem. Veränderungen wie bei der PKU und zusätzlich zu einem Dopamin- und Serotonin-Mangel. Vererbung autosomal-rezessiv, Häufigkeit 1–3 % aller Neugeborenen mit HPA.

Klinik: psychomotorische Retardierung, Stammhypotonie, Hypertonie der Extremitäten, Choreoathetose, Schwachsinn, Ptosis, Hypersalivation.

Diagnostik
Bei allen Neugeborenen mit PKU oder Non-PKU-HPA (☞ 11.6.1).
- *Oraler BH_4-Belastungstest:* 20 mg/kg BH_4 vor einer Mahlzeit (1 Tbl. enthält 10 mg, Bezug über Milupa AG). BH_4-Mangel fällt der Serum-PHE-Spiegel meist 4 bzw. 8 h nach Gabe um mehr als 50 % ab
- Aktivitätsbestimmung der Dihydropteridin-Reduktase (DHPR) in Erythrozyten
- Pterinbestimmung im Urin.

Therapie
- Bei allen BH_4-Synthese-Defekten: BH_4, L-Dopa, 5-Hydroxytryptophan, Carbidopa
- Beim DHPR-Mangel: zusätzlich PHE-arme Diät, kein BH_4.

11.6.3 Ahornsirup-Krankheit

Autosomal-rezessiv erblicher Mangel der Dehydrogenase für verzweigtkettige Alpha-Ketosäuren führt zum Anstau der Ketosäuren von Leuzin, Isoleuzin und Valin. Häufigkeit ca. 1 : 120000.

Klinik: meist akute Dekompensation innerhalb der ersten Lebenstage, ausgeprägte Ketose, Trinkschwäche, Apnoen, Areflexie, respiratorische Insuffizienz, Krampfanfälle, psychomotorische Retardierung, Tetraspastik. Bei intermittierenden Formen: ausgelöst durch Infektionen oder erhöhte Eiweißzufuhr Episoden von Lethargie und Ataxie.

Diagnostik: stark erhöhte Plasmaspiegel von Leuzin, Isoleuzin und Valin. Erniedrigte Enzymaktivität in Fibroblasten.

Therapie
Lebenslage Ther. erforderlich.
- Initial meist intensivmedizinische Notfallther. Rasche Senkung der Spiegel toxischer Metabolite durch Austauschtransfusion (☞ 4.4.2), Peritonealdialyse oder Hämofiltration
- Versuch mit Thiamin (10–500 mg p.o.)
- Diät mit Reduktion Leuzin-, Isoleuzin- und Valinzufuhr, Ziel: Leuzin-Spiegel < 6 mg/dl.

11.6.4 Tyrosinämie

Typ I: autosomal-rezessive Abbaustörung von Tyrosin auf der Stufe der Fumarylazetoazetase. Dieses führt zur Bildung von toxischen Metaboliten wie z.B. Succinylazeton. Typ II (Richner-Hanhart-Syndrom): Defekt der Tyrosinaminotransferase.

Klinik
- *Typ I (Hepato-renaler Typ):* Erbrechen, Durchfall, Gedeihstörung, Hepatomegalie, Blutungsneigung, progrediente Hepatopathie, Nierenschädigung, im Verlauf Leberversagen, Leberzirrhose, häufig hepatozelluläre Karzinome
- *Typ II (Okulo-kutaner Typ):* Auge (Erosionen und Ulzerationen der Kornea, Tränenfluß, Photophobie, Sehstörungen) und Haut (schmerzhafte Hyperkeratosen an Fußsohlen und Handinnenflächen) betroffen, z.T. auch neurologische Symptome (Koordinations- bzw. Sprachstörungen).

Diagnostik
- *Typ I:* Nachweis von Succinylazeton im Urin, Tyrosinerhöhung im Plasma meist nicht sehr ausgeprägt
- *Typ II:* sehr hohe Tyrosinspiegel im Plasma (mehr als 10fach erhöht).

Therapie
- *Typ I:* NTBC- und Tyrosin-arme Diät, Lebertransplantation
- *Typ II*: eiweißarme Diät, ggf. mit phenylalanin- und tyrosinarmer Diät.

11.6.5 Homozystinurie

Zystathioninsynthetase-Mangel häufigste und klinisch bedeutsamste Ursache einer vermehrten Homozystinausscheidung. Autosomal-rezessiver Erbgang, Häufigkeit ca. 1 : 200000.

Klinik: Linsenluxation, vermehrte Thromboembolien, Hochwuchs, Osteoprose, z.T. psychomotorische Retardierung.

Diagnostik: Homozystein und Methionin im Plasma erhöht, vermehrte Homozystinausscheidung im Urin, Enzymaktivitätsbestimmung in Fibroblasten.

Therapie: Vitamin B_6, Betain, methioninarme Diät.

11.6.6 Organoazidopathien

Autosomal-rezessiv vererbte Defekte im Intermediärstoffwechsel der organischen Säuren. Viele verschiedene Erkrankungen (z.B. Propionazidämie, Methylmalonazidurie, Isovalerianazidämie, Glutarazidurie Typ I, Biotinidase-Mangel) bekannt, kumulative Häufigkeit ca. 1 : 2500.

Klinik: Verschiedene Manifestationsformen: akute neonatale Stoffwechselkrise, späte Manifestationsform oder neurodegenerativer Krankheitsverlauf. Symptome vielfältig (☞ 11.2.1).

Diagnostik: meist metabolische (Keto-)Azidose, quantitative Bestimmung von organischen Säuren im Urin, ggf. im Plasma und Liquor, Enzymaktivitätsbestimmungen, ggf. molekularbiologische Untersuchungen.
- Im NG-Screening wird der *Biotinidase-Mangel* erfaßt. Klinik: u.a. neurol. Auffälligkeiten, musk. Hypotonie, zerebrale Krampfanfälle, Entwicklungsretard., Hautausschläge, Haarverlust). Frühzeitige Therapie (Biotin 5–10 mg/d) erlaubt gute Prognose.

Therapie: abhängig von Grunderkrankung, meist Eiweißreduktion, Spezialdiät, Karnitin, Vitamine.

11.7 Defekte im Kohlenhydratstoffwechsel

11.7.1 Galaktosämie

Abbaustörung der Galaktose und ihrer Metabolite als Folge von drei autosomal-rezessiv vererbten Enyzmdefekten des Galaktosestoffwechsels, unterschiedliche klinische Relevanz.

Klinik
- *Galaktose-1-Phosphat-Uridyltransferasemangel* (sog. „klassische" Galaktosämie): Symptombeginn meist in erster Lebenswoche (nach Milchernährung), schwere Leberfunktionsstörung, Fanconi-Syndrom (☞ 8.3.11), Sepsis (vorwiegend durch E. coli), Krampfanfälle, Koma. Im Verlauf psychomotorische Retardierung, Leberzirrhose, Kataraktbildung, Ovarialinsuffizienz. Häufigkeit ca. 1 : 40 000
- *Galaktokinasemangel:* Kataraktbildung, normale mentale Entwicklung, Häufigkeit ca. 1 : 10 0000
- *UDP-Galaktose-4-Epimerasemangel:* meist benigne, bisher nur in Einzelfällen neurologische Symptomatik beschrieben, selten.

Diagnostik
NG-Screening (*cave:* Beutler-Test erfaßt nur „klassische" Galaktosämie!). Galaktose im Serum (30 Min. nach Milchmahlzeit bestimmen). Galaktose-1-Phosphat-Konzentration und Enzymaktivitätsbestimmung in Erythrozyten. DNA-Diagnostik.

Therapie
- Bei Verdacht sofort galaktosefreie Ernährung (keine Milchprodukte, stattdessen Soja-Milch)
- Lebenslang laktosefreie und galaktosearme Diät (Verzicht auf Milchprodukte). Bei Epimerasemangel geringe Mengen an Galaktose zuführen, da sonst Verarmung an UDP-Galaktose
- Betreuung und Diätberatung in Spezialambulanz, Selbsthilfegruppen (z.B. Elterninitiative Galaktosämie e.V. Tiergartenstr. 101, 47800 Krefeld).

11.7.2 Hereditäre Fruktoseintoleranz

Abbaustörung der Fruktose und ihrer Metabolite durch autosomal-rezessiv vererbten Mangel an Fruktose-1-Phosphat-Aldolase, Häufigkeit ca. 1 : 20000.

Klinik
Symptome erst nach Aufnahme fruktosehaltiger Nahrungsmittel (Saccharose, Obst, Gemüse). *Cave:* im Säuglingsalter während des Abstillens nach Einführung von Beikost oder saccharosehaltiger Folgenahrung.
- Akute Symptome: Hypoglykämien, Übelkeit, Erbrechen, Blässe, Schwitzen, Lethargie, z.T. Krampfanfälle
- Bei chronischer Fruktosezufuhr: Gedeihstörung, progrediente Leberfunktionsstörung (Hepatomegalie, Ikterus, Gerinnungsstörung, Ödeme, Aszites, Leberzirrhose), Tubulusschaden, Aversion gegen Fruktose (Süßspeisen).

Diagnostik
- Nahrungsanamnese
- Blutzucker, Leber- und Nierenfunktionsparameter
- Bei Verdacht sofort fruktosefreie Ernährung
- Rückgang der Symptome unter Fruktosekarenz erste Bestätigung der Verdachtsdiagnose
- *Intravenöser Fruktosetoleranztest:* nach Normalisierung der Leberfunktion. 200 mg/kG Fruktose i.v.; V. a. auf Fruktoseintoleranz bei Abfall von Glukose und Phosphat im Serum und gleichzeitigem Anstieg von Harnsäure und Magnesium
- Enzymdiagnostik in funktionell normaler Leber (Leberblindpunktion), ggfs. in Dünndarmbiopsat
- Molekulargenetische Analyse des Aldolase B-Gens (isoliert aus Blutzellen).

Therapie: Elimination sämtlicher Fruktose, Saccharose und Sorbit aus der Nahrung. Vitamin C-Substitution. *Cave:* Medikamente in Form von Säften! Prognose unter kontrollierter Diät gut.

11.7.3 Glykogenosen

Erkrankungen, bei denen vermehrt Glykogen in verschiedenen Organen (Leber, Muskel) gespeichert wird. Ausnahme Glykogenose Typ 0, bei dem Glykogen nur vermindert gebildet werden kann. Erbgang autosomal-rezessiv, Ausnahme: Glykogenose Typ VIa: X-chromosomal-rezessiv.

Klassifikation der Glykogenosen

Typ	Enzymdefekt	Speicherorgan	Symptome
Ia (von Gierke)	Glukose-6-Phosphatase	Leber, Niere	Hypoglykämie, Hepatomegalie, Laktazidose, Hyperlipidämie, Hyperurikämie, Nephromegalie, Kleinwuchs, Blutungsneigung
Ib	Glukose-6-Phosphat-Translokase	Leber	wie Ia, Neutropenie, Infektanfälligkeit ↑
Ic	Pyrophosphat-Translokase	Leber	wie Ib
II (Pompe)	Lysosomale-α-Glukosidase	Generalisiert	Infantile Form: Kardiomegalie, Hepatomegalie, progressive Muskelhypotonie. Juvenile Form: Myopathie
III (Forbe, Cori)	Amylo-1,6-Glukosidase	Leber, Muskel, Herz, Ery	Hypoglykämie, Hepatomegalie, Myopathie
IV (Anderson)	Branching enzyme	Leber	Hepatosplenomegalie, Leberzirrhose
V (McArdle)	Phosphorylase	Muskel	Muskelhypotonie, Muskelkrämpfe nach körperlicher Belastung, rasche Ermüdbarkeit, Myoglobinurien
VI (Hers)	Phosphorylase	Leber, Ery	Hepatomegalie, Hypoglykämien
VIa	Phosphorylase-b-Kinase	Leber, Ery	wie VI

Klassifikation der Glykogenosen

Typ	Enzymdefekt	Speicherorgan	Symptome
VII (Tauri)	Phosphofruktokinase	Muskel, Ery	wie VI
IX	Phosphorylase-b-Kinase	Leber, Muskel, Ery	Hepatomegalie. Verlauf meist schwerer als bei VIa
0	Glykogensynthetase	Leber	Hypoglykämien, Gedeihstörung

Diagnostik

- Hypoglykämieneigung? Fastentoleranz erniedrigt bei Typ I, III
- Hyperlipidämie, Hyperurikämie, Laktazidose (bei Typ I)
- Neutropenie, Granulozytenfunktionsstörung (bei Typ Ib/c)
- Abdominalsono: Hepatomegalie, Echogenität, Splenomegalie, Nephromegalie
- Belastungstests: nur in Einzelfällen notwendig. Z.B. oraler Glukosetoleranztest (Laktaterniedrigung bei Typ I), oraler Galaktosetoleranztest (Laktatanstieg bei Typ III), Glukagonbelastung (Glukoseverminderung, Laktatanstieg bei Typ I, III) oder Exercise-Test (fehlender Laktatanstieg bei Typ V, VII)
- Messung des Glykogengehaltes: in Leber bei Typ I, II, III, IV, V; in Muskel bei Typ II, V, VII
- Leber- bzw. Muskelhistologie, ggf. Elektronenmikroskopie (Typ II, IV)
- Enzymaktivitätsbestimmung (in Leber bei Typ I, II, III, IV, V; in Muskel bei Typ II, V, VII; in Erythrozyten bei Typ III, VI, VIa, VII; in Leukozyten bei Typ II, IV)
- *!* Vor Leberbiopsie zur Enzymaktivitätsbestimmung Rücksprache mit Spezialabor. Für Typ Ib/c müssen Mikrosomen intakt sein!
- Molekulargenetische Untersuchung u.a. bei Typ Ia und Typ Ib/c möglich.

Therapie

- *Typ I:* häufige (alle 2–3 h) Mahlzeiten, reich an Maltodextrin und ungekochter Maisstärke. Nachts kontinuierliche nasogastrale Sondenernährung, keine Saccharose oder Fruktose, Laktose nur ca. 0,5 g/Tag. Hyperurikämie: Nabic, Allopurinol
- *Typ Ib, c:* zusätzlich GCSF (2–3 µg/kg/24 h)
- *Typ II:* keine kausale Therapie verfügbar
- *Typ III:* wie Typ I, jedoch Milchprodukte und Früchte ohne Restriktion
- *Typ IV:* Lebertransplantation
- *Typ V, VII:* ggf. proteinreiche Diät
- *Typ VI/IX:* bei Hypoglykämieneigung lange Fastenperioden vermeiden.

Betreuung und Diätberatung in Spezialambulanz, Selbsthilfegruppen (z.B. Selbsthilfegruppe Glykogenose Deutschland e.V. c/o Herr D. Welling, Jühnengrund 7, 33142 Büren).

Komplikationen

Insbesondere bei Typ I mentale Retardierung infolge rezidivierender Hypoglykämien, Lebertumoren, Nierensteine, Tubulopathien, Niereninsuffizienz, Gicht, Xanthelasmen, Pankreatitis, Anämie, Osteoprose, Ovarialzysten, „Crohn-like disease" (Typ Ib/c).

Prognose: meist gut bei Typ I, III, V, VI, VII, IX. Bei Typ II und IV meist Tod innerhalb der ersten Lebensjahre.

11.8 Familiäre Hyperlipoproteinämien

Formen

Familiäre Hypercholesterinämie (FH)
Autosomal-dominant vererbt. Ursache: LDL-Rezeptordefekt mit ungehemmter Cholesterinsynthese.
- *Heterozygote FH:* Häufigkeit ca. 1 : 500. *Klinik:* in 2. Lebensdekade Xanthome, später Xanthelasmen, Arcus corneae; in 4.–5. Lebensdekade Herzinfarkt. *Diagn.:* Cholesterin (> 230 mg/dl), LDL (> 170 mg/dl) und Apoprotein B erhöht (> 1 g/l) (Hyperlipidämie Typ IIa nach Fredrickson)
- *Homozygote FH:* Häufigkeit ca. 1 : 500000. *Klinik:* frühzeitig Xanthome, Xanthelasmen, Arcus corneae, Artherosklerose, Herzinfarkt. Homozygote sterben früh! *Diagn:* Cholesterin meist > 600 mg/dl.

Lipoproteinlipase (LPL)-Mangel
Autosomal-rezessiv vererbt, Häufigkeit ca. 1 : 1000000. Ursache: durch LPL-Mangel verzögerte Hydrolyse der mit Triglyzeriden beladenen Chylomikronen. *Klinik:* Xanthome, Bauchschmerzen, rezidivierende Pankreatitiden, leichte Hepatosplenomegalie, Lipaemia retinalis. *Diagnostik:* Serum milchig-trüb, Chylomikronen und Triglyzeride (> 1000 mg/dl) stark vermehrt, Cholesterin mäßig erhöht, LDL und HDL erniedrigt.

Familiärer Apoprotein B-Defekt
Ursache: ineffektive Bindung an den LDL-Rezeptor; *Diagnose:* DNA-Analyse; *Phänotyp, Häufigkeit u. Therapie:* wie heterozygote FH.

Sekundäre Hyperlipoproteinämie
Bei Diabetes mellitus, Hypothyreose, nephrotischem Syndrom, Adipositas, M. Cushing, Hepatopathien, Pankreatitis, Medikamenten (Östrogene, β-Blocker u.a.).

> Charakterisierung bestimmter Lipid- und Lipoprotein-Kombinationen nach Fredrickson in 6 Phänotypen, dies sind jedoch keine Diagnosen! Wird vielfach nicht mehr verwendet.

Diagnostik
Screeninguntersuchung des Cholesterinspiegels bei allen Kindern sinnvoll (etwa im Alter von 5 J.). Abnahme zunächst nicht unbedingt nüchtern. Falls Gesamtcholesterin > 220 mg/dl:
- Eingehende Familienanamnese
- Nüchternblutentnahme mit Bestimmung von Cholesterin, Triglyzeriden, HDL- und LDL-Cholesterin
- Bei pathogischem Untersuchungsergebnis innerhalb von 4 Wo. Kontrolle mit 2. Nüchternblutentnahme (Cholesterin, Triglyzeride, HDL- und LDL-Cholesterin)
- Bei erneutem pathologischem Untersuchungsergebnis Familienuntersuchung

Therapie

- *Heterozygote FH:* LDL-Cholesterin > 150mg/dl → fett- u. cholesterinarme Diät (< 150 mg/Tag). Zusätzliche medikamentöse Behdlg. ab 7.–8. Lj. erwägen, falls trotz adäquater Ernährungsumstellung über einen Zeitraum von 6–12 Monaten: LDL-Cholesterin > 190 mg/dl oder bei Vorliegen zusätzl. Risikofaktoren (z.B. fam. kardiovaskuläre Erkr. vor 55. Lj.) > 160 mg/dl: Cholestyramin ca. 2 x 2 g (z.B. 2 x 1/2 Btl. Quantalan® bei Kleinkindern, bis zu 32 g (8 Btl.) bei Adoleszenten. Sitosterin (Lipifug® ca. 1/2–1 Btl.). HMG-CoA-Reduktase-Inhibitoren (z.B. Lovostatin®): noch keine ausreichenden Erfahrungen im Kindesalter. Erst ab 16. Lj. einsetzen
- *Homozygote FH:* Diät und HMG-CoA-Reduktase-Inhibitoren wenig effektiv, daher intensive Therapie in Stoffwechselzentrum, extrakorporale Verfahren (z.B. LDL-Apherese), ggf. portokavale Anastomose bzw. Lebertransplantation
- *LPL-Mangel:* fettarme Diät mit mittelkettigen Triglyzeriden (MCT-Öl), fettlösliche Vitamine.

Neuropädiatrie

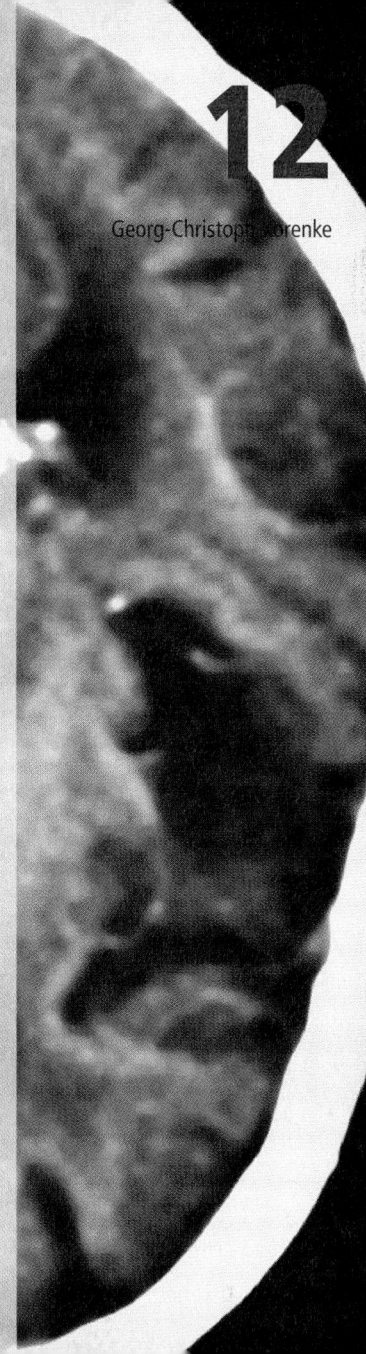

12.1	**Leitsymptome und ihre Differentialdiagnose**	**402**
12.1.1	Retardierung	402
12.1.2	Mikrozephalus und Makrozephalus	403
12.1.3	Muskelhypotonie und Muskelhypertonie	404
12.1.4	Parese und Plegie	405
12.1.5	Dyskinesien	405
12.1.6	Ataxie	407
12.1.7	Zerebrale Anfälle	408
12.2	**Untersuchungsmethoden**	**410**
12.2.1	Kindliche Entwicklung	410
12.2.2	Anamnese	412
12.2.3	Neurologische Untersuchung	413
12.2.4	Elektrophysiologie	423
12.2.5	Neuroradiologie, bildgebende Verfahren	426
12.2.6	Labordiagnostik	427
12.2.7	Histologie	428
12.3	**Epilepsien und epileptische Syndrome**	**428**
12.3.1	Epilepsien	429
12.3.2	Fieberkrampf	433
12.3.3	Neugeborenenkrämpfe	434
12.3.4	BNS-Anfälle (West-Syndrom)	434
12.3.5	Benigne Partialanfälle (ROLANDO)	435
12.4	**Kopfschmerzen und Migräne**	**436**
12.5	**ZNS-Fehlbildungen**	**437**
12.5.1	Meningomyelozele	437
12.5.2	Tethered Cord	438
12.5.3	Neurokutane Syndrome	438
12.6	**Schädelhirntrauma**	**440**
12.7	**Intrakranielle Blutung**	**442**
12.7.1	Gerinnungsdiagnostik	442
12.7.2	Epidurales Hämatom	442
12.7.3	Subdurales Hämatom	442
12.7.4	Subarachnoidalblutung	442
12.8	**Hirndrucksteigerung**	**443**
12.8.1	Hirnödem	444
12.8.2	Hydrozephalus	444
12.9	**Hirntumoren**	**447**
12.9.1	Einteilung und Symptome	447
12.9.2	Diagnostik	448
12.9.3	Therapieprinzipien und Prognose	448
12.10	**Neuromuskuläre Erkrankungen**	**449**
12.10.1	Spinale Muskelatrophien	450
12.10.2	Neuropathien	450
12.10.3	Myasthenia gravis	451
12.10.4	Muskeldystrophien	452
12.10.5	Myositis	453
12.11	**Neurometabolische Erkrankungen**	**453**
12.11.1	Lysosomale Speichererkrankungen	454
12.11.2	Mitochondriozytopathien	454
12.11.3	Amino-, Organoazidurien	455
12.11.4	Peroxisomale Erkrankungen	455
12.12	**Infantile Cerebralparese (ICP)**	**455**

Georg-Christoph Korenke

12.1 Leitsymptome und ihre Differentialdiagnose

12.1.1 Retardierung

Entwicklungsverzögerung im Vergleich zu Gleichaltrigen, entweder isolierte Sprachentwicklungsverzögerung, mentale, motorische oder globale Retardierung. Wichtig ist die Unterscheidung einer Entwicklungsverzögerung mit kontinuierlichen Entwicklungsfortschritten von einer neurodegenerativen Erkrankung mit Verlust erworbener Fähigkeiten.

Diagnostik

- Psychologische Testung zur Quantifizierung einer mentalen Retardierung:
  - IQ 50–70 (leichte) intellektuelle Behinderung
  - IQ 35–50 (mittelgradige) Behinderung
  - IQ 20–35 (schwere) geistige Behinderung
- Untersuchung von Visus und Gehör
- NMR (alternativ CT): primäre oder sekundäre Veränderungen
- EEG: hypersynchrone Aktivität bei Epilepsie (☞ 12.3), charakteristische Veränderungen z.B. Angelman-(Happy puppet) oder Rett-Sy. (s.u.)
- Labor: CK, GOT, GPT, T_3, T_4, TSH, Harnsäure, TORCH, ggf. Medikamentenspiegel
- Stoffwechseluntersuchungen: Laktat, Ammoniak, Urin auf Aminosäuren, organische Säuren, bei dysmorphen Stigmata zusätzl. Oligosaccharide, Mukopolysaccharide
- Chromosomen-Untersuchung bei dysmorphen Stigmata oder kombinierten Fehlbildungen
- Liquor-Untersuchung bei V.a. neurodegenerative Erkrankungen
- Gezielte DNA-Diagnostik (☞ 25.3).

Differentialdiagnose globaler Entwicklungsretardierung

Primär
- Trisomie 21 (☞ 25.4.1): häufigste angeborene Ursache der mentalen Retardierung
- Fragiles X-Syndrom (Martin-Bell-Sy.) meist bei Jungen. Große Ohren, postpubertär Makroorchidismus und Progenie (☞ 25.4.7)
- Rett-Sy. bei Mädchen. Entwicklungsknick zwischen 9. und 18. Mon. mit Verlust vor allem der Handfunktion, Kopfumfangsdezeleration bis zur Mikrozephalie, Handstereotypien, Hyperventilation
- Genetisch definierte Dysmorphie-Sy.: z.B. Prader-Willi-Sy. (☞ 25.4.6)
- Neurometabolische Erkrankungen (☞ 12.11)
- Hirnfehlbildungen (☞ 12.5)
- Neuromuskuläre Erkrankungen: z.B. Muskeldystrophie Duchenne (☞ 12.10.4)
- Endokrinologische Erkrankungen: z.B. Hypothyreose.

Sekundär
- Pränatal: z.B. Infektionen (TORCH), Toxine (fetales Alkoholsy.), maternale Ursachen (EPH-Gestose, Trauma, PKU, ☞ 11.6.1)
- Perinatal: z.B. Asphyxie, Trauma, Hirnblutung, Hypoglykämie, Ikterus, Infektion, infantile Cerebralparese (☞ 12.12)
- Postnatal: z.B. Infektion (Meningitis/Enzephalitis), Schädelhirntrauma, Intoxikation, Deprivation, Vernachlässigung, Mißhandlung.

12.1.2 Mikrozephalus und Makrozephalus

Mikrozephalus: Kopfumfang < 3. Perzentile.
Makrozephalus: Kopfumfang > 97. Perzentile.

Diagnostik bei Mikrozephalus und Makrozephalus
- NMR (☞ 12.2.5), bei V.a. neurokutane Sy. zusätzlich CT zum Nachweis von Verkalkungen
- Fundoskopie (Stauungspapille, Retinitis?...)
- Labor: CK, AP Cholesterin, TORCH
- Stoffwechseluntersuchungen: Laktat, Ammoniak, Urin auf Aminosäuren und organische Säuren, bei Makrozephalus zusätzlich Oligosaccharide und Mukopolysaccharide (☞ 12.2.6), β-Hexosaminidase A + B
- Chromosomen-Untersuchung bei dysmorphen Stigmata oder kombinierten Fehlbildungen
- Liquor-Untersuchung bei V.a. pränatale Infektion, neurodegenerative Erkrankung
- DNA-Diagnostik bei Gyrationsstörungen, Angelman-Sy., Neurofibromatose, tuberöse Sklerose (☞ 12.5.3)
- EEG (☞ 12.2.4): charakteristisch z.B. bei Angelman- oder Rett-Sy.

> Stets Kopfumfangskurve anlegen, auch retrospektive Daten (gelbes Untersuchungsheft) eintragen, um perzentilenparallelen von perzentilenflüchtigem Mikro-/Makrozephalus unterscheiden zu können. Immer Kopfumfänge der Eltern und Geschwister notieren.

Differentialdiagnose Mikrozephalus
- **Primär:** Besteht bereits in den ersten Gestationsmonaten.
  - Genetisch: Chromsomenanomalien (z.B. Trisomie 13, 15, 18, 21), Sy. (z.B. Cornelia de Lange, Smith-Lemli-Opitz = Cholesterin-Synthese-Defekt?)
  - Fehlbildungen: Gyrationsstörungen
  - Intrauterine Infektionen: TORCH
  - Chemisch oder metabolisch: Alkohol, maternale PKU, D.m.
- **Sekundär:** Ursachen: hypoxisch-ischämisch (infantile Cerebralparese, ☞ 12.12), postinfektiös, posttraumatisch, metabolisch, chronische Unterernährung

! In über 90 % ist ein Mikrozephalus mit mentaler Retardierung verbunden.

Differentialdiagnose Makrozephalus
Physiologisch bei familiärer Makrozephalie.
! Die häufigste Ursache des Makrozephalus ist die Erweiterung der inneren Liquorräume (Hydrozephalus internus).
- Makrozephalus **ohne** Megalenzephalie
  - Kommunizierender oder nicht kommunizierender Hydrozephalus
  - Intrakranielle Raumforderung: Hirntumoren, Gefäßmalformationen (V. Galeni-Aneurysma), Subduralerguß, subdurales Hämatom (Hydrozephalus externus), Subarachnoidal-Zyste, Dandy-Walker-Zyste, Abszeß
- Makrozephalus **mit** Megalenzephalie (vergrößerte Gehirnsubstanz)
  - Genetisch: Sotos-Sy.
  - Neurokutane Sy. (☞ 12.5.3): Neurofibromatose, Tuberöse Sklerose
  - Neurometabolische Speichererkrankungen (☞ 12.11.1): Mukopolysaccharidosen, Mannosidose, Fucosidose, GM1/2-Gangliosidose, Metachromatische Leukodystrophie

- Metabolisch: Glutarazidurie (☞ 12.11.3)
- Mit Leukodystrophie: M. Canavan, M. Alexander
- Achondroplasie
- Chronisches Hirnödem: Pseudotumor cerebri (☞ 12.8.1).

12.1.3 Muskelhypotonie und Muskelhypertonie

Diagnostik: Prüfung der passiven Beweglichkeit (☞ 12.2.3).

Muskelhypotonie
Verminderte Muskelspannung mit vermindertem Widerstand bei passiver Gelenkbewegung. Unterscheide zentrale (zerebrale) und periphere (neurogene, muskuläre) Muskelhypotonie.

- **Klinik:** Hypersalivation, offener Mund, Kinder „rutschen" beim Hochnehmen und Halten unter den Achseln nach unten „durch", schlechte Kopfkontrolle beim Traktionsversuch
- **Differentialdiagnose:**
  - Zerebral: akute oder chronische Enzephalopathie
  - Genetische Sy.: z.B. Down- (☞ 25.4.1), Angelman-, Prader-Willi-Sy. (☞ 25.4.6)
  - Fehlbildungen: z.B. Lissenzephalie (fehlende Gyrierung, Kleinhirnaplasie)
  - Metabolisch: z.B. mitochondriale oder peroxisomale Störung (☞ 12.11)
  - Traumatisch: Contusio, Compressio, Blutung (☞ 12.7)
  - Infektiös: z.B. Meningitis/Enzephalitis, Sepsis
  - Toxisch-medikamentös: z.B. Sedativa, Antikonvulsiva
  - Hypoxisch-ischämisch: z.B. infantile Cerebralparese (☞ 12.12)
  - Myelon: Fehlbildung, Trauma
  - Vorderhornzelle: Muskelatrophien (☞ 12.10.1); keine Muskeleigenreflexe
  - Peripherer Nerv: hereditäre motorische und sensible Neuropathien (☞ 12.10.2)
  - Motorische Endplatte: Myasthenie (☞ 12.10.3)
  - Myopathien (☞ 12.10.4), myotone Dystrophie.

Muskelhypertonie
Erhöhter Widerstand bei passiver Gelenkbewegung, oft lebhafte bis gesteigerte Muskeleigenreflexe.

Spastik
Je rascher der Muskel gedehnt wird, desto größer die Tonus-Erhöhung. An den Armen sind vorwiegend die Beuger, an den Beinen vorwiegend die Strecker betroffen.
Ursachen:
- Z.n. Pyramidenbahnschädigung in Gehirn oder Rückenmark: infantile Cerebralparese (☞ 12.12), Z.n.Trauma, Blutung, Infektion, Tumor, neurometabolische Erkrankung
- Familiäre spastische Paraplegie.

Rigor
Unabhängig von Dehnungsgeschwindigkeit anhaltend zäher Muskel-Dehnungs-Widerstand, häufig mit Zahnradphänomen. Ursachen: Basalganglienschädigung; M. Parkinson und Parkinson-Sy. (z.B. medikamentös).

12.1.4 Parese und Plegie

- **Parese:** nichtvollständige Lähmung einzelner Muskeln oder Muskelgruppen
- **Plegie:** vollständiger Funktionsausfall einzelner Muskeln oder Muskelgruppen
- **Paraparese/-plegie:** isoliert Beine betroffen; bei spinaler Läsion oder bilateralem Mantelkantensy.
- **Hemiparese/-plegie:** isoliert eine Körperseite betroffen; kontralateral bei Läsion im Bereich der Capsula interna, ipsilateral bei halbseitiger spinaler Läsion
- **Tetraparese/-plegie:** Beine und Arme gleichermaßen betroffen; bei hoher spinaler Läsion oder Hirnstammläsion
- **Diparese/-plegie:** Beine stärker als Arme betroffen; beinbetonte Tetraplegie.

12.1.5 Dyskinesien

*Basalganglienfunktionsstörung führt zu **unwillkürlich** abnormen Bewegungen. Unterschieden werden Dystonie, Athetose, Chorea, Ballismus, Myoklonus und Tremor. Chorea und Athethose treten oft gemeinsam auf (Choreoathetose).*

Dystonie

Gestörtes Zusammenspiel der Muskulatur in Ruhe und Bewegung mit gleichzeitiger Kontraktion von Agonisten und Antagonisten, die zu bizarren Verdrehungen führt.

Diagnostik
- Zerebrales NMR und CT: Veränderungen von Basalganglien oder Thalamus? Verkalkungen?
- Labor: Kupfer, Coeruloplasmin, Harnsäure, Laktat, Aminosäuren, organische Säuren, vakuolisierte Lymphozyten?

Differentialdiagnose
- **Fokale Dystonien:**
  - *Medikamentös*, z.B. Metoclopramid (Paspertin®). Gehäuft Dystonien im Kopf-, Hals- und Schulterbereich, sowie der äußeren Augenmuskeln bei Kindern unter 14 J. *Therapie*: Biperiden (Akineton®) 2 mg (2–6 J.), 3 mg (6–12 J.) langsam i.v.
  - *Blepharospasmus*: andauernder krampfhafter Schluß der Augenlider
  - *Torticollis*: langsame tonische Drehung des Kopfes mit Kopfneigung auf Gegenseite oder gleiche Seite. Therapieversuch: evtl. Botulinum Toxin A
  - *Schreibkrampf*: schmerzhafte Extensionsbewegung der Finger beim Schreiben
- **Generalisierte Dystonien genetischer Ursache:**
  - *Idiopathische Torsionsdystonie* (Dystonia musculorum deformans)
  - *Segawa-Dystonie*: spricht auf Ther. mit L-Dopa an (1–5 mg/kgKG)
  - *M. Wilson*: Kayser-Fleischer-Kornealring, Serum Coeruloplasmin ↓, Urin Kupfer ↑ (☞ 13.6.2)
  - *Mitochondriozytopathie*: z.B. M. Leigh (☞ 12.11.2)
  - *Lesch-Nyhan-Sy.*: X-chromosomaler Purinstoffwechseldefekt mit dystoner Bewegungsstörung ab dem Säuglingsalter. Typische Selbstmutilationen erst ab dem 3. Lj., Serum- und Urin-Harnsäure ↑

- *Glutarazidurie* (☞ 12.11.3)
- *Zeroidlipofuszinose* (☞ 12.11.1)
- *M. Hallervorden-Spatz:* Eisenablagerung in Globus pallidus, im CT hyperdens
- **Generalisierte symptomatische Dystonien:** infantile Cerebralparese (☞ 12.12), postinfektiös (z.B. nach Pertussis-Enzephalopathie), toxisch (z.B. nach Kernikterus, ☞ 4.1.1), posttraumatisch.

Therapie
Bei jeder dystonen Bewegungsstörung sollte ein initialer Therapieversuch mit L-Dopa (1)–5–20 mg/kgKG/d durchgeführt werden.

Athetose
Langsam geschraubte, wurmartige Bewegungen, vor allem der distalen Extremitäten (Hände und Finger), aufgrund gleichzeitiger Anspannung von Agonisten und Antagonisten. Klinisch keine sichere Abgrenzung der Athetose von der Dystonie möglich, wobei der mehr historische Begriff der Athetose zunehmend durch Dystonie ersetzt wird.
Differentialdiagnose und Therapie s.o.

Chorea
Blitzartig einschießende, ruckartige, arhythmische Kontraktionen einzelner Muskeln oder Muskelgruppen.

Differentialdiagnose
- **Chorea Huntington:** autosomal dominante neurodegenerative Erkrankung mit initialen Verhaltenausfälligkeiten, Demenz, Choreoathetose und Rigor. Klinik beginnt bei 10 % vor dem 20. Lj., Diagnostik durch DNA-Untersuchung
- **Chorea minor Sydenham** (☞ 16.3): Symptom des rheumatischen Fiebers mit psychischer Labilität, Schulproblemen und Chorea. Diagnostik: ASL-Titer. Therapie: Penicillin und ggf. Sedativa
- **Lupus erhythematodes** (☞ 16.4): Chorea kann Initialsymptom sein, oft gemeinsam mit Ataxie und Anfällen. Diagnostik: ANA. Therapie: Glukokortikoide, evtl. Immunmodulation/-supression
- **Benigne familiäre Chorea**
- Infantile Cerebralparese, Z.n. Kernikterus, M. Wilson, Mitochondriozytopathie, Lesch-Nyhan-Sy., Glutarazidurie, M. Hallervorden-Spatz: DD s.o.

Ballismus
Meist halbseitige, hochamplitudige, kräftig schleudernd und weit ausfahrende Bewegungen der proximalen Gliedmaßen, meist gemeinsam mit Chorea auftretend.

DD (s.o.): Chorea minor Sydenham, Lupus erhythematodes (s.o.), kontralaterale, meist ischämische Schädigung des Nucleus subthalamicus.

Myoklonie

Kurze, blitzartige, rhythmische oder arhythmische Kontraktionen von Muskelfasern, Muskeln, Muskelgruppen oder des gesamten Körpers mit und ohne Bewegungseffekt. Fließende Übergänge zu Faszikulationen und Tremor.

DD
Physiologisch als Einschlafzuckungen und während des REM-Schlafs. Pathologisch bei
- **Epilepsien:** infantile myoklonische Enzephalopathie, frühkindliche und juvenile myoklonische Epilepsie, BNS-Anfälle, Lennox-Gastaut-Sy.
- **Medikamente:** L-Dopa, trizyklische Antidepressiva
- Myoklonus-Enzephalopathie bei **Neuroblastom** (☞ 18.5.2)
- **Z.n. ZNS-Verletzung** (Trauma, Hypoxie)
- **Basalganglien-Erkrankungen:** idiopathische Torsionsdystonie, M. Hallervorden-Spatz, Chorea Huntington (s.o.)
- **Neurometabolische Erkrankungen** ☞ 12.11
- **Infektiös/postinfektiös.**

Myoklonie abgrenzen von
- **Chorea:** mehr zufällige Bewegungen, teilweise in willkürliche Bewegungen integriert. Demgegenüber ist eine Myoklonie nie Bestandteil einer größeren Bewegung
- **Tremor:** Zittern von Händen, Extremitäten oder Kopf als kontinuierliche Hin-und-her-Bewegung im Gegensatz zur Myklonie mit Pause zwischen den Zuckungen, schneller als Myoklonien. Unterschieden werden physiologischer (10/s), essentieller (10/s), zerebellärer (4–5/s) oder Parkinson Tremor (4–7/s)
- **Tic:** Gewöhnlich komplexeres und stereotyp erscheinendes Bewegungsmuster, das, im Gegensatz zur Myoklonie, kurzfristig willkürlich unterdrückt werden kann. Als einziges abnorm-unwillkürliches Bewegungsmuster können Tics gut imitiert werden. Das *Tourette-Sy.* ist Kombination motorischer und verbaler Tics.

12.1.6 Ataxie

Dekompensation von Bewegung, d.h. eine Koordinationsstörung mit Ungeschicklichkeit, Gleichgewichtsstörung, Stand- und Gang-Unsicherheit, meist aufgrund zerebellärer (zentraler) oder sensibler (spinaler) Funktionsstörung.

Klinik
Bei Sgl. schwer zu erkennen. Oft muskuläre Hypotonie und motorische Entwicklungsverzögerung. Deutlicher wenn die normalerweise zunehmende Geschicklichkeit ausbleibt.
- *Erstsymptome:* auffällige Imbalance beim Sitzen mit Instabilität von Kopf und Rumpf, ungelenkes Greifen nach vorgehaltenen Gegenständen
- *Symptome bei älteren Kindern:* breitbasiges Gangbild („wie betrunken").

Diagnostik: Koordinationsprüfung (☞ 12.2.3).

Differentialdiagnose

- **Angeborene Fehlbildungen des Kleinhirns:** Dandy-Walker-, Chiari- (☞ 12.5.1), Joubert-Sy. (Vermisaplasie, Atemregulationsstörungen)
- **Prä-/perinatale Hirnschäden**
- **Malignome:** Hirntumor, Neuroblastom, M. Hodgkin
- **Infektiös/immunologisch:**
  - *Akute postinfektiöse zerebelläre Ataxie:* Röteln, Varizellen, Masern, Mumps, Impfung
  - *Miller-Fisher-Sy. (Guillain-Barré Variante):* Ataxie, Opthalmoplegie, Areflexie
  - *Virus-Infektion:* Echo, Coxsackie, Polio, Adeno, EBV
  - *Multiple Sklerose*
- **Medikamentös-toxisch:** Hydantoine, Carbamazepin, Valproat; Piperazine; Vincristin, 5-Fluoro-Uracil; Alkohol, Trichlorethylen, DDT, Lindan; Quecksilber, Blei, Thallium
- **Degenerative Erkrankungen** mit progredienter Ataxie:
  - *Autosomal rezessiv mit Hyperreflexie:* z.B. M. Gaucher, Marinescu-Sjögren-Sy.; 0–5 Lj. Ataxia teleangiectatica (Louis-Bar-Sy.), infantile neuronale Zeroidlipofuszinose, Behr-Erkrankung
  - *Autosomal rezessiv mit Hyporeflexie:* z.B. zwischen 6–16 Lj.: Friedreich Ataxie, M. Refsum; 15–25 J.: Roussy-Lévy-Sy., M. Refsum
  - *Dominant:* olivopontozerebelläre Atrophie, spinozerebelläre Ataxie
- **Gefäßerkrankungen:** Basilarismigräne, Aneurysma, Hämorrhagien, Infarkte
- Hypothyreose, Hartnup Erkrankung, M. Leigh, Ahornsirup-Erkrankung, Folsäure-, Vitamin E-, Vitamin B_6-, Vitamin B_{12}-Mangel.

12.1.7 Zerebrale Anfälle

Partialanfälle (fokale Anfälle)
Erste klinische und EEG-Veränderungen sind auf eine Hirnhemisphäre beschränkt, mit oder ohne Ausbreitung (march) innerhalb der Hemisphäre. Partialanfälle können sekundär generalisieren.
- **Einfacher Anfall** ohne Bewußtseinsstörung: motorische (z.B. Jackson-Anfall), somatosensorische oder autonome Symptome. Einfache Partialanfälle können in komplexe Partialanfälle übergehen
- **Komplexer Anfall** mit Bewußtseinsstörung: psychomotorischer oder Temporallappen-Anfall, während der Bewußtseinsstörung können Automatismen auftreten (Kauen, Schlucken, Schmatzen, Nesteln, ggf. auch komplexere Abläufe).

Generalisierte Anfälle
Klinische und EEG-Veränderungen mit primärer oder sekundärer Beteiligung beider Hemisphären.
- **Tonisch-klonisch (Grand-mal):** zuerst tonische Kontraktion (10–20 s), eventuell mit Initial-Schrei oder Stridor, dann rhythmische Muskelzuckungen (mehrere Minuten), meist spontanes Sistieren nach 1/2–2 Min., evtl. Zungenbiß und Enuresis, gefolgt von Erschlaffung und oft von Schlaf
- **Isoliert tonisch, isoliert klonisch** oder **atonisch**
- **Myoklonisch:** plötzlich auftretende, kurze, bilaterale Muskelkontraktionen
- **Absence:**
  - Typisch *(Petit-mal)* kurze Bewußtseinsstörung, abrupt beginnend und endend, von wenigen Sekunden bis zu einer halben Minute andauernd, meist mit zusätzli-

cher motorischer, vegetativer oder autonomer Komponente. EEG: bilateral synchrone 3/s-Spike-slow-wave-Komplexe, ab 5–6 s Dauer klinisch sichtbar
- Atypisch *(Petit-mal variant oder komplex Petit-mal)* stärkere Ausprägung der motorischen, vegetativen oder autonomen Komponente, weniger abrupter Anfang und Ende. EEG: irreguläre Spike-and-slow-wave-Komplexe
- **Status epilepticus:** prolongierter oder rezidivierender Krampfanfall von über 30 Min. Dauer, ohne daß währenddessen das Bewußtsein wiedererlangt wird. Grand-mal-Status, Petit-mal-Status sowie Staten von Partialanfällen (Dämmerzustand) unterscheiden. Die Unterscheidung ist wichtig für die Art der medikamentösen Dauerther.
- **Petit-mal-Status:** kontinuierlicher Absence-Status, Dämmerattacken, myoklonisch-astatische Anfallserien (Nick-, Sturz-, Blinzel-Anfälle).

Differentialdiagnose primär und sekundär generalisierter Anfälle		
	primär generalisiert	sekundär generalisiert
Aura	ohne Aura	oft mit Aura
Zeitpunkt	Aufwach-Grand-mal	Grand-mal im Schlaf
Dauer-Therapie	Valproat, Phenobarbital, Primidon	Carbamazepin, Phenytoin, Lamotrigin (zugel. ab 12 J.)

Management des zerebralen Anfalls (☞ 12.3.3)

Grand-mal und Grand-mal-Status
- Ruhe bewahren, Pat. vor Verletzung schützen, Armbanduhr: Anfallsbeginn merken
- ! Kein Mundkeil!
- **Medikamentöse Therapie:** bei jedem Anfall ab 3–(5) Min. Dauer
- ! Die häufigste Todesursache des Status epilepticus ist die Medikamenten-Überdosierung!
- ! *Cave:* Atemdepression, besonders bei Kombination von Benzodiazepinen und Barbituraten

Medikamentöse Therapie		
		Zeitskala nach Therapiebeginn

1.	Diazepam Rektiole: 5 mg bei KG bis 10 kg
	          10 mg bei KG über 10 kg (in Klinik)
	          bzw.12 kg
	falls nach 5 Min. kein Effekt:	

2.	Clonazepam (Rivotril®) i.v. (0,25–1 mg bei Säuglingen, sonst 1–2 mg) falls nach 5 Min kein Effekt:	5 Min.
3.	bei Kindern < 2 Jahre: Pyridoxin i.v. 50–100 mg Kalziumglukonat 10 % i.v. 5–10 ml falls nach 5 Min. kein Effekt:	10 Min.

4.	bei Kindern < 2 Jahre: Phenobarbital (Luminal®) i.v.
	          5–15 mg/kg KG fraktioniert
	bei Kindern > 2 Jahre:bei stabiler Atmung evtl. Clonazepam i.v.
	          0,05 mg/kg KG,
	falls nach 5 Min. kein Effekt:
		15 Min.

Medikamentöse Therapie		Zeitskala nach Therapiebeginn
5.	Phenytoin Schnellsättigung: initial: 10 mg/kg KG Phenytoin (Phenhydan®) in 15 Min. langsam i.v. EKG-Monitor, RR-Kontrolle dann: 20 mg/kg KG Phenytoin-Infusionskonzentrat in 24 h falls nach 20 Min. kein Effekt, spätestens jetzt Aufnahme auf Intensivstation	20 Min.
6.	falls bisher erst eine Einzeldosis nochmals Clonazepam i.v. 0,05 mg/kg KG falls nach 5 Min. kein Effekt:	40 Min.
7.	Narkose mit Thiopental initial 5 mg/kg KG (altern.: Propofol 2 mg/kg KG, Midazolam 0,2 mg/kg KG, Ethomidat 0,3 mg/kg KG) weitere Dosierung einer DTI nach klinischer Situation	40–45 Min.

- **Allgemeine Maßnahmen:** EKG-Monitor, kontrolliere Atmung (Pulsoximeter), Temperatur-Senkung ab 38,5 °C
- **Hirnödem-Prophylaxe:** Ind. bei symptomatischem Status epilepticus; innerhalb von 60 Min. nach Status-Beginn noch Bewußtlosigkeit. 0,5–1 mg/kg Dexamethason in 4–6 ED

! Je jünger das Kind, desto größer ist die Ödemneigung des Gehirns.

Akut-Therapie des Petit-mal-Status
- **Diazepam** (Valium®) rektal 0,5 mg/kgKG, falls nach 15–20 Min. kein Erfolg:
- **Clonazepam** (Rivotril®) 0,05–0,1 mg/kgKG mit 0,1–0,2 mg/Min. langsam i.v., ggf. nach 1 h wiederholen.

12.2 Untersuchungsmethoden

12.2.1 Kindliche Entwicklung

Meilensteine der kindlichen Entwicklung (1)			
Alter	Motorik	Hand-Funktion	Sehen
Geburt	Extremitätenbewegung	Greif-Reflex	verfolgt Lichtquelle mit Augen
3 Mon.	Kopfkontrolle	aktives Loslassen, spielt mit Fingern	lächelt reaktiv, verfolgt Personen
6 Mon.	aktives Drehen	greift nach Gegenständen	differenziert Bekannte/Fremde, betrachtet Umgebung
9 Mon.	sitzt ohne Hilfe	transferiert Gegenstände, Beginn Daumen-Opposition	reagiert auf Spiegelbild, Verfolgt fallende Gegenstände

Meilensteine der kindlichen Entwicklung (1)

Alter	Motorik	Hand-Funktion	Sehen
12 Mon.	steht alleine, geht an Möbeln entlang	gute Opposition, zeigt gezielt	Konvergenzreaktion auf Objekt
15 Mon.	geht alleine, ändert Richtung	zieht Spielzeug hinterher, stellt Dinge übereinander	fokussiert mit beiden Augen
18 Mon.	trägt beim Gehen Gegenstände	kritzelt, kann Form in Loch stecken	freut sich am Buchbetrachten
2 J.	rennt	wirft Ball, baut Turm	erkennt Bilder
3 J.	springt, steht auf einem Fuß, treppauf alternierend	schraubt Deckel zu, knöpft auf, fädelt Perlen auf	erkennt Formen
4 J.	fährt Dreirad, hüpft	schneidet mit Schere, zeichnet Menschen	erkennt Zahlen/Buchstaben
5 J.	treppab alternierend, schießt Fußball	schließt Schnallen, zeichnet Häuser	erkennt einige geschriebene Worte, erkennt Farben
6 J.	kann im Wechselschritt hopsen	schreibt eigenen Namen	liest erste Worte/Sätze

Meilensteine der kindlichen Entwicklung (2)

Alter	Hören und Verständnis	Sprache	Selbständigkeit	Sozialisation
Geburt	Startle-Reflex (Zusammenzucken nach Klatschen)	schreit	vollständig abhängig	durch Hochnehmen zu beruhigen
3 Mon.	lokalisiert Geräusche mit Augen	andere Geräusche als Schreien	erwartet hochgenommen zu werden	lächelt, freut sich über Zuwendung
6 Mon.	erkennt Stimmen, dreht sich nach Geräuschen	plappert zu Erwachsenen	breitet Arme aus um hochgenommen zu werden, trinkt aus gehaltenem Becher	differenziert Bekannte/Fremde
9 Mon.	kennt seinen Namen, hört auf Unterhaltung	sagt „Mama, Papa"	hält Becher mit Hilfe	verfolgt weggenommen Objekte, fremdelt
12 Mon.	versteht einfache Worte	2 oder 3 deutliche Worte	ißt mit den Fingern	zeigt Gefühle, macht „Winke-Winke"
15 Mon.	freut sich über Reime	versucht zu singen	hält gegebenen Becher alleine, benutzt Löffel ungeschickt	möchte dauernde Aufmerksamkeit von erwachsener Bezugsperson
18 Mon.	folgt einfachen Aufforderungen	kann 2 Objekte benennen, sagt 2 Worte zusammen	vollständige Becherkontrolle, benutzt Löffel geschickt	Skepsis gegenüber Gleichaltrigen, spielt alleine
2 J.	kennt Körperteile, hört einfachen Geschichten zu	3–4-Wortsätze, wiederholt Worte bis zur Beantwortung	hilft beim An- und Ausziehen, tagsüber sauber	spielt neben anderen, beobachtet gerne

Meilensteine der kindlichen Entwicklung (2)

Alter	Hören und Verständnis	Sprache	Selbständigkeit	Sozialisation
3 J.	folgt doppelten Aufforderungen, versteht „größer, später"	6-Wortsätze, beginnt Unterhaltung	ißt alleine mit Löffel/Gabel, wirft Spielzeug weg, tagsüber trocken	spielt mit anderen, setzt dabei eigene Interessen durch
4 J.	versteht „morgen, gestern", kennt Geld	wiederholt Fragen, benutzt beschreibende Worte	zieht sich alleine aus, zieht Strümpfe/Schuhe an	spielt gut mit anderen Kindern, beginnt abzugeben
5 J.	Versteht „nächste Woche", ist Argumenten zugänglich	Schildert zurückliegende Ereignisse in der richtigen Reihenfolge	wäscht sich selbst, benutzt Messer, zieht sich alleine an	bleibt tagsüber bei Fremden, versteht gewinnen und verlieren
6 J.	folgt kombinierten Aufforderungen, kennt „Geburtstag, Weihnachten"	gebraucht richtige Grammatik, wiederholt Gedanken bis verstanden	bürstet und kämmt sich die Haare, erledigt kleine Aufträge in der Nachbarschaft	hat 1 oder 2 gute Freunde, empfindet Gefühle anderer

Indikationen zur weiteren Diagnostik bei Entwicklungsverzögerung

Alter	Störung
3 Mon.	kein Fixieren/Verfolgen, keine Blickwendung nach Geräuschen, auffällige/asymmetrische Muskelhypotonie/-hypertonie
6 Mon.	kein Greifen
1 J.	kein Stehen
1 1/2 J.	kein freies Laufen
2 J.	keine Sprachentwicklung, fehlendes Verständnis einfacher Aufforderungen

12.2.2 Anamnese

Eine ausführliche Anamnese erspart unnötige Diagnostik! Gelbes Untersuchungsheft durchsehen. Besonders achten auf:
- *Familienanamnese:* Konsanguinität, Fehlgeburten, Geschwistervergleich, neurologische oder muskuläre Erkrankungen, plötzliche Todesfälle, Narkosezwischenfälle
- *Schwangerschaft:* Krankheiten, Unfälle, Blutungen, Medikamente, Alkohol, Nikotin, Drogen, Operationen, Stärke von Kindsbewegungen, intrauterine Anfallsäquivalente
- *Geburt:* Komplikationen, Vakuumextraktion, Forceps, Sectio primär oder sekundär, NS-Arterien-pH, Apgar-Werte, Kopfumfang
- *Neonatalzeit:* Muskeltonus, Trinkschwäche (gestillt?), Apnoe, Entlassungstag aus Geburtsklinik
- *Aktuelle Problematik:* erstmalig, fluktuierend, besser werdend, progredient.

12.2.3 Neurologische Untersuchung

Die neurologische Untersuchung von Kindern besteht zuerst aus Verhaltensbeobachtung (schon während der Anamnese) und dann aus der körperlichen Untersuchung. Günstig ist es, die neurologische Untersuchung, die die Kooperation des Patienten erfordert, vor der internistischen Untersuchung durchzuführen.
Aufgrund der raschen Entwicklung des Nervensystems unterscheiden sich die Untersuchungen im NG-, Sgl., KK und Schulkindalter deutlich voneinander. In jedem Alter muß die Untersuchung des Muskeltonus, der Muskeleigenreflexe und Pyramidenbahnzeichen, der Koordination, Feinmotorik und Hirnnervenfunktion durchgeführt werden.

Besonderheiten der Untersuchung von Neugeborenen und Säuglingen

Physiologische Reflexe des 1. Lebensjahrs

Beurteilung: Nichtauslösbarkeit oder Persistenz von NG-Reflexen über den angegebenen Zeitraum hinaus oder das verzögerte Auftreten von Sprung- und Stehbereitschaft sprechen für eine abklärungsbedürftige Bewegungsstörung. Zeitliches Auftreten ☞ Abb. 12.1.

- **Glabellareflex**
  - *Auslösung:* Beklopfen der Glabella mit dem Mittelfinger
  - *Reflex:* Lidschluß
  - *Pathologie:* extrapyramidale Läsion oder zentrale Fazialisparese → gesteigert; periphere Fazialisparese → abgeschwächt
- **Puppenaugenphänomen**
  - *Auslösung:* langsame Drehung des Kopfes nach rechts und links
  - *Reflex:* Augen folgen nicht Bewegungsrichtung, sondern werden entgegen Drehrichtung bewegt
  - *Pathologie:* Fehlen → Abduzensparese, Blickparese; Persistenz → Reifungsstörung
- **Schreitreaktion**
  - *Auslösung:* Kind wird aufrecht mit beiden Händen gehalten, Fußsohlen berühren Unterlage
  - *Reflex:* Schreitbewegungen der Beine mit Streckung des berührenden Beins und Beugung und Streckung des anderen Beins
  - *Pathologie:* Fehlen → Vigilanzstörung, Muskelhypotonie
- **Babkin-Reflex**
  - *Auslösung:* gleichzeitiger Druck in beide Handinnenflächen
  - *Reflex:* Öffnen des Mundes
  - *Pathologie:* Persistenz z.B. bei ICP
- **Gekreuzter Extensor-Reflex**
  - *Auslösung:* in Rückenlage passive Beugung des einen Beins
  - *Reflex:* Beugung, dann gekreuzte Streckantwort des anderen Beins mit Spitzfußstellung
  - *Pathologie:* alleinige Streckung → Querschnitt
- **Saugreflex**
  - *Auslösung:* Zeigefinger wird zwischen Lippen gelegt
  - *Reflex:* rhythmische Saug- und Zungenbewegungen
  - *Pathologie:* Fehlen → Vigilanzstörung, Hirnstammschädigung

- **Symmetrischer tonischer Nackenreflex (STNR)**
  - *Auslösung:* in Rückenlage zuerst Beugung des Kopfes zur Brust, dann Kopfstreckung in den Nacken
  - *Reflex:* zuerst Beugung der Arme und Streckung der Beine, dann Streckung der Arme und Beugung der Beine
  - *Pathologie:* Persistenz z.B. bei ICP, verhindert Aufrichtung
- **Tonischer Labyrinthreflex**
  - *Auslösung:* Beobachtung der spontanen Körperhaltung in Bauchlage/Rückenlage
  - *Reflex:* in Bauchlage Beugehypertonus, in Rückenlage Opisthotonushaltung
  - *Pathologie:* Persistenz z.B. bei ICP, verhindert Aufrichtung
- **Asymmetrischer tonischer Nackenreflex (ATNR)**
  - *Auslösung:* in Rückenlage Kopf langsam zur Seite drehen bis zur Berührung von Schulter und Kinn, für einige Sekunden in dieser Stellung halten
  - *Reflex:* Fechterstellung (Streckung der Extremitäten der Gesichtsseite), Beugung auf der Gegenseite
  - *Pathologie:* Verstärkung und/oder Persistenz → Spastische Bewegungsstörung
- **Moro-Reaktion**
  - *Auslösung:* Kind in Rückenlage auf einer Hand halten, andere Hand stützt den Kopf, rasche Abwärtsbewegung des Kopfes um 4–5 cm
  - *Reflex:* 1. Schulterabduktion, Armstreckung, Fingerspreizung. 2. Arm-Adduktion und -Beugung
  - *Pathologie:* Fehlen/Asymetrie → zentrale oder periphere Parese
    Verstärkung → Hyperexzitabilität, Hypoglykämie, Hypokalzämie

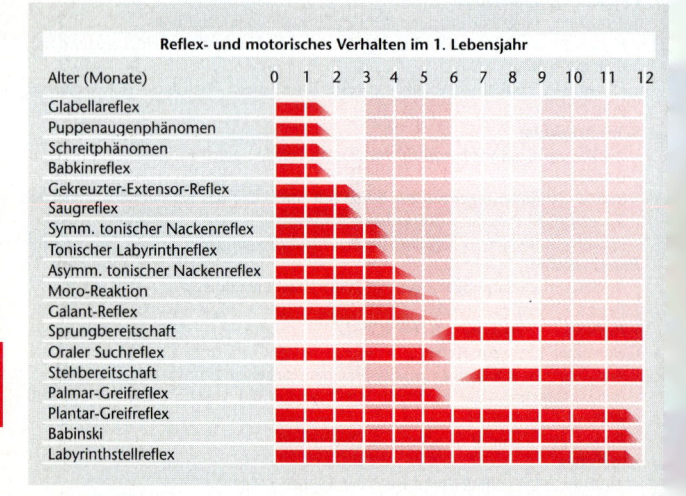

Abb. 12.1: Reflexe im 1. Lebensjahr [L 157]

- **Galant-Reflex**
  - *Auslösung:* mit Finger oder Reflexhammergriff 2–3 cm paraspinal abwärts streichen
  - *Reflex:* Seitbiegung der Wirbelsäule mit Konkavität zum Reiz
  - *Pathologie:* teilweiser Ausfall → Segmentstörung; Persistenz → spastische Bewegungsstörung
- **Sprungbereitschaft**
  - *Auslösung:* Kind in Bauchlage frei in der Luft halten, dann mit dem Kopf voran rasch auf Unterlage zubewegen
  - *Reflex (vestibulär gesteuert):* Armstreckung nach vorne mit Öffnung der Hand
  - *Pathologie:* Asymmetrie → zentrale oder periphere Parese
- **Oraler Suchreflex (Rooting)**
  - *Auslösung:* Mundwinkelbereich mit Finger streicheln
  - *Reflex:* Verziehung des Mundes und Drehung des Kopfes zur Reizseite
  - *Pathologie:* Asymmetrie → Fazialis-/Trigeminus-Parese
- **Stehbereitschaft**
  - *Auslösung:* Kind senkrecht halten, Fußsohlen berühren Unterlage
  - *Reflex:* aktives Aufsetzen der Füße auf Unterlage und etwas Gewichtsübernahme
  - *Pathologie:* Fehlen z.B. bei Muskelhypotonie; in Kombination mit Tonuserhöhung, Plantarflexion und Innenrotation z.B. bei Diplegie
- **Palmar-Greifreflex**
  - *Auslösung:* Zeigefinger in Handflächen des Kindes drücken
  - *Reflex:* Umgreifen und Festhalten des Zeigefingers
  - *Pathologie:* Asymmetrie → Zentrale oder periphere Parese
- **Plantar-Greifreflex**
  - *Auslösung:* Daumen gegen Fußballen drücken
  - *Reflex:* Plantarflektion aller Zehen
  - *Pathologie:* Asymmetrie → Zentrale oder periphere Parese
- **Babinski**
  - *Auslösung:* mit Finger laterale Fußsohle von Zehen zur Ferse streichen
  - *Reflex:* Dorsalextension der Großzehe meist mit Fächerphänomen übriger Zehen
  - *Pathologie:* Persistenz → spastische Bewegungsstörung
- **Labyrinthstellreflex**
  - *Auslösung:* Kind von Horizontallage auf Untersuchungstisch in variable Raumlage bringen
  - *Reflex:* versucht Kopf in Normal-Stellung zur Raum-Orientierung zu bringen
  - *Pathologie:* Fehlen → Muskelhypotonie, zentrale Koordinationsstörungen.

Lagereaktionen

Bei Neugeborenen und Säuglingen führen bestimmte plötzliche Änderungen der Körperlage zu definierten motorischen Reaktionen. Diese Reaktionen sind altersspezifisch. Zwischen dem 3. und 6. Lebensmonat überwiegt der Beugetonus, ab dem 7. Lebensmonat beginnt die Vertikalisierung. Abweichende Reaktionen weisen frühzeitig auf eine motorische Fehlentwicklung hin.

- **Traktionsversuch**
  - *Auslösung:* aus Rückenlage, Kopf in Mittelstellung, Daumen des Untersuchenden in Handteller des Kindes, langsamer Zug bis 45°-Winkel zwischen Rumpf und Unterlage. *Achten auf:* Kopf und Extremitäten
  - *Reaktion:* bis 6. Wo. kaum Kopfkontrolle, Arme und Beine gebeugt, *bis 3. Mon.* Kopf in gerader Verlängerung der WS, *4.–6. Mon.* Kopf mit Kinn auf der Brust, Beine maximal gebeugt, *ab 7. Mon.* Arme gebeugt, Beine locker gestreckt

- *Auffällig:* Asymmetrie, Opisthotonus, Streckhaltung mit Überkreuzung, Hypotonie
- **Landau-Reaktion**
  - *Auslösung:* aus Bauchlage Kind auf der flachen Hand horizontal frei im Raum halten, Kopf evtl. kurz beugen. *Achten auf:* Kopf, Wirbelsäule und Extremitäten
  - *Reaktion: bis 6. Wo.* Kopf und Extremitäten locker gebeugt, *ab 7. Wo.–3./4. Mon.* Nacken symmetrisch gestreckt, leichte Beugehaltung des Rumpfes, *ab 4. Mon.* symmetrische Rumpfstreckung bis thorakolumbaler Übergang, Beine gestreckt oder gebeugt
  - *Auffällig:* Asymmetrie, Opisthotonus mit Armretraktion, Faustschluß, Streckhaltung der Beine mit Überkreuzung, Rumpfhypotonie
- **Axillar-Hänge-Reaktion**
  - *Auslösung:* aus Bauchlage, Kopf Untersucher-abgewandt, Kind an Rumpfseiten fassen (nicht auf unteren Trapezius-Rand drücken) und mit dem Rücken zum Untersuchenden in die Vertikale heben. *Achten auf:* Beine
  - *Reaktion: bis 3 Mon.* Beine locker gebeugt, *4.–7. Mon.* Beine aktiv gebeugt, *ab 8. Mon.* Beine locker gestreckt
  - *Auffällig:* Asymmetrie, Streckhaltung, Überkreuzen, Innenrotation, Spitzfußhaltung
- **Seitkipp-Reaktion (Vojta 1969)**
  - *Auslösung:* wie bei Axillar-Hänge-Reaktion, Hände sollen geöffnet sein, plötzliches Seitkippen in die Horizontale nach links, dann nach rechts. *Achten auf:* jeweils obenliegende Extremität
  - *Reaktion: bis 10. Wo.* Arme wie bei Moro-Reflex ausgebreitet, Finger gespreizt, oberes Bein gebeugt, unteres Bein gestreckt, *4. Mon.–7. Mon.* lockere Beugehaltung aller Extremitäten, *8.–9. Mon.* Arme und Hüftgelenk leicht gebeugt, Knie locker gestreckt, *ab 9./10. Mon.* Arm und Bein locker gestreckt
  - *Auffällig:* steife Streckhaltung von Bein oder Oberarm, Schulterretraktion, steife Armbeugung, Rumpfhypotonie
- **Horizontale Seithängereaktion (Collis)**
  - Auslösung: aus Seitlage (Rücken zum Untersuchenden) Kind an Oberarm und seitengleichen Oberschenkel anfassen, Gegenspannung der Muskulatur abwarten, Kind hochheben, anschließend ab *4./7. Mon.* unterer Hand/Fuß Gelegenheit zum Abstützen geben. *Achten auf:* jeweils untenliegende Extremität und Kopf
  - *Reaktion: bis 6. Wo.* keine Kopfkontrolle, Moro-Reaktion des Arms, Bein locker gebeugt, *7. Wo.–3 Mon.* Kopfkontrolle, Arme und Beine locker gebeugt, *4.–6. Mon.* Bein bleibt in Beugehaltung, Unterarm und Hand in Pronationsstellung, *ab 6. Mon.* Handstütz, *ab 8./9. Mon.* zusätzlicher Fußstütz
  - *Auffällig:* steife Streckhaltung von Arm/Bein, mit Faust-/Spitzfußstellung, steife Armbeugung mit Schulter-Retraktion
- **Vertikale Hängereaktion (Peiper und Isbert 1927)**
  - *Auslösung:* aus Rückenlage, später auch Bauchlage, Kopf in Mittelstellung, Hände öffnen, Kind an beiden Knien anfassen und plötzlich in die Vertikale bringen. *Achten auf:* Wirbelsäule und obere Extremitäten
  - *Reaktion: bis 6. Wo.* Arme gebeugt Moro-Reaktion ähnlich, *7. Wo.–3 Mon.* Arme in Waagerechte gestreckt, Hände geöffnet, *4.–6. Mon.* Arme halbhoch gestreckt, Rumpf bis thorakolumbal gestreckt, *7.–12. Mon.* Arme hoch gestreckt, Rumpf bis lumbosakral gestreckt
  - *Auffällig:* Asymmetrie, Hochstrecken, Faustschluß, Opisthotonus, konstante Beugehaltung

- **Vertikale Hängereaktion (Collis 1954)**
  - *Auslösung*: aus Rückenlage, Kind mit rechter Hand an rechtem Knie halten, Gegenspannung der Muskulatur abwarten, plötzlich mit Kopf nach unten in die Vertikale bringen, andere Seite prüfen. *Achten auf:* jeweils freies Bein
  - *Reaktion: bis 6. Mon.* Hüft-,Knie-,Sprunggelenk gebeugt, *ab 7. Mon.* Knie locker gestreckt, Hüfte gebeugt
  - *Auffällig:* Asymmetrie, Strecktendenz, Innenrotation, Spitzfuß.

Untersuchung von Klein- und Schulkindern

Muskeleigenreflexe
- **Prinzip:** Muskeldehnung führt monosynaptisch zu Muskelkontraktion
- **Untersuchung:** Muskel vordehnen, die Ansatzsehne dann kurz mit Reflexhammer (bei Sgl. mit dem Finger) beklopfen. Untersuchen: *Bizepssehnenreflex* (BSR, C_{5-6}), *Radiusperiostreflex* (RPR, C_{5-6}), *Trizepssehnenreflex* (TSR, C_{6-8}), *Patellarsehnenreflex* (PSR, L_{2-4}), *Achillessehnenreflex* (ASR, L_5-S_2), *Trömner-Reflex* (C_7-Th_1 Anschlag der Fingerkuppen des Patienten mit Fingerkuppen des Untersuchers führt zu Beugung von Fingerendgliedern und Daumen. Steigerung ist Hinweis auf Pyramidenbahnläsion)
- **Interpretation:** auf Stärke der Reflexantwort und Seitendifferenz achten. Große physiologische Varianz. Ist der Reflex
  - *nicht auslösbar:* oft fälschlicherweise bei Verspannung, Überwindung eventuell durch Bahnung, z.B. durch Jendrassik-Handgriff (Finger beider Hände vor Brust ineinander verhaken und auseinanderziehen). Schädigung des 2. Motoneurons oder des peripheren Nerven (z.B. spinale Muskelatrophie, Polyneuropathie), Myopathie
  - *gesteigert:* Verbreiterung der Auslösezone (z.B. PSR ist auch distal des Lig. patellae auslösbar) und/oder anhaltende Kloni. Schädigung des 1. Motoneurons (z.B. Spastik bei infantiler Cerebralparese, ☞ 12.12).

Fremdreflexe
Stimulation von Exterorezeptoren der Haut führt polysynaptisch zu Muskelkontraktion.
- **Bauchhautreflex** (Th_{7-9} oberhalb Nabel, Th_{10-12} Nabel und unterhalb)
  - *Auslösung:* mit Reflexhammer von lateral nach medial in 3 Etagen bestreichen
  - *Reflex:* gleichseitige Bauchmuskel-Kontraktion
  - *Pathologie:* Fehlen → Pyramidenbahnzeichen, Schädigung des thorakalen Spinalmarks
- **Kremasterreflex** (L_{1-2})
  - *Auslösung:* medialen Oberschenkel mit Reflexhammer-Griff bestreichen
  - *Reflex:* Heben des gleichseitigen Hodens
  Pathologie: Fehlen → Pyramidenbahnzeichen, Schädigung des thorakolumbalen Spinalmarks
- **Analreflex** (S_{3-5})
  - *Auslösung:* Perianalregion mit einem Spatel bestreichen
  - *Reflex:* gleichseitige Schließmuskel-Kontraktion
  - *Pathologie:* Fehlen → Schädigung von Conus medullaris oder Cauda equina.

Pyramidenbahnzeichen
- **Babinski:** lateralen Fußrand bestreichen → tonische Dorsalextension der Großzehe
- **Gordon:** tiefer Druck auf Wadenmuskulatur → tonische Dorsalextension der Großzehe
- **Oppenheim:** Musculatur medial der Tibiakante kräftig bestreichen → tonischer Dorsalextension der Großzehe
- **Strümpel:** passive Hüft- und Kniebeugung führt zu Dorsalextension des Fußes.

Hirnstamm-Reflexe
- **Pupillenreaktion auf Licht:** Spontanweite und An-/Isokorie beobachten, dann direkte und konsensuelle Lichtreaktion prüfen. *Beidseitig lichtstarre Pupillen* → Läsion von Mittelhirnhaube, Vierhügelplatte. *Einseitig lichtstarre Pupille* → Okulomotoriusläsion oder Opticusläsion
- **Kornealreflex:** mit Wattefaden Cornea berühren → Augenschluß
- **Zilio-Spinal-Reflex** (psychosensorischer Pupillenreflex): schmerzhaftes Kneifen von Schulter oder Nacken → reflektorische Pupillenerweiterung
- **Trigeminus-Schmerz-Reaktion:** heftiger Schmerzreiz im Gesicht → Verziehen der Gesichtsmuskulatur
- **Okulo-Cephaler-Reflex** (OCR, Puppenkopf-Phänomen): Kopf zwischen beide Hände nehmen, mit Daumen Augenlider hochhalten, Kopf abwechselnd nach rechts und links drehen → jeweils konjugierte Augenbewegung zur Gegenseite
  - Diskonjugiert: zu adduzierendes Auge bleibt in Mittelstellung stehen, während anderes Auge abduziert wird (Mittelhirnsy.)
  - Erloschen: beide Bulbi bleiben in Mittelstellung (Bulbärhirnsy.)
- **Vestibulo-Okulärer-Reflex:** kann noch bei erloschenem OCR auslösbar sein. Kaltspülung des Gehörgangs → Nystagmus zur Gegenseite
- **Pharyngeal-/Trachealreflex:** absaugen → Reaktion (Husten/Grimassieren).

Muskeltonus: Prüfung bei passiver Bewegung der Extremitäten, bzw. beim Traktions- und Halteversuch des Körperstamms. Auf Muskelhypotonie und Muskelhypertonie (☞ 12.1.3) achten.

Motorik

Einteilung der Muskelkraft: Kraftgrade		
Kraftgrad	**Beurteilung**	**Befund**
Status 5	normal	Bewegung auf dem vollen Bewegungsweg, gegen die Schwerkraft, gegen max. Widerstand
Status 4	gut	Bewegung auf dem vollen Bewegungsweg, gegen die Schwerkraft, gegen leichten Widerstand
Status 3	schwach	Bewegung auf dem vollen Bewegungsweg, gegen die Schwerkraft, ohne Widerstand
Status 2	sehr schwach	eingeschränkter Bewegungsweg, Ausgleich der Schwerkraft
Status 1	Anspannung	nur statische Muskelanspannung, keine Bewegung
Status 0	keine Kraft	keine Muskelkontraktion möglich

Kraftprüfung

- **Untere Extremität:** Aufstehen vom Boden, hierbei auf **Gowers-Zeichen** achten → beim Aufstehen Abstützen und Hochklettern mit den Händen auf Knien und Oberschenkeln; ein- und beidbeiniges Hüpfen, Zehenspitzen- und Hackengang, Treppensteigen (treppauf schwieriger bei Muskelschwäche, treppab schwieriger bei Koordinationsstörung)
- **Obere Extremität:** Handdruck, Arme gegen Druck über Senkrechte, nach vorne, nach hinten heben lassen, „Schubkarrelaufen".

Sensibilität

- *Berührung* (☞ 12.2): mit Wattetupfer prüfen
- *Schmerz:* Spitz/Stumpf-Diskriminierung mit spitz abgebrochenem Holzspatel prüfen
- *Temperatur:* mit heißem oder kaltem Wasser gefüllten Reagenzgläsern prüfen
- *Tiefensensibilität:* Vibration (schwingende Stimmgabel auf Knochenpunkte, z.B. Außenknöchel, aufsetzen), Graphästhesie (geschriebene Zahlen erkennen), 2-Punkt-Diskrimination, Gelenkstellung.

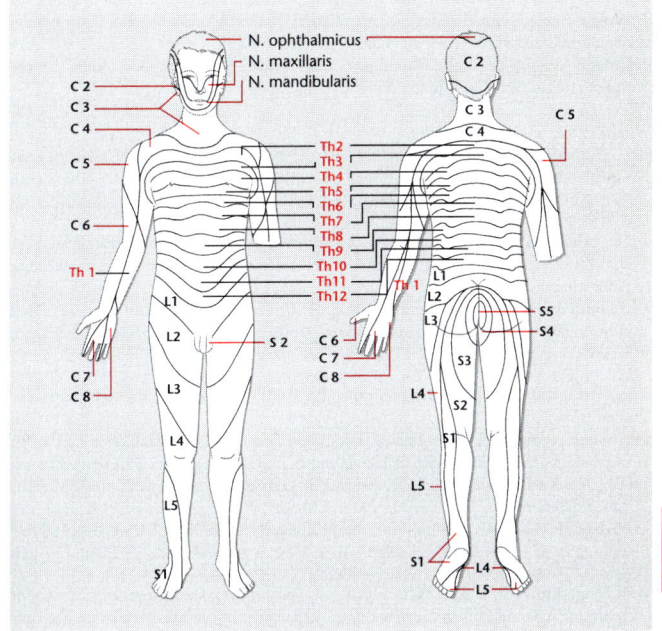

Abb. 12.2: Segmentale Innervation der Haut [L 157]

Koordination

Auf *Sitzen, Stand und Gang* achten. Untersuchungen ab 4.–6. Lj. durchführbar.
- **Romberg-Standversuch:** mit offenen, dann geschlossenen Augen, waagerecht nach vorne gehobenen Armen und eng zusammenstehenden Füßen auf der Stelle stehen. *Beurteilung:* Schwanken nach Augenschluß bei spinaler, vestibulärer oder zerebellärer Funktionsstörung, Absinken eines Armes bei Schädigung des 1. und/oder 2. Motoneurons
- **Unterberger-Tretversuch:** mit geschlossenen Augen und waagerecht nach vorne gehobenen Armen fünfzigmal auf der Stelle treten. *Beurteilung:* Drehung bis 45° physiologisch, wenn > 45° Hinweis auf homolaterale Läsion von Kleinhirn oder Labyrinth
- **Monopedales Stehen und Hüpfen:** 5jährige können 10–12 Sek. auf einem Bein stehen, bzw. 9–10 x hüpfen. 7–8jährige entsprechend > 20 Sek., bzw. > 20 x hüpfen
- **Gangbild:** Strichgang (Seiltänzergang), Zehen- und Hackengang
- **Diadochokinese:** Wechsel von Pronation und Supination der Hand
- **Finger-Nase-Versuch:** mit geschlossenen Augen Zeigefingerspitze in weitem Bogen langsam auf Nasenspitze tippen
- **Knie-Schienbein-Versuch:** mit geschlossenen Augen Ferse auf Tibia hinabfahren
- **Finger-Folge-Versuch:** Zeigefingerspitze des Patienten muß schnellen Bewegungen der Zeigefingerspitze des Untersuchers folgen
- **Finger-Abzähl-Versuch:** Zeigefinger, Mittelfinger, Ringfinger und kleiner Finger tippen abwechselnd auf den opponierten Daumen.

Hirnnerven

Bei Hirnnervenausfällen ist Kenntnis von Kerngebieten und Verlauf wichtig zur Lokalisation möglicher Ursachen. Immer gezielt auf Ausfälle begleitender Hirnnerven achten. Kerngebiete der Hirnnerven sind Mittelhirn (III, IV), Pons (V, VI, VII, VIII) und Medulla oblongata (IX, X, XI, XII).
- **Nn. olfactorii (I):** wechselseitig ein Nasenloch verschließen, Riechsubstanzen (z.B. Vanille, Pfefferminz) anbieten. Parese: ein- oder beidseitige Anosmie nach Schädelhirntrauma
- **N. opticus (II):** *Visus* (fixieren, verfolgen, Bilder, Sehtafeln). *Gesichtsfeld* (Kind sitzt Untersucherin gegenüber, fixiert deren Augen, ein Auge wechselseitig abdecken, Untersucherin bewegt einen Finger von außerhalb des Gesichtsfeldes nach innen bis Finger gesehen wird). *Licht- und Konvergenzreaktion* wechselseitig prüfen. *Augenspiegeln* des Fundus (Stauungspapille, Papillenabblassung, Retinapigmentverschiebungen?)
- **N. oculomotorius (III):** Bulbus in Adduktion und Abduktion nach oben und unten blicken lassen, Pupillenweite beachten und Lichtreaktion prüfen. Parese: gelähmtes Auge nach unten außen, ggf. durch Ptosis abgedeckt, ggf. Mydriasis und Akkomodationslähmung
- **N. trochlearis (IV):** Bulbus-Motilitätsprüfung (siehe N. III). Parese: Kopfschiefhaltung zu gesunder Seite, gelähmtes Auge höher und etwas medial, gelähmtes Auge kann in Adduktion nicht gesenkt werden
- **N. trigeminus (V):** Kornealreflex (s.o.), Sensibilität, Massetereflex (bei leicht geöffnetem Mund Finger waagerecht auf Kinnspitze legen, mit Reflexhammer kurz auf den Finger in Kinnmittellinie klopfen → Unterkiefer-Anhebung), Mundöffnung gegen Widerstand. Parese: Sensibilitätsstörung, bei einseitiger Pterygoideus-Lähmung weicht Unterkiefer zur gelähmten Seite ab
- **N. abducens (VI):** Bulbus-Motilitätsprüfung (siehe N. III). Parese: Kopf zur Seite des gelähmten Auges gedreht, gelähmtes Auge adduziert

- **N. facialis (VII):** Stirnrunzeln, Augen zukneifen, Pfeifen, Zähne zeigen; Geschmacksprüfung (Zucker-, Kochsalz-, Chininlösung, Zitronensaft). Parese
  - *peripher:* Parese der gesamten Gesichtsmuskulatur, je proximaler die Schädigung desto mehr Funktionsbeinträchtigung von Geschmack und Tränensekretion; Hyperakusis
  - *zentral:* Gesichtsmuskelparese unter Aussparung des M. frontalis, keine zusätzlichen Ausfälle
- **N. vestibulocochlearis (VIII)**
  - *N. cochlearis:* Flüstersprache, bei Hörstörung Differenzierung zwischen Schalleitungs- und Innenohrschwerhörigkeit durch Rinne-Versuch (Stimmgabel ist per Luftleitung ca. 30 s länger als über Mastoid-Knochenleitung zu hören); Audiogramm
  - *N. vestibularis:* Romberg- und Unterberger-Versuch (s.o.), evtl. Frenzelbrille, kalorische Nystagmus-Prüfung
- **N. glossopharyngeus (IX), N. vagus (X):** mit Holzstäbchen Würgreflex auslösen. Parese: Kulissenphänomen mit Zug des Gaumensegels zur gesunden Seite bei einseitiger Lähmung, Schluckstörung bei doppelseitiger Lähmung. Bei N. vagus-Parese zusätzlich Heiserkeit (einseitig) bzw. Aphonie (beidseitig)
- **N. accessorius (XI):** Schulterhebung, Kopfbeugung und -drehung gegen Widerstand. Parese (M. trapezius und sternocleidomastoideus): Schulterhebung, Kopfdrehg. gegen Widerstand nicht mögl., Scapula alata bei Streckung der Arme nach vorn verstärkt
- **N. hypoglossus (XII):** Zunge herausstrecken lassen. Bei Parese Abweichung zur gelähmten Seite, Atrophie mit Faszikulationen.

Bulbärparalyse
Nukleäre doppelseitige Lähmungen IX–XII *mit* Atrophie/Faszikulationen der Zunge. Bei **Pseudobulbärparalyse** (supranukleär) zentrale doppelseitige Lähmungen IX–XII *ohne* Atrophie/Faszikulationen, jedoch mit gesteigerten Reflexen.

Augen-Untersuchung

- **Beobachtung:** *Nystagmus* → unwillkürliche rhythmische Bulbusbewegungen (horizontal, vertikal, rotatorisch), meist mit schneller (dient Richtungsbezeichnung) und langsamer Komponente (Ausnahmen: Pendelnystagmus nach beiden Seiten gleichmäßig, Opsoklonus völlig irregulär ablaufender Nystagmus)
  - *Peripherer* Nystagmus (meist mit Schwindel) bei Erkrankungen von Labyrinth und N.vestibularis
  - *Zentraler* Nystagmus bei Erkrankungen von Hirnstamm und Kleinhirn, z.B. Hirntumor, entzündlichem Prozeß
- **Gesichtsfeldprüfung** (s.o.): Gesichtsfeldausfälle z.B. bei Tumor, Neuritis N. optici, Multiple Sklerose
- **Prüfung der Bulbomotorik:**
  - Folgebewegungen: Pat. auffordern mit beiden Augen den vorgehaltenen Zeigefinger zu fixieren und nach oben/unten/lateral/medial zu verfolgen
  - Konvergenz-Reaktion (Zeigefinger wird auf Nasenmitte zubewegt)
  - Kommandobewegungen (Aufforderung nach oben/unten/links/rechts zu gucken).
- **Prüfung schneller Bulbusbewegungen:** *Linsendislokation* z.B. bei Homozystinurie, Marfan-Sy., Ehlers-Danlos-Sy., Hyperlysinämie, M. Sturge-Weber
- **Direkte Beleuchtung der Pupille:** Normalerweise leuchtet die Retina bei Blick in die Pupille in Richtung des Lichtstrahls rot auf. Bei fehlendem Aufleuchten V.a. Katarakt. Zusätzlich Spaltlampen-Test

- **Spaltlampenuntersuchung:** *Hornhauttrübungen* z.B bei Mukopolysaccharidosen, Mukolipidosen, Fukosidose, GM1-Gangliosidose, Zellweger-Sy., M. Fabry, M. Tangier, kongenitale Lues. *Katarakt* z.B. bei pränatalen Infektionen (Röteln), Galaktosämie, Lowe-Sy., Mannosidose, peroxisomalen Erkr., M. Wilson, M. Fabry, Hypoparathyreoidismus, Hypothyreose, Chromosomenaberrationen
- **Augenspiegel-Untersuchung:**
  - *Optikusatrophie:* z.B. mitochondriale und peroxisomale Erkrankungen, Mannosidose, metachromatische Leukodystrophie, Menkes-Sy.
  - *Stauungspapille:* z.B. bei Hirndruck, Pseudotumor cerebri
  - *Retinitis pigmentosa:* z.B. bei kongenitalen Infektionen, mitochondrialen und peroxisomalen Erkrankungen, Abetalipoproteinämie Bassen-Kornzweig, Zeroidlipofuszinose
  - *Kirschroter Fleck:* z.B bei GM1- und GM2-Gangliosidose, M. Niemann-Pick, metachromatischer Leukodystrophie, Sialidose.

Pathologische Befunde

- *Augenmuskelparesen:* z.B. bei Strabismus, Hirnnervenparesen, Myasthenia gravis und mitochondrialen Stoffwechselerkrankungen
- *Blickparesen:*
  - Supranukleäre *Ophthalmoplegie:* Blickparesen aufgrund zentraler Läsionen. *Horizontale Blickparese* ist häufiger. Läsion in Pons (Parese zum Herd), Capsula interna (Parese zur Gegenseite)
  - *Konvergenzlähmung:* keine Konvergenz, jedoch Adduktion bei Seitwärtsblick möglich. Vorkommen bei Hirntumor (Pinealisbereich, ☞ 12.9.1), Schädelhirntrauma (☞ 12.6), Multipler Sklerose
  - *Internukleäre Ophthalmoplegie:* Konvergenz möglich, jedoch keine Adduktion bei Seitwärtsblick mit Nystagmus des abduzierten Auges (Fasc. longitud. med.). Z.B. bei: Hirnstammtumor (☞ 12.9.1), toxisch-metabolisch (z.B. Amitryptilin, Barbiturate, Carbamazepin, Phenytoin), Multipler Sklerose, Myasthenia gravis (☞ 12.10.3)
  - *Okuläre Apraxie:* horizontale schnelle Blickfolgebewegungen sind nicht möglich (bei Beibehaltung der langsamen Folgebewegung), so daß die Augen durch eine ruckartige Mitbewegung des Kopfes in die gewünschte Position gebracht werden. Z.B. bei Hirnstammgliom, lysosomalen Erkrankungen (☞ 12.11.1), Ataxia teleangiektasia (☞ 12.1.6), Chorea Huntington.

HNO-Untersuchung

Indikation:
- Hörschäden-Früherfassung (Hörgeräte-Anpassung mit 6 Mon.!)
- Tonschwellenaudiometrie zur Quantifizierung einer Schwerhörigkeit z.B. bei Z.n. Meningitis/Enzephalitis, Mukopolysaccharidosen, Mannosidose
- Untersuchung des Stapediusreflexes bei Fazialisparese
- Vestibularis-Prüfung bei Schwindel oder Ataxie.

Psychologische Untersuchung

Indikation:
- Leistungsdiagnostik zur kognitiven Beurteilung, z.B. bei Retardierung, Epilepsie
- Diagnostik zur Differentialdiagnose psychosomatische oder organische Erkrankung

- Psychosoziale Beratung
- Hilfe bei Krankheitsbewältigung für Eltern und Patienten.

12.2.4 Elektrophysiologie

EEG

Messung und Aufzeichnung elektrischer Aktivität der Gehirnoberfläche durch Hautelektroden. Die EEG-Ableitung erfolgt an definierten Punkten der Kopfhaut mit 12–21 Elektroden nach standardisierten Programmen. Parallel auf (8)–12–16 Kanälen werden sowohl mehrere bipolare Ableitungen zwischen zwei Meßelektroden als auch mindestens eine Referenz-Ableitung zwischen den Meßelektroden und einer inerten Referenz-Elektrode aufgezeichnet.

Definitionen
- Welle: Potentialschwankung zwischen verschiedenen Ableitungspunkten
- Aktivität: Folge von Wellen
- Komplex: Kombination verschiedener Wellen
- Paroxysmus: Aktivität mit abruptem Anfang und Ende
- Potential: besonders hervorgehobene Welle
- Rhythmus: rhythmische Folge gleicher Wellen.

Wellen und ihre Frequenzen: β-Wellen (Beta): 13–30/s; α-Wellen (Alpha): 8–13/s; ϑ-Wellen (Theta): 4–8/s; δ-Wellen (Delta): 0,5–4/s; Sub-Delta-Wellen: < 0,5/s.

Durchführung
- Möglichst ohne Sedierung, wenn notwendig z.B. Atosil® (1 Tr./kgKG), Protactyl® (2 mg/kgKG p.o.) oder Chloralhydrat (60 mg/kgKG p.o. oder rektal)
- Ableitung: über mind. 15 Min. artefaktfrei, möglichst im ruhigen Wachzustand. EEG kennzeichnen (Augenöffnung, Bewegungen, Wachheitszustand)
- Grundaktivität mit geschlossenen Augen am besten über der Okzipitalregion bestimmen. Sie nimmt mit zunehmendem Lebensalter zu: 6 Mon. 6–7/s, 3 J. 7/s, 6 J. 8/s, Erw. 9–11/s
- **Provokationsmethoden** (bei Erstuntersuchung durchzuführen):
  - *Hyperventilation* ab 5. Lj. über 3 Min, anschließend bis Normalisierung nachbeobachten
  - *Photostimulation* mit Lichtblitz-Frequenzen von 1/s bis 25/s
  - Wenn Wach-EEG mit Provokationsmethoden unauffällig evtl. Schlafentzugs-/Schlaf-EEG
  - **Kontraindikationen:** keine Hyperventilation bei V.a. zerebrale Gefäßstenosen, V.a. Hirndruck und schweren Lungenerkrankungen. Keine Photostimulation bei bekannter photosensibler Epilepsie.

Pathologische EEG-Veränderungen
- *Grundaktivität:* Verlangsamung fokal oder generalisiert, Über- oder Unterlagerung schneller oder langsamer Wellen
- *Pathologische Potentiale*: fokal oder generalisiert
- *Spitzenpotentiale* (hypersynchrone Aktivität): Ein kombinierter Herd (langsame Wellen und Spitzen) spricht für organische Läsionen
- *!* Schwierig ist die Unterscheidung pathologischer EEG-Veränderungen von *Artefakten*. Bulbusbewegungsartefakte treten frontal auf, Muskelartefakte oft temporal.

Typische EEG-Veränderungen
- **Zerebrale Krampfanfälle:** Spitzenpotentiale
  - *5-Tage-Krämpfe:* Theta-Wellen mit Spitzen („theta point alternant")
  - *BNS-Anfälle:* Hypsarrhythmie: kontinuierliche polymorphe Theta/Delta-Wellen mit multifokalen spikes und sharp waves
  - *Myoklonisch-astatische Anfälle:* Spike-wave-variant-Muster
  - *Absence-Epilepsie:* bilateral synchrone 3/s spike-wave-Paroxysmen
  - *Impulsiv-petit-mal:* Poly-spike-wave-Paroxysmen
  - *Dämmerzuständ, atypische Absencen:* sharp and slow waves
- **Schädelhirn-Trauma:**
  - *Allgemeinveränderung:* generalisierte Verlangsamung
  - *Kontusion:* lokale Verlangsamung
  - *Hämatom/Ödem:* lokale Depression von Frequenz und Amplitude
- **Bewußtseinsstörung/Koma:**
  - *Meningitis/Enzephalitis:* generalisierte oder fokale Verlangsamung
  - *Herpes-Enzephalitis:* periodische spikes oder sharp waves
  - *Petit-mal-Status:* kontinuierliche spike waves oder sharp-slow-waves
  - *Stoffwechselstörung:* Burst-Supression-Muster bei nichtketot. Hyperglyzinämie
- **Medikamentenintoxikation:** Benzodiazepine, Barbiturate, Neuroleptika (β-Wellen-Überlagerung)
- **Hirntumoren:** Abflachung und Verlangsamung (Ödem)
- **Entwicklungs-Retardierung:** altersbez. verlangsamte Grundaktivität (☞ 12.1.1)
  - *Angelman-Sy.:* abnorme Theta-Rhythmen, langsame spike-waves
  - *Rett-Sy.:* sharp-waves, die sich im Schlaf-EEG nach okzipital verlagern
- **Neurodegenerative Erkrankungen:** Verlangsamung, hypersynchrone Aktivität.
  - Neuronale Ceroidlipofuscinose: Polyspikes bei Einzelblitzstimulation.

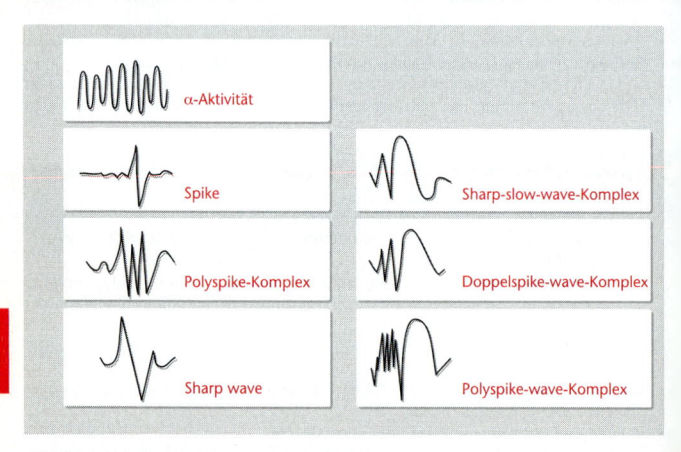

Abb. 12.3: Normale α-Aktivität und Spitzenpotentiale [L 157]

Evozierte Potentiale
Ableitung kortikaler und spinaler Antworten auf visuelle, akustische und somatosensorische Reize („Ereignis-korreliertes EEG"). Prüfung der zentralen Erregungsleitung. Abhängig von Alter (Reifungsgrad), Körpergröße und Vigilanz. Beurteilt werden Potentialmuster, Latenzen (Zeit in ms von Stimulus bis Peak) und Amplitudenhöhe, absolut und im Seitenvergleich.

Visuell Evozierte Potentiale (VEP)
Untersuchung der Sehbahn
- **Indikation:** Erkrankungen von Auge (Amblyopie, Refraktionsstörungen), Sehnerv (Neuritis, Gliom, Optikusatrophie) und ZNS (Hirndruck, Tumoren, Enzephalitis, MS, Vaskulopathien, Demyelinisierung, Speichererkrankungen) sowie psychogene Sehstörung
- **Durchführung:** seitengetrennte Reizung durch Lichtblitzbrille (Sgl. und KK) oder Schachbrettmusterumkehr. Ableitung durch Oberflächenelektrode über okzipitalem Kortex. Zur Lokalisation einer retrochiasmalen Läsion Halbfeldreizung durchführen.

Akustisch evozierte Potentiale (AEP)
Untersuchung der unteren Hörbahnabschnitte.
- **Indikation:** Diagnostik und Verlaufskontrolle von
  - Hörstörungen: Ermittlung der Hörschwelle als Reizintensität in dB (objektive Audiometrie)
  - Hirnstamm-Prozessen: Enzephalitis, Tumor, Demyelinisierung
  - Koma: erhaltene Welle I mit Verlust III–V bei Hirntod
- **Durchführung:** einseitige Click-Reize über Kopfhörer, Ableitung mit einer Oberflächenelektrode über dem ipsilateralen Mastoid.

Somatosensibel evozierte Potentiale (SSEP)
Untersuchung des sensiblen Systems.
- **Indikation:** Diagnostik und Verlaufskontrolle von Erkrankungen von Nerven (Neuropathie, Neuritis), Rückenmark (Plexusparese, Läsion) und Gehirn (Neoplasie, entzündliche, degenerative oder metabol. Erkrankung)
- **Durchführung:** Reizung des N. medianus und N. tibialis. Ableitung definierter spinaler und kortikaler postzentraler Potentiale
- **Interpretation:**
  - *Latenzverzögerung* und normale Amplitude bei Markscheidenschädigung. Untersuchung der Tibialis-SSEP ist sensitiver als die der Medianus-SSEP (längerer Leitungsweg)
  - *Amplitudenminderung* und normale Latenzen bei partieller Leitungsunterbrechung (Raumforderung, entzündlicher oder ischämischer Prozeß) oder axonaler Schädigung (metabolisch, toxisch). Pathologische Tibialis-SSEP bei normalen Medianus-SSEP sprechen für eine Lokalisation kaudal von Th 1.

Nervenleitgeschwindigkeit (NLG)
Die NLG ist stark altersabhängig und verdoppelt sich von Geburt bis zum 8. Lebensjahr.
- **Sensible NLG:** Bestimmung zwischen 2 Punkten eines sensiblen Nerven (z.B. N. medianus, N. suralis) entweder orthodrom (afferent) oder antidrom (efferent)
- **Motorische NLG:** Bestimmung nach proximaler und distaler Reizung eines motorischen Nerven (z.B. N. ulnaris, N. peronaeus) aus der Differenz der Latenzen bis zum Beginn des Muskelantwortpotentials

- **Indikation und Interpretation:** entzündliche, postinfektiöse, metabolische, degenerative, traumatische Erkrankungen der peripheren Nerven. Verringerung der Geschwindigkeit bei Demyelinisierung. Abnahme der Amplitude bei axonaler Schädigung.

EMG
Prinzip, Indikation und Durchführung: Differenzierung zwischen myogenen und neurogenen Muskelerkrankungen durch Bestimmung von Spontan- und Willküraktivität durch intramuskuläre Nadelelektroden. Normale Aktionspotentiale der motorischen Endplatte bei Einstich der Nadelelektrode beginnen mit Auslenkung nach oben (negative Amplitude).

12.2.5 Neuroradiologie, bildgebende Verfahren

- **Schädelsonographie:** Methode der Wahl für Erstuntersuchung bei noch offener Fontanelle bei Fragestellungen wie: intrazerebrale oder intrakranielle Blutung, Erweiterung der inneren oder äußeren Liquorräume, Hirnfehlbildung
- ! Bei Untersuchung nach Schädelhirntrauma immer auch von der Koronarnaht aus transversale Schichten darstellen
- **Schädelröntgen:** immer in 2 Ebenen, a.p. und seitlich bei Fraktur, Hirndruckerhöhung, Shuntdysfunktion, prämaturer Nahtsynostose
- **Kernspintomographie (NMR) und Computertomographie (CT):** Durch ein Magnetfeld (NMR) bzw. Röntgenstrahlung (CT) können Schichtbilder von Gehirn und Rückenmark erstellt werden. Die NMR-Untersuchung liefert in der Regel die besseren Bilder, die Durchführung ist jedoch aufwendiger. Es werden verschiedene Wichtungen gewählt:

NMR-Untersuchung					
Wichtung	TR	TE	Graue Substanz	Weiße Substanz	Liquor
T1	kurz (400–600)	kurz (10–20)	dunkel	weiß	dunkel
T2	lang (2000–2500)	lang (80–120)	weiß	dunkel	weiß
PD	lang (2000–2500)	kurz (10–20)	grau-dunkel	grau-weiß	dunkel
FLAIR	sehr lang (6000)	lang (100)	weiß	grau	dunkel

Angaben in ms, TR = Repetitionszeit, TE = Echozeit zwischen Anregungsimpuls und Resonanzsignal, PD = Protonen-Dichte
FLAIR = Fluid attenuated inversion recovery (Angaben in ms; Richtwerte)

- **Vorbereitung:** für NMR möglichst physiologische Müdigkeits-/Schlafphasen ausnutzen. Bis ca. 6. Lj. mit Sedierung, z.B. Chloralhydratsaft 60 mg/kgKG (ggf. wiederholen). Überwachung im NMR benötigt spezielle amagnetische Ausrüstung, nur im Ausnahmefall mit Narkose
- **Durchführung:** Schnittführung transversal, sagittal und koronar. Bei V.a. Tumor, entzündliche Veränderungen, Abszeß, Demyelinisierung mit Gadolinium als paramagnetischem Kontrastmittel
- **Interpretation:** aufgrund der sich entwickelnden Myelinisierung besonders im ersten Lebensjahr schwierig. Myelinisierung beginnt zentral und okzipital und breitet sich nach peripher und frontal aus.

Vergleich NMR und CT	
NMR überlegen	**CT überlegen**
Tumor, Fehlbildungen (z.B. Gyrationsstörung), Erkrankung der weißen Substanz (MS, Entzündung, Leukodystrophie) Infratentorieller Prozeß Vaskulären Veränderungen (Angio-NMR)	Schädel-Fraktur (Knochenfenstereinstellung) Frische Blutung hyperdens → isodens (8 Tage) → hypodens (21 Tage) Verkalkung (hyperdens) – DD: postinfektiös, neurokutanes Sy., metabolische oder endokrine Erkrankung

12.2.6 Labordiagnostik

Serum/Blut
- **Muskelenzyme:** CK, CK-Isoenzyme, LDH, GOT, GPT, Troponin T (herzmuskelspezifisch)
- **Stoffwechsel:** Laktat, Ammoniak, Aminosäuren, Carnitin, VLCFA, Cholesterin (↓ z.B. bei Smith-Lemli-Opitz-Sy.). Differentialblutbild: vakuolisierte Lymphozyten? (Hinweis auf Speichererkrankung). Bei speziellen Fragestellungen: Pyruvat, organ. Säuren, Kupfer und Coeruloplasmin bei V.a. M.Wilson oder Menkes-Sy., CDT (= Carbohydrate Deficient Transferrin) bei V.a. CDG-Sy.
- **Kongenitale Infektionen:** TORCH-Screening (☞ 6.2)
- **Chromosomen** (☞ 25.3.2): Spezial-Untersuchung auf verstärkte Chromosomenbrüchigkeit bei V.a. Ataxia teleangiectasia Louis Bar
- **DNA** (☞ 25.3.2).

Leukozyten-/Fibroblastenenzyme
Enzym-Untersuchungen zum Nachweis von Mukopolysacchariden, Oligosacchariden, Sphingo-Lipidosen und Glykogenosen.
Informationen über Stoffwechsel-Untersuchungen über die Universitäts-Kinderkliniken. Ein Merkblatt des Bundesgesundheitsamts über Neugeborenen-Screening-Zentren und Behandlungszentren beim Deutschen Ärzteverlag (Postfach 40 02 65, 50832 Köln) gegen adressierten DIN A4-Freiumschlag anfordern.

Liquor
Technik ☞ 2.1.2.
Möglichst immer mit Liquordruckmessung kombinieren (Normalwerte ☞ 12.8.2).
! Nur durchführen, wenn kein erhöhter intrakr. Druck (Augenhintergrund spiegeln).
- **Routine-Labor:** Zellzahl, Eiweiß, Glukose, Pandy-Test
- **Neurochemie:** oligokolonale Antikörper, intrathekale Immunglobulin-Produktion, spezifische intrathekale Antikörper
- **Hygiene:** Antikörper gegen neurotrope Viren, bakteriologische Kultur
- **Stoffwechsel:** Laktat, Aminosäuren und organische Säuren
- **Neurotransmitter** (immer den zweiten ml des punktierten Liquors sofort in flüssigen Stickstoff): z.B. GABA, 5-OH-Indolessigsäure, Homovanillinsäure.

Urin
- **Spontan-Urin:** Aminosäuren, organische Säuren, Orotsäure, Carnitin
- **24-Stunden-Sammel-Urin:** Oligo- und Mukopolysaccharide, Purine/Pyrimidine.

12.2.7 Histologie

Durchführung einer **Hautbiopsie** zur elektronenmikroskopischen Untersuchung bei V.a. Speichererkrankung oder zur Anzüchtung einer Fibroblastenlinie für metabolische oder genetische Untersuchungen (3 % Glutaraldehyd für elektronenmikroskopische Untersuchung, sterile Nährlösung oder physiolog. Kochsalzlösung für Fibroblastenzüchtung). **Muskelbiopsien** bei V.a. angeborene, entzündliche oder neurogene Muskelerkrankungen bzw. metabolische Erkrankungen mit Muskelbeteiligung. **Konjunktivalbiopsie** oder **Nervenbiopsie** zur Nervenuntersuchung bei V.a. Speichererkrankung oder hereditäre Neuropathie.

12.3 Epilepsien und epileptische Syndrome

Epilepsie: 2 oder mehr nicht-febrile zerebrale Krampfanfälle.

Ursachen
- *Idiopathisch:* genetische Disposition. Altersspezifischer Beginn mit typischer Klinik und EEG-Veränderungen
- *Symptomatisch:* sekundär als Folge struktureller Gehirnläsion
- *Kryptogen:* vermutlich symptomatisch mit unbekannter Ursache.

Klassifikation
Gemäß der Internationalen Liga gegen Epilepsie, 1989
- **Fokal:**
  - Idiopathisch: benigne Partialepilepsie Rolando (3–13 J., ☞ 12.3.5)
  - Symptomatisch: Temporal-, Frontal-, Parietal- oder Okzipital-Lappen-Epilepsie
  - kryptogen

  Die benigne Partialepilepsie ist im Kindesalter häufig und hat eine gute Prognose, andere fokale Anfälle haben in der Regel eine schlechtere Prognose, da sie durch strukturelle Schädigungen verursacht sind
- **Generalisiert:**
  - Idiopathisch: benigne neonatale Anfälle (5-Tageskrämpfe), benigne myoklonische infantile Epilepsie (6 Mon.–3 J.), Pyknolepsie (Absencen, 5–8 J.), Impulsiv-Petitmal (Myoklonien, 12–18 J.), Aufwach-Grand-mal (10–25 J.)
  - Symptomatisch: frühinfantile myoklonische Enzephalopathie, frühinfantile epileptische Enzephalopathie mit burst suppression (Ohtahara)
  - Kryptogen/symptomatisch: West-Sy. (BNS-Anfälle, 3–9 Mon., ☞ 12.3.4), Lennox-Gastaut-Sy. (1–7 J.), myoklonisch-astatische Anfälle (1–9 J.)
- **Epilepsien ohne Zuordnung fokaler/generalisierter Genese:**
  - Neugeborenen-Anfälle (☞ 12.3.3)
  - Kindliche myoklonische Epilepsie (6 Mon.–3 J.)
  - ESES (electrical status epilepticus during slow sleep)
  - Landau-Kleffner-Sy. (Epilepsie-Aphasie-Sy., 2–8 J.)
- **Gelegenheitsanfälle:** Fieberkrämpfe (☞ 12.3.2)

> **Selbsthilfegruppen**
>
> Deutsche Epilepsie-Vereinigung, Zillestr. 102, 10585 Berlin, Tel.: 030/3424414 und Informationszentrum Epilepsie (IZE), Herforder Str. 5–7, 33602 Bielefeld, Tel.: 0521/124117

12.3.1 Epilepsien

Klinik ☞ 12.1.7

Diagnostik

- **Anamnese:** Familienanamnese (zerebrale Krampfanfälle?), Vorerkrankungen, z.B. Diabetes, Rachitis, Schädel-Hirn-Trauma, Fieber, Medikamente, Alkohol, Intoxikation?
- **Labor:** NH_3, BZ (ggf. 2 ml/kgKG 20%ige Glukose-Lösung), Ca, Mg, Na, K, Blutgasanalyse, BSG, CRP, Serologie, Stoffwechsel (Laktat), Toxikologie
- **Liquor:** bei V.a. auf Infektion und fehlenden Hirndruckzeichen (☞ 12.2.6)
- **Urin:** Drogenscreening, Stoffwechsel-Untersuchungen
- **NMR/CT:** bei V.a. fokale Symptomatik oder Hirndruckzeichen (☞ 12.2.5). DD: Raumforderung, Blutung, Fehlbildung.

Differentialdiagnose

- **Synkopen:** reflektorisch (Orthostase, vagovasale Synkopen), kardiogen (QT-Sy., Rhythmusstörungen, Herzfehler); nächtliche Episoden (Angstträume, Pavor nocturnus, Somnambulismus, Enuresis nocturna)
- **Anfallsartige Bewegungsstörungen:** Jactatio capitis, Tics, Tremor, Dyskinesien, Einschlafmyoklonien, paroxysmale Choreoathetose, Hyperekplexie
- **Vaskuläre Affektionen:** Migraine accompagnee, TIA
- **Affektive/psychische Verhaltensänderungen:** psychogen-hysterische Anfälle, Affektkrämpfe, Simulation, Hyperventilationstetanie, Münchhausen-Sy. („by proxy" = Epilepsie durch Verwandte vorgetäuscht), Narkolepsie (Schlafanfälle, Kataplexie), paroxysmale Vertigo.

> Bei Unklarheit über fraglichen Grand-mal sofort bis 20 Min. postkonvulsiv CK und Prolaktin bestimmen. Eine Prolaktin-Erhöhung um den Faktor 2,5–3 spricht für einen zerebralen Krampfanfall.

Therapie

Medikamentöse Therapie

- **Behandlungsbeginn:** schwere (prolongierte) oder häufige Anfälle (mehr als 2 x/Jahr), unter Abwägung der Nachteile der medikamentösen Ther. gegenüber der Beeinträchtigung durch Anfälle. Krampfanfälle und nicht alleinige EEG-Veränderungen (Ausnahme: bioelektrischer Status) behandeln. Immer als Monother. beginnen. Dosierung ausreizen, ggf. bis zum Auftreten von Nebenwirkungen, bevor Kombinationsther. begonnen wird
- **Untersuchungen vor Behandlungsbeginn:** sorgfältige klinische Untersuchung. Labor: BB mit Thrombos, BZ, Na, K, Ca, Phosphat, GOT, GPT, γ-GT. Vor Valproat zusätzlich: Gerinnung, Blutungszeit, Amylase, Lipase, Bilirubin, Ammoniak, Laktat

Antikonvulsiva – Therapierichtlinien

Generikum Präparate Bsp.	Dosis mg/kg/d	ED/ Tag	Aufbautempo	HWZ (d)	Abbautempo	Therap. Spiegel mg/l (µmol/l)
Carbamazepin (CBZ) Tegretal® Timonil®	(15)–20–25	3–4, 2 bei Retard Tabl.	langsam 3–4 Wo. (zerebrale Adaptation)	1/2–1 1/2	bei Exanthem sofort, Entzugssymptomatik?	3–12 (13–50)
Clobazam (CLB) Frisium®	0,2–1	3	langsam 2Wo. nach NW	–	langsam ausschleichen	–
Clonazepam (CZP) Rivotril®	0,15	3	initial 0,05 mg/kgKG, alle 3 d um 0,05 mg/kgKG↑	1/2–1 1/2	langsam	–
Ethosuximid (ESM) Petnidan®	(20)–30	3	1–2 Wo. 1 ED alle 4–5 d	1/2–3	rasch, keine Entzugssymptomatik	40–100 (280–700)
Lamotrigin (LTG) Lamictal®	1 (mit VPA)– 15 (mit CBZ)	2	langsam 4 Wo. ohne VPA 6 Wo. mit VPA	1 (0,5–3)	bei Exanthem sofort	2–10 (8–40)
Phenobarbital (PBT) Lepinal® Luminal® Luminaletten®	(3)–4–(5)	1–2	einschleichend 1/2 ED alle 3 d (zerebrale Adaptation)	3–5	langsam	10–40 (45–170)
Phenytoin (PHT) Epanutin® Phenydan® Zentropil®	5–7	1–2	kein Einschleichen bei Monotherapie Cave: allerg. Reaktion bei schneller Steigerung	1–2	langsam	5–20 (20–80)
Primidon (PRM) Liskantin® Mylepsinum®	(15)–20–(25)	3–(4)	langsam 3(4) Wo. 1/4 Tabl. alle 3–5 d	PRM: 3–24 h, PBT: 3–5 d	langsam	4–15 (20–70)
Sultiam (SLT) Ospolot®	3–8	3	sofort volle Dosis	–	sofort absetzen	–
Valproat (VPA) Orfiril® Ergenyl®	20–30–(60)	2–3, 2 bei Retard Tabl.	einschleichend 1–2 Wo. 1 ED alle 3 d (intestinale NW)	8–15 h	rasch absetzen	30–120 (180–820)
Vigabatrin (VBT) Sabril®	40–100–(150)	2	langsam 1–2 Wo.	1–2 d	langsam, auch dann Entzugskrämpfe	–

12.3 Epilepsien und epileptische Syndrome

Antikonvulsiva – Neben- und Wechselwirkungen

Generikum	Wirkung auf and. Med.	Beeinflußung durch andere Medikamente ↑ ↓	Nebenwirkungen	Überdosis
Carbamazepin (CBZ)	PBT ↓, PHT ↓, VPA ↓, Warfarin ↓, Doxycyclin ↓	SLT, VPA, Erythromycin INH	PBT, PRM, PHT, Euphyllin	Müdigkeit, Sehstörg., Übelkeit, Obstipation, Durchfall, Schwindel, Dermatitis, Haarausfall, extrapyramidale Dys-/Hyperkinesie, Herzrhythmusstörg., inadäquate ADH-Sekretion, Leuko-, Thrombopenie, Transaminasen ↑	Sehstörung, Nystagmus, Ataxie, Tremor, Kopfschmerzen, Müdigkeit, Erregbarkeit
Clobazam (CLB)	gering	gering	gering	Verschlechterung tonischer Anfälle, Ataxie, Müdigkeit, Muskelhypotonie, Verhaltensstörungen	bei CZP stärker als bei CLB
Clonazepam (CZP)	gering	gering	gering	Übelkeit, Erbrechen, Hypersekretion von Speichel- und Bronchialdrüsen	Aggressivität, Appetitlosigkeit
Ethosuximid (ESM)	PHT ↑ VPA ↑	gering	gering	Müdigkeit, Verstimmung, Euphorie, Schlafstörung, Appetitlosigkeit, Übelkeit, Erbrechen, Gewichtsverlust, Leukopenie, Proteinurie	Somnolenz, Erregbarkeit
Lamotrigin (LTG)	/	VPA PB/PRM	CBZ	tox.-allergisches Exanthem Sehstörungen, Müdigkeit	
Phenobarbital (PBT)	CBZ ↓, PHT ↑↓, VPA ↓, Warfarin ↓, Doxycyclin ↓, Trimetoprim ↑	SLT, VPA	CBZ	Müdigkeit, Erregbarkeit, Hyperaktivität, Depression, Obstipation, Harnverhalt, Osteopathie, Exanthem, Verminderung der Vit.K abh.-Gerinnungsfaktoren bei NG, Leukopenie	akut: Schläfrigkeit, Koma Erregung, chronisch: Verlangsamung
Phenytoin (PHT)	CBZ ↓ VPA ↓ PRM ↑, PBT ↑↓, Doxycyclin ↓	Sulfonamide, Trimethoprim, INH, Chloramphenicol	SLT, (VPA) Theophyllin	Gingivahyperplasie, Exanthem, Hirsutismus, Vergröberung der Gesichtszüge, Osteopathie, Müdigkeit, Reizbarkeit, extrapyramidale Dys-/Hyperkinesie, Vit. K abh.-Gerinnungsfaktoren ↓ (bei NG behandelter Mütter), megaloblast. Anämie, Kleinhirnschäden	Ataxie, Schwindel, Erbrechen, Tremor, Doppelbilder, Blickrichtungsnystagmus, Müdigkeit Erregung
Primidon (PRM)	CBZ ↓, PHT ↓↑, VPA ↓, Warfarin ↓, Doxycyclin ↓, Trimetoprim ↑	SLT, VPA	–	bei Therapiebeginn evtl. Schwindel, Schläfrigkeit, Erbrechen, ear PBT	wie PBT
Sultiam (SLT)	PHT ↑			Tachypnoe mit metab. Azidose, Parästhesien	
Valproat (VPA)	CBZ ↑, PBT ↑, PRM ↑, PHT ↑↓, LTG ↑, Warfarin ↑	Acetylsalicylsäure	PBT, PRM, PHT, CBZ	Übelkeit, Erbrechen, Appetit ↑ oder ↑, Tremor, Gerinnungsstörungen (Hypofibrinogenämie) Enzepalopathie, Hepatopathie, Pankreatitis, Ödeme, Haarausfall, Thrombozytopenie/-pathie, Hyperammoniämie, Hyperglyzinämie/-urie	Schläfrigkeit, Tremor
Vigabatrin (VBT)	PHT ↓	–	–	Erregung, Psychose, Diplopie, Entzugskrämpfe irreversible Gesichtsfelddefekte	

- **Behandlungskontrolle:** Anfallskalender, EEG, Blutbild, alkalische Phosphatase sowie spez. Nebenwirkungen. Bei Valproat gelten zusätzliche Regeln zur Behandlung und Verträglichkeitskontrolle. **Blutspiegelkontrolle** bei Therapieresistenz trotz hoher Dosierung, Interaktionen verschiedener Antikonvulsiva, vor Dosis-Steigerung von Medikamenten mit nicht-linearer Kinetik (DPH, CBZ), Compliance-Kontrolle, bzw. zur DD Intoxikation/Symptom der Grunderkrankung.
- ! Bei Anfallsfreiheit und Fehlen von Intoxikationszeichen keine Dosisänderung zur Anpassung des Blutspiegels!
- **Anfallsverstärkende Medikamente:**
  - Absolute Kontraindikation: Gyrasehemmer
  - Relative Kontraindikation: Antihistaminika, Aciclovir, Indometacin, Sympathomimetika, Theophyllin
- **Behandlungsbeendigung:** nach (2)–3jähriger Anfallsfreiheit und unauffälligem/unspezifisch verändertem EEG seit mindestens 1 J. Bei persistierenden hypersynchronen EEG-Veränderungen nach mind. 5jähriger Anfallsfreiheit. Über 1/2–2 J. schrittweise ausschleichen, jeweils zuvor EEG-Kontrolle. Bei primär generalisierten Epilepsien Ther. nicht unmittelbar vor oder während Pubertät beenden. Rezidiv-Quote insgesamt etwa 25 %, sehr niedrig bei Rolandi-Epilepsie, bis zu 85 % bei juvenilem Aufwach Grand-mal.

Grundprinzipien der Medikamentenwahl		
	Fokale Epilepsien	**Generalisierte Epilepsien**
1. Wahl	CBZ (symptomatisch) SLT (idiopathisch)	VPA ESM (nur bei Absencen)
Weitere Wahl	PHT, VPA, LTG (ab 12 J.) PB/PRM CLB (idiopathisch) (VBT)	PBT/PRM, PHT, BRO (frühkindl. GM-Epil.) LTG (noch nicht zugelassen)

Parenterale Ersatzmedikation oraler Antikonvulsiva	
p.o.	**i.v.**
CBZ	PBT, (PHT)
ESM	Diazepam
PRM	PBT
VPA	VPA (i.v. Lösung)

Nicht-medikamentöse Therapie
Wichtig ist ein geregelter Schlaf-Wach-Rhythmus mit ausreichend Schlaf, kein Alkohol. Bei photosensibler Epilepsie (grün-) getönte Sonnenbrille und Vorsicht beim Fernsehen und bei Computerspielen!

Sozialmedizinische Beratung
- *Schule:* Lehrer informieren, adäquate Schulform ohne Unter-/Überforderung
- *Sport:* keine grundsätzlichen Bedenken, Einschränkungen lediglich in Phasen großer Anfallsgefährdung und besonders gefährdenden Sportarten, z.B. Schwimmen nur unter sorgfältiger Aufsicht
- *Führerschein:* Voraussetzung sind 2 J. Anfallsfreiheit und EEG ohne hypersynchrone Aktivität
- *Berufsberatung:* Vorsicht bei besonderer Unfallgefährdung wie Kraftfahrer, Dachdecker und bei Wechselschicht (Schlaf-Wach-Rhythmus).

12.3.2 Fieberkrampf

- **Einfacher Fieberkrampf** (75 %): tonisch-klonischer oder tonischer primär generalisierter zerebraler Gelegenheitskrampf bei Fieber ohne andere Ursache, 6. Mon. bis 6. Lj.
- **Komplizierter Fieberkrampf** (25 %) mit zusätzlich mind. einem der folgenden Charakteristika: fokaler Anfallsbeginn, Anfall länger als 15 Min., postparoxysmale Paresen, hypersynchrone Potentiale im Intervall-EEG, mehr als 1 Anfall innerhalb von 24 h, Auftreten außerhalb des Prädilektionsalters, zerebrale Vorschädigung

! Ein Fieberkrampf dauert in der Regel 5–10 Min. und damit länger als afebrile Anfälle bei Epilepsie.

Diagnostik
- Bei erstem Fieber-Krampfanfall Lumbalpunktion durchführen, insbesondere
  - bei geringstem klinischen Verdacht auf Mengitis/Enzephalitis
  - bei Kindern < 18 Mon. (Ausschluß Meningitis)
  - bei kompliziertem Fieberkrampf (fokal: Ausschluß Herpes-Enzephalitis)
  - bei antibiotischer Vorbehandlung
- Nach Fieber-Ursache suchen: z.B. Luftwegsinfekt, HWI, Exanthema subitum
- EEG: bei fokal betontem Fieberkrampf sofort, bei einfachem Fieberkrampf erst nach 14 Tagen, um postiktale oder febrile EEG-Veränderungen zu vermeiden.

Ersttherapie
- Anfallsunterbrechung durch **Diazepam-Rektiole** (0,5–0,7 mg/kgKG): Kinder bis 12 kg 5 mg, Kinder ab 12 kg 10 mg; ggf. ab 5 Min. wiederholen. Oder **Clonazepam i.v.** (Rivotril®, 1 Mischamp. = 2 ml = 1 mg) (0,05)–0,1 mg/kgKG i.v.
- Fiebersenkung durch **Paracetamol-Supp.** 10–20 mg/kgKG, Wadenwickel.

Prophylaxe
- **Antipyretische Therapie:** Paracetamol immer bei Fieber ≥ 38,5 °C
- **Intermittierende Diazepam-Prophylaxe** bei Fieber ≥ 38,5 °C mit Diazepam-Supp. 0,3–0,5 mg/kgKG alle 8 h, bis 12 h fieberfrei jedoch nicht länger als 48 h. *Nachteil:* Krampfanfall oft schon im 1. Fieberanstieg
- **Antikonvulsive Dauerprophylaxe** mit Phenobarbital (2–3 mg/kgKG) oder Valproat (20–30 mg/kgKG) nur in Ausnahmefällen (mehrfach wiederholende oder prolongierte Krampfanfälle). Nach 2jähriger Anfallsfreiheit bei unauffälligem EEG ausschleichen. *Nachteil:* Medikamenten-NW, Compliance-Verlust, verzögerte kognitive Entwicklung.

Prognose
3–4 % aller Kinder bekommen einen Fieberkrampf, 20–30 % erneut. Die Wahrscheinlichkeit steigt beim Vorliegen eines oder mehrerer zusätzlicher Risikofaktoren: Alter unter 15 Mon., Auftreten eines komplizierten Fieberkrampfes, sehr häufiges Auftreten von Fieber, Verwandte 1. Grades mit Fieberkrämpfen oder Epilepsie. 2–4 % der Kinder mit erstem Fieberkrampf entwickeln eine Epilepsie. Im Vergleich: 1 % der Gesamtpopulation hat eine Epilepsie.

12.3.3 Neugeborenenkrämpfe

Tonisch (oft bei Frühgeborenen), klonisch oder myoklonisch, oft jedoch aufgrund ZNS-Unreife subtil (Blinzeln, Schmatzen, Apnoen), sehr variable Dauer.

- **Ursachen:**
  - 1.–3. Lebenstag: z.B. Asphyxie, Trauma, Hypoglykämie
  - nach dem 3. Lebenstag: z.B. Infektion, Stoffwechselerkrankung, Fehlbildung
  - um den 5. Lebenstag relativ häufig (5-Tageskrämpfe), keine Ursache bekannt, relativ gute Prognose
- **Diagnostik:**
  - *Labor:* Glukose-Stix-Test, BZ, Ca, Mg, Na, K, Phosphat, BGA, großes BB, CRP, Serologie, Blutkultur
  - *Liquor:* Meningitis, Enzephalitis, Subarachnoideal-Blutung?
  - EKG und Blutdruckmessung
  - *Schädel-Sonographie:* Fehlbildung, Hirnblutung?, ggf. CT/NMR
  - EEG, opthalmologische Untersuchung (Stauungspapille?)
- **Differentialdiagnose:**
  - Hyperexzitabilität: durch passive Flexion zu unterbrechen, keine Augen-Sympt.
  - Schlafmyoklonien: verschwinden durch Wecken
- **Erhaltungs-Therapie:** *Phenobarbital* 3–5 mg/kgKG in 2 ED, bei fehlendem Ansprechen alternativ *Phenytoin* 5 mg/kgKG i.v. in 2 ED, nur parenterale Gabe, da sehr unsichere enterale Resorption
- **Prognose:** 30–35 % der Kinder zeigen eine Entwicklungsretardierung, sehr abhängig von vorliegender Grundstörung. 10–20 % der Kinder entwickeln eine Epilepsie.

Akuttherapie

- 20%ige Glukose-Lösung: 2 ml/kgKG i.v. (= 0,4 g/kgKG)
- 10 %-Ca-Glukonat-Lösung: 2 ml/kgKG langsam i.v.
- ggf. 10 % Magnorbin: 0,5 ml/kgKG langsam i.v.
- Vitamin B6 (Pyridoxin): 50–100 mg i.v.
- Phenobarbital: 15(–20 mg/kg) KG langsam i.v. (fraktionierte Gabe)

Bei weiterbestehenden Krampfanfällen nach 5–10 Min.:
- Phenobarbital bis 5(–10) mg/kgKG langsam i.v. (*Cave:* Atemdepression)
- Chloralhydrat rektal: 50 mg/kgKG d.h. 1/4 Rektiole beim reifem NG
- ggf. Clonazepam (*Cave:* zentrales anticholinerges Syndrom!): 0,05 mg/kgKG langsam i.v., ggf. wiederholen bis Gesamtdosis 0,15 mg/kgKG
- Phenytoin: 10 mg/kgKG über 15 Min. als Kurzinfusion. Kontrolle von Herzfrequenz und RR. Dann 20 mg/kgKG in 24 h Phenytoininfusionskonzentrat.

12.3.4 BNS-Anfälle (West-Syndrom)

- *Idiopathisch* (30 %): meist unauffällige Entwicklung bis zur Epilepsie-Manifestation, keine Ursache nachweisbar
- *Symptomatisch* (70 %): bei strukturellen, neurometabolischen oder entzündlichen ZNS-Erkrankungen.

Klinik
Blitzartige Myoklonie mit Kopfnicken, Auseinanderreißen der Arme und langsam tonischem Zusammenführen wie bei Salam-Gruß, in Serien auftretend. Beginn meist zwischen 3. und 7. Mon.

Diagnostik
- EEG: diffuse gemischte hypersynchrone Aktivität wechselnder Lokalisation mit langsamen (1–7/s) und hochamplitudigen Wellen (> 200 µv) und Spitzenpotentialen (Hypsarrhythmie)
- LP, TORCH, Wood-Licht-Lampe (white spots bei Tuberöser Sklerose), NMR/CT, Stoffwechsel-Untersuchungen (☞ 12.2.6), Augenhintergrund (Chorioretinitis?).

Therapie
- Versuch mit **Vitamin B$_6$:** 50–100 mg/kgKG in 3 ED p.o. Jeden 2. Tag steigern auf 250–300 mg/kgKG. Cave: gastrointestinale Nebenwirkungen. Wenn innerhalb 7–10 Tagen kein deutlicher Einfluß auf Krampfanfälle oder EEG:
- **ACTH** (Synacthen Depot®) 15 IE/m^2 KO morgens i.m. Bei ausbleibender Wirkung nach 2 Wo. Dosis-Verdoppelung, bei Anfallsfreiheit und völligem Verschwinden der Hypsarrhythmie frühestens nach 2 Wo. Reduktion auf 2tägliche Gabe, dann weitere Intervall-Verängerung und Dosis-Reduktion über 4–5 Mon. nach Empfehlungen des Königsteiner Arbeitskreises für Epileptologie. Therapie-Abbruch wenn nach 4 Wo. weder Effekt auf Anfälle noch auf EEG, Dosis alle 2–3 Tage halbierend ausschleichen. *NW:* Cushing-Sy., Verstimmung, Stupor, Hypertonie, hypertrophische Kardiomyopathie, Kalzinose von Nieren und Pankreas, Nephrolithiasis, diabet. Stoffwechsellage, gesteigerte Infektanfälligkeit. Spezielle Diagnostik vor und während Ther. (Körpermaße, RR, Rö-Thorax, Rö-Handwurzel, EKG, Sono-Herz u. -Abdomen, Leberstatus, Tuberkulin-Test)
- Alternativ evtl. Vigabatrin (Sabril®), 60–150(-200) mg/kgKG. *NW:* Gesichtsfelddefekte

Prognose
20–30 % der Patienten sterben bis zum 3. Lj. 50 % entwickeln ein Lennox-Gastaut-Sy. mit mentaler Retardierung, schwer therapierbaren überwiegend myoklonischen Anfällen und diffuser hypersynchroner Aktivität.

12.3.5 Benigne Partialanfälle (ROLANDO)

Partialanfälle meist mit motorischer oder sensorischer Symptomatik ohne Bewußtseinstrübung, zwischen (2.)–7.–10.–(12.) Lj.

- **Klinik:** meist aus dem Schlaf auftretende sensible und motorische Ausfälle oder Reizzustände, typischerweise im Bereich des Mundes, der Mundhöhle und der Zunge mit meist tonischen Krämpfen von Kau- und Gesichtsmuskulatur und Speichelfluß; auch Grand-mal
- **Diagnostik:** EEG (uni- oder bilaterale zentrotemporale sharp-wave-Aktivierung im Schlaf)
- **Therapie:** bei Anfallshäufung Sultiam (3–8 mg/kgKG in 3 ED)
- **Prognose:** Anfälle verschwinden bei 98 % der Kinder in Pubertät.

12.4 Kopfschmerzen und Migräne

Rezidivierende Kopfschmerzen treten bei 5 % aller Kinder auf.
Kopfschmerzqualitäten: dumpf, drückend, pulsierend, bohrend, hämmernd, stechend.

Differentialdiagnose Kopfschmerzen
- **Spannungskopfschmerz:** diffuser oder fronto-okzipital betonter Dauer-Schmerz, oft Gefühl eines engen Bandes um den Kopf, meist > 10. Lj. Bevorzugt nachmittags und abends, während Stress und Depression, keine assoziierten Symptome, meist keine Besserung mit Schlaf. *Ther.:* Paracetamol, Relaxations-Techniken, Psychother.
- **Vasomotorische Kopfschmerzen:** geringere aber längere Schmerzen als bei Migräne (s.u.), mehr psychische Überlagerung
- **Refraktionsanomalien:** Myopie, Hyperopie, Astigmatismus
- **Fortgeleiteter Schmerz** von Augen, Ohren, Nase, NNH, Zähnen, Pharynx, HWS
- **Vaskulär:** Migräne (s.u.), arterieller Hochdruck
- **Meningeal:** Meningitis (☞ 6.3.2), Leukämie, Blutung
- **Nerval:** Neuritis (z.B. Trigeminus-Neuralgie)
- **Ossär:** Osteitis, Osteom, Fraktur
- **Chronisch erhöhter Hirndruck** (☞ 12.8): Neoplasma, Abszeß, Trauma, Hydrozephalus, Pseudotumor cerebri
- **Erniedrigter Hirndruck:** nach LP oder Ventrikelpunktion, Liquor-Leck z.B. nach Fraktur
- **Psychogen:** Depression, Angst, Konversionssymptomatik.

Migräne
Klinik
Akut einsetzende halbseitige, frontal betonte, bis mehrere Stunden andauernde Kopfschmerzen mit vegetativer Begleitsymptomatik (Licht- und Geräuschempfindlichkeit), beschwerdefreies Intervall, keine Tageszeitbindung, unterschiedlichste Auslöser (Anspannung, Schlafentzug, Fieber), meist mit der Pubertät beginnend, jedoch auch schon mit 2 J. möglich.
Migraine accompagne: zusätzliche neurologische Symptome: z.B. Hemiparese/-hypästhesie, Ataxie, sensomotorische Aphasie, Gesichtsfeldausfälle und andere Hirnnervenausfälle, Basilaris-Symptome (z.B. Gleichgewichtsstörungen), Bewußtseinsstörung.

Diagnostik
- Diagnostische *Migräne-Kriterien* (mindestens drei):
  - Intermittierende, klopfende Kopfschmerzen
  - Vollständiges Verschwinden der Kopfschmerzen mit dem Schlaf
  - Aura (oft visuell)
  - Übelkeit, Erbrechen oder Bauchschmerzen
  - Einseitiger Schmerz
  - Positive Familienanmnese (70–80 %, zumeist Mutter)
- Klinische Untersuchung: Augenhintergrund, neurologischer Status mit Hirnnervenuntersuchung, Blutdruck, HNO-Status mit Mastoid und Nasennebenhöhlen (ggf. Sono., Rö.), EEG: sehr variabel, Störungen des Grundrhythmus, Verlangsamung, bis herdförmige Allgemeinveränderungen

- **Bei Verdacht auf Hirndruck-Erhöhung:** CT/NMR, im Migräne-Anfall zeigt sich typischerweise ein periventrikuläres Ödem
- **Bei unauffälligem CT/NMR:** evtl. LP mit Druckmessung, Bakteriologie, Antikörperuntersuchungen (einschließlich evtl. Borrelien).

Therapie der Migräne
Therapiebeginn möglichst im Prodromal-Stadium mit Paracetamol.

Akut-Therapie
- Allgemein: ruhiger und dunkler Raum, kühle Umschläge
- Paracetamol Supp.: KK 250 mg, SK 500 mg, Jugendl. 500–1000 mg
- Bei Erbrechen Dimenhydrinat Supp. (z.B. Vomex A®): KK 40 mg, SK 70 mg, Jugendl. 150 mg
- Nur in Ausnahmefällen zu Beginn des Migräne-Anfalls bei Jugendlichen über vorerst 2–3 Mon. versuchsweise Dihydroergotamin (z.B. Dihydergot®-Tropfen bis 3 x 1 mg/m² KOF u. Tag = 3 x 10 Tr./m² KOF) oder Ergotamintartrat (z.B. Cafergot N®, bis 3 x 1 mg/m² KOF u. Tag = 3 x 1 Kapseln à 1 mg oder 3 x 1/2 Supp. à 2 mg).

Prophylaxe
- Allgemein: Biofeedback-Techniken, Diätversuche (Weglassen von Schokolade, Käse, Zitrusfrüchten und Coffein)
- Propanolol (z.B. Dociton®; Kinder 8–15 J. 10 mg 1 x/Tag, KI: Asthma bronchiale, Herzerkrankungen), für mindestens 6 Mon., dann erneute Entscheidung!

12.5 ZNS-Fehlbildungen

12.5.1 Meningomyelozele

- **Spina bifida occulta:** fehlender Schluß des knöchernen Wirbelbogens
- **Spina bifida aperta:**
  - *Dermalsinus* (Dermalfistel): Verbindungsgang zwischen Haut (oft in behaartem Pigmentfleck endend) und Spinalkanal, meist sakro-kokzygeal, oft Verwachsungen mit Dura und gutartigen Tumoren im Spinalbereich (Lipom, Dermoid)
  - *Meningozele:* Vorwölbung der Meningen (Dura und Pia)
  - *Meningomyelozele* (MMC): Vorwölbung von Meningen und RM
  - *Offene Myelozele:* MMC plus zusätzlicher Hautdefekt
- Gelenkkontrakturen, Hüftluxationen, Klumpfußbildung, Skoliose ☞ 23.1.5
- **Chiari-Malformation** (90 % der MMC): Herniation des unteren Kleinhirns und Hirnstamms durch Foramen occipitale magnum in zervikalen Spinalkanal → Hydrozephalus.

Klinik
Das oberste betroffene Segment bestimmt die neurologischen Ausfälle. Ausfall in Höhe S_2 führt zu Paresen kleiner Fußmuskeln und Blasenentleerungsstörung. In aufsteigender Reihenfolge kommen Plantarbeuger, Hüftstrecker und Darmentleerungs-

störung (S_1), Kniebeuger und Hüftabduktoren (L_5), Hüftadduktoren (L_4), Kniestrecker (L_3), Hüftbeuger und Beckenbodenmuskulatur (L_2) sowie Unterbauch- und Rückenmuskulatur (L_1) hinzu.

Diagnostik: Sono Schädel (ggf. CT/NMR cerebral u. spinal), Rö-Thorax/Wirbelsäule, Sono-Abdomen mit Nieren.

Therapie
- *Pränatal bekannte MMC:* Sektio anstreben, sterile Versorgung des Kindes, Abdecken der Zele mit steriler Folie
- *Operative Versorgung* (Neurochirurgie): offene Myelozelen am 1. Lebenstag (Infektionsgefahr), andere Formen der Spina bifida aperta in den ersten Lebenstagen. Ventrikulo-peritonealer Shunt in 1. bis 2. Lebenswoche (☞ 12.8.2) bei rasch progredientem Hydrozephalus
- Krankengymnastik, orthopädische (Klumpfuß-Ther., Spitzfuß-Prophylaxe, US-Gehschienen ☞ 23.1.5; 23.4) und urologische Behandlung (ggf. Blasentraining, antibiotische Harnwegsinfektprophylaxe, ggf. intermittierendes Einmal-Katheterisieren bei Blasenentleerungsstörung ☞ 8.5.2), Mastdarmtraining.

Prognose: abhängig von betroffenem Segment. Schlecht bei hoher Lokalisation und kongenitalem Makrozephalus. Bei Störung unterhalb von S_1 fast normales Gangbild, oberhalb von L_4/L_5 ist Gehen nur mit speziellen orthopädischen Hilfen möglich.

Prophylaxe: Zufuhr von B-Vitaminen und Folsäure präkonzeptionell bis in Früh-SS reduziert MMC-Prävalenz.

12.5.2 Tethered Cord

Wegen des schnelleren Wachstums der Wirbelsäule kommt es in den ersten Lebensjahren zu einer Aszension des Rückenmarks. Ist das Rückenmark an die Dura gefesselt (tethered), z.B. durch Verwachsungen bei MMC, durch Lipome oder Dermoide, entwickeln sich sekundäre neurologische Ausfälle.
- **Symptome:** Hinweise auf Lipom oder Spina bifida, progrediente Gangstörung, Spitzfußhaltung, Reflexverlust, Blasen-Darm-Entleerungsstörungen
- **Diagnostik:** Rö-Wirbelsäule a.p. und seitlich, spinales NMR, SSEP (Tibialis pathologisch bei normalem Medianus), Urin-Status, Zystomanometrie mit Restharnbestimmung
- **Therapie:** neurochirugisches Dethering und ggf. Entfernung des Fehlbildungstumors.

Präoperativ entstandene neurologische Defizite bleiben in der Regel bestehen.

12.5.3 Neurokutane Syndrome

Angeborene (Phakos = Geburtsmal) Fehlbildungerkrankungen (Phakomatosen) der Ektodermabkömmlinge Nervensystem und Haut. Meist autosomal dominante Vererbung, jedoch hohe Neumutationsrate (≥ 50 % bei Tuberöser Sklerose), unterschiedliche Penetranz.

Neurofibromatose von Recklinghausen

Typ I
- **Diagnostische Symptome:** mindestens 2 der folgenden
  - Mind. 5 Cafe-au-lait Flecke (Durchmesser > 5/15 mm vor/nach Pubertät)
  - Axilläre und inguinale Sprenkelung
  - Mind. 2 Neurofibrome oder ein plexiformes Neurofibrom
  - Mind. 2 Lischknoten (pigmentierte Irishamartome)
  - Optikusgliom
  - Ossäre Dysplasien: Keilbeinflügel, Röhrenknochen-Kortikalis
  - Ein Verwandter 1. Grades mit Neurofibromatose Typ I
  - Weitere Symptome: Makrozephalus, Kleinwuchs, Skoliose, mentale Retardierung, Krampfanfälle
- **Diagnostik:** jährliche augenärztliche Kontrollen, bei Visus-Veränderung NMR zum Nachweis eines Optikusglioms
- **Therapie:** konservativ, nur in Ausnahmen neurochirugische Operation
- **Häufigkeit:** 1 : 4000.

Typ II
Akustikus-Neurinom mit Symptomen wie Kopfschmerzen, Hörverlust, Tinnitus, oft positive Familienanamnese.

Tuberöse Sklerose (Bourneville-Pringle)
Dysplastische Veränderung von Nervensystem, Haut und anderen Organen, gekennzeichnet durch Krampfanfälle (90 %) und mentale Retardierung (50–60 %).
- **Symptome:** hypopigmentierte Flecken, bei Säuglingen ggf. nur unter Wood-Licht (Wellenlänge 360 nm) erkennbar. Angiofibrome (Adenoma sebaceum) perinasal und nasolabial, Chagrinflecken (rauhlederartig) gluteal, BNS-Anfälle (☞ 12.3.4)
- **Diagnostik:** CT (periventrikuläre Verkalkungen); Sono Abdomen (Nierentumor in 80 %, z.B. polyzystische Nieren, Adenom, Fibrom), Herzsono: Rhabdomyom (40 %); Augenhintergrund (Retinaveränderungen in 50 %)
- **Therapie:** antikonvulsive Ther., wiederholte Dermabrasion der Angiofibrome.

Enzephalotrigeminale Angiomatose STURGE WEBER
Kalzifizierende Angiomatose von Gefäßen der Pia mater, der Choroidea-Gefäße des Auges und der Hautgefäße im Trigeminusbereich.
- **Symptome:** Krampfanfälle (75 %) aufgrund leptomeningealer Angiome, Buphthalmus und Glaukom aufgrund Choroidea-Gefäßbeteiligung, Gesichtsangiom (planer Naevus flammeus, Portwein-Naevus)
- **Diagnostik:** Schädel-Rö (rankenförmige Verkalkungen) CT (intrakranielle Verkalkungen)
- **Therapie:** antikonvulsive Ther. Bei Therapieresistenz evtl. Epilepsie-Chirurgie.

12.6 Schädelhirntrauma

\multicolumn{3}{c}{Einteilung nach Dauer der Bewußtseinsstörung}		
Schweregrad	Bewußtseinsstörung	Überwachung
I	nein	eventuell ambulant
II	Bewußtseinstrübung	stationär über 24 h
III	Bewußtlosigkeit < 1 h	stationär
IV	Bewußtlosigkeit 1–24 h	Intensivstation
V	Bewußtlosigkeit 1–7 Tage	Intensivstation
VI	Bewußtlosigkeit > 7 Tage	Intensivstation

Klinische Einteilung

- **Schädelprellung:** keine Bewußtseinsstörung während und keine Amnesie für Unfallereignis. Erbrechen ist kein Beweis für das Vorliegen einer Commotio
- **Commotio cerebri** (Gehirnerschütterung): kurzzeitige, voll reversible Hirnfunktionsstörung ohne pathologisch-anatomische Hirnläsion. *Symptome:* kurzfristige (bis mehrere Minuten andauernde) Bewußtseinsstörung und zusätzliche Amnesie für das Ereignis, eventuell mit zusätzlicher retrograder und anterograder Amnesie, ggf. Erbrechen. *EEG:* keine längerandauernden Veränderungen
- **Contusio cerebri** (Gehirnprellung): fokale oder multifokale Hirnschädigung, Hirnparenchymverletzung im Bereich der Gewalteinwirkung (Coup) oder der Gegenseite (Contrecoup). *Symptome:* in der Regel neurologische Ausfallerscheinungen (Paresen, psychische Verlangsamung). *EEG:* Herdbefund oder Allgemeinveränderung
- **Compressio cerebri:** intrakraniell raumfordernde KO durch intrakranielle Drucksteigerung bei Hirnödem, Blutung oder ausgeprägter Kompressionsfraktur
- **Schädelfraktur:** Gefahr der Gefäßverletzung mit Blutungsfolge. Neurochirurgische Versorgung erforderlich bei Impressionsfraktur (tiefer als Kalottendicke) und in der Regel bei offener Schädelfraktur. Bei breit klaffenden Schädelfrakturen (eventuell Dura-Einriß) und Kindern < 4 J. nach 4–6 Wo. Rö-Kontrollaufnahme zum Ausschluß wachsenden Fraktur.

\multicolumn{4}{c}{Klinik und anatomische Läsion bei Bewußtseinsstörunge/Koma}			
Anatomie	Symptomatik	Pupillen	Lichtreaktion
Großhirn	gezielte Motorik, abnorme verbale Reaktionen	normal	normal
Dienzephalon	Motorik enthemmt, Schmerzreaktion verstärkt, Unruhe	eng	mit LR
Mittelhirn	Armbeugung und Beinstreckung, Schmerzschreie	mittelweit bis stark erweitert, ggf. asymmetrisch	keine LR
Pons	bei Zunahme Armstreckung, Bulbus-Divergenz	eng	keine LR

Diagnostik
Bei Vorstellung eines auf den Kopf gestürzten Kindes in der Klinik stellen sich immer und besonders abends oder nachts zwei Fragen:
- Akut welche weitere Diagnostik?
- Stationäre Überwachung?
- Neurologische Untersuchung: entscheidend! Wiederholte Kontrollen. Bewußtseinstrübung durch die für Kinder modifizierte Glasgow-Coma-Scale quantifizieren (☞ 3.3)
- Schädel-Sonographie: nur bei Neugeborenen und Säuglingen mit genügend weit geöffneter Fontanelle möglich. Möglichst direkt bei Vorstellung durchführen. Immer auch Darstellung der transversalen Schichten von der Koronar-Naht aus. Der Schädel-Rö-Aufnahme vorzuziehen
- Schädel-Rö: bei sichtbarer Prellmarke. Bei geringer Prellmarke und bei völliger klinischer Unauffälligkeit kein Rö erforderlich. Findet sich die Prellmarke noch am nächsten Morgen, kann auch noch dann geröntgt werden
! Immer auch an forensische Bedeutung eines Röntgenbildes denken, besonders wenn Dritte am Trauma beteiligt sind
- Schädel-CT: bei jeglicher neurologischer Auffälligkeit oder anhaltender Bewußtseinsstörung z.B. bei Contusio/Compressio cerebri. Akut auch indiziert bei V.a. Impressionsfraktur oder Ping-Pong Fraktur → neurochirurgische Versorgung
- Augenhintergrund: Stauungspapille?
- Venöse Blutentnahme mit BB und Hkt
- EEG: Allgemeinveränderung bei Commotio cerebri, Verlangsamungsherde bei Contusio. DD (z.B. Vergiftung, Enzephalitis, postkonvulsiver Zustand)
- AEP: Hirnstammpotentiale (Verlaufsuntersuchung bei schwerem Trauma)
- Intrakranielle Druck-Messung: bei Hirndruckverdacht ohne neurochirurgische Operationsindikation. Erfolgt über einen durch den Neurochirugen zu implantierenden epi- oder subduralen Druckabnehmer mit kontinuierlicher Aufzeichnung.

Stationäre Überwachung
Engmaschige Überwachung (Puls, Blutdruck, Atemfrequenz, Pupillenreaktion) in den ersten 12–24 h nach dem Trauma (intrazerebrale Blutungsgefahr am größten), möglichst stationär. Wird die stationäre Aufnahme von den Eltern abgelehnt, aus juristischen Gründen gut dokumentieren.

Mind. 24stündige stationäre Überwachung immer bei:
- Schwierigkeiten bei Beurteilung von Unfallmechanismus und Bewußtseinsstörung
- Deutlichem Trauma und/oder Bewußtlosigkeit
- Unfallamnesie
- Bewußtseinstrübung bei der Untersuchung
- Schädelfraktur.

12.7 Intrakranielle Blutung

12.7.1 Gerinnungsdiagnostik ☞ 17.4

Bei intrakraniellen Blutungen oder Ischämien immer Thrombozyten, Blutungszeit und Gerinnungsstatus mit Quick, PTT, TZ, Fibrinogen, AT III und zusätzlich bei
- **Verdacht auf Blutung:** Einzelfaktoren-Bestimmung inkl. Faktor XIII (nicht über globale Gerinnung testbar); Faktor VIII assoziierte Faktoren (v. Willebrand Faktor; Ristocetin-Cofaktor)
- **Verdacht auf Thrombose:** Protein C; Protein S; APC (aktiviertes Protein C-Resistenz), D-Dimere, Anti-Phospholipid-Antikörper, Homocystinurie

! Unmittelbar nach Blutung/Thrombose finden sich sekundäre Gerinnungsfaktor-Erniedrigungen, Kontrolle immer nach 4–6 Wo.

12.7.2 Epidurales Hämatom

- **Ursache:** meist Einriß einer Meningealarterie (A. meningea media).
- **Symptome:** nach bis zu mehrstündigem freien Intervall progrediente Bewußtseinsstörung mit Pupillenanisokorie (homolaterale Mydriasis), Hirnnervenausfällen, Hirndrucksymptomatik und kontralateraler Hemiparese
- **CT:** meist bikonvexe Hyperintensiät, ggf. Mittellinienverlagerung
- **Therapie:** Trepanation.

12.7.3 Subdurales Hämatom

- **Ursache:** venöse Blutungen (Zerreißung von Brückenvenen)
- **Symptome:** meist innerhalb weniger Stunden nach Trauma sich entwickelnde progrediente Vigilanzstörung mit homolateraler Opthalmoplegie und kontralateraler Hemiparese. Subakute und chronische Verläufe sind möglich
- **CT:** meist sichelförmige Hyperintensität, ggf. Mittellinienverlagerung
- **Therapie:** ggf. drainieren, bei chronischen Subdural-Ergüssen eventuell subduroperitonealer Shunt.

Bei Subduralerguß an **Schütteltrauma** denken, das ein klinisches Spektrum von schwerer akuter Subduralblutung bis zu chronischen Subduralergüssen verursachen kann. *Diagnostik:* klinische Untersuchung (Mißhandlungshinweise, ☞ 1.4.3; 1.4.4), Augenhintergrund (Retinablutungen?), Ganzkörper-Rö-Aufnahmen (andere Frakturen?), Schädel-CT.

12.7.4 Subarachnoidalblutung

- **Ursache:** Aneurysmen, meist im Aufzweigungsbereich der großen Hirnbasisarterien. Blutungen meist spontan, gelegentlich posttraumatisch. Blutung ist abhängig von Aneurysma-Größe, -Lokalisation und arteriellem Blutdruck
- **Symptome:** Kopfschmerzen, Erbrechen, Meningismus und Bewußtseinsstörung
- **Diagnostik:** Schädel-CT
- **Therapie:** Versuch der operativen Ausräumung und Klippung.

12.8 Hirndrucksteigerung

Erhöhung des intrakraniellen Drucks über den Normalbereich: NG < 3, Sgl. < 7, KK 8–14, SK < 16 cm H_2O.

! Wichtiger als der Hirndruck ist der zerebrale Perfusionsdruck:
mittlerer arterieller Blutdruck – intrakranieller Druck: 40–50 mmHg
(1 mmHg $\hat{=}$ 1,36 cm H_2O)
Bei zerebralem Perfusionsdruck < 20 mmHg droht irreversible Hirnschädigung.

Ursachen
- Kommunizierender oder nicht-kommunizierender Hydrozephalus (☞ 12.8.2)
- Hirntumoren (☞ 12.9)
- Gefäßmalformationen (V. Galeni-Aneurysma)
- Arachnoidealzyste, Dandy-Walker-Zyste (☞ 12.8.2)
- Intrakranielle Blutung (☞ 12.7), posttraumatisches, zytotoxisches Hirnödem (☞ 12.8.1)
- Meningitis, Abszeß, Empyem (☞ 6.3.2)
- **Pseudotumor cerebri:** benigne intrakranielle Druckerhöhung mit klinischer Hirndrucksymptomatik und Stauungspapille von ungeklärtem Pathomechanismus, tritt auf bei Endokrinopathien, HNO-Infektionen, Ther. mit Glukokortikoiden, Tetracyklinen und Vit. A. *Diagnostik:* Schädel-Rö (ggf. Schädelnahtsprengung oder „empty sella"); NMR mit Hydrops N. optici, LP mit Liquordruckmessung. Ther.: meist nicht erforderlich, ggf. LP, Acetazolamid (10–50 mg/kgKG/d), Dexamethason (0,5 mg/kgKG/d).

Klinik
- Sgl. (offene Fontanelle, Nähte): schrilles Schreien, Sonnenuntergangsphänomen, Makrozephalus (perzentilenflüchtig), große vorgewölbte Fontanelle, weite Schädelnähte, frontal bossing (Stirnvorwölbung)
- Älteres Kind: dumpfe Kopfschmerzen, Stauungspapille, Nüchternerbrechen, Bradykardie, art. Hypertonie, Hirnnervenausfälle, Bewußtseins-/Atemstörung.

Diagnostik
- Fontanellenfüllung bei Säuglingen palpieren
- Schädelsonographie mit Doppler solange Fontanelle noch offen, sonst
- CT ggf. mit Kontrastmittel oder NMR
- Schädel-Rö: Wolkenschädel, ausgedünnte Sella, Nahtsprengung?
- Augenhintergrund: Papillenunschärfe, Stauungspapille?
- VEP: Latenzverzögerungen?
- Wenn keine Einklemmungsgefahr: LP im Liegen mit an LP-Nadel angeschlossenem Schlauchsystem zur Druckmessung
- Im Zweifelsfall Hirndruckmessung durch epiduralen Druckabnehmer.

Allgemein gilt: Bei V.a. Hirndrucksteigerung keine Lumbalpunktion durchführen, da durch die plötzliche Druckentlastung eine Hirnverlagerung mit Einklemmung auftreten kann.

12.8.1 Hirnödem

- **Vasogenes Hirnödem:** vermehrte kapilläre Permeabilität. Vorkommen bei Blutung, Hirntumor, Abszeß, Infarkt, Trauma. Ther.: *Kortikoide* wirksam, Osmother. nicht wirksam
- **Zytotoxisches Hirnödem:** Schwellung von Neuronen, Glia und Endothel. Vorkommen bei Hypoxie, Ischämie, Infektion. Ther.: *Osmother.* wirksam, Kortikoide nicht wirksam
- **Interstitielles Hirnödem:** Flüssigkeit von Ventrikelsystem in Marklager. Vorkommen bei Liquorzirkulationsstörung. Ther.: Liquorproduktionsdrosselung durch *Lasix/Acetazolamid,* Kortikoide wenig wirksam, Osmother. nicht wirksam.

Therapie

- **Allgemeine Maßnahmen:**
  - Neurointensiv-Pflege mit Überwachung des intrakraniellen Drucks
  - Kopfmittelstellung mit Oberkörperhochlagerung, 15–30°
  - Flüssigkeitsbilanzierung: ZVD-Überwachung, Blasenkatheter, restriktive Flüssigkeitszufuhr (50–70 % des Erhaltungsbedarfs), Blut-Osmolalität (Ziel 300–310 mmol/l). *Cave:* inadäquate ADH-Sekretion
  - Ggf. Kreislaufstützung um ausreichenden zerebralen Perfusionsdrucks zu erreichen ☞ 3.2.1.
  - Intubation und Hyperventilation: Intubation wenn Hirndruck-Erhöhung, Ateminsuffizienz oder Glasgow-Coma-Scale < 8. Hyperventilation mit Ziel: $paCO_2$ (30–)35 mmHg, paO_2 90–120 mmHg
- **Kortikoide:** Dexamethason (z.B. Fortecortin®). Initialdosis 1 mg/kgKG i.v., Erhaltungsther. mit 1–1,5 mg/kgKG/d in 6 ED, begleitend Famotidin (Pepdul®) i.v. in 24-Std-DTI
- **Osmotherapie:** Mannitol 0,25–0,5–1 mg/kgKG über 20 Min. a.K. alle 4 h, wirkt über 3–4 h (KI:Volumenmangel), anschließend Diuretika
- **Diuretika:** Furosemid (Lasix®) 3–5 mg/kgKG/d i.v. in 3–4 ED i.v.
- **Acetazolamid** (Diamox®) 10 mg/kgKG/d in 3 ED zur Liquorproduktionsdrosselung
- **Barbiturate:** Thiopental-Narkose: 1–3 mg/kgKG; Phenobarbital initial 10–15 mg/kgKG, dann 3–4 mg/kgKG/d
- **Hypothermie:** möglichst 35,5–36,5 °C durch physikalische Maßnahmen, evtl. medikamentös durch Chlorpromazin (Atosil®).

Prognose

Glasgow-Coma-Scale Cave Score < 8 für mehr als 72 h: > 50 % der Patienten sterben oder sind bleibend behindert.

12.8.2 Hydrozephalus

Erweiterung der intrakraniellen Liquorräume (intern und/oder extern) aufgrund einer Störung des Gleichgewichts von Liquorproduktion und -resorption, in der Regel mit erhöhtem Hirndruck (Ausnahme: Hydrozephalus e vacuo). Normale Liquormenge bei NG 30–50 ml, bei Kindern 90 ml, bei Erwachsenen 150 ml. Tägliche Liquorproduktionsmenge bei Schulkindern 500 ml.

Ursachen
- Erworbener Hydrozephalus: häufigste Ursache ist die Hirnblutung bei FG
- Angeborener Hydrozephalus z.B. bei Aquäduktstenose, Arnold-Chiari-Malformation (Verlagerung von Kleinhirntonsillen, Lobus posterior des Kleinhirns und kaudaler Medulla oblongata in den Zervikalkanal), Dandy-Walker-Malformation (Kleinhirnhypoplasie mit Auftreibung des 4. Ventrikels).

Einteilung
- Mit Hirndruck-Erhöhung (oft Makrozephalus)
  - Obstruktiv: interventrikuläre Obstruktion (Mittellinien-Tumor); Aquädukt-Stenose (angeboren oder postinfektiös, z.B. nach Mumps-Enzephalitis); Aquädukt-Kompression (Tumor oder Blutung in hinterer Schädelgrube); Foramina Monroi/Luschka-Verschluß (Dandy-Walker-Malformation, Arachnoidealzyste)
  - Kommunizierend: malresorptivus (postinfektiös, nach Subarachnoideal-Blutung, Chiari-Malformation, Mukopolysaccharidose, Achondroplasie); hypersecretorius (entzündlich, Plexus-Choroideus-Papillom)
- Ohne Hirndruck-Erhöhung (oft Mikrozephalus): Hydrozephalus e vacuo bei Hirnatrophie, Porenzephalie.

Klinik und Diagnostik ☞ 12.8

Therapie: Die Ther. richtet sich nach Grundkrankheit. Bei Hirndrucksteigerung Druckentlastung.

Operative Therapie
- **Ventrikuloperitonealer Shunt (VPS):** Ther. der Wahl (Ausnahme Z.n. NEC, maligner Tumor). Proximaler Katheter (Spitze meist im Seitenventrikel) → Ein-Richtungs-Ventil (subkutan meist retroaurikulär); distaler Katheter endet intraperitoneal. Postoperative Diagnostik zur Lagekontrolle und Dokumentation: Sono Schädel, Rö-Schädel a.p. und seitlich, Rö-Abdomen
- ❗ Ein zu hoher Liquor-Eiweißgehalt (> 500–1000 mg/dl) kann das Ventil verstopfen. Ventrikuloatrialer Shunt hat höheres Infektionsrisiko, kardiopulmonale Komplikationen sind möglich.
- **Externe Ableitung:** zur vorübergehenden Druckentlastung Ableitung über Reservoir (z.B. Rickham-Kapsel) in externes System. Die Höhe, mit der das System am Bett befestigt wird, bestimmt die Menge des abzulaufenden Liquors. *Ind.:* zu hoher Liquoreiweiß-Gehalt nach/während Infektion oder Hirnblutung; Hirntumor mit Gefahr der peritonealen Aussaat; vorübergehende Ableitung während Shuntinfektion
- **Rickham-Kapsel:** Ableitung über subkutanes Reservoir (Rickham-Kapsel), das mehrmals täglich perkutan punktiert werden kann. *Ind.:* posthämorrhagischer Hydrozephalus mit anhaltend hohem Eiweißgehalt oder bei sehr kleinen Frühgeborenen.

Vorgehen bei posthämorrhagischem Hydrozephalus

Höhere Komplikationsrate bei Frühoperationen in den ersten 2–4 Wo., daher Festlegung des optimalen Zeitpunkts der Shunt-Implantation bei folgenden Therapiemöglichkeiten:
- LP nur bei kommunizierendem Hydrozephalus. Frühzeitige und rezidivierende LP bei Hirnblutung und Zunahme der Ventrikelweite. Kann evtl. posthämorrhagischer Obstruktion vorbeugen
- Medikamentöse Reduktion der Liquorproduktion mit *Acetacolamid* (Diamox®): 25 mg/kgKG/d in 4 ED, in 25 mg/kg-Schritten steigern bis auf 100 mg/kgKG und *Furosemid* (Lasix®) 1 mg/kgKG/d in 4 ED
- ! Tägliche pH- und Elyt-Kontrollen, ggf. Bikarbonat-Substitution (☞ 9.2)
- *Ventilkatheter* mit Rickham-Kapsel bei sehr kleinen Frühgeborenen.

Definitive Shunt-Implantation erst, wenn tatsächliche Shuntbedürftigkeit bestätigt und Liquor-Eiweiß in Abhängigkeit des zu verwendenden Ventils < 500–1000 mg/dl.

Komplikationen

Shuntinfektion
Meist durch Staphylococcus epidermidis bedingt.
- **Symptome:** Fieber (evtl. nur subfebril) ohne erkennbare andere Ursache, Meningismus, Berührungsempfindlichkeit, Wesensveränderung, schrilles Schreien
- **Diagnostik:** Blutkulturen, gr. BB, BSG, CRP, Schädel-Sono/CT zum Ausschluß einer Shuntdysfunktion. Nur die Liquor-Untersuchung ist beweisend. Rickham-Reservoir oder Ventil nach Rücksprache mit Neurochirurgen punktieren
- **Therapie:** bei nachgewiesener Shuntinfektion initiale Dreifach-Kombination mit Vancomycin (40 mg/kgKG/d als Kurzinfusion in 3 ED) über 14 d. Meist Shunt-explantation und vorübergehende externe Liquordrainage. In Ausnahmefällen intrathekale Vancomycin-Gabe (*Cave:* Ototoxizität), 10 mg bei Sgl. und KK, 20 mg bei SK, 30 Min. Verweildauer, 1 x/d.

Shuntdysfunktion
- **Diagnostik:**
  - Inspektion und Palpation des gesamten Katheter-Verlaufs (Liquorkissen?)
  - Test der Shuntfunktion (Ventil meist retroaurikulär oder präzentral): aufs Ventil drücken und Ausdrückbarkeit und Wiederfüllung beurteilen. Interpretation: Ventil läßt sich kaum ausdrücken (distaler Katheter obstruiert); Ventil füllt sich sofort wieder (eventuell distale Obstruktion); Ventil füllt sich sehr langsam (proximaler Katheter disloziert oder obstruiert oder Überdrainage)
  - ! Nicht mehrmals wiederholen (*Cave:* Leerpumpen, Plexusansaugen)
  - Augenhintergrund: Papillenunschärfe? Stauungspapille?
  - Schädel- und Abdomen-Rö: Shuntintegrität? Dislokation?
  - Schädel-CT: Ventrikelweite? Shuntdislokation?

- **Differentialdiagnose:**
  - *Shuntinfektion*
  - *Ventrikel-Überdrainage:* Das Ventil läßt eine relativ zu hohe Liquordrainage zu. *Symptome:* reduzierter AZ, Somnolenz, Kopfschmerzen, Erbrechen. Schädel-CT: enge Ventrikel (Vergleich zu Voraufnahmen) bis hin zu Schlitzventrikeln. *Ther.:* Kopftieflage, forcierte parenterale Flüssigkeitszufuhr.
  - ! Keine klinisch sichere Differenzierung zu Hirndrucksymptomatik möglich.

12.9 Hirntumoren

Intrakranielle Tumoren sind mit einer Inzidenz von 1:2000–3000 die zweithäufigste Neoplasie des Kindesalters. Lokalisation und histopathologische Diagnose bestimmen klinische Symptomatik, Ther.-Strategie und Prognose.

Histopathologisch finden sich häufig: Astrozytome (± 50 %), Medulloblastome (± 20 %), Ependymome (± 15 %) und Kraniopharyngiome (± 6 %).
DD: Leukämie-Metastasen.

Grading	
Grad 1	normale Zellen
Grad 2	gelegentliche anaplastische Transformationen, keine Mitosen
Grad 3	50 % anaplastische Transformationen, einige Mitosen
Grad 4	ausgeprägte anaplastische Transformierung, massenhaft Mitosen
Low grade	Grad 1 und Grad 2, High grade = Grad 3 und Grad 4

12.9.1 Einteilung und Symptome

Typische Symptome sind progrediente fokale Symptome, abhängig von Tumorlokalisation und Hirndruck.

Tumorlokalisation und Klinik	
Tumor	Symptome
Tumoren der hinteren Schädelgrube (~50 %)	
Medulloblastome Ependymome Zerebelläre Astrozytome Hirnstammtumoren	Kopfschiefhaltung, Meningismus, Ataxie, Hypo-, Areflexie, Muskelhypotonie, Dysmetrie/Dystaxie ipsilateral, Pyramidenbahnzeichen, Hirnnervenausfälle mit Bulbärstörg. (IX,XII), Nystagmus, Ataxie, Sensibilitätsstörungen
Supratentorielle Tumoren (~30 %)	
Astrozytome, Oligodendrogliome Primitive neuro-ektodermale Tumoren	Anfälle, motorische u. sensible Ausfälle, Persönlichkeitsveränderung Sprachstörungen, Gesichtsfeldstörungen
Mittellinientumoren supratentoriell (~15 %)	
Kraniopharyngiome Optikusgliome Pinealislogentumoren Thalamustumoren Hypothalamustumoren Ventrikuläre Tumoren	Sprachstörungen, Dysmetrie, Koordinationsstörung, Gangstörung, Dystonie, Tremor, Visusstörungen, Bewußtseins-, Erinnerungsstörung, endokrinologische Ausfälle wie zentraler Diabetes insipidus Hypothyreose, STH-Mangel, Visus-, Gesichtsfeldausfall

Tumorlokalisation und Klinik	
Tumor	Symptome
Spinale Tumoren (~5 %)	
Astrozytome Ependymome Oligodendrogliome Neurofibrome Dysembryoblastische Tumoren Meningeome Neuroblastome	Gangstörung, Pyramidenbahnzeichen, Sensibilitätsausfälle, Querschnittssymptomatik, Schmerzen, Skoliose, Enuresis, Enkopresis

Jede Kopfschiefhaltung ist bis zum Beweis des Gegenteils verdächtig auf einen Hirntumor.

12.9.2 Diagnostik

- Neurostatus mit ophthalmologischer Untersuchung: Stauungspapille, Gesichtsfeld
- Labor: STH, Kortisol, T3, T4, TSH, Prolaktin, Testosteron, ß-HCG, AFP, spez. Gewicht im Urin
- Liquor: Zytozentrifuge auf Tumorzellen (nur in frischem Liquor!)
- EEG: herdförmige Amplitudenreduktion, Verlangsamung oder hypersynchrone Aktivität, Allgemeinveränderung bei Hirndruck
- Schädel-Rö: Hirndruckzeichen, Hypophyse, Verkalkungen
- NMR mit Gadolinium, eventuell Angio-NMR, CT mit Kontrastmittel
- Angiographie ggf. präoperativ
- Stereotaktische Probebiopsie zur Bestrahlungsplanung falls keine kurative neurochirugische Ther. angestrebt wird.

12.9.3 Therapieprinzipien und Prognose

Primärther. ist i.d.R. die neurochirugische Operation. Tumorgröße, Lokalisation und Gefäßversorgung sowie der präoperative Zustand des Kindes entscheiden über die Operabilität. Abhängig vom Ausmaß der erfolgten Tumorexstirpation und der Dignität des Tumors wird über eine postoperative Strahlen- oder Chemother. entschieden.

Strahlentherapie
- High-grade-Tumoren, auch nach makroskopischer Totalextirpation, z.B. Medulloblastom und Glioblastom des Kleinhirns, Ependymom der hinteren Schädelgrube
- Subtotal operierte Low-grade-Tumoren, z.B. Kraniopharyngiom
- Alle aufgrund ihrer Lokalisation nicht zu operierenden Tumoren
- ! Nicht bei Kindern unter 3 J. wegen Wachstumsstörungen, ZNS-Folgeschäden
- Nebenwirkungen besonders bei jüngeren Kindern: intellektuelle Defizite, Verhaltensauffälligkeiten, Hör- und Sehstörungen, Endokrinopathien, orthopädische Probleme wie Skoliosen, maligne Zweiterkrankungen.

Chemotherapie
Adjuvante Chemother. in der Regel als Zusatzther. zur Bestrahlung.
- Mögliche Indikationen: Medulloblastom, primitiver neuroektodermaler Tumor (PNET), High-grade-Astrozytome des Großhirns, maligne Keimzelltumoren (als Primärther. bei β-HCG-Nachweis in Serum und Liquor), Pinealoblastome
- Ther. gemäß den Studienprotokollen der Hirntumorstudie (HIT; Koordination: Universitäts-Kinderklinik Würzburg).

Zusatztherapie/Palliativ-Therapie
- Hirndruckentlastung: vorübergehend durch Dexamethason (1–2 mg/kgKG in 4–6 ED) oder externe Liquorableitung (*Cave:* Verschleppung von Tumorzellen durch ventrikuloperitonealen Shunt)
- Antikonvulsive Ther.: Carbamazepin oder Phenytoin (☞ 12.3.1).

Prognose
Sehr unterschiedlich, 5-J.-Überlebensrate zwischen 10 % bei PNET und 80–90 % bei zerebellären Astrozytomen.

12.10 Neuromuskuläre Erkrankungen

Erkrankungen mit Funktionsstörungen der neuromuskulären Einheit und den Leitsymptomen Muskelschwäche und Muskelhypotonie.

	Klassifikation
Lokalisation	**Erkrankung**
Motorische Vorderhornzelle (= α-Motoneuron)	Spinale Muskelatrophie (☞ 12.10.1)
Motorischer peripherer Nerv	Neuropathie (☞ 12.10.2)
Neuromuskuläre Synapse	Myasthenia gravis (☞ 12.10.3)
Muskulatur	Muskeldystrophie Duchenne/Becker (☞ 12.10.4) Myositis (☞ 12.10.5) Kongenitale Strukturmyopathien: z.B. zentronukleäre Myopathie

Diagnostik
- Anamnese (☞ 12.2.2), neurologischer Status (☞ 12.2.3)
- Elektrophysiologie (☞ 12.2.4)
- Labordiagnostik (☞ 12.2.6)
- Histologie (☞ 12.2.7).

12.10.1 Spinale Muskelatrophien

Autosomal-rezessiv vererbte Erkrankungen mit Degeneration der motorischen Vorderhornzellen und konsekutiver Muskelatrophie und Muskelschwäche. DNA-Diagnostik (☞ 12.2.6) und pränatale Diagnostik sind möglich.

Spinale Muskelatrophie			
	Werdnig-Hoffmann	Intermediärform	Kugelberg-Welander
Häufigkeit	25 %	50 %	25 %
Erkrankungsbeginn	in utero	2.Lebenshalbjahr	2.Lj.–Erwachsene
Schwäche	progredient, beinbetont, Froschhaltung, Trinkschwäche	leicht progredient, beinbetont, kein Stehen, kein Gehen, Skoliose	leicht progredient, proximal, beinbetont, watschelnder Gang, Probleme beim Rennen und Treppensteigen, Skoliose möglich
Tremor	–	+	+++
Faszikulationen	+	+	+
MER	–	– oder (+)	– oder (+)
EMG: Denervationspotent.	+	+	+
Muskelbiopsie: felderförm. Atrophie	+	+	+
Therapie	symptomatisch Atemtherapie	symptomatisch Atemtherapie, evtl. Heimbeatmung	symptomatisch Atemtherapie evtl. Heimbeatmung
Prognose	Tod meist im 1. Lj.	Tod meist im 2. Lebensjahr.	abhängig von respirator. Problemen

12.10.2 Neuropathien

Hereditäre Neuropathien

Hereditäre motorische und sensible Neuropathien (HMSN), demyelinisierender oder axonaler Verlauf. Vererbungsmodus überwiegend autosomal dominant, jedoch auch autosomal rezessiv und X-chromosomal. 7 unterschiedliche Formen. Am häufigsten sind HMSN Typ I (Charcot-Marie-Tooth), demyelinisierende Form mit symmetrischer progredienter Atrophie von Fuß- und Hand-Muskulatur und HMSN Typ II, axonale Form mit asymmetrischer Schwäche der Beine bei betonter Sensiblitätsstörung.

- **Symptome:** Gehprobleme im 1./2. Lebensjahrzehnt, Hohlfußbildung, MER abgeschwächt
- **Diagnostik:** motorische NLG deutlich reduziert, elektronenmikroskopische Untersuchung der Nervenbiopsie, DNA-Diagnostik (☞ 12.2.6)
- **Therapie:** symptomatisch (Krankengymnastik).

Polyneuropathie

- **Akut entzündliche polyradikuläre Neuritis (Guillain-Barré-Sy.):**
  - *Symptome:* Aufsteigende Muskelschwäche, die zu Tetraplegie mit Phrenikus- und Hirnnerven-Parese führen kann. Abgeschwächte bis nicht auslösbare MER
  - *Diagnostik:* LP (Eiweißerhöhung ohne Pleozytose); NMR zerebral und spinal; NLG in 80 % verändert, ohne sichere Korrelation zum klinischen Schweregrad
  - *DD:* Myelitis, Tumor
  - *Ther.:* symptomatisch (Krankengymnastik, Atemgymnastik). Bei schwerem Verlauf Immunglobulin-Ther. (0,4g/kgKG/d über 5 Tage)
  - Prognose: gut
- **Chronisch entzündliche demyelinisierende Polyradikuloneuropathie (CIDP)**
- **Chronische hypomyelinisierende Polyneuropathie**, z.B. bei M. Krabbe oder metachromatischer Leukodystrophie (☞ 12.11.1).

12.10.3 Myasthenia gravis

Durch Autoantikörper-Bildung werden die Acetylcholin-Rezeptoren blockiert und zerstört. Störung der neuromuskulären Überleitung führt zu fluktuierender Ermüdbarkeit der Muskeln mit Haltefunktion (z.B. Lidheber) und belastungsabhängiger Muskelschwäche. Gehäuftes Auftreten von Thymomen und Thymushyperplasie. Einteilung in transiente neonatale Myasthenie (durch mütterliche Antikörper), kongenitale Myasthenien und die häufigste juvenile Verlaufsform.

Juvenile Verlaufsform

- **Symptome:** Ptosis (M. levator palpebrae), Augenmuskelparesen, später Kaumuskel- und Extremitätenschwäche, Schwäche der Atemmuskulatur
- **Diagnostik:**
  - *Tensilontest:* Atropin 0,01 mg/kgKG und Ambubeutel bereitlegen. 0,2 mg/kgKG Tensilon® (Edrophoniumchlorid = Cholinesterasehemmer) i.v. 1/5 als Testdosis geben (*Cave:* muskarinerge Nebenwirkungen), dann Rest der Menge (*Cave:* cholinerge Nebenwirkungen). Führt bei 90 % der Patienten zur Besserung der Muskelkraft für einige Minuten
  - EMG mit wiederholter Reizung eines peripheren Nerven: Amplitudenabnahme der Aktionspotentiale (Dekrement) während der ersten 5 Reize
  - Acetylcholinrezeptor-Antikörper im Serum: bei 85 % nachweisbar
  - Rö-Thorax, Thorax-CT zum Thymom-Nachweis
- **Differentialdiagnose:** Neuropathien, Botulismus, endokrine Myopathien, Myositis, system. Lupus erythematodes
- **Therapie:**
  - Cholinesterasehemmer Pyridostigmin (Mestinon®) in niedriger Anfangsdosierung 4 x 10 mg/d bis maximal 500 mg/d; *Cave:* Überdosierung!
  - Thymektomie führt bei bis zu 75 % der Patienten zu klinischer Verbesserung
  - Immunsuppression (Kortison, Azathioprin).

Cave: Keine Medikamente mit Myasthenie-verstärkender Wirkung geben, z.B. Benzodiazepine, Penicillin, Sulfonamide, Tetrazykline.

12.10.4 Muskeldystrophien

Erbliche, primäre progrediente Skelettmuskel-Degeneration.

Muskeldystrophie Duchenne (DMD)
X-chromosomale Muskeldystrophie (Häufigkeit 1:4000, Jungen). Fehlerhafter Synthese des Muskelzellmembran-Proteins Dystrophin führt zu Muskelfaser-Untergang mit progredienter Symptomatik.

Klinik
Erkrankungsbeginn 2–5 J., Gehverlust 9–12 J., Lebenserwartung z.Zt. um 20 J. Verzögertes Laufenlernen (18 Mon.), unsicherer watschelnder Gang, Schwierigkeiten beim Treppensteigen, proximal betonte Schwäche, Hyperlordosierung der LWS, Skoliose, Pseudohypertrophie der Waden (Fett und Bindegewebe), Kardiomyopathie, eventuell mentale Retardierung.

Diagnostik
- Untersuchung mit Prüfung grober Kraft, Muskelstatus und Prüfung des Gower-Zeichens (☞ 12.2.3)
- CK-Erhöhung im Serum zwischen 2000 und 8000 U/l
- EMG: myopathische Veränderungen
- Muskelsonographie: verstärkte Muskelechogenität
- Muskelbiopsie: Muskelfaserdegeneration und Regeneration, immunhistochemisch Nachweis fehlenden intakten Dystrophins
- DNA-Untersuchung: Nachweis von Deletionen im DMD-Gen in 60–70 %
- EKG/Herzecho: Kardiomyopathie.

Differentialdiagnose
- **Muskeldystrophie Becker:** 10 % der X-chromosomalen Muskeldystrophie zeigen einen milderen Verlauf und eine bessere Prognose mit normaler Intelligenz und seltenerer Herzbeteiligung.
! Erkrankungsbeginn 4–25 j., Gehverlust 15–30 j., Lebenserwartung 40–65 J.
DD durch Muskelbiopsie mit Dystrophin-Immunhistochemie
- Seltenere andere Formen der Muskeldystrophie: kongenitale Muskeldystrophie, facio-scapulo-humerale Muskeldystrophie, limb-girdle Muskeldystrophie
- Myositis (☞ 12.10.5)
- Myotone Muskeldystrophie.

Therapie
Krankengymnastik, Immobilisation vermeiden, Skolioseprophylaxe (z.B. Stehen vermeidet Skoliose), Kontrakturprophylaxe, ggf. kombinierte Tendotomie nach Rideau von Achillessehne, M. biceps femoris und M. tensor fasciae latae, Schienenhülsenapparate, Atemther., ggf. Heimbeatmung. Eine intermittierende Kortison-Ther. (10 Tage pro Monat) scheint den Zeitpunkt des Gehverlustes um 1–2 J. hinauszuzögern.

Prognose: fortschreitender motorischer Funktionsverlust mit rezidivierenden pulmonalen Infekten bestimmt die Lebenserwartung (z.Zt. um 20 J.).

12.10.5 Myositis

Im Kindesalter meist Dermatomyositis, eine Polymyositis ist sehr selten.

- **Klinik:** proximal betonte Schwäche, meist mit Schmerzen; ödematöse Verdickung von Haut und Unterhautfettgewebe; Gesicht mit bläulich livider Verfärbung, eventuell mit Schmetterlingsexanthem; subkutane Verkalkungen
- **Diagnostik:** CK-Erhöhung im Serum bis mehrere tausend U/l; Muskelbiopsie (Fasernekrosen, Entzündung mit leukozytären Infiltraten)
- **Differentialdiagnose:** Muskeldystrophien und andere Myopathien
- **Therapie:** Kortikosteroide (Prednison 2 mg/kgKG), alternativ Immunglobuline (Zyklen im 4-wöchigen Abstand mit je 2 g/kgKG über 5 Tage), Krankengymnastik
- **Prognose:** meist gut, Rezidive sind möglich.

12.11 Neurometabolische Erkrankungen

Multisystem-Erkrankungen meist mit progredienter neurologischer/muskulärer Symptomatik.

Klinik neurometabolischer Erkrankungen	
Klinik	**Erkrankung**
Dysmorphe Stigmata	lysosomale Erkr., peroxisomale Erkr., mitochondriale Erkr., CDG-Syndrom, Cholesterinsynthesedefekte
Makrozephalus	lysosomale Erkr., Glutarazidurie Typ I
Vergröberte Gesichtszüge	lysosomale Erkr.
Korneatrübung	lysosomale Erkr., peroxisomale Erkr.
Katarakt	lysosomale Erkr., peroxisomale Erkr.
Retinitis pigmenatosa	peroxisomale Erkr., mitochondriale Erkr.
Optikusatrophie	lysosomale Erkr., peroxisomale Erkr., mitochondriale Erkr.
Schwerhörigkeit	peroxisomale Erkr., mitochondriale Erkr.
Organomegalie	lysosomale Erkr.
Kardiomyopathie	mitochondriale Erkr., Fettsäureoxidationsdefekt
Myopathie	mitochondriale Erkr., Fettsäureoxidationsdefekte
Hepatopathie	lysosomale Erkr., peroxisomale Erkr., mitochondriale Erkr.
Dysostosen	lysosomale Erkr.
Chondrodysplasie	peroxisomale Erkr.

12.11.1 Lysosomale Speichererkrankungen

Lysosomale Enzymdefekte führen zu einer Anhäufung vom Speichersubstanzen und damit zu neurologischen Symptomen mit Verlust erlernter Fähigkeiten. Mentale Retardierung und Regression finden sich bei den meisten lysosomalen Erkrankungen. Unterschieden werden:

- **Mukopolysaccharidosen** (Heteroglykanosen): Ablagerung von Mukopolysacchariden besonders in Knochen, Bindegewebe und Nervensystem; erhöhte Urinausscheidung von Abbaustoffen
- **Oligosaccharidosen** (Glykoproteinosen): Abbaustörungen von Glykoproteinen. Klinische Symptomatik ähnlich den Mukopolysachridosen
- **Sphingolipidosen:** Abbaustörungen von Membranbestandteilen, z.B. GM1- (M. Tay-Sachs) und GM2- (M. Sandhoff) Gangliosidose, M. Gaucher, M. Niemann-Pick, M. Krabbe, metachromatische Leukodystrophie und neuronale Zeroidlipofuszinose. Je nach biochemischem Defekt ist klinisch entweder die weiße oder die graue Substanz überwiegend betroffen.

Klinik der lysosomalen Speichererkrankungen		
	Gray matter disease	**White matter disease**
Symptomatik	Schwachsinn Epilepsie Opticusatrophie	Paresen Hirnnervenatrophien NLG-Verlängerung Liquorei weiß-Erhöhung
Beispiele	Gangliosidosen Sphingomyelinose Neuronale Ceroidlipofuscinose	Metachromatische Leukodystrophie M. Krabbe Adrenoleukodystrophie

Diagnostik: ☞ 12.2.6.

12.11.2 Mitochondriozytopathien

Veränderungen in Mitochondrien-Stoffwechsel und/oder Mitochondrien-Morphologie.

- **Klinik:** Myopathie (oft belastungsabhängig), Enzephalopathie (Retardierung, Krampfanfälle), Kardiomyopathie (meist hypertroph), Retinitis pigmentosa
- Sonderformen: M. Leigh
- **Diagnostik:**
  - *Labor:* Laktat ↑ in Blut, Liquor und Urin; Alanin ↑ in Plasma
  - *Muskelbiopsie:* lichtmikroskopisch „ragged red fibers", elektronenmikroskopisch Veränderungen von Mitochondrien-Zahl und Konfiguration, biochemische Enzymdefizienzen, Veränderungen mitochondrialer DNA
  - *CT/NMR, EKG/Echo, Augenkonsil* (Fundusveränderungen, externe Ophthalmoplegie)
- **Therapie:** Kofaktoren- oder Elektronenakzeptoren-Ther. in Abhängigkeit vom biochemischem Defekt, z.B. bei PDHC-Defizenz: Thiamin (Vit. B_1) 3 x 50–100 mg/d. Bei Komplex I-Defizienz: Riboflavin (Vit. B_2) 3 x 50–100mg/d.

12.11.3 Amino-, Organoazidurien

- **Aminosäure-Abbaustörungen:** nur bei der häufigsten Aminoazidurie **Phenylketonurie** (1:100 000) sind neurologische Symptome durch Früherkennung und Frühbehandlung vollständig vermeidbar. Sonst (z.B. Ahornsirup-Erkrankung, Homocystinurie) unterschiedlich schwere mentale Retardierung und Behinderung
- **Organoazidurien:** akute krisenhafte Enzephalopathien mit Krampfanfällen (z.B. Glutarazidurie) oder langsam progrediente neurodegenerative Erkrankungen (z.B. Biotinidase Defizienz). Störungen der Fettsäure-Beta-Oxidation (z.B. MCAD-Defizienz) können zu Reye-Sy.-ähnlichen Enzephalopathien (☞ 13.6.1) führen
- **Diagnostik:** Aminosäuren und organische Säuren in Urin, Plasma und ggf. Liquor
- **Therapie:** in Abhängigkeit des biochemischen Defekts mit Diät (z.B. Phenylketonurie), Kofaktoren-Gabe, und/oder Carnitin (100 mg/kgKG/d).

12.11.4 Peroxisomale Erkrankungen

Fehlen von Peroxisomen (z.B. Zellweger-Sy.) oder einzelner peroxismaler Enzyme (z.B. X-chromosomale Adrenoleukodystrophie).

- **Zellweger-Syndrom:** Manifestation im NG-Alter mit Muskelhypotonie, Krampfanfällen, Blindheit, Taubheit und Dysmorphie (hohe prominente Stirn, flaches Gesicht)
- **X-chromosomale Adrenoleukodystrophie (ALD):** Manifestation zwischen dem 5. und 10. Lj. mit rasch progredienter neurologischer Symptomatik (Verhaltensauffälligkeiten, Schulprobleme, Seh- und Hörstörungen, Gangstörungen bis zu schwerer Tetraspastik), ggf. M. Addison
- **Diagnostik:** überlangkettige Fettsäuren im Plasma ↑
- **Therapie:** symptomatisch, ggf. Hydrokortison, Diätther., bei ALD ggf. KMT.

12.12 Infantile Cerebralparese (ICP)

Chronische Störung von Bewegung und Haltung aufgrund einer intrauterin, peripartal oder postnatal erworbenen nichtprogressiven Schädigung des sich entwickelnden Gehirns. Die Häufigkeit der ICP korreliert mit Qualität der perinatalen Versorgung. Seit etwa 1980 nimmt Häufigkeit deutlich ab und liegt bei etwa 1 : 1000 Geburten.

Risikofaktoren
- *Hohe Korrelation* (30–100 %): Hirnblutung III – IV, periventrikuläre Leukomalazie II – III, Hirnatrophie, kindliche Hypoxie mit gleichzeitiger Hypotension
- *Mäßige Korrelation:* niedriger arterieller Nabelschnur-pH, niedrige Apgar-Werte, Hirnblutung I – II, periventrikuläre Leukomalazie I – II.

Klinik

- **Frühsymptome:**
  - *Muskeltonusveränderung:* Hypotonie, Kreuzungstendenz, Fausten, Opisthotonus
  - *Persistierende Neugeborenen-Reflexe:* ATNR, gekreuzter Extensor-Reflex (☞ 12.2.3)
  - *Asymmetrie:* Tonus, Sprungbereitschaft, MER (☞ 12.2.3)
  - *Muskeleigenreflexe:* Kloni, persistierender gekreuzter Adduktorenreflex
- **Weitere Symptomatik:** meist Mehrfachbehinderung. Langsame kontinuierliche Entwicklungsfortschritte, jedoch sind auch Entwicklungsrückschritte (Pseudoprogression) möglich. Am häufigsten sind Mischformen mit spastischer Extremitätentonuserhöhung, Rumpfhypotonie, Dystonie, Dyskinesie, Krampfanfällen und mentaler Retardierung.
  - *Spastische Diparese, Diplegie, beinbetonte spastische Tetraparese:* beinbetonte hypertone Bewegungsstörung mit Spitzfußhaltung und Überkreuzungsphänomen (bei periventrikulärer Leukomalazie ehemaliger FG nach hypoxisch-ischämischer Enzephalopathie)
  - *Spastische Hemiparese/Hemiplegie:* spastische Armbeugung bei gering. Beinextension, teilw. mit Krampfanfällen (vaskulär, z.B. nach A. cerebri media-Infarkt)
  - *Ataktische Zerebralparesen:* mit Ataxie, Intentionsmyoklonien und Nystagmus nach Blutung, Trauma und Hypoxie
  - *Dystone Zerebralparesen:* choreatiforme und athetoide Bewegungsmuster nach neonataler Asphyxie oder Kernikterus.

Diagnostik

- Anamnese: Hinweise auf prä- oder peripartale Störungen (NS-Arterien-pH, Apgar-Werte)
- Ausschluß von Hirnfehlbildungen, genetischen, neuromuskulären, neurodegenerativen und neurometabolischen Erkrankungen durch
  - CT/NMR: bei ICP Ventrikelasymmetrie, Hirnatrophie (DD: Hirnfehlbildung, Balkenagenesie, Gyrationsstörungen); Hypomyelinisierung, Verkalkungen bei kongenitalen Infektionen
  - EEG: bei ICP unspezifische Veränderungen, hypersynchrone Aktivität. DD: spezifische Veränderungen bei Lissenzephalie, Angelman-Sy. (☞ 12.2.4)
- Elektrophysiologie (☞ 12.2.4), z.B. NLG-Erniedrigung bei M. Krabbe
- Stoffwechseluntersuchungen (☞ 12.2.6 und 12.11)
- TORCH (☞ 6.2)
- LP, z.B. Eiweißerhöhung bei neurodegenerativen Erkrankungen, chron. Infektionen.

Differentialdiagnose

- **Neuromuskuläre Erkrankungen** (☞ **12.10**)
  - Kongenital: Myopathie (☞ 12.10.4), Myasthenia gravis (☞ 12.10.3), hypomyelinisierende Neuropathie (☞ 12.10.2), spinale Muskelatrophie (☞ 12.10.1), myotone Dystrophie (wegen Atemmuskulatur-Beteiligung oft zusätzliche hypoxische Enzephalopathie. Diagnostik bei der Mutter: myotone Reaktion, Unmöglichkeit die Wimpern beim Lidschluß zu begraben; EMG ☞ 12.2.4., DNA-Untersuchung ☞ 25.3.2)
  - Postnatal: Muskeldystrophie (☞ 12.10.4); spinale Muskelatrophie (☞ 12.10.1); hypomyelinisierende Neuropathie (☞ 12.10.2); dystone Bewegungsstörungen (☞ 12.1.5), z.B. Torsionsdystonie, Chorea Huntington, Chorea Sydenham, M. Wilson, Lesch-Nyhan-Sy., Glutarazidurie (12.11.3); Mitochondriozytopathien (☞ 12.11.2)

- **Ataxie** (☞ 12.1.6): Ataxia teleangiektasia Louis Bar, Friedreich Ataxie
- **Myelopathien:** spinaler Tumor, spinale Dysraphie (☞ 12.5.1), Tethered Cord (☞ 12.5.2)
- **Hirnfehlbildungen**
- Langsam wachsender **Hirntumor** (☞ 12.9)
- **Neurometabolische Erkrankungen** (☞ 12.11)
- **Genetische Syndrome** (☞ 12.1.1; 25.4): z.B. Prader -Willi-, Angelman-, Rett- Sy.

Tips & Tricks
Auch bei eindeutig erscheinenden anamnestischen Hinweisen für die Ursache einer Zerebralparese (z.B. perinatale Hypoxie) sollten andere Ursachen der neurologischen Störung ausgeschlossen werden, da auch eine primäre neurologische Erkrankung des Kindes schwere peripartale Störungen verursachen kann.

Therapie
- **Physiotherapie:** krankengymnastische Behandlung auf neurophysiologischer Grundlage. Sekundäre Komplikationen wie Gelenkkontrakturen und Muskelatrophien können durch Krankengymnastik vermindert werden. Üblich sind die Behandlungsmethoden nach Bobath und Vojta.
  - **Bobath:** Von bestimmten Schlüsselpunkten an Rumpf oder rumpfnahen Extremitäten werden pathologische Haltungsmuster und Bewegungsabläufe *gehemmt*, so daß sich ein möglichst normaler Muskeltonus entwickeln kann. Gleichzeitig werden physiologische Haltungs- und Bewegungsmuster (Stell-,Stütz- und Gleichgewichtsreaktion) *gebahnt*, so daß eine differenzierte Willkürmotorik aufgebaut werden kann
  - **Vojta:** Durch bestimmte physiologische Ausgangsstellungen und Druck- und Dehnungsreize werden die reflexveranlagten Muskel- und Bewegungsmuster des Neugeborenen, das *Reflexkriechen* und *Reflexumdrehen*, ausgelöst. Beide Bewegungsmuster bestehen aus Teilmustern der Sensomotorik gesunder Kinder und enthalten alle notwendigen Komponenten menschlicher Fortbewegung
- **Ergotherapeutische Behandlung:** unterstützt die Entwicklung manueller und feinmotorischer Fertigkeiten und dient damit der sozialen Integration in Familie, Kindergarten und Schule
- **Logopädische Behandlung:** zur Ther. von Sprachstörungen. Basiert oft auf zuvor durchgeführter orofazialer Physiother. zur Unterstützung des Kauens und Schluckens
- **Orthopädische Behandlung:** Mobilitätsverbesserung durch Schienen, Gehilfen, Stützen oder Spezialrollstühle. Kontrakturprophylaxe durch Nachtlagerungsschienen, ggf. OP wie Achillessehnen-Verlängerung
- **Augenärztliche und HNO-ärztliche Behandlung**
- **Medikamentöse Behandlung:** ggf. antikonvulsive Ther. (☞ 12.3.1). In Ausnahmefällen Beeinflussung der Spastik durch Baclofen (Lioresal®) 2–3 (6–8) mg/kgKG in 2–3 ED oder Vigabatrin (Sabril®) p.o. 30–60–(120) mg/kgKG/d in 2 ED. Bei schwerster Spastik als ultima ratio Baclofen intrathekal über subkutan implantiertes Pumpsystem. Lokale Injektionen von Botulinustoxin (Botox®).

Rehabilitation und soziale Integration

Hilfestellung bei der Rehabilitation und Integration sowie Beratungen der Familien mit chronisch kranken Kindern über psychologische, pädagogische und sozialrechtliche Fragestellungen gewährleisten die Sozialdienste der Krankenhäuser, der Gesundheitsämter und Krankenkassen sowie die Beratungsstellen der Wohlfahrtsverbände (z.B. DRK, Diakonie, AWO). Informationen über deutsche Rehabilitationszentren für Kinder/Jugendliche über

Kuratorium ZNS, Humboldtstr. 30, 53115 Bonn, ☏ 0228–631153.

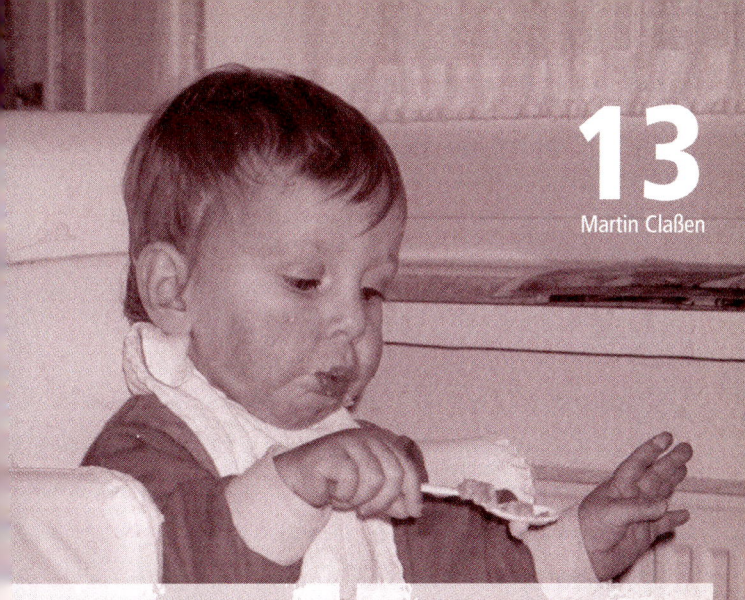

Gastroenterologie und Hepatologie

13
Martin Claßen

13.1	**Leitsymptome und DD**	**460**
13.1.1	Akute Bauchschmerzen und akutes Abdomen	460
13.1.2	Chronische und rezidivierende Bauchschmerzen	462
13.1.3	Hämatemesis, obere gastrointestinale Blutung	463
13.1.4	Spucken und Erbrechen	465
13.1.5	Diarrhoe	466
13.1.6	Melaena und rektale Blutungen	470
13.1.7	Ikterus	471
13.1.8	Leberenzymerhöhung und Hepatomegalie	473
13.1.9	Gedeihstörung und Dystrophie	474
13.2	**Diagnostische Methoden**	**475**
13.2.1	Funktionsuntersuchungen	475
13.2.2	Bildgebende Verfahren	477
13.2.3	Bioptische Methoden	477
13.2.4	Endoskopie	478
13.3	**Erkrankungen des oberen MD-Trakts**	**479**
13.3.1	Fremdkörper	479
13.3.2	Gastro-ösophageale Refluxkrankheit Hiatushernie	479
13.3.3	Pylorushypertrophie (Pylorusstenose)	481
13.3.4	Gastritis; Magen- und Duodenalulkus	481
13.4	**Dünn- und Dickdarmerkrankungen**	**483**
13.4.1	Akute intestinale Obstruktion, Ileus	483
13.4.2	Hernien	485
13.4.3	Peritonitis	485
13.4.4	Appendizitis	486
13.4.5	Infektiöse Enteritis; Toxikose	487
13.4.6	Pseudomembranöse Kolitis	489
13.4.7	Entzündliche Darmerkrankungen	489
13.4.8	Kohlenhydratmalabsorptionen, Enzymdefekte	492
13.4.9	Nahrungsmittelproteinintoleranzen	493
13.4.10	Irritables Kolon des Kleinkindes	495
13.5	**Erkrankungen von Rektum, Anus**	**496**
13.5.1	Chronische Obstipation und Enkoprese	496
13.5.2	M. Hirschsprung (Megakolon congenitum)	498
13.5.3	Proktologische Erkrankungen	498
13.6	**Erkrankungen der Leber und Gallenwege**	**499**
13.6.1	Fulminantes Leberversagen; Reye-Syndrom	499
13.6.2	Gallengangsatresie und konjugierter Ikterus	502
13.6.3	Chronische Lebererkrankungen	502
13.6.4	Leberzirrhose und portale Hypertension	504
13.7	**Erkrankungen des Pankreas**	**506**
13.7.1	Akute Pankreatitis	506
13.7.2	Pankreasinsuffizienz	507

13.1 Leitsymptome und DD

13.1.1 Akute Bauchschmerzen und akutes Abdomen

Anhaltendes Schreien eines Säuglings, das sich nicht unterbrechen läßt, ist bis zum Beweis des Gegenteils verdächtig auf ein akutes Abdomen. Andererseits können gerade bei Säuglingen auch lebensbedrohliche Störungen im Bereich des Abdomens ohne wesentliche klinische Symptome auftreten!

DD – Alle Altersperioden
- **Appendizitis:** häufigste Ursache! Typischer klin. Befund; evtl. Leukozytose, CRP ↑ (DD entzündetes Meckel-Divertikel) *Sono:* Kokarde ☞ 13.4.4
- **Akute Gastroenteritis:** Umgebungserkrankung; gebähtes Abdomen, Fieber, Diarrhoe (oft mit Verzögerung!), Erbrechen (☞ 13.4.5)
- **Akute Obstipation** M. Hirschsprung (☞ 13.5.1 und 13.5.2), (rektaler Befund; Rö-Abdomen-Übersicht)
- **Invagination** (☞ 13.4.1): intermittierende Schmerzen, Blässe, Lethargie, tastbare Walze, blutig-schleimiger Stuhl (Spätsymptom!). *Sono:* Kokarde
- **Peritonitis** (☞ 13.4.3): vorgewölbtes Abdomen, diffuse Abwehrspannung, Fieber; Leukozytose, BSG ↑, CRP ↑. *Sono:* freie Flüssigkeit, weite Darmschlingen, geringe Peristaltik. *Abdomenübersicht:* Spiegelbildung
- **Mechanischer Ileus:** Briden (vor allem voroperierte Pat.) Fehlbildungen, Volvulus; metallisch-klingende Darmgeräusche. *Sono:* weite Darmschlingen. *Rö-Abdomenübersicht:* Spiegelbildungen, dilatierte Darmschlingen (☞ 13.4.1)
- **Paralytischer Ileus** (☞ 13.4.1): postoperativ oder bei Hypokaliämie (Elyte, BGA; EKG)
- **Hernie mit Inkarzeration** (Leiste, Nabel, Treitz'sche).

Extraintestinal
- **Pyelonephritis, Hydronephrose, Urolithiasis, akuter Harnverhalt** (☞ 8.1.10): Leukozyturie, evtl. Erythrozyturie. Sono inkl. Blase
- **Basale Pneumonie und Pleuritis:** unbedingt Rö-Thorax bei fiebernden Kindern mit Bauchschmerzen!
- **Ketoazidose** bei längerer Nahrungskarenz (azetonämisches Erbrechen!), D.m. oder Stoffwechselstörungen: Foetor; BZ; BGA, Elyte, Azeton im Urin, evtl. Ammoniak, Lactat, Stoffwechseldiagnostik
- **Nahrungsmittelunverträglichkeit, Allergien:** Nahrungsanamnese, frühere Ereignisse, Anamnese einer Atopie; Diarrhoe, Erbrechen; Haut- und Respirationstrakt-Symptome
- **Hodentorsion** (☞ 22.3.4): Skrotalschwellung und Verfärbung, Palpationsschmerz
- **Lebensmittelvergiftung:** Nahrungsanamnese, Umgebungserkrankungen.

Neugeborenes und Säugling (☞ 4.4)
- **Darmatresien und Stenosen:** Höhe der Obstruktion bestimmt Symptomatik
  - Pylorusatresie, Duodenalatresie, Pankreas anulare, Duodenalmembran: Hydramnion, hoher Magenrest; Erbrechen (gallig bei Obstruktion distal der Papilla vateri). *Sono* (dilatiertes Duodenum). *Rö* (geringe oder fehlende Darmgasfüllung)

- Jejunalatresie, Ileaatresie, Mekoniumpfropfsyndrom, Kolonhypoplasie, small left colonsyndrome, M. Hirschsprung, Rektum- und Analatresie: vorgewölbtes Abdomen, sichtbare peristaltische Wellen; fehlender Mekoniumabgang, später auch Erbrechen, Magenreste

! Bei Darmatresien an andere Fehlbildungen (Oesophagus, Herz, Nieren) und Chromosomenanomalien denken!

- **Mekoniumileus bei CF** (☞ 14.6): vorgewölbtes Abdomen, Magenreste, galliges Erbrechen, sichtbare Peristaltik. *Rö-Abdomen:* weite, luftgefüllte Darmschlingen, evtl. auch granuläre Verdichtungen mit Lufteinschlüssen im unteren Abdomen. Intraabdominelle Verkalkungen bei intrauteriner Perforation. Bei fehlenden Perforationszeichen: Kolonkontrasteinlauf
- **Volvulus** (☞ 13.4.1): galliges Erbrechen, vorgewölbtes Abdomen, oft Schock und Sepsis; blutige, himbeergeleeartige Stühle. *Rö:* Ileuszeichen. dringliche OP-Indikation!
- **Nekrotisierende Enterokolitis** (☞ 4.5.4)
- **Gallenwegszysten, Cholangitis:** tastbare Resistenz, Ikterus, typ. Sono-Befund
- **Pylorushypertrophie:** (☞ 13.3.3)
- **Trimenonkoliken:** guter AZ, keine Begleitsymptome, Ausschlußdiagnose!

Größere Kinder

- **Pankreatitis** (☞ 13.7.1): Rückenschmerzen, Erbrechen, Meteorismus, diffuse Abwehrspannung, Tachykardie, Kreislaufschock. Amylase ↑, Lipase ↑
- **Cholelithiasis und Cholezystitis:** rechtsseitige Oberbauchschmerzen mit Ausstrahlung in die Schulter, evtl. tastbare Resistenz, Fieber, Ikterus. *Sono:* Steinnachweis
- **Intraperitoneale Blutung** nach Trauma, Milzruptur etc.: Abwehrspannung; BB: Hb-Abfall. *Sono:* freie Flüssigkeit. Evtl. Peritoneallavage in Laparatomiebereitschaft
- **Entzündliche Darmerkrankungen** (☞ 13.4.7) : M. Crohn, Colitis ulcerosa: Diarrhoen z.T. mit Blut und Schleim, Fieber, extraintestinale Symptome; tastbare Resistenzen; Leukozytose, BSG ↑, CRP ↑. Diagn. durch Endoskopie und Rö
- **Gastritis, Ulcus ventriculi/duodeni:** Schmerzen im Epigastrium, nächtliche Schmerzen, Erbrechen mit Hämatin, Anorexie. Endoskopie (☞ 13.2.4)
- **Purpura Schönlein-Henoch** (☞ 17.4.4): Exanthem, Hämaturie, blutige Stühle Cave: Invagination dabei häufig!
- **Abdominalmigräne:** Familienanamnese; Kopfschmerzen; EEG
- **Hämolytische Krise** bei Sichelzellanämie: (☞ 17.1.6) Anamnese; BB, LDH, Bili
- **Gynäkologische Probleme** bei adoleszenten Mädchen: Dysmenorrhö, Ovarialzysten ggf. mit Ruptur oder Torsion, Gravidität, Hämatokolpos, Adnexitis: Regelanamnese. Sono bei voller Blase; gyn. Konsil.

Tips & Tricks
Bei der Einschätzung eines akuten Abdomens und bei der Stellung der OP-Indikation ist immer noch die klin. Untersuchung des Kindes wichtiger als Laboruntersuchungen und bildgebende Befunde. Bei unsicheren Befunden erfahrene Kollegen mituntersuchen lassen, engmaschig kontrollieren.

Vorgehen bei Verdacht auf akutes Abdomen

- Stationäre Aufnahme und Beobachtung ist obligatorisch. Intensivpflege bei Blutungen, Schockzeichen
- Nahrungspause
- Gesamter klinischer Status und Suche nach extraintestinalen Erkrankungen (enorm wichtig, da Kinder auch z.B. bei Entzündungen im HNO-Bereich und bei Pneumonien primär über Bauchschmerzen klagen können!). Rektale Untersuchung!
- Blutentnahme: BB, CRP, BSG, BGA, BZ, Elyte, Harnstoff, Krea, GOT, GPT, γ-GT, LDH, AP, Lipase, Amylase, Bilirubin, Quick/INR, PTT, Blutgruppe und Kreuzblut. Dabei venösen Zugang legen. Uringewinnung
- Infusionsther.: Bei jedem Pat. mit akutem Abdomen ist mit einem Volumendefizit zu rechnen! Größtes Defizit bei Pankreatitis, Ileus, Erbrechen, Diarrhoe. Großzügiger Ausgleich, mit kristallinen Lösungen; z.B. Ringer-Lactat 20 ml/kg (☞ 9)! Infusionsther. mit Glukose auch zur Korrektur einer Azetonämie (erst dann können Abdominalbeschwerden eindeutig beurteilt werden!), Korrektur von Elytverschiebungen und Azidose/Alkalose
- Sonographie des Abdomens, dabei besonders achten auf Blase, Douglas-Raum (freie Flüssigkeit?), paravesikale Megaureteren und Weite der Nierenbecken; Weite und Motilität der Darmschlingen, Darmkokarden; Pankreasstruktur; freie Luft oder freie Flüssigkeit, Chole- oder Nephrolithiasis
- Weitergehende Untersuchungen, abhängig von Verdachtsdiagnose z.B. Abdomenübersicht im Hängen (alternativ im Liegen a.p. und in Linksseitenlage auf der Station), Rö-Thorax, diagnostische Peritoneallavage
- Offene Magensonde bei V. a. Ileus: Verluste per Infusion ersetzen, z.B. NaCl 0,9 %!
- **Sofortige chirurgische Intervention:** massive Blutung mit Schock, Organruptur, Volvolus, Peritonitis (außer Pneumokokken, ☞ 13.4.3), Hodentorsion
- Bei nicht dringlicher Operation: engmaschige Kreislaufkontrollen, Infusionsther. und klinische Kontrollen des Abdominalbefundes. Analgesie möglichst mit schwach- oder kurzwirksamen Med. (z.B. Paracetamol, Tramadol).

13.1.2 Chronische und rezidivierende Bauchschmerzen

Bei 2–6jährigen häufig organische Ursachen, bei Schulkindern in bis zu 90 % funktionell bedingt. Periumbilikale Schmerzen sind häufiger funktionell (Ausnahme Kohlenhydratmalabsorptionen); je weiter sie sich vom Nabel entfernen, desto wahrscheinlicher ist eine organische Ursache.

DD

- **Funktionelle Abdominalbeschwerden** (Genese unklar). *Charakteristika:* kurzdauernde Schmerzepisoden mit wochen- oder monateweiser Häufung. P.m. des Schmerzes periumbilikal. Keine Beziehung zu Mahlzeiten und Tageszeiten; kein nächtliches Aufwachen. *Alter:* V.a. 6–16jährige. Klinische Untersuchung, Laboruntersuchungen und Sono o.B.
- ! Untypisch für funktionelle Bauchschmerzen und *Indikation für weitergehende Untersuchungen* sind folgende Symptome: Schmerzlokalisation abseits des Nabels, Erbrechen, Obstipation oder Diarrhoe, Aufwachen aus dem Schlaf durch Schmerz, Ausstrahlen des Schmerzes, Gewichtsstillstand oder Wachstumsretardierung, rektale Blutung, Enkopresis; Ulkus oder entzündliche Darmerkrankungen in der Familienanamnese

- **Kohlenhydratmalabsorptionen** (Laktoseintoleranz, Fruktosemalabsorption, Sorbitmalabsorption): klinische Charakteristika wie bei funktionellen Abdominalbeschwerden. Diarrhoe nicht obligat. *Diagn.:* H_2-Atemtest (☞ 13.2.1)
- **Infektionen und postenteritisches Malabsorptionssyndrom** (Lamblien, Yersinien, Campylobacter): Stuhl auf pathogene Keime, Parasiten (☞ 6.4; 6.7)
- **Peptische Magen- und Duodenalerkrankungen + Helicobacter pylori Infektionen** (Gastritis, Ulkus ☞ 13.3.4): epigastrische Lokalisation, nächtliches Aufwachen, Beziehung zu den Mahlzeiten, Erbrechen, Anämie, okkultes Blut im Stuhl
- **Allergische Nahrungsunverträglichkeiten:** (eosinophile Gastritis; eosinophile Gastroenterokolitis)
- **M. Crohn und Colitis ulcerosa** (☞ 13.4.7): Tenesmen, Blut im Stuhl, Diarrhoe, Analveränderungen, tastbare Resistenzen, Anämie, extraintestinale Manifestationen. Koloskopie, ggf. Rö
- **Gallensteine:** kolikartige Beschwerden, Ausstrahlung in die Schulter, Ikterus. Transaminasen, Cholestaseenzyme. Sono
- **Chron. Pankreatitis:** postprandiale, fettabhängige Beschwerden, Ausstrahlung in den Rücken; Amylase, Lipase, Trypsin. *Sono:* Zysten, Konkremente
- **Sonstige:** partielle Dünndarmobstruktion (rez. Erbrechen; Diarrhoe durch Dünndarmfehlbesiedlung; Rö mit Kontrastmittel). Abdominalepilepsie (EEG). Akute intermittierende Porphyrie (Urin auf Porphyrine). Familiäres Mittelmeerfieber (Familienanamnese; Fieber, Erhöhung der Entzündungsparameter). M. Meulengracht (intermittierender Ikterus und Bauchschmerzen nach Fasten und Stress; Bilirubin ↑, keine Hämolyse). Harntransportstörungen, Urolithiasis (Urinstatus, Sono).

13.1.3 Hämatemesis, obere gastrointestinale Blutung

Erbrechen von hellrotem Blut oder Hämatin (Kaffeesatz) und/oder Teerstuhl (Stunden nach Beginn der Blutung).

Differentialdiagnose der oberen GI-Blutung					
Erkrankung	Altersgruppe	Blutmenge	Klinik	Ursache	Diagnostik
Verschlucktes mütterliches Blut (Geburt)	NG bis 2. LT	variabel	guter AZ, keine Anämie	blutiges Fruchtwasser (Anamnese!)	Apt-Downey-Test (adultes Hb in Mekonium); Gerinnung o.B.
Hämorrhagische Gastritis	NG	groß	krank, blaß	Sepsis, Meningitis, Schock Asphyxie, Nahrungsproteinallergie	Magensonden-Aspiration, Endoskopie
M. hämorrhagicus neonatorum	NG	variabel	Melaena, Hautblutungen	Vit. K-Mangel, Lebererkrankungen, Stoffwechselstörungen	Quick, Leberwerte, metab. Screening. Bis zur Klärung keine Milch!
Magenvolvulus	NG, Sgl.	gering	intermittierendes Erbrechen	Volvulus, Malrotation	Obere Magen-Darm-Passage; Probelaparotomie

Differentialdiagnose der oberen GI-Blutung

Erkrankung	Altersgruppe	Blutmenge	Klinik	Ursache	Diagnostik
Fremdkörper	Sgl., KK	gering	Schmerzen, Dysphagie, evtl. Mediastinitis	Nadeln, Münzen etc.	Rö-Übersicht ggf. Endoskopie
Verätzungen	Sgl., KK	gering	Erbrechen, Dysphagie, Speichelfluß, Schmerz	Säuren, Laugen	Anamnese, Endoskopie
Mallory-Weiss-Syndrom	KK, Erwachsene	mäßig–groß	primär Erbrechen (jeglicher Ursache), sekundäre Blutung	Schleimhautlängsriß distaler Ösophagus bei heftigem Erbrechen	Endoskopie
Duodenalulkus, Stressulkus	alle	groß	variabel: Erbrechen, Schmerz	peptische Ulzera; Streß (Sepsis, Asphyxie, Verbrennung), Helicobacter pylori	Endoskopie
Refluxösophagitis	alle	gering	Hämatinerbrechen, Dysphagie	gastroösophagealer Reflux, Hiatushernie	Endoskopie, pH-Metrie
Ösophagusvarizen	alle	groß	Abh. von Menge/Ursache	Portale Hypertension	Endoskopie, Lebersono + Doppler
Verschlucktes Blut	jedes Alter	gering–groß	Übelkeit, Nasenbluten; nach Adenotomie, Tonsillektomie	Blutung aus Nase, Zähnen, Pharynx	Anamnese, Mund-Rachen-inspektion

! Bei massiver oberer GI-Blutung kann auch hellrotes Blut peranal abgesetzt werden!

Diagnostik und Vorgehen

- **Blutverlust abschätzen:** Puls, RR, ggf. ZVD. Schockzeichen (☞ 3.2)
- **Venösen Zugang** legen (auch wenn noch keine Schockzeichen vorliegen!), Laborentnahmen (s.u.); ggf. Volumensubstitution bzw. Schockther. (☞ 3.2.1); engmaschige Kreislaufüberwachung; Intensivstation. Urinausfuhr messen. Falls trotz Volumengabe Schock persistiert: Sauerstoffgabe, ggf. Beatmung zur ARDS-Prophylaxe
- **Labor:** BGA, BB, Quick/INR, PTT, Fibrinogen, Blutgruppe und Kreuzblut, GOT, GPT, γ-GT, Bilirubin, CHE, Elyte, Krea, Harnstoff, CRP, BZ; bei Hepatopathie NH_3; bei Schock Fibrinspaltprodukte oder D-Dimere
- ! Blutkonserven kreuzen lassen!
- Anamnestischer und klinischer Ausschluß von Blutungen aus Nase, Rachen, Lunge
- Fragen nach Koagulopathie, Systemerkrankung, Ingestion von Fremdkörpern, Toxinen, Trauma
- Allgemeine Blutungsneigung, bekannte Hepatopathie: Gabe von Frischplasma 10 ml/kg; 5–10 mg Konakion i. m.; definitive Korrektur nach Gerinnungswerten

- Falls *nur Teerstuhl* besteht und unklar ist, ob obere oder untere GI-Blutung vorliegt: Magensonde legen. Fehlendes Hämatin im Magensaft schließt eine Blutung aus Nasen-Rachenraum, Ösophagus und Magen aus. Dann Vorgehen wie bei Melaena und rektaler Blutung (☞ 13.1.6)
- Nach Zeichen eines akuten Abdomens suchen, Sono, chir. Konsil; ggf. dringliche Laparatomie
- Nach Stabilisierung (Schocktherapie, Korrektur einer schweren Anämie, Korrektur einer Gerinnungsstörung) Planung der Lokalisationsdiagnostik: primär Duodenoskopie, ggf. Angiographie, Szintigraphie mit markierten Erythrozyten, Koloskopie. Übertransfusionen vermeiden (Hkt von 30 % anstreben)
- Je nach Ursache: endoskopische Blutstillung, Sengstaken-Sonde, Operation, Vasopressin, Somatostatin. Portale Hypertension (☞ 13.6.3), peptische Magen-Darm-Erkrankungen (☞ 13.3.4). Magenspülungen mit Eiswasser sind obsolet!
- Bei unterer gastrointestinaler Blutung: weitere Diagnostik und Ther. ☞ 13.1.6
- Nach erfolgreicher Blutstillung Überwachung durch Magensonde, die stdl. mit NaCl 0,9 % angespült wird, Kreislauf- und BB-Kontrollen; Überwachung der neurologischen Situation. Ggf. NH_3 und Gerinnung kontrollieren. Ansteigende NH_3-Werte: Maßnahmen ☞ 13.6.1; 13.6.4.

13.1.4 Spucken und Erbrechen

Spucken und Erbrechen beim NG ☞ 4.1.6.
Spucken: Regurgitation kleiner Nahrungsmengen.
Erbrechen: Größere Nahrungsmengen (z.T. im Schwall) mit Zeichen der Reizung des vegativen Nervensystems (Übelkeit, Salivation, Blässe, Schwitzen, Tachykardie).
! Die Begriffe werden in der Bevölkerung unterschiedlich eingesetzt, deswegen genaue Beschreibung des Vorgangs, der Menge und des Erbrochenen notwendig!

DD von Erbrechen und Spucken
- **Azetonämisches Erbrechen** ☞ 9.6
- **Malformationen und Obstruktionen:** Atresien, Mekoniumileus (direkt nach der Geburt); Pylorushypertrophie (1. Wo–6. Mon.); M. Hirschsprung, Volvulus, Malrotation mit partieller Obstruktion (NG–KK); Hiatushernie und gastroösophagealer Reflux (NG–Erwachsener); erworbene Magenausgangsstenose z.B. Ulkus (> 1. Lj); Invagination (Sgl.–Schulkind); Trichobezoar (Klein–Schulkind); Mekoniumileusäquivalent (ab Schulkind) bei CF (☞ 14.6)
- **Nahrungsmittelintoleranzen:** Kuhmilchproteinintoleranz (2.Wo.–KK); Zoeliakie, andere Nahrungsmittelallergien (Sgl.–Erwachsene)
- **Funktionelle Störungen:** falsche Fütterungstechnik (Sgl.–KK), Rumination, induziertes Erbrechen (Sgl.–Erwachsene); azetonämisches Erbrechen (KK–Schulkind); Sy. des zykl. Erbrechens (Schulkind); Bulimie
- **Hepatische Erkrankungen:** Hepatitis, Hepatopathie (ab NG); Reye Sy. (ab Sgl.)
- **Infektiöse Ursachen:** Infektionen der Atemwege und Otitis media (NG–Schulkind); Gastroenteritis, Helicobacter-Gastritis und -Ulcus, Nahrungsmittelvergiftung, Harnwegsinfektion (NG–Erwachsene); Appendizitis (Sgl.–Erwachsener)
- **Neurolog. Erkrankungen:** Geburtstrauma, Asphyxie (NG); Meningitis/Enzephalitis (NG–Erw.); Reisekrankheit, Seekrankheit (ab Sgl.); Migräne (ab Schulkind)
- **Erhöhter Hirndruck:** Kernikterus (NG, Sgl.) Hydrozephalus, subdurales Hämatom (NG–Erwachsene); Tumor, hypertensive Krise, Sonnenstich (ab Sgl.)

- **Metabolische und toxische Ursachen:** Adrenogenitales Sy. mit Salzverlust, Aminoazidurien und Organoazidurien (NG–Sgl.); Niereninsuffizienz, Medikamente (Antikonvulsiva, Digitalis, Zytostatika; NG–Erwachsene); Hyperkalzämie, Vitamin A-Intoxikation, Gifte (ab Sgl.); diabetische Ketoazidose (ab KK)

! Gallebeimengungen bei vermuteter mechan. Obstruktion weisen auf Hindernis distal des Duodenums hin!

Diagnostik
Je nach Alter (bestimmte Erkrankungen manifestieren sich in engen Altersgrenzen) und begleitender Klinik unterschiedlich.
- Urinstatus; Urin auf reduzierende Substanzen
- BB, Krea, Harnstoff, Elyte, Ca, BGA, GOT, GPT, γ-GT, Bilirubin, BZ, Amylase
- *Bei speziellem Verdacht:* NH_3 (Hepatopathie, Reye-Syndrom, Harnstoffzyklusstörung); RAST auf Nahrungsmittel (Allergie); Gliadin-AK, EMA (Zoeliakie); Galaktose, Aminosäuren (metabolische Ursache); 17-OH-Progesteron (AGS); Medikamentenspiegel
- Stuhl auf pathogene Keime; okkultes Blut (Ulkus, Refluxösophagitis)
- Schädelsonographie, Augenfundus, EEG (zentrales Erbrechen, Migräne)
- Abdomensonographie (Pylorushypertrophie, Harntransportstörung, Hepatosplenomegalie, Darmkokarden, Weite des Hiatus, gastro-ösophagealer Reflux)
- Helicobacter-Serologie und C_{13}-Harnstoff-Atemtest (Helicobacter-Inf. ☞ 13.3.4)
- Abdomenübersicht (Obstruktion), evtl. Magen-Darm-Passage (Obstruktion, Reflux, Hiatushernie)
- 24-h pH-Metrie (gastro-ösophagealer Reflux ☞ 13.2.1, 13.3.2)
- Endoskopie (Gastritis, Ulkus, Refluxösophagitis)
- Urin auf Aminosäuren und organische Säuren (metabolische Erkrankung).

Symptomatische antiemetische Therapie von rez. Erbrechen
Bei Erbrechen durch *Schwindel, Übelkeit:* Dimenhydrinat (Vomex A®) 1,25 mg/kg bis 4 x/d, Promethazin (Atosil®) 1 mg/kg/ED. Falls ohne Erfolg bzw. bei *gastrointestinaler Transportstörung:* Metoclopramid (Paspertin®) 0,1 mg/kg/ED, max 0,5 mg/kg/d. Zytostatika induziertes Erbrechen ☞ 18.2.

Vor jeder symptomatischen antiemetischen Ther. müssen eine stärkere Exsikkose ausgeglichen, ein akutes Abdomen, akute Stoffwechselentgleisungen und zerebrale Erkrankungen ausgeschlossen werden!

13.1.5 Diarrhoe

Erhöhung der Stuhlfrequenz und/oder Verminderung der Stuhlkonsistenz bzw. Erhöhung der Gesamtstuhlmenge (Norm bei Kindern: 5–10 g/kg/d; bei Erw.: 100–200 g/d).

DD der akuten Diarrhoe
- **Infektiöse Gastroenteritis:** Viren, Dyspepsie-Coli, Salmonellen, Campylobacter jejuni, Yersinia enterocolitica, Shigellen, Giardia lamblia, Entamoeba histolytica, Kryptosporidien. Fieber, Umgebungserkrankungen
- **Hämolytisch-urämisches Sy.** nach enteropathogener E. Coli- oder Shigelleninfektion: Oligurie, blutige Diarrhoe
- **Nahrungsmittelintoxikation** z.B. Staphylokokkentoxin (☞ 6.4.20): Erbrechen, Umgebungserkrankungen

- **Pseudomembranöse Enterokolitis** durch Clostridium difficile unter Antibiotikather. (☞ 13.4.6): leichte Diarrhoen sind unter Antibiotikather. gängig, an die Möglichkeit einer pseudomembranösen Enterokolitis muß man aber denken! Fieber, blutige Diarrhoe. *Diagn.*: Stuhl auf Clostridientoxin
- **Obstipation mit Überlaufenkoprese; M. Hirschsprung** ☞ 13.5.1, 13.5.2
- **Nahrungsmittelunverträglichkeiten:** Allergie, KH-Malabsorption (☞ 13.4.8, 13.4.9)
- **Appendizitis** (☞ 13.4.4)
- **Extraintestinale Erkrankungen:** Otitis (☞ 21.4) Pyelonephritis, AGS (☞ 10.4.4).

Differentialdiagnose chronische Diarrhoe

Ursache	Alter	Klinik	Wichtigste Diagnostik
Infektionen (☞ 6)	alle	Fieber, Umgebungserkrankungen	Stuhluntersuchungen
Postinfektiöse Malabsorption	alle	Anamnese; wässrige Diarrhoe	Stuhl auf Erreger, Laktose-H_2-Atemtest
Kuhmilchproteinenteropathie oder Sojaenteropathie (☞ 13.4.9)	Sgl.	Gedeihstörung, Erbrechen	Karenz-/Exposition, Dünndarmbiopsie, evtl. IgG-AK gegen Kuhmilchproteine
IgE-vermittelte Nahrungsmittel-Allergie (☞ 15.1.1)	alle	wässrige Diarrhoe, Erbrechen, blutige Stühle	Anamnese, RAST, Pricktest, Karenz- und Exposition
Laktoseintoleranz (☞ 13.4.8)	alle	Gedeihen und AZ norm. Meteorismus, Bauchweh	H_2-Atemtest Laktose
Fruktosemalabsorption (☞ 13.4.8)	ab 6. Mon.	Gedeihen gut, Meteorismus	H_2-Atemtest Fruktose
Zystische Fibrose (Mukoviszidose) (☞ 13.7.2, 14.6)	alle	Fettstühle, Gedeihstörung, pulmonale Affektion	Schweißtest, Stuhl auf Chymotrypsin, DNA-Analyse
Zoeliakie (☞ 13.4.9)	ab 6. Mon.	Gedeihstörung, vorgewölbtes Abdomen, Appetit ↓	IgG- und IgA-AK gegen Gliadin, Endomysium-AK, Dünndarmbiopsie
M. Crohn (☞ 13.4.7)	ab KK	Bauchschmerzen, extraintest. Sy., Gedeihstörg.; Blut, Schleim im Stuhl	Entzündungsparameter, Endoskopie, Rö
Colitis ulcerosa (☞ 13.4.7)	ab KK	Tenesmen; Blut, Schleim im Stuhl	Entzündungsparameter, Endoskopie
Irritables Kolon des Kleinkindes (☞ 13.4.10)	1–3 J.	guter AZ, hyperaktive Kinder, Wechsel Obstipation-Diarrhoe, Familienanamnese pos.	Ausschlußdiagn.; Untersuchungen normal
Bakterielle Dünndarmbesiedlung (☞ 13.4.7)	alle	Malabsorption, Gedeihstörung	H_2-Atemtest (Transitzeit), Duodenalsekret auf path. Keime

Differentialdiagnose chronische Diarrhoe

Ursache	Alter	Klinik	Wichtigste Diagnostik
Enkopresis, paradoxe Diarrhoe (☞ 13.5.1)	ab Sgl.	anamn. Obstipation, übelriechender Stuhl, keine Gedeihstörung	rektal-digitale Untersuchung, Abdomenübersicht: stuhlgefülltes Kolon
Medikamenten-NW	alle	Antibiotika, Laxantien	Anamnese, Auslaßversuch
Seltene Ursachen der chronischen Diarrhoe			
Immundefekte (IgA-Mangel, AIDS, komb. Formen) (☞ 15.2)	alle	rez. Infekte, Fieber z.T. Malabsorption mit Gedeihstörung	immunologische Befunde; Erregersuche (inkl. Candida, Kryptosporidien)
Pankreasinsuffizienz (Shwachman-Sy., Lipase-Mangel) (☞ 13.7.2)	alle	massige, übelriechende Fettstühle, Minderwuchs; z.T. Dysostosen, Neutropenie	Chymotrypsin, Elastase im Stuhl; Pankreasfunktionstest
Acrodermatitis enteropathica	Sgl.	periorale und perianale Dermatitis, Haarausfall, Beginn beim Abstillen	Zink im Serum
Chloriddiarrhoe	NG	wässrige Diarrhoe, Dehydratation, Alkalose	Elyte im Serum und Stuhl, BGA
Glukose-Galaktose-Malabsorption	NG	„Intraktable" wässrige Diarrhoe, Azidose, Gedeihstörung	orale Glukose/Galaktose-Belastung (H_2-Atemtest)
A-β-Lipoproteinämie (Bassen-Kornzweig-Sy.)	NG, Sgl.	Fettstühle, großes Abdomen, neurolog. Manifestationen	Cholesterin, Triglyceride, Dünndarmbiopsie
Fehlbildungen (Kurzdarm, blinde Schlinge etc.)	NG, Sgl.	Erbrechen, großes Abdomen, Gedeihstörung	Rö mit Kontrastmittel
Hormonaktive Tumoren (VIP-ome, Gastrinom, Neuroblastom)	alle	Wässrige Diarrhoe, Flush	Hypokaliämie, Hypochlorämie; VIP, Gastrin, Somatostatin, Enolase; Katecholamine i.U.
Mukosa-Erkrankungen (Microvillus-Atrophie, eosinophile Gastroenteritis, Lymphangiektasie)	ab Sgl.	meist Gedeihstörung; „intraktable Diarrhoe"	Dünndarmbiopsie
Abführmittel	alle	ohne Gedeihstörung	Anamnese, Beobachtung, Stuhluntersuchungen
„Intraktable" Diarrhoe	NG, Sgl.	wässrige Diarrhoe, oft postinfektiös	Dünndarmbiopsie

Diagnostisches Vorgehen bei chronischer Diarrhoe
Klinik und Alter des Kindes beachten, um unnötige Untersuchungen zu vermeiden!

Basisdiagnostik
- *Stuhl* auf path. Keime, Parasiten, Lamblien, Clostridium difficile, Candida, Kryptosporidien; Chymotrypsin, Pankreaselastase, reduzierende Substanzen, pH, Leukos
- BB mit Thrombozyten und Leuko-Differenzierung (Anämie, Eosinophilie, entzündliche Veränderungen, Immundefekte)
- Eisen, Transferrin, Ferritin (Malabsorption, Blutverlust)
- Kalzium, Phosphor, AP (Malabsorption, Vit. D-Mangel)
- Transaminasen, Cholestaseenzyme (Hepatopathie, Cholestase)
- Elektrophorese (Eiweißsynthese, Albuminverlust); Akutphasenproteine)
- Immunglobuline (Immundefekte, chron. Entzündungen), IgE (allerg. Disposition)
- BSG, CRP, Granulozyten-Elastase (entzündl. Darmerkrankungen, chron. Infekt)
- Kreatinin (hämolytisch-urämisches Sy.; chron. Niereninsuffizienz mit Diarrhoe)
- IgG/IgA-AK gegen Gliadin, Endomysium-AK (Zoeliakie)
- Schweißtest: Pilocarpin-Iontophorese (CF mit Pankreasinsuffizienz)
- Wasserstoffexhalationsteste mit Laktose und Fruktose (Kohlenhydratmalabsorptionen, postenteritische Malabsorption).

Spezielle Untersuchungen
Bei begründetem Verdacht oder unergiebiger Basisdiagnostik:
- *Stuhl:* 72-h-Stuhlfett (Fettmalabsorption, Pankreasinsuffizienz, A-β-Lipoproteinämie, Gallensäuremalabsorption), Elyte
- *Blut:* Zink (Acrodermatitis enteropathica, sekundärer Zinkmangel bei chron. Diarrhoe); Folsäure und Vit. B_{12} (Funktionsstörungen des Ileums); Vit. A, D, E (Fettmalabsorption), Hormonspiegel und Enolase (Hyperthyreose, VIPom, Gastrinom, Neuroblastom), IgG-AK gegen Kuhmilchproteine (KMPI)
- *Urin* auf Vanillinmandelsäure und 5-Hydroxyindolessigsäure (hormonaktive Tu.)
- *Allergologische Diagn.* (Nahrungsallergien): RAST-, Hauttests; Karenz- und Expositionsversuche
- *Dünndarmbiopsie* mit Histologie, Enzymaktivitätsbestimmung (Laktase, Saccharase) und Untersuchung von Duodenalsaft auf Lamblien und Bakterien
- H_2-Atemtest zur Dünndarmtransitzeitbestimmung (bakt. Dünndarmbesiedlung)
- Sekretorisches IgA im Speichel, IgG-Subklassen, HIV-Serologie (Immundefekt)
- *Koloskopie mit Biopsie* (allergische Kolitis; M. Crohn, Colitis ulcerosa)
- *Rö-Abdomenübersicht:* stuhlgefülltes Kolon bei chronischer Obstipation mit paradoxer Diarrhoe
- *Rö* fraktionierte Magen-Darm-Passage (Stenosen, Kurzdarm, M. Crohn)
- Kolon-Kontrasteinlauf (Kolitis, Malrotation, M. Hirschsprung mit paradoxer Diarrhoe)
- Pankreolauryl-Test oder Pankreozymin-Sekretin-Test (Pankreasinsuffizienz).

Tips & Tricks
Die normale Stuhlfrequenz und -konsistenz ist speziell bei kleinen Säuglingen sehr variabel: Anamnestische Angaben der Eltern durch eigene Inspektion des Stuhls ergänzen.

13.1.6 Melaena und rektale Blutungen

Blut im Stuhl: Blutbeimengungen, Blutauflagerungen, Teerstuhl (Melaena).

Vorgehen und Diagnostik

- Allgemeine Maßnahmen und Kreislaufstabilisierung ☞ 13.1.3
- Magensonde legen, Magensaft aspirieren
- Blut in Magensaft und/oder Hämatemesis: Ösophagogastroduodenoskopie (☞ 13.2.4)
- Sonographie (Invagination? Enteritis? Aszites?)
- Akutes Abdomen → chir. Vorgehen!
- Massiver Teerstuhl: Duodenoskopie (Duodenalulkus?)
- Untere GI-Blutungen sind in der Regel nicht akut lebensbedrohend, so daß eine Lokalisationsdiagn. mit folgenden Schritten möglich ist:
  - Koloskopie (☞ 13.2.4) (bei aktiver Blutung beweist Blut im terminalen Ileum eine Blutungsquelle im Dünndarm)
  - Falls ohne Klärung: Technetium-Szintigraphie (Meckel-Divertikel?)
  - Angiographie bei aktiv blutenden Läsionen
  - ggf. Laraskopie oder Laparatomie bei erheblichem Blutverlust und V.a. Blutung aus dem Dünndarm
  - Szintigraphie mit markierten Erythrozyten (bei schwächerer Blutung).

Tips & Tricks

- Mit dem Stuhl vermischtes hellrotes Blut stammt aus Kolon oder Rektum
- Dem Stuhl aufgelagertes hellrotes Blut und hellrotes Blut am Toilettenpapier stammt aus dem Analkanal oder der Perianalregion
- Teerstuhl kann von einer oberen gastrointestinalen Blutung stammen, bei langsamer Passage aber auch aus dem Ileum oder Kolon
- Massive obere GI-Blutungen können auch zum peranalen Abgang roten Blutes führen! Hämatemesis beweist obere GI-Blutung
- *Beachte:* Bei 25 % aller GI-Blutungen im Kindesalter kann die Genese nicht geklärt werden!

Ursachen rektaler Blutungen

Erkrankung	Alter	Blutmenge	Klinik	Ursache	Diagnostik
Infektiöse Enteritis bzw. Enterokolitis	alle	gering, rot	Diarrhoe, Fieber, Bauchschmerz	Salmonellen, E. coli, Shigellen, Campylobakter, Rotaviren	Stuhlkulturen
Pseudomembranöse Kolitis	alle	mäßig	Diarrhoe, Koliken, Antibiotika!	Clostridium difficile	Stuhluntersuchung auf C.d.-Toxin
Akute Kolitis	alle	variabel, rotes Blut	krank, Fieber, Diarrhoe, Tenesmen	Infektion, entzündl. Darmerkrankung	Stuhlkulturen, Endoskopie, Biopsie
Hämangiome, Teleangiektasien	alle	gering groß	keine Schmerzen, Hautläsionen	Gefäßmalformation	Angiographie, Endoskopie, OP

Ursachen rektaler Blutungen				
Erkrankung	Alter	Blutmenge	Klinik	Ursache	Diagnostik
Analfissur	alle	gering, hellrot, aufgelagert	Obstipationsschmerz, Defäkationsschmerz	Obstipation	Inspektion
Nekrotisierende Enterokolitis	FG, NG	variabel, Himbeergelee	akutes Abdomen, Schock, Sepsis	Sepsis, Enteritis, Minderperfusion	Rö-Abdomen, ggf. mehrfach; Sono, Klinik
Volvulus	NG, Sgl.	variabel	Schock, Erbrechen	Malrotation	Rö, ggf. mit Kontrastmittel; Probelaparatomie
Allerg. Kolitis	NG, Sgl.	gering	wenig beeinträchtigt	Kuhmilch (auch Spuren in MM!)	Karenzversuch
Invagination	meist < 2.Lj.	variabel	Bauchschmerzen, Erbrechen, akutes Abdomen	idiopathisch, Polypen	Sono, Kontrasteinlauf
Meckel-Divertikel	meist < 2.Lj.	groß	Schock, Anämie, z.T. Melaena; schmerzlos	Malformation, heterotope Magenschleimhaut	Szintigraphie, Laparatomie
Fremdkörper	KK	variabel	rektale Schmerzen	Verletzung	Rö, Endoskopie
Purpura Schönlein-Henoch	3.–10. Lj.	variabel	Purpura, Hämaturie, Bauchschmerz	Vaskulitis	Klin. Untersuchung, Urin
Hämolytisch-urämisches Sy.	meist < 5.Lj.	gering-groß	Ödeme, Hämaturie, Oligurie	Verocytotoxin aus E. coli oder Shigellen	BB, Krea, Urin
Colitis ulcerosa, M. Crohn	meist > 6 J.	gering, rot	Tenesmen, Diarrhoe, Bauchschmerz, Anorexie	unklar	Entzündungsparameter, Endoskopie

13.1.7 Ikterus

Gelbliche Verfärbung von Haut und Skleren durch Bilirubin, erkennbar bei Serumwerten > 2–3 mg/dl (jenseits der NG-Periode). Ikterus bei NG ☞ 4.1.1 und 13.6.2.

! Jeder Ikterus jenseits der 2. Lebenswoche muß abgeklärt werden!

Differentialdiagnose

Unkonjugierte Hyperbilirubinämie („prähepatischer Ikterus")
Typ. Laborbefunde: Bilirubin ↑↑, Bili dir. normal, GOT > GPT (bzw. normal), LDH ↑; γ-GT normal; Haptoglobin ↓
- Hämolytische Anämie (☞ 17.1.1)

- Störungen der Glukoronidierung:
  - *Crigler-Najar-Sy.:* bald nach der Geburt einsetzender, z.T. sehr schwerer Ikterus durch extreme Verminderung der Glukuronyl-Transferase (selten). DNA-Analyse möglich
  - *M. Gilbert-Meulengracht:* indirekte Hyperbilirubinämie ohne Hämolyse oder Leberfunktionsstörung bei Aktivitätsverminderung der Glukuronyl-Transferase; (auch bei protrahiertem neonatalem Ikterus!). Bilirubin zwischen 2 und 6 mg/dl; Provokation durch Fasten; Symptome: Bauchschmerzen, Abgeschlagenheit. Diagnostik: Fastentest, Nicotinsäure-Test, Bilirubinbestimmung bei den Eltern.

Gemischte Hyperbilirubinämie („hepatischer Ikterus")
Typ. Laborbefunde: Bilirubin ↑↑, Bili dir. ↑, GPT ↑↑ > GOT, γ-GT ↑;
- Akute und chronische Virushepatitiden (Hepatitis A, B, C, E, G, nonA-nonB, EBV, CMV, Röteln; Herpes, HHV 6, Masern, Varizellen, ☞ Kap. 6)
- Leptospirose (M. Weil), Toxoplasmose (☞ 6.7.1)
- Begleithepatitis bei Sepsis, Pyelonephritis
- Chronische autoimmune Hepatitis (☞ 13.6.3)
- *Stoffwechselstörungen:* α$_1$-Antitrypsinmangel; CF (☞ 14.6); Galaktosämie (☞ 11.7.1); Fruktoseintoleranz; Glykogenose Typ 4; M. Wilson
- Total parenterale Ernährung
- Intoxikationen: z.B. Fliegenpilztoxin, Paracetamol (☞ 3.4)
- Leberzirrhose (☞ 13.6.4).

Vorwiegend konjugierte Hyperbilirubinämie („Posthepatischer Ikterus")
Typ. Laborbefunde: Bilirubin ↑↑, Bili dir. ↑, γ-GT und AP ↑. GOT und GPT nicht massiv erhöht.
- Dubin-Johnson-Sy., Rotor-Sy.: Metabolische Störungen der Bilirubinexkretion aus der Leberzelle. Normale Leber- und Cholestaseenzyme, konjugierte Hyperbilirubinämie
- Cholestase: intrahepatische Gallengangshypoplasie und Alagille-Sy., extrahepatische Gallengangsatresie (☞ 13.6.2), M. Byler (niedrige γ-GT)
- Choledochuszysten: intermittierender Ikterus, Oberbauchschmerzen, tastbarer Tumor. *Diagn.:* Sono
- Cholangitis: primär sklerosierende Cholangitis, besonders bei Pat. mit Colitis ulcerosa (☞ 13.4.7); aszendierende bakterielle Cholangitis bei Gallenwegsanomalien, nach Gallenwegschirurgie, nach schweren Enteritiden, bei Immundefekt
- Cholelithiasis: kolikartige Oberbauchschmerzen, intermittierender Ikterus, Begleitpankreatitis. *Diagn:* Sono, Rö, ERCP
- Extrinsische Gallenwegsobstruktionen: Tumoren, Echinokokkuszysten
- DD des prolongierten konjugierten Ikterus beim NG ☞ 13.6.2.

Primärdiagnostik bei Ikterus
- *Labor:* Bilirubin gesamt und direkt, BB mit Retikulozyten (Anämie, Retikulozytose; auffällige Erythrozytenindices bei Sphärozytose, Thalassämie); LDH, Haptoglobin, freies Hb als Hämolyseparameter; ggf. Coombs-Test; GOT, GPT, γ-GT, AP, Gallensäuren als Indikatoren für Hepatopathie/Cholestase; CRP, BSG, IgG, BZ. CHE, Albumin, Quick als Syntheseparameter
- *Urinstatus* (Pyelonephritis, Urobilinogen), reduzierende Substanzen bei Fruktoseintoleranz und Galaktosämie
- *Abdomensonographie:* Lebergröße, Leberbinnenstruktur, Konkremente, Splenomegalie bei Hepatopathie und chronischer Hämolyse, Gallenwegsanomalien.

Spezielle Diagnostik

- Hepatitis-Serologie A, B, C, E, G, (ggf. auch PCR); EBV, Herpes, CMV; CMV im Urin; Leptospirose- und Toxoplasmose-Serologie. Gerinnung, CHE, Albumin (Synthesefunktion). Immunglobuline und ANA, SMA (autoimmune Hepatitis) ANCA (sklerosierende Cholangitis); Blutkultur, Urinkultur (Sepsis, Pyelonephritis)
- Verdacht auf Stoffwechselstörung: Schweißtest, $α_1$-Antitrypsinspiegel und -phänotypisierung; Kupfer im Serum und (besser!) 24-h-Urin, Coeruloplasmin i. Serum; Galaktose-1-Phosphat im Serum, Galaktose-1-Phosphat-Uridyltransferaseaktivität im Blut; Fruktosealdolasen in der Dünndarmschleimhaut
- Cholestase: Cholesterin, Triglyceride; evtl. Cholangiographie, ERCP
- Leberbiopsie.

13.1.8 Leberenzymerhöhung und Hepatomegalie

Häufige Ursachen für Transaminasenerhöhungen	
Erkrankung	**Erläuterung/ Anmerkung**
Schock, Asphyxie, Hypoxie (☞ 3.2)	GOT > GPT, LDH ↑, GLDH ↑↑
Sepsis, Pyelonephritis (☞ 6.3.1)	„Begleithepatitis" z.B. bei E. coli-, Listerien-Sepsis
Totale parenterale Ernährung	häufig bei FG. Zusätzlich γ-GT, AP, Bilirubin (dir.+ indir.) erhöht
Leberstauung bei Herzinsuffizienz (☞ 7.3)	meist nur bei massiver Insuffizienz oder Perikarderguß, konstriktiver Perikarditis
Medikamente	u.a. Ampicillin, Erythromycin, Chloramphenicol, Co-trimoxazol, Ceftriaxon, Amphotericin i.v., Tuberkulostatika, Halothan, Valproat, Cimetidin, Zytostatika, ASS, Paracetamol, Captopril
Virusinfektionen (☞ 6.6.5)	Herpes, CMV, EBV, Röteln, Coxsackie, Varicella-Zoster, Masern, Hepatitis A, B, C, D, E, G
Stoffwechselstörungen (☞ 11)	$α_1$-Antitrypsin-Mangel, Galaktosämie, Fruktoseintoleranz, CF, Harnstoffzyklusstörungen, M. Wilson und andere
Trauma mit Weichteilquetschung	GOT > GPT, LDH und CK ↑
Myopathie (☞ 12.10)	GOT >> GPT, CK und Aldolase ↑↑
Hämolyse (☞ 17.1.6)	Anämie, Retikulozytose, GOT >> GPT, LDH ↑, Haptoglobin ↓
Reye-Syndrom (☞ 13.6.1)	Erbrechen, Enzephalopathie, BZ ↓, NH_3 ↑↑

Seltene Ursachen ☞ DD Hepatomegalie; DD des Ikterus bei NG (☞ 4.1.1); prolongierter konjugierter Ikterus (☞ 13.6.2); Ikterus jenseits der NG-Periode (☞ 13.1.7)

DD der Hepatomegalie

Normal: Leber bis zu 2 cm unter dem Rippenbogen tastbar, bei Neugeborenen und jungen Säuglingen auch bis 3,5 cm normal. Pseudohepatomegalie bei tiefstehendem Zwerchfell (Asthma bronchiale; Spannungspneumothorax).

- **Metabolische und Speicherkrankheiten:**
  - *Fettspeicherung:* Reye-Sy. (☞ 13.6.1), Mangelernährung, Adipositas, Fettinfusionen bei parenteraler Ernährung, CF (☞ 14.6), D.m. (☞ 11.1), Medikamente
  - *Lipidspeicherkrankheiten:* M. Gaucher, M. Niemann-Pick, Wolman-Sy.
  - *Glykogen:* Glykogenosen; diabetische Fetopathie (☞ 11.1); Wiedemann-Beckwith-Sy. (☞ 25.4.8)
  - *Verschiedene:* α_1-Antitrypsin, M. Wilson (☞ 13.6.4), Hämochromatose
- **Entzündungen:** virale, bakterielle Infektionen; toxisch, autoimmun
- **Infiltration:**
  - Tumoren: Hepatoblastom, Hämangiome, Leberzellkarzinom; Echinokokkuszyste (α_1-Fetoprotein, Echinokokkenserologie, bildgebende Diagn.)
  - Leukosen (☞ 17.3), lymphoproliferative Erkrankungen (☞ 18.4), Histiozytosis X; Neuroblastom (☞ 18.5.2), Wilms-Tumor (☞ 18.5.1)
- **Vergrößerung der intrahepatischen Gefäße:**
  - *Intrahepatische Obstruktion* des venösen Abflusses: Lebervenenthrombose, Budd-Chiari-Sy. (Dopplersonographie, Angiographie, MRT)
  - *Suprahepatische venöse Stauung:* Herzinsuffizienz (☞ 7.3), Perikardtamponade, konstriktive Perikarditis (Echokardiographie, Rö-Thorax, ☞ 7.7.2)
  - *Extramedulläre Hämatopoese:* Hämolytische Anämie, KM-Infiltrationen
- **Vergrößerung der intrahepatischen Gallenwege** bei extrahepatischer Cholestase, Gallengangsatresie, Gallenwegszysten.

13.1.9 Gedeihstörung und Dystrophie

Störung der Gewichtszunahme (unter der 3. Perzentile), teilweise mit Beeinträchtigung des Längenwachstums. (Minderwuchs ☞ 10.1.1, Dysmorphiesyndrome ☞ 25.2).

! Grundlage der Diagnostik: Bestimmung von Länge, Gewicht und Kopfumfang sowie deren Perzentilränge; Sammlung anamnestischer Längen- und Gewichtsdaten (gelbes Vorsorgeheft!); Pubertätsstadium.

DD

- **Gruppe 1:** Gewichtsperzentile < Längenperzentile < Kopfumfangsperzentile
  - Qualitativ oder quantitativ nicht ausreichende Ernährung: Fehlernährung, unzureichende Muttermilchproduktion, strenge Diäten (z.B. bei atopischen Erkrankungen), psychosoziale Probleme (häufig!), Psychosen, Anorexia nervosa, chronische Infektionen und chronische Entzündungen, Malignome, chronische Niereninsuffizienz, kardiale Dekompensation
  - Vermehrte Kalorienverluste durch Erbrechen: gastro-oesophagealer Reflux, Hiatushernie, Rumination, gastrointestinale Erkrankungen, Hepatopathien, Niereninsuffizienz, neurologische oder metabolische Erkrankungen, Medikamente
  - Vermehrte Kalorienverluste über den Stuhl bzw. Verdauungsinsuffizienz: CF, Pankreasinsuffizienz, Zoeliakie, KMPI, chronische Darminfektionen, bakterielle Dünndarmbesiedlung, Immundefekte, M. Crohn, Colitis ulcerosa
- Vermehrter Kalorienverbrauch: Hyperkinesie, Hyperthyreose, chronische Infektionen, CF, kardiale Vitien

- **Gruppe 2:** Gewichtsperzentile = Längenperzentile vermindert, aber normaler Kopfumfang. Keine Dystrophie im engen Sinne (vgl. 10.1.1 Minderwuchs)
  - Endokrinopathien: Hypothyreose, Wachstumshormonmangel, Hypopituitarismus, Hypoparathyreoidismus
  - Familiärer Minderwuchs
  - Skelettdysplasien
- **Gruppe 3:** Gewichtsperzentile = Längenperzentile = Kopfumfangsperzentile gleichmäßig retardiert; meist pränataler Beginn, „small for date"-NG
  - Chromosomenanomalien, Minderwuchssyndrome
  - Intrauterine Infektionen und Plazentainsuffizienz; Drogenabusus.

Diagnostik

- *Anamnese* (Erbrechen? Stühle?), speziell Ernährung; ggf. Ernährungsprotokoll über 7 Tage und Berechnung der Kalorienzufuhr
- *„Basis"-Labor:* Blutbild, CRP, Elyte, Phosphor, Blutgasanalyse, Krea, Harnstoff, Ammoniak, Bilirubin, GOT, GPT, γ-GT, AP, IgA, IgG, IgM, Elektrophorese, BZ, Schilddrüsenhormone
- *Urin* auf organische Säuren und AS
- *Abdomensonographie:* Harntransportstörungen, Konkremente, Hepatopathie, Hiatushernie, Darmveränderungen
- *Speziell bei Kindern der Gruppe 1* (☞ *13.1.5 Diarrhoe;* ☞ *13.1.4 Erbrechen):*
  - Schweißtest, Stuhl auf Chymotrypsin, Pankreaselastase, quantitatives Fett im Stuhl; bei Sgl. Trypsin i. Serum
  - IgA- und IgG-Ak gegen Gliadin; Endomysium-IgA-AK; ggf. IgG-AK gegen Kuhmilchproteine (vgl. ☞ 13.4.9), evtl. Dünndarm-PE (☞ 13.2.3)
  - Stuhl auf path. Keime, Wurmeier und Parasiten; Hämoccult-Test
  - pH-Metrie, Helicobacter-pylori-Diagnostik (☞ 13.3.4) ggf. Gastroskopie; Rö: Magen-Darm-Passage
  - Schädelsonographie, Augenhintergrund, CCT (bei V.a. zentrale Störung)
  - Stationäre Aufnahme und kontrollierte Ernährung bei Verdacht auf quantitative oder qualitative Fehlernährung!

Bei Kindern der Gruppe 2: ☞ 10.1.1
Bei Kindern der Gruppe 3: Schwangerschaftsdaten; TORCH-Serologie; Chromosomenanalyse; Schädelsonographie, ggf. CCT/MRT; Syndromdiagnostik (☞ 25.2).

13.2 Diagnostische Methoden

13.2.1 Funktionsuntersuchungen

Resorptionsteste

Xylose-Test
- *Prinzip:* Prüfung der Resorption eines nicht metabolisierbaren Monosaccharids als Ausdruck der Integrität der Mukosa des proximalen Dünndarms
- *Ind.:* DD der Malabsorptionssyndrome mit Zottenatrophie des Dünndarms, z.B. Zoeliakie, Kuhmilchproteinintoleranz

- *Methodik:* 8 h nüchtern; 0-Wert-Blutprobe; 14,5 g D-Xylose/m^2 als 10 % Lsg. oral; Blutprobenentnahme nach 60 Min. *Normal:* Xyloseanstieg > 25 mg/dl
- *Probleme:* mäßige Sensibilität und Spezifität.

Monosaccharidabsorption (Fruktose, Glukose, Galaktose): Durchführung als H$_2$-Atemtest (☞ s.u).

Wasserstoffatemteste (H$_2$-Test)
- *Prinzip:* Wasserstoffproduktion im Säugetierorganismus nur durch enterale Bakterien, bei der Vergärung von Zuckern. Im Darm entstehendes H$_2$ wird über die Lungen abgeatmet; dabei enge Korrelationen zwischen enteraler H$_2$-Produktion und Exhalation
- *Ind.:* V.a. Kohlenhydratmalabsorption.

Verwendete Substrate	
Substrat	**Funktionsstörung**
Glukose, Galaktose	Glukose-Galaktose-Malabsorption
Fruktose	Fruktosemalabsorption
Sorbit	Sorbitmalabs orption
Laktose	Primäre/sekundäre Laktoseintoleranz
Saccharose	Saccharase-Isomaltase-Mangel

- *KI:* Galaktosämie; hereditäre Fruktoseintoleranz. Relative KI ist laufende Antibiotikather., dann häufig falsch negative Ergebnisse
- *Methodik:* 8 h nüchtern (Sgl. 6 h). Atemgasabnahme für 0-Wert. Danach 1 g/kg eines Monosaccharids (Glukose, Galaktose, Fruktose), max. 25 g bzw. 2 g/kg eines Disaccharids (Laktose, Saccharose), max. 50 g als 10 % Lösung in zuckerfreiem Tee geben. Kontrolle der H$_2$-Exhalation alle 30 Min.–120 Min. *Normal:* Anstieg der H$_2$-Exhalation unter 20 ppm
- *Kommentar:* hohe Sensitivität und Spezifität
- *Problem:* ca. 3 % non-H$_2$-Producer, speziell unter Antibiose.

Disacchariddigestionsteste mit BZ-Bestimmungen
Laktose, Saccharose
Methodik: wie Wasserstoffatemteste, *aber:* Blutglukose vor und alle 30–120 Min. bestimmen. *Normal:* Anstieg der Glukose 30 mg/dl über Nüchternlevel. *Eindeutig pathologisch:* Anstieg unter 20 mg/dl.

Pankreasfunktionsteste
Z.B. **Pancreolauryl®-Test N:** sondenloser Test, der die pankreasenzymabhängige Spaltung eines Farbstoffes und dessen Ausscheidung im Urin mißt. Durchführung nach Herstellervorschriften.

^{13}C-Harnstoff-Atemtest
- *Prinzip:* nicht-invasiver Nachweis einer Helicobacter-Besiedlung bzw. Kontrolle des Eradikationserfolges: Mit stabilem Isotop ^{13}C markierter Harnstoff wird durch Urease-Aktivität der Keime gespalten und als $^{13}CO_2$ abgeatmet
- *Methodik:* Abnahme von Gasproben vor und 30 Min. nach Gabe von 75 mg markierten Harnstoffs in kaltem Orangensaft. *Normal:* Anstieg unter 5 Promille
- *Hinweis:* Positiver Test beweist Besiedlung, nicht aber Gastritis und Ulcus.

24 h-pH-Metrie
- *Prinzip:* kontinuierliche Bestimmung des pH im Ösophagus. Hohe Sensitivität
- *Ind.:* rez. Erbrechen, rez. Aspiration, Asthma bronchiale, rez. Apnoen, retrosternale Schmerzen, Dysphagie
- *Methodik:* pH-sensible Elektrode sollte in Höhe von 87 % der Entfernung Nase - unterer Ösophagussphinkter lokalisiert sein: (Körperlänge x 0,252 + 5 cm) x 0,87. Nasales Einführen nach Nasenanästhesie mit Lidocain Salbe. Kontrolle der Sondenposition mit Sono oder Rö. Protokoll mit Körperposition, Essen, Trinken, Erbrechen. *Normal:* altersabhängige Referenzbereiche. Mehr als 10 % Refluxzeit ist jenseits des 2. Lebensmonats in allen Altersgruppen pathologisch.

13.2.2 Bildgebende Verfahren

Röntgen
- **Obere Magen-Darm-Passage.** *Fragestellungen:* Ösophagusstenose, Achalasie, Reflux, Hiatushernie, Magenentleerungsstörung, Pylorusstenose, Duodenalstenose/-atresie. *Vorbereitung:* 8 h nüchtern (Sgl. 6 h)
- **Fraktionierte Magen-Darm-Passage** (Gesamter Dünndarm; ggf. Sellinck-Technik). *Fragestellung:* Stenosen, Duplikaturen des Jejunum oder Ileum; Malrotation; M. Crohn des Dünndarms
- **Kolon-Kontrasteinlauf.** *Fragestellung:* Malrotation, Aganglionosen, M. Hirschsprung, Kolonstenosen. Bei Invagination ther. Maßnahme durch hydrostatische Reposition (☞ 13.4.1).

Tips & Tricks
- Wegen hoher Ganzkörper- und Gonadendosen Ind. zu Funktionsuntersuchungen mit Durchleuchtung eng stellen!
- Schleimhautbeurteilung endoskopisch!
- Kein Barium bei Perforationsverdacht und bis 3 Tage nach Entnahme von Biopsien
- MRT der Darms möglich. Lokale Möglichkeiten erfragen.

13.2.3 Bioptische Methoden

Für alle bioptischen Verfahren notwendig: schriftliches Einverständnis der Sorgeberechtigten; Blutbild, Quick, PTT.

Dünndarmsaugbiopsie
- *Prinzip:* Gewinnung von Dünndarmschleimhaut (Histologie, Enzyme)
- *Ind.:* Malabsorptionssymptomatik, speziell Zöliakie und Kuhmilchproteinintoleranz; intraktable Diarrhoe; zum Nachweis v. Lamblien u. bakterieller Fehlbesiedlung im Duodenum
- *KI:* extreme Dystrophie bei jungen Sgl.; Blutungsneigung
- *Methodik:* 6 h nüchtern; Sedierung mit Dormicum® 0,3–0,4 mg/kg rektal. Schieben der Sonde (pädiatrische Watson-Kapsel) in Rechtsseitenlage. Gabe von Metoclopramid (Paspertin®) 0,1 mg/kg, um Passage der Kapsel in das Duodenum zu beschleunigen. Nach 45 Min. röntgenologische Lagekontrolle, Auslösen der Kapsel an der Flexura Duodenojejunalis.

Rektale Saugbiopsie
- *Ind.:* M. Hirschsprung, Neuronale intestinale Dysplasie, Kolitis, neurodegenerative Erkrankungen, Amyloidose. *KI:* hochfloride Kolitis, Blutungsübel
- *Methodik:* Sedierung, falls nötig; in Seitenlage Biopsien in den benötigten Höhen.

Perkutane Leberbiopsie
- *Ind.:* chron. Hepatitis, neonatale Cholestase, akute fulminante Hepatitis, Stoffwechselstörungen, Zirrhose
- *KI:* Quick < 40 %; Thrombo < 40 000/µl; massiver Aszites; Lebervenenthrombose; Hämangiome; Bilirubin > 25 mg/dl bei extrahepatischer Cholestase
- *Methodik:* Blutgruppe, Blutungszeit ggf. Blutkonserve kreuzen lassen. 8 h nüchtern. Kurznarkose bei Kindern < 6 J., sonst Sedierung mit Benzodiazepin (z.B. Dormicum® 0,1 mg/kg i.v.), ggf. + Opiat (z.B. Dolantin® 1 mg/kg i.v.). Nach der Biopsie Rechtsseitenlage auf Sandsack; Vitalparameterkontrolle. BB-Kontrolle (Hb-Abfall) und Sonographie (Hämatom, freie Flüssigkeit) nach 6 und 24 h.

13.2.4 Endoskopie

Wegen Möglichkeiten zur Schleimhautfeinbeurteilung, Biopsie und operativen Interventionen (Polypektomie, Fremdkörperentfernung, Ösophagusvarizensklerosierung, PEG-Anlage) wichtigstes Werkzeug in der Gastroenterologie, allerdings belastend für den Patienten.
- *Allg. Vorbereitung:* schriftl. Einverständnis, BB, Gerinnungsstatus
- *Überwachung:* während der Endoskopie Pulsoxymetrie, danach auf Station Kontrolle Atmung, HF, RR. Nahrungszufuhr nach Abklingen der Sedierung und Rachenanästhesie (außer nach operativer Endoskopie)

! Bei Risikogruppen (Vitien, implantiertes Fremdmaterial) Antibiotikaprophylaxe!
! Vor operativen Interventionen und bei anamnest. Risiken Blutungszeit und Blutgruppe bestimmen!

Ösophago-Gastro-Duodenoskopie
- *Indikation:* Fremdkörperentfernung. Ösophagusverätzung, Ösophagusvarizen, Refluxösophagitis, Dysphagie, Blutungen, Gastritis, Ulkusleiden, M. Crohn. Zur Anlage einer PEG (☞ 2.2.6)
- *Methodik:* nüchtern, bei Sgl. und KK Narkose, sonst Sedierung (z. B. Midazolam = Dormicum® 0,1 mg/kg i.v., Hypnomidate oder Disoprivan); Rachenanästhesie mit Lidocain-Spray (Xylocain-Spray®).

Koloskopie, Sigmoidoskopie, Rektoskopie
- *Indikation:* M. Crohn, Colitis ulcerosa, Polypen, rektale Blutungen. Sigmoidoskopie und Rektoskopie, falls path. Prozeß nur im distalen Kolon zu vermuten (schmerzärmer, auch mit starrem Rektoskop möglich)
- *KI:* hochfloride Kolitis, Perforation, tox. Megakolon, Blutungsneigung
- *Darmreinigung:* orthograde Darmspülung: 1–4 l Salzlösung (ca. 80–110ml/kg Endofalk®) innerhalb 30–90 Min. oral oder per Sonde, bis klare Lösung peranal abgesetzt wird. *Alternativ:* 2 Tage flüssig-breiige Kost, viel Flüssigkeit; am Vortag Natriumpicosulfat (Laxoberal®), Dulcolax® oder X-Prep® oral und jeweils am Abend und am Morgen vor der Endoskopie 50 ml/10 kg Klysma. *Säuglinge:* nur klare Flüssigkeiten (Glukose-Elyt-Lösungen) 12–24 h vor der Untersuchung

- Untersuchung in Narkose (evtl. in Kombination mit oberer Endoskopie) oder in Sedierung + Analgesie (z. B. Ketamin oder Disoprivan oder Opiat + Midazolam).

13.3 Erkrankungen des oberen MD-Trakts

13.3.1 Fremdkörper

Meist Spielzeug, Münzen, etc. Bei jeder beobachteten Ingestion von größeren Fremdkörpern ist nachzuweisen, daß der Gegenstand nicht im Ösophagus verbleibt. Perforations- und Mediastinitis-Risiko!

Klinik: Dysphagie, Speichelfluß, Bolusgefühl. Stridor b. retrolaryngealer Lokalisation.

Diagnose: Rö-Thorax, ggf. mit KM. Negat. Rö schließt Fremdkörper nicht sicher aus! Ösophagoskopie.

Therapie
- Endoskopische Fremdkörperextraktion bei jedem ösophagealen Fremdkörper
- Ein Fremdkörper im Magen muß nur dann entfernt werden, wenn er nicht auf normalem Wege ausgeschieden werden kann, toxisch ist (Batterien nur zum Teil) oder wahrscheinlich zu Verletzungen des Darms führt. Ausscheidung abdomineller Fremdkörper im Stuhl kontrollieren. Ggf. Rö-Kontrolle nach 72 h.

13.3.2 Gastro-ösophageale Refluxkrankheit, Hiatushernie

Ätiologie
- Inkompetenz des unteren Ösophagussphinkters (Chalasie) und/oder Hiatushernie
- Sekundär bei Magenentleerungsstörungen (z.B. Pylorushypertrophie ☞ 13.3.3) und bei schweren ZNS-Läsionen (z.B. Zerebralparese ☞ 12.12)
- Bei Sgl. ist ein bestimmtes Ausmaß eines Refluxes physiologisch!

Komplikationen = Reflux-Krankheit
Refluxösophagitis, chron. Blutverlust, narbige Stenosierung, Gedeihstörung, Aspiration; Apnoeanfälle bei Sgl., chron. bronchopulmonale Erkrankungen, Asthma bronchiale; Eisenmangelanämie; Torsionsdystonien.

Klinik
- Rezidiv. Spucken, besonders nach den Mahlzeiten; Gedeihstörung (selten); rezidiv. (Aspirations)-Pneumonie; Asthma bronchiale (☞ 14.4.3)
- Apnoen im Sgl.-Alter, akut lebensbedrohliche Ereignisse (ALE)
- Bei älteren Kindern auch Sodbrennen, Thoraxschmerzen, epigastrische Schmerzen. Dysphagie
- ❗ Blut- oder Hämatinbeimengungen zum Erbrochenen sind Hinweise auf Refluxösophagitis.

Diagnostik
- *24 h-pH-Metrie:* vermehrte, auffällig lange Refluxepisoden bezogen auf Altersnormalbereich. Beste Methode zur Erfassung eines path. Refluxausmaßes! Beweist nicht die Refluxkrankheit. Primäre Untersuchung bei extraintestinalen Komplikationen (☞ 13.2.1)
- *Endoskopie und Biopsien; Ind.:* nachgewiesener pathologischer Reflux mit V.a. Ösophagitis, Hiatushernie. Primäre Untersuchung bei klin. Anhalt für Ösophagitis
- *Sonographie:* Weite des Hiatus, Beobachtung von Refluxepisoden
- *Rö. obere Magen-Darm-Passage:* 50–75 % Sensitivität. *Auch Suche nach Hiatushernie; normale Magenentleerung dokumentieren*
- *Reflux-Szintigraphie* und Szintigraphie der Magenentleerung
- *Ergänzend:* Erbrochenes auf Erys stixen (Harnteststreifen); Stuhl auf okkultes Blut; Anämiediagn. (☞ 17.1.1).

DD
- Magenentleerungsstörung, Erbrechen anderer Ursachen (z.B. zentral, Nahrungsunverträglichkeit ☞ 13.1.4), Gastritis
- Infektiöse Ösophagitis: Candida, Herpes simplex, Zytomegalie. Besonders bei Immundefekten, unter Immunsuppression. *Diagn.:* Endoskopie, Abstriche, Serologie. Suche nach Immundefekt.

Therapie
- Häufige, kleine Mahlzeiten
- Bauchlage und Hochlagern 30° (Hochlagern alleine ohne Effekt)
- Andicken der Nahrung, nicht bei Ösophagitis, z.B. mit Nestargel®, Reisschleim
- Med. Ther. mit *Prokinetika:* Cisaprid* (Propulsin®) 3–4 x 0,2 mg/kg (*cave:* lebensbedrohliche Rhythmusstörungen: QT-Syndrom ausschließen, nicht mit Makroliden kombinieren!) oder Metoclopramid (3–4 x 0,1 mg/kg) bzw. Domperidon (3–4 x 0,3 mg/kg). *NW:* Extrapyramidalmotorische Störungen
  Antazidum (z.B. Gaviscon® Susp.) 0,15–0,25 ml/kg/Dosis 1 h nach den Mahlzeiten und vor der Nacht
- *H_2-Antagonist* bei nachgewiesener, schwerer Refluxösophagitis (Cimetidin 15 mg/kg: Ranitidin: 2,5–5 mg/kg/d) oder Omeprazol (Antra®) 0,5–1 mg/kg/d in 2 ED bei Kindern > 1 Jahr
- Überprüfung der konservativen Ther. mit pH-Metrie oder Endoskopie
- Ther. für 8–12 Wo. planen, je nach Alter des Kindes
- Ggf. Kontrolle der pH-Metrie nach Absetzen der Medikamente. Bei 95 % der Sgl. reift der Sphinkter spontan bis zum 2. Lj.
- Chirurg. Ther. bei Kindern > 2 J., konservativen Therapieversagern oder schwerem Reflux mit Komplikationen, schwerer Ösophagitis.

Hiatushernie
Meist axiale Gleithernien, paraösophageale Hernien bei Kindern selten.

Klinik
Häufig asymptomatisch! Hiatushernie hat nicht immer einen gastro-ösophagealen Reflux zur Folge! Umgekehrt haben 15–75 % der Pat. mit Reflux eine Hiatushernie.

---
* Zulassung ruht seit 6/2000

Therapie
Konservative Ther. wie bei Reflux; chirurg. Ther. (Hiatoplastik + Gastropexie) in ausgeprägten Fällen oder bei Refluxkomplikationen.

13.3.3 Pylorushypertrophie („Pylorusstenose")

Ätiologie: polygen vererbtes Krankheitsbild unklarer Ätiologie.

Klinik
- Typischerweise zwischen 2. und 4. Lebenswoche beginnendes Erbrechen, steigende Tendenz; früherer oder deutlich späterer Beginn möglich!
- Schließlich Erbrechen im Schwall, nicht gallig
- Gedeihstörung, Obstipation, Exsikkose, metabolische Alkalose.

Diagnostik
- Abdomenpalpation: Pylorusolive?
- Fütterungsversuch: großer Hunger, peristaltische Wellen, typisches Erbrechen
- Sonokriterien: voller Magen 2–3 h nach Fütterung; kein Durchtritt von Nahrung durch den Kanal. Gesamtdurchmesser Pylorus > 15 mm, Länge > 16 mm, Muskeldicke > 2 mm bei NG u. FG, > 4 mm bei Sgl.
- In Zweifelsfällen zusätzlich Rö mit Kontrastmittel
- Bei allen Patienten notwendig: Elyte, Blutgasanalyse (hypochlorämische, metabolische Alkalose).

DD
AGS mit Salzverlust (K^+ ↑, Virilisierungszeichen; ☞ 10.4.4); Hirndruck (Schädelsonographie; Augenfundus); Pyelonephritis, Sepsis; Duodenalstenose, Duodenalmembran, anuläres Pankreas (Erbrechen z.T. gallig!); Pylorusatresie. Antrumulkus, Duodenalulkus (☞ 13.3.4). Kuhmilchproteinallergie.

Therapie
- Zunächst Korrektur des Säure-Basen-Haushaltes und Ersatz des Flüssigkeitdefizits dann Pyloromyotomie
- Präoperativ Magen per Sonde entleeren
- Post-OP nach 4–6 h füttern: Nahrungsfrequenz innerhalb von 3–5 Tagen von 12/d auf 6/d reduzieren
- Konservative Ther. langwieriger: häufige, kleine Mahlzeiten (12–24/d) + Atropin i.v.

13.3.4 Gastritis; Magen- und Duodenalulkus

Ätiologie
Zu über 90 % durch Helicobacter pylori (B-Gastritis), in der Folge auch Ulcera ventriculi et duodeni. Selten: chemische Gastritis durch Gallereflux (C-Gastritis); Zollinger-Ellison-Syndrom (gastrinbildender Tu.), nicht-steroidale Antirheumatika. *Sekundär:* Streß, Operationen, lebensbedrohliche Erkrankungen, Verbrennungen, Intensivpatienten (auch bereits bei Sgl.!).

Klinik

- Krampfartige, epigastrische Bauchschmerzen, häufig nächtlich. Übelkeit, Erbrechen, Inappetenz. Obere intestinale Blutung, Hämatemesis, Melaena. Symptomatik oft weniger typisch als bei Erwachsenen!
- Bei Säuglingen oft nur erhöhte Irritabilität und Änderung des Eßverhaltens; Perforation als primäre Manifestation
- Bei rez. Bauchschmerzen mit pos. Familienanamnese (vertikale Infektion!) oder bei Ausländern (höhere Prävalenz!) Helicobacter-pylori-Diagnostik!

Diagnostik

- Klinische Diagnosestellung nicht möglich. Verdächtig (Indikation für Diagnostik): epigastr. Schmerzen, Übelkeit, Erbrechen, Inappetenz, nächtliche Bauchschmerzen. Ein generelles „Screening" von Kindern mit Bauchschmerzen auf eine Helicobacter-Infektion ist *nicht* sinnvoll
- Nicht invasiver Nachweis einer Helicobacter-pylori-Besiedlung: IgG-(IgA-) Ak gegen Helicobacter (falsch neg. bei frischer Infektion); C_{13}-Harnstoff-Atemtest (auch zur Kontrolle des Eradikationserfolges) ☞ 13.2.1
- Endoskopie in Kombination mit Histologie und Helicobacter-Urease-Schnelltest, zur definitiven Diagnose. *Indikation zur Endoskopie*: Blutung; Hämatin in Magenaspirat aus Magensonde. Pos. Helicobacter-Serologie bzw. C_{13}-Test. Epigastrische und nächtliche Bauchschmerzen nach Ausschluß anderer DD (☞ 13.1.2). Rö ist nicht indiziert!
- Zusätzlich: okkultes Blut im Stuhl, Anämiediagnostik (☞ 17.1.1). Bei rez. Ulzera: Gastrin im Serum (Zollinger-Ellison-Syndrom).

DD: obere gastrointestinale Blutung (☞ 13.1.3). DD rez. Bauchschmerzen (☞ 13.1.2).

Therapie

- Vorgehen bei oberer gastrointestinaler Blutung (☞ 13.1.3)
- **Gastritis, Ulkus bei Helicobacter-pylori-Nachweis:** modifizierte Triple-Ther. für 7 Tage mit Amoxicillin 50 mg/kg/in 3 ED + Clarithromycin (Klacid®) 15–20 mg/kg in 2 ED + Omeprazol (Antra®) 0,5–1 mg/kg in 2 ED. Antra ist ab 1. Lj. zugelassen; Alternativen: Cimetidin 15–30 mg/kg/d in 3 ED oder Ranitidin (ab 14 J.) 4 mg/kg/d in 3 ED. Antibiotika-Alternative: Metronidazol 15–20 mg/kg/d in 3 ED. Spontanradikationen bei Kindern sind beschrieben!
Therapieversager: Compliance prüfen, ggf. Triple-Ther. um Bismutpräparat ergänzen oder antibiot. Ther. nach Resistenztestung.
- **!** Erregerpersistenz ist wahrscheinlicher als Neuinf. (Reinfektionsrate 1 % pro Jahr)
- **Sekundäre Ulcera ohne Helicobacter** (Antirheumatika, Streßulkus): H_2-Antagonisten (Cimetidin, Ranitidin), Omeprazol
- **Stressulkusprophylaxe** bei schweren Verbrennungen, ZNS-Trauma: Antazida mit Titration des Magen-pH auf 5–7; H_2-Antagonisten. Problem: höhere Pneumonierate
- Diät unwirksam; häufige kleine Mahlzeiten.

Komplikationen

Blutung, Perforation, Penetration (z.B. in das Pankreas), Narbenstriktur mit Magenausgangsstenose. Nach Jahrzehnten maligne Entartung bei chron. Helicobacter-Gastritis möglich, deswegen Eradikation kontrollieren! (C_{13}-Harnstoff-Atemtest).

13.4 Dünn- und Dickdarmerkrankungen

13.4.1 Akute intestinale Obstruktion, Ileus

Ätiologie
- **Angeborene Fehlbildungen:** Atresien und Stenosen; Rotations- und Fixationsanomalien des Darmes (Malrotation, ggf. mit Volvulus); Analatresie, ☞ 22.4.1
- **Erworbene mechanische Obstruktionen:**
  - *Intraluminal:* Invagination. Tumor, Polyp, Faeces, Mekoniumileus und Mekoniumileusäquivalent bei CF (☞ 14.6). Bezoar, Fremdkörper; Askariden (☞ 6.8.2)
  - *Intramural:* Strikturen (Anastomosen, M. Crohn, NEC); Tumoren; Hämatome
  - *Extrinsisch:* Adhäsionen nach OP, Peritonitis; inkarzerierte Hernien, Volvulus
  - *Paralytischer Ileus:* entzündlich (Peritonitis, Enteritis); paretisch (postop., nach stumpfem Bauchtrauma); metabolisch (Hypokaliämie, Porphyrie); reflektorisch (basale Pneumonie, Wirbelsäulenfraktur).

Klinik
- **Schmerzen:** viszerale Schmerzen ohne Lokalisation, oft mit Schweißausbruch, Erbrechen und Schock (z.B. Zug am Mesenterium bei Invagination). Parietale, lokalisierte Schmerzen, Druckschmerz, Abwehrspannung (z.B. bei Peritonitis)
- **Erbrechen** (gallig bis fäkulent – je höher die Obstruktion desto eher das Erbrechen), Obstipation, Abgang von blutigem Schleim (Invagination, Volvulus), vorgewölbtes Abdomen, Dehydratationszeichen, Schock
- Bei angeborener Obstruktion Polyhydramnion.

Vorgehen bei V. a. Ileus
Diagnostik u. Ther.: ☞ akutes Abdomen 13.1.1.
! Ein Ileusverdacht ist ein absoluter Notfall! Zeitverlust kann zu Darmgangrän und anderen Folgeschäden führen! Dauernde Überprüfung einer evtl. Operationsindikation!
- Klinische Untersuchung mit Suche nach Narben (Voroperationen), Hernien, tastbaren Darmschlingen oder Invaginationswalze. Abwehrspannung? Mechan. Ileus: klingende Darmgeräusche; paralyt. Ileus: „Totenstille". Rektale Untersuchung!

Erstmaßnahmen
- Nahrungspause. Magen entleeren mit Magensonde (☞ 2.2.6); als offene Ablaufsonde liegen lassen, häufiger absaugen
- Venösen Zugang legen, Flüssigkeitsdefizite und laufende Verluste ersetzen → sehr wichtig; bei manifestem Ileus gehen große Flüssigkeits- und Eiweißmengen in den Darm verloren. Das Defizit wird meistens unterschätzt! Ggf. ZVD messen. Substitution mit kristallinen und kolloidalen Lsg. unter Kontrollen von HF, Diurese und Urinosmolarität, Elyte, Serumeiweiß, BGA (☞ 3.2.2)
- Laborminimalprogramm: BB, Elyte, CRP, Krea, Harnstoff, Gerinnung, Amylase, Lipase, GOT, GPT, γ-GT, AP, Bilirubin, ggf. Blutkultur; Blutgruppe und Kreuzblut; BGA. Urinstatus!
- Erythrozytenkonzentrat bestellen, falls Operation nötig oder schwere Hypovolämie.

Bildgebende Diagnostik
- *Abdomensono*: freie Luft, freie Flüssigkeit; Darmperistaltik, Weite der Darmschlingen, Kokarden (Invaginat), Chole- und Nephrolithiasis, Harnaufstau
- *Abdomenübersicht* im Hängen, Sitzen, Stehen oder bei Intensivpat. in Rücken- und Linksseitenlage: Luftverteilung (freie bzw. intramurale), Weite der Darmschlingen, Flüssigkeitsspiegel, Verkalkungen (z.B. Mekoniumileus); Fremdkörper
- *Rö-Thorax:* freie Luft unter dem Zwerchfell, basale Pneumonie und Pleuritis.

Therapie
- **Operation** bei mechanischem Ileus, Perforationen, intraabdominellen Abszessen und ggf. zur Klärung der Ätiologie
- **Frische Invagination** (< 24–48 h): hydrost. Reposition mit Kontrasteinlauf (☞ 13.4.1)
- **Paralytischer Ileus:** Ursache beseitigen bzw. behandeln, hohe Einläufe und Darmrohr. Neostigmin (0,01 mg/kg verdünnt als Dauerinfusion über 1–2 h)
- **Mekoniumileusäquivalent:** hochdosiertes Azetylzystein (10 %ige Lösung, 60 ml alle 4 Stunden); verdünntes Gastrografin oral; besser: orthograde Lavage mit Endofalk® (☞ 13.2.4.). *KI:* komplette Obstruktion und Peritonitis
- **Postoperativer Adhäsionsileus:** bei multiplen Rezidiven, inkompletter Obstruktion, frühem post-OP Auftreten konservatives Vorgehen versuchen
- **Askaridenileus:** konservatives Management häufig möglich (Anthelmintika).

Invagination

Häufigste Form: ileokolische Invagination. Seltener: ileoileale oder kolokolische Invagination. Typische Altersgruppe: Sgl. und Kleinkinder.

Ätiologie: meist ohne auslösende Ursache; häufig bei: Meckel-Divertikel, Purpura Schönlein-Henoch, Polypen (als Leitgebilde), dann auch bei älteren Kindern.

Klinik und Diagnostik
- Intermittierende, kolikartige Bauchschmerzen; anhaltendes Schreien bei Sgl.; Erbrechen; Blässe, Apathie, schockartiges Bild; blutig-schleimiger Stuhl (spät!)
- Tastbare Walze im re. Mittel-Unterbauch. Rektal tastbares Invaginat, Blut am Fingerling (spät auftretend)
- Spätsymptome bzw. Komplikationen: Ileus, Perforation, Peritonitis
- Abdomensono: Kokardenstruktur im re. Unter-Mittelbauch oder subhepatisch
- Abdomenübersicht: luftfreie Zone re. Unterbauch; ggf. Ileus, Perforationszeichen
- Kolon-Kontrasteinlauf.

Vorgehen bei Invagination
- Venöser Zugang, Ausgleichen des Flüssigkeitsdefizits (wichtig!)
- Magensonde, Magen entleeren
- Falls Anamnese < 48 h, keine Peritonitiszeichen, keine Perforation: Hydrostatische Reposition unter Sono- oder Rö-Kontrolle, bis freier Reflux des Kontrastmittels in das Ileum erkennbar ist, evtl. unter Sedierung. Alternative: pneumatische Reduktion. Erfolg in ca. 75–90 %, fehlender Erfolg deutet häufig auf Leitstruktur hin. Perforationsgefahr unter 1 %. Rez.-Gefahr ca. 10 % in den ersten Tagen, deswegen 48 h Nachbeobachtung in Klinik
- Bei unmöglicher hydrostatischer Reposition oder Peritonitiszeichen op. Reposition oder Resektion.

Tips & Tricks
Da die Symptome gerade bei kleinen Säuglingen uncharakteristisch sein können, ist das Wichtigste, an die Invagination zu denken!

13.4.2 Hernien

Nabelhernie: Häufig, insbesondere bei FG, geringe Einklemmungsgefahr. Meist spontanes Verschwinden bis zum 3. Lj. Operative Versorgung nach dieser Zeit oder bei Komplikationen.

Leistenhernie:
Meist indirekte Hernie entlang des nicht komplett verschlossenen Processus vaginalis peritonei; oft bei FG. Inkarzeration kann innerhalb von Stunden zu Darm-, bzw. Testis- oder Ovarialgangrän führen!
- **Klinik, Diagn., DD:** intermittierende Schwellung der Leiste oder des Skrotums, meist beim Schreien. *Diagn. durch klin. Untersuchung:* Reponierbarkeit, negative Diaphanie (DD Hydrozele: Diaphanie positiv, nicht reponierbar ggf. Sono), Position des Hodens ipsilateral dokumentieren. *Weitere DD:* Leistenhoden, Lymphadenitis mesenterialis
- **Ther.:** operativ. Bei Inkarzeration vorheriger, sanfter Repositionsversuch, ggf. unter Sedierung (Diazepam rektal) in der Badewanne. Bei der Reposition den Darm eher nach distal ausstreichen als in die Bruchpforte „stopfen".

13.4.3 Peritonitis

Ätiologie
- Mekoniumileus bei CF (☞ 14.6) mit Perforation, Gallenwegsperforation (gallige Peritonitis)
- Hämatogen (primäre Peritonitis, besonders bei Aszites und Niereninsuffizienz, häufig Pneumokokken)
- Durchwanderung (bei Enteritis, NEC, Volvulus, Invagination)
- Perforation (traumatisch, Fremdkörper, iatrogen, Gangrän)
- Katheter (Peritonealdialyse, vertrikuloperitonealer Shunt)
- Genitalinfektion bei postpubertären Mädchen (Gonokokken, Chlamydien)

Klinik: Bauchschmerzen, Erbrechen, hohes Fieber, vorgewölbtes Abdomen.

Diagnostik
- *Klinischer Befund:* Druckschmerz, Abwehrspannung, Gummibauch, paralyt. Ileus
- *Labor:* BB (Leukozytose), CRP, BSG, Elyte, Krea, Harnstoff, Lipase, Amylase, Transaminasen und Cholestaseenzyme, Gerinnung, BGA, Blutkultur, Blutgruppe: Erythrozytenkonzentrate für OP bereithalten
- *Abdomensono:* freie Flüssigkeit, freie Luft, Konkremente, Abszesse, Invagination, Harntransportstörung
- *Abdomenübersicht im Stehen oder Linksseitenlage:* freie Luft bei Perforation, Spiegel bei Ileus, Konkremente, Verkalkungen bei neonataler Peritonitis
- *Rö-Thorax:* freie Luft unter dem Zwerchfell, Zwerchfellhochstand bei subphrenischem Abszeß, basale Pleuritis und Pneumonie

- Probepunktion, falls hämatogene Peritonitis vermutet wird. Bei eindeutigem Nachweis grampositiver Bakterien (z.B. Pneumokokken) und ohne Nachweis einer Perforation ist OP unnötig.

DD ☞ 13.1.1, speziell: Familiäres Mittelmeerfieber, Porphyrie, Extrauteringravidität, akute Pankreatitis (☞ 13.7.1), diabetische Ketoazidose mit Pseudoperitonitis (☞ 11.1).

Therapie
- Nahrungspause, offene Magensonde
- Stabilisierung des Kreislaufs, Schockther. bzw. Ausgleich von Flüssigkeitsdefiziten durch Glukose-Elyt-Lösungen, Humanalbumin und FFP
- I.v.-antibiot. Ther.:
  - Primäre Peritonitis: Cefotaxim + Aminoglykosid
  - Sekundäre Peritonitis Ampicillin + Aminoglykosid + Metronidazolo. Clindamycin
- Pneumokokken: Penicillin G
- OP (außer bei Pneumokokkenperitonitis!).

Tips & Tricks
- Komplikationen vorwiegend durch Schockgeschehen, deswegen gute Kreislaufüberwachung- und stabilisierung!
- Klinische Zeichen bei Kortikosteroidther. weniger deutlich!

13.4.4 Appendizitis

Klinik und Diagnostik
- Abdominalschmerzen, zu Beginn oft diffus, dann im re. Unterbauch
- Evtl. Erbrechen, Fieber, Diarrhoe, Tachykardie
- Tastbare Resistenz, lokale Abwehrspannung
- Diagnose klinisch (inklusive rektale Untersuchung)! Laborbefunde (Leukozytose, CRP) und Sono (verdickte Appendix > 6 mm, nicht komprimierbar, lokal freie Flüssigkeit) unterstützen die Diagnose
- ! Immer Urinstatus erheben!

DD des akuten Bauchschmerzes (☞ 13.1.1); speziell denken an:
- Harnwegsinfekt: Dysurie, Pyurie
- Gastroenteritis, speziell Yersinien, Campylobacter (Umgebungserkrankungen; aber: Diarrhoe auch bei Appendizitis häufig!)
- Ileitis terminalis, M. Crohn (☞ 13.4.7)
- Entzündetes Meckel-Divertikel
- Bei. adolesz. Mädchen: Adnexitis, Ovarialzyste, EU-Gravidität (evtl. gyn. Konsil).

13.4.5 Infektiöse Enteritis; Toxikose

! Kernproblem der (Gastro)-Enteritis ist der Flüssigkeits- und Elytverlust!

Ätiologie
- *Viren:* Rotaviren, Adenoviren. Auch bei Infektionen des Respirationstraktes. Rotaviren häufigste Ursache für Hospitalinfektionen, bes. in neonatolog. Einheiten!
- *Bakterien:* Campylobacter, Salmonellen, Shigellen, Yersinien, E. Coli (enterotoxisch, enterohämorrhagisch, enteropathogen; auch Ursache für hämolytisch-urämisches Sy.) ☞ 8.3.8
- *Parasiten:* Lamblien, Kryptosporidien, Ascaris lumbricoides, Amöben
- Sämtliche infektiöse Gastroenteritiden sind bei Pat. mit Immundefekt oder unter Immunsuppression deutlich häufiger, verlaufen schwerer und langwieriger. Bei solchen Pat. immer auch nach selteneren Erregern (z.B. Kryptosporidien) suchen und frühzeitig antibiotisch behandeln!

Klinik: Diarrhoe, Dehydratation, Fieber, Erbrechen, Bauchschmerzen.

Komplikationen
- Dehydratation, Hypovolämie, Schock, Hypernatriämie, Niereninsuffizienz
- NEC kann bei Rotavirusenteritis bei FG entstehen!
- Sept. Komplikationen (z.B. Osteomyelitis)
- Hämolyt. urämisches Sy. nach E. Coli O157-Infektion (blutige Stühle!) ☞ 8.3.8.

Diagnostik
- Wiegen! Flüssigkeitsverlust schätzen (alte Gewichte!):

Klinische Zeichen des Flüssigkeitsverlustes			
Kriterium	bis 5 %	5–10 %	> 10 % „Toxikose"
Verhalten	unruhig, durstig	schwach, verlangsamt	Somnolenz, Kuß-Maul-Atmung
Hautturgor	normal bis leicht reduziert	deutlich reduziert	stehende Hautfalten
Augen	normal bis leichte Halonierung	halonierte Augen	tiefliegende Augen, seltener Lidschlag
Fontanelle	im Niveau	eingesunkene Fontanelle	stark eingesunkene Fontanelle,
Diurese	wenig reduziert	Oligurie	Oligurie-Anurie

- *Labor:* BB, BGA, Elyte, Harnstoff, Krea, Eiweiß, BZ, CRP, ggf. Blutkultur
- *Bilanz:* erste Urinausscheidung dokumentieren!
- *Stuhluntersuchungen* auf Rota- und Adenoviren, Salmonellen, Shigellen, Yersinien, Campylobacter, ggf. auch Lamblien, Kryptosporidien, Wurmeier.

Therapie

Rehydratation ist die entscheidende Therapiemaßnahme! Klinikschema beachten!
- Intravenös bei Verlust ≥ 10 % und/oder rez. Erbrechen, bei Schockzeichen und pH < 7,1:
  - Initial Flüssigkeitsbolus zum Auffüllen des intravasalen Raumes mit 20(-40) ml/kg **isotoner** Flüssigkeit innerhalb von 30–60 Min. (*Cave:* Nieren-, Herzinsuffizienz): 0,9 % NaCl, Ringer-Laktat (nicht bei Laktatazidose), Humanalbumin 5 %
  - Bikarbonat-Pufferung nur der Hälfte des nach BE berechneten Basenbedarfs (☞ 9.5) über ≥ 30 Min. (nur selten notwendig - Volumenzufuhr meist ausreichend)
  - Kristalline Infusion bis zum Eintreffen der Laborergebnisse mit kaliumfreier, halbisotoner Glukose-Elyt-Lsg. (z.B. NaCl 0,9 % mit Gluc 10 % 1 : 1 gemischt) mit 125 ml/m²KO/h. Ab erster Miktion oder bei niedrigen K⁺-Werten Übergang auf kaliumhaltige 1/3 isotone Lsg. (z.B. Sterofundin BG5®), 125 ml/m²/h
  - Sobald Elyt-Werte vorliegen bei hypertoner oder hypotoner Dehydratation differenzierte Flüssigkeitstherapie planen (☞ 9.2.1). Nach initialem intravenösem Defizitausgleich rasch auf die sicherere orale Rehydratation übergehen.
- Oral (bis zu 5–10 % Flüssigkeitsverlust bzw. nach initialer intravenöser Therapie) mit käuflichen Glukose-Elyt-Lösungen (GES 60®, Oralpädon 240®, Humana Elektrolyt®; Hipp ORS 200®, Infectodyspept® oder WHO-Lösung = Elotrans®). Menge: 30–100 ml/kg in 6 h, danach wiegen und über weitere Rehydratation entscheiden! Ggf. Gabe per Sonde.
- **Antibiotikatherapie:** eher zweitrangig!

Antibiotikatherapie		
Erreger	**Antibiotika**	**Indikation**
Enteritissalmonellen	Amoxicillin	Sgl., septische Verläufe; Immundefekte (erhöhtes Risiko von Dauerausscheidern)
Campylobacter jejuni	Erythromycin	meist nicht nötig
Shigellen	Co-trimoxazol, Ampicillin	
Yersinia enterocolica	Co-trimoxazol, Tetrazykline	meist unnötig; Effektivität nicht bewiesen
E. coli	Co-trimoxazol	Sgl., EPEC

- **Realimentation** möglichst frühzeitig mit laktosearmer Nahrung (mit Wasser verdünnte Formula). Muttermilch soll weiter gegeben werden (außer bei Mastitis) und mit Rehydratationslsg. ergänzt werden.

Tips & Tricks
- Die Rolle der Diät für den Verlauf einer Gastroenteritis wird allgemein überschätzt. Lange Nahrungspausen führen zu Mukosaatrophie und verlängern die Diarrhoe!
- Motilitätshemmende Medikamente sind im Kindesalter obsolet!
- In neonatolog. Einheiten müssen Pat. mit Enteritis pflegerisch von anderen Pat. getrennt werden (☞ 6.9). Meldepflichten beachten (☞ 6.10).

13.4.6 Pseudomembranöse Kolitis

Ätiologie: Clostridium difficile und C.d.-Toxine. Auslöser ist eine Antibiotikather.

Klinik: Diarrhoe, z.T. blutig; krampfartige Bauchschmerzen; Tenesmen bei Stuhlentleerung; Fieber, Dehydratation, Erbrechen, Übelkeit.

Diagnostik: Leukozytose, Hypalbuminämie. C.d.-Toxin u./o. Clostridium difficile im Stuhl. Sigmoidoskopie und PE (wichtigstes Diagnostikum, *cave:* Perforation!).

Therapie
Antibiose beenden, falls möglich. Flüssigkeitsdefizite korrigieren. Metronidazol (Clont®) 15–20 mg/kg in 3 ED für 10 d oder Vancomycin 20–60 mg/kg in 4 Dosen **oral**. Bei toxischem Megakolon ☞ 13.4.7.

> **Tips & Tricks**
> Die Pseudomembranöse Enterokolitis kann fulminant verlaufen und zum tox. Megakolon führen. Frühzeitig daran denken, wenn bei einem antibiotikabehandelten Kind eine Diarrhoe auftritt!

13.4.7 Entzündliche Darmerkrankungen

M. Crohn
Chronische, transmurale Entzündung unklarer Ätiologie, die jeden Teil des Magen-Darm-Traktes vom Mund bis zum Anus befallen kann. Meist ab Schulkindalter auftretend.

Klinik
- Bauchschmerzen, Übelkeit, Erbrechen, Inappetenz; Diarrhoe, z.T. mit Blutbeimengungen; Gewichtsverlust; Fieber; Arthritis, Erythema nodosum. Trommelschlegelfinger, Hepatitis, Urolithiasis; Anämie, Vitamin- und Mineralienmangel (u. a. Zink); perianale Abszesse, Fisteln, Mariksen; Stomatitis; tastbare abdominelle Resistenzen. Wachstumsstillstand, Pubertas tarda (manchmal einziges Symptom des M. Crohn!)
- ! Tenesmen und Blutbeimengungen sprechen für Kolonbeteiligung
- ! Fehlende Diarrhoe schließt einen M. Crohn nicht aus (ca. 12 %)!

Diagnostik
- *Labor:* BB, BSG, CRP, PMN-Elastase; Elektrophorese, Immunglobuline (Entzündungsparameter ↑), Elyte, Magnesium, Kalzium, Phosphor; Eisen, Ferritin, Transferrin; Transaminasen, AP; Yersinien-Serologie (wichtige DD). Zink, Folsäure, Vit. B_{12}, A, E, D (sekundäre Mangelzustände)
- *Stuhl* auf path. Keime, Clostridium difficile; Parasiten, okkultes Blut, Leukos
- Urinstatus, Tuberkulin-Test
- Zur Diagnosestellung:
  - Koloskopie mit Inspektion des terminalen Ileums und Stufenbiopsien auch aus makroskopisch normalen Abschnitten (☞ 13.2.4)
  - Ösophago-Gastro-Duodenoskopie mit Biopsien (auch bei fehlenden klin. Zeichen häufig positive Befunde!)

- Fraktionierte Magen-Darm-Passage, evtl. mit Doppelkontrast
- Sono: Darm-Kokarden, intraabdominelle Abszesse
- Kolon-Kontrasteinlauf nur bei Stenosen
- Zur Abklärung extraintestinaler/allgemeiner Manifestationen: Rö li. Hand (Knochenalter, Mineralisation), Spaltlampenbefund (Iridozyklitis)
- Sonographie des Harntraktes (Lithiasis), H_2-Atemtest Laktose (Laktoseintoleranz in 30 %!), CT-Abdomen bei Fisteln, Abszessen.

Tips & Tricks

- Zur Diagnostik gehört besonders die klinische Untersuchung mit Suche nach Stomatitis, Analveränderungen, extraintestinalen Manifestationen (Arthritis, Erythema nodosum etc.) und die Dokumentation des Pubertätsstadiums nach Tanner
- Normale Entzündungsparameter schließen M. Crohn *nicht* aus
- Zur Ther.-Planung muß der mögliche Befall aller Darmabschnitte überprüft werden, deswegen Gastroskopie und Dünndarm-Rö und Koloskopie.

DD ☞ 13.1.1, 13.1.5
- Wichtigste DD: infektiöse Enteritis/Kolitis und pseudomembranöse Kolitis; Appendizitis; Purpura Schönlein-Henoch; Colitis ulcerosa; Anorexia nervosa; AIDS; Darm-Tuberkulose
- Bei Kindern < 2 J. ist eine allergische Kolitis weitaus wahrscheinlicher als eine Crohn-Kolitis oder eine Colitis ulcerosa!

KO: extraintestinale Manifestationen (s.o.): Adhäsionen, Strikturen, Fisteln, Abszesse. Maligne Entartung nach langjährigem Verlauf.

Therapie

- **Ernährungstherapie.** *Ind.:* Dünndarmbefall, Malnutrition, Wachstumsverzögerung, Fisteln, Strikturen. Bei Dünndarmbefall entzündungshemmende Wirkung, bei Kolitis nur Verbesserung des Ernährungszustandes. Kalorien 140–150 % des Normalbedarfs für Länge und Alter!
  - Total-Parenterale Ernährung (bei Fisteln, schweren abdominellen KO)
  - Enterale Formulaernährung mit „Astronautenkost" oral oder über Sonde (besser); kontinuierlich, als Bolusernährung oder zusätzlich zur Normalkost (☞ 2.2.6, 5.3)
  - Diät: Vermeiden raffinierter Zucker und gehärteter Fette, evtl. ballaststoffarm (bei Stenosen) und laktosearm (bei nachgewiesener Laktoseintoleranz). Supplementation von Vitaminen und Spurenelementen bei nachgewiesenem Mangel: Eisen, Zink, Magnesium, Folsäure, Vit. D, Vit. B_{12}
- **Medikamente:**
  - Kortikosteroide: Prednisolon 2 mg/kg, max. 60 mg in 3 Dosen bis zum Erreichen einer Remission, dann Umsetzen auf 1 Morgen-Dosis und wochenweises bis 2wöchentl. Ausschleichen unter klin. und Labor-Kontrollen. Wirksam bei Befall aller Abschnitte des Magen-Darm-Traktes. Lokal wirksames Steroid Budesonid (Entocort®) mit geringeren systemischen Wirkungen bei Befall von Ileum + Colon ascendens: 1 x 9 mg oral. Bei Rektumbefall Klysma (1 x 2 mg)
  - Salazosulfapyridin (Azulfidine®), 50–75 mg/kg in 3–4 ED, max. 3–4 g/d, wirksam bei Dickdarmbefall und möglicherweise Ileitis terminalis, Dauertherapie zur Remissionserhaltung. Altenativ: 5-Aminosalizylsäure (Salofalk®, Pentasa®,

Dipentum®), 30 mg/kgKG: besonders bei Ileitis terminalis und Unverträglichkeiten für Salazosulfapyridin. Initial evtl. Hochdosisregime (60 mg/kg)
- Azathioprin (Imurek®), 6-Mercaptopurin bei Steroidnebenwirkungen und chron. rez. Verlaufen. Neuere Immunsuppressiva in der Erprobung: FK 506, Mycophenolat-Mofetil, TNFα-AK
- Metronidazol (Clont®) 15-25 mg/kg in 3 Dosen, speziell bei Fisteln, Strikturen oder bakterieller Dünndarmbesiedlung. Strenge Indikationsstellung!
- **OP:** Resektion von Strikturen, Fisteln, Abszessen und bei Perforation oder „Resistenz" gegen medikamentöse Ther.; hohe Rate postop. Komplikationen sowie Befall noch nicht betroffener Darmsegmente, deswegen strenge Indikationsstellung
- **Therapiekontrollen:** klinisch (Wachstum, Pubertät, Resistenzen), Labor (BB, BSG, CRP, IgG, Elektrophorese), Sono. Endoskopie nur bei Wechsel des klinischen Bildes oder Verdacht auf KO.

Colitis ulcerosa

Chronische, das Kolon betreffende Entzündung der Mukosa und Submukosa.

Klinik
Diarrhoe, Schleim- und Blutbeimengungen zum Stuhl; Bauchschmerzen, insbesondere als Tenesmen vor und Schmerzen nach der Defäkation; Fieber, Gewichtsverlust; Wachstumsstillstand. *Extraintestinale Manifestationen*: Erythema nodosum, Arthritis, chronische Hepatitis, sklerosierende Cholangitis (chron. abakterielle Entzündung der intra- und/oder extrahepatischen Gallenwege mit Ikterus, Hepatopathie. Diagnose durch ERCP und Leberbiopsie), Pyoderma gangraenosum.

Diagnostik und DD
☞ M. Crohn
Prinzip: M. Crohn ausschließen und Kolitis nachweisen. Eine unauffällige Rektoskopie oder Sigmoidoskopie schließt eine Colitis ulcerosa aus, da das Rektum im Gegensatz zum M. Crohn nie ausgespart ist. Bei ca. 10 % aller Kolitis-Pat. gelingt keine eindeutige Zuordnung (M. Crohn/Colitis ulcerosa). Spätere Übergänge Colitis ulcerosa in M. Crohn sind möglich.

Komplikationen
- **Toxisches Megakolon:** akute Dilatation des Kolon mit Fieber, aufgetriebenem Abdomen, Dehydratation. *Ther.* mit Nahrungskarenz, Flüssigkeit, Antibiotika, Steroiden, notfalls auch Kolektomie
- **Maligne Entartung** (nach > 10jährigem Verlauf): regelmässige Endoskopie
- **Extraintestinale Manifestationen** (s.o.).

Therapie
In den Grundzügen wie bei M. Crohn des Kolon, gleiche Medikamentendosierung: Kortikosteroide bei akutem Schub; Salazosulfapyridin und Derivate bei leichter Erkrankung und zur Remissionserhaltung; Immunsuppressiva in Ausnahmefällen.
Besonderheiten:
- Bei auf das Rektum beschränkter Kolitis können Steroide und Salazosulfapyridinderivate auch lokal als Klysmen oder Suppositorien verabreicht werden: Colifoam®; nur lokal wirksames Steroid: Budesonid (Entocort®), Salofalk Klysma®
- Eine Ther. mit Elementardiäten ist ohne wesentliche Wirkung und nur zur Unterstützung bei Dystrophie wirksam

- Bei häufigen, schmerzhaften Stuhlentleerungen evtl. totale parenterale Ernährung
- Die totale Kolektomie führt zu einer Heilung der Colitis ulcerosa; im Kindesalter nur in therapierefraktären Fällen (alternativ bei Steroidrefraktärität: Cyclosporin A).

Selbsthilfegruppe

Deutsche Morbus Crohn/Colitis Ulcerosa Vereinigung (DCCV), Paracelsusstr. 15, 51375 Leverkusen, Tel. 0214/87608-0, www.dccv.de

---

13.4.8 Kohlenhydratmalabsorptionen, Enzymdefekte

Ätiologie
- **Primär:** autosomal rezessive Enzymdefekte
  - *Kongenitaler Laktasemangel:* sehr selten, Manifestation bei NG. *DD:* Glukose-Galaktose-Malabsorption
  - *Adulter Laktasemangel:* häufig, betrifft ca. 10 % der weißen Rasse und 90 % der Chinesen und Afrikaner. Manifestation nach dem 1. Lj. (meist nach 3. Lj)
  - *Saccharase-Isomaltase-Mangel:* Manifestation nach Beikostfütterung
- **Sekundär:**
  - „Postenteritische Malabsorption": Reduktion der Enzymaktivität durch Mukosaschaden; bei prolongierter Diarrhoe nach Darminfektion daran denken!)
  - *Laktasemangel:* häufig, nach Infektionen, Lambliasis, bei Zoeliakie und M. Crohn (jede Art von Zottenschädigung, da die Laktase vorwiegend an den Zottenspitzen lokalisiert ist)
- **Unklare Ursache:**
  - *Fruktosemalabsorption* (betrifft auch Sorbit) sehr häufig. Manifestiert sich nach Genuß von Obst(-säften) und Süssigkeiten, die reich an Fruktose und/oder Sorbit sind (Apfel, Pflaume, Birne, „zuckerfreie" Süssigkeiten)
  - *Generelle Kohlenhydratmalabsorption* durch bakterielle Dünndarmbesiedlung. Diagn. mit H_2-Atemtesten (früher H_2-Anstieg) und Duodenalsekretuntersuchung.

Klinik
- Rez. Bauchschmerzen im Schulkindesalter (häufigste Ursache für rez. Bauchschmerzen!); Trimenonkoliken, Blähungen
- Diarrhoe, wässrig, säuerlich (vor allem bei Sgl. und KK; bei Schulkindern nicht obligat)
- Gedeihstörung und Störung des Allgemeinbefinden eher selten!

> **Tips & Tricks**
> - Die Symptome sind dosisabhängig. Auftreten oft erst Std. nach Ingestion des auslösenden Kohlenhydrates, so daß die Diagnose aus Anamnese und Klinik oft schwer zu stellen ist
> - Kohlenhydratmalabsorptionen und -intoleranzen sind so häufig, daß sich eine Untersuchung auf Laktoseintoleranz und Fruktosemalabsorption bei allen Kindern mit rez. Diarrhoen und rez. Bauchschmerzen lohnt, besonders bei normalem Gedeihen und unbeeinträchtigtem AZ.

Diagnostik
- *H$_2$-Atemteste* (☞ 13.2.1) mit dem entspr. Kohlenhydrat. Alternativ orale Toleranzteste oder probatorischer Diätversuch
- *Stuhl-pH* und Stuhl auf reduzierende Substanzen
- *Dünndarmbiopsie* zur Differenzierung primärer und sekundärer Kohlenhydratmalabsorptionen mit histologischer Untersuchung und Bestimmung der Aktivitäten der Laktase und Saccharase-Isomaltase (☞ 13.2.3)
- Verlaufskontrolle des H$_2$-Testes Laktose nach 3–6 Mon. zur Differenzierung einer postenteritischen von einer primären Laktoseintoleranz.

Therapie
- Ursache einer sekundären KH-Malabsorption therapieren (z.B. Lambliasis)
- *Diät:* Menge des malabsorbierten Kohlenhydrates beschränken. Eine völlige Karenz ist meist unnötig. Die individuelle Verträglichkeitsgrenze ausprobieren; Heilnahrung, Sgl.-Nahrungen auf Sojabasis als Milchersatz für Sgl. und KK
- Enzymzusatz, z.B. Lactrase Kps® (Laktase), kann der Milch zugegeben werden
- Erleichterung der Diffusion: bei der Fruktosemalabsorption erleichtert die Anwesenheit von Glukose die Resorption der Fruktose, deswegen nur Obstsorten mit niedrigem Fruktose- und hohem Glukose-Gehalt geben (z.B. Banane).

13.4.9 Nahrungsmittelproteinintoleranzen

Klinische Manifestationen
- Anaphylaktische Reaktion, Schock, Urtikaria, Erbrechen, Diarrhoe, respiratorische Symptome (Typ I-Allergie ☞ 15.1.1)
- Nahrungsmittelinduzierte Enteropathie mit Prototyp Kuhmilchproteinintoleranz (Typ IV-Allergie)
- Nahrungsmittelinduzierte Kolitis
- Gluteninduzierte Enteropathie (Zoeliakie).

Nahrungsprotein-Enteropathie (Kuhmilchproteinintoleranz, KMPI)

Nahrungsmittelinduzierte Enteropathie (kommt gegen Milch, Soja, Getreide, Ei, Fisch vor) mit verzögerter Immunreaktion und Veränderungen der Dünndarmmukosa bis zur Zottenatrophie. Keine IgE-AK nachweisbar!

Klinik: Diarrhoe, Malabsorption; Gedeihstörung; Erbrechen; Bauchschmerzen; intestinaler Proteinverlust, Anämie.

Diagnostik
- *Nahrungsanamnese:* Beginn Kuhmilchzufuhr, Beginn Beikost
- *Karenz und Exposition* (> 3 Wo. streng kuhmilchfrei, danach ggf. Reexposition). Bei Sgl. am günstigsten Hydrolysatnahrung ohne Laktose (Alfare®, Pregomin®) zur Überbrückung. Bei guter Durchführung aussagekräftiger als Labortest! Bei typischer Klinik und guter Besserung auf Karenz Reexposition erst nach 1 J. durchführen
- *H$_2$-Atemtest Laktose* zum Ausschluß Laktoseintoleranz, die aber bei Zottenatrophie auch sekundär entsteht
- *Dünndarmbiopsie* (normale Morphologie schließt aber eine KMPI nicht aus!)

- *IgG-Antikörper* gegen Kuhmilch, Casein, α-Lactalbumin, β-Lactoglobulin, Rinderserumalbumin. Erhöhte Werte kommen auch bei Gesunden, nach Enteritiden und bei Zoeliakie vor. Labortests geben Hinweise, entscheidend ist aber das klinische Ansprechen auf Diät (und evtl. Reaktion auf Exposition)
- *RAST- und Prick-Tests* zur Abgrenzung zur Typ I-Allergie
- *Gliadin-AK* (Zoeliakie wichtigste DD; Glutenzufuhr unbedingt erfragen).

DD: chron. Diarrhoe (☞ 13.1.5), Erbrechen (☞ 13.1.4), Gedeihstörung (☞ 13.1.9).

Therapie
Diät ohne Kuhmilchprotein (Muttermilch, Hydrolysatnahrungen). Fortsetzung der Diät über 1–2 J., dann Reexposition, da Unverträglichkeit meist verschwindet.
! Zufuhr von Sojamilch führt häufig (> 20 %) zu einer Sensibilisierung gegen Soja, deswegen problematisch. Eine streng kuhmilchfreie Ernährung ist jenseits des „Flaschenalters" schwierig, da viele Produkte (z.B. Margarine) versteckte Kuhmilchproteine enthalten. *Cave:* Auf ausreichende Ca-Zufuhr achten!
! Med. Ther. (DNCG, Ketotifen) ohne Wirkung.

Zöliakie
Permanente Intoleranz gegen Gluten (Klebereiweiß in Getreide) mit Zottenatrophie im Dünndarm.

Ätiologie: durch Gluten getriggertes Autoimmungeschehen.

Klinik
Diarrhoe (nicht obligat, bes. nicht bei älteren Kindern; Obstipation möglich!), Gedeihstörung, Minderwuchs, Gewichtsverlust, Erbrechen (vor allem bei Sgl.), Inappetenz, vorgewölbter Bauch, Bauchschmerzen, schlechte Laune, auffälliges Verhalten, Ödeme, Muskelhypotonie, Blässe und Anämie (schlechtes Ansprechen auf Eisengabe).
! Die Zöliakie verläuft relativ häufig oligosymptomatisch. Suche nach Zöliakie bei Minderwuchs, auch wenn keine GI-Sympt. bestehen!

Diagnostik
- IgG- und IgA-AK gegen Gliadin und IgA-AK gegen Endomysium. Beste Screening-Methode auf Zoeliakie! Erhöhungen aller drei AK korrelieren in über 95 % mit der Diagnose Zoeliakie. Isolierte Erhöhung der IgG-AK gegen Gliadin kommt auch nach Gastroenteritiden vor und ist sensitiver, aber weniger spezifisch als die IgA-Ak. *Cave:* Bei IgA-Mangel fehlt der Anstieg der IgA-AK! Normale Gliadin-AK schließen bei Säuglingen eine Zoeliakie aus. AK gegen Gewebstransglutaminase mit wahrscheinlich guter Aussagekraft, aber noch nicht standardisiert.
! Die serologische Diagn. alleine genügt nicht, um eine Zöliakie zu beweisen, immer ist auch eine Dünndarmbiopsie notwendig!
- Dünndarmsaugbiopsie (Gold-standard, ☞ 13.2.3): Zottenatrophie, Infiltration der Lamina propria mit Lymphozyten. Reduktion der Disaccharidase-Aktivitäten. Nur aussagekräftig, wenn vorher ausreichende Mengen Gluten zugeführt wurden!
- Zusätzlich zum Ausschluß sekundärer Probleme: BB (Anämie?); Eisen, Ferritin, Transferrin (Eisenmangel?); AP, Rö-Hand (Rachitis); Zink (sekundärer Mangel); Folsäure; Albumin (Hypoproteinämie); Gerinnung (Vit. K-Mangel).

Tips & Tricks
- Die Zottenatrophie ist nicht allein für die Zöliakie spezifisch! *DD der Zottenatrophie:* vorübergehende Glutenintoleranz, Kuhmilchprotein- und Sojaproteinintoleranz, Lambliasis, Tropische Sprue, Protein-Kalorien-Mangelsy., Gastroenteritis
- Zur Diagnosestellung gehört neben der Zottenatrophie die AK-Erhöhung und das Ansprechen auf Diät. Bei untypischen Befunden, Alter des Kindes < 9 Mon. Kontrollbiopsie nach 2 J. und Reexposition gegen Gluten zum Beweis einer Zöliakie und zur Abgrenzung von einer transitorischen Glutenintoleranz.

KO
Sekundäre Malabsorptionen für Vitamine und Spurenelemente (s.o.); Lymphome des Dünndarms bei Erwachsenen ohne Diät.

Therapie
Ersatz von Weizen, Roggen, Gerste, Hafer durch Mais, Reis, Hirse, Buchweizen. Da auch viele Fertigprodukte verstecktes Gluten enthalten, ist eine aktuelle Liste der glutenfreien Nahrungsmittel wichtig (erhältlich durch die Deutsche Zöliakie-Gesellschaft).

Tips & Tricks
Regelmäßige Kontrollen der IgG-AK gegen Gliadin zur Überprüfung der glutenfreien Diät nach 6,9 u. 12 Mon., dann 1x/J. Persistierende Erhöhung der AK über mehr als 9–12 Mon. spricht für Diätfehler. In den ersten Mon. der Diät Kontrollen von Gewicht, Länge, abnormen Laborparametern.

Selbsthilfegruppe

DZG - Deutsche Zöliakie-Gesellschaft e.V., Filderhauptstr. 61, 70599 Stuttgart, Tel. 0711-454514, www.dzg-online.de

---

13.4.10 Irritables Kolon des Kleinkindes

Ätiologie: unbekannt; beschleunigte Darmpassage ohne Malabsorption oder Maldigestion. Betrifft Kinder von 8 Mon. bis 5 J. (Toddlers diarrhea).

Klinik
- Diarrhoe; morgens festerer Stuhl, im Laufe des Tages zunehmend weicher; unverdaute Nahrungsreste, Schleimbeimengungen
- Wechsel von Diarrhoe und Obstipation
- Allgemeinzustand unbeeinträchtigt, eher hyperaktive Kinder
- Keine Gedeihstörung, kein Gewichtsverlust (selten durch unnötige Diät!)
- Diarrhoe in Streßsituationen auch bei Elternteil oder Geschwisterkind!

Diagnostik
DD chron. Diarrhoe (☞ 13.1.5), insbesondere Laktoseintoleranz und Fruktosemalabsorption ausschließen.

Therapie
- Eltern über die Harmlosigkeit der Störung aufklären
- Besserung der Stuhlkonsistenz durch Erhöhung der Fettzufuhr (!), normalen bis hohen Ballaststoffgehalt. Einschränkung der Flüssigkeitszufuhr auf normale Mengen. Nächtliche Trinkmenge und Zahl der Mahlzeiten begrenzen. Fruchtsäfte und kalte Getränke vermeiden. Medikamentöse Ther. ist unnötig!

! Die gängige Enteritisdiät führt zur Persistenz der Diarrhoe!

13.5 Erkrankungen von Rektum, Anus

13.5.1 Chronische Obstipation und Enkoprese

Normale Stuhlfrequenz: Sgl. unter Muttermilch: 10 x/d bis 1 x/14 d! Sgl. unter Formulanahrung 1–4 x/d. KK: 0,5–3 x/d.

! Auch eine „normale" Stuhl**frequenz** schließt eine Stuhlretention nicht aus, wenn die ausgeschiedene Stuhl**menge** nicht der Stuhlproduktion entspricht!

Ätiologie und DD
- **Primär = „idiopathisch" = „Chronisch habituelle Obstipation":**
  - Alimentär: geringe Flüssigkeitszufuhr, geringer Ballaststoffgehalt
  - Situative und psych. Störfaktoren; falsches Sauberkeitstraining
  - Akute perianale Läsionen: Analfissur, perianale Entzündungen (☞ 13.5.3)
  - Bewegungsmangel
- **Sekundär durch angeborene kolorektale Erkrankungen:** M. Hirschsprung (☞ 13.5.2), Dysganglionosen und Neuronale intestinale Dysplasie, Rückenmarksläsionen (Innervationsstörung), anorektale Fehlbildungen, z.B. Ventralverlagerung des Anus
- **Sekundär:** Kuhmilchallergie bei KK (!), Medikamente, Hypothyreose (☞ 10.2.2), Laxantienabusus, chron. Flüssigkeitsverlust, Elytimbalancen (renal, endokrin, medikamenteninduziert), Immobilisation, Bewegungsstörungen.

Klinik: Bauchschmerzen, Übelkeit, Blähungen, Erbrechen; Inappetenz und Abgeschlagenheit; Schmerzen bei der Defäkation; Blutbeimengungen zum Stuhl (aufgelagert); Analprolaps; Gedeihstörung. Paradoxe Diarrhoe, Stuhlschmieren, Enkoprese: sekundäre Zersetzung des eingedickten Kots; der entstehende weiche, übelriechende Stuhl läuft wegen des überdehnten Rektums bzw. verkürzten Sphinkters unkontrolliert nach außen.

Diagnostik
Anamnese: Beginn der Erkrankung; Ernährung; Stuhlanamnese, besser Stuhlprotokoll (Frequenz, Konsistenz, Blutbeimengungen, Kaliber); Stuhlschmieren, Enkoprese; Defäkations-, Bauchschmerzen; Enuresis, Harnwegsinf. (häufig vergesellschaftet!).

Untersuchung
- Meteorismus, tastbare Skybala
- Perianale Veränderungen, Lage des Anus, Fissuren (Spreizen des Anus!)
- Rektal-digital: Sphinktertonus, Ampullenweite, Stuhl

- **!** Bei schmerzhafter Stuhlentleerung und sichtbaren Fissuren initial auf rektal-digitale Untersuchung möglichst verzichten (Schmerzen → weiteres psych. Trauma)
- Analabstrich auf Streptokokken (bei schmerzhaftem perianalem Erythem und multiplen Fissuren liegt häufig eine lokale Streptokokkeninfektion vor)
- Sono: Rektumweite, Verdrängung d. Blase, Harntransportstörung?
- **Weitergehende Untersuchungen zum Ausschluß organischer Ursachen** (bei Beginn der Obstipation im frühen Säuglingsalter, anamnestischem und/oder klinischem Verdacht auf organische Störung, Erfolglosigkeit einer konsequenten konservativen Ther. nach 3–6 Mon.):
- *Rektumbiopsie* (Saugbiopsie oder endoskopisch) zum Ausschluß eines M. Hirschsprung, einer neuronalen intestinalen Dysplasie. Histologie mit Acetylcholinesterasefärbung
- *Rektomanometrie* mit EMG des Beckenbodens
- *Kolonkontrasteinlauf* mit Defäkogramm: hohe Gonadendosis, strenge Indikationsstellung; zum Ausschluß stenosierender Prozesse
- MRT der Wirbelsäule bei V.a. Innervationsstörung (z.B. Tethered cord).

Therapie
Wichtig ist insbesondere eine gute Beratung über die Pathogenese und eine konsequente, längerfristig projektierte (Wo./Mon.) Ther.
- **Allgemeine Maßnahmen:**
  - Ballaststoffreiche Kost (Obst, Gemüse Vollkornbrot). Milchzufuhr, Schokolade, Süssigkeiten begrenzen, reichlich (kalorienfreie) Flüssigkeit, viel Bewegung, Sport, regelmässiger Toilettenbesuch mit ausreichend Zeit
  - 3wöchiger Versuch mit einer Kuhmilchfreien Diät
  - Verhaltensther., positive Verstärkung, Belohnungen
  - Initiale Darmentleerung: Glycerin-Suppositorien (Glycilax®), 1–2 x/d über 5–7 d. Klistiere (Practo-Clyss®, Yal ® 30 ml/10 kg) 1–2 x/d über 2–5 d. *cave:* Phosphatintoxikation
- **Medikamentöse Langzeittherapie** (*Achtung:* Medikamente, die direkt auf die Darmmotilität wirken, sind obsolet. Nach Absetzen Motilitätsstörung!):
  - Laktulose (Bifiteral®), osmotisch wirksam, Sgl. 5–15 ml, KK 20–30 ml, Schulkind 30–90 ml in 1–3 Tagesdosen; Dosis nach Effekt variieren
  - Weizenkleie als Füllmittel, KK 5 g/d, Schulkinder 15–30 g/d mit viel Flüssigkeit
  - Paraffinöl (Obstinol M®) als Gleitmittel, bis 30 ml/10 kg; Abstand 1 h von den Mahlzeiten, nicht < 2 J. Stärker wirksam als Laktulose
  - **!** Zu Beginn Darm entleeren und mit den stärker wirksamen Med. oder Kombinationen behandeln, um den Teufelskreis zwischen Obstipation und schmerzhafter Defäkation zu unterbrechen. Danach über Wo. Medikamente ausschleichen. *Beispiel:* Beginn mit Darmentleerung, parallel oral Paraffinöl. Bei gutem Erfolg nach 4–6 Wo. auf Laktulose umsetzen und dieses nach mehreren Wo. ausschleichen. Entscheidend auf lange Sicht ist die Ernährungsther. und eine ausreichende Dauer der med. Ther.
- **!** Laktose (Milchzucker) ist als Stuhlregulans schlechter geeignet als Laktulose, da die Wirkung unterschiedlich ausfällt und die Ther. schlechter zu steuern ist
- Ther. von Analveränderungen (☞ 13.5.3).

13.5.2 M. Hirschsprung (Megakolon congenitum)

Ätiologie: Fehlen von intramuralen Ganglienzellen in unterschiedlicher Ausbreitung proximal des Anus führt zu Engstellung des betroffenen Kolonsegmentes und sekundärer Dilatation proximal davon befindlicher Kolonabschnitte.

Klinik: fehlender Mekoniumabgang in den ersten 48 Lebensstunden. Obstipation; Erbrechen; Diarrhoe (!) selten; Gedeihstörung.

KO: Enterokolitis. Bis zur OP klinische Überwachung nötig.

Diagnostik (☞ 13.5.1)
- Rektumbiopsie mit Acetylcholinesterasefärbung
- Rektomanometrie: Zur Differenzierung ultrakurzes aganglionäres Segment und funktionelle Obstipation (fehlende Sphinkterrelaxation bei Rektumdehnung).

DD ☞ 13.5.1.

Therapie: operative Resektion des engen Segmentes und Durchzugs-OP. Bei NG passager Anus praeter.

13.5.3 Proktologische Erkrankungen

Analfissur

Schleimhauteinrisse im Bereich des Anus, häufig verursacht und unterhalten durch harten, großkalibrigen Stuhl. Bei chron. Analfissur bakterielle Superinfektion.

Klinik und Diagnostik: Blutbeimengung zum Stuhl (aufgelagert) mit schmerzhafter Defäkation und fester Stuhlkonsistenz beweist beinahe eine Fissur! Sekundäre Obstipation. *Lokalbefund:* beim Spreizen des Anus sichtbare Fissur, meist bei 6 oder 12 Uhr in Steinschnittlage. Schmerzhafte rektal-digitale Untersuchung!

DD
- DD rektale Blutung (☞ 13.1.6), DD Obstipation (☞ 13.5.1)
- Bakterielles perianales Ekzem durch Streptokokken (oft multiple Fissuren!)
- Rektumpolyp: Blutbeimengung, keine Schmerzen
- Kolitis: Blutbeimengung, schmerzhafte Defäkation, weicher Stuhl
- Analveränderungen bei M. Crohn (Analfisteln und Abszesse).

Therapie
- Entscheidend ist die Ther. der ursächlichen bzw. begleitenden Obstipation (☞ 13.5.1)
- *Lokale Ther.:* Sitzbäder mit Tannosynt® nach jedem Stuhlgang; Salbenbehandlung (z.B. Panthenol®-Salbe). Bei schmerzhafter Defäkation vorheriges Auftragen eines Lokalanästhetikums (z.B. Xylocain®-Gel). Bei Streptokokken Penicillin V oral.

Analabszeß und Analfisteln

Ätiologie
Ausbreitung einer Hautinfektion in tiefere Schichten; infizierte Morgagni-Zyste. Je nach Abflußverhältnissen Bildung eines Abszesses oder Abszesses mit Fistelgang in das Rektum oder nach außen.

! Bei Analabszeß bzw. Analfistel immer an einen M. Crohn denken! (☞ 13.4.7).

Klinik: Rötung, Schwellung, Schmerz. Bei Vorliegen einer Fistel Absonderung von Eiter.

Therapie: bei Abszessen chirurgische Drainage. Bei Fisteln Eröffnung der Fistel und subtile Lokalbehandlung durch Sitzbäder nach dem Stuhlgang.

13.6 Erkrankungen der Leber und Gallenwege

13.6.1 Fulminantes Leberversagen; Reye-Syndrom

Fulminantes Leberversagen
Akute, massive Störung der Leberfunktion mit Entwicklung einer hepatischen Enzephalopathie innerhalb von 8 Wo. nach Beginn einer Lebererkrankung.

Ätiologie
- Infektionen: Hepatitis A, B, C, Delta, E, EBV, Herpes, Adenovirus, Echovirus, Cytomegalie, Parvo B19, Varizella-Zoster, Gelbfieber (☞ Kap. 6)
- Gifte, Medikamente und Chemikalien: Fliegenpilz, Paracetamol, Halothan, Isoniazid, Valproat, Tetrachlorkohlenstoff
- Metabolische Erkrankungen (☞ 11.2.2): Fruktoseintoleranz, Tyrosinämie, M. Wilson, Fettsäureoxidations-Störungen
- Ischämie: Budd-Chiari-Sy., akuter Kreislaufschock, gramnegative Sepsis mit Schock, Hitzschlag
- Sonstige Ursachen: leukämische oder metastatische Leberinfiltration, Fettleber bei Schwangerschaft.

Vorgehen bei akutem Leberversagen
- Kausale Ther. anstreben; behandelbare Ätiologie abklären, sofern möglich. Ggf. frühzeitig Leber-PE, um Ursache und Prognose abschätzen zu können
- **Labormonitoring:**
  - Bei *Aufnahme* zur ätiologischen Klärung: Virus-Serologie (→ Ätiologie), Urin auf CMV. Drogen- und Toxin-Screening i.S. bzw. i.U. AS und organ. Säuren i.U. und i.S. Galaktose und Galaktose-1-P-Uridyltransferase-Aktivität in Erythrozyten (bei Sgl.). Kupfer, Coeruloplasmin, 24h-Urin auf Kupfer. α_1-Antitrypsin-Spiegel und -Phänotypisierung. ANA, SMA.

- *Initial und im Verlauf* mind. tgl: GOT, GPT, γ-GT, AP, Bili ges. u. dir, Ges. Eiweiß, Albumin, CHE, NH_3, Quick, PTT, AT III, Fibrinogen, Harnstoff, Kreatinin, Lipase, Amylase
- Initial u. ggf. *mehrfach tgl:* BB, BZ, Urinstatus, Elyte, Ca, Phosphor, BGA, CRP
- **Allgemeines Monitoring:** Temperatur, Puls, Atmung, arterieller Druck, ZVD (kontinuierlich), SAT O_2, Diurese (Blasenkatheter), Magensaft-pH, Enzephalopathie-Score (s.u.) 4stdl., EEG tgl.

Prävention und Therapie der Komplikationen

- **Hypoglykämie:** 8–12 mg/kg/Min Glukose (hochprozentige Lösungen), um BZ zwischen 150 und 180 mg/dl zu halten, Schwankungen vermeiden.
- **Elytstörungen** und **Blutvolumenveränderungen**; rel. Hyperaldosteronismus, Flüssigkeitsretention: Natriumzufuhr knapp mit 1–2 mval/kg/d; Kalium 3– 6 mval/kg/d (!), Phosphat 1–2 mmol/kg/d, Magnesiumbedarf hoch. Flüssigkeit mit 60–80 ml/kg/d streng bilanzieren. Bei Volumenmangel oder Abfall des Serumeiweiß unter 5 mg/dl Gabe von FFP. ZVD-Soll 0–5 cm H_2O. RR-Monitoring, ggf. Katecholamine
- **Ernährung:** TPN mit 50–60 kcal/kg/d, vorwiegend durch höherprozentige Glukose. Proteinrestriktion auf 0,5–1 g/kg/d (nach NH_3), Zufuhr als Aminosäurengemische mit hohem Anteil verzweigtkettiger AS wohl vorteilhaft (z.B. Aminoplasmal Hepa®). Lipide vermeiden; essentielle Fettsäuren in Form von FFP zuführen
- **Gastrointestinale Blutung** (bis zu 70 %!). *Prophylaxe:* Magenablaufsonde, Nahrungspause, regelmäßige Kontrolle des Magensaftes auf Hämatin und pH. Magen-pH über 5,0 halten; durch Ranitidin (Sostril®) oder Cimetidin (Tagamet®). (Dosis ☞ 13.3.2) und Antazida 0,5 ml/kg alle 4 h per Sonde. *Manifeste Blutung:* FFP, und Volumengaben, um ZVD zu halten (Gefahr des Nierenversagens!). Magenspülungen m. Ringerlösung. Spez. Maßn. b. Ösophagusvarizen (☞ 13.6.4)
- **Gerinnung:** Vit. K 2,5–10 mg/kg/d parenteral; FFP (ca. 10–20 ml/kg/24h), bei Volumenproblemen Faktorenkonzentrate, AT III ausgleichen
- **Aszites:** nur bei Atmungsproblemen oder bakt. Peritonitis behandeln. Natrium-Restriktion, ggf. Spironolacton (Aldactone®) 2–3 mg/kg/d in 2 ED.

Hepatische Enzephalopathie

Mehrfach tgl. Monitoring nach folgendem Schema

Monitoring	Hepatische Enzephalopathie
Grad	**Verhalten**
0	normal
I	gestörte räumliche Orientierung, veränderter Schlaf-Wach-Rhythmus
II	schläfrig, aber erweckbar; verwaschene Sprache, Verwirrung, Tremor
III	Stupor, erweckbar durch Schmerzreize
IV	Koma

- **Maßnahmen ab Grad I–II:**
- Proteinrestriktion (0,5–1 g/kg/d). Laktulose 1 ml/kg 4–6 x/d, Stuhl soll sauer und wäßrig sein. Paromomycin (Humatin®) 50 mg/kg/d in 4 Dosen. Keine Sedativa, keine Barbiturate! Vermeiden von respir. Alkalose, Hypokaliämie, Hypoglykämie, Infektion, Blutungen im Magen-Darm-Trakt, Hypoxie
- Intubation ab Grad III der Enzephalopathie

- Experimentell: Flumazenil (Benzodiazepin-Antagonist)
- **Hirnödem** (häufige Todesursache!): Hyperventilation (pCO_2 25–30 mmHg, pO_2 100 mmHg), Hochlagerung des Kopfes, Kopf nicht drehen; Osmother. mit Mannit und Furosemid (☞ 12.8.1)
- Hepatorenales Syndrom (Nierenversagen): vermeiden von RR-Abfällen und Veränderungen des Blutvolumens; ZVD (kontinuierlich gemessen) 3–5 mmHg. Dopamin ohne Effekt. Bei Oligurie Versuch mit Mannit und gleichzeitiger Gabe von Furosemid, dabei Abfall des ZVD rasch ausgleichen. Frühzeitige Dialyse
- **Sepsis:** hohes Risiko; bei CRP-Anstieg Antibiose.

Tips & Tricks
Bei Enzephalopathie und Quick < 20 % frühzeitige Überweisung an ein Lebertransplantationszentrum, da Lebertransplantation die einzige präfinal effektive Ther. darstellt.

Reye-Syndrom

Akute Enzephalopathie und Hepatopathie unklarer Ätiol. Auslösung durch ASS? Reye-ähnliche Erkrankung bei Stoffwechselstörungen!

Klinik: unstillbares Erbrechen, Verhaltensänderungen (Lethargie oder Agitiertheit, Halluzinationen), Eintrübung, Koma; Hirndruckzeichen. Hepatomegalie; Ikterus spät.

Diagnostik
Transaminasen (auf 3–100fache des Normwertes erhöht), Ammoniak > 150 µg/dl, BZ (bei ↓↓ V.a. Stoffwechseldefekt), Bilirubin, Gerinnung (wenig ↓ im Gegensatz zu fulminantem Leberversagen), BGA (resp. kompensierte metabolische Azidose);CT: Hirnödem; Augenfundus: evtl. Stauungspapille; Leber-PE: akute Leberverfettung; Liquor (cave: Hirnödem und Einklemmung!): normal! Blut für Virusserologie, Blutgruppe, freie Fettsäuren, Azylkarnitin; organ. Säuren im Urin.

DD
Koma und abnorme Leberenzyme: hypoxischer Zerebral- und Leberschaden. Bakterielle Sepsis mit Schock; Salmonellosen, Shigellosen; Meningitis. Fulminante Hepatitis. Malaria tropica. Stoffwechselerkrankungen ☞ 11.2.2. und 11.4.: Harnstoffzyklusdefekte, Organoazidurien, Fettsäureoxidationsdefekte, Karnitinmangel, Fruktoseintoleranz, Störungen der oxidativen Phosphorylierung. Medikamente und Toxine: Aflatoxin (Pilzvergiftung), Insektizide, Isopropylalkohol, Salizylate, Valproat.

Therapie
Glukose-Elyt-Lösungen mit den Zielen:
- Blutzucker zwischen 200 und 400 mg/dl!
- Flüssigkeitszufuhr nur 60 % des Tagesbedarfs (Hirnödem!)
- *Bei manifester Enzephalopathie* (Koma) Maßnahmen wie bei Leberversagen ☞ 13.6.1

13.6.2 Gallengangsatresie und konjugierter Ikterus

Extrahepatische Gallengangsatresie

Obliteration der größeren und kleineren Gallenwege mit fetalem oder perinatalem Beginn, wahrscheinlich entzündliche Genese.

Klinik: vorwiegend konjugierter, prolongierter Ikterus mit Beginn zwischen 1.–5. Lw.; acholische Stühle; dunkelgelber bis brauner Urin; Hepatomegalie, später Splenomegalie. *Seltener:* spontane Blutungen, Zeichen der chronischen Hepatopathie (☞ 13.6.4).

DD der prolongierten, konjugierten Hyperbilirubinämie bei Säuglingen
- **Infektionen** (**TORCHLL** = **To**xoplasmose, **R**öteln, **C**MV, **H**erpes, **L**ues, **L**isteriose) Hepatitis A, B, C, E, bakterielle Sepsis
- **Metabolische Erkrankungen:** Galaktosämie, Tyrosinose, α_1-Antitrypsin-Mangel (☞ 13.6.3), CF, Hypothyreose, Fruktoseintoleranz
- **Intrahepatische Gallengangshypoplasie:** teilweise mit auffälliger Facies, Fehlbildungen des Herzens, der Wirbel, des Auges (arteriohepatische Dysplasie = Alagille-Sy.)
- **Verschiedene:** Chromosomenanomalien; totale parenterale Ernährung; Syndrom der eingedickten Galle; intestinale Obstruktion; M. Byler.

Diagnostik
- Diagnostisches Vorgehen bei Ikterus ☞ 4.1.1
- Spezielles Vorgehen bei **direkter Hyperbilirubinämie:** Stuhlfarbe; Lebersyntheseindikatoren (Gerinnung, Albumin, CHE); Serologie: Hepatitis A, B, C, E, TORCHLL, HIV, Humanes Herpesvirus 6. α_1-Antitrypsin (Phänotypisierung ± Spiegel); Lipoprotein X; Schweißtest und Trypsin im Serum; Screening auf metabolische Krankheiten (Guthrietest, Urin auf AS); Sonographie (Ausschluß Choledochuszysten. Fehlen der Gallenblase oder keine postprandiale Entleerung; *aber:* Nachweis einer Gallenblase schließt eine Gallengangsatresie nicht aus)
- Nach Ausschluß inf. u. metab. Erkr., um OP-Indikation bei extrahep. Gallengangsatresie zu sichern: Leber-Galle-Sequenzszinti; perkut. Leberbiopsie(☞ 13.2.3).

Therapie: Laparatomie und Hepatoportoenterostomie nach KASAI. Substitution fettlöslicher Vitamine; ggf. Phenobarbital 3–5 mg/kg und Ursodeoxycholsäure (Ursofalk®) 15 mg/kg als Choleretika
! Die Operation muß vor der 6. Lw. erfolgen! Zügige Diagn. und frühzeitige Vorstellung beim Kinderchirurgen notwendig!
! γ-GT > 300 U/l und LPX > 5 g/l sind dringend verdächtig auf extrahepatische Atresie.

13.6.3 Chronische Lebererkrankungen

Chronische Hepatitis
- **HBs-Ag-positive chronische Hepatitis** (☞ 6.5.10; Ther. Interferon A ± Ribavirin)
- **HBs-Ag-negative chronische Hepatitis**
  - *Infektiöse Ursachen:* Hepatitis C, E, Non-A-non-B Virus, EBV, CMV, Schistosomiasis

– *Autoimmune chronische Hepatitis* mit hohem IgG und Serumautoantikörpern (ANA, LKM, SMA); frühzeitige immunsuppressive Therapie (Steroide, Azathioprin) wichtig!

Metabolisch bedingte chronische Hepatopathie

- *M. Wilson:* Autosomal-rezessiv gestörter Kupfermetabolismus mit Hepatopathie, fakultativ ZNS-Symp. und Kornealring; kann mit klin. Bild jeder anderen Lebererkrankung beginnen! Frühzeitige Diagn. (24 h-Urin auf Kupfer!) ermöglicht Ther. mit Chelatbildnern (D-Penicillamin)
- α_1-*Antitrypsin-Mangel:* Autosomal-rezessiv; homozygoter Mangel (Phänotyp ZZ; SS; Null Null) kann ab NG zu chronischer, cholestatischer Hepatopathie führen. Diagn.: α_1-Antitrypsin-Phänotypisierung. Ther.: Fettlösliche Vitamine, Ursodeoxycholsäure 20 mg/kg. *Cave:* Keine Zigarettenrauchexposition für Eltern und Kind!
- *Cystische Fibrose* ☞ 14.6
- *Hereditäre Fruktoseintoleranz* (☞ 11.7.2), *Tyrosinämie* (☞ 11.6.4), *Glykogenosen* (☞ 11.7.3), *Sphingolipidosen, Mukopolysaccharidosen, Mukolipidosen, Zystinose, lysosomale Speichererkrankungen* (☞ 12.11.1), *Hämochromatose*
- *Diabetes mellitus.*

Cholestatische chronische Hepatopathien

- *Sklerosierende Cholangitis:* häufig bei Colitis ulcerosa (☞ 13.4.7)
- *Intrahepatische Gallengangshypoplasie, Alagille-Sy. Progressive intrahepatische Cholestase (M. Byler)*

Bei jeder chronischen (über 3–6 Mon. anhaltenden) Hepatopathie oder Cholestase:

- Ausschluß von behandelbaren Ursachen: Chron. Hepatitis B, autoimmune Hepatitis, M. Wilson, Choledochuszysten und konstriktiver Perikarditis
- Adäquate Isolations- und Prophylaxemaßnahmen bei infektiösen Ursachen: Bei HBs-Ag- und HBe-Ag-pos chron. Hepatitis B aktive Immunisierung der Familie und evtl. Sexualpartner! ☞ 6.5.10
- Auch bei unbehandelbarer Ursache regelmäßige Kontrolle Lebersyntheseparameter, Gerinnung und Suche nach portaler Hypertension. **Wichtig:** hochdosierte Vitaminsubstitution A,D,E,K und Ernährungsrehabilitation (s. unter Leberzirrhose ☞ 13.6.4.)
- Bei cholestatischen chron. Hepatopathien (sklerosierende Cholangitis, CF, intrahepat. Gallengangshypoplasie, α_1-Antitrypsin-Mangel) ist ein Therapieversuch mit Ursodeoxycholsäure (Ursofalk®) 15–25 mg/kg sinnvoll. Pruritus: Colestyramin 0,1–0,2 mg/kg
- Die Einschätzung von entzündlicher Aktivität (Differenzierung chron. persistierende/chron. aktive Hepatitis) und Prognose (Fibrose/Zirrhose) ist nur histologisch möglich. Normale Transaminasen schließen eine persist. Entzündung nicht mit Sicherheit aus!

13.6.4 Leberzirrhose und portale Hypertension

Endzustand vieler Formen der Leberschädigung mit irreversibler Veränderung der Leberarchitektur und Fibrose → Leberinsuffizienz, portale Hypertension.

Ätiologie
Ca. 60 verschiedene Lebererkrankungen können zur Zirrhose führen, z.B.:
- Stoffwechselerkrankungen, z.B. M. Wilson, α_1-Antitrypsin-Mangel
- Mukoviszidose, Hämochromatosen
- Infektionen (akut oder chronisch), u. a. Hepatitis B, C, non-A-non-B; aszendierende bakterielle Cholangitis
- Biliäre Zirrhose: Gallengangsatresie; intrahepatische Gallengangshypoplasie; Choledochuszysten; primär sklerosierende Cholangitis
- Postnekrotische Zirrhose durch: Toxine, Medikamente, Bestrahlung; chronisch aktive autoimmune Hepatitis; chronisch venöse Stauung.

Klinik
- *Kompensierte Zirrhose* (oft oligosymptomatisch!!): Zeichen der Grunderkrankung, z. B. Ikterus, neurologische Auffälligkeiten; Malnutrition, Gedeihstörung, Fettmalabsorption; Spider nävi (signifikant wenn Zahl > 10); Palmarerythem; Trommelschlegelfinger; Hypoxämie durch pulmonale AV-Shunts; Splenomegalie, meist mit kleiner Leber; Kollateralgefäße im Nabelbereich
- *Zeichen der Dekompensation:* Enzephalopathie; rasches Auftreten eines Ikterus bei bis dato anikterischem Verlauf; Foetor hepaticus; Spontanblutungen (Haut und Magen-Darm-Trakt); periphere Ödeme, Aszites; Anämie.

Diagnostik: perkutane oder laparaskopische Leberbiopsie (☞ 13.2.3); Abdomensono, ggf. mit Dopplersono der Portalvene (Aszites, Leberbinnenstruktur, Splenomegalie, Größe der Portalvene); Gastroskopie oder Rö-Ösophagographie (Ösophagusvarizen?); Labor (Elektrophorese, Gerinnung, CHE, Transaminasen, C3-Komplement, AP, γ-GT, Bilirubin, Blutbild, Cholesterin, Ammoniak).

KO: portale Hypertension; Aszites und Ödeme; Enzephalopathie; Anämie; Nierenversagen; bakterielle Peritonitis; Fettmalabsorption; Gallensteine; Blutungsneigung.

Therapie
- Prävention weiterer Leberschädigung, sofern Ätiologie bekannt
- Prävention oder Kontrolle der Komplikationen
  - **Ernährung:** Kaloriensupplementation mit Maltodextrin (MD 19®), MCT-Öle (Ceres-Öl®). Eiweißbeschränkung bei Enzephalopathie. Cholesterinreduktion bei Hypercholesterinämie
  - **Vitaminsupplementation:** vor allem bei gleichzeitiger Cholestase fettlösliche Vitamine A,D,E,K in hohen **oralen** Dosen (Vit. A: 10 000–15 000 E/d; Vit. D: 5000–8000 E oder 3–5 µg/k/d 25-OH-Cholecalciferol; Vit. E: 50–400 E/d; Vit. K: 1–2,5 mg/d Phytomenadion = 1–2 Tr. Konakion®). Kontrollen der Spiegel bzw. der biolog. Wirkungen notwendig! Alternativ parenterale Applikation
  - **Aszites und Ödeme:** Natriumeinfuhr beschränken (5 mval/d 1–4 J.; bis 20 mval/d 5–11 J; bis 30 mval/d 12–14 J). Diuretika: Spironolacton (Aldactone®), evtl. in höherer Dosis, ggf. auch Furosemid (Lasix®). Albumininfusionen und Furosemid

- **Enzephalopathie:** Proteinrestriktion (etwa 1 g/kg/d); Ammoniakanfall durch Darmflora reduzieren: Laktulose 3 x 2,5–10 ml, Neomycin; MCT reduzieren; Korrektur einer Hypokaliämie; Sedativa vermeiden; Vermeiden GI-Blutung
- **Anämie:** je nach Ursache Fe, Vitamin E; Kortikoide bei Coombs-pos. Anämien
- **Spontane bakterielle Peritonitis:** Antibiotika (Wirksamkeit gegen Pneumokokken und gram-neg. Bakterien ☞ 13.4.3)
- **Portale Hypertension** s.u.
- **Lebertransplantation** in präfinalen Stadien; frühzeitig in Transplantationszentrum anmelden!

Portale Hypertension

Anstieg des Drucks im Portalvenensystem über 10–12 mmHg (normal: 7 mmHg).

Ätiologie
- *Extrahepatisch* (Leberzellfunktion oft normal): Obstruktion der Portalvene oder der Milzvene (z.B. nach Portalvenenthrombose, Omphalitis); erhöhter Blutfluß (AVFisteln)
- *Intrahepatisch* (oft gestörte Lebersynthesefunktion): Leberzirrhose, kongenitale Leberfibrose
- *Posthepatisch:* Lebervenenverschluß (Budd-Chiari), bei Polyzythämie, Leukosen, Infektion, Trauma; konstriktive Perikarditis.

Maßnahmen bei Ösophagusvarizenblutung
(obere GI-Blutung ☞ 13.1.3)
- Ösophagoskopie mit Varizensklerosierung, oder Gummiband-Ligatur der Varizen
- Laktulose 3 x 20–50 ml (ggf. Neomycin 50 mg/kg/d) → Prävention der Enzephalopathie
- Cimetidin bei Fundusvarizen (20 mg/kg/d)
- Vasopressin 0,33 U/kg über 20 Min., dann gleiche Dosis pro Stunde
- Sengstaken-Blakemore-Sonde, falls obige Maßnahmen nicht zur Kontrolle der Blutung führen.

Tips & Tricks
Versorgung jeden Kindes mit portaler Hypertension mit Notfallausweis, Vasopressin-Ampulle. Kein ASS.

Selbsthilfegruppe
Verein leberkrankes Kind, Schlichenreuth 1, 91322 Gräfenberg, Tel. 09199-8822

13.7 Erkrankungen des Pankreas

13.7.1 Akute Pankreatitis

Ätiologie: Autodigestion des Pankreas durch vorzeitige Aktivierung von Pankreasenzymen, ausgelöst durch: Infektionen, Systemerkrankungen (z.B. Schock, Kollagenosen), metabolisch/toxisch (z.B. Hyperlipoproteinämie, Hyperkalzämie, Valproat, Azathioprin, Alkohol), mechanische oder strukturelle Anomalien (z.B. Pancreas divisum, Obstruktion bei Cholelithiasis, Choledochuszysten), Trauma (z.B. Fahrradlenker), hereditär (autosomal dominant). In 25 % ohne definierbare auslösende Ursache.

Klinik: Bauchschmerzen z.T. mit Ausstrahlung in den Rücken, Erbrechen, Übelkeit; Dyspnoe (selten); Koma (selten). *Befund:* Druckschmerz (ohne p.m.), Abwehrspannung (initial mäßig; „Gummibauch"), vorgewölbtes Abdomen, verminderte oder fehlende Peristaltik; arterielle Hypotension oder Schock, Tachykardie (oft durch den Abdominalbefund nicht ausreichend erklärbar!!); Fieber; Pleuraergüsse und Aszites; Oligurie/Anurie; Atemnot; bläuliche Verfärbung periumbilikal oder an den Flanken.

KO: *Lebensbedrohlich:* Schock, DIC, ARDS, akutes Nierenversagen, akutes Leberversagen; ausgedehnte Nekrosen von Pankreas und Retroperitoneum, Hypokalzämie, Hyperglykämie, Sepsis. *KO auch bei milderen Verlaufsformen:* Pankreaspseudozyste, evtl mit Verdrängung von Nachbarorganen.

Vorgehen bei akuter Pankreatitis

Bei klinischen oder laborchemischem V.a. Pankreatitis:
- Intensivstation, Bettruhe. Nahrungskarenz; offene Magensonde. ZVK
- *Monitoring:* Atmung, RR, SAT O_2, RR, ZVD, Urinmenge
- *Labor* bei Aufnahme und ≥1 x/d: Amylase, Lipase, BB, CRP, PMN-Elastase, BZ, BGA, Krea, Hst, Elyte, Ca, Ges-Eiweiß, Albumin, Gerinnung, Fibrinspaltprodukte o. D-Dimere, Bili, Cholesterin, Triglyceride. Ggf. Glutathion, Vit. E, β-Carotin.
- Medikament als Auslöser? → absetzen!
- Reichliche *Flüssigkeitsgabe* (nach ZVD, Puls, RR), da Hypovolämie wichtige Ursache für weitere KO: Humanalbumin, FFP, kristalline Infusionen. Falls RR trotzdem niedrig: Dopamin, Noradrenalin
- Frühzeitige parenterale Ernährung mit hochdosierter Substitution von Antioxidantien (Vit. C, Vit. E, Selen, β-Carotin. Ca^{++}, Mg^+, BZ, pH normalisieren!
- *Sono (mindestens täglich!!)* Aszites? Pankreasödem, Nekrose? Gallenwege u./o. Ductus pancreaticus erweitert, Konkremente?
- *CT mit KM:* Initial und bei Verschlechterung im Verlauf, um zwischen ödematöser Pankreatitis und hämorrhagisch-nekrotisierender Form (hohe Letalität) zu unterscheiden und um Indikation für OP zu stellen
- *ERCP o. MRCP*, falls Anhalt für Cholelithiasis (Bili, γ-GT ↑). Papillotomie und Steinextraktion bei Kindern nicht evaluiert
- Rö-Abdomenübersicht (Ileus? Verkalkungen?)
- *Rö Thorax* (Atelektasen, Erguß?). Pulmonale Komplikationen häufig; frühzeitige O_2-Gabe. Beatmung bei pO_2< 60 mmHg!
- *Antibiotika* bei Fieber, CRP ↑↑, Leuko ↑↑, Thrombo ↓, Abszeßbildung (Imipenem o. Cephalosporin 3. Generation + Metronidazol)

- *Schmerzbekämpfung* mit Pentazocin = Fortral® 0,5 mg/kg alle 4 h i.v., Tramadol = Tramal® 0,5–1 mg/kg i.v.; ggf. Periduralanästhesie. Morphine wegen Wirkung auf den Sphinkter oddi vermeiden. Evtl. Procain-Dauerinfusion
- *Cimetidin* (20 mg/kg/d) zur Magensekretionshemmung (umstritten) und zur Streßulkusprophylaxe. Ohne bewiesenen Effekt: Somatostatin, Glukagon
- *OP-Indikation* mit Chirurgen häufig überprüfen: *OP-Indikationen:* Versagen des konservativen Vorgehens über > 3 d, schwere Peritonitis, progredientes Multiorganversagen, Sepsis, infizierte Pankreasnekrose, massive Blutungen. *Maßnahmen:* Dekompression einer Obstruktion des Ductus pancreaticus; zur Therapie von KO wie Abszeß o. Zyste. Ausräumung von nekrotischem Pankreasgewebe, um den autolytischen Prozess zu vermindern (Wirksamkeit im Kindesalter nicht bewiesen)
- *Nachbehandlung*: Nach Normalisierung von Amylase/Lipase und bei Schmerzfreiheit Beginn mit fettarmer, eiweißreduzierter Nahrung unter regelmäßigen Kontrollen der Laborwerte.
- ! **Dubiöse Prognose** bei: pO_2 < 60 mmHg, Harnstofferhöhung, Ca^{2+}< 1,85 mmol/l, Leuko > 20 000/µl, Hkt-Abfall > 10 %, BE < -4 mVal/l

13.7.2 Pankreasinsuffizienz

Ätiologie
- Cystische Fibrose (☞ 14.6): bei weitem häufigste Ursache!
- Shwachman-Sy.: zweithäufigste Ursache einer P.I. im Kindesalter; autosomal rezessiv. Pankreasinsuffizienz, Minderwuchs, zyklische Knochenmarksdepression mit Neutropenie, Knochenveränderungen wie Thoraxdystrophie und metaphysäre Dysostosen
- Sonstige, seltene Ursachen: Johanson-Blizzard-Sy. Kongenitale Pankreashypoplasie, isolierte Enzymdefekte, chronische Pankreatitis.

Klinik
- Diarrhoe mit gräulichen, fettigen, nicht wässrigen, extrem übelriechenden Stühlen
- Gedeihstörung trotz großer Nahrungsmenge und meist guten Appetits
- Ödeme, Hypoproteinämie
- Anämie (Eisenmangel, Vit. E-Mangel), Rachitis (Vit. D.-Malabsorption), Blutungen (Vit. K-Mangel).

Diagnostik
- *Schweißtest* (Pilocarpin-Iontophorese). Wegen der Seltenheit anderer Ursachen der Pankreasinsuffizienz wichtigstes Diagnostikum!! ☞ 14.6
- *Chymotrypsin, Pankreaselastase* im Stuhl: in drei verschiedenen Spot-Proben; Normalwerte schließen eine schwergradige Pankreasinsuffizienz aus!! Pathologische Werte bedürfen einer Bestätigung durch Schweißtest oder Nachweis anderer Ätiologie (Verdünnungseffekt bei Malabsorptionssyndromen)
- 72-h-Stuhl auf quantitatives Fett (erhöht), Fettresorptionskoeffizient ↓
- Sondenlose Pankreasfunktionsteste, z. B. Pankreolauryl-Test (☞ 13.2.1)
- *Pankreozymin-Sekretin-Test:* Empfindlichster, aber sehr aufwendiger Test
- Immunreaktives Trypsin, erhöht in den ersten Lebensmonaten bei CF
- Pankreassonographie, ggf. ERCP.

DD: andere Ursachen der Diarrhoe (☞ 13.1.5), der Gedeihstörung (☞ 13.1.9).

Therapie

Enzymsubstitution: Gabe von mikroverkapselten Pankreasenzympräparaten zu allen Mahlzeiten und Zwischenmahlzeiten (Kreon®, Panzytrat®). Beginn mit 2–4 Kapseln pro Mahlzeit, Titrieren der Dosis unter Beachtung des Fettgehaltes der Mahlzeit, der Stuhlkonsistenz und von Überdosierungserscheinungen (Bauchschmerzen). Richtdosis 10 000 E Lipase/kg/d; bei höherer Gesamtdosis höher konzentrierte Kps. (25 000 E Lipase/Kps.) einsetzen. Für Säuglinge: Kreon Micropellets für Kinder®, 1 Meßlöffel ≅ 5000 IE Lipase.

Tips & Tricks

- Die bei totaler Pankreasinsuffizienz notwendige Dosis liegt weit über den Dosierungsrichtlinien der Hersteller
- Nicht magensaftresistente Enzyme (Pulver) haben keinen Wert in der Ther. der Pankreasinsuffizienz!
- Auch unter optimaler Enzymsubstitution wird eine normale Stuhlkonsistenz meist nicht erreicht, wenn auch die Bikarbonatsekretion des Pankreas für das Erreichen des pH-Optimums der Enzyme ausgefallen ist. Magensäureblockung trotzdem nur in Ausnahmefällen notwendig (Ranitidin 3 x 2 mg/kgKG/d).

Ernährungstherapie

- Gesteigerte Fettmenge (!), reich an ungesättigten Fettsäuren
- Ggf. Supplementation von MCT-Fetten: Absorption z.T. Pankreaslipase-unabhängig, kann aber zu einem Mangel an essentiellen Fettsäuren führen
- Kalorienanreicherung mit Maltodextrin (4 g/kgKG, amylaseunabhängige Spaltung), MCT-Fett 2 g/kgKG; ggf. Zusatz von Taurin 30 mg/kgKG
- Bei schwerer Dystrophie evtl. Formulanahrung als Supplementation oder alleinige (Sonden-)Nahrung (☞ 5.3).

Tips & Tricks

- Vitaminsubstitution, speziell der fettlöslichen Vitamine A, D, E, K auch bei guter Enzymsubstitution nötig: Vitamin A 5000–10 000 E/d, Vitamin E < 6 Mon. 25 IE, > 6 Mon. 50 IE; 1–4 J. 100 IE; 4–10 J. 100–200 IE; > 10 J. 200–400 IE; 1 mg entspr. 1 IE; Vitamin D 400–1000 E/d; z.B. 2 x 1 Kapsel Multibionta® + 1 x 100 mg=IE Evion® Drg.
- In allen Multivitaminpräparaten reicht für diese Indikation der Vit.-E-Gehalt nicht aus, deswegen Multivitaminpräparat und Vitamin-E-Präparat (E-mulsin fortissimum®, Evion®) verordnen!

ved # 14

Stephan Illing

Atemwege und Lunge

14.1	**Leitsymptome und Differentialdiagnosen**	**510**
14.1.1	Atemnot (Dyspnoe)	510
14.1.2	Stridor	511
14.1.3	Husten	511
14.1.4	Giemen	512
14.1.5	Hämoptyse	512
14.1.6	Hyperventilation	512
14.2	**Diagnostische Methoden**	**513**
14.2.1	Körperliche Untersuchung	513
14.2.2	Radiologische Untersuchungen	514
14.2.3	Lungenfunktion	515
14.2.4	Bronchoskopie	517
14.2.5	Laborchemische Untersuchungen	518
14.3	**Akute Erkrankungen und Infektionen**	**518**
14.3.1	Infekte der oberen Luftwege	518
14.3.2	Pseudokrupp und Epiglottitis	518
14.3.3	Bronchitiden	520
14.3.4	Primäre (infektbedingte) Pneumonien	521
14.3.5	Sekundäre (symptomatische) Pneumonien	523
14.3.6	Nichtinfektiöse Pneumonien	523
14.3.7	Pneumothorax	524
14.4	**Obstruktive Lungenerkrankungen**	**524**
14.4.1	Bronchiolitis des Säuglings	525
14.4.2	Obstruktive Bronchitis des Kleinkindes	526
14.4.3	Asthma bronchiale	527
14.5	**Fremdkörper (FK)**	**533**
14.6	**Mukoviszidose (CF)**	**534**
14.7	**Fehlbildungen**	**538**
14.8	**Interstitielle Lungenerkrankungen**	**539**

14.1 Leitsymptome und Differentialdiagnosen

14.1.1 Atemnot (Dyspnoe)

Dyspnoe zeigt sich je nach Altersstufe unterschiedlich, bei NG und Sgl. vor allem thorakale, ansonsten juguläre und epigastrische Einziehungen, Nasenflügelatmen, bei älteren Kindern Benutzung der Atemhilfsmuskulatur, Tachypnoe, Orthopnoe.

DD der akuten Atemnot
- Pneumonie (meist Fieber, überwiegend asymmetrischer Auskultationsbefund), Asthma und obstruktive Bronchitis (Giemen, über allen Lungenabschnitten), Fremdkörper (☞ 14.5), Atelektasen, Pneumothorax (einseitig fehlendes Atemgeräusch), Mediastinal-Emphysem, Pleuraerguß, Perikarditis, Herzversagen
- ! Nicht verwechseln mit Hyperventilation (Atemtiefe ↓, meist psychogen)
- Bei NG (☞ 4.1): Atemnotsyndrom, Sepsis, Pneumonie, Fruchtwasser- oder Mekoniumaspiration, bronchopulmonale Fehlbildungen, Zwerchfellhernie, Choanalatresie, Robin-Sequenz, persistierende fetale Zirkulation
- ! Nachwirkung der mütterlichen Narkose oder Schmerzbekämpfung bei der Geburt mit Opiaten ruft keine eigentliche Atemnot, sondern eher Ateminsuffizienz hervor.

DD der chronischen Atemnot
- **Pulmonale Ursachen:** meist Asthma, seltener Fehlbildungen mit mechanischer Verdrängung des Parenchyms oder Bronchus- bzw. Tracheaobstruktion, Mukoviszidose, interstitielle Lungenerkrankungen, Tracheomalazie
- **Thorakale Ursachen** (selten):
  - Mediastinal: Lymphknoten, Tumoren, Pneumomediastinum
  - Kardial: Vitien mit Herzinsuffizienz
  - Äußere Deformierungen: Trichterbrust ist nur selten Ursache einer Dyspnoe. Mechanische Dyspnoe evtl. bei behinderten Kindern mit schweren Skoliosen und Thoraxdeformierungen und z.B. bei Osteogenesis imperfecta
- **Abdominelle Ursachen** (selten): Aszites, Tumoren mit Verdrängung des Zwerchfells, Zwerchfellhernie (meist bei Geburt manifest, gelegentlich aber kleine Hernien mit allmählicher späterer Manifestation)
- **Sonstige Ursachen:**
  - Adenoide oder chron. hypertrophierte Tonsillen (meist nächtliche Atemnot)
  - Allergische Rhinitis (anamnestischer Bezug)
  - Anämie (bei chron. Anämie erst unter 4–5 g% Hb, dann mit Tachypnoe und Tachykardie sowie Dyspnoe
  - Struma: bei Kindern nur sehr selten Auslöser von Atemsymptomen
  - Neurologisch: Zwerchfellparese, neuromuskuläre Erkrankungen mit Beteiligung der Atemmuskulatur
  - Extreme Adipositas.

14.1.2 Stridor

Pfeifendes Atemgeräusch durch Einengung der oberen Atemwege, inspiratorisch und/oder exspiratorisch, auf Distanz hörbar.

Akut auftretend
- Pseudokrupp oder Epiglottitis, Unterscheidung ☞ 14.3.2
- Laryngitis, Tracheitis (oft mit Heiserkeit)
- Fremdkörper (Anamnese? fehlende Infektzeichen, < 3 J.)
- Tonsillitis, besonders durch EBV
- *Selten:* Trauma, Tetanie, Diphtherie, angioneurotisches Ödem.

Chronisch oder rezidivierend
- Seit Geburt bzw. frühem Säuglingsalter:
  - Laryngealer oder trachealer Stridor: meist gutartig. Normalerweise keine Bronchoskopie durchführen: Gefahr der akuten Verschlechterung
  - Mikrognathie, Robin-Sequenz, andere Fehlbildungen im Zungenbereich
  - Gefäßring bzw. andere Gefäßfehlbildungen, oft lange Zeit fehlgedeutet!
- Bei Kindern:
  - Tracheomalazie (erworben z.B. durch Trauma, Beatmung etc.)
  - Fremdkörper (auch im Ösophagus durch indirekten Druck!)
  - Stimmbandlähmung, Struma (☞ 10.2.1), Larynxpapillomatose (sehr selten)
  - Hämangiome, Neurofibrome und andere obstruierende Strukturen

! *Artefakt:* Besonders ältere Kinder können einen Stridor bei Bedarf produzieren!

14.1.3 Husten

DD
- **Akuter Husten:** alle Infekte der oberen Atemwege, Pneumonien, obstruktive Lungenerkrankungen, Masern, Keuchhusten, Aspiration
- **Anfallsweiser Husten:** bei Husten jeglicher Genese, typisch bei Pertussis mit stakkatoartigen Hustenstößen (☞ 6.4.15), evtl. Zyanose und tiefem Atemzug am Ende, teils Erbrechen. Pertussis-Anfall auslösbar z.B. durch Racheninspektion mit Spatel
- **Chronischer bzw. rezidivierender Husten:** rezidivierende Infekte bei hyperreagiblem Bronchialsystem, Asthma bronchiale (Auskultationsbefund, Überblähung), Adenoide mit gehäuften Infektionen (Mundatmung, typischer Gesichtsausdruck), Mukoviszidose oder Bronchiektasen anderer Genese, Tuberkulose, interstitielle Lungenerkrankungen. Gastroösophagealer Reflux (besonders bei Sgl., seltener später): verstärkt nach Nahrungsaufnahme, oft von Schreien und Unruhe begleitet (☞ 13.3.2)

! *Achtung:* Überbewertung normaler Infekte besonders bei Kleinkindern („hustet dauernd"); passives Rauchen; Angewohnheit, meist bei älteren Schulkindern (hinweisend ist demonstrativer Reizhusten, der bei Ablenkung verschwindet, im Schlaf nie auftritt, meist sehr lauter Husten mit weit offenem Mund).

14.1.4 Giemen

Bei Auskultation pfeifendes, quietschendes, sehr wechselndes Nebengeräusch durch schwingende Sekretfäden oder Obstruktion, vor allem endexspiratorisch, vor dem Mund, evtl. auch auf Distanz gut hörbar.

Ursachen
Asthma bronchiale (immer symmetrisch), andere infektiöse Erkrankungen mit Sekretproduktion, Mukoviszidose, Fremdkörper (meist lokalisierter bzw. asymmetrischer Befund), Rauchexposition, alle bronchialen und trachealen Stenosen, Fehlbildungen in Trachea, Bronchien und Gefäßen.

14.1.5 Hämoptyse

Hellrotes, schaumiges Sputum (Blutbeimengung beim Husten), vermischt mit Sekret. Die Blutmenge wird meist überschätzt! Oft verwechselt mit erbrochenem Blut, das entweder aus dem GI-Trakt stammt oder verschluckt wurde, z.B. bei Nasenbluten, daher sorgfältige Inspektion des Nasen-Rachen-Raumes.

Ursachen
- Pertussis, seltener auch Pneumonien und andere Atemwegsinfektionen
- Bronchiektasen, vor allem bei Mukoviszidose
- Fremdkörper
- Iatrogen, z.B. nach bronchopulmonalen Eingriffen oder Bronchoskopie
- Selten: Fehlbildungen, Kollagenosen, Goodpasture-Syndrom
- Sehr selten: Tumoren.

14.1.6 Hyperventilation

Hyperventilation
Schnelle und oberflächliche Atmung, Folge ist eine respiratorische Alkalose. Meist bei älteren Schulkindern, dann in der Regel psychogen mit begleitenden „Herzschmerzen", subjektiver Atemnot, Tachykardie oder Extrasystolie, Pfötchenstellung der Hände, Hyperreflexie. Therapie: Beruhigung, Rückatmung über Plastikbeutel, vorsichtige Sedierung z.B. mit Diazepam.

Azidose-Atmung
Sehr tiefe, oft auch langsame Atemzüge. Ursachen:
- Ketonämie, z.B. bei Exsikkose, C. diabeticum
- Intoxikationen, vor allem mit nichtflüchtigen Säuren, insbesondere Salizylat
- Urämie
- Einige entgleiste konnatale Stoffwechseldefekte.

14.2 Diagnostische Methoden

14.2.1 Körperliche Untersuchung

- *Thoraxform:* Faßthorax als Zeichen der Überblähung, Flankeneinziehung als Zeichen der chronischen Obstruktion, Trichterbrust, Kielbrust, Deformierungen, Fehlbildungen, sichtbares Fehlen oder Asymmetrie der Thoraxmuskulatur (z.B. M. pectoralis)
- *Atemexkursionen:* steifer Thorax, nur Bauchatmung, nur Thoraxatmung, seitengleiche Bewegungen, Einziehungen als Dyspnoe-Zeichen
- *Atmungstyp:* flache, tiefe, unregelmäßige Atmung, Bauch-, Schnappatmung etc.
- *Atemfrequenz* (☞ 29 Anhang)
- *Auskultation* (☞ 1.2.3): Unterschiedliche Befunde je nach Lebensalter. Das normale Atemgeräusch des NG und jungen Sgl. hört sich an wie das Atemgeräusch bei größeren Kindern mit Pneumonie
- ! Auf Seitengleichheit, symmetrische und gleichmäßige Verteilung von Nebengeräuschen achten
- *Perkussion:* bei Kindern weniger sinnvoll, vor allem nicht bei Sgl.

DD erhöhte Atemfrequenz
- Bei NG: Atemnotsyndrom (☞ 4.6.1), Pneumonien
- Entzündliche Erkrankungen: Pneumonien etc.
- Obstruktive Erkrankungen: Asthma, obstruktive Bronchiolitis
- Interstitielle Erkrankungen: nach kurzer Anstrengung (1 min. Laufen) bereits sehr stark erhöht, auch im Schlaf erhöht
- Psychisch/Aufregung: bei Ablenkung oder im Schlaf normal, Hyperventilation (☞ 14.1.6).

DD erniedrigte Atemfrequenz
- **Bei NG:** Hirnblutungen, Meningitis, Atemnotsyndrom im Erschöpfungsstadium, neuromuskuläre Erkrankungen (z.B. Werdnig-Hoffmann-Sy. ☞ 12.10.1), mütterliche Narkose (Opiate)
- **Bei Kindern:** neurologische Ursachen mit Beeinträchtigung des Atemzentrums, akut bei Stammhirneinklemmung sowie Meningitis, Enzephalitis, Hirnödem
- Intoxikationen (☞ 3.4)
- Schock oder Bewußtlosigkeit (☞ 3.2, 3.3).

14.2.2 Radiologische Untersuchungen

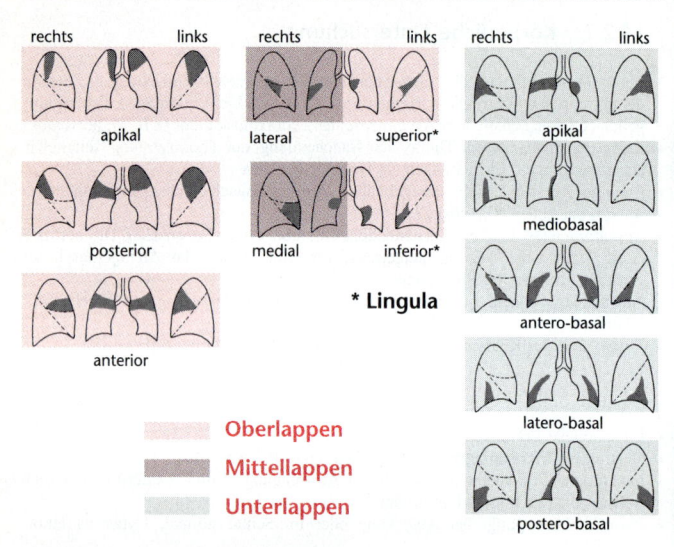

Abb. 14.1: Verschattung im Röntgenbild, Befundbeschreibungen [L 157]

Röntgen-Thorax

Indikation
Bei V.a. Pneumonie oder Aspiration, bei Hinweisen auf andere akute und chronische Erkrankungen der Lunge, bei V.a. thorakale Raumforderung, zur Untersuchung der Herzfigur, Zwerchfellbeweglichkeit; fraglich indiziert als Ausschlußuntersuchung bei unklarem Fieber.

! Nicht indiziert als Routinemaßnahme bei stat. Aufnahme, auch nicht bei fiebernden Kindern!

Technik
Normalerweise im Stehen bzw. Sitzen, bei Sgl. im Hängen; im Inkubator und auf der Intensivstation auch im Liegen. Meist nur p.a.-Aufnahme (bzw. bei Sgl. a.p.), seitlich kann bei pathologischem Befund bzw. spezieller Fragestellung nachgeholt werden.

Interpretation
- **Strahlentechnik:** zu weich täuscht (interstitielle) Pneumonie vor; zu hart: Gefahr der Unterinterpretation von Lungenbefunden

- **In- oder Exspiration:** führen zu unterschiedlicher Lage der Mediastinalorgane, bes. Herzschatten. Bei Exspirationsaufnahme evtl. Überdiagnostik bezügl. Pneumonie
- ❗ *Tip:* Rippen abzählen, bei guter Inspirationsaufnahme Zwerchfell in Höhe des 8. ICR bei Sgl., 9. ICR bei Schulkindern
- **Nebenbefunde** (nur dokumentieren, wenn pathologisch): Herz- und Thymusschatten, Gefäßband, Kalksalzgehalt, Skoliose, Frakturen, Artefakte (Zopf hinter dem Thorax täuscht Pneumonie vor!)
- Bei schreienden Sgl. oft feinfleckige Zeichnung ohne pathol. Bedeutung.

Thorax-CT/MRT (Kernspin)
Bei Tumorverdacht indiziert, mit Einschränkungen bei Bronchiektasen, ersetzt keine Bronchoskopie.

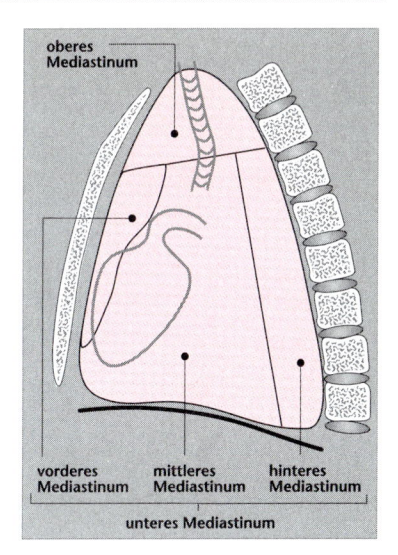

Abb. 14.2:
Lokalisation Mediastinaltumoren [L 157]

14.2.3 Lungenfunktion

Wichtige Parameter			
Abk.	Bezeichnung	Maßeinheit	Kommentar
FVC	Forcierte Vitalkapazität	Liter (l)	
FEV_1	Forc. exsp. Vol. n. 1 Sek.	l	Normalwert > 80 % FVC
PEF	Peak expiratory Flow = max. Stromgeschwindigkeit	l/Sek. oder l/Min.	Auch Selbstkontrolle mit Mini-Peak-Flow-Meter
MEF_{75} MEF_{50} MEF_{25}	Max. expiratorischer Flow bei 75/50/25 % gefüllter Lunge	l/Sek. oder l/Min.	Beschreibung der Fluß-Volumen-Kurve
TLC	Totale Lungenkapazität	l	Unwichtig
ERV	Exsp. Reservevolumen	l	Wichtig f. d. Berechnung des RV
ITGV	Intrathorakales Gasvolumen	l	Enthält ERV+RV
RV	Residualvolumen	l	Sehr wichtig, Maß für Gefährdung bei Asthma
R,RAW	Resistance of Airways = Atemwegswiderstand	mbar/l/Sek. kpa/l/Sek.	Oszillationsmethode, Bodyplethysmographie
DLCO	Diffusionskap.der Lunge für CO	ml/Min. x Torr	Bei interst. Lungenerkrankungen

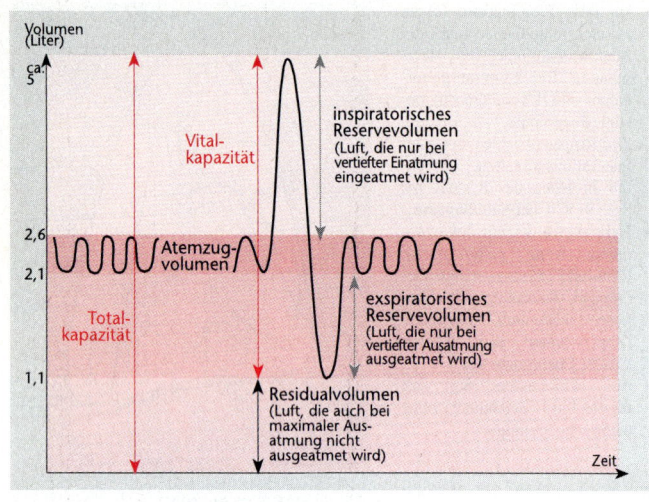

Abb. 14.3: Spirometrie/Atemvolumina [L 190]

Indikation: besonders bei obstruktiven Erkrankungen (Asthma), sonst bei Systemerkrank. (Mukoviszidose); unklarer pulmonaler Symptomatik; vor Chemotherapie; bei orthopäd. oder neurolog. Erkrankungen, die einen Einfluß auf Thorax und Lunge haben können, nach thoraxchirurg. Eingriffen; bei bronchopulmonaler Dysplasie.

Verschiedene Geräte bzw. Techniken

- **Spirometer:** Forcierte Ausatmung in Gerät, Aufzeichnung eines einzelnen Atemzuges, zur Erfassung von FVC und FEV_1. Meist ab 4./5. Lj. möglich, kooperationsabhängig!
- **Fluß-Volumen-Kurve:** Forcierte Ausatmung, Aufzeichnung von Ein-Ausatemkurve, nur letztere relevant. Angabe von FVC, PEF, $MEF_{75/50/25}$, FEV_1. Wichtigste Lufu-Untersuchung, kooperationsabhängig!
- **Atemwiderstand** (Oszillatonsmethode): Dem Atemstrom wird eine niederfrequente Luftströmung überla-

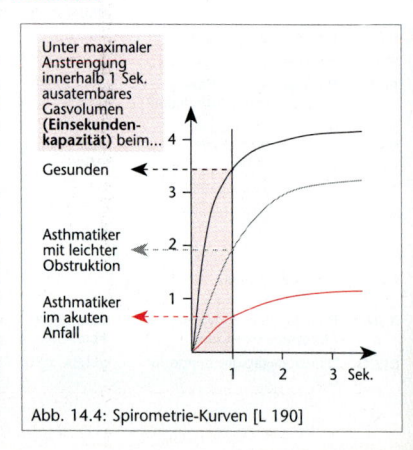

Abb. 14.4: Spirometrie-Kurven [L 190]

gert, aus Phasenverschiebung und Reflexion dieser stehenden Welle wird der Atemwiderstand berechnet. Aussagekraft limitiert, fehleranfällig, aber einfach vorzunehmen, unabhängig von Kooperation
- **Bodyplethysmographie:** Messung in geschlossener Kammer, Druck- und Volumenaufnehmer am Patienten und in der Kammer. Messung bzw. Berechnung sämtlicher Volumina, vor allem auch RV sowie genauere Messung des Atemwiderstandes. Kooperationsabhängig

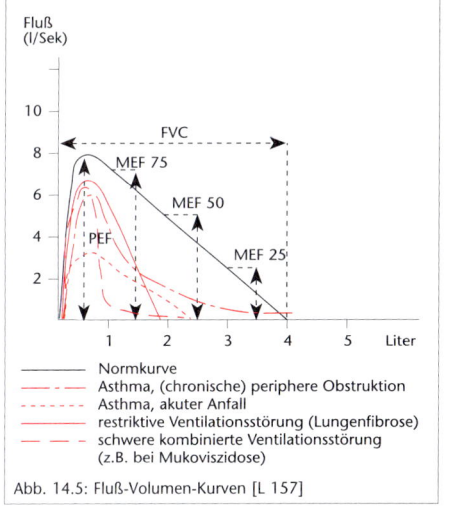

——— Normkurve
—·—·— Asthma, (chronische) periphere Obstruktion
········ Asthma, akuter Anfall
——— restriktive Ventilationsstörung (Lungenfibrose)
— — — schwere kombinierte Ventilationsstörung (z.B. bei Mukoviszidose)

Abb. 14.5: Fluß-Volumen-Kurven [L 157]

! Lungenfunktionsuntersuchungen aus Kooperationsgründen erst ab 5./6. Lj. gut möglich
! Normwerte sind abhängig von Körpergröße, Geschlecht, Gewicht und Alter, daher diese Angaben bei Anforderung der Lufu angeben!

14.2.4 Bronchoskopie

Entweder mit starrem Bronchoskop oder Fiberbronchoskop, bei Kindern immer in Vollnarkose, bei Jgl. Verwendung flexibler Geräte evtl. Lokalanästhesie.

Indikationen
- V.a. Fremdkörper-Aspiration
- V.a. auf bronchopulmonale Fehlbildungen, dann auch in vielen Fällen gleichzeitig Bronchographie
- Bei chronischen/chronisch rezidivierenden/lokalrezidivierenden/ätiologisch unklaren Pneumonien oder bronchialen Infektionen
- Zur Gewinnung histologischen Materials evtl. auch BAL (bronchoalveoläre Lavage) bei V.a. Zilienfunktionsstörungen, interstitiellen Lungenerkrankungen, sehr selten bei Tumoren.

KI: dekompensierte Herzinsuffizienz, St. asthmaticus, Gerinnungsstörungen, akute Infektionen.

Komplikationen
Stridor, Schleimhautschwellungen, Granulome, Blutungen, Provokation eines Asthmaanfalls, Rhythmusstörungen, Perforation.

! *Achtung:* Ind. vor allem bei Sgl. („konnataler Stridor") zurückhaltend stellen. Oft wird aus der Untersuchung keine therapeutische Konsequenz gezogen und in vielen Fällen verschlechtert sich durch die Manipulation der Stridor, so daß in nicht wenigen Fällen eine anschließende Beatmung nötig wird.

14.2.5 Laborchemische Untersuchungen

Es gibt keine spezifisch pulmologischen Laborparameter. Je nach vermuteter Diagnose oder je nach Symptomatik sind jedoch folgende Untersuchungen von besonderer Bedeutung:
- BGA bei allen Erkrankungen mit vermuteter oder drohender Hyoxämie
- Infektionsparameter mit Diff.-BB, BSG, CRP
- Allergologische und immunologische Diagnostik (☞ 15.1.2)
- Sputumbakteriologie bei allen chronischen Atemwegserkrankungen mit der Gefahr der Superinfektion.

14.3 Akute Erkrankungen und Infektionen

14.3.1 Infekte der oberen Luftwege

Infekte der oberen Luftwege sind die häufigsten akuten Erkrankungen im Kleinkindesalter, Durchschnitt 1 x/Mon., im 1. Kindergartenjahr auch mehr. Es handelt sich meist um eine Rhinitis (Schnupfen), oft mit Begleiterkrankungen wie Pharyngitis, Otitis, Sinusitis (ab ca. 4 J.), Laryngitis, Tracheitis, Bronchitis. KO besonders durch Otitiden, Sinusitiden, Bronchitiden bzw. Pneumonien. Therapie und DD ☞ 21.1.

14.3.2 Pseudokrupp und Epiglottitis

Der echte, durch Diphtherie hervorgerufene Krupp-Husten ist sehr selten, während das Symptom der plötzlich auftretenden Atemnot, die durch Schwellung und Entzündung in den oberen Atemwegen hervorgerufenen wird, häufig ist. Im wesentlichen sind zwei Krankheitsbilder von Bedeutung:
- **Pseudokrupp** (= stenosierende Laryngitis bzw. Laryngotracheitis, = subglottische Laryngitis) ist mit regionalen Unterschieden insgesamt häufig (weniger Nordsee, mehr Flußtäler und Süddeutschland). Ursache sind (Virus-)Infekte (Infektkrupp) und unspezifische Faktoren (spasmodischer Krupp). „Umweltfaktoren" spielen eine kleine, aber doch nachweisbare Rolle als Kofaktor
- **Epiglottitis:** Meist durch Hämophilus influenzae Typ B (☞ 6.4.9) hervorgerufen. Prädisponierende Faktoren (IgG$_2$-Mangel) spielen nur geringe Rolle. Seit Einführung der HiB-Impfung sehr selten geworden.

Rechtzeitige Unterscheidung von vitaler Bedeutung!

Differenzierung Pseudokrupp und Epiglottitis

Symptom	Pseudokrupp	Epiglottitis
Fieber	meist leicht	> 39–40 °C
Speichelfluß	kaum	sehr stark
Schluckstörung	keine	meistens
Heiserkeit	ausgeprägt	kaum
Halsschwellung	wenig	meist stark
Anamnese	oft Infekt	keine Hinweise
Risikofaktor		
Alter	1–3–7 Lj.	meist 2.–5. Lj.
Tageszeit	> abends, nachts	ganztags
Jahreszeit	> Herbst	ganzjährig
Prognose	sehr gut	hohe Mortalität
Rezidive	häufig	selten

Behandlung und Prognose des **Pseudokrupp-Anfalls** hängen vom Schweregrad ab!

Therapie des Pseudokrupp-Anfalls

Grad	Symptome	Therapie
I	Bellender Husten, Heiserkeit, leichter inspiratorischer Stridor	Frische (kalte) Luft, keine stat. Aufnahme
II	Zusätzlich: stärkerer Stridor, leichte Atemnot, kaum Einziehungen	Inhalation mit Infectokrupp® 0,5 ml in 3,5 ml Aqua dest., kaltvernebelte Luft, stationär: Ermessenssache
III	Starker Stridor, deutliche Atemnot, Einziehungen, Unruhe, Tachykardie	Zusätzlich: Steroid, z.B. Hydrocortison i.v. oder rektal (z.B. Klismacort® oder Rectodelt® etc.) 100 mg, immer stationär. Inhalatives Steroid (Pulmicort® Lösung) etwas weniger wirksam, kürzt Erkrankungsdauer aber deutlich ab.
IV	Starke Dyspnoe, Stridor bei langsamerer Atmung wieder leise, Zyanose, evtl. Bewußtseinsstörung, muskuläre Hypotonie	Sofort Intensivstation, zusätzlich zu III: Sauerstoff, Intubation, Antibiotikaprophylaxe z.B. mit Amoxicillin, Sedierung

Bei Verdacht auf Epiglottitis

Kind sofort auf Intensivstation bringen, wo möglich Anästhesisten hinzuziehen, dort erst Inspektion des Rachens, bei Bestätigung des Verdachtes Sedierung, anschließend Intubation. Tubus gut fixieren! Beatmung meist nicht nötig, Kinder können spontan atmen, wenn sie den Tubus tolerieren. Antibiotische Behandlung mit Cephalosporin (z.B. Claforan®, initial 200 mg/kg/d). Extubation, wenn Tubus nicht mehr „dicht" ist, frühestens nach 24 h, möglichst nicht länger als 72 h.

Tips & Tricks
- Wenn der Verdacht auf eine Epiglottitis besteht, nur in Reanimationsbereitschaft Rachen inspizieren. Reflektorische Herz- oder Atemstillstände können auch durch harmlose Maßnahmen induziert werden!
- Wirkungseintritt eines Steroides bei Pseudokrupp erst nach 1–2 h, also Geduld!
- Beim Pseudokrupp oft Rezidiv in der darauffolgenden Nacht, bei Entlassung oder ambulanten Pat. darauf hinweisen
- Pseudokrupp verschlechtert sich durch Streß, daher unnötige Blutentnahme vermeiden, medizinische Indikation zur Mitaufnahme von Elternteil.

14.3.3 Bronchitiden

Häufigste Erkrankungen der Atemwege bei Kleinkindern, oft mehrere Episoden im Jahr. Ausgelöst meist durch Virusinfektionen (z.B. RSV). Im Herbst und Winter gehäuft.

Klinik: Beginn mit Schnupfen, dann Husten und meist nur leichtes Fieber; akutes Stadium dauert meist nur wenige Tage, danach aber oft noch 1–3 Wochen lang Reizhusten. Zu Beginn bei entsprechend disponierten Kindern gehäuft Erbrechen, Bauchschmerzen.

Komplikationen
- Durch übermäßige Schleimhautschwellung, massive Sekretbildung → Übergang in obstruktive Bronchitis (☞ 14.4.2), bei älteren Kindern zusätzlich muskuläre bronchiale Obstruktion, dann Infektasthma (☞ 14.4.3)
- Übergang in Bronchopneumonie. Übergang fließend, es gibt keine feste Definitionsgrenze, auch im Röntgenbild nicht. Bei sehr langem fieberhaftem Verlauf, erneutem Ansteigen des Fiebers, konstant asymmetrischem Auskultationsbefund und ansteigenden Infektparametern antibiotisch behandeln (s.u.).

Diagnostik: Klinik, Rö-Thorax nur bei klinischem Verdacht auf Pneumonie oder unklaren anamnestischen Angaben. Labor (BB, Infektionsparameter) nur bei Komplikationen nötig, Serologien fast immer unnötig.

Therapie
Die unkomplizierte Bronchitis ist meist selbstlimitierend.
- Sekretolytika haben nur begrenzten Effekt; am sinnvollsten sind Acetylcystein, Ambroxol, Bromhexin. Niemals kombinieren mit Antitussivum, etwa Codein! Erhöht durch Sekretretention die Pneumoniegefahr
- Inhalation mit Kochsalz-Lösung oder Kräuterextrakten
- Physiotherapie zur Sekretmobilisierung
- Keine Antibiotika!

Im Normalfall *kein Grund zur stationären Aufnahme*. Diese ist indiziert bei Komplikationen (Pneumonie) oder Nahrungsverweigerung, bes. bei Sgl. und Kleinkindern.

! Bei Kleinkindern können Fremdkörper-Aspirationen als Bronchitis fehlgedeutet werden. Bei unklarer anamnest. Angabe: plötzlicher Beginn ohne andere Infektzeichen (Schnupfen) verdächtig auf Aspiration!

14.3.4 Primäre (infektbedingte) Pneumonien

- **Bronchopneumonie:** in allen Altersgruppen mit Abstand am häufigsten. Dabei ist der Übergang zwischen Bronchitis und Pneumonie fließend. In den ersten Krankheitstagen ist der klinische Befund führend, und das Röntgenbild kann „nachhinken". Häufig unterschiedliche Interpretation desselben Bildes durch verschiedene Untersucher („Pneumonie, Infekthili, Peribronchitis"). Grenzfälle sollten keine Streitfälle sein! Bei klinischer Pneumonie als solche behandeln
- **Lobärpneumonie** spielt im Vergleich eine deutlich kleinere Rolle. Übergangsformen zur Bronchopneumonie existieren
- **Interstitielle Pneumonien** durch Infektionen sind wesentlich seltener. Genaue Abklärung, da sich bei den nichtinfektiösen interstitiellen Lungenerkrankungen sehr unterschiedliche therapeutische Konsequenzen ergeben.

Klinische Formen der Pneumonie			
	Bronchopneumonie	Lobärpneumonie	Interstitielle Pneumonie
Husten	anfangs trocken, später produktiv	oft fast pertussiform	trockene, kurze Hustenattacken
Atemnot	meist nicht	gelegentlich	meist anfallsweise
Zyanose	meist nicht	gelegentlich	während Hustenattacken
Atemfrequenz	normal	leicht erhöht	stark erhöht
Fieber	unterschiedlich, meist mittelhoch	oft sehr hoch	je nach Ätiologie
Sputum, Sekret	wechselnd, eher wenig	„rostbraun"	weißlich, schaumig
Auskultation	RG's, Befund sehr variabel, bei Sgl. verstärktes Bronchialatmen	knistern im Beginn, feinblasige RG`s	vermindertes, leises AG, feinblasige RG's
Perkussion	normal	lokale Dämpfung	normal
Ursachen/ Auslöser	Viren und Bakterien (Superinfektion)	Pneumokokken u. andere Bakterien	Viren, Bakterien, immunologische Auslöser
Alter	jedes, bes. Kleinkinder	jedes	infektbedingt: Sgl., nicht infektbedingt.: Schulkinder

Ätiologie und Erreger

- **Virale Pneumonien:** RS-Viren und zahlreiche andere Viren, im Einzelfall meist nicht nachweisbar, auch nicht nötig. Immer Übergang von Bronchitis oder Peribronchitis, daher in der Regel Bronchopneumonie, bei Sgl. auch interstitielle bzw. nekrotisierende Bronchiolitis. Klinisch nicht sicher von bakterieller Pneumonie zu unterscheiden!
  - Labor: BSG nur leicht erhöht, im Diff.-BB meist relative Lymphozytose, CRP < 4. Jenseits des Sgl.-Alters keine antibiotische Therapie bei unkompliziertem Verlauf, aber auf Superinfektion achten (verlängertes Fieber bzw. erneuter Anstieg, Verschlechterung des klin. Befundes, Anstieg der BSG, Linksverschiebung)

- **Bakterielle Pneumonien:** Viele Pneumonien sind bakteriell superinfiziert. Bei den primär bakteriellen Pneumonien kommen folgende Erreger in Frage:
  - Pneumokokken
  - Streptokokken: besonders bei NG (☞ 6.4.21)!
  - Staphylokokken: Befallen besonders Sgl., selten ältere Kinder, dann meist als Mischinfektion mit anderen Erregern. Spätfolge: Bronchiektasen!
  - Haemophilus influenzae
  - Pseudomonas u.a.: nur bei besonderen Risikogruppen, z.B. Mukoviszidose
  - Chlamydien: bei NG (☞ 6.4.4)
  - Mykoplasmen: Sonderform, s.u.
  - Pilze (selten): Candida bei Immundefekten, Aspergillus bei Tumorpatienten oder Mukoviszidose
  - Protozoen (Pneumocystis, ☞ 6.7.3): bei AIDS, selten bei Sgl.

Diagnostik
- Bei unkomplizierter Bronchopneumonie: Rö-Thorax, BB, BSG, CRP, bei Infusionstherapie Elyte, sonst im Prinzip keine Routinediagnostik. Bei unkompliziertem Verlauf sind Kontroll-Rö, Serologie, EKG etc. sämtlich unnötig!
- Bei schwer verlaufenden Pneumonien (vor allem interstitiell) zusätzlich: BGA, Elyte, CRP, Blutkulturen, ggf. Sputumbakteriologie
- Rö-Kontrolle nach 7–10 Tagen bei: parakardialem Infiltrat re. (DD: Aspiration), Lobärpneumonie, atypischen Pneumonien, Begleiterguß.

Therapie
- Bei schwerer Pneumonie O_2 nach klinischem Befund und BGA
- **Antibiotika:** bei NG und Sgl. bis 3 Mo. im Prinzip wie bei Sepsis (☞ 6.3.1), später bei viraler Pneumonie nur bei Hinweisen auf Superinfektion. Bei vermuteter bakterieller Pneumonie Amoxicillin, Erythromycin, oder Cephalosporin (z.B. Zinacef®), bei kleineren Kindern oder schwerem Verlauf zunächst i.v.
- **Sekretolytika:** Wirkung umstritten, am ehesten Bromhexin und Ambroxol; grundsätzlich: Viel Flüssigkeit zuführen!
- **Antitussiva** (z.B. Codein) nur bei Begleitpleuritis, also wenn anfangs beim Husten erhebliche Schmerzen bestehen, sonst eher Gefahr der Sekretretention!
- **Inhalationen,** z.B. mit NaCl 0,9 %, können die subjektive Symptomatik etwas verbessern und die Sekretolyse fördern
- **Physiotherapie** ab dem 3. Krankheitstag: Ziel ist Sekretmobilisierung. Zu früher Beginn ist unangenehm bzw. schmerzhaft!
- **Bettruhe** muß nicht unbedingt eingehalten werden, Isolierung nur bei Sgl.

Mykoplasmen-Pneumonie

Erreger ☞ 6.4.14. Meist im Schulalter, Häufigkeit über längere Zeiträume sehr schwankend. Wenig kontagiös, daher meist keine Familienerkrankungen oder Schulepidemien (Isolierung daher nicht nötig). Meist hohes Fieber um 40 °C, zu Beginn kein Husten, kaum charakteristische Krankheitszeichen, daher auch die Bezeichnung „primär atypische Pneumonie".

Befunde: BSG oft sehr hoch, bis über 100/h. Kälteagglutinine bei ca. 60 % positiv. Rö-Thorax: oft Hilusbeteiligung mit Verdichtung und zentralen Infiltraten. Begleitend oft Exantheme, meist morbilliform, aber auch urtikariell, dann meist stammbetont.

Evtl. Organmanifestationen: Myokarditiden, Neuritiden, hämolyt. Anämie und Polyarthritis.

Therapie
Wirksam sind Makrolide, besonders Erythromycin sowie Tetrazykline. Bei Kindern < 10–12 J. immer Erythromycin 40–60 mg/kg/d, bei älteren Kindern und Jgl. Doxycyclin (1. Tag 4 mg/kg, dann eine Wo. lang 2 mg/kg/d in einer Dosis).

14.3.5 Sekundäre (symptomatische) Pneumonien

Bei einer Vielzahl von Erkrankungen besteht ein erhöhtes Risiko für die Entwicklung einer Pneumonie, wobei oft spezielle Verlaufsformen oder Erreger typisch sind. Solche sekundären, durch andere Erkrankungen hervorgerufenen Pneumonien sind bei Kindern nicht selten.

- Aspiration: bei länger liegendem Fremdkörper (> 3 Tage) oder Flüssigkeiten häufig bakterielle Superinfektion
- Beatmung, Sauerstoff-Langzeittherapie: Klebsiellen, Pseudomonas, Pilze, aber auch „normale" Bakterien
- CF (Mukoviszidose, ☞ 14.6): Pseudomonas, Staphylokokken, Aspergillus
- Asthma, hyperreagibles Bronchialsystem: vor allem Viruspneumonien
- Bronchiektasen, Fehlbildungen mit Anschluß an das Bronchialsystem: Pseudomonas, Staphylokokken, andere Keime; Aspergillus, seltener andere Pilze
- Vitien mit Stauung: alle fakultativ pathogenen Keime
- AIDS: Pneumocystis, aber auch andere opportunistische Keime; CMV
- Immunopathien: oft atypische, sonst „harmlose" Bakterien; Pilze, besonders Candida; manche Viren, vor allem CMV
- Neuromuskuläre Erkrankungen mit Hypoventilation: bakterielle Superinfektion durch Sekretstau und Minderbelüftung; Erreger sind alle fakultativ pathogenen Keime
- Down-Syndrom: Pneumokokken, aber auch andere Bakterien
- LKG-Spalte, Robin-Sequenz, andere Sy. mit Beeinflussung der Atmung: meist Superinfektion bei multiplen kleinen Nahrungs- oder Speichelaspirationen.

14.3.6 Nichtinfektiöse Pneumonien

In einigen Fällen sind Pneumonien primär nicht durch Infektionserreger bedingt. Normalerweise bestehen aber anamnestische Hinweise auf die Ursache.

- Allergisch: interstitiell ablaufende Immunkomplexreaktionen (Alveolitis)
- Rheumatoide Arthritis: flüchtige Pneumonien, selten mit Übergang in Lungenfibrose
- Kollagenosen: pulmonale Beteiligung beim SLE ca. 20 %. Fleckförmige Pneumonie (Prognose gut) oder Übergang in Fibrose (Prognose schlecht)
- Speicherkrankheiten, vor allem von Neurolipiden: Pneumonie durch das gespeicherte Substrat
- Aspiration bzw. Inhalation von toxischen Substanzen (Kohlenwasserstoffe, Rauch): akute Pneumonie, in der Regel sekundär bakterielle Superinfektion.

14.3.7 Pneumothorax

Hauptrisikogruppen: beatmete NG, Jgl., Pat. mit Bronchiektasen, besonders bei CF.
Ursachen: oft iatrogen, vor allem bei beatmeten FG und NG, aber auch durch invasive Eingriffe, zentrale Katheter etc., seltener durch Verletzungen.

- **Spontanpneumothorax:** vor allem bei Jgl. und jungen Erwachsenen, meist rechts, hohe Rezidivrate. Meist durch Emphysem-Blase bedingt, seltener bei Asthma, Infektionen (Tbc)
- **Spannungspneumothorax:** Ventilmechanismus, Luft dringt in Pleuraspalt, kann nicht zurück, Verdrängung des Mediastinums auf die kontralaterale Seite und damit zunehmende Dyspnoe, dann Tachykardie, Schocksymptomatik durch Gefäßkompression. Daher sofortige Drainage nötig!

Vorgehen bei Pneumothorax

- Lokalisation feststellen: sofort Rö-Thorax, bei NG auch Diaphanoskopie (verwendet wird eine Lampe mit geringer Streustrahlung, z.B. Kaltlichtquelle: bei Pneu Aufleuchten des gesamten Hemithorax, deutlicher Helligkeitsunterschied im Vergleich mit der gesunden Seite)
- Spannungspneumothorax? Bei Hinweisen wie z.B. Schockzeichen sofortige Punktion (s.u.), ansonsten Buelau-Drainage bzw. bei kleinem Pneumothorax abwarten unter zunächst intensivmedizinischer Überwachung und Rö-Kontrolle nach 6 h
- Notfallpunktion (NG/Sgl.: 4. ICR vordere Axillarlinie; Jgl.: 2. ICR Medioklavikularlinie) z.B. mit Braunüle bei aufgestecktem 3-Wegehahn, Abziehen der Luft mit Perfusorspritze. Schnelles Legen einer Buelau-Drainage (☞ 2.2.7)
- Therapie des Spontanpneumothorax: zunächst abwartendes Verhalten, körperliche Schonung, auch im Anschluß keine schweren körperlichen Belastungen für mehrere Monate. Bei Rezidiv evtl. Thorakotomie bzw. Versuch der Verklebung.

14.4 Obstruktive Lungenerkrankungen

Die Grenzziehung zwischen Bronchiolitis, obstruktiver Bronchitis und Asthma ist etwas willkürlich. Jedoch unterschiedliche Therapie durch unterschiedliche Pathogenese.

DD obstruktiver Lungenerkrankungen			
	Bronchiolitis	**Obstruktive Bronchitis**	**Asthma bronchiale**
Schleimhautschwellung	+++	+	+ bis ++
Hypersekretion	+	+++	+
Dyskrinie (zäher Schleim)	+	+	+++
β-**adrenerge Stimulation**	(+)	+	+++
Überblähung	+++	+	+ bis +++ [1]
Infektinduziert	+++	+++	+
Allergisch	–	+	+ bis +++ [2]

1) unterschiedliche Verlaufsformen   2) im Schulalter 2/3 allergisch, später weniger

14.4.1 Bronchiolitis des Säuglings

Ätiologie: meist Virusinfekte, besonders RS-Viren.

Klinik: oft uncharakteristisch. Beginn wie Schnupfen dann Trinkschwäche, Reizhusten, meist nur leichtes Fieber.

Befund: Einziehungen, abgeschwächtes Atemgeräusch (je leiser, desto bedrohlicher für das Kind!) bei gleichzeitiger Tachypnoe, scheinbare Hepatomegalie durch Überblähung. Feinblasige RG's, evtl. Zyanose.

! *Cave:* akute Verschlechterungen mit Gefahr plötzlicher Todesfälle durch Apnoen. Monitorkontrolle!

Diagnose: BGA (CO_2 ↑?), Rö-Thorax (Pneumonie, Überblähung?), BB (Linksverschiebung?), bei wiederholten Episoden: Ausschluß von Immundefekt und Mukoviszidose.

Therapie
- Atemfrequenz > 60/Min, aber CO_2 < 60 → Normalstation, Monitor, Infusion
- Atemfrequenz > 100/Min oder CO_2 > 60 → Intensivstation, Intubationsbereitschaft, O_2-Dauergabe
- CO_2 > 60 mit steigender Tendenz oder respiratorische Erschöpfung → Beatmung (☞ 3.9).

Bei leichterem Verlauf
- Das Kind so wenig wie möglich aufregen: keine unnötigen Untersuchungen, Blutentnahmen, Trinkversuche etc.
- Möglichst Isolierung, da erhöhte Infektionsgefahr für andere Säuglinge
- Ausreichende Flüssigkeitszufuhr, Infusion (☞ 2.2.2)
- Kaltvernebelung NaCl 0,9 % über Inhalette mit Maske
- Bei Hypoxämie O_2 über Nasensonde 1–2 l/min
- Theophyllin (Dosierung ☞ 14.4.3). Spiegelkontrolle wegen sehr unterschiedlichem Bedarf im 1. Lj. (Wirkung umstritten, eher zur Apnoeprophylaxe)
- Evtl. Steroide (Effekt meist gering). Dosierung ☞ 14.4.3
- Betamimetikum: Inhalation beim Sgl. wenig sinnvoll, da β-Rezeptoren kaum aktiv. Orale Betamimetika haben eine geringe sekretolytische (zilienaktivierende) Wirkung, z.B. Terbutalin (Bricanyl®-Elixier, ☞ 14.4.2)
- Antibiotikaprophylaxe bei längerem Verlauf oder Superinfektion, oder bei Steroidtherapie, nicht routinemäßig. Entweder Amoxicillin (100 mg/kg tägl.) oder Cephalosporin (☞ 27.3) bzw. bei manifester Superinfektion nach Antibiogramm
- Bei klinischer Besserung schneller oraler Nahrungsaufbau.

Zusätzlich bei schwerem Verlauf
- O_2 über Nasensonde (1–2 l/Min), besser Sauerstoffkuppel (5 l/Min) oder CPAP (☞ 3.9). FiO_2 von ca. 30–40 % anstreben, immer unter BGA-Kontrolle. Höherer O_2-Bedarf bedeutet meist, daß das Kind beatmungspflichtig wird
- Intubation und Beatmung bei Hyperkapnie bzw. Erschöpfung (☞ 3.9)
- Digitalisierung nur bei Rechtsherzinsuffizienz, kommt aber bei gesundem Herz praktisch nicht vor. Tiefstehende Leber und Tachykardie sind keine Zeichen der Herzinsuffizienz, sondern Folge der Überblähung und Hypoxämie.

Therapiekontrollen
- Rö-Thorax nur bei Verschlechterung, Hinweisen auf Superinfektion, nicht aber nur „zur Kontrolle"
- BGA bei Verschlechterung bzw. Therapiekontrolle bei O_2-Gabe, dann mindestens 8stündlich
- Elyte bei Dauerinfusion mindestens alle 48 h
- Ggf. Flüssigkeits- und Gewichtsbilanzierung.

Dauertherapie
Im Anschluß an eine Bronchiolitis in der Regel nicht sinnvoll. Wenn Apnoephasen vorgekommen sind, evtl. Theophyllin noch ca. 2 Wo. nach den letzten Symptomen weitergeben.

Tips & Tricks
- Häufig inadäquate Flüssigkeitszufuhr (zu wenig, seltener zu viel)
- Medikamentöse Übertherapie und dadurch bedingte Unruhe
- Inhalationstherapie fast wirkungslos.

14.4.2 Obstruktive Bronchitis des Kleinkindes

Ätiologie: meist Virusinfekte, seltener allergisch, streß- oder anstrengungsbedingt. Oft Zusammenwirken mehrerer Faktoren.

Klinik: Exspiratorische Dyspnoe, trockener Husten, Giemen, (fortgeleitete) grobblasige RG's („Brummen"), Exspirium verlängert, Tachypnoe, selten Zyanose, häufig Bauchschmerzen und Erbrechen.

Diagnostik: Rö-Thorax nur bei der ersten Episode oder bei schwerem Verlauf bzw. V.a. Pneumonie oder Aspiration. BB (Linksverschiebung?), BGA.
DD: Pneumonie, Aspiration, selten pulmonale Fehlbildungen bzw. sekundäre anatomische Veränderungen, Mukoviszidose. Bronchiolitis oder Asthma.

Therapie
Da schwere Verläufe selten sind, kann bei leichten Fällen evtl. auf Monitoring verzichtet werden, Kriterien für Intensivstation wie bei Asthma.
- Eltern und Kind beruhigen. Ggf. Elternteil mit aufnehmen
- Ausreichend Flüssigkeit, evtl. Infusion (☞ 2.2.2)
- Inhalative Therapie mit Betamimetika, (z.B. Sultanol® bzw. Bricanyl® 1 Tr./Lj. ab 2 J., Inhalation maximal 3–4stündlich) *oder* oral (z.B. Bricanyl®-Elixier 3–4 x 2,5–5 ml), evtl. Kombination mit inhalativen Parasympatholytika, z.B Ipratropiumbromid (Atrovent® 5 Tr., altersunabhängig)
- Theophyllin (i.v. bzw. oral), Dosierung und Kontrolle wie bei Asthma (s.u.)
- Steroide nur bei schweren Verläufen: Prednisolon i.v. 4–6 mg/kg initial, dann alle 6 h 2 mg/kg bis Besserung. Bei Steroidbehandlung über mehr als 3 Tage schrittweises Absetzen über mehrere Tage
- Evtl. Sekretolytika (Effekt umstritten): Ambroxol, Acetylcystein, Bromhexin
- Antibiotika nur bei Hinweis auf bakterielle Superinfektion oder Übergang in Bronchopneumonie, z.B. Erythromycin 40–50 mg/kg/24 h oral oder Amoxicillin 50–100 mg/kg/24 h i.v. oder Cephalosporin.

Dauertherapie
- Bei rezidivierenden obstruktiven Bronchitiden („Infektasthma" des Kleinkindes – anamnestischer Hinweis: Beginn nach dem Eintritt in den Kindergarten): DNCG-Inhalation oder Steroid (Pulmicort® 0,5–1 mg 1–2 x täglich), evtl. auch Ketotifen (2 x 3–5 ml oral).
- Theophyllin im Anschluß an akute schwerere Episoden für etwa 2 Wo. weitergeben. Betamimetika können schnell abgesetzt werden, als Dauermedikament wegen Tachyphylaxie wenig geeignet

Tips & Tricks
- Sedativa (v.a. in Kombination mit Sekretolytika), Antitussiva und Antihistaminika (Ausnahme: Ketotifen) sind kontraindiziert
- Fremdkörperaspiration nicht übersehen!
- Physiotherapie, Kuren, Umgebungssanierung (☞ 14.4.3).

14.4.3 Asthma bronchiale

Reversible Bronchialobstruktion auf dem Boden einer bronch. Hyperreagibilität infolge
- Hyperkrinie und Dyskrinie (zuviel und zu zäher Schleim)
- Schleimhautschwellung
- Spasmus der bronchialen glatten Muskulatur. Letzteres spielt erst ab dem 2.–3. Lj. eine wesentliche Rolle.

Häufigkeit: Ca. 5 % der Schulkinder leiden zumindest zeitweise an Asthma. In ungünstiger Umgebung (starke Umweltverschmutzung) bis 15 %!

Asthmaauslöser (Reihenfolge der Bedeutung)	
Kleinkinder	**Schulkinder**
Infekte	Allergene
Unspezifische Reize	Infekte
Allergene	Unspezifische Reize
Anstrengung	Anstrengung
Psychisch	Psychisch

Meist Kombination verschiedener Auslöser. Die wichtigsten Infekte sind RS-Viren, andere Virusinfektionen der Atemwege und Pertussis. Häufig bakterielle Superinfektion. Anstrengung ist meist nicht der alleinige Auslöser, sondern weist auf eine unterschwellige andere Ursache hin (z.B. Allergie).

Klinik
- Hustenreiz bzw. trockener Husten, Atemnot, Bauchschmerzen (besonders bei Kleinkindern)
- Sichtbare Überblähung, verlängertes Exspirium, Giemen, bei schwerem Asthmaanfall auch abgeschwächtes Atemgeräusch (v.a. bei Jgl. Zeichen großer Gefahr!), Benutzung der Atemhilfsmuskulatur, Unmöglichkeit längere Sätze zu sprechen, Angst, Unruhe, Zyanose, Bewußtseinstrübung, paradoxer Puls, Blutdruckanstieg
- Zeichen der chron. (unterschwelligen) Obstruktion: Thoraxdeformierungen, Flankeneinziehungen, Verkürzung der Pektoralismuskulatur mit entsprechender Haltung.

Schweregrad (nach der Häufigkeit der Beschwerden)		
I	leicht	< 5 Anfälle/Jahr
II	mittelschwer	10–12 Anfälle/Jahr
III	schwer	wöchentliche Anfälle
IV	sehr schwer	dauernde Ruhedyspnoe

Diagnostik
Alle bisherigen Medikamente und Maßnahmen erfragen, v.a. was in den letzten Stunden gegeben wurde: β-Mimetika-Mißbrauch bzw. hoher Bedarf deuten auf bedrohlichen Zustand bei gleichzeitiger Fehleinschätzung hin!

Notfalldiagnostik
- BGA (CO_2 ansteigend trotz Therapie oder initial > 50 mmHg → Intensivstation). *Cave:* Beim leichteren bis mittelschweren Asthmaanfall sinkt das CO_2 zunächst, und steigt erst beim bedrohlichen Asthmastatus wieder an. Arterielles O_2 ist der bessere Parameter zur Beurteilung!
- O_2 < 40 mmHg → O_2-Gabe, Intensivstation, Therapieziel: arterielles O_2 > 80 mmHg
- Rö-Thorax bei V.a. Superinfektion, Atelektasen, Pneumothorax
- Elyte, BZ, BB als Ausgangswerte vor Infusionstherapie
- Lufu, wenn vom Zustand her möglich
- Kontrollen von RR, Puls, Atemfrequenz.

Im Intervall bzw. zur ursächlichen Abklärung
- Allergietestung (☞ 15.1.2), Immunglobuline (IgA-Mangel?), *einmalig* Schweißtest, Elektrophorese (α_1-Zacke?), Rö-Thorax (Ausschluß Fehlbildungen bzw. erworbene lokale Störungen)
- Lufu in regelmäßigen Abständen, bei Jgl. mit Überblähung in kurzem Intervall (alle 2 Wo.), bei gut eingestellter Dauertherapie 1x jährlich.

DD: Bronchitiden und Pneumonien, angeborene und erworbene Anomalien der Bronchien, Aspirationen, Bronchialkompression aus anderen Ursachen, Mukoviszidose, gastroösophagealer Reflux (kann nächtliches Asthma vortäuschen).

Therapie des leichteren Asthmaanfalls
- Ruhe bewahren
- Lagerung: sitzende oder aufgestützte Position, Unterstützung der Arme durch Kissen, damit die Atemhilfsmuskulatur ökonomischer eingesetzt wird
- Ausreichend Flüssigkeit (schluckweise oral)
- Inhalation mit Betamimetikum (Faustregel bei Inhalationslösungen wie Sultanol® oder Bricanyl®: 1 Tr. pro Lj., maximal 20 Tr., verdünnt mit 2 ml NaCl 0,9% oder Dauerinhalation über 60 Sek. pur. Evtl. Wiederholung nach 3–4 h
- Theophyllin oral, Beginn mit Tr., evtl. auch Klysma, Dosierung s.u., nach ca. 2 Tagen auf Retard-Präparat übergehen
- Antihistaminika bei allergischer Genese (schnell wirksam z.B. Dimetinden (z.B. Fenistil®) oder Clemastin (z.B. Tavegil®), beide oral oder i.v.
- Antibiotika (z.B. Erythromycin 40 mg/kg/24 h) nur bei bakterieller Superinfektion, selten notwendig
- Ggf. Dauertherapie (s.u.).

Therapie des schweren Anfalls und Status asthmaticus

Bei CO_2 > 50 mmHg, drohender respiratorischer Erschöpfung bzw. Verschlechterung des Zustandes trotz Therapie → Intensivstation. Dauertropf, Infusionsmenge 1,8–2 l/m²/24 h.

Theophyllin
- Als Bolus (langsam über 5 Min. i.v.):
  - bei Vorbehandlung mit Theophyllin 2–3 mg/kg
  - ohne Vorbehandlung 5–6 mg/kg
- Anschließend Zusatz zur Dauertropfinfusion:
  - Säuglinge 0–6 Mon.: (0,3 x Wochen Lebensalter) + 6 = mg/kg/Tag maximal 10 mg/kg/d.
  - 6–12 Mon.: 10–20 mg/kg/Tag
  - 2. Lj.: 15–20 mg/kg/Tag
  - Kleinkinder: 15 mg/kg/Tag
  - Schulkinder: 15–18 mg/kg/Tag
  - Jugendliche und Erwachsene: 10–15 mg/kg/Tag (Raucher bis 1/3 mehr)
- **Häufige NW:** Hitze, Unruhe, Schlaflosigkeit, Tachykardie. Blutspiegelkontrolle bei stat. Aufnahme, wenn vorher Dauertherapie, immer nach 1–2 d, bei anschl. oraler Dauertherapie 1 x nach 2 Wo., danach etwa 1 x im Quartal
- Alternative Verabreichungsmöglichkeit: Klysmata mit Theophyllin sind in verschiedenen Größen handelsüblich (z.B. Neobiphyllin-Clys®), und manche i.v.-Lösungen können als Trinkampullen verwendet werden (z.B. Bronchoparat®), dabei sehr viel schnellerer Wirkungseintritt als bei anderen oralen Präparaten.

Betamimetika
- **Inhalation:** falls noch Wirkung zu erzielen, dann wie oben beschrieben, ansonsten Bricanyl® s.c. (Faustregel: 0,1 ml/10 kg)
- **I.v.-Betamimetika** nur unter intensivmedizinischen Bedingungen (Monitor!), Salbutamol (Salbulair®5-Infusionskonzentrat) 0,1–0,2–1,0 µg/kg/Min (Perfusor 0,14 ml/kg ad 24 ml Gluc. 5 %, dann sind 1 ml/h = 0,1 µg/kg/min)
- **NW:** Zittrigkeit, Tachykardie, Blutdrucksteigerung
- **KI:** Rhythmusstörungen, Vitien mit linksventrikulärer Belastung.

Steroide
- Prednisolon i.v. (bzw. Prednison oral) initial 2–4 (–8) mg/kg, dann alle 6 h 2 mg/kg, bei Therapie > 3 Tage ausschleichend absetzen. Keine inhalativen Steroide im Notfall! Der Steroideffekt klingt innerhalb einiger Tage ab, dadurch oft Verschlechterung 2–3 Tage nach Absetzen. Dies ist kein neuer Anfall, sondern die ungenügende Behandlung des initialen Anfalls!
- Orale Steroide meist nur für wenige Tage nötig, bei voraussichtlich längerem Bedarf parallel inhalatives Steroid ansetzen, bevor systemische Therapie reduziert wird.

Weitere Therapie
- **O₂** nur bei Hypoxämie. *Cave:* Minderung des Atemantriebes! Kontrolle des paO_2 (Soll > 80 mmHg)
- **Antibiotika** nur bei Fieber bzw. Hinweisen auf eine bakterielle Superinfektion. Erythromycin (40 mg/kg/24 h) wirkt gleichzeitig als Sekretolytikum. Alternative: Amoxicillin oder Cephalosporine (Dosierung ☞ 27.3)
- **Bicarbonatpufferung** nur bei gleichzeitiger metabol. Azidose (Basendefizit)

- **Lagerung (s.o.) und Atemtherapie:** Eine erfahrene Krankengymnastin kann manchmal, wenn sie rechtzeitig hinzugerufen wird, die Erschöpfung mit nachfolgender Intubation verhindern
- **Ipratropiumbromid** ist bei Jugendlichen und Erwachsenen besser wirksam als bei Kleinkindern. Kein alleiniges Notfallmedikament, im Prinzip nur in Kombination mit Betamimetikum sinnvoll
- **Bronchiallavage und Intubation** mit kontrollierter oder assistierter Beatmung bei CO_2-Anstieg und zunehmender Hypoxämie trotz aller therapeutischer Maßnahmen bzw. bei respiratorischer Erschöpfung. Beatmung ist komplikationsreich (☞ 3.9)!
- Sekretolytika haben nur geringen Effekt. Evtl. Bromhexin 0,5–1 mg/kg/24 h i.v. in 4 Einzeldosen. Das beste Sekretolytikum ist eine ausreichende Flüssigkeitszufuhr!
- **Sedierung** nur in Ausnahmefällen, z.B. Diazepam 0,1–0,2 mg/kg i.m.
  Cave: Atemdepression
- Inhalative Steroide, DNCG (Dinatrium cromoglycium) und Ketotifen sind im akuten Asthmaanfall wirkungslos. Eine entsprechende Dauertherapie jedoch möglichst nicht unterbrechen

Hinweise zur Inhalationsbehandlung
- Als Trägersubstanz für Medikamente nur isotone Lösungen, z.B. NaCl 0,9 % oder handelsübliche Fertiginhalate. Hypertone und auch hypotone Lösungen können die Obstruktion verstärken
- Ultraschallvernebler für Medikamente (β-Mimetika) meist ungeeignet
- Tröpfchengröße muß bei Druckverneblern unter 2 µm sein. Geeignet: klinikübliche Druckvernebler mit Wandanschluß. Für den Hausgebrauch z.B. Pari-Boy®
- Reinigung von Inhalationsgeräten regelmäßig, keine Desinfektionsmittelrückstände. Heimgeräte nur mit heißem Wasser ausspülen und trocken aufbewahren
- Mundstück sinnvoller als Maske, v.a. bei älteren Kindern.

Hinweise zur Spraytechnik
- Bei starker Obstruktion kommt das Medikament kaum in die Peripherie
- Bei β-Mimetika und Kombinationen besteht die Einzeldosis oft aus 2 Hüben. Abstand von 5–10 Min. einhalten! Wirkung ist besser, weil 1. Hub eine leichte Bronchospasmolyse bewirkt, und 2. Hub daher besser in die Peripherie gelangt
- DNCG bzw. inhalative Steroide mit einigen Min. Abstand *nach* einem β-Mimetikum, wenn beides verwendet wird. Die Substanzen werden besser deponiert
- Bei Neu-und Ersteinstellung mit einem Demo-Spray üben: selbst demonstrieren, den Patienten mit Placebo-Patrone üben lassen. Es gibt auch auswechselbare Mundstücke für solche Zwecke
- Ablauf der Inhalation:
  - Spray schütteln, bei längerer Nichtbenutzung einen Hub in die Luft, um Düse freizusprühen und Funktion zu prüfen
  - Tief ausatmen; in den Mund nehmen (richtig herum, Patrone nach oben)
  - Zu Beginn der Inspiration den Spray betätigen
  - Tief einatmen
  - Einige Sekunden die Luft anhalten
  - Langsam durch die Nase ausatmen
- **Inhalierhilfen:** Vor allem bei kleineren Kindern ist eine korrekte Spraytechnik nicht zu erwarten. Daher gibt es Inhalierhilfen, die eine Deposition des Medikamentes im Bronchialsystem erleichtern sollen. Inhalative Steroide grundsätzlich nur mit Inhalierhilfe verwenden, um die lokalen Nebenwirkungen an Rachenhinterwand und

Kehlkopf zu reduzieren. Die derzeit beste Inhalierhilfe für Kinder ist die kugelartige Rondo®, auf die fast alle handelsüblichen Sprays passen (Volumen ca. 250 ml). Für größere Kinder ist die Volumatic® mit 800 ml geeignet. Inhalierhilfen ohne Ventil und ohne ausreichende Reinigungsmöglichkeit nicht verwenden. Auch Säuglinge können schon mit Dosieraerosolen behandelt werden (Babyhaler®)
- Füllungszustand des Sprays überprüfen – *Trick:* Spray-Patrone in Glas mit sauberem Wasser legen: Wenn sie wie ein Korken schwimmt – fast leer. Die meisten Patronen enthalten 200–300 Einzeldosen.

Dauertherapie
Wichtiger als jedes Stufenschema ist die individuelle Therapieplanung. Überlegen, was von Kind und Eltern wirklich geleistet werden kann. Bei jeder Langzeittherapie muß eine ausführliche Aufklärung über Sinn, Wirkung, Nebenwirkung der Behandlung erfolgen, sonst wird meist keine ausreichende Mitarbeit erzielt.
! Inhalative Steroide haben in den letzten Jahren zunehmend an Bedeutung gewonnen und werden jetzt sehr früh eingesetzt. Dies hängt damit zusammen, daß die pathophysiologische Rolle der Entzündung beim Asthma bronchiale erst jetzt in ihrer vollen Bedeutung erkannt ist.

Empfehlung zur Asthmatherapie bei Kindern

Grad	Definition	Dauermedikation	Bedarfsmedikation
1	intermittierndes Asthma	keine	kurzwirksame β-Mimetika
2	leichtes Asthma	DNCG (Nedocromil) oder inhalatives Steroid bis 400 µg)	kurzwirksame β-Mimetika
3	mäßiges Asthma	inhalatives Kortikosteroid (bis 800 µg) und β-Mimetika (langwirksam und Theophyllin)	kurzwirksame β-Mimetika
4	schweres Asthma	inhalatives Kortikosteroid (> 800 µg), orales Kortikosteroid, langwirksames β-Mimetika, Thoephyllin	kurzwirksame β-Mimetika

(Empfehlung der Deutschen Atemwegsliga in der Dt. Ges. für Pneumologie)

Dosierungsbeispiele inhalativer Steroide

Substanz	Name	Dosis/Hub	Startdosis 5 J.	Startdosis 10 J.	Startdosis 15 J.
Flucitason	Flutide® atemur®	250 µg 125 µgR 25 µg	2 x 2 (25 µg)	2 x 1 (–2) (125 µg)	2 x 2 (250 µg)
Beclo-metason	Sanasthmyl® Sanasthmax® Bronchocort® Bronchocort® mite und andere	50 µg 250 µg 250 µg 50 µg	2 x 2 (50 µg)	2 x 1 (250 µg)	2 x 2 (250 µg)
Budesonid	Pulmicort®	200 µg		2 x 1	2 x 2
Flunisolid	Inhacort®	250 µg		2 x 1	2 x 2

Cave: Steroide dürfen nur mit Inhalierhilfe verwendet werden. Universell anwendbar und praktikabel ist der Rondo®, eine Inhalierhilfe, auf die auch andere Dosieraerosole passen. Bei Jugendlichen evtl. großlumige Inhalierhilfe (z.B. Fisonair®, Volumatic®).
NW: Heiserkeit, Rachensoor, kann durch richtige Inhaliertechnik weitgehend vermieden werden, außerdem nach dem Spray Mund ausspülen oder einen Schluck trinken.

Leukotrienrezeptor-Antagonisten (Montelukast = SINGULAIR®, Zafirlukast u.a.) sind aufgrund ihres Wirkmechanismus nur für die Dauertherapie geeignet. Derzeit nur als Zusatztherapie bei steroidpflichtigem Asthma zugelassen. Dosis: abends 5 mg oral (Kinder > 10–12 J. 10 mg).
Einordnung in den Stufenplan ist noch nicht erfolgt. Sehr teuer!

Nichtmedikamenöse Therapie
- Bei allergischen Auslösern Umgebungssanierung und Hyposensibilisierung (☞ 15.1.4)
- Rauchverbot in der Umgebung, Vermeiden anderer unspezifischer Reize
- Krankengymnastik mit Atemtherapie und Atemschulung
- Klimakuren sind nur dann sinnvoll, wenn Umgebungsfaktoren eine Rolle spielen und während der Kur eine Schulung vorgenommen wird
- Gezielte Anleitung zum Sport, z.B. in ambulanten Asthmasportgruppen. Ziel ist Vermeidung einer Außenseiterrolle und normale körperliche Leistungsfähigkeit
- Psychotherapie nur in Ausnahmefällen.

Wichtige Hinweise
- Ruhe bewahren
- Nicht nur Medikamente zählen als Therapie!
- *Cave:* Fehleinschätzung bei reiner Überblähung (stille Lunge)
- Keine Sedativa (*Cave:* Atemdepression), keine Betablocker (verstärken die Obstruktion)
- Keine unnötigen Antibiotika
- Kein ASS bei Fieber, eher Paracetamol oder Verzicht auf fiebersenkende Medikamente. Die ASS-Intoleranz ist bei Kindern allerdings seltener als bei Jgdl. und Erwachsenen
- Dauermedikamente wie DNCG sind im Notfall unwirksam
- Retardtheophylline im akuten Anfall sinnlos, Spiegel wird zu langsam aufgebaut
- Atemtherapie nicht vergessen
- *Cave:* ungeeignete Inhalationsgeräte (falsche Tröpfchengröße)
- Häufig wird eine sinnvolle Dauertherapie ausgerechnet in der Klinik abgesetzt oder während der Notfallbehandlung unterlassen – DNCG oder inhalatives Steroid weitergeben
- Jede Dauertherapie besprechen, üben, kontrollieren und Erfolg verifizieren.

14.5 Fremdkörper (FK)

Die meisten Aspirationen von FK kommen im 2. und 3. Lj. vor, bei Sgl. meist nur, wenn sie von älteren Geschwistern gefüttert werden, bei älteren Kindern und Jugendlichen ohne neurologische Auffälligkeiten recht selten. Mechanismus: sehr häufig, wenn das Kind mit Nahrung im Mund läuft und fällt oder bei Schreckreaktionen. Gegenstände und Nahrungsmittel mit glatter Oberfläche werden leichter aspiriert, sie „fliegen" in die Trachea, während weiche und klebrige Nahrungsmittel in den Ösophagus „rutschen".

Art der Fremdkörper (häufigste)
- *Erdnüsse* stehen an der Spitze → sollten in den ersten Lebensjahren nicht gefüttert werden. Öle aus der Erdnuß können zusätzlich eine generalisierte Obstruktion auslösen (besonders bei frisch geschälten Nüssen!)
- *Andere Nüsse:* hier gilt das gleiche wie für Erdnüsse
- *Erbsen* und andere Hülsenfrüchte (wegen Quellfähigkeit besonders gefährlich)
- *Apfelstücke, Karottenstücke* (roh!), andere Nahrungsmittel wesentlich seltener
- *Bonbons* bzw. Stücke von Süßigkeiten
- *Spielzeuge*, z.B. Halmafiguren, Perlen etc. können bei entsprechender Größe zur fast totalen Verlegung der Trachea oder zu Ventilmechanismen führen
- *Knöpfe*, kleinere *Münzen* und ähnliche Gegenstände gehören nicht in die Hand von Kleinkindern bis zum 3. Lj.
- *Fischgräten, Hühnerknochen* etc. bei Kindern selten.

Anamnese
Nicht in allen Fällen wird das Aspirationsereignis eindeutig berichtet. Hinweise: plötzlich einsetzender Husten; sehr starker Hustenanfall aus dem Wohlbefinden heraus, dann baldige „Besserung" (der Fremdkörper hat Kehlkopf und Trachea passiert); bei länger liegendem FK: plötzliche „Bronchitis", die nach einigen Tagen oder Wochen fieberhaft wurde.

Symptomatik und Diagnostik
- Asymmetrisches Atemgeräusch (bei einseitiger Totalobstruktion), lokalisierter Stridor bzw. Giemen, manchmal auch Ventilgeräusch (in- und exspiratorisch wechselndes Giemen). Asymmetrischer Perkussionsbefund (aspirierte Seite hypersonor; asymmetrische, evtl. gegenläufige Atemexkursionen, daher Inspektion des Thorax beim Atmen!
- *Röntgen:* oft unauffällig! Ansonsten asymmetrische Überblähung; Teilatelektase; bei metallischen FK direkter Nachweis; bei Durchleuchtung Mediastinalwandern und asymmetrische Zwerchfellbewegungen.

Chronische Fremdkörper
Viele FK werden erst nach Tagen oder Wochen entdeckt (nach erfolglos behandelter „Pneumonie"), sehr oft anamnestisches Versäumnis! Nach ca. 1–4 Wo., selten früher, Entwicklung von Atelektasen, Pneumonien, auch Abszedierungen, Pneumothorax. Lokal finden sich Granulome, die die Entfernung des FK erschweren und für Wiederauftreten der klinischen Symptomatik sorgen können. Als Spätfolge evtl. Bronchiektasen.

Therapie

Endoskopische Entfernung des FK. Geschieht dies nicht innerhalb von 24 h, muß oft antibiotisch behandelt werden. Bei chron. FK evtl. wiederholte Endoskopie zum Abtragen von Granulationen.

! Bei entsprechender Anamnese und klinischer Symptomatik (plötzlich einsetzender Husten ohne Infektzeichen) ist in jedem Falle eine Bronchoskopie indiziert, auch wenn das Rö-Bild keinen Hinweis liefert. Eine sichere Ausschlußdiagnose gibt es nicht. Wenn Pneumonien erfolglos behandelt werden oder immer an derselben Stelle auftreten, muß an eine chronische Aspiration gedacht werden. Manchmal werden FK spontan wieder ausgehustet. Dann findet man endoskopisch nur noch das Granulom.

14.6 Mukoviszidose (CF)

Häufigste autosomal retessiv erbliche Erkrankung (ca. 1 : 2200). Defekt auf Chromosom 7, ca. 850 verschiedene Varianten bekannt: Am häufigsten ΔF508 (ca, 70 % ΔF508/ΔF508), 10 % Compound-Heterozygotie mit den häufigsten 20 Varianten (ΔF508/?), ca. 10–15 % mit einfachen Mitteln nicht genetisch zu charakterisieren (s.u.). Keine gute Genotyp-Phänotyp-Übereinstimmung. Der Gendefekt betrifft einen Chloridkanal, der besonders für exokrine Drüsen wichtig ist.

Klinik

- *Mekoniumileus* als Erstsymptom bei ca. 5–8 %
- *Pankreasinsuffizienz* (bei ca. 90 %, meist früh beginnend, selten nach dem 10.Lj.): fettige, massige, faulige Stühle, gleichzeitig Dystrophie. Aufgetriebenes Abdomen, häufig Bauchschmerzen und Unruhe, auffallend große Nahrungsmenge!
- *Pulmonale Symptome:* bei Sgl. und KK meist rezidivierende Pneumonie oder langwierig verlaufende Atemwegsinfekte; chronisch „obstruktive" Bronchitiden, lange Erholungszeit nach banalen Atemwegsinfekten, häufig produktiver Husten, besonders nach dem Aufstehen. Bei einigen Patienten relativ geringe pulmonale Probleme.
- *Chronische Sinusitis*
- *Allgemeinsymptome:* Dystrophie, sekundärer Minderwuchs, blasses leicht livides Hautkolorit, Uhrglasnägel bzw. Trommelschlegelfinger
- *Seltenere Erstsymptome:* Salzverlust mit auffällig niedrigem Chlorid bei Fieber oder Hitze; verlängerter Ikterus; Subileus; Infertilität.

Diagnosesicherung

- *Schweißtest (ST):* Gewinnung von Schweiß durch Pilocarpin-Iontophorese, schmerzlos und ungefährlich. Bestimmung von Chlorid, besser auch Natrium. Normal < 60 mmol/l, Grenzbereich 60–80 mmol Cl/l, CF-verdächtig bei > 80 mmol Cl/l, meist Werte über 100 mmol/l. Bei klinischem Verdacht und grenzwertigem Befund immer mehrere Kontrollen, da sowohl falsch positive als auch falsch negative Bestimmungen möglich. Starkes Schwitzen und ausgedehnte Bäder vor dem Test

vermeiden. *Bei jedem chronisch hustenden oder aus unklarer Ursache dystrophen Kind sollte ein ST vorgenommen werden.*
! *Cave:* bei ca. 10 % der CF-Patienten bleibt der Schweißtest negativ.
- Bei neg. ST und weiterbestehendem klinischen Verdacht: Molekulargenetik zum Nachweis von ΔF508 und ca. 20 bis 30 weiteren Varianten, damit Erfassung von ca. 80 % homozygoten/compound heterozygoten Patienten und damit beweisend, bei ca. 5–10 % Heterozygotie und damit hohe Wahrscheinlichkeit
- Bei negativer und nicht beweisender Genetik und weiterbestehendem Verdacht: Nachweis des Chloridkanaldefekts in der Schleimhaut: Messung der *nasalen Potentialdifferenz* oder direkte Messung aus einer Rektumschleimhaut-Biopsie in der *Ussing-Kammer,* mit jeweils typischem Potentialverlauf mit und ohne Medikamentenzusatz (z.B. Amilorid).

Nach Diagnosestellung Bestandsaufnahme:
- Körperlicher Status? Dystrophie? Längen-Gewichts-Perzentilen?
- Pankreasinsuffizienz → Elastase 1 oder humanspezifische Amylase im Stuhl bestimmen
- Rö-Thorax → CF-typische Veränderungen?
- Sono-Abdomen → Pankreas-Fibrose? Leberstruktur? Darmwandveränderungen?
- Bakteriologie (Sputum oder Rachenabstrich): Staph. aureus? Pseudomonas aeruginosa?
- Lungenfunktion
- Labor: wie bei Routinekontrolle (s.u.).

Kontrolluntersuchungen
Alle drei Monate Vorstellung in CF-Zentrum/spezialisierter Ambulanz!!
- Gewicht/Länge/Längensollgewicht (< 18 J.), BMI (> 18 J.): Abnahme oder Stillstand deutet auf unzureichende Enzymsubstitution, Eßprobleme, erschwerte Kalorienzufuhr oder chronisch pulmonale Infektion hin
- Sputum/tiefer Rachenabstrich: 3monatlich, zusätzlich bei akuter Infektion oder Veränderung des Sekretes (z.B. plötzlich grün), immer mit genauer Keimdifferenzierung und Antibiogramm
- Lungenfunktion (ab 6. Lj.): immer mit bakteriendichtem Filter!

Jährliche Untersuchungen (bei entsprechenden Problemen auch häufiger):
- Rö-Thorax: Verlaufskontrolle, Bestimmung des Crispin-Norman-Scores
- Abdomen-Sonographie (s.o.)
- Blutentnahme: BB, BSG, CRP, Leberwerte, Kreatinin, IgG, IgE, Quick, PTT, Eisen, Amylase, Lipase, RAST Aspergillus bzw. rASP4/6-Serologie, Pseudomonas-Antikörper, Vitaminspiegel (A, D, E), ggf. weitere Untersuchungen
- Oraler Glukose-Toleranz-Test (ab 6. bis 10. Lj.) → CF-Diabetes?
- Evtl. Tuberkulintestung.

Therapie

Lungensymptome
- Bei akuter Symptomatik, bakterieller Besiedelung, Atemwegsinfekten gezielt nach Sputumbefund orale oder i.v.-antibiotische Therapie, oral immer Staphylokokkenwirksam, bei Pseudomonas i.v.-Zweifach-Therapie z.B. mit Ceftazidim 200 mg/kg/d in 3 Dosen und Tobramycin 10 mg/kg in 1 Dosis. Therapie nach den gängigen Richtlinien! Heim-i.v.-Therapie durch den Patienten selbst nur nach entsprechender Schulung

- Bei Erstbesiedelung mit Pseudomonas ohne wesentliche klinische Verschlechterung auch Kombination von Ciprofloxacin 25 mg/kg/d in 2 Dosen oral über 2–4 Wochen (nach entsprechender Aufklärung ab ca. 4. Lj. möglich!) und Colistin 2x 1–2 Mio E inhalativ (alternativ Tobramycin 2x 80) über 3 Mon. Gängige Schemata beachten.
- Orale Antibiotika bei Staphi.-aureus-Besiedlung über mindestens 2 Wo. und in maximaler Dosierung!
- Physiotherapie durch speziell geschulte Krankengymnastin:
  - autogene Drainage: spezielle Atemtechnik, um Sekret ohne fremde Hilfe zu sammeln, ab ca. 7. Lj. erlernbar
  - Flutter, PEP-Maske, RC-Cornet etc. als Hilfsmittel, um Sekret zu mobilisieren
  - Sport geeigneter Form sollte die Physiotherapie ergänzen
- Inhalationstherapie mit Kochsalz, bei bronchialer Obstruktion Betamimetikum, ggf. inhalatives Steroid. Dabei bei *jeder* Inhalation frisch sterilisierte Inhalette verwenden, auch daheim!
- Mukolytika haben begrenzten Effekt. Am sinnvollsten NAC. Beschleunigt gleichzeitig die Darmpassage und beugt DIOS (s.u.) vor
- DNAse (Pulmonzyme®): Enzym, das DNA-Moleküle aus zerfallenen Leukozyten spaltet und dadurch Sekret verflüssigt. Nur nach guter Schulung und nicht bei allen Patienten sinnvoll. Kühlkette einhalten, richtige Inhalationstechnik beachten. Sehr teuer
- O_2-Langzeittherapie (zunächst nachts, bei Globalinsuffizienz auch tags) bei Werten unter 90 % Sauerstoffsättigung meist indiziert (nächtliche pulsoximetrische Messung mit Aufzeichnung nötig). Flüssigkeitssauerstoff meist praktikabler als Konzentratoren
- Lungentransplantation nach entsprechender Aufklärung bei pulmonaler Globalinsuffizienz möglich (Wartezeit angesichts Organmangel meist > 1Jahr).

Pankreas-Insuffizienz ☞ 13.7.2

- Enzymsubstitution (z.B. Kreon®, Panzytrat® u.a.). Keine einheitliche Dosierung, da die Insuffizienz unterschiedlich ausgeprägt ist. Faustregel: 2000 E Lipase/g Nahrungsfett. Unterdosierung: Fettstühle, Überdosierung: keine einheitlichen Symptome, Kolonfibrose möglich. Durchschnittsdosis 10 000 E/Kg/d. Gabe zu den Mahlzeiten, am besten verteilt während der Mahlzeit, nur beiSgl. nach dem Stillen bzw. Trinken. Bei hohem Bedarf an Enzymen nach Fehlerquellen suchen, evtl. auch verminderte Wirkung durch unzureichende Säure-Neutralisierung im oberen Dünndarm
- Ernährung hochkalorische „Diät", d.h. 120–150 % des Bedarfs. Beratung durch Diätassistentin, ggf. hochkalorische Zusatznahrung (z.B. Bioni Energie®, Fresubin®, Scandishake® u.a.). Bei erheblicher Dystrophie PEG-Sonde und nächtliche Zusatznahrung per Sonde
- Substitution mit fettlöslichen Vitaminen (z.B. ADE-Vicotrat® und Vitamin E zusätzlich) ☞ 13.7.2.

Sonstiges

- Psychologische Begleitung/Krisenintervention
- Schulung von Eltern und Kind
- Jährliche Influenza-Impfung
- Weitere Poutinemaßnahmen je nach individueller Symptomatik
- **!** Aufgrund der Komplexität des Krankheitsbildes sollte die Betreuung in CF-Zentren erfolgen, die neben der entsprechenden klinischen Erfahrungen auch ein komplettes Behandlungsteam vorhalten (CF-Arzt, Physiotherapie, geschulte Schwestern, Diätassistentin, Psychologe, Sozialarbeiterin etc.). Die meisten erwachsenen CF-Pa-

tienten werden nach wie vor in Kinderkliniken betreut. Sie sollten trotzdem als Erwachsene behandelt werden (kein ungefragtes „Du", adäquate Therapie).

Komplikationen und Spätfolgen

- Pneumothorax: meist bei Jugendlichen oder Erwachsenen: Bei „Mantelpneu" nur stationäre Überwachung, sonst Drainage, bei längerem Verlauf auch chirurgische Intervention oder „Verklebung". Hohe Rezidivgefahr
- Hämoptysen: leichte Lungenblutungen ab ca. 15. Lj. häufig (blutiges Sputum, Menge < 100 ml/24 h). Schwere Lungenblutung (> 250 ml/24 h) ca. 5 %/Jahr ab 18. Lj., teils akut bedrohlich. Bei Schocksymptomatik Bronchioskopie und Tamponade versuchen. Embolisation langfristig unbefriedigend
- Atelektasen: in jedem Alter. Oft bei Pseudomonas-Besiedlung. Ther.: Physiotherapie intensivieren, Rö-Kontrolle nach ca. 1 Monat, antibiotische Behandlung
- Inhalationsallergien und Asthma: zunehmende Inzidenz, daher oft antiobstruktive Therapie nötig. Verifikationen durch Broncholyse-Test
- ABPA (allergische bronchopulmonale Aspergillose): Immunkomplexerkrankung bei ca. 5–10 % mit dem Alter zunehmend. Hinweisend: Obstruktion, Gewichtsabnahme, pulmonale Verschlechterung trotz antibiotischer i.v.-Therapie, hohes IgE, positive Aspergillus-Serologie (RAST, rAsp4, rAsp6), Eosinophilie. Therapie mit systemischem Steroid und Itraconazol (Sempera liquid®)
- Salzverlustsyndrom (bzw. „heat prostration"): Bei Sgl. oder Hitze oder Infekten starker Chloridverlust über den Schweiß. Gefährdung individuell sehr unterschiedlich
- CF-assoziierter Diabetes mellitus (CFDM): zunehmende Inzidenz ab ca. 10. Lj., ab 20 J. > 10 %. Erstmanifestation mit hyperosmolaren Koma (keine Ketoazidose!). Bei rechtzeitiger Diagnosestellung (daher OGT!) jahrelang mit oralem Antidiabetika zu therapieren, später Insulintherapie
- DIOS (distales intestinales Obstruktions-Syndrom): durch zähes Darmsekret und verzögerte Passage entstehende Kotmassen meist im Zoekum-Bereich mit Subileus. Häufig mit Appendizitis verwechselt! Therapieversuch mit ACC oral und als Einlauf, sowie reichlich Flüssigkeit
- Rektumprolaps: bei unbehandelter Pankreasinsuffizienz ab 3. Lj. relativ häufig, bei ausreichender Therapie sehr selten geworden
- Leberzirrhose: sonographische Auffälligkeiten sind häufig, echte Leberzirrhose bei < 5 %, durch frühzeitige Therapie mit UDCA (20–25 mg/kg/d) weitgehend aufzuhalten
- Osteoporose: zunehmendes Problem ab Jugendalter. Prophylaxe durch ausreichend Sport (Laufsportarten, später Krafttraining) und Milchprodukte.

Selbsthilfegruppen

- Mukoviszidose e.V., Bendenweg 101, 53121 Bonn
- CF-Selbsthilfe Bundesverband e.V., Meyerholz 3a, 28832 Achim

14.7 Fehlbildungen

Bronchopulmonale Fehlbildungen sind selten. Doppelseitig fehlende bzw. schwer fehlgebildete Lungenanlage (☞ Potter-Sequenz, 25.4.11), einseitig fehlende bzw. sehr kleine Lunge bei Zwerchfellhernie. Sehr viele bronchopulmonale Fehlbildungen haben eine anfangs geringe Symptomatik und werden daher lange übersehen.

Anomalien des Bronchialbaums
Verzweigungsanomalien können in fast allen Abschnitten der Lunge vorkommen. Dadurch Atelektasen, Stridor an der atypischen Abgangsstelle und Bronchiektasen durch rezidivierende Infektionen. Auch kann das Versorgungsgebiet des atypischen Bronchus fehlgebildet sein. Diagnose durch Bronchoskopie oder Bronchographie, Therapie bei persistierenden Symptomen chirurgisch.

Bronchusstenosen und Bronchomalazien
- Extramural, etwa durch fehlverlaufende Gefäße (Arteria lusoria, Gefäßring, doppelte Aorta etc.), seltener erworben durch Tumoren, Struma etc.
- Intramural, z.B. bei Fehlbildungen des Knorpelskelets, dann meist weicher Bronchus
- Intraluminär, angeboren allerdings sehr selten, meist erworben z.B. durch Granulationsgewebe, Fremdkörper, Tumor etc.
- **Klinik:** oft Ventilmechanismus, daher peripher entweder Überblähung, meist aber Atelektase (z.B. *Mittellappensyndrom* bei lang und eng verlaufendem ML-Bronchus), Sekretstau mit schubweisen Infektionen
- **Diagnostik:** auskultatorisch nicht sicher! Rö-Thorax, auch nach akuter Erkrankung; Bronchoskopie oder Bronchographie
- **Therapie:** möglichst konservativ evtl. mit dauerantibiotischer Therapie (z.B. Co-trimoxazol, halbe Dosis), Inhalation (Kochsalz, evtl. DNCG), Physiotherapie. Persistierende Stenosen mit konstanter Atelektase meist operativ.

Zysten
- Am häufigsten bronchogene Zysten, die bronchialen Aufbau zeigen, entweder extrapulmonal, also von Trachea oder Stammbronchien ausgehend, oder intrapulmonal, dann meist in Hilusnähe
- **Symptome** meist durch Superinfektion des Zysteninhaltes, bei großen (intrapulmonalen) Zysten gelegentlich schon frühzeitig durch Verdrängung Symptome (Dyspnoe)
- **Differentialdiagnose:**
  - **Erworbene Zysten** im Rahmen von Infektionen (z.B. Staphylokokken-Infektion), oft unter konsequenter Antibiotika-Therapie rückläufig
  - **Lobäres Emphysem** durch Ventilmechanismus
  - **Konnatale Parenchymzysten** (histologisch aufgeweitete respiratorische Endstücke) sind selten
- **Klinik:** selten Symptome durch Verdrängung, meist akute Erkrankung mit Fieber durch Superinfektion, als Folge hyperreagibles Bronchialsystem
- **Diagn.:** auskultatorisch nicht sicher! Rö-Thorax, evtl. CT; Bronchoskopie oder -graphie
- **Therapie:** in den meisten Fällen chirurgisch
- Kongenitale *Bronchiektasen* sind eine Sonderform der zystischen Fehlbildung. Meist multipel in den Unterfeldern, Symptome durch Superinfektion.

Sequester („Nebenlunge")
- Anatomisch sind klassische Lungensequester nicht an das Bronchialsystem angeschlossen, also nicht belüftet, und werden meist durch gesonderte Gefäße, die in vielen Fällen aus der Aorta entspringen, versorgt. Auf hämatogenem Wege ist eine Infektion möglich, wobei die Latenz bis zu den ersten Symptomen Jahrzehnte betragen kann. Auf Röntgenbildern werden sie meist als Atelektasen oder abszedierende Pneumonie fehlgedeutet, die Bronchoskopie fällt normal aus. Bei V.a. Sequester daher CT/MRT und/oder Angiographie
- **Therapie:** akut parenterale antibiotische Behandlung (Breitspektrum), kurativ nur durch Resektion. Angio vor OP immer empfohlen, da aberrierende Gefäße multipel und großlumig sein können, und direkt aus der Aorta entspringen können.

PCD-Syndrom (primäre ziliäre Dyskinesie, Kartagener-Syndrom)
- Verminderte Beweglichkeit der Zilien durch ultrastrukturelle Defekte, autosomal rezessiv erblich, Häufigkeit ca. 1:16 000
- **Symptome:** Evtl. Dextrokardie, rezidivierende Pneumonien mit nachfolgender Entwicklung von Bronchiektasen, bronchiale Überempfindlichkeit, chronische Sinusitis, Infertilität bei Männern. In einigen Fällen Makrozephalie bzw. Hydrocephalus internus
- **Diagnosestellung** durch elektronenmikroskopische Untersuchung des Ziliarapparates
- **Therapie:** Bei Infekten antibiotisch, Physiotherapie ähnlich wie bei Mukoviszidose, ggf. antiobstruktive Therapie
- Betreuung in kinderpneumologischem Zentrum oder pneumologisch orientierter CF-Ambulanz.

14.8 Interstitielle Lungenerkrankungen

Sind bei Kindern insgesamt selten, werden aber meist zu spät diagnostiziert. Die Symptomatik ist unabhängig von der Ätiologie durch die entzündlichen Veränderungen des Lungengerüstes bedingt.

Ätiologie
- Medikamente oder Chemikalien besonders in der Onkologie: Zytostatika (MTX, Cyclophosphamid u.a.), Nitrofurantoin, sehr selten Penicilline oder Sulfonamide; Tuberkulostatika; Talkum; Barium nach akzidenteller Aspiration
- Virusinfektionen (selten), am ehesten bei Röteln, Masern, Varizellen
- Bakterielle Infektionen: vor allem bei Mykoplasmen, Pertussis, Rickettsien und Chlamydien
- Exogen allergische Alveolitis
- Idiopathische Lungenfibrose (Hamman-Rich-Syndrom): sehr selten, Ausschlußdiagnose, Biopsie nötig
- Systemerkrankungen, besonders rheumatische Erkrankungen, Kollagenosen oder anderen Autoimmunerkrankungen, Histiozytosis X, einige Speicherkrankheiten, Sarkoidose. Alles ist bei Kindern sehr selten.

Klinik: Tachypnoe, auch in Ruhe; Reizhusten; Zyanose, die sich unter Belastung deutlich, oft anfallsweise, verstärkt. Gewichtsverlust, Müdigkeit oder nachlassende Leistungsfähigkeit mit Stimmungsschwankungen; bei chronischer Erkrankung Trommelschlegelfinger als Zeichen der Hyoxämie.

Diagnostik
- Rö-Thorax: feinretikuläre, milchglasartige diffuse Eintrübung meist homogen in allen Abschnitten. Nicht verwechseln (fehlinterpretieren) bei „weicher" Aufnahme!
- Lungenfunktion: restriktive Ventilationsstörung bei normalem oder nur mäßig erhöhtem Atemwiderstand. Die Diffusionskapazität ist deutlich vermindert.

Therapie: je nach Ursache.

Exogen allergische Alveolitis (EAA)
- Hervorgerufen durch Antigene, meist Vögel (Vögelzüchterlunge, bei Kindern Wellensittiche und Papageien, selten andere Vögel), Heu (thermophile Aktinomyzeten = weiß verschimmeltes Heu, auch bei kleineren Mengen im Haushalt, meist in Plastiksäcken = Farmerlunge)
- Bei Erwachsenen zahlreiche berufsbedingte Auslöser
- Oft akut fieberhafter Beginn (DD Pneumonie)
- Die EAA wird oft relativ spät diagnostiziert, weil anamnestische Angaben nicht beachtet oder erfragt werden. Bei Klinikaufnahme bessert sich die Symptomatik durch den unterbrochenen Antigenkontakt meist schnell. Die unter einer falschen Verdachtsdiagnose begonnene Therapie wirkt nur scheinbar!
- **Diagnostik:** IgG, Nachweis spezifischer Immunkomplexe im Ouchterlony-Test bzw. Immundiffusion, gelingt meist nur im akuten Stadium; Rö-Thorax; Lufu einschl. Diffusionskapazität (☞ 14.2.3)
- **Therapie:** Kontakt unterbrechen, systemische Steroidtherapie anfangs hochdosiert, nach Normalisierung Reduktion.

15

Stephan Illing

Allergologie und Immunologie

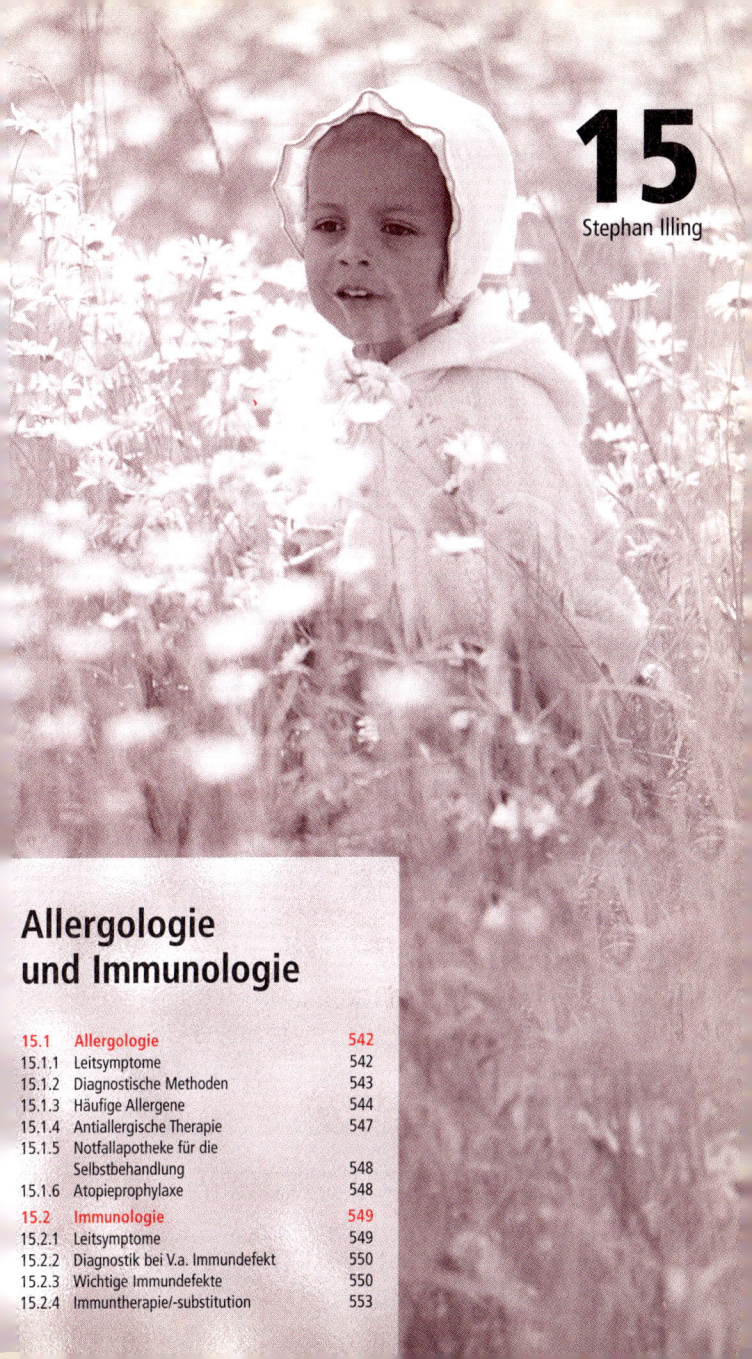

15.1	**Allergologie**	**542**
15.1.1	Leitsymptome	542
15.1.2	Diagnostische Methoden	543
15.1.3	Häufige Allergene	544
15.1.4	Antiallergische Therapie	547
15.1.5	Notfallapotheke für die Selbstbehandlung	548
15.1.6	Atopieprophylaxe	548
15.2	**Immunologie**	**549**
15.2.1	Leitsymptome	549
15.2.2	Diagnostik bei V.a. Immundefekt	550
15.2.3	Wichtige Immundefekte	550
15.2.4	Immuntherapie/-substitution	553

15.1 Allergologie

Allergische Krankheiten sind bei Kindern sehr häufig (bis 10 % der Schulkinder), werden aber andererseits von Eltern zu häufig angenommen (v.a. Nahrungsmittel-Allergien, Penicillin- und andere Medikamenten-Allergien).

15.1.1 Leitsymptome

Symptome und Krankheitsbilder, die allergisch ausgelöst sein können:
- Anaphylaxie: Bei Kindern oft allergisch, aber auch toxisch ausgelöst (z.B. Hornissenstich)
- Asthma bronchiale: bei Kleinkindern meist infektbedingt, bei Schulkindern zu 70 % allergisch
- Konjunktivitis: rezidivierender Verlauf, besonders jahreszeitlich, ist Hinweis auf Allergie
- Rhinitis: Bei chron. Rhinitis ohne weitere Symptome werden Allergien oft lange übersehen! An Milbenallergie denken
- Quincke-Ödem: Kann allergisch sein, meist Nahrungsmittel oder Insektenstiche, sonst eher infektbedingt
- Urticaria: In den wenigsten Fällen (< 5 %) allergisch bedingt, wird aber oft als Ursache vermutet! *Häufigste Ursachen:* Infekte, physikalisch (Wärme, Kälte, mechanisch), Begleitsymptom bei immunolog. Erkrankungen, in ca. 50 % unklar
- Atopische Dermatitis: bei Kleinkindern häufig Sensibilisierungen, klinische Relevanz oft fraglich, bei < 1/3 relevante Allergien (☞ 19.5)
- Gastroenteritische Symptome: Durchfälle, Bauchschmerzen, Koliken, Reflux, können allergisch bedingt sein. Bei signifikanten Allergien bestehen meist aber auch Symptome an anderen Organsystemen
- Alveolitis (Farmerlunge, Vogelzüchterlunge)
- Migräne: Oft Allergien vermutet, aber selten verifizierbar. Nicht verwechseln mit Reaktionen auf biogene Amine (z.B. in Hartkäse, Thunfisch, Schokolade)
- Rheumatoide Arthritis, nephrotisches Sy. u.a. wurden bei jahreszeitlichem Verlauf mit Allergien in Verbindung gebracht, Zusammenhang äußerst fraglich.

Allergische Reaktionsarten
Einteilung nach Coombs und Gell (pathophysiologisch nicht mehr ganz korrekt).

Reaktionsart		Klinisches Korrelat (z.B.)
I	Sofortreaktion	Alle allergischen Sofortreaktionen, v.a. Asthma, Rhinokonjunktivitis etc.
II	Zytotoxische Reaktion	Autoimmunreaktionen durch Medikamente
III	Immunkomplexreaktion	Alveolitis
IV	Zelluläre Reaktion Tuberkulin/Ekzemtyp	Allergisches Kontaktekzem, z.B. auf Schwermetalle
(V)	IgE-vermittelte Kontaktreaktion	Verzögerte Reaktion auf Inhalations- und Nahrungsmittelallergene bei atopischer Dermatitis

! Toxische Hautreaktionen (z.B. auf Pflanzen wie Herkulesstaude, feuchtes Gras, etc.) sind keine Allergien! Lyell-Syn., d. Staphylokokken o. Medikamente, ist keine Allergie.

15.1.2 Diagnostische Methoden

Immer erst anamnestische Eingrenzung, dann Test. Ungezielte Tests bringen meist keine vernünftigen Ergebnisse.

Serologische Tests
- **RAST** (Radio-Allergo-Sorbent-Test) und Modifikationen:
  - *Prinzip:* mit Allergen beschichtete Papierscheibe (oder Baumwollfaden, Plastikkugeln, Stix) bindet durch Inkubation spezifische IgE-Antikörper des Patienten. Nachweis des gebundenen IgE mit Anti-IgE, das radioaktiv oder enzymatisch oder durch Fluoreszenz markiert ist. Einteilung in Klassen 0–4(–6)
  - Bewertung: 3 und darüber meist Allergie, 0–2 negativ oder fraglich. Zuverlässig (80–90 %) bei Pollen, Staubmilben, Tieren außer Hunden, Biene, Wespe. Mittelmäßig zuverlässig bei Nahrungsmitteln, Hunden, Schimmelpilzen (ca. 50 %), wenig zuverlässig bei Penicillin, Schadstoffen
  - Vorteil: immer, auch beim akut Kranken, durchführbar
  - Nachteil: beschränktes Spektrum, teuer
- **Spezifisches IgG** (und IgG$_4$): Sehr häufig falsch positiv, z.B. bis zu 30 % aller gesunden Kleinkinder positiv auf Milch! Daher nicht sinnvoll zu verwerten, nur als Verlaufsparameter bei Insektengiftallergie gewisse Bedeutung.

Hauttests
- **Prick-Test**: Allergenlösung auf Unterarm auftropfen, mit spezieller Nadel bzw. Lanzette durch den Tropfen hindurch stechen (minimale Hautverletzung, kein Blutaustritt). Nach 15 Min. ablesen (Durchmesser von Rötung und Quaddel). Vorteil: relativ wenig belastend, schnell und billig, auch mit nativem Material (z.B. Milch, Ei) möglich
- **Intrakutan-Test**: Allergenlösung intrakutan injizieren, Rötung und Quaddel nach 15–20 Min. ablesen. Wird bei Kindern nur für bestimmte Allergene verwendet (Insektengift, Penicillinmetaboliten)
- **Reibe-Test**: Natives Material (z.B. Tierhaare) für 60 Sek. am Unterarm reiben. Ablesung nach 15 Min., feine Papeln und Quaddeln auf flächenhafter Rötung. *Cave:* durch Inhalation des verriebenen Allergens Asthmaanfall möglich.

Bei allen Hauttestungen bestehen Fehlermöglichkeiten. Besonders:
- Medikamente nicht beachtet (z.B. Antihistaminika ☞ 15.1.4)
- Ungeeigneter Hautzustand (Ekzem, Steroidbehandlung)
- Ungeeignete, fehlgelagerte, verwechselte Lösungen.

Testung nur:
- Nach Medikamentenanamnese
- Außerhalb des akuten Krankheitsstadiums
- Bei infektfreiem Patienten
- Bei sehr ängstlichen Kindern nur bei wirklicher Notwendigkeit
- *Nur durch Erfahrene,* die die Reaktionen auch beurteilen können!

Karenz- und Provokationsproben
Bei unsicherem oder zweifelhaftem Testergebnis, besonders bei Nahrungsmitteln oft einziger Weg, Allergie zu beweisen oder auszuschließen. Karenz zu diagnostischen Zwecken zeitlich begrenzen (z.B. 2–4 Wo.), besonders bei Grundnahrungsmittel (*Cave:* Mangelernährung!). Genauen Plan aufstellen, auch an versteckte Nahrungsmittel, z.B.

in Kosmetika und Pflegemitteln, denken. Fehlinterpretationen möglich, wenn während der Karenzzeit andere Einflüsse auf den Krankheitsverlauf wirksam werden, etwa andere Therapie.

Provokationsmethoden
Durchführung nur durch Erfahrene: Nach neuer Rechtslage (1.1.96) sollten solche Untersuchungen tatsächlich nur von Allergologen vorgenommen werden. Sonst besteht grobe Fahrlässigkeit!

- **Oral mit Nahrungsmitteln:** Bei vermuteter Sofortreaktion sehr vorsichtig in kleinen Mengen (z.B. 0,1 ml Milch), dann steigern, in Reanimationsbereitschaft. Bei vermuteter Spätreaktion (Ekzem) größere Menge, in den ersten 2 Stunden engmaschige Überwachung, dann täglich anschauen. Reaktionen nach mehr als 3 Tagen haben nichts mehr mit Provokation zu tun, sondern sind unspezifisch oder subjektiv
- **Inhalativ, nasal, konjunktival:** nur in Spezialabteilung, bei bronchialer Provokation 24-Std.-Überwachung wegen möglicher Spätreaktion, meist nach 8–12 h (kann auch ohne Sofortreaktion vorkommen!)
- **Mit Medikamenten** (z.B. ASS, andere Analgetika, Antibiotika): strenge Indikationsstellung, engmaschige Überwachung der Vitalparameter, bei schnell eintretenden subjektiven Symptomen (z.B. Brennen im Rücken) sofortige Schockbehandlung (☞ 3.2.4), bei stärker positiver ASS/Antiphlogistika-Provokation (meist nach 2–4 Std. Reaktionsbeginn) hochdosierte Steroide i.v.
- **Mit lebenden Insekten:** Stichprovokationen können nicht nur extrem gefährlich sein, sondern sind wegen der Sensibilisierungsgefahr auch bedenklich.

Umgebungsuntersuchungen
Sinnvoll zur „Bestandsaufnahme" bei Bemühungen zur Umgebungsprophylaxe (z.B. Austausch von Matratzen bei Hausstaubmilben-Allergie), z.B. Milbennachweis mit ACAREX®-Test, Schimmelpilznachweis durch Sedimentationsplatten etc.

15.1.3 Häufige Allergene

Nahrungsmittel sind besonders bei Sgl. und Kleinkindern wichtige Allergieauslöser. Trotzdem wird die Bedeutung überschätzt. Nicht jede Reaktion ist auch eine Allergie!

DD Nahrungsmittel-Allergie
- **Allergie:** entweder Soforttyp, z.B. Urticaria, Asthma, Durchfall z.B. nach Erbsen oder Walnuß; oder verzögert, z.B. Ekzemschub nach Hühnerei
- **Enzymatische Intoleranz:** vor allem Disaccharidintoleranz, z.B. Lactose-Intoleranz (☞ 13.4.8), wird häufig mit Milchallergie verwechselt, oder Fructose-Intoleranz, oft als Obstallergie angesehen
- **Immunologische Intoleranz** (☞ 13.4.9): Zöliakie bei Glutenunverträglichkeit, aber auch auf andere Nahrungsmittel ähnliche Reaktionen (besonders Milch). Niemals nur durch Antikörper diagnostizieren, Zottenatrophie ist hinweisend. *Klinisch:* Durchfälle, Maldigestion, Gedeihstörung, Anämie
- **Pseudoallergie:** Unspezifische Aktivierung von Mediatoren, ähnlich wie bei Medikamenten (ASS). Ausgelöst in einigen wenigen Fällen auch durch Farbstoffe (Tartrazin, Azofarbstoffe) oder Konservierungsstoffe (Benzoat)
- **Intoxikation:** z.B. Durchfälle durch Staphylokokkentoxin, werden gelegentlich auch als Allergie fehlgedeutet

Allergologie

- **Fehlernährung:** Durch ungeeignete Nahrungsmittel oder zu große Mengen hervorgerufene Symptome werden gerne als allergisch angesehen. Eine Fehlernährung als Folge einer eingebildeten (oder wirklichen) Nahrungsmittelallergie ist nicht selten.

Wichtigste Nahrungsmittelallergene
- **Säuglinge:** Kuhmilch (-produkte), Hühnerei, Soja (zunehmende Bedeutung), seltener Getreide, Gemüsearten, sehr selten Obstsorten und noch seltener Fleisch
- **Kleinkinder:** Kuhmilch, Hühnerei, Hülsenfrüchte (Erbsen, Erdnüsse), andere Nüsse, Gewürze, selten Fisch, Getreidearten, sehr selten alle anderen Nahrungsmittel
- **Jgl. und Erwachsene**: Gewürze (Sellerie als Leitgewürz, Kreuzallergie mit sehr vielen anderen Gewürzen und Beifußpollen), Nüsse, Hülsenfrüchte, Fisch, Schalentiere, Milch, Ei, Kartoffeln, Getreide und seltener viele andere Nahrungsmittel.

Pollen: Von Bedeutung sind überwiegend Pollen von windbestäubten Pflanzen. Insektenbestäubte lösen meist nur bei direktem Kontakt Symptome aus (Korbblütler als Gärtnerallergie) ☞ Abb. 15.1

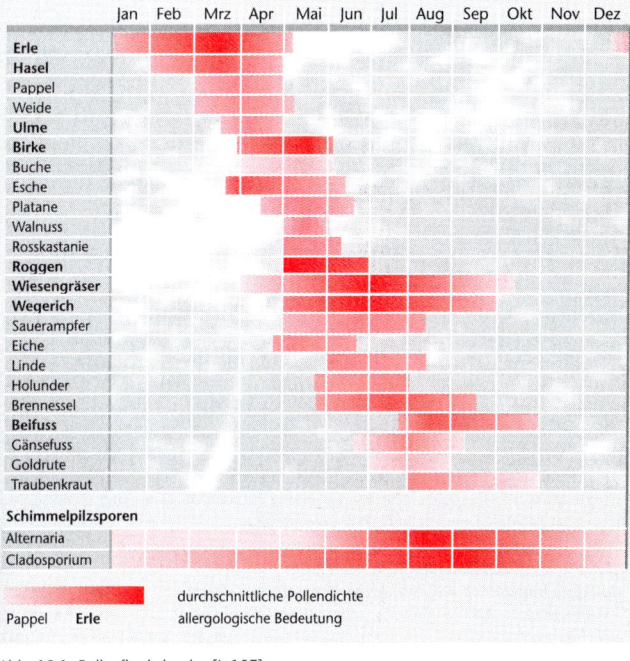

Abb. 15.1: Pollenflugkalender [L 157]

Staubmilben

Staub- und Mehlmilbe (Dermatophagoides pteronyssinus und farinae), andere Arten weniger bedeutsam. Allergen ist der Milbenkot. Milben leben von organischem Material, daher hauptsächlich im Bett, auf Polstern, im Staub, aber auch Teppichen etc.

Tierepithelien

Besonders Tiere mit Fell und Haaren. Besonders starke Allergenträger sind Katzen, Meerschweinchen, Hamster, Hunde, Pferde, alle Ziervögel. Dauerkontakte in der Wohnung sind wesentlich bedeutungsvoller als gelegentliche Kontakte z.B. auf der Straße. Auch an indirekte Probleme denken (Fischfutterallergie, Heu als Tierfutter und Lagerstreu, Milbenbesiedelung der Wohnung bei Vogelhaltung).

Schimmelpilze

Sehr zahlreiche Arten. Wichtig sind besonders die Arten Alternaria und Cladosporium, deren Sporen ähnlich wie Pollen verbreitet sind. Zahlreiche Arten innerhalb feuchter Häuser wichtig (z.B. Rhizopus, Aspergillus-Arten, Mucor u.a.). Diagnostik und Sanierung ist meist sehr schwierig, Beratung erfordert spezielle Kenntnisse.

Insektengift

Wichtig nur Biene und Wespe! Bei Hornissen durch große Giftmenge toxische Reaktion, Kreuzallergie mit Wespen, bei anderen Insekten keine Allergie, allenfalls unspezifische Überempfindlichkeit.

Reaktionsgrade bei Insektengiftallergie

- LLR (lar*ge local reaction):* verstärkte Lokalreaktion, Schwellung über 10 cm (bis ganze Extremität), Maximum am 2. oder 3. Tag, bis 7 Tage: ungefährlich, keine antibiotische Behandlung, auch bei „Lymphangitis" nicht! Risiko für Anaphylaxie beim nächsten Stich ca. 1–2 %
- *Leichte* Allgemeinreaktion: Urticaria, und/oder Quincke-Ödem
- *Schwere* Allgemeinreaktion: Asthma, Kollaps, Erbrechen, Bewußtlosigkeit.

Vorgehen

Anaphylaxie-Ther. (☞ 3.2.4), 1 d Überwachung, anschließend Notfallapotheke (☞ 15.1.5) rezeptieren, frühestens nach 4 Wo. Testung in Spezialambulanz.

Medikamente

Allergische Reaktionen auf Medikamente sind bei Kindern sehr selten, werden aber häufig vermutet. Hinter Exanthemen, die während einer Antibiotikabehandlung auftreten, steckt in den allerwenigsten Fällen eine Allergie. Amoxycillin ruft bei 5 % der Kleinkinder Exantheme hervor, bei EBV-Infektion sogar bei 90 % der Patienten. „Penicillinallergie" ist daher fast immer eine Fehlinterpretation einer NW! Echte Allergie hat praktisch immer auch Schocksymptome.

Reaktionsarten auf Arzneimittel

- Allergie: immunologisch vermittelte Überempfindlichkeit
- Pseudoallergie: nicht-immunologische Überempfindlichkeit, z.B. durch Eingriff in den Mediatorenstoffwechsel, etwa ASS-Intoleranz, andere Antiphlogistika/Antipyretika
- Toxizität: dosisabhängige Giftreaktion

- Überempfindlichkeit: individuell und aus ungeklärter Ursache erfolgende Reaktion, z.B. Erbrechen schon bei niedrigen Theophyllindosen
- Nebenwirkung: z.B. Amoxycillin-Exanthem (< 6 J. fast nie allergisch)
- Idiosynkrasie: Überempfindlichkeit durch genetische Besonderheit, z.B. Glukose-6-Phosphat-Dehydrogenase-Mangel.

Latex
Allergen mit stark zunehmender Bedeutung. Sowohl Kontakt- als Inhalationsallergen. Schockreaktion möglich. Besonders gefährdet neben OP-Personal sind Patienten mit häufigen Operationen, vor allem MMC-Kinder und urologische Patienten. Anamnestischer Hinweis: periorale Urticaria beim Luftballon-Aufblasen. Kreuzallergie mit Banane bei ca. 1/3.

! **Kontaktallergene** spielen bei Kindern eine untergeordnete Rolle, allenfalls Nickel bei Jugendlichen. Die Berufsallergene und Kosmetika brauchen meist einen mehrjährigen Kontakt zur Allergie-Induktion.

15.1.4 Antiallergische Therapie

Allergischer Schock (☞ 3.2.4); Asthma (☞ 14.4.3); Atopische Dermatitis (☞ 19.5).

Antihistaminika
Sowohl für die Akut- und Notfalltherapie als auch prophylaktisch einzusetzen. Für den jeweiligen Zweck Pharmakokinetik beachten!
- **Schnell wirksame** Antihistaminika, mit starkem juckreizstillenden Effekt: Dimetinden (z.B. Fenistil®), Cetirizin (Zyrtec®), Clemastin (z.B. Tavegil®)
- **Wenig sedierende Antihistaminika** (bei höherer Dosierung aber auch sedierend, Werbung entspricht nicht immer den Tatsachen): Terfenadin (z.B. Teldane®), Loratadin (z.B. Lisino®), Astemizol (z.B. Hismanal®). Letzteres hat eine Halbwertszeit bis zu 4 Wochen, daher Kumulationsgefahr!
- Zahlreiche andere Präparate, viele Neuentwicklungen.

Karenzmaßnahmen
- **Milben:** Matratze ist Hauptbrutstätte. Waschbares Bettenmaterial (das auch gewaschen werden muß, im Herbst alle 4–8 Wo.!), Stofftiere reduzieren, keine Haustiere, Teppichböden meist weniger wichtig
- *Tiere:* sollten bei Allergikern nicht im Haushalt leben. Straßenkontakte meist nicht so schlimm wie Besuch von Wohnungen, wo z.B. Katze lebt. Bei Pferden oft über längere Distanz allergische Reaktionen. („Früher gab es weniger Allergien, kein Bauer hält Hühner im Schlafzimmer")
- **Schimmelpilze:** schwierig, Beratung durch fachkundigen Allergologen
- **Nahrungsmittel:** bei seltenen Nahrungsmitteln (z.B. Nüsse, Hummer etc.) Karenz einfach, bei Grundnahrungsmitteln immer qualifizierte Ernährungsberatung mit Aufzeigen von Alternativen („was ist zu geben"). Fehl- und Mangelernährungen durch zu einfache Beratung („was ist wegzulassen") sehr häufig, besonders Ca^{2+}, B-Vitamine, Folsäure, Eisen u.a.!

Unnötige Karenzempfehlungen können zur Neurotisierung führen, Kinder werden zu Außenseitern, daher nicht leichtfertig z.B. aufgrund von RAST-Befunden ausgedehnte Karenzempfehlungen!

Medikamente: Bei eindeutigen allergischen Reaktionen (nicht bei Arzneimittel-Exanthemen!) Allergiepass ausstellen!

Hyposensibilisierung

- **Prinzip:** Durch Zufuhr steigender Mengen des Allergens soll eine Toleranz herbeigeführt werden. Parenterale (s.c.) Zufuhr des Allergens, orale Hyposensibilisierung unwirksam (überwiegend Suggestiveffekt, dafür zu teuer), sublinguale Ther. evtl. sinnvoll bei KK
- **Ind.:** zunehmende und deutliche beeinträchtigende Beschwerden (z.B. Pollenasthma), keine Karenzmöglichkeit, eindeutig nachgewiesenes Allergen
- **Kontraindikationen:**
  - *Allgemein:* Kinder < 6 J., breites Allergenspektrum, bestimmte Allergene (Tierhaare, die meisten Schimmelpilze), Organschäden, Immundefekte, Autoimmunerkrankungen, Krampfleiden. Wenig wirksam bei Krankheitsdauer > 8 J.
  - Für *Einzelinjektion:* akuter Infekt, akute allergische Reaktion
- **Gefahren:** anaphylaktischer Schock, meist durch versehentliche intravasale Injektion, Verwechslungen von Therapielösungen und Konzentrationsstufen, Mißachtung von KI. Daher immer Kurzanamnese (Infekt, letzte Spritze vertragen?), Kurzuntersuchung und 30 Min. Überwachung! Ab 1.1.96 nur durch geschulte Allergologen vorzunehmen!

15.1.5 Notfallapotheke für die Selbstbehandlung

- Indiziert nach stattgehabter Anaphylaxie, v.a. bei nicht sicher vermeidbaren Allergenen (besonders Biene und Wespe, aber auch bei schwer verlaufenden Soforttypallergien auf Nahrungsmittel). Gleich rezeptieren lassen, nicht erst im Brief darauf hinweisen, kann zu spät sein!
- Bei starker Sensibilisierung Primathene Mist® (über internat. Apotheke) oder Adrenalin-Fertigspritze mit entsprechender Schulung, dabei i.m.-Injektion anzustreben: Wesentlich wirksamer!
- Antihistaminikum: nur schnell wirksames, immer flüssig, denn Tabletten können bei Quincke-Ödem nicht geschluckt werden! z.B. Dimetinden (Fenistil®), 20 Tr. bei KK, 40–60 Tr. bei Schulkindern, oder Clemastin (Tavegil®) 10 ml bei KK, 15–20 bei Schulkindern, dabei Einzeldosis abfallen lassen
- Steroid: einziges flüssiges Steroid ist Betamethason (Celestamin N 0.5 liquidum®). Einzeldosis einmalig: 5–15 ml.

! Schriftliche Gebrauchsanweisung mitgeben!

15.1.6 Atopieprophylaxe

Sichere Vermeidung von Allergien ist nicht möglich. Bei belastender Familienanamnese oder frühzeitig auftretenden Atopie-Zeichen kann die Allergieentwicklung zumindest verzögert und gemildert werden.

- Stillen: möglichst ausschließlich, v.a. kein Zufüttern von Milch- oder Sojanahrungen in den ersten Lebenstagen. Wenn zugefüttert werden muß, ausweichen auf Hydrolysat (sog. HA-Nahrungen reichen nicht ganz, geeignet z.B. Pregomin®, Nutramigen®, Alfaré®). Diätmaßnahmen der Mutter in der Stillzeit umstritten (Gefahr der Mangelernährung, nur nach diätetischer Beratung). Am besten soll die Mutter weiterleben wie bisher, nicht nach dem Motto „Milch gibt Milch" plötzlich exzessive Milchmengen trinken. In solchen Fällen können Milchallergien beim Säugling gehäuft vorkommen
- Späte Einführung von Beikost nach dem 4.–5. Lebensmonat, dabei begrenzte Palette, keine unnötigen Zusätze wie z.B. Gewürze
- Keine Haustiere in der Wohnung
- Kein passives Rauchen
- Rota-Virus-Infektionen sind ein Risikofaktor, genauso wie RS-Viren für Inhalationsallergien → nosokomiale Infektionen mit diesen Erregern vermeiden!

Selbsthilfegruppe
Arbeitsgemeinschaft allergiekrankes Kind (AAK), Hauptstr. 29, 35745 Herborn

15.2 Immunologie

Immunologische Abweichungen sind zwar nicht so häufig, werden aber oft erst sehr spät erkannt. Autoimmunerkrankungen (☞ 16.4).

15.2.1 Leitsymptome

Häufig wird die Frage nach Immundefekt von Seiten der Eltern geäußert („mein Kind ist dauernd krank"), eine Untersuchung und anschließende „Stärkung" des Immunsystems ist ein häufig vorgetragener Wunsch.

Bei den folgenden Hinweisen bzw. anamnestischen Angaben handelt es sich meist um **keinen** Immundefekt:
- Gehäufte (banale) Infekte: Bei Kleinkindern sind 5–12 Infekte/J. normal. Tagheimkinder haben meist doppelt so viele Infekte
- Verlängerte Hustenepisoden nach Infekt: sind häufig bei Kindern mit hyperreagiblem Bronchialsystem (= „Infektasthma", ☞ 14.4.2)
- KK mit Geschwistern im Kindergartenalter erkranken oft bereits im späten Säuglingsalter gehäuft an fieberhaften Infekten. Die Eltern sind dies vom ersten Kind nicht gewöhnt
- Normales Gedeihen spricht gegen einen Immundefekt
- Nicht generalisierende bakterielle Infekte (z.B. Tonsillitiden) sind auch bei höherer Frequenz kein Hinweis auf eine immunologische Störung.

Verdächtig auf Immundefekte sind folgende Symptome:
- Unklare Dermatitiden, meist ekzemähnlich, mit Infektionszeichen
- Chronische mukokutane Candidiasis
- Auffallend hypoplastische Tonsillen und Lymphknoten trotz Infekten
- Fehlender Thymusschatten im Thoraxbild bei Säuglingen
- Unklare Arthritiden
- Autoimmunerkrankungen, besonders kombiniert mit Infektionen
- Rezidivierende bakterielle Infektionen, v.a. mit immer denselben Erregern
- Ungewöhnlich therapieresistente Infektionen
- Ungewöhnliche Erreger, z.B. Pneumocystis carinii, Candida, BCG (Generalisierung nach Impfung), St. epidermidis, Aspergillus
- Atypisch verlaufende Virusinfektionen.

Auszuschließen sind Erkrankungen, die einen Immundefekt vortäuschen können:
- Bei Hautinfektionen: Ekzeme, Artefakte, Mißhandlung
- Bei rezidivierenden Atemwegsinfektionen: Mukoviszidose, bronchiale Fehlbildungen, Fremdkörperaspiration, Zilienfunktionsstörungen
- Bei rezidivierender Otitis oder Sinusitis: Adenoide, Allergien
- Bei rezidivierender Meningitis: Neuroporus, Liquorfistel.

15.2.2 Diagnostik bei V.a. Immundefekt

Es gibt keine Globaltests für Immunfunktionen. Wenn klinische Symptome auf einen Immundefekt hinweisen und andere Erkrankungen ausgeschlossen sind (☞ 15.2.1), können die meisten immunologischen Störungen mit Hilfe der folgenden relativ einfachen Untersuchungen ausgeschlossen werden. Die differenzierte beweisende Diagnostik ist Fachzentren zu überlassen.

- **Basisdiagnostik:** Differentialblutbild und Thrombozyten
- Bei Hinweis auf humoralen Defekt (s.u.): immer: IgA, IgM, IgG, IgE; evtl.: IgG-Subklassen; Impftiter (Tetanus, Diphtherie) als Zeichen für normale Immunantwort
- Bei Hinweis auf zellulären Defekt (s.u.): Multitest Mérieux® (Stempeltest mit 8 sogenannten Recall-Antigenen). Mindestens eine positive Reaktion bei normaler Immunität und geimpftem Kind. Bei negativem Ergebnis: T-Zell-Subsets, T-Zell-Gesamtzahl im peripheren Blut; Lymphozytentransformationstest
- Bei Hinweis auf Granulozytendefekt (s.u.): Differentialblutbild und Feststellung der Absolutzahl Granulozyten, am besten mehrere Kontrollen. Untersuchung der Chemotaxis und weitere Funktionsteste sind relativ aufwendig bzw. nicht überall verfügbar
- Bei Hinweis auf Komplementdefekt: CH50, AP50 (☞ 15.2.3)
- Bei V.a. HIV-Infektion: Titerbestimmung.

15.2.3 Wichtige Immundefekte

Immundefekte sind insgesamt relativ selten. Aufgrund der Komplexität des Immunsystems ist eine verbindliche und übersichtliche Einteilung der sehr heterogenen Defekte nicht möglich. Neben den hier genannten sind zahlreiche weitere Defekte und Varianten bzw. Kombinationen bekannt. Patienten mit klinisch manifesten Immundefekten sollten grundsätzlich in Spezialambulanzen betreut werden, mit denen bei Komplikationen Kontakt aufzunehmen ist.

Humorale Defekte (B-Zell-Defekte)
- **IgA-Mangel** (1:600, bei Allergikern 1:300), häufig asymptomatisch, von niedrigen Serum-IgA-AK kann nicht auf komplettes Fehlen geschlossen werden, Nachweis evtl. im Speichel! Bei gestillten Kindern verspäteter Anstieg, daher keine endgültige Diagnose vor dem 2. Lj.
  Symptome: In den meisten Fällen keine! Sonst rezidivierende Pneumonien, Enteritiden, Inhalations- und Nahrungsmittelallergien, gehäuft Diabetes mellitus und autoimmune Endokrinopathien. IgA-Mangel häufig bei anderen Syndromen und chromosomalen Defekten. Klinische Relevanz steigt bei Kombination mit anderen humoralen Immundefekten, bes. IgG-Subklassenmangel
- **IgG-Subklassenmangel:** Oft subklinischer Verlauf!
  - IgG_2-Mangel: am häufigsten, evtl. rezidivierende Pneumonien, Bronchiektasen, auch Hautinfektionen
  - IgG_3: Pneumonien, eitrige Infektionen im HNO-Bereich
  - IgG_1: oft wenig Symptome, wenn Ausgleich durch andere Subklassen
  - IgG_4: oft fehlend: klinische Relevanz unbekannt, verstärkt Symptome bei gleichzeitigem IgG_2-Mangel
- **CVID** (common variable immunodeficiency): überwiegend B-Zell-Defekt, aber nicht eindeutig definiertes Krankheitsbild. Starke Verminderung oder Fehlen aller Antikörper, Suppressorzellen relativ erhöht
  Klinik: rezidivierende bakterielle Infektionen, Pyodermien, Autoimmunerkrankungen, Gelenkbeschwerden, atrophische Gastritis
- Agammaglobulinämie **(M. Bruton):** X-chromosomal rezessiv vererbt, Manifestation bei Knaben ab ca. 6. Lebensmonat mit Pneumonien, atypische Virusinfektionen, ohne Substitution oft letaler Ausgang.

Wenn IgA-enthaltendes Gammaglobulin (sehr unterschiedlicher Gehalt bei versch. Handelspräparaten!) verabreicht wird, kann es zu Sensibilisierung und bei wiederholter Gabe zu Anaphylaxien kommen!

Zelluläre (T-Zell-)Defekte: Insgesamt selten, z.B. Nezelof-Syn., DiGeorge-Syn., Wiskott-Aldrich-Syn. u.a. Gelegentlich kombiniert mit chromosomalen Defekten. Klinisch meist Erkrankung in den ersten Lebensmonaten, z.B. persistierender Soor, schwere virale Infektionen (Herpes, CMV, Varizellen) mit tödlichem Verlauf, interstitielle Pneumonie (Pneumocystis carinii), Gedeihstörung. Nach BCG-Impfung Generalisierung mit tödlichem Verlauf, nach Virus-Lebendimpfungen gehäuft Enzephalitiden.

Kombinierte Immundefekte (B- und T-Zellen): Selten. Genetisch bedingter teilweiser oder kompletter Ausfall lymphozytärer Funktionen; versch. Unterformen. SCID (severe combined immunodeficiency) mit frühzeitigen schwersten Infektionen. Vorwiegend bronchopulm. Infektion, Candidiasis, Enteritis, Sepsis, Graft-versus host-Reaktion nach exogener oder maternofetaler Transfusion. Nach BCG-Impfung tödliche Generalisierung. Neben symptomatischer Behandlung (Substitution, Antibiotika-Ther., Antimykotika, Isolierung) spezifische Ther. nur mit Knochenmarks-Transplantation.

Zelluläre (Phagozytose-)Defekte: Heterogene Gruppe numerischer oder funktioneller Defekte, meist autosomal rezessiv erblich. Klinisch meist Stomatitis, Pyodermien, subkutane Abszesse, eitrige Lymphknoteninfektionen, Otitis, Mastoiditis, Pneumonien, Leberabszesse, Osteomyelitiden. Am wichtigsten:

- Shwachman-Sy.: Granulozytopenie und exokrine Pankreasinsuffizienz; letztere steht klinisch im Vordergrund ☞ 13.7.2
- Kostmann-Sy.: schwere kongenitale Neutropenie
- Zyklische Neutropenie: meist periodisch alle 3 Wo. auftretende Fieberschübe
- Septische Granulomatose: häufigster funktioneller Granulozytendefekt, X-chromosomal rezessiv vererbt, aber auch andere Erbgänge. Klinisch zu Beginn meist ekzemähnliche infizierte Stellen um die Körperöffnungen, Lungeninfiltrate, Durchfälle, Lymphknotenabszesse. Bei Osteomyelitis Verwechslung mit Tbc möglich.

Komplementdefekte

- **Komplement:** System von ca. 15 Serumproteinen, die ähnlich wie die Gerinnung kaskadenartig aktiviert werden. Bedeutung bei der Abwehr von Bakterien, Elimination von Immunkomplexen, Vermittlung von Entzündungsreaktionen, Immunregulation. Es sind über 20 hereditäre Komplementdefekte bekannt
- **Klinik:** rezidivierende bakterielle Infektionen stehen im Vordergrund. Dabei handelt es sich oft um spezielle Erreger, so daß bei schweren Infektionen mit immer demselben Keim an Komplement-Defekt gedacht werden muß. Häufiger treten Autoimmun- bzw. Immunkomplex-Erkrankungen auf, besonders SLE, andere Kollagenosen, Glomerulonephritiden, rheumatoide Arthritis etc. Eine Sonderform ist das hereditäre angioneurotische Ödem (HANE), bedingt durch C_1-Esterase-Inhibitor-Mangel: Klinisch stehen Quincke-Ödem-artige Schwellungen und gleichzeitige adyname Zustände im Vordergrund
- **Diagnostik** von Komplementdefekten ist Sache des Spezialisten. C_3/C_4-Bestimmung hilft nicht weiter. Als Suchtest mit gewissen Einschränkungen CH50-Bestimmung (gesamthämolytisches Komplement) bzw. AP50 (alternative Pathway-Lyse)
- **Kausale Ther.** bisher nur bei HANE möglich (Substitution), ansonsten evtl. kurzzeitiger Ausgleich durch Frischplasma, Antibiotikaprophylaxe.

Erworbene Immundefektzustände			
Erkrankung/Ursache	Zelluläre Immunität	Humorale Immunität	Granulozyten
Infektionen • AIDS (☞ 6.5.13) • Masern • Mononukleose • Röteln embryopathie	↓ ↓ ↓ n	↓ (Regulation) n ↓ ↓ (IgA)	n n n
Bestrahlung	↓	↓	(↓)
Medikamente • Steroide • Phenytoin • Tuberkulostatika • Methotrexat • Cyclophosphamid	↓ n n ↓ ↓	n ↓ (IgA, Hemmung) ↓ (Hemmung) n ↓	n / (↓) n n – ↓
Splenektomie	n	n	↓
Autoimmunerkrank.	↓	↑	n
Leukämie	n	↓	n
Urämie	↓	n	↓
Nephrotisches Sy.	n	↓ (Verlust)	n
Verbrennungen	↓	↓ (Verlust)	↓

Erworbene Immundefektzustände

Erkrankung/Ursache	Zelluläre Immunität	Humorale Immunität	Granulozyten
Diabetes mellitus	n	n	↓
Narkosen	n	n	↓
Enteropathie	n	↓ (Verlust)	n
Mangelernährung	↓	n	n / (↓)
• Zinkmangel	↓	n	↓
• Selen (+ Vit. E)	v	↓ (Produktion)	v

Erworbene Immunstörungen

Bei zahlreichen endogenen, exogenen oder iatrogenen Ursachen kann es zu vorübergehenden oder bleibenden Störungen der Immunabwehr kommen.

15.2.4 Immuntherapie/-substitution

Immunstimulanzien, die zuverlässig eine endogene Synthese von Immunglobulinen induzieren oder zelluläre Defekte ausgleichen können, gibt es nicht.

Antibiotische Behandlung

In den meisten Fällen nur phasenweise nach Bedarf. Eine prophylaktische Dauerbehandlung ist selten nötig. Im Prinzip ist jedesmal ein Erregernachweis sinnvoll. Anfangstherapie bis zum Erregernachweis und Antibiogramm: Co-trimoxazol oder Amoxycillin + Clavulansäure oder Erythromycin. In vielen Fällen ist eine gleichzeitige antimykotische Behandlung nötig. Antibiotika werden bei Patienten mit Immundefekten immer relativ hoch dosiert!

Substitution mit Immunglobulinen bei Antikörpermangel

Zu unterscheiden ist eine Dauersubstitution (z.B. bei Agammaglobulinämie) und eine intervallmäßige nach Bedarf (z.B. bei IgG_2-Mangel). Bevorzugt werden i.v.-Präparate verwendet. Um Serumkonzentration von 3–5 g/l zu erreichen, ist die Infusion von 0,2–0,6 g/kg Gammaglobulin alle 4 Wochen nötig. Abstände und Menge variieren individuell erheblich. Möglichst Präparate ohne IgA-Verunreinigung und mit normaler IgG-Subklassen-Verteilung verwenden. Aktuelle Informationen dazu in immunologischen Zentren.

Tips & Tricks

Vor einer Substitution mit Immunglobulinen Diagnostik abschließen, am besten bei noch nicht ganz geklärter Ursache Restserum einfrieren, denn danach ist für 2–4 Monate keine serologische Untersuchung möglich. Bei den meisten Immundefekten sind Lebendimpfungen kontraindiziert, angefangen mit BCG! Bei dringendem V.a. Immundefekt daher Impfungen bis zum Beweis zurückstellen.

Rheumatologie

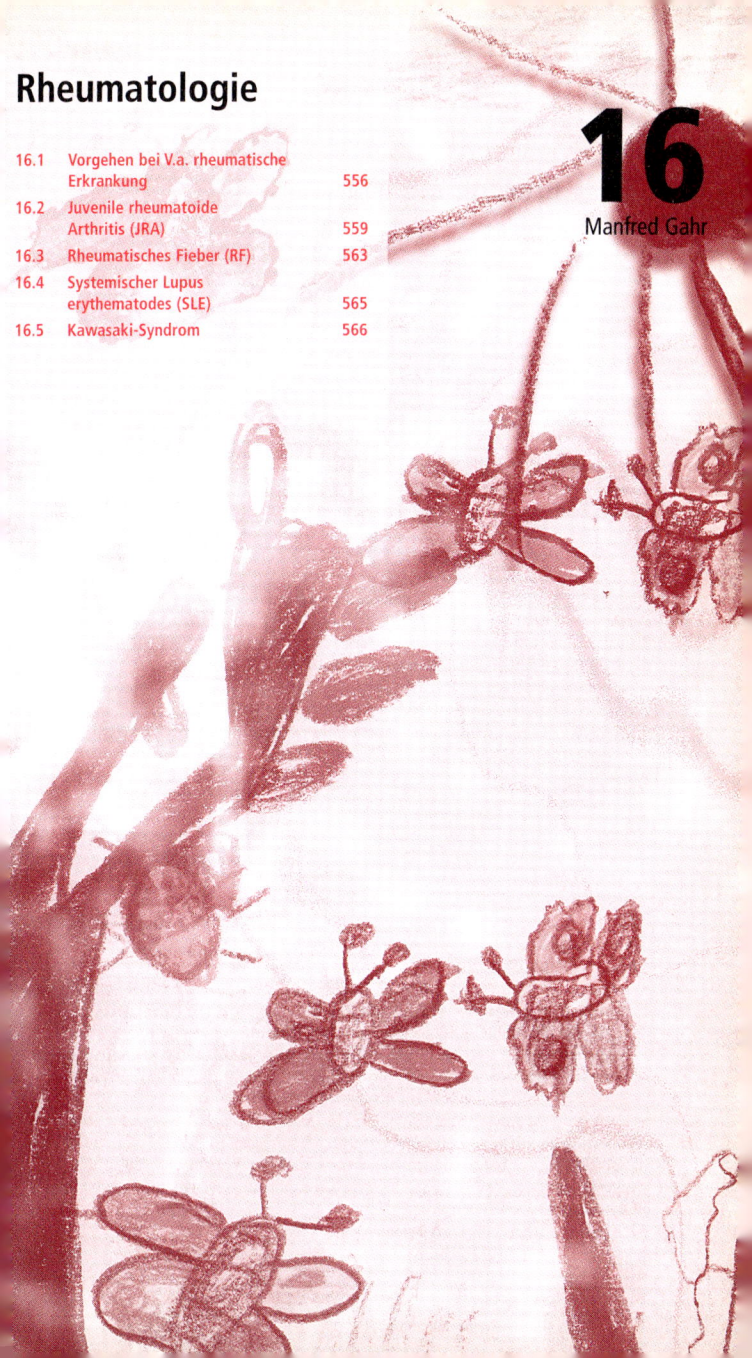

16.1	Vorgehen bei V.a. rheumatische Erkrankung	556
16.2	Juvenile rheumatoide Arthritis (JRA)	559
16.3	Rheumatisches Fieber (RF)	563
16.4	Systemischer Lupus erythematodes (SLE)	565
16.5	Kawasaki-Syndrom	566

16

Manfred Gahr

16.1 Vorgehen bei V.a. rheumatische Erkrankung

Die Diagnose beruht vorw. auf klinischen Kriterien. Labor- und apparative Untersuchungen können die Diagnose nur unterstützen bzw. andere Erkr. ausschließen.

Anamnese und klinische Untersuchung

Familienanamnese: insbesondere nach Krankheiten mit Assoziation zu rheumatischen Erkrankungen fahnden, wie z.B. Psoriasis, Gicht, Morbus Bechterew, entzündliche Darmerkrankungen (Kolitis, Ileitis), Nierenerkrankungen, Iritis, Uveitis, Urethritis, Prostatitis, Autoimmunerkrankungen.

Eigenanamnese: Präsentationsformen des rheumat. Formenkreises abfragen.
- **Gelenkbeschwerden:** bei JRA, SLE, reaktiven Arthritiden, Lyme-Arthritis
- **Hauterscheinungen:** bei Vaskulitiden, M. Still, Sklerodermie, Dermatomyositis, Erythema nodosum
- **Augensymptome:** bei JRA (Iritis), Kawasaki-Syndrom (Iritis, Konjunktivitis), bei Reiter-Syndrom (Konjunktivitis)
- **Fieber:** Typ des Fiebers, z.B. *intermittierend* bei Sepsis, M. Still, dagegen eher *remittierend* bei bakteriellen Lokalinfektionen (z.B. eitrige Arthritis)
- **Intestinale Symptome:** Durchfall, Bauchschmerzen bei reaktiven Arthritiden
- **Urogenitale Symptome:** Balanitis, Urethritis, Ulzera bei Reiter-Sy.
- **Wachstum:** Wachstumsstop, Minderwuchs bei schwerem, chron. Verlauf
- Sympt. bes. b. **Kleinkindern:** Entwicklungsknick, z.B. Stillstand b. Lernen v. motor. Fähigkeiten, z.B. b. Laufen, Treppensteigen, Greifen; Stimmung (schlecht gelaunt)
- Sonstiges: Schluckbeschwerden bei Sklerodermie.

Körperliche Untersuchung: *vollständige Untersuchung, insbesondere*
- **Gelenke:** *alle* Gelenke untersuchen, auch vom Pat. nicht als betroffen angegebene. Schmerz (Ruhe, Belastung, Tagesverlauf), Morgensteifigkeit, Bewegungseinschränkung, Schwellung, Rötung, Überwärmung *Messung der Gelenkbeweglichkeit nach Neutral-0-Methode*
- **Muskulatur:** Atrophie, Schwäche
- **Sehnen:** Schmerzhaftigkeit der Sehnenansätze: plantarer Fersenschmerz (Plantaraponeurose), Fersenschmerz (Achillessehnenansatz)
- **Hauterscheinungen,** z.B.
  - *Exantheme:* lilafarbenes Oberliderythem bei Dermatomyositis, Schmetterlingserythem im Gesicht bei SLE, Erythema marginatum bei rheumatischem Fieber, Erythema chronicum migrans bei Borrelieninfektion
  - *Knötchen:* Noduli rheumatici bei JRA (bes. b. polyartikulärer, rheumafaktorpos. Form) und bei rheumat. Fieber (im Anfang); Pseudorheumaknötchen harmlos
  - *Papeln* an den Unterschenkeln: Erythema nodosum
  - *Raynaud-Phänomen:* Sharp-Syndrom, Sklerodermie
- **Fingernägel:** Ölflecke und Tüpfelnägel bei Psoriasis
- **Auge:** Rötung, Schmerzen, Tränen (viel, wenig), Sehverschlechterung
! Augenbeteiligung bei rheumatologischen Krankheiten ist oft nur vom Facharzt (Spaltlampe) zu erkennen
- **Herz:** Herzgeräusche, Arrhythmien, Blutdruck.

Laboruntersuchungen bei V.a. rheumatische Erkrankung

Parameter	Indikation/Befund
Immunologische Parameter	
IgG, IgM, IgA	↑ bei erhöhter Entzündungsaktivität ↓ bei Antikörpermangelsyndromen
Antinukleäre Antikörper	Screening durch Typ der Kernfärbung (z.B. periphere/homogene Kernfärbung bei SLE), Bestätigung durch spezifische AK; Anti-dDNS und Anti-Sm bei SLE; Anti-RNP (ENA) bei Sharp-Syndrom; Anti-Histon bei SLE und JRA; Anti-zentromer bei Sklerodermie (CREST-Variante); bei JRA keine Spezifität zu finden
Rheumafaktor	in 10 % bei JRA positiv, aber auch bei SLE, Sharp-Syndrom und Sklerodermie [1]
HLA-Typisierung	Indikationen und Befunde ☞ Tab.
Komplementanalyse (CH_{50}, $APCH_{50}$)	Zum Ausschluß von Komplementdefekten, C4 ↓ bei aktivem SLE (besonders bei Nephritis)
Abgrenzung zu Infektionen	
Antikörperbestimmungen [2]	zur Diagnostik bei Erstmanifestation oder bei Suche nach Auslöser eines Schubes
Blutkultur	Ausschluß von bakterieller Sepsis v.a. bei M. Still, eitriger Arthritis oder Osteomyelitis bei Oligoarthritis
Stoffwechsel	
Harnsäure	↑ bei Leukämien und anderen Malignomen
Vanillinmandel-/Homovanillinsäure	↑ bei Neuroblastomen, die häufig mit Arthralgien einhergehen!
SGPT, LDH, Calcium, Phosphat, AP	Ausschluß Leber- und Knochenerkrankungen
Kreatinin	Therapiekontrolle, bes. bei NSAID
CK	↑ bei Myositiden, z.B. Dermatomyositis
Feststellung der Entzündungsaktivität	
BSG, CRP	
Komplementfaktoren (C_3 und C_4)	Verhalten sich wie Akut-Phaseproteine, bei SLE mit Nierenbeteiligung jedoch ↓
Gesamt-Eiweiß, Elektrophorese	Hinweis auf Entzündungsaktivität, α_2- und γ-Gobuline ↑ bei chronischer Entzündung
Serum-Eisen	↓ bei Entzündung jeglicher Art
Ferritin	wie Akut-Phaseprotein, d.h. ↑ bei Entzündung
Urinuntersuchung	
Normalstatus	
Urin-Eiweiß, Mikrodisk-Elektrophorese	z.B. renale Beteiligung bei SLE
Knochenmarkuntersuchung	
Ausschluß von z.B. Leukämien, Neuroblastomen	

[1] viel häufiger ist der RF **unspezifisch** (d.h. trotz erhöhtem RF **keine** rheumatische Erkrankung) erhöht: bei akuten Viruserkrankungen (z.B. EBV, Hepatitis), Z.n. Impfung, Malaria, chron. entzündlichen Erkrankungen (Darmerkrankungen, Salmonellosen, Tuberkulose, Lebererkrankungen)

[2] z.B. AST, EBV, Hepatitis B, Röteln, Salmonellen, Yersinien, Campylobacter, Borrelien, Chlamydien, Parvoviren

Laboruntersuchungen

Ziel von Laboruntersuchungen ist die Abgrenzung zu anderen chron. entzündlichen Erkrankungen und Infektionskrankheiten sowie die Festlegung des Ausmaßes der entzündlichen Aktivität.

HLA-Typisierung	
Typ	**Beschreibung**
HLA B 27 [1]	nachweisbar bei 95 % von Patienten mit ankylosierender Spondylitis oder oligoartikulärer Verlaufsform Typ II der JRA (ältere Jungen, ☞ Abb. 16.2), in der gesunden Normalbevölkerung nur in 8 % der Fälle nachweisbar. Auch gehäuft bei Patienten mit reaktiven Arthritiden
HLA DR 4 [2]	rheumafaktorpositive Form der JRA (☞ Abb. 16.2)
HLDA DR 5, DR 8 [2]	oligoartikuläre Verlaufsform der JRA Typ I (☞ Abb. 16.2)
HLA B 8, Dw 3, DR 3 [2]	SLE

[1] bei jedem Verdacht auf JRA
[2] nur im Rahmen von speziellen Untersuchungsprogrammen

Analyse von Gelenkflüssigkeit

Indikation vorwiegend diagnostisch, besonders bei Monarthritis. Ausschluß von Blutung und bakterieller Entzündung.

Laborbefunde bei Gelenkpunktion					
Bewertung	**Aussehen**	**Leukozyten (μl)**	**Granulozyten (%)**	**LDH (U/l)**	**Protein (g/dl)**
Normal	klar, gelb	< 200	< 25	< 200	2
Bakter./entzündl.	trüb, eitrig	80 000–150 000	75	> 200	3
JRA	trüb	15 000–20 000	75	> 200	3–6

Apparative Diagnostik

- *MRT:* sehr empfindliche, auch die Weichteile darstellende Methode, mit der schon sehr früh Veränderungen objektiviert werden können. Indiziert auch zur DD klinisch unklarer Gelenkbefunde.
- *Röntgen:* Röntgenveränderungen an *Knochen* und *Gelenken* fehlen bei JRA zu Beginn der Erkrankung meist → eher zum Ausschluß von Trauma, TU oder Entzündung. Spätveränderungen im Röntgenbild (☞ Abb. 16.1)
  Thoraxaufnahme: Darstellung von Herzvergrößerung (Perikarderguß, Peri-, Myokarditis), Lungenveränderungen (Infiltrate, Fibrose, Pleuraerguß)
- *Ösophagus-Breischluck:* Ösophagus-Motilität (aufgehoben bei Sklerodermie)
- *Sonographie:* Herz (Erguß), Gelenke, besonders Hüfte (Erguß)
- *EKG:* Niedervoltage bei Perikarderguß, Tachykardie, Arrhythmie
- *Szintigramm:* Knochenszintigramm und Granulozytenszintigramm zur Differentialdiagnostik zwischen Osteomyelitis oder septischer Arthritis und Oligoarthritis als Erstmanifestation einer JRA
- *Biopsie:* Hautbiopsie bei Verdacht auf Sklerodermie oder Dermatomyositis (wenn klinisch kein eindeutiger Befund vorliegt) und bei Pseudorheumaknötchen; *Muskelbiopsie* bei Myositis

- *Auge:* Spaltlampe (Uveitis mit zellulärem Exsudat in der Vorderkammer, Präzipitate an der Hinterseite der Linse und Synechien durch Adhärenz der Iris an der Vorderfläche der Linse)
! Wichtig zur Verlaufsbeobachtung bei Augenbeteiligung und als prophylaktische Routinemaßnahme bei JRA, da *jederzeit im Krankheitsverlauf* eine okuläre Mitbeteiligung auftreten kann.

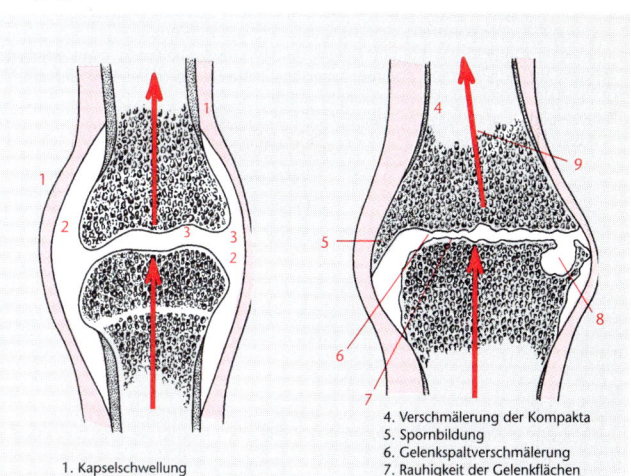

1. Kapselschwellung
2. Gelenkerguss
3. Erweiterung des Gelenkspaltes
4. Verschmälerung der Kompakta
5. Spornbildung
6. Gelenkspaltverschmälerung
7. Rauhigkeit der Gelenkflächen
8. Geröllzysten
9. Achsenabweichung

Abb. 16.1: Rö.-Veränderungen bei rheumatoider Arthritis [L 157]

16.2 Juvenile rheumatoide Arthritis (JRA)

Eine bei Kindern < 16 J. vorkommende Arthritis von mehr als 6 Wo. Dauer, für die keine andere Ursache gefunden werden kann. Einteilung in Subtypen (wird nach den Symptomen während der ersten 6 Mon. Krankheitsdauer vorgenommen).
JRA unterscheidet sich von der Erwachsenen-PCP im immungenetischen Hintergrund, im Verlauf (☞ Tab.) und in der Prognose (bei Erwachsenen schlechter).

Klinik
- *Altersbereich:* alle Altersstufen betroffen mit einem Peak zwischen 1.–3. Lj., allerdings abhängig vom Subtyp (☞ Abb. 16.2)
- *Gelenke* (Befallsmuster der einzelnen Subtypen ☞ Abb.16.2): Morgensteifigkeit typisch, aber nicht regelhaft vorhanden

- Extraartikuläre Manifestationen
  - *Herz:* Herzschmerzen, Dyspnoe, Tachykardie, Kardiomegalie → *Perikarditis* (aber häufig auch ohne Symptome vorkommend); Schwäche, Tachypnoe, Kardiomegalie, Herzinsuffizienz → *Myokarditis*
  - *Subkutane Knötchen (Rheumaknötchen):* harte, verschiebliche, nicht schmerzhafte linsen- bis erbsgroße Knötchen an den Streckseiten der Extremitäten im Verlauf der langen Sehnen (z.B. Achillessehnen oder distal des Ellenbogengelenks), kommt vor bei polyartikulärer, rheumafaktorpositiver Form
  - *Haut:* Exanthem bei Morbus Still = mittelfleckiges, blaßrosa, nicht erhabenes, nicht juckendes, stammbetontes, angedeutet linear angeordnetes Exanthem, das häufig nur flüchtig (im Fieberschub) sichtbar ist
  - *Wachstumsverzögerung:* generell, lokal, z.B. Unterkiefer
  - *Auge* (Uveitis): meist ohne subjektive Symptome, Rötung, Sehverschlechterung
  - *Fieber:* besonders bei systemischer Verlaufsform (M. Still).

	Kind	Erwachsener
Rheumafaktor	10–20 %	80 %
Rheumaknoten	(+)	+
Uveitis	+	–

	Oligoartikulär (asymmetrische Arthritis)		Polyartikulär (symmetrische Arthritis)		Systemisch (M. Still)
Häufigkeit	30%	14%	31%	10%	15%
RF	–	–	–	+	–
Alter	2	10	3	12	5
Geschlecht	W	M > W	W > M	W	W = M
ANA	+ (50%)	(+)	+ (25%)	+ (75%)	—
HLA	DR 5	B 27	—	DR 4	—
Uveitis	+ (40%)	+ (8-25%)	—	—	—
Gelenk	Gut	(Gut)	(Gut)	Schlecht	(Schlecht)
Prognose	Spätere Blindheit in 17%	Übergang in ankylosierende Spondylitis		Typische adulte RA noduli rheumatici	Fieber, Exanthem, Hepatosplenomegalie, Polyserositis, Arthralgie
Subtyp	Oligoarthritis Typ I (early onset oligoarthritis)	Oligoarthritis Typ II (late onset oligoarthritis)	Rheumafaktor-negative Polyarthritis	Rheumafaktor-positive Polyarthritis (adult onset polyarthritis)	Systemic onset

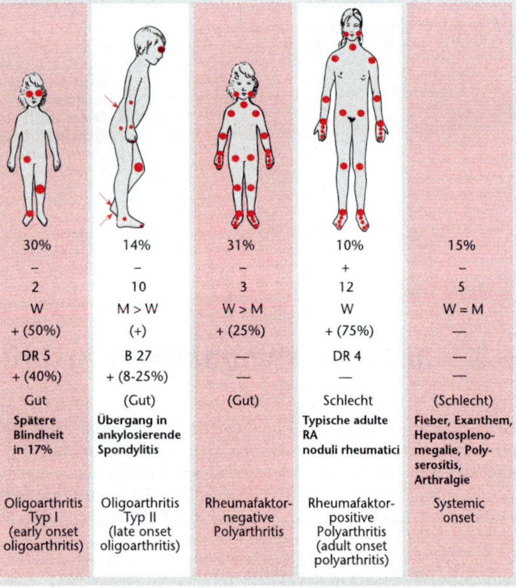

Abb. 16.2: Gelenkbeteiligungen bei den Untergruppen der JRA (modifiziert nach Jacobs, J.C., Pediatric Rheumatology for the Practitioner. Springer Verlag New York, Inc. 1982) [L 157]

M. Still

Sonderform der JRA mit anfänglich systemischem Verlauf, definiert durch folgende Symptome:
- Intermittierendes Fieber
- Exanthem
- Arthritis (Schiefhals, Wirbelsäulenarthritis), Myalgie
- Hepatosplenomegalie, Lymphknotenvergrößerung
- Perikarditis und Myokarditis
- Bauchschmerzen
- Anämie, Leukozytose (neutrophile Granulozyten erhöht), Thrombozytose
- Erhöhte Blutsenkungsgeschwindigkeit
- Selten oder nie: Rheumaknötchen, Uveitis, positiver Rheumafaktor, Nachweis von antinukleären Faktoren.

Differentialdiagnose

- Abgrenzung **zu rheumatischem Fieber**
  - *Alter:* rheumatisches Fieber unter 4 Jahren selten
  - *Perikarderguß:* häufig bei JRA, nie bei rheumatischem Fieber
  - *Augenbeteiligung:* nur bei JRA
  - *Noduli rheumatici:* bei Beginn → rheumat. Fieber, später im Verlauf → JRA
  - *Verlauf:* Arthritis bei rheumatischem Fieber auch unbehandelt nur für drei Wochen, bei JRA Arthritis chronisch
- Abgrenzung von bakteriellen und malignen **Knochenerkrankungen** und sonstigen Malignomen (Leukämie, Neuroblastom) durch Knochenmarkspunktion, Bestimmung von Vanillinmandelsäure und Homovanilinsäure in Serum oder Urin, Messung von LDH und Harnsäure als Parameter für vermehrten Zelluntergang
- **Infektarthritis** (Hüftschnupfen, Coxitis fugax, ☞ 23.2.4): Abgrenzung leicht durch kürzeren und milderen Verlauf, häufig sonographischer Nachweis von Ergüssen, in der Regel CRP nicht erhöht
- **Pseudo-Rheumaknötchen** (enge Beziehung oder Identität zu Granuloma anulare): an den Streckseiten der langen Sehnen vorkommende Knötchen, die vom Tastbefund und der Histologie nicht von Noduli rheumatici zu unterscheiden sind. Obwohl arthritische Symptome fehlen, werden die Kinder gelegentlich fälschlich wie eine JRA behandelt.

Therapie

Therapie wie bei allen rheumatischen Erkrankungen dem Einzelfall anpassen. Der folgende schematisierte Stufenplan zeigt einige Grundsätze:
- In leichten Fällen genügen Medikamente der ersten Stufe, in schweren Fällen muß möglicherweise sofort mit Medikamenten der ersten und zweiten Stufe begonnen werden
- Alle Therapieschemata sollten ein NSAID enthalten!
- Therapie schwerer Verläufe kontrovers; mehr oder weniger experimentell werden Azathioprin, i.v.-Immunglobuline, Cyclosporin A und Interferon-γ eingesetzt. Kontrollierte Studien liegen für diese Substanzen nicht vor, schwer verlaufende polyartikuläre Formen können möglicherweise mit Etanercept, einem rekombinanten TNF-Antagonisten behandelt werden (nur im kinderrheumatischen Zentrum!)
- Orales Gold, Penicillamin und Hydroxychloroquin sind nicht indiziert (in Doppelblindstudien unwirksam).

Stufenplan der Behandlung	
1. Stufe	NSAID
2. Stufe	Methotrexat bei Polyarthritis Steroide intraartikulär bei Oligoarthritis Sulfasalazin bei reaktiver Arthritis
3. Stufe	Steroide

Medikamente
- **NSAID** (non steroidal anti inflammatory drugs)
  - *Naproxen* (15 mg/kg/24 h in 2 Dosen) *NW:* Nierenfunktion ↓, Hepatitis, gastrointestinal, morbilliforme Exantheme, Photodermatitis
  - *Indometacin* (1,5–2 mg/kg/24 h in 3–4 Dosen)
  - *Tolmetin* (20–30 mg/kg/24 h in 3–4 Dosen)
  - *Azetylsalicylsäure* (80–120 mg/kg/24 h in 3–4 Einzeldosen); Spiegelkontrolle notwendig (therapeutischer Bereich 15–30 mg/dl oder 1,1–2,2 mmol/l)! Spiegel wird gesenkt durch Kortikosteroide, durch Gabe von z.B. Maloxan® (Alkalisierung des Urins verstärkt die Salizylatausscheidung) und durch hohe Entzündungsaktivität. *NW:* gastrointestinal (Übelkeit, Schmerzen), GPT ↑, Blutungsneigung; bei Intoxikation vertiefte Atmung, Tinnitus, Anorexie und Erbrechen.
  - *Selektive COX-2-Hemmer* (Meloxicam) sind bei Kindern noch nicht evaluiert worden.
  - ! Unter NSAID-Therapie Kontrolle von: BB, Thrombozyten, Gerinnungsstatus, Trans-aminasen und Kreatinin; auf Hinweise einer ZNS-Beteiligung wie Stimmungsschwankungen, Schwindel, Müdigkeit oder Aufmerksamkeitsstörungen (Schule) achten.
- **Steroide**
  - *Prednison* (von 4 x tägl., 1 x tägl. bis zu alternierender [jeden 2.Tag] Gabe). Dosisreduktion, sobald eine Wirkung eingesetzt hat, Aufsuchen einer eben noch wirksamen Dosis bzw. Versuch, die Dosisintervalle möglichst groß zu halten, da NW so zu minimieren sind. *Indikation:* Uveitis, die nicht durch lokale Gabe von Steroiden beeinflußt werden kann, Perikarditis und Myokarditis bei M. Still, *schwerer* Verlauf einer Arthritis
  - *Intraartikuläre Steroidgabe* bei Monarthritis (Triamcinolonhexacetonid). *Cave:* Infektion, subkutane Atrophie
  - *Hochdosierte Steroid-Pulstherapie* in schweren Fällen mit Steroidabhängigkeit aber ausgeprägten NW (10–30 mg Methylprednisolon/kg/24 h i.v. an 3 aufeinanderfolgenden Tagen). *Cave:* nur stationär unter konsequenter Überwachung (Elyte, Herzrhythmus)
- **Medikamente mit langsamem Wirkungseintritt** (Wochen oder Monate)
  - **Methotrexat** (10 mg/m^2, 1 x wöchentlich), Ind.: schwerer, durch NSAID nicht zu beeinflussender Verlauf. *NW:* gastrointestinal (Erbrechen, Übelkeit, Durchfall, intestinale Blutungen), Hepatopathie (Zirrhose), hämatologisch (Knochenmarksdepression: Anämie, Thrombozytopenie, Leukozytopenie), Dermatitis, pulmonal (Fibrose)
  - **Sulfasalazin** bei HLA-B27 pos. Form. *NW* (bei etwa 20 % der Pat.): gastrointestinal (Übelkeit, Erbrechen), Exanthem, GPT-Erhöhung, KM-Depression: Anämie, Thrombozytopenie, Leukozytopenie.

Physikalisch/operative Therapie
- Physikalische Therapie genauso wichtig wie medikamentöse Therapie; muß kindangepaßt durchgeführt werden
- *Lokale Kälte* bei entzündlicher Aktivität, *lokale Wärme* nach Abklingen der Entzündung, KG zur Reaktivierung der Gelenkbeweglichkeit und zur Kräftigung der Muskulatur; Ergotherapie
- Operative Maßnahmen:
  - **Synovektomie** bei hartnäckiger Monarthritis (nur bei älteren Kindern wegen Notwendigkeit postoperativer Kooperation)
  - **Umstellungsosteotomien, Sehnenverlängerung** bei chron. Verläufen mit sekundären Gelenkveränderungen.

Psychologische Betreuung
- Psychologische Führung: intensive Elterngespräche notwendig, da das Wort Rheuma im Bewußtsein der Bevölkerung mit chronischem Siechtum und Rollstuhlpflichtigkeit verbunden ist – trotz guter Prognose. Außerdem bestehen die allgemeinen Probleme der Bewältigung chronischer Erkrankungen
- Hilfe bei der Führung des Kindes in der Familie und in der Schule (Information von Lehrern, Organisierung des Schulbesuches (Transport, Treppensteigen in der Schule und ähnliches)
- Sozialmedizinische Betreuung: Hinweis auf die Möglichkeit eines Schwerbehindertenausweises und steuerlicher Vergünstigungen.

Prognose
Bei JRA generell gut, nach 20 J. 75 % der Fälle ausgeheilt bzw. niedrige Krankheitsaktivität. Der Rest (vorwiegend rheumafaktorpositive Form) entwickelt einen schweren Gelenkverlauf. Kinder mit Augenbefall zeigen trotz intensiver Therapie in 60 % der Fälle nach 10 J. eine chronische Schädigung (10 % davon blind), nur 40 % sind nach dieser Zeit ohne Probleme.

Deshalb sind *ophthalmologische Kontrollen* wichtig (auch nach Verschwinden der Gelenksymptome); Häufigkeit der fachärztlichen Untersuchungen in Abhängigkeit vom Subtyp: alle 3 Mon. bei Oligoarthritis, alle 6 Mon. bei allen anderen Formen.

16.3 Rheumatisches Fieber (RF)

In den Industrieländern fast verschwundene Erkrankung, dennoch wichtige DD! Im Anschluß (2–4 Wo.) an eine Streptokokkenerkrankung (Gruppe A) auftretende Erkrankung mit Manifestation an Gelenken, Herz, Haut und ZNS, deren Pathophysiologie vermutlich im Kreuzreagieren von Anti-Streptokokken-AK mit Antigenen des Herzmuskels und der Klappen besteht.

Klinik
- **Karditis:** Tachykardie, Verschwinden des Sinusrhythmus, Galopprhythmus, leiser erster Mitralton, verlängertes PR-Intervall, Auftreten von Herzgeräuschen

- **Polyarthritis:** oft nur Arthralgie (sehr schmerzhaft!), wenig objektive Zeichen der Entzündung. Polyarthritis typischerweise von Gelenk zu Gelenk wechselnd, bevorzugt sind die großen Gelenke der unteren Extremitäten befallen, Dauer 1–2 Wo.
- **Noduli rheumatici** (☞ 16.1)
- **Erythema marginatum:** stammbetontes Erythem, das sich zentripetal unter zentraler Abblassung ausbreitet und girlandenförmig erscheint
- **Chorea minor:** unfreiwillige ziellose Bewegungen mit emotionaler Labilität, besonders betroffen sind Hand- und Gesichtsmuskeln, Dysarthrie. Symptome der Chorea minor können zeitlich isoliert von den anderen Sy. des RF auftreten!

Diagnose: Kombination bestimmter Symptome → JONES-Kriterien.
Bei Vorliegen von 2 Hauptkriterien oder 1 Hauptkriterium und 2 Nebenkriterien kann mit hoher Wahrscheinlichkeit die D. RF gestellt werden.

Jones-Kriterien mit Angaben zur Häufigkeit der Hauptkriterien	
Hauptkriterien	**Nebenkriterien**
Karditis (68 %)	Fieber
Polyarthritis (57 %)	Arthralgie
Chorea (32 %)	Vorhergegangene rheumatische Karditis
Noduli rheumatici (5 %)	Verlängertes PR-Intervall im EKG
Erythema marginatum (7 %)	Erhöhte BSG oder CRP

! Bei schematischer Anwendung der JONES Kriterien können Fälle von JRA als Rheumatisches Fieber mißdeutet werden → Abgrenzung (☞ Tab.).

Abgrenzung zwischen Rheumatischem Fieber und JRA		
Kriterium	**RF**	**JRA**
Alter	< 4 J. selten	Peak 1–3 J.
Perikarderguß	selten	gelegentlich
Augenbefall	nie	häufig
Noduli rheumatici	bei Beginn	später
Verlauf der Arthritis	Dauer 3 Wo.	jahrelang

Therapie
- Bei Verdacht auf RF stationäre Aufnahme, *Bettruhe*
- *Penicillin* zur Elimination von evtl. noch vorhandenen Streptokokken (100 000 IE/kgKG/24 h)
- *Azetylsalicylsäure* (60–80 mg/kgKG/24 h bis Zeichen der entzündlichen Aktivität verschwunden sind) zur Antipyrese und Behandlung der Arthralgie
- Steroide bei Karditis (2 mg/kgKG/24 h) für ca. 4 Wo.
- Prophylaxe: lebenslang 1 x monatlich Depotpenicillin (Benzathinpenicillin, 1,2 Millionen I.E. i.m.) oder bei guter Compliance 2 x 200 000 IE Oralpenicillin tägl.

Prognose
abhängig vom Ausmaß des Herzbefalls. Andere Manifestationen haben eine gute Prognose.

16.4 Systemischer Lupus erythematodes (SLE)

Klassische Autoimmunerkrankung, pathophysiologisch gekennzeichnet durch AK gegen Zellkernbestandteile.

Symptome des SLE	
Organsystem	**Art der Schädigung**
Haut und Schleimhaut	• Schmetterlingsförmiges Erythem des Gesichts mit Aussparung der Nasolabialfalten • Diskoide Lupusherde (scheibenförmig, gerötete, schuppende Plaques mit zentraler Atrophie Photosensitivität) • Mundschleimhautulzera tionen • Alopezie
Gelenke	• Nicht-erosive Arthritis (> 2 periphere Gelenke)
Serosa	• Pleuritis und/oder Perikarditis • Peritonitis
Herz	• Myokarditis
Niere	• Proteinurie und/oder Zylindrurie • arterielle Hypertonie
ZNS	• Psychose und/oder zerebrale Anfälle • Vaskuläre Insulte • Zerebrale Anfälle
Auge	• Chorioiditis • Exsudationen und Hämorrhagien der Retinagefäße
Hämatologie	• Zytopenie (Coombs-positive hämolytische Anämie, Leukozytopenie durch AK gegen neutrophile Granulozyten, Thrombozytopenie durch Autoantikörper) • Hypoplastische Anämie (Blutverlust, „Infekt"-Anämie) • Gerinnungsstörung (Hyperkoagulabilität), Cardiolipin-AK assoziiert
Allgemeines	• Fieber, Schock, „Sepsis" • Lymphadenopathie, Hepatosplenomegalie
Immunsystem	• Antinukleäre-AK (ANA) • Anti-d DNA-AK oder anti-Sm-AK oder LE-Zellen • Cardiolipin-AK

Klinik
Verdacht auf Vorliegen eines SLE bei
- Unklarem längerdauerndem Fieber
- Arthritis und Glomerulonephritis
- ZNS- und hämatologischen Symptomen mit klinischen oder labormäßigen Zeichen einer Entzündung
- Unklaren, entzündlich imponierenden Erkrankungen nach Ausschluß von erregerbedingter Entzündung.

Diagnose
Kann mit 96 % Sicherheit gestellt werden, wenn mindestens 4 der oben rot gekennzeichneten Kriterien erfüllt sind.

Therapie

- **Glukokortikoide:** *kontinuierlich* 2 mg Prednisolon/kg/24 h in 3 Dosen bei schwerem Verlauf bzw. akuter Exazerbation oder als *Pulstherapie* (10–30 mg Methylprednisolon/kg/24 h i.v. an 3 aufeinanderfolgenden Tagen) wenn kontinuierliche Therapie nicht anspricht oder bei „Krisen" wie schwere Nephritis, Manifestation eines zerebralen LE oder hämatologischer Krise. *Cave:* Elytstörungen, Herzrhythmusstörung, nur unter intensiver stationärer Überwachung. Niedrigdosiert (0,5 mg/kg/24 h Prednison täglich) bei z.B. Fieber, Arthritis, Dermatitis
- **Nichtsteroidale Antirheumatika (NSAID,** ☞ 16.2): bei leichten Verläufen Arthralgien, Myalgien), Azetylsalicylsäure als Thrombozytenaggregationshemmer (3 mg/kg/24 h) bei Vorhandensein von Cardiolipin-AK
- **Immunsuppressiva:** bei Erfolglosigkeit oder nicht akzeptablen Nebenwirkung einer Glukokortikoidtherapie evtl. Cyclophosphamid (2 mg/kg/24 h), Azathioprin (3 mg/kg/24 h) oder Ciclosporin A (100–150 mg/m² KOF/24 h)

! Wegen der relativen Seltenheit des SLE sollten schwere Verläufe nur in Zusammenarbeit mit einem kinderrheumatologischen Zentrum behandelt werden.

16.5 Kawasaki-Syndrom

Das Kawasaki-Syndrom (mukokutanes Lymphknotensyndrom) ist eine akute fieberhafte Erkrankung, die als Vaskulitis mehrere Organsysteme befallen kann (Erstbeobachtung von T. Kawasaki 1961). Altersgipfel 12–18 Monate, 80 % der Patienten sind < 4 J.

Klinik

Hauptsymptome mit Angabe der Häufigkeit:

- Fieber von mindestens 5 Tagen Dauer (100 %)
- Beidseitige **konjunktivale Injektion** ohne eitriges Exsudat (88 %)
- **Schleimhautveränderung** des oberen Respirationstraktes mit Rötung der Pharynxschleimhaut, trockenen, rissigen, kräftig rot bis dunkelroten Lippen, Himbeerzunge, Erythemen der Mundschleimhaut (90 %)
- **Exanthem***:* mittelfleckig (in der Größe stark schwankend), makulopapulös, stammbetont (92 %)
- Veränderungen im Bereich der Extremitäten wie **Erytheme** der Hand- und Fußflächen, Ödeme und im späteren Verlauf Schuppung der Zehen und Fußspitzen (94 %)
- Zervikale **Lymphadenopathie** (75 %).

Zusätzliche Symptome können sein: Arthralgien, Arthritis, aseptische Meningitis, Hydrops der Gallenblase, Verschlußikterus, intestinale Perforation, Myokarditis, Perikarditis, Herzversagen, Arrhythmie, Myokardinfarkt.

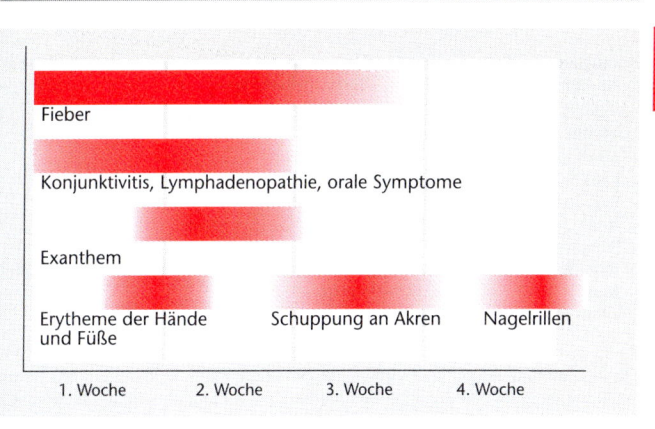

Abb. 16.3: Symptome bei Kawasaki-Syndrom [L 157]

Diagnose
Klinisch, keine spezifische Laborkonstellation. In typischen Fällen finden sich mindestens 5 Hauptsymptome.
Bei Säuglingen ist, auch wenn nur einige der Hauptsymptome vorhanden sind, von einem Kawasaki-Syndrom auszugehen, da besonders Kinder < 6 Monate eine Beteiligung der Koronargefäße zeigen, obwohl vorher nicht alle Hauptsymptome vorlagen.

Labor
BSG ↑, CRP ↑, Thrombozytose (> 500.000) in der 2. Krankheitswoche. Je nach Organbefall weitere pathologische Werte: z.B. erhöhte Transaminasen, sterile Pyurie, Proteinurie, Hyperbilirubinämie.

DD: Erythma exsudativum multiforme, Scharlach, toxisches Schocksyndrom, EBV-Infektion, Reiter-Syndrom, Leptospirosis, infantile Periarteriitis nodosa.

Therapie
- Einmalige Gabe eines Immunglobulin-G-Präparates (mit intaktem Molekül), Dosierung 2 g/kg
- Azetylsalicylsäure in einer Dosis von mindestens 100 mg/kg KG (bei kleineren Kindern häufig bis zu 150 mg/kg, bei älteren Kindern eventuell weniger). Therapeutischer Spiegel zwischen 15–30 mg/dl bzw. 1,1–2,2 mmol/l. Häufige Spiegelbestimmungen. Ab dritter Krankheitswoche bzw. eine Woche nach Entfieberung ASS auf 3 mg/kg KG reduzieren. Gesamtdauer 3 Monate. Längere Therapie (mind. 2 Jahre) für Patienten mit nachgewiesenen Veränderungen der Herzkranzgefäße
- Kortikosteriode sind i.d.R. **nicht indiziert**, Ausnahme: lebensbedrohliche Myokartitiden und Perikartitiden (3 mg/kg KG Prednison).

Komplikationen

Beteiligung der Koronararterien mit Aneurysma, Koronarthrombose und Myokardinfarkt, Arrhythmien, Hämoperikard, Herzbeuteltamponade.

Erhöhtes Risiko für Herzbeteiligung:

- Alter unter einem Jahr
- Langdauerndes Fieber oder zweigipfliger Fieberverlauf
- Langes Bestehen erhöhter Entzündungszeichen (Leukozyten, BSG, CRP)
- Herzvergrößerung, Arrhythmie, infarktähnliche Symptome
- Rezidivierender Verlauf
- *!* Jedes Kind mit der Verdachtsdiagnose Kawasaki-Syndrom muß kardiologisch untersucht werden (EKG, Echokardiographie).

Prognose

Ohne Herzbeteiligung ist die Prognose gut, der Verlauf selbstlimitierend. Aneurysmen der Herzkranzgefäße sind in 20 % nachweisbar (3 % bei Immunglobulin-Behandlung). Ca. 1 % Todesfälle (Säuglinge bis zu 4 %), die ausschließlich auf die Herzbeteiligung zurückgehen.

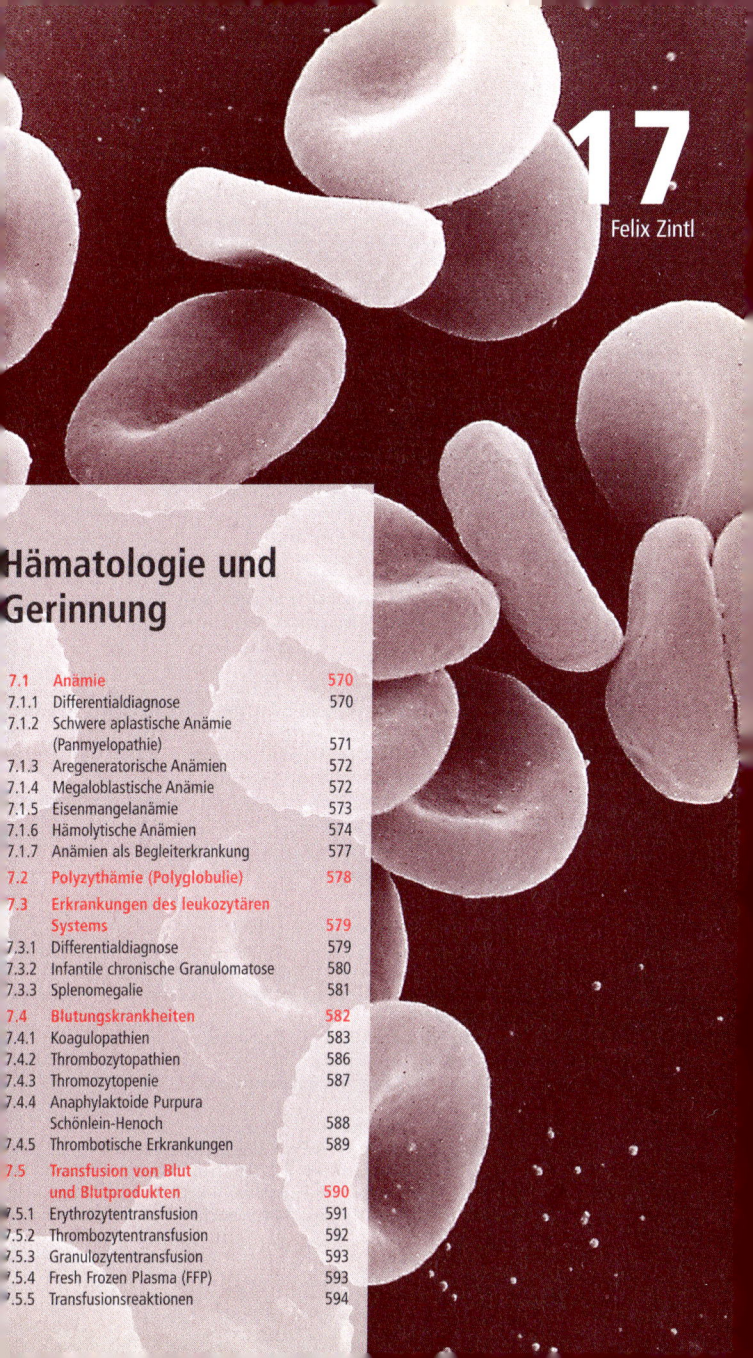

17

Felix Zintl

Hämatologie und Gerinnung

7.1	**Anämie**	570
7.1.1	Differentialdiagnose	570
7.1.2	Schwere aplastische Anämie (Panmyelopathie)	571
7.1.3	Aregeneratorische Anämien	572
7.1.4	Megaloblastische Anämie	572
7.1.5	Eisenmangelanämie	573
7.1.6	Hämolytische Anämien	574
7.1.7	Anämien als Begleiterkrankung	577
7.2	**Polyzythämie (Polyglobulie)**	578
7.3	**Erkrankungen des leukozytären Systems**	579
7.3.1	Differentialdiagnose	579
7.3.2	Infantile chronische Granulomatose	580
7.3.3	Splenomegalie	581
7.4	**Blutungskrankheiten**	582
7.4.1	Koagulopathien	583
7.4.2	Thrombozytopathien	586
7.4.3	Thromozytopenie	587
7.4.4	Anaphylaktoide Purpura Schönlein-Henoch	588
7.4.5	Thrombotische Erkrankungen	589
7.5	**Transfusion von Blut und Blutprodukten**	590
7.5.1	Erythrozytentransfusion	591
7.5.2	Thrombozytentransfusion	592
7.5.3	Granulozytentransfusion	593
7.5.4	Fresh Frozen Plasma (FFP)	593
7.5.5	Transfusionsreaktionen	594

17.1 Anämie

Verminderung des Hämoglobins, der Erythrozytenzahl und/oder des Hämatokrits unter den altersbezogenen Normalwert (☞ hintere Umschlaginnenseite).

Klinik
Allgemeine Symptome treten erst bei stärkerer Anämie auf; rasche Ermüdbarkeit, Appetitlosigkeit, Spielunlust, Konzentrationsschwäche, Kopfschmerzen, Belastungsdyspnoe, Tachykardie, akzidentelles Systolikum, Schwindel, Blässe von Haut und Schleimhaut. Rascher Hb-Abfall kann zu Blutdruckabfall und Herzinsuffizienz führen. Langsamer Abfall wird lange Zeit gut kompensiert.

Diagnostik
- *Anamnese und klinische Untersuchung:* Fieber, chronische Infektionen, Ernährung (v.a. bei Sgl.), Ernährung der Mutter (bei gestillten Kindern), Herkunftsland (Thalassämie: Mittelmeerraum), Blutungen, Ikterus in der Familie (Hämolyse)?
- *Labor:* komplettes BB (eine Zellinie oder mehrere erkrankt?), rotes BB mit MCV, MCH, MCHC, Erythrozytenmorphologie und -durchmesser (Price-Jones-Kurve: Normozyten, Mikrozyten, Makrozyten. Anisozytose, Sphärozytose, Elliptozytose, Sichelzellen). Leukozyten- und Thrombozytenmorphologie. Retikulozyten, Bili, LDH, osmotische Resistenz, Fe, Haptoglobin, Transferrin, Ferritin, CRP, Krea, Urinstatus, Hämoccult®.

Spezielle Fragestellungen
- Bei Hämolyseverdacht: Retikulozyten ↑, Bili ↑, Haptoglobin ↓, LDH ↑; direkter und indirekter Coombstest
- V.a. Hämoglobinopathien, Thalassämie: Hb-Elektrophorese
- Beurteilung der Blutbildung: Knochenmarkpunktion
- V.a. Enzymdefekte: Erythrozytenenzyme (Glukose-6-Phosphat-Dehydrogenase, Pyruvatkinase, Hexokinase).

17.1.1 Differentialdiagnose

Hypochrome (mikrozytäre) Anämien (MCV ↓; MCH ↓)
- **Eisenmangelanämie** (☞ 17.1.5): Fe i.S. ↓, Ferritin ↓, Transferrin ↑. Nach Ernährungsgewohnheiten, insbes. vegetarische Ernährung fragen, Malabsorption?
- **Infekt- und Tumoranämie** (☞ 17.1.7): Fe n oder ↓, Ferritin oft ↑ oder n, Transferrin n oder ↑, Infekthäufigkeit erfragen
- **Frühgeborenen- und „Trimenon"-Anämie:** Fe n oder ↓
- **Sideroachrestische Anämie** (sehr selten)
- **Thalassämie** (☞ 17.1.6): Herkunftsland, Familienanamnese, Milz vergrößert?

Normochrome (normozytäre) Anämien
- **Akute Blutungsanämie:** Symptome variieren abhängig Höhe und Geschwindigkeit des Verlustes. Bei 15–20 % oder mehr RR ↓, Tachykardie, Atemnot, Ohnmacht, Schock (je nach Ausmaß des Blutverlustes); nach 5–7 d Retikulozytose, Aniso- bis Poikilozytose, Leukozytose, Thrombozytose. Hauptursachen: Trauma, gastrointesti-

nale Blutungen. Hb oder Hkt unmittelbar nach Blutung kaum verändert, Hämodilution führt zu Reduktion der Werte
- **Hämolytische Anämien** (☞ 17.1.6): Indir. Bili ↑, Retis ↑, LDH ↑, freies Hb i. S. ↑, freies Hb im Urin erst nach Sättigung von Haptoglobin, Haptoglobin i. S. ↓
- **Hämatologische Systemerkrankungen** (☞ 17.4).

Hyperchrome (makrozytäre, megaloblastäre) Anämien (MCV ↑, MCH ↑, MCHC ↑)

- **Folsäure- u./o. Vit. B$_{12}$-Mangel:** durch gestörte Aufnahme oder Absorption, verbunden mit schnellem Wachstum oder Infektion (Ziegenmilchanämie), Malabsorption (Zoeliakie), Zytostatika oder Antikonvulsiva, bei gestillten Kindern vegetarisch ernährter Mütter
- ! Auf Veränderungen der Granulo- und Thrombopoese achten!
- **Makrozytäre Anämien** ohne megaloblastäre Veränderungen im Knochenmark: aplastische Anämie (☞ 17.1.2), Diamond-Blackfan-Anämie (☞ 17.1.3), dyserythropoetische Anämie, Lebererkrankungen, Hypothyreose.

17.1.2 Schwere aplastische Anämie (Panmyelopathie)

Versagen der gesamten Hämatopoese mit starker Verminderung der Erythrozyten, Granulozyten und Thrombozyten. Folgen sind starke Blässe, Leistungsminderung, Infektionen und Blutungen.

Fanconi-Anämie

Autosomal rezessive Vererbung.

Klinik
Manifestationsalter 4.–12. Lj. Symptome: häufig Skelettmißbildungen, wie Daumen- und Radiusaplasie oder -hypoplasie, Minderwuchs, Nieren-, Urogenitalmißbildungen, Café-au-lait-Flecken und Mikrozephalie.

Diagnose
Zu Beginn meist Thrombopenie. Nachweis einer erhöhten Chromosomenbrüchigkeit mit Vermehrung des fetalen Hb. Therapie s.u.

Erworbene schwere aplastische Anämie

Ursachen sind Lösungsmittel, ionisierende Strahlen oder Virusinfektionen (z.B. Hepatitis A).

Klinik
Schleichender Beginn mit Blutungen (Petechien, Hämatome, Nasenbluten) und bakteriellen Infektionen mit ulzerierenden Entzündungen der Mundschleimhaut und des Rachens. Fehlende Granulozyten bedingen Progression der Infektionen.

Diagnose
- BB: Anämie, Leukopenie, Thrombopenie, Retikulozytopenie. Bei sehr schwerer aplastischer Anämie Erniedrigung der Granulozyten (200/µl), Thrombozyten (20000/µl), Retikulozyten (20000/µl)

- Knochenmarkpunktion und -biopsie: zur Diagnosesicherung (DD akute Leukämie). Befund: „leeres Mark" mit Lymphozyten, Fettvakuolen und Retikulumzellen bei nahezu völligem Fehlen der Granulo-, Thrombo- und Erythropoese.

Therapie
- Therapie möglichst in Kliniken mit hämatologisch/onkologischen Schwerpunkt
- Infektionsbehandlung: konsequente Erregersuche, Antibiogramm. Breitband-Antibiotika i.v., nichtresorbierbare Antibiotika, Antimykotika
- Transfusionsbehandlung (☞ 17.5.1): bei Hb ≤ 6–8 g/dl, Thrombozyten ≤ 20000/µl.
- Sofort nach HLA-identischem Knochenmarkspender in der Familie suchen
- Falls kompatibles Geschwister vorhanden, Pat. in Knochenmarktransplantationszentrum verlegen und auf KMT vorbereiten
- Bei negativer Suche immunsuppressive Therapie: Antilymphozytenglobulin (ALG) + Ciclosporin A + G-CSF + Methylprednisolon zur Verhütung einer Serumkrankheit nach ALG. Ein Therapieerfolg stellt sich erst oft nach Monaten ein.

17.1.3 Aregeneratorische Anämien

- **Kongenitale hypoplastische Anämie Blackfan-Diamond:** Manifestation im Säuglingsalter. Isolierte Störung der Erythropoese im Knochenmark, Granulo- und Thrombopoese normal. Keine Retikulozyten oder ↓. Transfusionsbedürftigkeit im Alter von 2–6 Mon. Mit Prednison bei 2/3 Remission erreichbar. Wenn Spender vorhanden Knochenmarktransplantation
- **Passagere aregeneratorische Anämie:** bei Sgl. oder KK nach Virusinfekt zunehmende Blässe. Hb-Abfall, keine Retikulozyten oder ↓↓. Meist spontane Remission, Therapie meist nicht erforderlich. Bei extremen Hb-Abfall Bluttransfusion (☞ 17.5.1). Häufig bei erster Nachuntersuchung bereits Regenerationszeichen
- **Aplastische Krisen bei hämolytischer Anämie** (☞ 17.1.6): durch Virusinfektionen, z.B. Parvovirus B19, bedingte Störung mit starkem Abfall des Hb.

17.1.4 Megaloblastische Anämie

Folsäuremangel

Folsäureresorption erfolgt im gesamten Dünndarm. Der Erwachsenenbedarf beträgt 100 µg/d und steigt in der Schwangerschaft auf 350 µg/d. Der Bedarf des Kindes ist wachstumsbedingt höher.
- **Ätiologie:** Mangel in der Nahrung (Muttermilch, Kuhmilch enthalten adäquate Mengen, Ziegenmilch nicht), entzündliche oder degenerative Erkrankungen des Dünndarms, autosomal rezessiver Defekt der intestinalen Resorption, Störung der Resorption durch Antikonvulsiva
- **Klinik:** Reizbarkeit, Mangelgedeihen, chron. Diarrhoe, thrombozytopenische Blutungen. Symptome der Anämie (☞ 17.1). Häufigkeitsgipfel 4.–7. Lebensmon.
- **Diagnostik:** makrozytäre Anämie, MCV > 100 fl. Erythrozyten variieren in Form und Größe. Retikulozyten ↓. Oft Megaloblasten im peripheren Blut. Neutropenie und Thrombozytopenie vor allem bei langdauernden Erkrankungen. LDH ↑. KM: hyperzellulär und megaloblastisch, Neutrophile zeigen abnorm große Formen (Riesenmetamyelozyten)

- **Therapie:** Folsäure p.o. oder i.m. 1–5 mg/d. Innerhalb von 72 h hämatologische Antwort → Bluttransfusion deshalb nur bei schwerer Anämie und sehr schwerer Erkrankung.

Vitamin B$_{12}$-Mangel

Vitamin B$_{12}$ wird im Magen an Intrinsic-Factor gebunden und im distalen Ileum über spezifische Rezeptoren für IF-Cobalamin resorbiert. Ätiologie: Inadäquate Nahrungsaufnahme, Magen-Darm-Resektion, mangelhafte Intrinsic-Factor-Sekretion im Magen, Defekt des Transportproteins Transcobalamin.

- **Klinik:**
  - Symptome der juvenilen perniziösen Anämie im Alter von 4 Mon. bis 11 J.: Anämie, Anorexie, Gereiztheit, rote, glatte und schmerzhafte Zunge
  - Neurologische Symptome: Ataxie, Parästhesien, Hyporeflexie
- **Diagnostik:** makrozytäre Anämie, hypersegmentierte Granulozyten. Vit. B$_{12}$ i.S. ≤ 100 pg/ml, LDH ↑, Bili leicht ↑, keine Antikörper gegen Parietalzellen bei Kindern. Schilling-Test!
- **Therapie:** promptes Ansprechen auf Vit. B$_{12}$ (1 mg i.m.). Bei neurologischen Symptomen 1 mg i.m. für mindestens 2 Wo.

17.1.5 Eisenmangelanämie

Fehlendes Eisen für die Synthese von Hämoglobin führt zur häufigsten Bluterkrankung des Säuglings- und Kindesalters. Um eine positive Eisenbilanz während der Entwicklung bis zum 15. Lj. zu sichern (Wachstum!), muß etwa 1 mg Eisen/d resorbiert werden.

Ätiologie
- Niedriges Geburtsgewicht, perinatale Blutung (Plazenta, fetomaternale oder fetofetale Transfusion)
- Alimentäre Ursachen: ungenügende Zufuhr führt am häufigsten im Alter von 9–24 Mon. zur Anämie, selten vor dem 4.–6. Mon. Ernährungsanamnese: viel Milch, wenig Fleisch, vegetarisch?
- Blutverlust durch okkulte Blutung: Läsionen im Magen-Darm-Trakt, Meckelsches Divertikel, peptisches Ulkus, Polyp, Hämangiome, Entzündungen des Darms wie M. Crohn und Colitis ulcerosa, rezidivierendes Nasenbluten, Hypermenorrhoe
- Erhöhter Eisenbedarf: Wachstum, Blutneubildung.

Klinik
Blässe, blaue Skleren, Adynamie, Appetitmangel, Entwicklungs- und Gedeihstörungen. Bei Kindern selten sind Haut- und Schleimhauterscheinungen (spröde Haut, Mundwinkelrhagaden, rissige Nägel, Schleimhautatrophie von Zunge und Ösophagus).

Diagnostik
Mikrozytäre, hypochrom Anämie; Retikulozyten n oder ↑. MCV ↓, MCH ↓, MCHC ↓, Serumeisen ↓, Ferritin ↓; Transferrin ↑, Eisenbindungskapazität ↑.
! Nach Ursache suchen.

Therapie
Grundsätzlich oral mit Eisen-(II)-Salzen, parenteral nur in indizierten Fällen (orale Aufnahme nicht möglich oder Resorptionsstörungen). Tagesdosis: 3–5 mg/kg elemen-

tares Eisen in 3 ED (z.B. Ferro sanol®). Max. 100 mg/d bei KK, 200 mg/d bei großen Kindern. Therapiedauer 3 Mon. NW: Übelkeit, Erbrechen, Bauchschmerzen, Durchfall, Schwarzfärbung des Stuhls. Ggf. Verringerung der Dosis.

17.1.6 Hämolytische Anämien

Hämolyse ist die vorzeitige Zerstörung von Erythrozyten (normale Lebensdauer 120 Tage). Als Folge der verkürzten Lebenszeit der Erythrozyten steigert das Knochenmark kompensatorisch seine Aktivität (max. 6–8fach!).

Klinik
Anämie, Ikterus, Splenomegalie, bei langdauerndem Verlauf Gallensteine. Ikterus bei NG besonders ausgeprägt. Infektionen können zu hämolytischen Krisen mit starkem Hb-Abfall, Übelkeit und Leibschmerzen führen.

Diagnostik
Normochrome Anämie, Retis ↑↑. Bei NG Erythroblasten im BB, Erythrozytenmorphologie (z.B. Sphärozyten, Fragmentozyten), Anisozytose, Polychromasie, indirektes Bilirubin ↑, LDH ↑, Haptoglobin ↑ (nach Absättigung des Hp freies Hb im Urin). Erweiterte Diagnostik: Osmotische Resistenz, Hb-Analyse, Erythrozytenenzyme.

Hereditäre Sphärozytose (Kugelzellanämie)
Autosomal dominant vererbt (75 %) oder Neumutationen (25 %). Primärer Membrandefekt, verminderte Verformbarkeit der Erys, frühzeitige Zerstörung der Erythrozyten in der Milz.

Klinik
- Blässe, Ikterus (wechselnde Stärke), Splenomegalie
- *Aplastische Krise:* plötzlicher starker Hb-Abfall durch verminderte Erythropoese, Retis ↓
- *Hämolytische Krise:* nach einer Virusinfektion vermehrte Hämolyse, starke Zunahme des Ikterus und der Anämie, Retis ↑.

Therapie
Bei leichtem Verlauf keine Therapie. Bei schwerer Anämie Bluttransfusion (☞ 17.5.1). Splenektomie erhöht Lebensdauer der Erythrozyten, beseitigt jedoch nicht die Kugelform. Gefahr von septischen Infektionen → vor Splenektomie aktive Impfung gegen Pneumokokken und Haemophilus. OP möglichst nicht vor dem 5. Lj.

Sichelzellanämie
Pat. sind Träger des sogenannten Sichelhämoglobins (HbS: in Globinkette an Postion 6 Glutaminsäure durch Valin ersetzt). Rigide, kristallähnliche Polymerisate des HbS verursachen eine sichelförmige Gestalt der Erythrozyten.

Klinik
Schwere chronische Hämolyse durch frühzeitige Zerstörung der deformierten Erythrozyten. Ischämische Veränderungen durch Gefäßinfarzierung von sichelnden Erythro-

zyten. Zeichen der hämolytischen Anämie (s.o.) im Alter von 2–4 Mon. Nach dem 5.–6. Mon. Infarzierung von Knochen und Knochenmark, Nieren-, Lungen- und Milzinfarkte (Gefahr der „Autosplenektomie"), zerebrovaskuläre Verschlüsse mit Hemiplegie möglich.

Diagnose
Hb-Elektrophorese → Nachweis des HbS. Homozygote Pat. besitzen 80–90 % HbS. Hämolytische Anämie (s.o.). Blutausstrich mit typischen Targetzellen, Poikilozyten und irreversible Sichelzellen.

Therapie
Prävention von schweren Komplikationen. Besonders wichtig ist die Immunisierung gegen Pneumokokken, Haemophilus influenzae, Hepatitis B. Penizillin G-Prophylaxe zur Verhütung der Pneumokokkeninfektion. Unverzügliche Antibiotikather. bei fieberhaften Erkrankungen bei jungen Kindern (lebensbedrohende bakterielle Infektionen!). Symptomatische Schmerztherapie, i.v.-Infusionen bei Dehydratation. Bluttransfusion selten erforderlich, Splenektomie bei wiederholten Episoden von Milzsequestration. KMT wenn HLA-identisches Geschwister vorhanden.

Methämoglobinämie

- **Erworbene Form:** Oxidation des Hb-Eisens zur Ferri-Form verursacht Methämoglobin ohne normale Funktion und bedingt eine braune Farbe des Blutes (bei Konzentrationen > 1,5 g/dl Zyanose). Ursache: Intoxikation z.B. mit Nitrit. Sgl. in ersten Mon. besonders gefährdet. Therapie: Methylenblau als langsame i.v.-Infusion: Sgl. 2 mg/kg, ältere Kinder 1,5 mg/kg
- **Hereditäre Methämoglobinopathie:** auffällig durch Zyanose (DD: Herzfehler), meist keine kardiorespiratorischen Probleme, deshalb Therapie meist nicht erforderlich.

Thalassämie

Der vorliegende genetische Defekt verursacht eine Synthesestörung einer der Polypeptidketten des Globins mit Überschußbildung der normalen Kette. Formen:
- α-**Thalassämie**: Synthesestörung der α-Polypeptidketten des Globins, alle Hämoglobine betroffen, Homozygotie nicht lebensfähig
- β-**Thalassaemia major**: Synthese der β-Ketten gestört. Schwere hämolytische Anämie
- β-**Thalssaemia minor:** heterozygote Form, geringe Anämie.

Klinik
Homozygote Form der β-Thalassaemia major beginnt als schwere hämolytische Anämie. Regelmäßige Bluttransfusionen sind notwendig. Inadäquate Transfusionstherapie führt zur medullären und extramedullären Hypertrophie des erythropoetischen Gewebes (Knochendeformitäten vor allem Gesichts- und Hirnschädel). Bei β-Thalssaemia minor leichtere Symptome.

Diagnose
Hypochrome, mikrozytäre Anämie, bizarr geformte Poikilozyten und Targetzellen, Erythroblasten peripher, unkonjugiertes Bilirubin ↑, Serumeisen ↑, Hb-Elektrophorese: HbF (90 %, kein HbA).

Therapie
Regelmäßige Transfusionen (15–20 ml/kg alle 4–5 Wo., Hypertransfusionsregime), Hb bei 10 g/dl halten. Gefahr der Hämosiderose. Regelmäßige Desferrioxamingaben (Desferal®) zur Eisenelimination. Bei erhöhter Transfusionsfrequenz Indikation zur Splenektomie prüfen. Normale Aktivität der Pat. erreichbar, Markexpansion und kosmetische Probleme, Herzdilatation und Osteoporose werden minimiert. Infektionsprophylaxe wie bei Sichelzellanämie (s.o.). Kurative Therapie durch KMT.

Enzymdefekte
Verschiedene Enzymdefekte der Glykolyse oder des Pentosephosphatzyklus der Erythrozyten können hämolytische Anämien verursachen.
- **Pyruvatkinasemangel (PK):** autosomal rezessiv vererbt, variiert von schwerer neonataler hämolytischer Anämie bis milder Hämolyse. *Diagnose:* PK ↓. *Therapie:* Falls nötig Austauschtransfusion des NG, Ery-Transfusion, Splenektomie bei gehäuften Transfusionen nach 5.–6. Lj.
- **Glukose-6-Phosphat-Dehydrogenasemangel:** häufigste Erkrankung des Pentosephosphatzyklus, X-chromosomal vererbt. 2 klinische Syndrome: chronische hämolytische Anämie oder hämolytische Krisen nach Einnahme bestimmter Medikamente (Antipyretika, Sulfonamide), Verzehr der Favabohne oder nach viralen Infekten. *Diagnose:* Enzymbestimmung. *Ther.:* Auslöser vermeiden.

Erworbene hämolytische Anämien
Immunhämolytisch bedingte Anämie durch positiven Coombstest charakterisiert, der Immunglobuline auf der Erythrozytenmembran nachweist.
- **Morbus haemolyticus neonatorum** (☞ 4.4.2): isoimmunhämolytische Anämie durch transplazentaren Transfer von mütterl. Antikörpern gegen Erythrozyten des Feten
- **Autoimmunhämolytische Anämien:** abnorme Antikörper gegen Erythrozyten (pathogenetischer Mechanismus unklar). Bei Kindern selten. Wärmeautoantikörper meist ohne erkennbare Ursache oder bei einer bestimmten Grunderkrankung (lymphoproliferative Erkrankung, SLE, Immundefekte oder nach Medikamenten). Kälteantikörper bei Temperaturen < 37 °C aktiv. Neben idiopathischen Formen sekundäre Erkrankungen bei Infektionen durch Mykoplasma pneumoniae oder EBV. *Diagnostik:* positiver Coombstest, Grunderkrankung. *Ther.:* Glukokortikoide bei Wärmeantikörpern wirksam, bei Kälteantikörpern weniger effektiv. Kälteexposition vermeiden. Grunderkrankung behandeln. Immunsuppressiva und Plasmapherese.

Hämolytisch-urämisches Syndrom
Meist im Gefolge einer Gastroenteritis durch E. coli (O157:H7). Auch durch Shigellen, Salmonellen, Campylobacter. Verotoxin verursacht die initiale Endothelschädigung.

Klinik
Enterokolitis mit blutigen Stühlen bei Kindern unter 4 J. mit Fieber, Erbrechen, Bauchschmerzen, seltener Infektion der oberen Luftwege. Nach 5–10 Tagen Blässe, Gereiztheit, Schwäche, Lethargie und Oligurie.

Diagnose
Antikörper-negative hämolytische Anämie, Retis ↑, Thrombozytopenie, akutes Nierenversagen, Krea ↑, Harnstoff ↑, K^+ ↑. Mäßige Hämaturie und Proteinurie. Im Austrich Fragmentozyten. Gerinnungsstatus meist normal. Stuhl auf toxinbildende E. coli, serologischer Verotoxinnachweis.

Therapie
- Überwachung des Säure-, Basen- und Flüssigkeitshaushaltes: Urinvolumen + Perspiratio insensibilis (500 ml/m² KOF), Gewichtskontrolle
- **!** **Cave:** bei Überwässerung Gefahr der Enzephalopathie, evtl. Krampfanfälle
- Antihypertensiva: Nifedipin (Adalat®) 0,5–2,0 mg/kg in 4 ED p.o. und (b. Bed.) Propranolol (z.B. Dociton®) 1,5–5,0 mg/kg p.o.
- Katabole Stoffwechsellage vermeiden
- Bei Anurie: frühzeitige Verlegung in ein Kinderdialysezentrum zur Nierenersatztherapie (Hämodialyse oder Peritonealdialyse) ☞ 8.3.8
- Antibiotika nur bei septischem Verlauf.

17.1.7 Anämien als Begleiterkrankung

Anämie bei chronischen Erkrankungen
Chronische pyogene Infektionen (Bronchiektasien, Osteomyelitis); chronische Entzündungen (rheumatoide Arthritis, systemischer Lupus erythematodes, Colitis ulcerosa); Malignome und chronische Nierenerkrankungen können normo-hypochrome Anämien verursachen. Heilung der Grunderkrankung behebt die Anämie.

- **Klinik:** meist moderate Anämie, Symptome durch Grunderkrankung bestimmt
- **Diagnostik:** Hb meist 6–9 g/dl, normochrome, normozytäre Anämie. Leichte Hypochromie und Mikrozyten können vorkommen. Retis n oder ↓, Leukozytose. Fe i.S. ↓, EBK normal gesteigert, Ferritin i.S. oft ↑. KM: normale Zellularität.

Nierenerkrankungen
Anämie bei Urämie ist multifaktoriell bedingt: Erythropoetin ↓, Knochenmark durch toxische Metaboliten geschädigt, Ery-Lebensdauer vermindert.
- **Diagnostik:** Normochrome, normozytäre Anämie, Hb 4–5 g/dl, Retis ↓, Leukozytose, Thrombos n. KM: Hyperzellularität der myeloischen Elemente
- **Therapie:** rekombinantes, humanes Erythropoetin (rHuEPO, z.B. Erypo®) 50–150 I.E./kg 3 x Wo. → prompter Reti-Anstieg. Wenn keine ausreichende Reaktion monatl. Steigerung der Dosis um 25 I.E./kg. Senkung um 25 I.E./kg wenn Hk 30–33 %. Außerdem Folsäure 1 mg/d (ist dialysierbar!), Fe 6 mg/kg/d (z.B. Ferro sanol®)
- **!** Ferritin i.S. bei ca. 100 ng/ml halten

Lebererkrankungen

Anämie durch verkürzte Ery-Lebensdauer, Zellzerstörung durch Zirrhose, Sequestration bei Hypersplenismus (☞ 17.3.3), Fe-Verlust bei Ösophagusvarizenblutung, aplastische Anämie bei akuter Virushepatitis, Folsäuremangel.
- **Diagnostik:** leichte Makrozytose. KM makronormoblastär, Targetzellen
- **Therapie:** Akute GIT-Blutung: Erythrozyten und Thrombozyten transfundieren (☞ 17.5). Hypersplenismus → Splenektomie. Ösophagusvarizen ☞ 13.6.4.

Toxine

Toxine von Sepsiserregern (Haemophilus influenzae, Staphylokokken, Streptokokken, Clostridien) können zur Hämolyse führen.
- **Diagnostik:** Normozytäre, normochrome Anämie. Hb 8–11 g/dl. Retis n, Leukozytose Fe i.S. ↓, EBK ↓, Ferritin i.S. ↑. KM: normal oder hyperzellulär
- **Therapie:** Behandlung der Grunderkrankung, ggf. Erythrozytentransfusion (☞ 17.5.1).

Infektanämie

Nach Eisenmangel häufigste Anämie des Kindes, besonders bei schweren und langdauernden bakteriellen und viralen Infektionen. *Ätiologie:* mangelnde Erythropoetinbildung, Verkürzung der Ery-Lebensdauer mit unbekannter Ursache, Verschiebung des Fe in das RES mit Erniedrigung des Serum-Fe.
- **Diagnose:** Normo- bis hypochrome Anämie (Hb 8–10 g/dl), Fe ↑, EBK ↑ und Transferrin ↑, Ferritin ↓ oder normal, Retis ↓
- **Therapie:** Behandlung der Grundkrankheit, Eisenbehandlung nur bei nachgewiesenem Eisenmangel, Hb und Eisenwerte während Infektion oft nicht verläßlich → regelmäßig kontrollieren.

Blutungsanämie

Plötzlicher Blutverlust führt zunächst zu Kreislaufsymptomen, Hb-Abfall erst nach 1–3 d voll erkennbar. Nach 5–7 d Reti-Anstieg. Volumenersatz entscheidende Maßnahme zur Schocktherapie (☞ 3.2.1). Chronischer Blutverlust führt zur Eisenmangelanämie (☞ 17.1.5).

17.2 Polyzythämie (Polyglobulie)

Erhöhung der Erythrozytenzahl, des Hb-Wertes oder des Hk und des totalen Erythrozytenvolumens über die Altersnorm.

Ätiologie
- Polyzythaemia vera: myeloproliferative Erkrankung, äußerst selten
- Sekundäre Formen: Polyglobulie des NG; hypoxisch bedingt (kardiale oder pulmonale Erkrankungen); hormonal bedingt (maligne Tumoren, renale und adrenale Ursachen, anabole Steroide); relative Polyglobulie bei Dehydratation; Hämoglobinopathie.

Klinik
„Krebsrote" Farbe des NG. Zyanose, Hyperämie der Skleren und Schleimhäute, Kopfschmerzen, Schwindel.

Diagnostik
Hb > 17 g/dl, Hk > 50 %. Bei Polyzythämie des Neugeborenen häufig Hb 22 g/dl, Hk > 65 %.

Therapie
Wenn Hkt > 65 % Phlebotomie (erhöhte Blutviskosität, Gefahr hypoxische Komplikationen, Thrombose!) oder Austauschtransfusion mit 5 %-Humanalbumin oder FFP (☞ 3.2.2).

17.3 Erkrankungen des leukozytären Systems

Akute Leukämie ☞ 18.3.1

17.3.1 Differentialdiagnose

DD der Neutrophilie (neutrophile Granulozyten)
- Akute bakterielle Infektionen, Mykosen und Parasitosen: Linksverschiebung mit Stabkernigen ↑, Eos ↑ oder toxische Granulationen. Oft Korrelation zwischen Höhe der Leukozytose und Schwere der Infektion
- Kortikosteroidbehandlung (keine Linksverschiebung!), Cushing-Syndrom (Linksverschiebung, Eos ↓)
- Diabetische Ketoazidose, akute Blutungen, akute Hämolyse, Verbrennung, Frakturen, Operationen, maligne Neoplasien

! Bei Leukozytose mit gleichzeitiger Lymphozytose: Pertussisverdacht!

DD der Neutropenie
Absolute Neutrophilenzahl < 1500/µl. Wird aus Leukozytenzahl und Diff.-BB (Neutrophile!) berechnet.

Transiente Neutropenie
- Virusinfektionen: Hepatitis A und B, Influenza A und B, Masern, Röteln, Varizellen
- Vitamin B_{12}- und Folsäuremangel
- Infektionen: Staph. aureus, Shigella sonnei, Mycobacterium tuberculosis, Sepsis vor allem bei Früh- und Neugeborenen
- Medikamentenbedingt: meist dosisabhängige Knochenmarkschädigung oder Hapten-assoziierte Induktion von antineutrophilen Antikörpern (allergische Agranulozytose), Phenothiazine, halbsynthetische Penizilline, Zytostatika, Thyreostatika, Sulfonamide, Thiazide, Goldpräparate, ionisierende Strahlen. Erholung der Neutrophilen einige Tage nach Absetzen des Präparates.

Benigne chronische Neutropenie

- Autoimmunneutropenie des Säuglings: meist zufällig gefunden, häufigste Form in ersten zwei Lj. Trotz niedriger Werte meist benigner Verlauf. Pyogene Hautinfektionen, Mukositis, Abszesse kommen vor
- Neutropenie bei primären Immundefekten
- Neonatale Neutropenie durch Alloimmunisierung.

Kongenitale Neutropenien

- Infantile Agranulozytose (M. Kostmann): schwere Neutropenie seit Geburt mit häufigen bakteriellen Infektionen
- Zyklische Neutropenie: alle 18–21 d Reduktion der Neutrophilen mit Infektionen von Mundschleimhaut und Haut, lebensbedrohliche Infektionen
- Neutropenie mit Pankreasinsuffizienz (Shwachman-Syndrom) ☞ 13.7.2.

Vorgehen bei Neutropenien

- Gezielte Erregersuche (Abstriche, Blutkulturen) und Antibiogramm
- Antibakterielle Prophylaxe: selektive Darmdekontamination mit Colistin 100000 E/kg/d in 4 Dosen, Co-trimoxazol auch zur Pneumcystis-carinii-Prophylaxe mit 5 mg/kg Trimethoprimanteil
- Antimykotische Prophylaxe: 3–6 x 1 ml (je nach Alter) Ampho-Moronal-Suspension/d
- Expositionsprophylaxe
- Antibiotika und weiteres Vorgehen bei Infektionen (☞ 6)
- G-CSF (5 mg/kg) zur Steigerung der Neutrophilen, vor allem nach intensiver Chemotherapie
- In schweren Fällen Granulozytensubstitution von G-CSF-stimulierten Spendern.

17.3.2 Infantile chronische Granulomatose

X-chromosomal und autosomal vererbt, Defekt des NADPH-Oxidase-Komplexes (meist Cytochrom-b-Defekt), der für die Produktion von Superoxidanionen und Wasserstoffperoxid aus Sauerstoff verantwortlich ist („respiratory burst"). Chemotaxis, Phagozytose, Degranulation normal, Superoxidanionbildung defekt. Pat. können Katalasepositive Bakterien nicht abtöten. Problemkeime: Staph. aureus, Klebsiellen, E. coli, Shigellen, Salmonellen, Pseudomonas, Candida albicans, Aspergillen.

Klinik

Rezidivierende Infektion in ersten zwei Lj., Lymphadenopathie der Hals-LK mit Einschmelzung und Notwendigkeit der Inzision, Hepato-Splenomegalie, ekzematoide Dermatitis, Pneumonien, Abszesse in diversen Organen. *Diagn.:* Nitroblau-Tetrazolium-Test (NBT-Test).

Differentialdiagnose

- **Leukozytenadhäsionsdefekte:** Membranglykoproteine defekt
- **Granula-Defekte der Neutrophilen:** z.B. Myeloperoxidasedefekt der azurophilen Granula

- **Chediak-Higashi-Syndrom:** Riesengranula schränken Beweglichkeit ein, Albinismus
- **Defekte der Zellmotilität und Chemotaxis:** große Zahl von klinischen Zuständen beeinflussen Chemotaxis.

Therapie
Prophylaxe mit Trimethoprim-Sulfametoxazol. γ-Interferon s.c. 0,05 mg/m² 2–3 x/Wo. Antibiotika nach Resistenz. Granulozytentransfusionen von G-CSF stimulierten Spendern. KMT.
! Kell-Antigen bestimmen, da schwere Transfusionsreaktionen bei Pat. ohne Kell-Antigen beobachtet wurden.

17.3.3 Splenomegalie

Die Milz wird erst bei zwei- bis dreifacher Vergrößerung tastbar. Eine weiche Milz ist bei 15 % der Neugeborenen, 10 % der normalen Kinder und bei 5 % der Adoleszenten tastbar. Grundsätzlich sollte jedoch jede vergrößerte Milz jenseits des Säuglingsalters abgeklärt werden. Die Konsistenz der Milz ist eher weich bei akuten Infektionen, mittelhart bei portaler Hypertension und Hämolyse, hart bei maligner Infiltration.

! Im Säuglingsalter berücksichtigen, daß der Milzrand 1–2 cm unter dem Rippenbogen stehen kann, meist aber nur anstoßend tastbar ist.

Ätiologie
- Infektionen: Bakterien (Typhus, Sepsis, Endokarditis, Leptopirose, Echinokokken, Lues connata); Viren (Epstein-Barr, Zytomegalie, Hepatitis, HIV); Protozoen (Malaria, Toxoplasmose)
- Hämatologische Erkrankungen: hämolytische Anämien (☞ 17.1.6), extramedulläre Blutbildung (Osteopetrose, Myelofibrose)
- Malignome: Leukämien (☞ 18.3), Lymphome (☞ 18.4)
- Speicherkrankheiten: Lipidosen (M. Gaucher, M. Niemann-Pick), Mukopolysaccharidosen
- Portale Stauung: Pfortader- oder Milzvenenthrombose, Leberzirrhose und -fibrose, Herzinsuffizienz
- Kollagenosen: Lupus erythematodes, M. Still
- Kongenitale und erworbene Milzzysten oder -abszesse.

Diagnostik
- Anamnese und körperliche Untersuchung, bei LK-Vergrößerung (☞ 18.1)
- Labor: BB mit Thrombozyten, CRP, ASAT, ALAT, Bilirubin, LDH, evtl. dir. Coombs-Test, Virusserologie, Sono Abdomen, CT, Milzszintigraphie.

Indikation zur Splenektomie

Splenektomie möglichst nicht vor dem 5. Lj. → erhöhte Gefahr perakut verlaufender septischer Infektionen (oft letal) durch Pneumokokken, Meningokokken, Haemophilus influenzae. Vorherige Immunisierung! Indikationen zur Splenektomie: Milzruptur, ausgeprägte Panzytopenien bei Hypersplenismus, hämolytische Anämie (Sphärozytose, evtl. Thalassämie), chronische idiopathische Thrombozytopenie (ITP) bei starker Blutungsbereitschaft, Speicherkrankheiten (z.B. M. Gaucher).

Tips & Tricks
- Infektionsprophylaxe: vor Splenektomie Impfung mit Pneumokokkenimpfstoff (Pneumovax®). Nach OP mind. 2jährige Prophylaxe mit Penizillin: bis zum 9. Lj. 1 x 600000 I.E./d; Ab 9 Lj. 1 x 1200000 I.E./d p.o. Das Infektionsrisiko kann aber andauern, deshalb Prophylaxe möglicherweise länger notwendig
- Auch banale Infektionen ernst nehmen! Bei Fieber über 38° sofortige Untersuchung und Behandlung.

17.4 Blutungskrankheiten

Einteilung
- **Koagulopathien oder plasmatische Gerinnungsstörungen** durch Mangel an Gerinnungsfaktoren: PTT meist ↑ (bei Faktor VII-Mangel normal), Quick ↓ (bei Mangel an F VIII, IX, XI, XII normal), Blutungszeit normal
- **Thrombozytopenien und -pathien** durch Verminderung bzw. Funktionsstörungen der Thrombozyten: PTT normal, Quick normal, Blutungszeit ↑
- **Vasopathien** durch vermehrte Gefäßdurchlässigkeit bei intakter Gerinnungsfähigkeit des Blutes: PTT normal, Quick normal, Blutungszeit normal.

Klinische Gesichtspunkte zur DD			
	Blutungsart	Auslösung	Blutungsanzahl
Koagulopathien	Große, flächenhafte Blutungen, Suffusionen, Sugillationen, Muskelhämatome, Gelenkblutungen	Traumatisch oft Mikrotraumen	Gering, oft Einzelblutungen
Thrombozytopathien/-penien	Feinste und mittlere Blutungen an der Haut: Petechien und Ekchymosen, profuse Schleimhautblutungen, Nasenbluten	Spontan	Meist hoch
Vasopathien	Petechien (vorwiegend an den unteren Extremitäten oft symmetrisch) z.T Konfluenz, z.T. erhaben/palpabel, z.T. wenig Schleimhautblutungen	Spontan	Sehr hoch, meist nicht zählbar

Differentialdiagnose von Befundkonstellationen		
Testergebnis		**Interpretation**
Blutungszeit ↑	Thrombos ↓	Thrombozytopenie, evtl. Thrombopathie
	Thrombos normal	Thrombo-, Vasopathie, v.Willebrand-Sy.etc.
Blutungszeit normal	PTT ↑	Hämophilie
Quick normal		**Mit Blutungen:** F. VIII ↓ (Hämophilie A), F. IX ↓ (Hämophilie B), F. XI ↓, Heparin **Ohne Blutungen:** F. XII ↓, Präkallikrein-Mangel, HMW-Kinogen-Mangel, „Lupus-antikoagulans"
Quick ↓		Mangel an F. II, F. V oder F. X, Fibrinogen ↓, Kumarintherapie, Vit.-K-Mangel, Lebererkrankungen, Fibrinolysetherapie, hohe Heparindosen, DIC, Hyperfibrinolyse
	PTT normal	F. VII-Mangel
Thrombinzeit ↑	Meist kombiniert mit Quick + PTT ↑	Heparintherapie

17.4.1 Koagulopathien

- **Angebore Formen:** A- oder Hypofibrinogenämie, Mangel an F II, V, VII, VIII (Hämophilie A), v.-Willebrand-Faktor (v.-Willebrand-Sy.), F IX (Hämophilie B), F X-, XI-, XII- und XIII-Mangel
- **Erworbe Formen:** mangelhafte Bildung, vermehrter Verbrauch oder Hemmung. Ursachen: Lebererkrankungen (alle Faktoren ↓ außer F VIII, Quick ↓, PTT ↑). Vit. K-Mangel bei parenteraler Ernährung, Marcumar®-Therapie, NG, intestinaler Vit. K-Resorptionsstörungen (z.B. Malabsorption, Cholestase, Antibiotika-Ther.). Verbrauchskoagulopathie (HUS, DIC, Kasabach-Merrit-Sy.).

Hämophilie A und B

X-chromosomal rezessiv vererbter Mangel an F VIII (**Hämophilie A**, 85 %) oder F IX (**Hämophilie B**, 15 %). Es erkranken nur männliche Genträger, weibliche sind Überträger der Krankheit (Konduktorinnen). Bei 80 % positive Familienanamnese, sporadische Fälle stellen neue Mutationen dar.

Klinik

Blutungstendenz in der Neonatalperiode möglich (Faktor VIII überschreitet Plazentabarriere nicht). Neigung zu Hämatomen und flächenhaften Blutungen. Relativ geringe Verletzungen führen zu Blutungen für Stunden oder Tage. 90 % haben Blutung im 1. Lj. Charakteristisch sind Blutungen in Gelenke (Ellbogen, Knie). Folgen sind degenerative Veränderungen mit Endzustand der Versteifung.

Verlaufsformen der Hämophilie		
Schweregrad	FXIII/IX-Aktivität	Symptome
Schwere Hämophilie	1 %	Spontane Muskel-u. Gelenkblutung
Mittelschwere Hämoph.	1–5 %	Keine Spontanblutung
Leichte Hämophilie	5–15 %	Traumatische, post-OP-Blutung
Subhämophilie	15–30 %	Keine Symptome, nur post-OP-Blutung

Diagnose
Anamnese!, Blutungszeit normal, Thrombinzeit normal, PTT ↑.

Differentialdiagnose
- **Faktor-XI-Mangel:** nur homozygote Patienten haben Blutungsprobleme, PTT ↑. *Ther.:* FFP 10–15 ml/kg/d
- **Faktor-XII-Mangel:** keine Blutungsprobleme trotz PTT ↑
- **Faktor-XIII-Mangel:** Nabelblutungen, Hämophilie-ähnliche Blutungen. *Ther.:* Konzentrate oder FFP
- **Kongenitale Afibrinogenämie:** Autosomal rezessiv vererbt, schwere Blutungen bei Traumen. *Ther.:* 100 mg/kg Fibrinogen (Haemocomplettan (HS)®)
- **Postnataler Vitamin K-Mangel:** Malabsorption, längere Breitband-AntibiotikaBehandlung, Gallengangsatresie. *Prophylaxe:* wasserlösliches Vit. K 2–3 mg/d
- **Lebererkrankungen:** Gerinnungsstörungen häufig, Blutungen selten. *Ther.:* FFP 10–15 mg/kg; Vit. K. p.o., s.c. oder i.v. 1 mg/d für Sgl., 2–3 mg/d für Kinder, 5–10 mg/d für Jgl. und Erw.
- DIC s.u., von-Willebrand-Jürgen-Sy. s.u.

Therapie
Ziele: Verhütung von Körperbehinderung (Krankengymnastik, orthopädische Betreuung), soziale Eingliederung (Schule, Beruf), normale Lebenszeiterwartung.
- Frühestmögliche und ausreichende Substitution des F VIII/IX-Mangels mit Faktorkonzentraten. Dosis von 20–30 I.E./kg hebt den Spiegel auf etwa 50 %. Dosierung von 25–50 I.E./kg F VIII erhöht den Spiegel auf 50–100 %. Mit 1 I.E./kg wird ein Anstieg von 1,5 % erreicht (initial höherer Verbrauch bis zum Blutungsstillstand!)
- Wiederholte Substitution 2–3 x/d erforderlich (HWZ 8–10 h). Faktoren-Spiegel überwachen!
- Substitution bei kleineren (Gelenk-) Blutungen 2–3 d nach Blutstillung beenden. Bei großen Operationen nach 7–10 d bzw. bis zum Abschluß der Wundheilung
- ε-Aminokapronsäure (50–100 mg/kg alle 6 h) bei Schleimhautblutungen zusätzlich zur Substitution
- Blutungsvorbeugende Dauerbehandlung: bei schwerer Hämophilie A 25 I.E./kg 3 x/Wo. (Heimbehandlung)
- Langzeitkomplikationen durch Therapie: erhöhte Leberenzymaktivitäten, chronisch aktive Hepatitis und Zirrhose, AK gegen HBV und HCV oder bei älteren Patienten gegen HIV.

Hemmkörperhämophilie

10–15 % der Patienten mit Hämophilie werden durch die Bildung eines zirkulierenden Inhibitors oder Antikörpers refraktär gegen Faktor-VIII-Therapie. Dies steht nicht in Zusammenhang mit der Zahl der Faktorsubstitutionen. Inhibitoren sind IgG mit Spezifität gegen F VIII (hoch- oder niedrig-titrig, persistierend oder transient).
- **Klinik:** schwere Blutungen ohne Anstieg des F-VIII-Spiegels mit hohem Antikörperspiegel („high responder"). Hemmung in „Bethesda-Einheiten" gemessen (1 Bethesda-Einheit ist die Hemmungsaktivität in 1 ml Plasma, die den FVIII-Spiegel in 1 ml Normalplasma von 1 auf 0,5 I.E. reduziert)
- **Therapie:** Dosiserhöhung der F VIII-Substitution nur bei niedrigen Antikörpertiter. Immunadsorption oder Plasmapherese, teilaktivierte Prothrombinkonzentrate (FEIBA = Factor Eight Inhibitor Bypassing Activity) verabreichen. Versuch mit F IX-Präparaten. Schweine-F VIII-Präparate sind effektiv bei Hemmkörperhämophilie. Immuntoleranz kann durch Kombination von i.v.-Immunglobulin, Cyclophosphamid und Faktor VIII erreicht werden.

Von-Willebrand-Jürgens-Syndrom (vWS)

Nach der Hämophilie A häufigste angeborene Blutungskrankheit. Kommt bei beiden Geschlechtern vor. Autosomal dominant vererbt (einige Familien mit schweren Formen mit autosomalem rezessivem Erbgang bekannt). Störung der Thrombozytenaggregation durch fehlenden oder verminderten F-VIII-assoziierten von-Willebrand-Faktor (enthält Plättchen-Adhäsions-Komponente).

Klinik
Charakteristisch sind Schleimhautblutungen, z.B. Nasenbluten, Menorrhagie, verlängerte Sickerblutungen aus Schnittwunden, gastrointestinale Blutungen. Oft Diagnose durch stärkere Blutungen nach Operationen oder Zahnextraktionen. Spontane Gelenkblutungen sehr selten.

Diagnostik
Blutungszeit immer ↑, Thrombozyten und Thrombinzeit normal, PTT kann normal sein, ist aber meist moderat verlängert. Klassisches vWS mit verminderten Plasmaspiegeln des von-Willebrand-Proteins, der vWF-Aktivität und der F VIII-Aktivität, keine oder nur schlechte Ristocetin-induzierte Plättchenaggregation. Der Ristocetin-Cofaktor ist ein Maß für die biologische Aktivität des vWF's und meist vermindert.

Therapie
Bei schweren Formen F VIII-Konzentrat mit ausreichendem vWF-Gehalt (Haemate P®) oder Fresh Frozen Plasma (FFP). Bei milder Form DDAVP (Minirin®) 0,4 g/kg i.v. → ca. dreifacher Anstieg des F VIII: C/vWF-Komplexes, Blutungszeit verkürzt bzw. normalisiert sich.

Verbrauchskoagulopathie (DIC)

Durch verschiedene Grundkrankheiten erworbener gesteigerter Verbrauch von Thrombozyten, Fibrinogen und Gerinnungsfaktoren.

Ätiologie
- Schock: z.B. bei Anaphylaxie, Blutungen, Verbrennungen, Hypoxie, Azidose
- Septische Erkrankungen: gramnegative Erreger wie bei Waterhouse-Friderichsen-Sy. u.a.
- Rickettsien-Infektionen, Schlangenbiß, inkompatible Bluttransfusion, Riesenhämangiome, Malignome, akute Promyelozytenleukämie
- Neugeborene mit ANS, Asphyxie.

Klinik
Symptome abhängig von Grunderkrankung, Blutungen aus Stichkanälen, Petechien, Ekchymosen, RR (Puls), Mikrozirkulationsstörungen durch Thrombenbildung in der Peripherie: marmorierte Haut, scharf abgegrenzte Blutungen an Haut und Schleimhaut, Multiorganversagen mit Schockniere, Leberversagen, respiratorische Insuffizienz.

Diagnostik
- Thrombozyten ↓, Fibrinogen ↓, AT III ↓, Faktor V und VIII ↓, Fibrinspaltprodukte ↑. Globalteste zunächst normal, fallen später ab: PTT ↑, TZ ↑, Quick ↓. D-Dimere ↑ (fibrinspezifische Spaltprodukte)
- Elektrolythaushalt, Säure-Basen-Status, Kreatinin, Harnstoff-N
- Infektionsstatus, weitere Untersuchungen nach Grundkrankheit.

Therapie
Behandlung der Grundkrankheit (Infektion, Schock). Hypoxie, Azidose sofort korrigieren. Blutkomponenten (Thrombozyten, FFP). AT III 20 I.E./kg als Bolus, 40–60 E/kg als Dauerinfusion. Wenn Substitutionstherapie ineffektiv: Heparin, kontinuierliche Gabe von 50–100 I.E./kg/d, Thrombinzeitkontrolle!

17.4.2 Thrombozytopathien

Selten. Defekt der Adhäsion, Aggregation und Plättchen-Gerinnungsaktivität.

- **Kongenitale Formen:** Bernard-Soulier-Sy. (Adhäsionsdefekt), Thrombasthenie Glanzmann
- **Erworbene Formen:** Medikamente (ASS, Antiphlogistika, Antihistaminika), toxische metabolische Produkte (bei Urämie, schweren Lebererkrankungen), Auto-AK, Immunkomplexe, Fibrinspaltprodukte).

Klinik
Ähnlich wie bei Thrombozytopenie, Schleimhautblutung (Epistaxis, gastrointestinale Blutungen, Hämaturie), Petechien, kleine Ekchymosen.

Diagnose
Verlängerte Blutungszeit, normale PTT und Thrombinzeit, normale oder gering reduzierte Thrombozytenzahl.

Therapie
Thrombozytentransfusion bei stärkeren Blutungen.

17.4.3 Thromozytopenie

Normale Plättchenzahl 150000–400000/µl. Blutungen erst bei < 20000/µl.

Kongenitale Thrombozytopenie
- **Wiskott-Aldrich-Syndrom:** Ekzem, Thrombozytopenie, Immundefekt mit häufigen Infektionen, X-chromosomal rezessiv vererbt. *Ther.:* Splenektomie (→ Anstieg der Thrombos), danach unbedingt Penizillin-Prophylaxe. 5 % der Pat. entwickeln Lymphome. KMT kann Defekt korrigieren
- **Radiusaplasie-Thrombozytopenie-Syndrom:** mit Herz- und Nierenanomalien. Schwere Blutungen beim NG, keine Megakaryozyten im Knochenmark
- **Thrombopoetin-Defekt:** Plasmainfusion bringt Anstieg der Thrombozyten
- **Kasabach-Merrit-Syndrom:** Thrombozytopenie mit kavernösem Hämangiom. Plättchen werden im Hämangiom zerstört. *Ther.:* OP.

Idiopathische thrombozytopenische Purpura (ITP)
Akute ITP ist die häufigste thrombozytopenische Purpura des Kindes. Altersgipfel 2–6 J. Immunologisch bedingt. Plättchen-AK sind nachweisbar, IgG auf Thrombozyten repräsentiert Immunkomplexe. Sensibilisierung erfolgt wahrscheinlich durch virale Infektionen.

Klinik
1–4 Wo. nach Virusinfektion akuter Beginn einer generalisierten Purpura mit asymmetrischen Hämatomen vor allem an den Beinen, Nasenbluten, Magen-Darm-Blutungen (Teerstühle!), intrakranielle Blutung (1 % der Fälle).

Diagnose
Thrombozyten < 20000/µl, Blutungszeit ↑, Leukozyten und Hb normal, im Knochenmark Megakaryozyten normal oder vermehrt.

Differentialdiagnose
- **Medikamentös ausgelöste Thrombozytopenie:**
  - Immunologischer Prozeß (Medikament ist Hapten): dosisunabhängig, z.B. Phenytoin, Trimethoprim-Sulfamethoxazol, Sulfonamide, Carbamazepin
  - Schädigung der Megakaryozyten: z.B. Zytostatika, dosisabhängig
- **Neonatale Thrombozytopenie:** durch fetale oder neonatale Infektionen (Röteln, CMV; Toxoplasmose; Bakterien vor allem gram-negative) oder als Alloantikörper-Thrombozytopenie: durch diaplazentar übertragene mütterliche gegen kindliche Thrombozytenantigene gerichtete AK oder bei chronischer ITP der Mutter. Kann 1–3 Mon. dauern. Typische petechiale Blutungen einige Min. nach der Geburt, Blutungen in Darm, Nieren und Gehirn. *Ther.:* i.v.-Immunglobulin, Austauschtransfusion, Plättchentransfusion. Prednisolon bei Allo-AK.

Therapie
Die ITP hat eine sehr gute Prognose, nach initialer Phase sistieren Blutungen meist, deshalb meist abwartendes Verhalten empfohlen.
- Bei anhaltender Blutungsneigung und Thrombozyten < 20000/µl: Prednisolon 1–2 mg/kg/d bis zum meist prompten Anstieg der Plättchenzahl und dem Sistieren der Blutung (verbesserte Kapillarresistenz). Bei schweren Blutungen höhere Dosis möglich (5–10 mg/kg/d). Zahl der chronischen Fälle damit aber nicht reduziert. Spontanremission innerhalb von 6 Mon. bei ca. 85 % der Patienten, bei 10–15 % chronisch rezidivierender Verlauf (M. Werlhof).
- Hochdosierte Immunglobuline: 400 mg/kg/d i.v. für 5 d induziert bei vielen Patienten eine Remission, alternativ 1 g/kg/d für 1–2 d.
- Splenektomie: nur indiziert bei chronischem Verlauf über 1 J. mit häufigen und schweren Blutungen (Penizillinprophylaxe!)
- Thrombozytenkonzentrate: selten erforderlich, temporärer Effekt
- Vorgehen bei Epistaxis: Nasenkompression, falls wirkungslos einen mit gefäßkontrahierenden Nasentropfen (z.B. Otriven® 1 : 2000) angefeuchteten Mull einbringen und Kompression für einige Minuten wiederholen. Wenn Blutung nicht steht Nasentamponade (HNO). Kein Aspirin!

17.4.4 Anaphylaktoide Purpura Schönlein-Henoch

Allergische Vaskulitis der kleinen Gefäße und Kapillaren führt zu erhöhter Gefäßpermeabilität und damit zu Blutungen und Ödem. Jedes Lebensalter kann betroffen sein, bei Kindern am häufigsten 2.–8. Lj.

Klinik
1–2 Wo. vorausgegangener Infekt der oberen Luftwege, manchmal durch Streptokokken verursacht.
- Schmerzhafte Schwellung der Gelenke (Knie-, Sprung-, Ellenbogengelenk)
- Symmetrische Hautblutungen als Purpura in der unveränderten Haut oder urtikariell makulöse und makulopapulöse Effloreszenzen von Linsen- bis Pfennigstückgröße, bevorzugt sind Streckseiten der Extremitäten. Kokardenform durch flächenhafte Blutungen im Zentrum von Quaddeln. Kein Juckreiz
- Magen-Darm-Blutungen (Purpura abdominalis): kolikartige Bauchschmerzen, Blut- oder Teerstühle oder okkulte Darmblutungen, selten als Komplikation eine Invagination (Sono!)
- Nierenbeteiligung: Mikro- oder Makrohämaturie (bei 25–30 %), Hypertonie, Proteinurie. Meist völlige Normalisierung der Befunde, nur bei einigen entwickelt sich chronische Nierenerkrankung ☞ 8.3.5
- Selten ZNS-Beteiligung mit Krampfanfällen, Lähmungen und Koma.

Diagnostik
Das Vollbild bietet keine diagnostischen Schwierigkeiten. Laborbefunde sind uncharakteristisch, evtl. BSG ↑, Leukozyten ↑, Gerinnung normal, okkultes Blut im Stuhl, Urinstatus.

Therapie
Keine spezifische Therapie bekannt. Wenn bakterielle Erkrankung vorausgegangen sind (z.B. Streptokokken) Antibiotika. Symptomatische Therapie von Arthritis, Fieber, Ödem mit nicht-steroidalen Antiphlogistika. Bei intestinaler Blutungen mit Gefahr der

Invagination oder Perforation (starke Bauchschmerzen!), Nierenbeteiligung oder ZNS-Beteiligung: Prednisolon 1–2 mg/kg/d. Akutes Nierenversagen wie akute Glomerulonephritis behandeln (☞ 8.3.5). Sorgfältige Beobachtung und längere Nachsorge (Urinkontrollen!).

Prognose
Gut, falls keine Nierenbeteiligung besteht. Milde Verläufe von einigen Tagen bis zu schweren Erkrankungen von mehreren Wochen mit Rezidiven bekannt. Etwa 25 % der Kinder mit Nierenbeteiligung haben abnorme Urinbefunde über Jahre.

Bei jedem Kind mit akuten Bauchschmerzen an Schönlein-Henoch denken und nach weiteren Symptomen suchen.

17.4.5 Thrombotische Erkrankungen

Kongenitale Defekte
Die Bildung eines Fibringerinnsels wird durch ein komplexes Inhibitorsystem mit Antithrombin III, Protein C, einen Kofaktor für aktiviertes Protein C (APC) und Protein S reguliert. Dieses verhindert eine spontane intravaskuläre Gerinnung. Verminderte Plasmaspiegel eines Inhibitors bringt eine Tendenz zu Thrombosen mit sich. Thromboembolische Komplikationen betreffen vorzugsweise das venöse System, arterielle Thrombosen sind selten. Lokalisationen: Tiefe Beinvenenthrombosen, Lungenembolie, Thrombose der Becken- und Mesenterialvenen und sagittale Sinusthrombose.

- **Antithrombin III-Defekt:** AT III blockiert die enzymatische Aktivität einiger Serin-Proteasen-Gerinnungsfaktoren, Aktivität durch Heparin gesteigert. Pat. haben 20–60 % der Aktivität von Normalpersonen. Vit. K unabhängig
- **Protein-C-Defekt:** Protein C hemmt in aktivierter Form Gerinnung und steigert Fibrinolyse. In der Leber produziert, Vit. K abhängig. Aktiviertes Protein C (APC) hemmt Plasminogen-Aktivator-Inhibitor was zu einer gesteigerten Fibrinolyse führt. Klinische Symptome bei Adoleszenten
- **Protein-S-Defekt:** Protein S wird Vit. K-abhängig in der Leber produziert und ist ein Kofaktor für den antikoagulatorischen Effekt von aktivierten Protein C. Pat. mit Thrombosen haben Spiegel 15–37 % der Norm.

Therapie
- Bei leichtem Mangel Heparin i.v. als Bolus mit 50–75 I.E./kg, anschließend Dauerinfusion von 10–25 I.E./kg/h. Kontrolle der FFP (Ziel: 1,5–2fache der Norm) Bei schwerem Antithrombin-III-Defekt FFP (☞ 17.5.4) und Heparin
- Frühzeitig mit Langzeitbehandlung beginnen: Marcumar® (1 Tbl. enthält 3 mg). Sättigungsdosis 0,2–0,5 mg/kg/d p.o. Nach 4 d auf Erhaltungsdosis umstellen. Erhaltungsdosis: 0,05–0,1 mg/kg/d. Ziel: Quick 15–30 %
- ! Bei alleinigem Therapiebeginn mit Marcumar® sind schwere thrombotische Komplikationen möglich → erst Vollheparinisierung, dann mit Marcumar® beginnen, nach Abschluß der Sättigung Heparin absetzen
- AT III-Konzentrate sind verfügbar: 1 I.E./kg steigert die Plasmaaktivität um 2–2,5 %.

Erworbene Formen

Thromboembolische Ereignisse vor allem bei NG und bei Patienten mit spezifischen Erkrankungen.
- Neugeborene: verursacht durch Nabelkatheter, Nierenvenenthrombose, Aortenthrombose, Vena-cava-Thrombose
- Zyanotische Vitien: venöse Thrombosen
- Azyanotische Vitien: arterielle Embolien von artifiziellen Klappen
- Gefäßschäden: arterielle und venöse Thrombosen
- Disseminierte intravasale Gerinnung: mikrovaskuläre Thrombosen
- Medikamente: L-Asparaginase.

Klinik
- **Arterieller Verschluß:** z.B. Schlaganfall (zerebrale Gefäße), kalte und pulslose untere Extremität (mit und ohne renale Beteiligung), myokardiale Infarzierung
- **Venöser Verschluß:** z.B. tiefe venöse Thrombose, mit und ohne Phlebitis, Lungenembolie, Nierenvenenthrombose.

Therapie
Entfernung des Thrombus oder Embolus durch Thrombektomie oder Thrombolyse, z.B.:
- Urokinase: 4400 I.E./kg über 10 Min., dann 4400 I.E./kg/h für 12–24 h
- Streptokinase: 3500–4000 I.E./kg (max. 250000 I.E.) über 30 Min. dann 1000–1500 I.E./kg/h (max. 100000 E/h) für 12–72 h.

17.5 Transfusion von Blut und Blutprodukten

Blutprodukte sind Arzneimittel und unterliegen den Vorschriften des Arzneimittelrechtes. Bluttransfusionen sind häufig lebensrettende Maßnahmen, jedoch nicht ohne Risiko. Das Risiko der Übertragung von Infektionen, wie HIV und Hepatitis C hat grössere Zurückhaltung bei der Indikationsstellung zur Bluttransfusion bewirkt. Andererseits haben die heutigen Screeningverfahren Bluttransfusionen sicherer gemacht als je zuvor.

Die Einleitung der Transfusion von Blutprodukten obliegt nach vorheriger Aufklärung und Einwilligungserklärung der Patienten bzw. deren Eltern dem zuständigen Arzt. Während und nach der Transfusion ist für eine geeignete Überwachung der Patienten zu sorgen. Nach Beendigung der Transfusion ist das Behältnis mit dem Restblut und dem Transfusionsbesteck steril abzuklemmen und 24 h bei +4 °C ± 2 °C aufzubewahren. Angebrochene Konserven dürfen nur in Notfällen in einer Zeit von 6 h weiterverwendet werden, wenn sie in dieser Zeit im Kühlschrank lagern. Übereinstimmung von Konservennummer, angegebenem Empfänger und Blutgruppenbefund sowie Alter der Konserve überprüfen.

Anforderungen an Blutkonserven
Blutgruppenbestimmung, Rh-Formel, Anti-HIV 1/2 Antikörper neg., Anti-HCV-Antikörper neg., HBs-Antigen neg., HCV-Genom neg., Antikörper gegen Treponema pallidum, ALT Frauen ≤ 45 U/L, Männer ≤ 68 U/L, Antikörpersuchtest: keine klinisch relevanten Antikörper nachweisbar.

17.5.1 Erythrozytentransfusion

Erythrozytentransfusionen verfolgen das Ziel, die Sauerstofftransportkapazität des Blutes bei ausgeprägter Anämie zu steigern.

Vollblut
Gebräuchlichste Stabilisatoren für Vollblut sind CPD (Citrat, Phosphat, Dextrose) und CPDA-1 (CPD mit Zusatz von Adenin). Lagerungsstabilität bis 21 d; Hb 12 g/dl, Hkt. ca 40 %, bis zu 5 d gelagertes Blut wird als Frischblut bezeichnet. Lagerung von Vollblut bei 4 °C über 24 h führt bereits zum Verlust von Thrombozyten und labilen Gerinnungsfaktoren (V;VIII). Deshalb Ausgleich eines Gerinnungsdefekts besser mit Thromboz., FFP oder Gerinnungsfaktorkonzentraten.

Erythrozytenkonzentrate
- Erythrozyten werden nach Zentrifugation von Buffy coat (Leukozyten und Thrombozyten) sowie Plasma im geschlossenen System abgetrennt oder durch Apherese gewonnen und anschließend in Additivlösung suspendiert. Hkt . 50–70 %. Verwendung in der Pädiatrie innerhalb von 5 d (Hyperkaliämie!)
- Leukozytendepletierte Ery-Konzentrate: Leukozytenfilter können 99 % der Leukoz. eliminieren. Hkt. 50–70 %, Haltbarkeit bei 4 °C 24 h.

Indikationen für Vollblut
- Austauschtransfusion bei neonataler Hyperbilirubinämie. Da häufig frisches Vollblut (niedrige Plasma-Kalium-Konzentration!) nicht verfügbar, auch Erythrozyten in FFP möglich
- Anämie mit Hypovolämie bei andauernden akuten Blutverlusten (Verdünnung der plasmatischen Gerinnungsfaktoren führt bei alleiniger Substitution mit Ery-Konzentraten zur Verstärkung der Blutung; FFP und Thrombozytenkonzentrate indiziert!). Wiederherstellung der Gewebeperfusion mit kristalloiden oder kolloidalen Lösungen hat Vorrang. Danach oder wenn sofort verfügbar gleichzeitig Erythrozyten.

Indikationen für Erythrozytenkonzentrate
- Ausgleich des Hb-Wertes bei symptomatischer Anämie. 10 ml/kgKG steigern den Hämatokrit um 10 %; maximales Transfusionsvolumen 15–20 ml/kg, maximale Transfusionsgeschwindigkeit 5 ml/kg/h. Für Austauschtransfusionen Komplettierung mit kompatiblen FFP
- Leukozytendepletierte Ery-Konzentrate zur Vermeidung von Fieberreaktionen durch Leukozyten-Antikörper, der Übertragung von Cytomegalieviren und der Alloimmunisierung gegen HLA-Antigene bei Patienten mit Leukämien, aplastischen Anämien oder Stammzelltransplantationen und der Notwendigkeit von Langzeittransfusionen.

Richtlinien für Erythrozytentransfusionen
(nach Pediatric Hemotherapy Committee of the American Association of Blood Banks)

Kinder und Adoleszente:
- Akuter Verlust > 15 % des zirkulierenden Blutvolumens
- Hb < 8 g/dl perioperativ
- Hb < 13 g/dl bei schwerer kardiopulmonaler Erkrankung
- Hb < 8 g/dl bei symptomatischer chronischer Anämie
- Hb < 8 g/dl bei Knochenmarkversagen.

Die empfohlene Dosis einer Ery-Standardsuspension mit einem Hkt. von 60 % ist 10–15 ml/kg.

Säuglinge in den ersten 4 Lebensmon.:
- Hb < 13 g/dl bei schweren pulmonalen Erkrankungen
- Hb < 10 g/dl bei leichten pulmonalen Erkrankungen
- Hb < 13 g/dl bei schwerer Herzerkrankung
- Hb < 10 g/dl bei größeren Operationen
- Hb < 8 g/dl bei symptomatischer Anämie.

Die empfohlene Dosis einer Ery-Suspension mit einem Hkt. von 70–90 % ist 15 ml/kg mit einer Infusionsdauer von 2–4 h. Junge Ery-Konzentrate (< 7 d Lagerung) verwenden.

Bestrahlung von Blutprodukten
Patienten mit zellulären Immundefekten (angeboren oder erworben), denen Blutprodukte einschließlich frischem flüssigen Plasmas mit lebenden Lymphozyten transfundiert werden, haben ein hohes Risiko an einer Graft-versus-Host-Krankheit zu erkranken. Deshalb sind alle Blutprodukte für diese Patienten mit einer Strahlendosis von 30 Gy zu bestrahlen.

17.5.2 Thrombozytentransfusion

Herstellung
Die Präparation erfolgt nach Vollblutentnahme durch Zentrifugation, Abtrennung von Plasma und Erythrozyten und Resuspension in einem Gemisch aus Plasma und Additivlösung. Ein effektiveres Verfahren stellt Thrombozytenapherese mit Hilfe eines Zellseparators dar. Lagerung bei 22 °C unter ständiger Agitation max. 5 d.

Indikation und Dosierung
- Thrombozytensubstitution ist bei Patienten mit Blutungen durch Thrombozytopenie oder abnormalen Thrombozytenfunktion indiziert. Auch ohne klinische Blutung ist die prophylaktische Plättchentransfusion notwendig, wenn ein Abfall unter 20×10^9/L (20 000/mm^3) vorliegt. Für unkomplizierte Verläufe sind Werte von $10–15 \times 10^9$/L ausreichend. Schwere Thrombozytopenien mit Fieber und Blutungen, bei operativen Eingriffen, disseminierten intravaskulären Blutungen und anderen schweren Gerinnungsstörungen erfordern höhere Werte ($> 50 \times 10^9$/L)
- Bei ererbten oder erworbenen qualitativen Thrombozytenstörungen sind Thr.-Substitutionen nur bei signifikanten Blutungen gerechtfertigt
- Blutungsrisiken bestehen bei FG mit Thr.-Werten von weniger als 100×10^9/L

- Für NG sind Dosen von 10 ml/kg eines Standardkonzentrates ausreichend. Größere Kinder benötigen 1–3 der durch Apherese hergestellten Konzentrate (2–4 x 10^{11} Thr./200 ml), um signifikante Blutungen zu beherrschen.

Richtlinien für Thrombozytentransfusionen
Kinder und Adoleszente:
- Thrombos < 50 000/mm^3 bei Blutungen oder invasiven Eingriffen
- Thrombos < 20 000/mm^3 bei Knochenmarkversagen mit Blutungsrisiko
- Qualitative Thrombozytendefekte und Blutungen oder invasive Eingriffe.

Säuglinge innerhalb der ersten 4 Lebensmon.:
- Thrombos < 100 000/mm^3 und Blutungen
- Thrombos < 50 000/mm^3 vor invasiven Eingriffen
- Thrombos < 20 000/mm^3 ohne klinische Symptome
- Thrombos < 100 000/mm^3, klinisch instabil.

17.5.3 Granulozytentransfusion

Herstellung
Die Gewinnung von Granulozyten in therapeutisch wirksamen Dosen ist durch Apherese nach vorausgegangener Konditionierung des Spenders mit dem hämatopoetischen Wachstumsfaktor G-CSF möglich geworden. Unverzügliche Transfusion.

Indikation und Dosierung
- Knochenmarkaplasie mit schwerer Neutropenie (< 0,5 x 10^9/L) und schweren Infektionen durch Bakterien u./o. Pilze, die mit Antibiotika u./o. Fungistatika nicht beherrschbar sind. Patienten mit seltenen kongenitalen Granulozytendefekten
- Neonatale Sepsis bei relativer Neutropenie
- NG und Sgl. bis 10 kg erhalten 1–2 x 10^9/kg Granulozyten. Größere Säuglinge und Kinder erhalten mindestens 1 x 10^{10}, Adolszenten 5–8 x 10^{10} Granulozyten täglich bis zur Beherrschung der Infektion oder bis zum Anstieg der Neutrophilen.

17.5.4 Fresh Frozen Plasma (FFP)

Transfusion von FFP ist für die Behandlung von Defekten der Gerinnungsfaktoren II, V, VII, X und XI effektiv.

Herstellung
FFP wird aus Vollblut nach Zentrifugation und durch Apherese durch Einfrieren innerhalb von 6–8 h nach Entnahme hergestellt.

Indikation und Dosierung
Blutungen durch multiple Defizienzen von Gerinnungsfaktoren bei Lebererkrankungen, DIC und der Verdünnungskoagulopathie nach massiven Blutersatz.

Die Dosis zur Behandlung von Koagulopatien ist 10–15 ml/kg, danach 10 ml/kg alle 12 h (exakte Dosiseinstellung durch PT und PTT). FFP sollte nicht als Volumenexpander benutzt werden, da 5 % Serumalbumin eine größere Virussicherheit besitzt.

17.5.5 Transfusionsreaktionen

Bei etwa 5 % der Bluttransfusionen treten Sofortreaktionen, bei 7 % verzögerte Reaktionen auf.

- **Fieberreaktionen:** Bedingt durch Antikörper gegen inkompatible Leukozyten oder Thrombozyten, hämolytische Reaktionen oder bakterielle Verunreinigung und begleitet von Kopfschmerz, Übelkeit und Erbrechen. Zellbedingte Reaktionen beginnen 30–60 Min. nach Transfusionsbeginn. Gutes Ansprechen auf Antipyretika
- **Allergische Reaktionen:** Kurz nach Transfusionsbeginn Juckreiz und Urtikaria. Bedingt durch immunologische Reaktionen gegen Plasmabestandteile. Verlangsamung der Transfusion und Antihistaminika. *Cave:* hereditärer IgA-Defekt!
- **Hämolytische Transfusionsreaktionen:** Rascher Beginn mit Unruhe, Angst, Gesichtsflush, präkordiale Schmerzen, Tachypnoe, Tachykardie und Rückenschmerzen. Schwerste Reaktionen durch Anti-A oder Anti-B im Patientenplasma gegen A-oder B-Antigene auf Spendererythrozyten. Folgen: Hämoglobinämie, Hämoglobinurie, Anstieg des Bilirubins, Abfall des Serumhaptoglobins
- **Lungenödem:** Herzinsuffizienz durch Volumenüberlastung oder durch immunologische Reaktion von Leukoagglutininen im Spenderplasma. Führt zu Leukozytenagglutinaten in Lungenkapillaren. Tachypnoe, Dyspnoe, RR ↑, ZVD ↑. Transfusion stoppen, ggf. Aderlaß
- **Bakterielle Kontamination:** Selten. Rascher Beginn mit schwerem Schüttelfrost, Fieber, Verwirrtheit. Schwere Verläufe mit Schock (Endotoxin), DIC und Nierenversagen. *DD:* Hämolytische Transfusionsreaktion.

Management

Jeder Transfusionszwischenfall muß schriftlich fixiert und der Blutbank gemeldet werden. Rückgabe der transfundierten Konserve, Transfusionsbesteck und Begleitpapiere an Blutbank.
- Transfusion stoppen
- Venösen Zugang mit Infusion offenhalten
- Blutdruck- und Urinausscheidung messen
- Blutentnahme (Nativ-und Zitratblut), Blutkultur. Erneute Bestimmung von Blutgruppe des Empfängers und Spenders, Kreuzprobe, Blutkultur von Empfänger/Spender, BB, Elyte, Gerinnung, GOT, GPT, Bilirubin, Haptoglobin, LDH, freies Hb im Serum. Aus Urin freies Hb und Sediment. Sofortige Zentrifugation des Zitratblutes, rotgefärbtes Plasma ist Hinweis auf Hämolyse
- Bei Fieber: Antipyretika, Antihistaminika.
- Bei V.a. bakterielle Verunreinigung der Konserve Sepsisbehandlung (bei Auswahl der Antibiotika an gramnegative Keime denken, ☞ 6.3.1)
- Schocktherapie (☞ 3.2)
- Bei Hämolyse zusätzlich forcierte Diurese mit Ringer/Furosemid oder Mannitol, ggf. Hämofiltration/Dialyse (*Ind.:* 24-h-Anurie, Krea-Anstieg, RR-/ K$^+$-Anstieg)
- Bei massiver Fehltransfusion bei NG, Sgl. oder Kleinkindern totaler Blutaustausch, bei größeren Kindern partieller Blutaustausch (3–4 Konserven).

Übertransfusion
Akute Reaktionen können auch durch Übertransfusion auftreten (zuviel Volumen in zu kurzer Zeit) Besonders gefährdet sind Patienten mit Herzfehlern.
- **Klinik:** Tachypnoe, Dyspnoe durch Lungenödem, RR ↑, ZVD ↑
- **Therapie:** partieller Aderlaß und langsamer Ersatz des normalen Blutvolumens durch Erythrozytenkonzentrat. Therapie der Herzinsuffizienz (☞ 7.3).

Verzögerte Reaktionen
Stunden bis Tage nach Transfusion.
- Infektionen mit CMV, Hepatitis-Virus, HIV
- Hämolyse mit Ikterus, Hb-Abfall

Sensibilisierung gegen Oberflächenantigene der Erythrozyten.

# 18

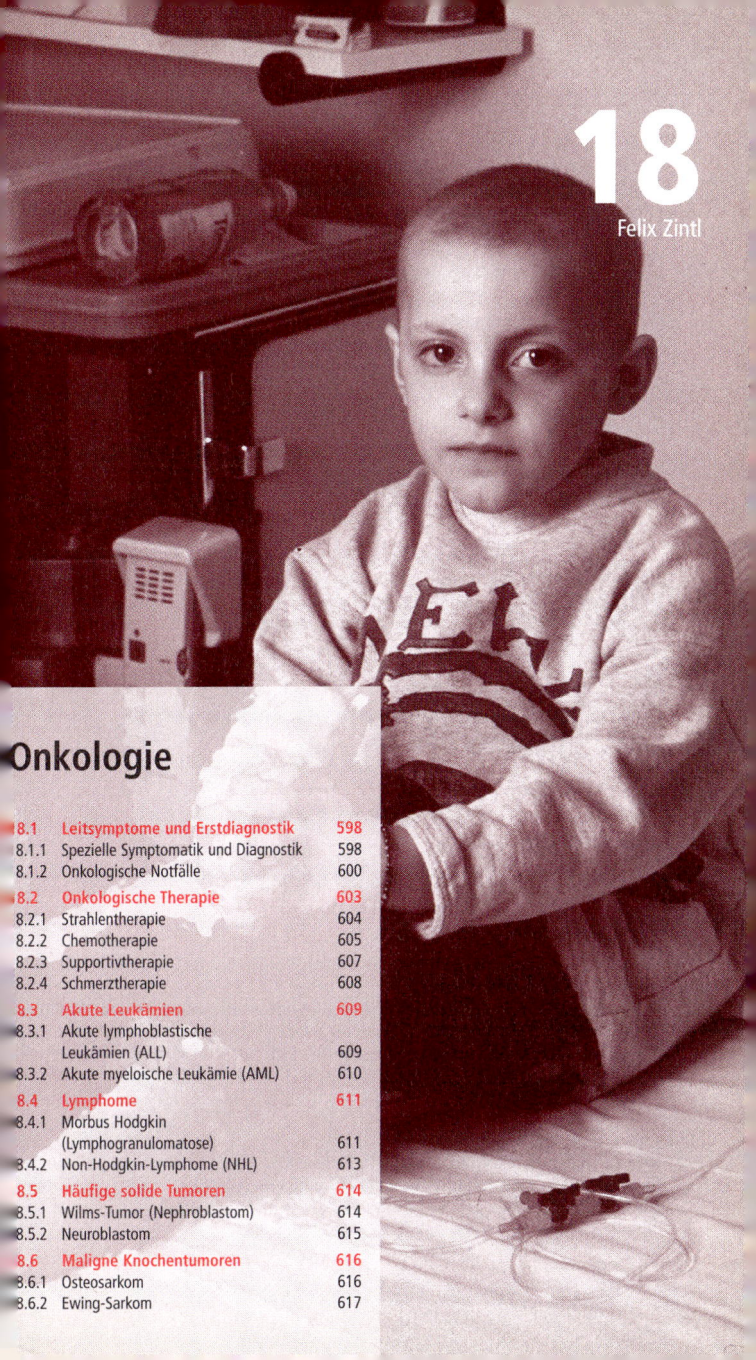

Felix Zintl

Onkologie

18.1	**Leitsymptome und Erstdiagnostik**	**598**
18.1.1	Spezielle Symptomatik und Diagnostik	598
18.1.2	Onkologische Notfälle	600
18.2	**Onkologische Therapie**	**603**
18.2.1	Strahlentherapie	604
18.2.2	Chemotherapie	605
18.2.3	Supportivtherapie	607
18.2.4	Schmerztherapie	608
18.3	**Akute Leukämien**	**609**
18.3.1	Akute lymphoblastische Leukämien (ALL)	609
18.3.2	Akute myeloische Leukämie (AML)	610
18.4	**Lymphome**	**611**
18.4.1	Morbus Hodgkin (Lymphogranulomatose)	611
18.4.2	Non-Hodgkin-Lymphome (NHL)	613
18.5	**Häufige solide Tumoren**	**614**
18.5.1	Wilms-Tumor (Nephroblastom)	614
18.5.2	Neuroblastom	615
18.6	**Maligne Knochentumoren**	**616**
18.6.1	Osteosarkom	616
18.6.2	Ewing-Sarkom	617

Trotz ihres hohen Anteils an den Todesursachen sind Krebserkrankungen bei Kindern relativ selten. In Deutschland werden jährlich etwa 2000 Neuerkrankungen registriert. Malignome des Kindes unterscheiden sich in Bezug auf ihre Histologie und Prognose erheblich von denen des Erwachsenen. Die jährliche Inzidenzrate der malignen Tumoren für das Alter unter 15 J. liegt bei etwa 14 pro 100000 Einwohner.

Relative Häufigkeit der in Deutschland beobachteten Krebserkrankungen bei Kindern < 15 J.: Leukämien 34,3 %, ZNS-Tumoren 16,5 %, Lymphome 11,4 %, Tumoren des sympathischen Nervensystems 7,6 %, Weichteiltumoren 6,6 %, Nierentumoren 6,4 %, Knochentumoren 5,1 %, Keimzelltumoren 3,9 %, retikuloendotheliale Neubildungen 3,4 %, sonstige Diagnosegruppen 4,8 %.

18.1 Leitsymptome und Erstdiagnostik

Allgemeinsymptome
Abgeschlagenheit, Spielunlust, Appetitlosigkeit, Gewichtsverlust, subfebrile Temperaturen oder Fieber, Nachtschweiß, Schmerzen. Häufig sind die Kinder aber in gutem Allgemeinzustand. Lokale Kardinalsymptome beachten!

Diagnostik
Grundsätzlich bei allen Tumoren:
- BB, Leber- und Nierenwerte, Harnsäure, Immunglobuline, BSG, CRP, Virusserologie, Urinstatus
- Rö-Thorax in 2 Ebenen zum Ausschluß von Lungenmetastasen, evtl. Thorax-CT.

18.1.1 Spezielle Symptomatik und Diagnostik

Tumoren des Nervensystems ☞ 12.9
Klinik

Intrakranielle Tumoren
- Primär Kopfschmerzen, Erbrechen, Sehstörungen (Strabismus), manchmal (fokaler) Krampfanfall als erstes Zeichen
- Bei fortgeschrittenem Stadium: Hirndrucksymptomatik, neurologische Ausfälle: Gang- und Standunsicherheit, Ataxie, Nystagmus (speziell bei infratentoriellen Tumoren); Verhaltensauffälligkeiten (Reizbarkeit, Somnolenz, Persönlichkeitsveränderungen), Leistungsminderung, endokrine Abnormitäten (Hypothalamus-Hypophyse: Diabetes insipidus, Gedeihstörungen).

Spinaltumoren
Rückenschmerzen (Verstärkung bei Rumpfbeugen, Valsalva-Versuch), paraspinale Muskelspasmen, spinale Deformitäten, Gangstörungen, Schwäche, Reflexveränderungen, Sensibilitätsstörungen und verminderte Perspiratio insensibilis unterhalb des Tumors, Sphinkterschwäche von Blase und Mastdarm.

Diagnostik

- Klinisch-neurologischer Befund, Augenhintergrund (Stauungspapille?)
- Rö-Schädel in 2 Ebenen: Zeichen des erhöhten Hirndrucks (Nahtdehiszenz, „Wolkenschädel", Sellaveränderungen, intrakranielle Verkalkungen)
- Schädel-CT mit und ohne Kontrastmittel (95 % der Tumoren diagnostizierbar)
- MRT (mit Kontrastmittel): größere Sensitivität für Hirntumoren (vor allem für Temporallappen und hintere Schädelgrube)
- MR-Angiographie
- Zytologische Untersuchung des Liquors

! Cave! Gefahr der Einklemmung des Hirnstammes, vorher Augenhintergrunduntersuchung!

Tumoren der Kopf-Hals-Region

Klinik

- **Rhabdomyosarkom**
  - Hals: Weichteiltumor, Heiserkeit, Dysphagie
  - Nasopharynx: Sinusitis, Schmerzen, Epistaxis, Dysphagie
  - Nasennebenhöhlen: Sinusitis, einseitig verlegte Nasenatmung, Epistaxis
  - Mittelohr: chronische Otitis media, laufendes Ohr, Tumormasse im äußeren Gehörgang, periphere Fazialisparese
  - Orbita: Protrusio, Strabismus
- **Neuroblastom** (☞ 18.5.2): palpabler Tumor, Horner-Syndrom (Miosis, Ptosis, Enophthalmus, Anhidrosis), Exophthalmus, palpable supraorbitaler Tumor, Ekchymose, Strabismus
- **Non-Hodgkin-Lymphom** (☞ 18.4.2): vergrößerte Lymphknoten, unilaterale Tonsillenhypertrophie, Schwellung des Kiefers, nasale Obstruktion, Hirnnervenlähmung.

Diagnostik

Rhino- und Otoskopie, Augenhintergrund, Rö-NNH, CT u./o. MRT mit Kontrastmittel lokal, CT-Thorax, Knochenmark- und Liquoruntersuchung, Biopsie aus Lymphknoten und Tumor (ausreichend Material für Diagnose notwendig), Katecholamine (Vanillinmandelsäure und Homovanillinsäure).

Mediastinaltumoren

Non-Hodgkin-und Hodgkin-Lymphome, T-ALL mit Mediastinaltumor, Neuroblastom.

Klinik

Symptome zu Beginn diskret. Später Hustenreiz, gestaute Halsvenen, Ödem von Hals und Gesicht, Dyspnoe, Dysphagie. Bei großen Tumoren bedrohliche Atemstörungen mit Stridor und Zyanose.

Diagnostik

Rö-Thorax, CT, Knochenmark- und Lumbalpunktion, Histologie.
! Cave! Narkoserisiko!

Tips und Tricks
- Ein großer Mediastinaltumor führt durch Kompression von Trachea, Bronchien und Gefäßen zu einer bedrohlichen Insuffizienz von Atmung und Kreislauf
- Erhebliches Narkoserisiko bei der initialen diagnostischen Thorakotomie. Wenn möglich Probeentnahme aus peripheren Lymphknoten. Falls das Knochenmark befallen ist, kann die Diagnose bereits damit gesichert werden. Evtl. zytologische Diagnose aus Pleuraexsudat
- Vor einem unbedingt notwendigen operativen Eingriff mit Narkose zunächst präoperative Behandlung mit Prednison.

Intraabdominale Tumoren

Bauchtumoren werden oft zufällig durch die Eltern entdeckt. Bauchschmerzen sind oft erste Anzeichen, es folgen Fieber, Erbrechen, Gewichtsverlust.
- **Wilms-Tumor** (☞ 18.5.1): Bauchtumor mit Schmerzen, Fieber, Erbrechen, Hypertonie, Hämaturie
- **Non-Hodgkin-Lymphom** (☞ 18.4.2): oft in der Ileozoekalregion gelegen. Bauchtumor mit Schmerzen, Erbrechen, Diarrhoe, Invagination, Aszites, gastrointestinale Blutungen.

Diagnostik
- Sono. Bei V.a. Wilms-Tumor i.v.-Urogramm, CT u./o. MRT (Leber-, LK-Metastasen)
- Katecholamine (DD Neuroblastom)
- α_1-Fetoprotein und β-HCG (DD Hepatoblastom)
- Knochenmarkpunktion zur DD Non-Hodgkin-Lymphom, ALL.

Knochentumoren

Meist Extremitäten betroffen (Osteosarkom ☞ 18.6.1, Ewing-Sarkom ☞ 18.6.2).

Klinik
Lokale Schmerzen (90 %), lokale Schwellung (50 %), Funktionseinschränkung (45 %); pathologische Fraktur, schnell wachsende lange Röhrenknochen am häufigsten befallen; Gelenkerguß, Rötung und Überwärmung lenken den Verdacht häufig auf Osteomyelitis.

Diagnostik: Rö, CT, MRT (extraossärer Weichteilbefall, intramedulläre Tumorausdehnung), Skelettszintigraphie, CT-Thorax.

18.1.2 Onkologische Notfälle

Onkologische Notfälle können verschiedene Ursachen haben und danach in drei große Gruppen eingeteilt werden:
- Kompression lebenswichtiger Organe durch den Tumor
- Pathologische Veränderungen des Blutes und der Blutgefäße
- Schwere metabolische Störungen.

Bei einem onkologischen Notfall Kind sofort in ein pädiatrisch-onkologisches Zentrum verlegen. Ein Großteil der Fortschritte bei der Krebsbehandlung von Kindern ist durch die erfolgreiche Beherrschung derartiger Komplikationen bedingt.

Kompression lebenswichtiger Organe

Oberes Hohlvenensyndrom
Kompression der V. cava superior durch Tumormassen im vorderen Mediastinum (Hodgkin- oder Non-Hodgkin-Lymphome u.a.).
- **Symptome:** Kurzatmigkeit, Einflußstauung mit Ödem des Gesichtes und Halses
- **Diagnose:** Rö-Thorax in 2 Ebenen, Echo. Histologische Diagnose ohne Allgemeinnarkose anstreben. Wenn dies nicht möglich, Therapie mit Prednison und/oder Cyclophosphamid beginnen.

Rückenmarkkompression
Neuroblastom, Lymphom, Ependymom, Leukämie, Ewing-Sarkom.
- **Klinik:** Rückenschmerzen, verstärkt durch Bewegung, Kopfbeugen, Valsalva-Versuch. Motorische Schwäche und Inkontinenz entwickeln sich später
! Bei Kindern mit Rückenschmerzen ist eine sorgfältige neurologische Untersuchung obligat
- **Diagnostik:** MRT, Liquor liefert nur unspezifische Information
- **Therapie:** bei Verdacht nach MRT Dexamethason 1 mg/kg, Dekompressions-OP (Laminektomie), Chemotherapie u./o. Radiotherapie je nach Sensitivität.

Intrakranieller Druck und Herniation
Hirntumoren (Astrozytome, primitive neuroektodermale Tumoren (PNET)), Medulloblastome.
- **Klinik:** variiert abhängig vom Alter. Bei Säuglingen Persönlichkeitsveränderungen, Erbrechen, Lethargie, Verlust motorischer Fähigkeiten, Krämpfe und Kopfumfangswachstum. Bei älteren Kindern sind Kopfschmerzen am häufigsten. Cushingsche Trias: Bradykardie, Hypertonie und Apnoe. Bei Herniation: Veränderung der Atmung, der Pupillengröße und -reaktivität, der Augenbewegung und der motorischen Funktionen
- **Diagnostik:** CT, intrakranielle Druckmessung
- **Therapie:** Dexamethason 0,5–1 mg/kg Ladungsdosis, dann 0,25–0,5 mg/kg 4 x/d. Zur Diurese Mannitol 20 %, 1–2 g/kg. 5 mg/kg/d Azetazolamid zur Reduktion der Liquorproduktion. Hyperventilation nach Intubation senkt den intrakraniellen Blutfluß. Antikonvulsiva (☞ 12.3.1). Bei Blutungsverdacht Thrombozyten (☞ 17.5.2) und FFP (☞ 3.2).

Massive Hepatomegalie
Vor allem bei Stadium IV-Neuroblastom bei Säuglingen durch Tumorinfiltration. Verursacht mechanische Kompression des respiratorischen, kardiovaskulären, gastrointestinalen und renalen Systems sowie DIC (☞ 17.4.1). *Ther.:* niedrig dosiertes Cyclophosphamid, chirurgische Vergrößerung der Bauchwand möglich.

Pathologische Veränderungen des Blutes und der Blutgefäße

Hyperleukozytose
Sehr hohe Zahlen an leukämischen Blasten sind mit hoher Morbidität und Mortalität verbunden (Tumorlyse!). Klinisch signifikante Hyperleukozytosen liegen bei > 200 000/µl bei AML oder > 300 000/µl bei ALL. Es kommt zu Zirkulationsstörungen im Gehirn, den Lungen und anderen Organen durch Aggregatbildung.
Therapie: Hydratation, Alkalisierung. Allopurinol. Thrombozytensubstitution (Risiko einer intrazerebralen Blutung hoch!). FFP und Vit. K vor allem bei AML. Hb nicht über 10 g/dl (Blutviskosität!). Austauschtransfusion oder Leukapherese um Leukozyten zu senken.

Leukopenie
Am häufigsten nach Zytostatikatherapie. Risiko einer Infektion mit Bakterien und Pilzen (☞ 18.2.1 u. 18.2.2).

Lymphopenie
Gefahr der Infektion mit Viren, Protozoen und Pilzen. Gefahr der bakteriellen Infektion besonders hoch bei absoluten Granulozytenwerten < 100/mm^3.
- **Diagnostik:** Blutkulturen vor allem auch aus implantierten Kathetern, Kulturen aus allen infektionsverdächtigen Stellen; Rö-Thorax
- **Therapie:** empirisches Antibiotikaregime gegen gram-positive und gram-negative Erreger.

Gerinnungsstörungen
Bei Leukämien, Chemotherapie, Sepsis.
- **Thrombozytopenie:** häufigste Ursache. Symptome: Petechien, Ekchymosen, Epistaxis
- **Verbrauch oder verminderte Produktion der Gerinnungsfaktoren:** seltener. Symptome sind Ekchymosen, Blutungen aus Punktionsstellen und zerebrovaskulären Ereignissen
- **Therapie:** Thrombozytenkonzentrate bei Werten < 20000/µl oder bei manifesten Blutungen. Thrombos werden mit 3000 rad bestrahlt, um transfusionsbedingte „graft-versus-host-disease" zu vermeiden. Leukozytenfilter verwenden zur Verhütung einer Sensibilisierung und zur Prophylaxe einer CMV-Erkrankung. Bei Reaktionen (Fieber, Exanthem, Rigor) während der Transfusion → Prämedikation. Bei schweren Erscheinungen Prednison.

Anämie
Bei langsamen Absinken können Kinder Hb-Werte von 2–3 g/dl tolerieren. Ein akuter Blutverlust von 5 g/dl ist aber lebensbedrohlich.

Therapie
- Sehr niedrige Hb-Werte durch reduzierte Produktion: kleine Volumina von 3–5 ml/kg über 3–4 h transfundieren, um ein kongestives Herzversagen zu vermeiden
- Akuter schwerer Blutverlust: sofortige rasche Erythrozytentransfusion. 10 ml/kg steigern den Hb um 3 g/dl. Bei starken Verlusten oder bei sehr kranken Kindern mit Tumoren sind in der Praxis 15–20 ml/kg erforderlich, um einen Anstieg um 3 g/dl zu erreichen
- Moderate Anämie: Transfusionen erst bei Hb ≤ 7 g/dl notwendig. Prä-OP Hb von 10 g/dl anstreben.

Zerebrovaskuläre Ereignisse
Ursachen sind Hyperleukozytose, Koagulopathie, Medikamente (z.B. L-Asparaginase, Cisplatin, Methotrexat) und Gefäßprozesse. Zerebrovaskuläre Verschlüsse gehen typischerweise mit plötzlicher Veränderung der Motorik oder der Sprache einher.
- **Diagnostik:** sofortiges CT des Gehirns mit Kontrastmittel (Blutung oder progressiver Tumor?), MRT wenn Patient stabilisiert ist, ggf. MR-Angiographie
- **Therapie:** abhängig von der Diagnose.

Metabolische Notfälle

Tumorlyse-Syndrom
Spontane oder behandlungsbedingte Tumornekrose mit Freisetzung von Kalium, Phosphat und Aminosäuren. Dies führt zu Hypokalzämie, Hyperurikämie und Nierenversagen. Es kommt typischerweise vor oder bis zu 5 Tagen nach Beginn der Therapie vor (vor allem bei Erkrankungen mit großen Tumormassen, wie Burkitt-Lymphom oder T-ALL). Das Risiko ist gesteigert bei renaler Tumorparenchym-Infiltration.

Klinik
Harnsäure 10–15 mg/dl; Unspezifische Symptome wie Lethargie, Übelkeit oder Erbrechen. Nierenversagen erst bei Harnsäure $\geq$ 20 mg/dl.

Therapie
Präventive Maßnahmen! Vor Beginn der Chemotherapie muß metabolische Stabilität erreicht werden.
- Wichtigste Maßnahme ist die Initiierung und Aufrechterhaltung eines hohen Urinflusses (100–250 ml/m^2/h): 3000–5000 ml/m^2/d (5 % Glukose in halbisotoner NaCl-Lösung). Bei ungenügender Ausfuhr Furosemid 1–10 mg/kg/d. Initial kein Kaliumzusatz
- Alkalisierung des Urins: NaHCO$_3$ 40–80 mmol/l, angestrebter Urin-pH 7,0
- Kontrolle von Na, K, Cl, Phosohat, Harnsäure, Kreatinin alle 12–24 h
- Indikationen für Dialyse: K > 6 mmol/l, Harnsäure > 10 mg/dl, Kreatinin > 10fachen Normalwert, Urämie, Phosphor > 10 mg/dl, Urinausscheidung < 50 ml/m^2/h trotz Furosemid 10 mg/kg/d.

Behandlung nur in pädiatrisch-onkologischen Zentren.

18.2 Onkologische Therapie

Für nahezu alle Leukämie- und Tumorentitäten im Kindesalter existieren Protokolle mit festgelegten Diagnose- und Therapieverfahren. Die Entwicklung und Aktualisierung der Protokolle erfolgt im Rahmen prospektiver Therapiestudien (Koordination: Gesellschaft für Pädiatrische Onkologie und Hämatologie, GPOH). Lokale Therapien, wie Operation oder Bestrahlung sind wichtige Komponenten für die meisten soliden Tumoren.

Prinzipiell beinhalten jedoch alle Therapieprotokolle eine multimodale Behandlung, d.h. eine Kombination aus Operation, Bestrahlung und Chemotherapie. Ziel ist immer die Heilung der Kinder, was die Vernichtung aller malignen Zellen voraussetzt.
Die größten Heilungschancen sind während der initialen Therapie gegeben. Kinder mit malignen Erkrankungen sollten unverzüglich einem pädiatrisch-onkologischen Zentrum zugewiesen werden.

18.2.1 Strahlentherapie

Nahezu ausnahmslos primär kurative Absicht in Kombination mit Chemotherapie. Ionisierende Strahlen sind nach wie vor ein bedeutender Bestandteil der Krebstherapie des Kindes. Während der Entwicklung der pädiatrischen Onkologie vor allem auf dem Gebiet der Chemotherapie in den letzten 20 J. wurde die Bedeutung der Radiotherapie für jede Tumorentität klarer definiert. Im Rahmen der multimodalen Therapie konnten die Strahlendosen reduziert werden.

Therapie der akuten Nebenwirkungen
Strahlenkater mit grippeähnlichen Symptomen und Übelkeit, Erbrechen, Appetitverlust, Schläfrigkeit, Gereiztheit. Lokale Nebenwirkungen vom Bestrahlungsort abhängig.
- Erbrechen bei supra- oder infradiaphragmaler Bestrahlung: Neuroleptika aus der Gruppe der Phenothiazinderivate (z.B. Chlorpromazin). Besser wirksam Ondansetron (Zofran®) 5 mg/m² p.o. alle 12 h
- Erbrechen oder milde Hirndrucksymptome bei Schädelbestrahlung: Dexamethason 2–3 x 1 mg/m²/d
- Enteritiden bei abdominaler oder pelviner Bestrahlung: leichte Kost bzw. Diät, Kamillentee, evtl. Elytsubstitution, orale Dauertropfinfusion oder kurzzeitige Unterbrechung der Radiotherapie und parenterale Ernährung
- Schleimhautulzera (Mund, Rachen, Ösophagus): Diagnostik auf Herpes-simplex-Virus, Pilze und Bakterien. Mundspülungen z.B. mit Maaloxan-Susp./Xylocain viskös 2 %/Panthenol-Lösung 5 % (Verhältnis 1 : 1 : 1). Bei ausgedehnten Soorbelägen ohne Rückbildungstendenz trotz lokaler Therapie (wie 6 x tägl. Amphotericin-B-Suspension): Amphotericin-B (0,1–)1,0 mg/kg/d i.v. für 5–7 Tage
- **!** Bei offenen Läsionen kein Hexitidin verwenden (hemmt Fibroblastensprossung)
- Bei HSV-Nachweis: Aciclovir 30 mg/kg/d in 3 ED i.v. für 5 d
- Analgetika: Novalgin® 10 mg/kg 1–4 x am Tag langsam i.v. Bei sehr starken Beschwerden: Codein 0,5–1 mg/kg p.o. alle 4 h oder Morphin 0,3 mg/kg p.o. alle 4 h oder 0,1–0,15 mg/kg i.v. oder i.m. alle 4 h. Dosis kann gesteigert werden, um Schmerzfreiheit zu erreichen
- Bestrahlte Hautregionen während und einige Zeit nach der Bestrahlung nicht mit Seife waschen, sondern möglichst vollständig trocken halten (hilfreich: Talkumpuder). Gefahr der trockenen und bes. der feuchten Epidermolyse!
- Somnolenzsyndrom: ca. 6–7 Wo. nach der Schädelbestrahlung im Rahmen der Therapie der akuten Leukämien. Stark erhöhtes Schlafbedürfnis, Apetitlosigkeit, Spielunlust bis zur Lethargie, Fieber, evtl. Kopfschmerzen. EEG-Veränderungen und Liquorpleozytose kommen vor. Spontane Erholung in 1–3 Wo., selten Dexamethason erforderlich. Aufklärung ist wichtig.

- Vorsicht bei gleichzeitiger Verabreichung von Zytostatika, v.a. bei Actinomycin D und Adriamycin, wodurch die Strahleneffekte verstärkt werden (Verschiebung oder Unterbrechung)
- Granulo- und Thrombozytopenie bei Großfeld-Bestrahlung (z.B. kraniospinale Bestrahlung bei Medulloblastom) können zur Unterbrechung der Bestrahlung zwingen.

18.2.2 Chemotherapie

Grundregeln zur Durchführung der Zytostatikatherapie

- Alle Zytostatikadosierungen sollten von einem erfahrenen Onkologen berechnet werden und durch einen zweiten überprüft werden
- Zytostatika, die für verschiedene Applikationswege vorgesehen sind, dürfen nicht auf dem gleichen Tablett plaziert werden (*Cave!* Verwechslung intravenös und intrathekal!)
- Für i.v.-Injektionen „Zwei-Spritzen-Technik" verwenden: eine Spritze enthält Kochsalzlösung, die zweite das Medikament. Nach Venenpunktion zunächst physiologische Kochsalzlsg. injizieren, danach das Medikament und danach nochmals Kochsalz. Exakter Sitz des i.v.-Zuganges ist obligat
- Vor jeder Zytostatikagabe genaue körperliche Untersuchung und Basisdiagnostik: AZ, EZ, Infektionen, Nieren- und Knochenmarkfunktion, BB, Thrombos, Krea
- Aktuelles Körpergewicht und Körperlänge zur Berechnung der Körperoberfläche (bei Sgl. wird kg-bezogene Dosierung verwendet: 1 m^2 KOF=30 kg, Nomogramm ☞ 29)
- Zytostatika erst unmittelbar vor der Applikation auflösen. Nur unter Verwendung eines Sicherheitsabzuges (Biowerkbank) zubereiten. Einmalhandschuhe (nicht penetrierbar), Mundschutz, Schutzkittel verwenden. Lösungsvorschriften und evtl. Lichtempfindlichkeit beachten
- Substanzen getrennt und nacheinander applizieren, bei größeren Mengen Kurzinfusion
- Bei schlechten Venenverhältnissen frühzeitige Implantation eines Verweilkatheter-Systems (Broviac/Hickman oder Port-A-Cath-System)
- Intrathekale Applikation (Dosierung nach Altersgruppen): bei Lumbalpunktion soviel Liquor ablassen wie Lösung (zimmerwarm) injiziert werden soll (nicht mehr als 5–10 ml). Bei sehr unruhigen Kindern evtl. korrekten Sitz der Punktionsnadel durch Aspiration überprüfen. Anschließend ca. 1/2 h Rückenlage
- Schutzmaßnahmen für das Personal beachten.

Sofortmaßnahmen bei Paravasat

Schwere Gewebsschäden und Nekrosen nach lokaler paravenöser Injektion mit Dactinomycin, Daunomycin, Vincristin.
Injektion/Infusion sofort stoppen. Kanüle belassen und versuchen, soviel wie möglich des Präparates zu aspirieren. Verdünnung des Zytostatikums durch Injektion von 3–5 ml 0,9 % Kochsalzlösung versuchen. Eisumschläge und Hochlagerung der Extremität. Chirurgische Intervention bzw. Fibrinklebertherapie selten notwendig.

Probleme der Chemotherapie bei Säuglingen

Die relativen Flüssigkeitsvolumina und andere Kompartimente verändern sich rasch nach der Geburt. Ebenso reift die metabolische Kapazität der Leber und die glomeruläre Filtrationsrate der Niere. Absorptionsprobleme des Darmes bedingen eine i.v.-Applikation der Medikamente, wenn immer möglich (operativer venöser Zugang!). Das Verhältnis von Körperoberfläche und Körpergewicht verändern sich mit dem Alter. Dosen, die nach KOF berechnet werden, können zu einer Überdosierung führen, besonders bei Kindern < 2 J. Deshalb für Säuglinge kg-Dosierung verwenden.

Nebenwirkungen der zytostatischen Therapie

- **Allgemeine Toxizität:** Myelosuppression, Übelkeit, Erbrechen, Schleimhautulzera, Haarausfall, Gewichtsverlust
- **Prednison/Dexamethason (Pred/Dexa):** Cushing-Syndrom, Katarakt, Diabetes, Natriumretention, Kaliumverlust, Hypertonie, gastrointestinale Ulzera, Myopathie, Osteoporose, Infektionen, psychische Veränderungen (Euphorie oder Depression, besonders bei DEXA)
- **Vincristin (VCR):** periphere Neuropathie (Areflexie, Parästhesie, Muskelschwäche), lokale Zellulitis bei paravenöser Applikation, Obstipation, Ileus (für regelmäßigen Stuhlgang sorgen!), inadäquate ADH-Sekretion, zerebrale Anfälle, neuralgiforme Schmerzen, minimale Myelosuppression
- ! *Cave:* versehentliche intrathekale Gabe infolge Verwechslung: letale Komplikation!
- **Adriamycin/Daunorubicin (ADR/DNR):** tiefe, schlecht heilende Gewebsnekrosen bei paravenöser Applikation, Phlebitis. Ausgeprägte orointestinale Schleimhauttoxizität. Allergische Reaktion mit Dermatitis und Fieber. Kardiotoxizität: regelmäßige Kontrollen der Ventrikelfunktion erforderlich (Echo: FS-Ratio), Radionuklid-Ventrikulographie (Auswurfleistung). Vermeidung von Spitzenkonzentrationen durch Infusion
  - Akute Form: kurz andauernd, reversibel, nicht dosisabhängig. Unspezifische EKG-Veränderungen
  - Chronische Form: kongestives Herzversagen, später Beginn. Abhängig von kumulativer Dosis (> 450 mg/m^2). Irreversibel durch Zerstörung von Myofibrillen. Oft therapierefraktär
- **L-Asparaginase (L-ASP):** Allergische Reaktion von leichter Hautrötung bis zur Urtikaria mit schwerem Bronchospasmus und anaphylaktischem Schock (Alternativpräparat: Erwinia-Asparaginase). Pankreatitis, Hyperglykämie, Blutungen und thromboembolische Komplikationen (selten, Kontrollen von Fibrinogen und AT III erforderlich). Plättchendysfunktion und Enzephalopathie
- **Cyclophosphamid (CYC):** Hämorrhagische Zystitis (prophylaktische Gabe von Mesna-Uromitexan® und ausreichende Diurese). Inadäquate ADH-Sekretion, Nierentubulusschäden, Blasenkrebs, Störung der Spermatogenese
- **Ifosfamid (IFO):** ähnlich wie bei CYC, insbesondere Nephrotoxizität bis zum klinischen Bild des Fanconi-Syndroms (☞ 8.3.11), Neurotoxizität, Kardiotoxizität
- **Etoposid (VP 16):** nicht mit Glukose oder gepufferten Lösungen mit einem pH > 8 verdünnen! Infusion über 1 h, verdünnt mit 0,9%iger NaCl-Lösung im Verhältnis mind. 1 : 50. Blutdruckabfall bei zu schneller Infusion, allergische Reaktion, z.B. anaphylaktischer Schock. Periphere Neuropathie, Cholestase
- **Methotrexat (MTX):** orointestinale Mukositis, Dermatitis (Exanthem, Erythem, Desquamation), Leber- und Nierentoxizität, Pneumonitis, Enzephalopathie bei Hochdosistherapie → regelmäßige Serumspiegelkontrollen und Citrovorumfaktor-Rescue (Leukovorin®)

! Gefahr! Fatale Überdosierung bei intrathekaler Gabe durch Verdünnungsfehler oder Entnahme aus falscher Ampulle (Ampullen/Infusionsflaschen von 5 mg! bis 5 g! im Gebrauch)
- **Cytosin-Arabinosid (ARA-C):** starke orointestinale Schleimhauttoxizität, Enteritis, Darmwandnekrosen, Erythem, Fieber, Myalgie, Knochen- und Gelenkschmerzen, Gesichts-Flush, Leberfunktionsstörungen, Konjunktivitis
- **Actinomycin D (ACT-D):** Gewebsnekrosen bei Extravasat, gastrointestinale Störungen (Übelkeit, Erbrechen, Diarrhoe) und Schleimhautulzerationen. Hepatotoxizität: Lebervenenverschlußkrankheit, Radiosensitizer
- **Cisplatin (PLT):** Nephrotoxizität (Verstärkung durch Aminoglykoside), Ototoxizität, Tetanie, Neurotoxizität, hämolytisch-urämisches Syndrom (☞ 17.1.6), anaphylaktische Reaktion.

18.2.3 Supportivtherapie

Infektionsprophylaxe
Neben metabolischen Problemen sind die Myelo- und Immunsuppression Komplikationen während der Therapie. Infektionen können deshalb lebensbedrohende Erkrankungen auslösen.
- Mund- und Schleimhautpflege: Spülung mit desinfizierenden und alkalisierenden Lösungen
- Zahnpflege: mit weicher Zahnbürste oder Mundspülungen konsequente Säuberung des Periodontiums. Bei Thrombopenie oder sehr vulnerabler Schleimhaut keine Zahnbürste verwenden. Spülung mit Chlorhexamed (löst Plaques auf)
- Selektive Darmdekontamination: Colistin 100000 I.E./kg/d in 3–4 ED
- Vermeidung von Pilzinfektionen: Amphotericin B: < 3 J. 4 x 100 mg/d (4 x 1 ml), > 3 J. 4 x 200 mg/d (4 x 2 ml)
- Pneumocystis carinii-Prophylaxe: Co-trimoxazol (5 mg Trimethoprim-Anteil/kg/d in 2 ED) während der gesamten Intensivtherapie
- Bei Varizellen-Kontakt: passive Immunisierung mit Varizellen-Hyperimmunglobulin innerhalb von 24 h (max. 72 h, Varitect® 1 ml/kg i.v.).

Fieber bei Neutropenie
Temp. oral/rektal > 38,5 oder 4 x > 38,0 innerhalb von 24 h mit einem Abstand von jeweils mehr als 4 h. Neutrophile Granulozyten < 500/µl. Neben gram-negativen sind zunehmend gram-positive Erreger von klinischer Bedeutung. Viele der gram-positiven Bakterien nehmen von implantierten Kathetern ihren Ausgang. Anaerobe Bakterien sind selten (Darmprobleme?). Pilze und Protozoen vor allem bei langdauernder Granulozytopenie und Immunsuppression als sekundäre Invasion.

Diagnostik
- Kulturen: Blut (inkl. aller Katheterschenkel), Stuhl (inkl. Clostridium difficile-Toxin), Urin. Abstriche von Rachen, Haut- und Schleimhautläsionen, Anus
- Antikörper gegen Candida und Aspergillus; Candida-Antigen-Titer. Antikörper gegen Herpes-simplex- und Zytomegalie-Virus (IgM, CMV-PCR, pp65)
- Virusisolierung aus Läsionen, Urin, Stuhl
- Rö-Thorax, Sono des Abdomen.

Therapie
Breite antibiotische Therapie notwendig!
- Beginn mit Cephalosporin der 3. Generation (Cefotaxim/Ceftazidim) plus Aminoglykosid (Gentamycin/Tobramycin)
- Bei ß-Lactam-resistenten S. aureus-/S. mitis-Stämmen oder anderen gram-positiven Keimen zusätzliche Therapie mit Vancomycin 40 mg/kg/d in 4 ED
- Bei abdominaler Symptomatik: Vancomycin 40 mg/kg/d in 4 ED
- Bei Verdacht auf Anaerobier-Infektion: zusätzlich Clindamycin/Metronidazol
- Erweiterung der antibiotischen Therapie, wenn Fieber nach 2–3 Tagen nicht rückläufig ist
- Bei ausbleibender Entfieberung und begründetem Verdacht auf systemische Pilzinfektion i.v.-Therapie mit Amphotericin B oder Ambisome® (liposomales Amphotericin B) und evtl. 5-Fluorocytosin. Auf Nebenwirkungen achten: Nephro-, Myelo- und Hepatotoxizität, hohes Fieber
- Bei Varizellen, Zoster, Herpes simplex: Aciclovir 1500 mg/m²/d in 3 ED p.i. (1 h) über 5–10 Tage, auf ausreichende Hydrierung achten (Gefahr der Ausfällung im Nierenbecken)
- Systemische CMV-Infektion (Pneumonie): CMV-Hyperimmunglobulin (Cytotect® 2 ml/kg/d) oder Standard 7-S-Immunglobulin 500 mg/kg über mehrere Tage plus Ganciclovir (Cymevene® 10 mg/kg/d in 2 ED)
- Substitution bei Bedarf mit 7-S-Immunglobulinen (200 mg/kg, abhängig von IgG-Spiegel).

Substitution von Blutprodukten
- Prävention von Sensibilisierung und Infektion: Leukozytenfilter der 3. Generation
- Prävention einer GVHD: alle Blutprodukte mit 30 Gy bestrahlen
- Prävention der Übertragung von CMV: Leukozytenfilter, bei KMT-Patienten CMV-seronegative Spender verwenden.

Antiemetische Therapie
Beginn 0,5–1 h prätherapeutisch. Ondansetron (Zofran®) 5 mg/m² i.v. oder p.o. 2 x/d.

18.2.4 Schmerztherapie

Ca. 60–80 % aller onkologischen Patienten erleiden akut oder chronisch starke Schmerzen. Bei Leukämiepatienten sind viszerale Schmerzen häufig, bedingt durch Kapselspannung innerer Organe (z.B. Hepatosplenomegalie) und Knochenschmerzen (KM-Infitration). Schmerzen sind z.T. Folge der relativ aggressiven Behandlungsmaßnahmen (Chemo-, Radiotherapie, postoperativ) und diagnostischer Eingriffe. Daneben an tumorunabhängige Schmerzen denken.

Prinzipien der medikamentösen Schmerztherapie
- Ursachen klären
- Möglichst kausal und spezifisch therapieren
- Ausreichende, individuelle Dosierung
- Regelmäßige Gabe, nicht „bei Bedarf"
- Orale oder rektale Darreichung vor parenteraler Applikation
- Stufenweiser Aufbau der Therapie (WHO):
  - Peripher wirkende Analgetika, z.B. Kodein, Tramadol

- Zentral schwach wirkende Analgetika, z.B. Opiate: Morphin, MST® = Morphinsulfat-Retard Tabl. mit/ohne Adjuvantien.
- Einsatz von Co-Therapeutika: Kortikosteroide (bei Knochenschmerzen durch Knochenmarkinfiltrate, Nervenkompression oder Weichteilinfiltration), Antiemetika, Spasmolytika (bei Spannungsschmerzen von Hohlorganen), Psychopharmaka (Antidepressiva, Neuroleptika).

Stufenplan zur Schmerztherapie
Ind.: schwach wirkende Opiate sind unzureichend.

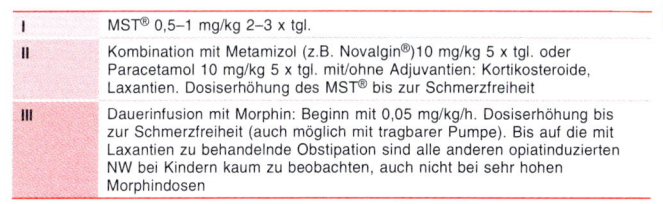

I	MST® 0,5–1 mg/kg 2–3 x tgl.
II	Kombination mit Metamizol (z.B. Novalgin®)10 mg/kg 5 x tgl. oder Paracetamol 10 mg/kg 5 x tgl. mit/ohne Adjuvantien: Kortikosteroide, Laxantien. Dosiserhöhung des MST® bis zur Schmerzfreiheit
III	Dauerinfusion mit Morphin: Beginn mit 0,05 mg/kg/h. Dosiserhöhung bis zur Schmerzfreiheit (auch möglich mit tragbarer Pumpe). Bis auf die mit Laxantien zu behandelnde Obstipation sind alle anderen opiatinduzierten NW bei Kindern kaum zu beobachten, auch nicht bei sehr hohen Morphindosen

! AG Schmerztherapie der GPOH: Optimierung der Schmerztherapie durch Schmerzmessung (z.B. visuelle Analogskala).

Weitere Methoden zur Schmerzlinderung
- Strahlentherapie
- Palliative Zytostatikatherapie
- Anästhesiologische Verfahren: Rückenmarknahe Opioidgabe, neurolytische Blockade
- Osteosynthetische Maßnahmen (z.B. bei Wirbelkörpereinbrüchen)
- Physiotherapie, z.B. Wärme-, Kältetherapie, manuelle Therapie
- Elektrostimulation (progressive Muskelrelaxation).

18.3 Akute Leukämien

18.3.1 Akute lymphoblastische Leukämien (ALL)

Mit 80–85 % der Fälle ist die ALL die häufigste Leukämieform des Kindesalters.

Klinik
- Oft uncharakteristischer, protrahierter Beginn mit Blässe, Mattigkeit, Appetitmangel, Gewichtsabnahme (Leistungsknick!)
- Rezidivierende Infekte mit Fieber
- Hämatome und/oder petechiale Haut- und Schleimhautblutungen
- Oft Knochen- und Gelenkschmerzen
- Bei Beteiligung des ZNS (Meningeosis leucaemica): Kopfschmerzen, Übelkeit, (Nüchtern-)Erbrechen, evtl. Visusverlust, Hirnnervenlähmung
- Mäßige oder starke Vergrößerung von Lymphknoten, Milz und/oder Leber

- Seltener: andere Organbeteiligungen, wie Hoden-, Mediastinal- oder Nierenbefall, Infiltrate der Tränendrüsen (Mikulicz-Sy.) oder Befall der Haut.

Diagnostik
- BB: typische Trias mit Anämie, Thrombopenie, Granulozytopenie. Leukozyten oft normal oder leicht ↑ (bei 20 % > 50000/µl). Im Ausstrich zahlreiche oder auch nur wenige Lymphoblasten
- Leberwerte, Kreatinin, Elyte, Phosphor, Harnsäure, LDH, Gerinnungsstatus, Virusserologie
- KM: bei jedem Verdacht KM-Punktion (☞ 2.1.3), Verdrängung der normalen Hämatopoese, uniformes Bild durch unreife Leukämiezellen
- Zytomorphologie: Einteilung in drei Gruppen (L_1–L_3) nach der FAB-Klassifikation (FAB: French-American-British). Einteilung nach: Zellgröße, Kernform, Kernchromatin, Nukleoli, Anteil des Zytoplasmas, Vakuolen und Basophilie des Zytoplasmas
- Zytochemische Differenzierung: Peroxidase, Esterase, saure Phosphatase. Bedeutsam bei der DD zur AML: eindeutige Peroxidase nur bei AML
- Immunologische Differenzierung: Unterscheidung durch Oberflächenmarker in C-ALL, T-ALL, prä-B-ALL, B-ALL
- Zytogenetik: chromosomale Anomalien und Translokationen in über 90 % der Fälle; t(4;11); t(9;22) ^{1}Ph-Chromosom; t(1;19), t(11;14)-T-Zellen; t(8;14)-B-Zellen
- Rö-Thorax: Thymusvergrößerung evtl. mit Pleuraerguß bei T-ALL
- Sonographie: Leber- und Milzgröße, Niereninfiltrate
- Lumbalpunktion: ZNS-Beteiligung.

Therapie
Polychemotherapie nach einheitlichen Protokollen der GPOH (BFM-Studie, COALL-Studie). Therapie in ausgewiesenen Zentren. Induktionstherapie mit dem Ziel der kompletten Remission, ZNS-Prophylaxe, Reinduktionstherapie mit oder ohne Schädelbestrahlung, Dauertherapie, Gesamtdauer 2 J. Zytostatika ☞ 18.2.2. Supportivtherapie ☞ 18.2.3.
Studienzentrale für ALL: Kinderklinik der MH Hannover und der Universität Hamburg.

Prognose
Prognostische Faktoren: Alter < 2 und > 10 J., L-Morphologie, Prednison-Response, Leukozyten > 50000/µl, Mediastinaltumor, Translokationen: t(9;22), t(1;19), B-oder T-Zell-Leukämie. Wahrscheinlichkeit des rezidivfreien Überlebens 75 %.

18.3.2 Akute myeloische Leukämie (AML)

Ca. 15 % der Leukämieerkrankungen.

Klinik
Ähnlich wie bei ALL (☞ 18.3.1). Häufiger akuter Beginn, seltener LK-Schwellung, deutliche Leber- und Milzvergrößerung, selten Gingivahypertrophie oder Parotisschwellung, solide leukämische Infiltrate an anderen Stellen. Bei einigen Formen schwere Blutungsneigung durch Hyperfibrinolyse oder Verbrauchskoagulopathie (Frühtodesfälle kommen vor).

Diagnostik
- BB: oft ausgeprägte Anämie und Thrombopenie, Leukozytenzahl meist deutlich erhöht (bis 100000/µl und mehr). Im Ausstrich myeloische Blasten. Auer-Stäbchen für Diagnose beweisend
- KM: zytomorphologisch M_1–M_7 nach FAB-Klassifikation (Myeloblasten-, Promyelozyten-, Myelomonozyten-, Monozyten-, Erythro- und Megakaryoblastenleukämie). M_4 und M_5 (Myelomonozyten- und Monozytenleukämie): 80 % aller AML-Fälle, M_3 und M_6 (Promyelozyten- und Erythroleukämie) selten
- Zytochemie: Peroxidase- und Esterasereaktion positiv
- Gerinnungsstatus: Quick, PTT, TZ, Fibrinogen, AT III, Plasminogen
- Übrige Diagnostik: wie bei ALL (☞ 18.3.1).

Therapie
Polychemotherapie im Rahmen der AML-Studie der GPOH. Studienzentrale: Kinderklinik der Universität Münster.
- Standard- und High-Risk-Patienten: Unterschiede in der Behandlungsaggressivität
- Behandlung in päd.-onkol. Zentren
- Falls HLA-identisches Geschwister zur Verfügung steht: allogene Knochenmarktransplantation in 1. Remission
- Supportivtherapie: wie bei ALL (☞ 18.3.1).

Blastenkrise
Vorsicht bei hoher Blastenzahl! Frühtodesfälle durch schwer zu beherrschende Blutungen (Plasminogenabfall!) und Leukostasen in kleinen Gefäßen (Gehirn!). Zytoreduktion durch Blutaustauschtransfusion bei Leukozyten > 200 000/µl. Thrombozyten mit Thrombozytenkonzentraten über 50 000/µl und Fibrinogen mit FFP über 1 g/l halten.

Prognose
Wahrscheinlichkeit des rezidivfreien Überlebens ca. 50 %.

18.4 Lymphome

18.4.1 Morbus Hodgkin (Lymphogranulomatose)

Von Lymphknoten ausgehende neoplastische Erkrankung, die sich zunächst in LK und Milz ausbreitet, im weiteren Verlauf aber auch andere Organe befällt, z.B. Lunge, Leber, Knochenmark und Knochen. Das histologische Kardinalmerkmal ist die Reed-Sternberg-Zelle. Ihr Immunphänotyp variiert mit dem histologischen Subtyp (T- oder B-Marker). Es gibt 4 histologische Subtypen: noduläre Sklerose (50 %), Mischtyp (>30 %), lymphozytenreicher Typ (10 %), lymphozytenarmer Typ (< 10 %).

Klinik

Asymptomatische zervikale oder supraklavikuläre Lymphknotenschwellung (LKS). 2/3 der Kinder haben mediastinale Beteiligung *(Cave!* Tracheale oder bronchiale Kompression, obere Einflußstauung mit Reizhusten, Atemnot, Stauung der V. jugularis, Gesichtsödem). Primärer subdiaphragmatischer Befall sehr selten. Allgemeinsymptome bei 25–30 % der Kinder (B-Symptomatik): Fieber, Nachtschweiß, Gewichtsverlust haben prognostische Bedeutung.

Diagnostik

- Anamnese, klinische Untersuchung mit Größenangaben der LKS, Leber- u. Milzgröße
- BB (Anämie, Lymphozytopenie, Eosinophilie); Fibrinogen ↑, Haptoglobin ↑, Kupfer ↑, Fe i.S. ↓
- Lymphknotenbiopsie
- Rö-Thorax, Sono, CT oder MRT von Thorax, Abdomen, Becken
- Selektive Laparotomie (ohne Splenektomie) nur wenn Sono, CT und MRT keine klaren Aussagen über das Bestehen oder Nichtbestehen eines abdominalen/retroperitonealen Befalls erbringen. Wichtig ist hierbei nur die eindeutige Stadienzuordnung
- Auch bei eindeutigem Milzbefall keine Splenektomie erforderlich.

Klinische Stadieneinteilung (Ann Arbor-Klassifikation, 1971)	
I	Befall einer einzelnen Lymphknotenregion (I) oder eines einzelnen extralymphatischen Organs oder Gebietes (I_E)
II	Befall von zwei oder mehr Lymphknotenregionen auf gleicher Seite des Zwerchfells (II) oder lokalisierter Befall extralymphatischer Organe oder Gebiete und einer oder mehrerer Lymphknotengruppen auf der gleichen Seite des Zwerchfells (II_E)
III	Befall von Lymphknotenregionen auf beiden Seiten des Zwerchfells (III), kann begleitet werden von lokalisiertem extralymphatischen Organ-und Gewebebefall (III_E) oder Milzbefall (III_S) oder beidem (III_{ES})
IV	Diffuser oder disseminierter Befall von einem oder mehreren extralymphatischen Organen oder Geweben mit oder ohne Befall von Lymphknoten

Jedes Stadium wird in A- oder B-Kategorie unterteilt:
A: Fehlen definierter Allgemeinsymptome
B: Allgemeinsymptome: Gewichtsverlust > 10 % in den letzten 6 Mon., ungeklärtes Fieber > 38 °C, Nachtschweiß.

Therapie

Nach derzeit gültigem Studienprotokoll: Polychemotherapie mit Vincristin, Prednison, Procarbazin, Adriamycin, Cyclophosphamid und Etoposid in mehreren aufeinanderfolgenden Zyklen (Anzahl vom Stadium abhängig). Anschließend erfolgt eine Randomisierung der 3 Therapiegruppen: Bestrahlung gegen keine Bestrahlung. (Einzelheiten im Studienprotokoll, Klinikum Berlin-Buch, II. Kinderklinik).

Prognose

Wahrscheinlichkeit des krankheitsfreien Überlebens > 90 %.

18.4.2 Non-Hodgkin-Lymphome (NHL)

60 % der malignen Lymphome des Kindes sind hochmaligne Non-Hodgkin-Lymphome mit der Tendenz zur Leukämisierung. Entscheidend für Therapie und Prognose ist die Klassifizierung in B- und Non-B-Lymphome. Ein primär abdominales Lymphom ist mit großer Wahrscheinlichkeit ein B-Zell-Lymphom, ein mediastinales mit wenigen Ausnahmen ein T-Zell-Lymphom. Die NHL des Kindesalters sind gewöhnlich hochmaligne Tumoren mit 3 Subtypen:
- Lymphoblastische Lymphome (Vorläufer-T- und Vorläufer-B-Zell-Typ)
- Nicht-lymphoblastische periphere B-Zell-Lymphome (Burkitt-Lymphome)
- Großzellige anaplastische Lymphome (T-, B- und Non-T-Non-B-Phänotyp).

Klinik
- Uncharakteristischer Beginn mit Abgeschlagenheit, Gewichtsverlust, subfebrilen Temperaturen, schmerzlosen LKS
- Symptome durch Lokalisation bestimmt. Häufigster Sitz ist das Abdomen (> 30 %). Es folgen das Mediastinum (26 %) und Kopf- und Halsregion (29 %):
  - Mediastinale Lokalisation: Pleuraerguß mit Atemnot und Einflußstauung
  - Abdomen: Symptome wie bei V.a. Appendizitis oder Invagination der Ileozökalregion
  - Knochenmarkbefall: Thrombozytopenie, Anämie
  - ZNS-Beteiligung: Kopfschmerzen, Hirndrucksteigerung und Hirnnervenlähmungen.

Diagnostik
- BB, LDH, Harnsäure, Leber- und Nierenwerte, EBV-Serologie
- Sono: Abdomen, LK, Nieren, Leber, Milz
- Rö-Thorax, Rö verdächtiger Skelettabschnitte
- CT: Schädel, Thorax, Abdomen
- Histologie, Immunologie und Zytologie von Biopsiematerial, Pleuraerguß oder Aszites

! Cave! Thorakotomie bei großen Mediastinaltumoren mit Kompression von V. cava und Trachea (oberes Hohlvenensyndrom ☞ 18.1.2).

Therapie
Polychemotherapie, abhängig von Histologie und Stadium, nach dem derzeitigen Protokoll der GPOH (Studienzentrale: Kinderklinik der MH Hannover).

18.5 Häufige solide Tumoren

18.5.1 Wilms-Tumor (Nephroblastom)

Hochmaligne Mischgeschwulst der Niere. Kongenitale Anomalien, wie Harntraktanomalien, Hemihypertrophie oder sporadische Aniridie, kommen vor. Durchschnittsalter 3 J.

Klinik
Wichtigstes klinisches Zeichen ist eine asymptomatische sichtbare Vergrößerung des Abdomens, die häufig schon von den Eltern beobachtet oder bei einer zufälligen Untersuchung entdeckt wird. Hypertonie bei 60 % der Pat. Andere Erstsymptome: Bauchschmerzen, Obstipation, Erbrechen, Fieber, gelegentlich Mikro- oder Makrohämaturie.

Diagnostik
Sonographie, Rö-Thorax, Urinstatus, CT-Abdomen, Blutdruck.
! Biopsie ist streng kontraindiziert

Stadieneinteilung	
Stadium I	Tumor auf die Niere begrenzt
Stadium II	Nierenkapsel durchbrochen, regionale LK frei oder infiltriert
Stadium III	Tumor hat sich über die hilären Lymphknoten hinaus ausgedehnt, einen Tumorthrombus in der V. cava gebildet oder wurde bei der OP perforiert
Stadium IV	Fernmetastasen gewöhnlich in Lunge und Leber
Stadium V	Bilaterale Nierentumoren

Therapie
Präoperative Chemotherapie zur Reduktion des Tumorstadiums (z.B. III nach II oder II nach I). Damit bessere Operabilität bei der Tumornephrektomie. Für die Planung der postoperativen Therapie (Chemotherapie, evtl. Bestrahlung) ist die intraoperativ festgestellte Tumorausdehnung maßgebend, außerdem die Histologie und das Alter des Kindes. Die Behandlung erfolgt im Rahmen der Wilms-Tumor-Studie der GPOH (Studienzentrale: Kinderklinik der Universität Homburg/Saar).

Prognose
Die bedeutendsten prognostischen Faktoren sind histologischer Subtyp und Stadium. Die Wahrscheinlichkeit des rezidivfreien Überlebens für Stadium I liegt bei über 95 %, für Stadium IV über 70 %. Patienten mit Rezidiven haben die ungünstigste Prognose.

18.5.2 Neuroblastom

Häufigster extrakranieller Tumor des Kindesalters (8–10 % aller Tumoren); 90 % werden vor dem 5. Lj. diagnostiziert. Der Primärtumor ist auf den Grenzstrang und das Nebennierenmark begrenzt. Metastasierung vor allem in Knochenmark und Knochen, seltener in Lymphknoten, Leber, ZNS und Haut. Screening-Programme stützen sich auf die Bestimmung der Katecholaminmetaboliten. Ihr Wert bleibt bis jetzt unsicher.

Pathologie
Etwa 70 % der Tumoren gehen vom Abdominalbereich, 50 % von der Nebenniere und 20 % vom Thorax aus. Die Ausbreitung erfolgt in das umliegende Gewebe durch lokale Invasion und über regionale LK. Hämatogene Metastasierung in Knochenmark, Knochen und Leber findet sich häufig. Mit immunologischen Methoden können bei über 50 % Tumorzellen im peripheren Blut nachgewiesen werden. Die meisten Tumoren weisen primitive Neuroblastomzellen auf, während der Behandlung sind Tendenzen zur Ausreifung zu Ganglienzellen zu beobachten. Katecholamine, neuronspezifische Enolase (NSE) und Ferritin werden von den Tumoren produziert. Katecholaminmetaboliten, wie Vanillinmandelsäure (VMS) und Homovanillinsäure (HVS), werden im Urin ausgeschieden und haben große diagnostische Bedeutung. Das N-myc Onkogen kann amplifiziert sein (ungünstige Prognose!).

Klinik
- Uncharakteristische Beschwerden, wie Müdigkeit, Schwäche, Inappetenz, Gewichtsverlust, Erbrechen, Fieber, evtl. Knochen- oder Muskelschmerzen. Spezielle Symptome abhängig vom Sitz: großer Bauch, abdominelle Koliken, Obstipation oder Durchfälle, evtl. Ikterus, RR ↑
- ! Lymphknoten gründlich untersuchen
- ! Etwa 70 % der Pat. haben bei der Erstdiagnose bereits Metastasen
- Sitz in der Orbita: Protrusio bulbi, periorbitale Hämatome
- Ausbreitung zur Dura: Hirndruck
- Paraspinal: Paresen durch epidurale Ausbreitung, Horner-Sy. bei Sitz im oberen Thorax, neurologische Untersuchung!

Diagnostik
- Labor: HVS und VMS in 24-h-Sammelurin und Serum. LDH, Ferritin, NSE (wichtige Parameter für Prognoseeinschätzung und Einteilung in Risikogruppen → ungünstige Risikogruppe, wenn Parameter erhöht sind). Außerdem: BB, Leber- und Nierenfunktionsparameter, Kreatinin-Clearance
- Sonographie
- Rö-Thorax, CT/MRT von Thorax, Abdomen und Becken
- Szintigraphie: ^{131}MIBG-Szintigraphie (Metaiodbenzylguanidin reichert sich in katecholaminproduzierenden Geweben an), Skelettszintigraphie
- Knochenmarkpunktion: zum Nachweis von Tumorzellen
- LP bei neurologischer Symptomatik (Tumorzellen?)
- Histologie: mit Grading zur Prognoseeinschätzung.

Stadieneinteilung	
Stadium I	Tumor auf eine Nebenniere oder sonstige Ursprungsstruktur begrenzt
Stadium II	Tumor über Ursprungsstruktur hinausgehend, aber nicht die Mittellinie überschreitend, evtl. regionaler LK-Befall
Stadium III	Tumor überschreitet Mittellinie, evtl. regionaler LK-Befall bds.
Stadium IV	Fernmetastasen in Knochen, Weichteilen, LK etc.
Stadium V	Wie Stadium I oder II aber mit Fernmetastasen in Leber, Haut, u./o. Knochenmark (ohne osteolytische Läsionen)

Therapie
Risikoadaptiert nach Stadium, Resektabilität, Histologie, LDH, Alter und Allgemeinzustand. Möglichst radikale operative Tumorentfernung. Zytostatische Therapie:
- Bestrahlung, auch bei nach Chemotherapie nicht operablen Tumoren
- Behandlung im Rahmen der Neuroblastomstudie der GPOH (Studienzentrale: Univ.-Kinderklinik Köln).

18.6 Maligne Knochentumoren

18.6.1 Osteosarkom

Seltener Tumor des Kindes- und Adoleszentenalters. Der Häufigkeitsgipfel liegt in der zweiten Lebensdekade, im Alter des stärksten Wachstums. Daher wird eine Korrelation zur Tumorentstehung vermutet. Das Osteosarkom ist ein hochmaligner Spindelzelltumor, wobei die Tumorzellen extrazelluläres Osteoid produzieren. Bevorzugt ist der Sitz des Primärtumors in den Metaphysen der langen Röhrenknochen. Frühe Metastasierung ist charakteristisch.

Klinik
Die häufigsten Symptome sind lokale Schmerzen und Schwellung. Die Familie bringt dies häufig mit einem Trauma in Verbindung. Klinische Untersuchung: Lokale Schwellung, Rötung, Überwärmung, Bewegungseinschränkung. Nahezu 50 % der Tumoren liegen im Bereich des Kniegelenkes.

Diagnostik
- Rö in 2 Ebenen: lytische oder sklerotische Destruktionen, unregelmäßige Knochenneubildung innerhalb des Knochens und in den angrenzenden Weichteilen, Periostabhebung
- MRT
- Rö und CT des Thorax zum Ausschluß von Lungenmetastasen
- 3-Phasen-Skelettszintigraphie
- Alkalische Phosphatase i.S. ↑ (Ausdruck der Produktion von pathologischem Osteoid)
- Diagnosesicherung durch offene Knochenbiopsie.

Therapie
Präoperative Polychemotherapie mit Ifosfamid, Adriamycin, Cisplatin und HD-MTX (hochdosiertes MTX mit Folinsäure-Rescue). Ziel: Eradikation von okkulten Metastasen und Vorbereitung auf extremitätenerhaltende Operation.

Operation
Amputation oder extremitätenerhaltende Resektion. Indikation zur Resektion ist abhängig vom Lebensalter, Größe und Ansprechen auf die Chemotherapie sowie von der Lokalisation und örtlichen Ausdehnung (Spezialabteilungen vorbehalten!). Behandlung nach Osteosarkom-Protokoll der GPOH (Studienzentrale: Univ.-Kinderklinik Hamburg).

18.6.2 Ewing-Sarkom

Ewing-Tumoren (Ewing-Sarkom und primitiver neuroektodermaler Tumor, PNET) sind nach den Osteosarkomen die zweithäufigsten Knochentumoren. Sie können auch in Weichgeweben vorkommen. Ca. 70 % der Patienten sind jünger als 20 J. Ewing-Sarkome sind klein- und rundzellige Knochentumoren, die wahrscheinlich vom bindegewebigen Grundgerüst des Knochenmarkes ausgehen. Bevorzugter Sitz des Primärtumors: Diaphysen der langen Röhrenknochen, aber auch flache Knochen, wie Becken, Scapula, Wirbelknochen und Rippen. Metastasierung erfolgt in Lungen und Skelettsystem.

Klinik
Schmerzen und Schwellung im Bereich des primären Tumors sind die häufigsten Symptome. Im Gegensatz zu den Osteosarkomen können Patienten mit Ewing-Sarkomen systemische Krankheitszeichen wie Gewichtsverlust und Fieber zeigen. Aufgrund des Fiebers nicht selten als Osteomyelitis diagnostiziert.

Diagnostik
- Rö in 2 Ebenen: lytische oder lytische und sklerotische Knochenprozesse, zwiebelschalenähnliche Periostabhebung, Weichteilmassen sind typisch
- MRT: zeigt am deutlichsten die intramedulläre und die Weichteilausdehnung, der Weichteiltumor kann vor allem im Beckenbereich monströse Ausmaße aufweisen
- Rö/CT-Thorax: Ausschluß von Lungenmetastasen
- Knochenszintigraphie
- Knochenmarkpunktion
- Diagnosesicherung: offene Knochenbiopsie.

Therapie
2 Therapieziele: Eradikation des Tumors an der primären Lokalisation sowie seiner Metastasen und Mikrometastasen, die nahezu alle Patienten aufweisen.
Chemotherapie mit Vincristin, Adriamycin, Cyclophosphamid oder Ifosfamid, Actinomycin D und evtl. Etoposid. Nach einer Behandlungsserie OP oder Bestrahlung (45–55 Gy). Danach Fortsetzung der Chemotherapie. Die Therapie erfolgt nach der kooperativen Ewing-Sarkom-Studie (Studienzentrale: Univ.-Kinderklinik Münster).

# 19 Dermatologie

Ulrich Mutschler

19.1	Untersuchungsverfahren	620
19.2	Angeborene und erbliche Hauterkrankungen (Genodermatosen)	622
19.3	Hautveränderungen bei Neugeborenen	623
19.4	Windeldermatitis, -ekzem	624
19.5	Atopische Dermatitis (AD)	625
19.6	Seborrhoische Säuglingsdermatitis	628
19.7	Warzen	628
19.8	Bakterielle Hauterkrankungen	629
19.9	Pilzerkrankungen (Mykosen)	629
19.10	Parasitäre Erkrankungen (Epizoonosen)	631
19.10.1	Skabies (Milbenbefall, Krätze)	631
19.10.2	Pediculosis (Läusebefall)	631
19.10.3	Andere Epizoonosen	632
19.11	Akne	632
19.12	Psoriasis (Schuppenflechte)	633
19.13	Erkrankungen der Mundschleimhaut	634
19.14	Erkrankungen der Hautanhangsgebilde	635
19.14.1	Erkrankungen der Haare	635
19.14.2	Erkrankungen der Nägel	636
19.15	Therapeutische Richtlinien	636

19.1 Untersuchungsverfahren

Anamnese
Neben der üblichen pädiatrischen Anamnese zusätzliche Schwerpunkte:
- Ort und Zeit der ersten Hauterscheinungen
- Begleitende Empfindungen (Schmerz, Juckreiz,...?)
- Bisherige diagnostische und therapeutische Maßnahmen
- Familiäre, sodann Minimalformen und andere Manifestationen der Atopie
- Verwendete Pflegemittel, Waschmittel, Kosmetika und Kleidung
- Tierkontakte und Haustiere
- Auslandsaufenthalte
- Vorstellungen des Patienten bzw. der Eltern über Ursachen, Auslöser usw.
- Blutsverwandschaft der Eltern (Genodermatosen!).

Untersuchung und Befunderhebung
Alle Körperregionen sorgfältig inspizieren (v.a. behaarter Kopf, Fußsohlen, Windelregion, Nägel), Befunde ordnen und mit Hilfe der Effloreszenzenlehre beschreiben:
- **Primär-Effloreszenz:** Papel, Knoten, Tumor, Quaddel, Vesikel, Bulla, Pustel
- **Sekundär-Effloreszenz:** Schuppe, Kruste, Erosion, Ulkus, Rhagade, Atrophie, Narbe, Nekrose, Lichenifikation (Verdickung und Vergröberung der Haut)
- Verteilung und Anordnung der Effloreszenzen Form. Farbe, Größe und Konsistenz sind oft typisch für eine Dermatose („Anhiebsdiagnose").

Spezielle dermatologische Untersuchungsverfahren
- *Lupenvergrößerung/Mikroskop* (z.B. Nissen? Filzläuse?): Haar mit anhaftendem Ei oder Laus abschneiden, mit Deckplättchen auf Objektträger fixieren
- *Pricktest, Intrakutan- und Reibetest* (☞ 15.1.2)
- *Epikutantest:* in Fachabteilung, z.B. bei V.a. Nickelallergie, Kontaktekzem
- *Patchtest* bei atopischer Dermatitis
- *Hautbiopsie, -stanze, Exzisionsbiopsie* (in Fachabteilung)
- *Nativer Pilznachweis:* bei Verdacht auf Dermatophyten. Desinfektion des Hautareals mit 70%igem Alkohol, Schuppenmaterial mit scharfem Löffel am Rand entnehmen, ca. 30 Min. in feuchter Kammer in 20%iger Kali-Lauge Hornmaterial auflösen, dann mikroskopischer Nachweis von Pilzfäden möglich
- *Kultureller Nachweis* von Pilzen und anderen Erregern: Abstrich mit Watteträger, Ausstrich auf Kulturplatten oder Überimpfen von Schuppenmaterial
- *Milbennachweis:* von befallener Haut Tesafilmabrißpräparat mikroskopieren.

Differentialdiagnose häufiger Hautveränderungen	
Befund	**Differentialdiagnose**
Rötungen (Erytheme)	
generalisiert	Meist infektiöser oder toxisch-allergischer Natur (☞ 6.1.3); Neugeborenen-Exanthem; Ekzemgruppe (☞ 19.5); Erythrodermien
umschrieben bzw. enger lokalisiert	Kontaktdermatitis; Dermatitiden durch physikal. Reize; Erysipel; Mykosen; Borreliose; Erythema exsudativum multiforme; Lichtdermatosen; fixes Arzneimittelexanthem
mit Ödem	Perniones (Frostbeulen); Dermatomyositis

Differentialdiagnose häufiger Hautveränderungen

Befund	Differentialdiagnose
Rötungen mit Schuppung	
erythemato-squamöse Dermatosen (Schuppung oft besser mit Spatelschaben zu erkennen!)	Psoriasis; Dermatomykosen inkl. Pityriasis versicolor; seborrhoische Dermatitis; Pityriasis rosea; Erythrasma; Parapsoriasis-Gruppe; Erythrodermia desquamativa Leiner
Schuppende Dermatosen ohne Rötung	Ichtyosis vulgaris; lichenifizierte chronische Neurodermitis; Keratosis palmo-plantaris
Hauterkrankungen mit Bläschen	Varizellen; Herpes simplex (v.a. im Gesicht und an den Fingern); Impetigo; akutes Ekzem; Erythema exsudativum multiforme (Maximal-Variante); nach Parasitenbefall; dyshidrotisches Ekzem (v.a. an seitl. Fingerkanten); Herpes zoster; Hand-Mund-Fuß-Krankheit; Epidermolysis-bullosa-Gruppe; Lyell-Syndrom
Papulöse Hauterkrankungen	
lokalisiert	Insektenstiche und Trombidiasis; Skabies; juvenile plane Warzen; Mollusca contagiosa; Lichen ruber; Acne infantum; Condylomata acuminata
mit Aussaat	Akrodermatitis papulosa und akrolokalisiertes papulovesikuläres Syndrom (Gianotti-Crosti); Urticaria pigmentosa; Granuloma anulare; Histiozytosis X
mit Keratose	Vulgärwarzen; Keratosis follicularis („reibeisenähnlicher Hautzustand")
Pustulöse Hauterkrankungen	Impetigo contagiosa; Windpocken; Herpes simplex; Herpes zoster; Akne; Follikulitis; Tinea und Kandidose; impetiginisierte Ekzeme; pustulöse Psoriasis
gruppierte Bläschen und Pusteln	Herpes simplex, Herpes zoster; Dermatitis herpetiformis Duhring
Hauterscheinungen mit Juckreiz	
lokalisiert bzw. umschrieben wie auch generalisiert	Neurodermitis; Scabies; Urticaria; Epizoonosen; Nahrungsmittel- und Arzneimittelintoleranzen (auch mit Pruritus sine materia); Austrocknungsekzeme; Windpocken; Lichen ruber; intertriginöses Ekzem; Kontaktdermatitis; Sonnenbrand
anogenital	Oxyuriasis
Randbetonte Dermatosen	Tinea; Borreliose; Erythema anulare centrifugum; Granuloma anulare; zirkumskripte Sklerodermie; chron. Lupus erythematodes; Pityriasis rosea
Lichenifizierte Dermatosen	Neurodermitis; chronisches allergisches Kontaktekzem; Läuse-Befall; M. Hodgkin
Dermatosen mit Petechien, Purpura	Purpura Schönlein-Henoch; M. Werlhof; M. Osler

Bei unklaren, nicht einzuordnenden Hauterscheinungen immer auch an Artefakte, Vernachlässigung oder Mißhandlung denken.

19.2 Angeborene und erbliche Hauterkrankungen (Genodermatosen)

Besonders bei Verhornungsstörungen oder Blasenbildung sowie bei fleckförmigen Veränderungen an Genodermatosen denken, insbesondere wenn sie im frühen Lebensalter auftreten.

Ichthyosen

Heterogene Gruppe mit Verhornungsstörungen und/oder trocken-schuppender Haut. Unterschiedliches Vererbungsmuster. Am häufigsten:
- **Ichthyosis vulgaris**, autosomal dominant, öfter mit Atopie kombiniert, Erstmanifestation im Kleinkindalter, Lokalisation vorwiegend an Rücken, Streckseiten der Extremitäten, Wangen; Aussparung der großen Beugen. *Ther.:* blande pflegende Externa, evtl. mit Harnstoff kombiniert (z.B. Basodexan®)
- **Ichthyosis congenita**, autosomal rezessiv, schwere Erythrodermie („Kollodium-Baby"). *Ther.:* harnstoffhaltige Externa, Etretinat (Vitamin-A-Säure-Derivat).

Epidermolysis bullosa

Heterogene Gruppe von blasenbildenden Genodermatosen, die histologisch weiter differenziert werden müssen.

Klinik: an exponierten Körperstellen schon bei alltäglicher Belastung rezid. Blasenbildung, rezidivierende Erosionen, z.T. Narben und Mutilationen.

Naevi („Flecken")

Umschriebene Fehlbildungen der Haut, je nach klinischem oder histologischem Befund weiter zu differenzieren.
- **Blutgefäß-Naevi:**
  - *Naevus flammeus medialis* v.a. im Nacken („Storchenbiß" des NG), blassen im Verlauf des 1. Lj. ab; harmlos
  - *Naevus flammeus lateralis* (sog. „Feuermal"), gelegentlich mit zusätzlichen Fehlbildungen meningeal/zerebral: im Gesicht als Teil des Sturge-Weber-Sy. ☞ 12.5.3, an den Extremitäten Teil des Klippel-Trenauny-Sy.; bei Verdacht weitere neuropädiatrische bzw. orthopädische Diagn. erforderlich
  - *Kapilläres planotuberöses Hämangiom* („Blutschwamm"): relativ häufig, Herausbildung in ersten Lebensmonaten, oft rasches Wachstum, meist gute Rückbildung im Schulalter. Bei ungünstiger oder störender Lokalisation (v.a. im Gesicht, Augenbereich, Windelregion oder an Schleimhäuten) und bei schneller Größenzunahme ist frühe und rasche Kryotherapie (Kontakt-Kryotherapie mit durch flüssigen Stickstoff gekühlten Metallstab) indiziert. Auch Laser- bzw. operative Therapie sind möglich, während eine Steroid- oder Interferon-Behandlung nur bei ausgedehnten oder multiplen, vital bedrohlichen Hämangiomen eingesetzt wird

- **Pigment-Naevi:**
  - *Mongolenflecke*, oft bei afrikanischen, asiatischen oder türkischen Kindern, durch tiefliegende Melanozyten bedingt. Nicht mit Hämatomen verwechseln! Meist am kaudalen Rumpf, langsame Rückbildung; harmlos
  - *Naevuszellnaevi:* sehr häufig, größere eher angeboren, evtl. mit Behaarung („Tierfell-Naevus"), kleinere treten meist später in der Kindheit auf. Bei großen und bei dysplastischen Naevi erhöhtes Melanom-Risiko
  - *Café au lait-Fleck:* hellbraune ovale Flecken, relativ oft zu finden, bei 6 und mehr großen Flecken (> 1,5 cm Durchmesser) V.a. Neurofibromatose v. Recklinghausen.

19.3 Hautveränderungen bei Neugeborenen

Üblicherweise hat das reife NG eine geschmeidige, rötliche Haut, die im Laufe der ersten Lebenstage vielfältige, oft rasch wechselnde Erscheinungen zeigt. Zur Beruhigung der Eltern ist es wichtig, harmlose Veränderungen von ernsteren zu unterscheiden und zu diagnostizieren.

Physiologische Veränderungen
- **Schuppung:** ab dem 2. Lebenstag oft stärker, keine Therapie erforderlich
- **Milien:** weißlich-gelbliche Papeln v.a. im Gesicht und am Rumpf. Entsprechen Talg- und Detritusansammlung, verschwinden spontan bis zur 3.–6. Lebenswoche
- **Akneiforme Talgdrüsenhyperplasie:** multiple, rötlich-gelbe Papeln infolge Stimulation durch die Schwangerschaftshormone („Neugeborenen-Akne"), v.a. im Gesicht und am Stamm sowie an den proximalen Extremitäten
- **Vaskuläre Phänomene** wie Cutis marmorata (v.a. bei Kältereiz), Harlekin-Phänomen und Akrozyanose: Ausdruck einer anfänglich instabilen Vaso-Regulation
- **„Toxisches" NG-Exanthem:** gutartiges, generalisiertes Erythem mit Papeln und rotem Hof, bei ca. 50 % aller NG, v.a. in den ersten Lebenstagen; rasch abheilend. Bei Persistenz und Blasen-/Pustel-Bildung an Candidose, Pyodermie oder Herpes simplex-Infektion denken!
- **Epstein-Epithelperlen:** median am harten Gaumen kleine, derbe weißliche Papeln, harmlos und selbstlimitierend.

Hautinfektionen bei Neugeborenen
- **Impetigo oder Pyodermie:** bereits ab dem 2. LT auftretende bakterielle, meist Staphylokokken-Infektion, relativ typisches Bild mit Blasen auf teilweise gerötetem Grund, evtl. mit schweren ausgedehnten Hautablösungen. *Ther.:* evtl. kleinflächig einmal mit 0,25 % Pyoktanin-Lösung lokal (in einigen Kliniken umstritten; potentiell toxisch), Staphylex® i.v. oder p.o., evtl. Erythromycin-Saft p.o.
! Handschuhpflege und Isolierung erforderlich (☞ 6.9)
- **Soorinfektion oder Candidose:** häufiger; ab 2. Lebensw., mit Mundsoor (weißliche Beläge in den Wangentaschen) und/oder Windelsoor (☞ 19.4)

- **Weitere wichtige konnatale Infektionen mit Hautsymptomen:**
  - Röteln: ab 1. oder 2. LT: Purpura mit Petechien und bläulich-roten Flecken
  - Herpes simplex (☞ 6.5.12): Ende der 1. Lebenswo.; ausgedehnter, vesikulöser Ausschlag
  - Syphilis (☞ 6.4.12): große makulo-papulöse Herde v.a. an den distalen Extremitäten und perioral.

19.4 Windeldermatitis, -ekzem

Entzündliche Reizung in der Windelregion kommt bei fast allen Säuglingen und Kleinkindern ein- oder mehrmals vor.

Ätiologie
- **Toxisch-irritativ:** Kontakt mit alkalischem Urin und Faeces; bakterielle Toxine und Enzyme; relativer Luftabschluß und Mazeration, verstärkt durch evtl. zu seltenes Windelwechseln („Pflegefehler"); mechanische Irritation.
- **Infektiös:** als Windelsoor zusätzlich Superinfektion mit Candida albicans (typischer Aspekt mit randständiger Schuppung, Papeln und Pusteln, sowie Satellitenherden, evtl. mit Mundsoor) oder Befall mit gramnegativen Bakterien.

Klinik
Erscheinungsformen sind Rötung, Mazeration, Papeln, Erosionen und ekzematöse Hautveränderungen.
! Bei schweren und rezidivierenden Formen an Vernachlässigung denken.

DD: Seborrhoische Dermatitis (☞ 19.6) seltener: Windel-Psoriasis; Histiozytosis X; Acrodermatitis enteropathica (bei Zinkmangel); Wiskott-Aldrich-Sy. (☞ 19.5).

Therapie
- Prophylaxe mit häufigerem Windelwechsel, öfter nackt und frei liegen lassen, nur vorsichtig mit Öl reinigen; weiche Zinkpaste und Zinköl verwenden
- Gerbstoffhaltige Externa (z.B. Tannosynt®, Tannolact®) zum Baden
- Superinfektion evtl. schon prophylaktisch bekämpfen: in $KMnO_4$- Lösung baden (nur hochverdünnt = hellrosa, Kristalle toxisch)
- Pinseln max. 1 x täglich mit wässriger Chlorhexidin-Fuchsin-Lösung (*cave:* sparsame Verwendung, Konzentration beachten!). Farbstoffe in einigen Kliniken umstritten
- Bei Soor: Nystatin-Paste und zusätzlich zur Darmsanierung Nystatin-Suspension (z.B. Candio Hermal soft Paste® und -Suspension®)
- Spezielle Pflege (Trockenföhnen, Baumwollwindeln) oder offene Ther. intensivieren
- In hartnäckigen Fällen auch kurzfristig Corticoide plus Antimykotikum (z.B. Canesten-Hydrocortison® oder Bi-Vaspit®)
! *Und:* Diagnose überprüfen!

19.5 Atopische Dermatitis (AD)

Stephan Illing

Synonyme: Neurodermitis, endogenes Ekzem, atopisches Ekzem, Säuglingsekzem u.a.
Häufigste Dermatose bei Kindern, inkl. leichterer Fälle bis zu 10 % aller Kleinkinder!

Ätiologie: Eine eigentliche einzelne „Ursache" ist nicht bekannt, daher auch die ätiologische und therapeutische Unsicherheit.
Vorbedingung zur Entstehung einer AD ist eine genetisch bedingte Atopiebereitschaft. Weitere individuelle Auslösefaktoren sind: Besonderheiten der Hautbeschaffenheit, immunologische und Stoffwechsel-Abweichungen sowie psychische Faktoren.

„Äußere" Auslöser für die Erkrankung bzw. einzelne Schübe sind:
- **Infekte** bzw. Immunreaktionen (z.B. auch Impfungen) sind wichtige Triggerfaktoren, vor allem Virusinfektionen der Atemwege
- **Streßfaktoren** jeglicher Art, z.B. Zahndurchbruch, körperlicher Streß anderer Art, wichtige Entwicklungsschritte etc.
- Lokale **unspezifische Einflüsse** (Schwitzen, Kleidung, Kosmetika, ungeeignete Hautpflege etc.)
- **Allergien** spielen eine geringere Rolle als allgemein angenommen (bis ca. 50 %, bei schwerer AD, bei den meisten leichteren Fällen bei weniger als 20 %). Nahrungsmittelallergien werden sehr häufig vermutet, vor allem gegen Milch und Getreide, sind aber in den allermeisten Fällen nicht reproduzierbar nachzuweisen. Die häufigsten klinisch relevanten Allergene sind bei Kleinkindern Ei, Milch, Soja, später Staubmilben und Schimmelpilzsporen. Auch Pollen und andere äußere Auslöser können die Haut penetrieren und lokale allergische Entzündung hervorrufen
- **Klimafaktoren:** z.B. Hochgebirge mit entsprechender UV-Bestrahlung und Seeklima mit Allergenarmut haben eine positiven Effekt auf die AD.

Klinik
- **Hauptkriterien:** Juckreiz, chronischer Verlauf, typische Effloreszenzen (makulopapulös; flächenhaft gerötet; nässend, Exkoriationen, Kratzeffekte)
- **Nebenkriterien:** Familienanamnese, weißer Dermographismus, Allergien, trockene Haut, Blässe, hohes IgE, periorbitale Schatten („unausgeschlafen"), Fehlen der lateralen Augenbraue, Doppelfalte am Unterlid.

DD
- **Seborrhoische Säuglingsdermatitis:** geht oft voraus, bzw. bei schwerer seborrhoischer Dermatitis öfter Übergang in atopische Dermatitis. Unterschied: Seborrhoische Dermatitis bes. im Windelbereich, Halsfalte, alle Gelenkbeugen einschl. Achseln, meist 3.–6. Mon., atopische Dermatitis mehr Gesicht, Unterarme, -schenkel, kaum Windelbereich, mehr papulös (☞ 19.6)
- **Psoriasis** (☞ 19.12)
- **Scabies:** besonders häufig Verwechslung des Begleitexanthems und des postscabiösen Exanthems mit AD (☞ 19.10.1)
- **Mykosen:** vor allem Soor; das atopische Fußekzem (meist die ganze Großzehe betreffend mit Ausstrahlung in die Umgebung) wird oft mit Fußpilz verwechselt

- **Histiocytosis X** (Abt-Letterer-Siwe-Sy.) mehr bräunlich, am Stamm und Kopf sehr dichtstehend, gleichzeitig Petechien; gehäuft therapieresistente Otitiden, Organbeteiligung
- **Wiskott-Aldrich-Sy.:** gleichzeitig Thrombozytopenie und Immundefekt mit rezidivierenden bakteriellen Infektionen.

Diagnostik

Die AD ist eine *klinische Diagnose*! Nur bei Komplikationen gezielte Untersuchungen. Allergiediagnostik nur nach entsprechender Anamnese. RAST-Untersuchungen nur mäßig zuverlässig, vor allem bei Nahrungsmitteln. Die klinische Relevanz nicht ablesbar. Prick-Testungen nur sinnvoll, wenn gleichzeitig Sofortreaktionen bestehen. Patch-Testungen über 48 h mit 24 h Allergenkontakt sind prinzipiell sinnvoll, aber nicht standardisiert.

> Eine standardmäßige Allergietestung ist nicht nötig, und führt bei schwach positiven und entsprechend überbewerteten Befunden („endlich haben wir etwas gefunden") langfristig zu weiterer Verunsicherung.

Komplikationen

- **Bakterielle Superinfektion:** sehr häufig, meist Staphylokokken, seltener Streptokokken oder andere Keime bzw. Mischinfektion. Bei leichter lokaler Superinfektion Versuch mit 10%iger essigsaurer Tonerde, 3 x tägl. 10 Min. Umschläge, evtl. desinfizierende Externa (☞ 19.15), bei generalisierter Superinfektion bzw. bei Säuglingen: staphylokokkenwirksames Antibiotikum (☞ 27.3)
- **Virale Superinfektion:** selten, größte Bedeutung hat die Herpes-simplex-Superinfektion *(Ekzema herpeticatum):* hohes Fieber, generalisierte Bläschen (meist alle gleich aussehen und in demselben Stadium!), ohne Therapie oft schwerer Verlauf, hohe Mortalität. *Ther.:* Aciclovir (Zovirax®) 15 mg/kg/d i.v. in 3 Dosen über 5 Tage. Lokal Schüttelmixtur oder feuchte Basiscreme. Entfieberung immer innerhalb 24 h, wenn nicht, stimmt die Diagnose nicht oder es besteht zusätzlich eine bakterielle Sepsis. Rezidive sind möglich. Ähnliche Verläufe sind auch bei Varizellen möglich
- **Eiweißverlust:** bei Sgl. auch bei relativ geringer Ausdehnung gelegentlich Hypalbuminämie und Verlust anderer Serumproteine, dadurch sekundärer Hyperaldosteronismus. Albumin-Infusionen etc. führen meist keine klinische Besserung herbei, nur bei Ödemen oder Hypovolämie indiziert. Nach konsequenter Lokaltherapie auch mit topischen Steroiden regelmäßig spontane Besserung
- **Therapiebedingte Komplikationen:** Steroidfolgen sind selten geworden, werden aber von Eltern sehr gefürchtet. Bei Verwendung adäquater topischer Steroide in passender Grundlage praktisch keine Dauerfolgen! Mangel- und Fehlernährung, meist aufgrund zweifelhafter Diätmaßnahmen nehmen zu. Empfehlungen immer nachprüfen, bei sehr eingeschränkter Ernährung Nährstoffe nachrechnen lassen. Häufigste Mangelerscheinungen bei Kalzium, Eisen, Jod, Folsäure.

Therapie

Es gibt keine allgemeinverbindliche einheitliche Behandlung. Wichtig ist eine richtige Hautpflege und die Vermeidung unspezifischer Auslösefaktoren. Daher Eltern bzw. Patienten qualifiziert und geduldig beraten.

> Keine einschneidenden Therapiemaßnahmen ohne zuverlässige und qualifizierte Diagnostik!

Therapeutische Möglichkeiten

- *Unspezifische Lokalbehandlung:* Pflegende Behandlung mit Salbengrundlagen. Faustregel: Bei sehr trockener Haut eher fette Salben; bei feuchter Haut und höherer Umgebungstemperatur eher feuchte Cremes (Ö/W-Emulsionstyp). Zu fette Salben (W/Ö-Emulsion) führen zu verstärktem Schwitzen und verschlechtern den Zustand, besonders bei kleineren Kindern oder akuter Infektion. Im allgemeinen werden gut vertragen: Eucerin c. aqua; Dermatop® Basiscreme, Laceran®, Decoderm Basiscreme®. Harnstoffcremes (5–10 %) sind bei trockener Haut sinnvoll, und fördern die Penetration von Medikamenten, werden aber von Sgl. und KK manchmal schlecht vertragen („brennt")
- *Badezusätze*: gelegentlich sinnvoll. Rückfettende Bäder können Milch und andere Nahrungsmittel enthalten!
- *Glucocorticoide*: nur zur Lokaltherapie. Indikation: Sehr aktive AD mit drohenden Komplikationen bzw. Störung des Allgemeinbefindens. Bei Kindern grundsätzlich Hydrokortison oder schwach wirksame analoge Steroide verwenden! Neben Hydrokortison u.a. geeignet: Prednicarbat (Dermatop®), Fluocortinbutyl (Vaspit®). Richtige Grundlage wählen, also eher „Creme".
Nur die stärker betroffenen Areale behandeln (zweimal am Tag über 3–4 d). Nicht perioral und genital anwenden (relativ schnelle Resorption)
- *Antihistaminika* wirken gegen den Juckreiz, z.B. Dimetinden (Fenistil®), Cetrizin (Zyrtec®) u.a. Die *Dauertherapie* ist oft enttäuschend wenig wirksam, so daß dies nur in Ausnahmefällen sinnvoll ist. Am sinnvollsten ist eine einmalige abendliche Dosis
- *Diätetische Behandlung:*
  - Nur bei nachgewiesener Nahrungsmittelallergie! Wenn Grundnahrungsmittel betroffen sind, Beratung durch Diätassistentin, Berechnung der Inhaltsstoffe. Liste der zu vermeidenden Fertignahrungsmittel aushändigen, Ersatzmöglichkeiten aufzeigen!
  - Pauschale Diätempfehlungen („keine Milch, kein Ei") sind unnötig und sogar gefährlich: erstens wegen potentieller Mangelernährung, zweitens als Streßfaktor. Unnötige Diäten können langfristige Eßverhaltensstörungen induzieren
  - „Eliminationsdiäten" haben sehr oft einen kurzfristig bessernden Effekt, der aber kein Beweis für eine Allergie auf eines der ausgelassenen Nahrungsmittel ist
- *Klimatherapie*: Hochgebirgskuren können einen nachhaltig positiven Effekt haben, wenn mit der Kurmaßnahme eine intensive psychosoziale Betreuung und Schulung verbunden ist (vor allem für Jugendliche geeignet)
- *Phototherapie* (UV-Bestrahlung) kommt wegen schlechter Dosierbarkeit und potentieller (Langzeit)-Schäden für kleinere Kinder nicht in Betracht.

Fast alle Eltern suchen Hilfe bei der Alternativmedizin. Keine pauschale Aburteilung solcher Aktivitäten, denn dies schafft keine Vertrauensbasis. Alles schildern lassen und vorsichtig vor Auswüchsen und ungeeigneten bzw. schädlichen Methoden warnen. „Alternative Diagnostik", z.B. Elektroakupunktur, Pulstest, „Muskeltests", „zytotoxische" Tests, Haar- und Mineralanalysen etc. sind abzulehnen.

19.6 Seborrhoische Säuglingsdermatitis

Akute entzündliche Hauterkrankung des jungen Säuglings, ab 1.–4. Lebensmonat; Ätiologie unbekannt, vermutlich teilweise spezifische Hautreaktion bei Candida-Befall.

Klinik
Gelblich-schuppende Hautrötung v.a. an Kopf, Hals, Achseln und Windelregion. Isolierte Herde am Kopf heißen im Volksmund „Gneis", fälschlich gelegentlich auch „Milchschorf". Insgesamt guter AZ des Kindes, selten Juckreiz. Prognose gut, da selbstausheilend. Gelegentlich aber auch Übergang in atopische Dermatitis oder Psoriasis beschrieben. Bedeutung liegt in der DD zur akuten Dermatitis und zum Windelekzem, wobei häufig erst der klinische Verlauf die Entscheidung bringt.

Therapie
Kopfschuppen können meist mit (Oliven-)Öl und Shampoo, sehr hartnäckige zusätzlich mit 1 %-Salicylsäure-Zusatz entfernt werden, Hautreinigung mit alkalifreien Seifen, leichte Kleidung, möglichst aus Baumwolle. Pflege mit blanden Externa, gute Erfolge auch mit Antimykotika-Creme (Imidazolderivate, v.a. Nizoral®, weniger gut: Mycofug®, Daktar®, Canesten®). Bei starkem Befall kurzfristig schwach bzw. mittelstark wirkende Kortikosteroide (☞ 19.15).

19.7 Warzen

Verruca vulgaris
Vulgärwarze: verhornende Papeln. Erreger ist humanes Papillom-Virus (HPV Typ 1 und 4), Infektion v.a. an verletzten oder feucht-warmen Hautarealen, häufig Streuung. Oft noch nach Jahren Spontanremission. Ähnlich: plane juvenile Warzen, v.a. im Gesicht (HPV Typ 3). Sehr lästig und schmerzhaft sind auch plantar gelegene Warzen.

Therapie: keratolytisch-virustatisch z.B. Verrumal®-Lösung, bei Plantarwarzen zusätzlich Guttaplast®-Pflaster (60 % Salicylsäure, 24–48 h. einwirken lassen), evtl. OP, Verätzung (Solco-Derman®) oder auch Kryotherapie bzw. Laser.

Mollusca contagiosa
Dellwarzen: perlartige papulöse Effloreszenzen mit zentraler Eindellung, multiples, z.T. gruppiert wirkendes Auftreten v.a. bei Kleinkindern; oft durch Schwimmbad-Besuch übertragen; häufiger bei Atopikern (durch Kratzen disseminierte Inokulation).

Therapie: Remission abwarten; evtl. Kürettage, Kryotherapie, Laser, Verrumal®-Lösung (lokal 1 x /Tag).

19.8 Bakterielle Hauterkrankungen

Die wichtigsten Erreger sind Staphylokokken, Streptokokken, gelegentlich auch gramnegative Keime wie E. coli und Pseudomonas.

Impetigo contagiosa

V.a. bei Kleinkindern im Gesicht, seltener an Händen und Genitoanalregion, häufig auch bei Prädisponierten (Atopiker; NG). Erreger: meistens Staphylokokken, gelegentlich auch Streptokokken (☞ 6.4.21).

Klinik: oberflächliche rasch erodierte Blasen und Pusteln mit honig-gelben Krusten, perifokaler Rötung, häufig durch Schmierinfektion weiterverbreitet.

Therapie: feuchte Umschläge mit Antiinfektiva; Erythromycin p.o. (z.B. Pädiathrocin®) oder Cephalosporine p.o. (z.B. Panoral®), bei schwerem Verlauf zusätzlich i.v. (z.B. Zinacef®). Dosierung 50–100 mg/kgKG tägl.

Erysipel

Oberflächliche Hautinfektion durch β-hämolysierende Streptokokken der Gruppe A. Häufig bei kleinen Verletzungen, Schrunden, Interdigitalmykosen. Bei zusätzlichem generalisiertem Exanthem als Wundscharlach bezeichnet (☞ 6.4.21).

Klinik: hochrote, scharf begrenzte Rötung und Schwellung mit Druckschmerz und Fieber, später Lymphangitis und -adenitis.

Labor: Leukozytose, weitere Entzündungsparameter ↑.

Therapie: lokal (☞ 19.15), Penicillin oral (z.B. Megacillin® 30–80 000 I.E./kgKG täglich) oder ggf. parenteral; Sanierung der Eintrittspforten, z.B. einer Interdigitalmykose.

19.9 Pilzerkrankungen (Mykosen)

Humanpathogene Pilze lassen sich durch das D-H-S-System weiter klassifizieren (Dermatophyten, Hefen, Schimmelpilze).

Soormykose, Candidose

Häufigste pathogene Hefe bei Kindern ist C. albicans. Tritt v.a. bei NG und Sgl. auf, später eher begleitend bei antibiotischer Ther., Diab. mell., Immunsuppression, Therapie mit Kortikoiden usw.

Klinik

- Im Mund weiße, anfangs abwischbare Beläge (v.a. Wangen), nicht mit Milchresten verwechseln!
- Im Anogenitalbereich Rötung, Schuppung, Erosion mit z.T. kleinsten pustulösen Satellitenherden (☞ 19.4)
- Gelegentlich auch periungual (Finger), intertriginös oder in den Mundwinkeln.

Therapie

Bei Mundsoor Miconazol als Mundgel (Infectosoor®, Daktar®), bei Windelsoor Nystatin lokal und p.o. (z.B. Candio-Hermal® Paste und Lösung); systemisch z.B. Ancotil®, Amphotericin B i.v. (*Cave:* Nebenwirkungen), Diflucan®-Saft

! Bei schwerkranken und onkologischen Patienten sowie Frühgeborenen prophylaktische antimykotische Therapie großzügig einsetzen!

Dermatomykose, Tinea

Bei Schulkindern überwiegen Pilzerkrankungen der Kopfhaare und des Rumpfes (Tinea capitis, Tinea corporis), später v.a. Infektionen der Fuß- und Leistenregion.

Klinik

- Am Körper gerötete Herde mit randständig betonter Schuppung, z.T. kleine Vesikeln und Pusteln
- Zentrifugale Ausdehnung mit Abheilung in der Mitte
- Bei Befall der Haare sind diese abgebrochen, entzündliche und schuppende Veränderungen in unterschiedlicher Stärke
- Z.T. tiefe Vereiterungen (*cave:* Fehldiagnose bakterieller Infekt!)
- Infektionsquellen häufig Tiere in Haus und Stall.

Therapie: nach Nativpräparat und Kultur Imidazolderivat; lokal (z.B. Mycofug®); bei Haar- und Nagelmykosen zusätzlich systemisch Griseofulvin 5–10 mg/kgKG tägl. (z.B. Likuden M®) oder Itraconazol 1,5–4,0 mg/kgKG tägl. (z.B. Sempera®) p.o.

Pityriasis versicolor

Klinik: konfluierende rötlich-braune schuppende Flecken am oberen Rumpf und den Oberarmen, bei ausgeprägter Sonnenbräune auch depigmentiert wirkende schuppende Herde mit stärkerer Aktivität am Rand, v.a. bei Schulkindern und Jugendlichen.

Diagnostik: mit hobelnder Spatelbewegung deutlich vermehrte Schuppung auslösbar, Nativpräparat beweisend (Myzel der Hefe Pityrosporon ovale).

Therapie: Imidazolcreme lokal (z.B. Mycofug®, SD-Hermal®, Epi-Pevaryl PV®), zusätzlich Sanierung der gleichzeitig befallenen Haare (z.B. mit Ellsurex®-Shampoo).

19.10 Parasitäre Erkrankungen (Epizoonosen)

Insekten, Milben, Zecken führen durch Bisse, Stiche, Reizungen oder Übertragen von Mikroorganismen zu Hautreaktionen unterschiedlichster Art.

19.10.1 Skabies (Milbenbefall, Krätze)

Weibliche Krätzmilbe bohrt Gänge in die Epidermis und legt dort Eier ab.

Klinik
Papeln, gerötete Flecken, gelegentlich auch Pusteln v.a. an Beugeseiten der Handgelenke, Genitalregion, Zwischenfingerräume; bei Sgl. auch im Gesicht und palmoplantar, bei Kleinkindern am Rumpf und plantar. Effloreszenzen werden durch den Juckreiz rasch zerkratzt, der häufig durch Bettwärme verstärkt wird. Sgl. reiben evtl. die Fußsohlen aneinander.

Diagnostik: Nachweis der Milbe mikroskopisch nach Darstellung mit einer Nadel oder Lanzette bzw. nach Tesafilmabriß der darüberliegenden Haut.

Therapie
- Alle Familien- und Wohngemeinschaftsangehörige behandeln!
- Vollbad; Wäsche täglich wechseln und waschen
- Einreiben mit Antiscabiosum® 10 % (weniger toxisch), Crotamiton 10 % (Crotamitex®) oder Jacutin®-Emulsion (= Lindan; toxikologisch bedeutend) über drei Tage. Einwirkungsdauer und -region je nach Lebensalter und Vorschrift des Herstellers. Permethrin Creme 2,5 %. Die neu zugelassene Substanz Permethrin Creme 2,5% scheint als effektivste und schonende Therapie die Behandlung der 1. Wahl zu werden
- Die orale Ther. mit Ivermectin ist noch nicht zugelassen
- Behandlung des Juckreizes mit z.B. Fenistil®-Tropfen und des postskabiellen Ekzems (Hautirritation durch Kratzen, Austrocknung und antiskabiöse Externa) mit Kortikoid-Creme (z.B. Dermatop®).

Cave: Hautveränderungen und Juckreiz können noch lange persisitieren, keine Pseudo-Rezidive therapieren.

19.10.2 Pediculosis (Läusebefall)

Kopflaus v.a. bei Schulkindern. Blutsaugendes Insekt, das seine Nissen (Eier) an den Haaren befestigt. Kleiderläuse und Filzläuse (in Körperbehaarung inkl. Augenbrauen und Wimpern) sind bei Kindern selten.

Klinik: Evtl. stärkerer Juckreiz mit nachfolgendem Kratzen, Ekzem und Impetiginisierung der Kopfhaut.

Diagnose: Penibles Durchsuchen aller Kopfhaare auf Nissen, mikroskopischer Beweis am abgeschnittenen Haar.

Therapie: Permethrin (Infecto Pedicul®) ist am effektivsten (für 1/2 h einwirken lassen, auswaschen, für 3 Tage einwirken lassen), physikalisch statt chemisch wirksam auch evtl. Kokosöl (Aesculo Gel®) oder Goldgeist® forte für 1/2 bis 3 h in den angefeuchteten Haaren einwirken lassen, Wiederholung am darauffolgenden Tag und nach 1 Wo., Entfernung der Nissen mittels speziellen Kamms, evtl. Haare kürzen. Mützen etc. waschen, alle Kontaktpersonen (Geschwister, Mitschüler usw.) mituntersuchen.

19.10.3 Andere Epizoonosen

Flöhe, Tiermilben, Wanzen und andere Insekten können zu Stichen führen. Z.T. gruppiert stehende juckende Papeln, evtl. mit zentraler Punktblutung, Blase oder urtikarieller Reaktion sowie perifokaler Rötung.

Therapie: juckreizstillende Kühlung, evtl. z.B. Fenistil® Gel oder einmalig kortikoidhaltige Externa (z.B. Linola H®, Dermatop®).

19.11 Akne

Die Akne vulgaris tritt bei fast allen Jugendlichen in unterschiedlicher Ausprägung auf, meistens vom 12. bis 25. Lj. Auch eine leichte Verlaufsform kann eine psychische Belastung bedeuten; ein Herunterspielen wird den Patienten nicht gerecht.

Klinik
Komedonen (Mitesser), Papeln und Pusteln unterschiedlichen Ausmaßes. Kosmetische Folgeprobleme durch Narben und Keloide. Lokalisation v.a. im Gesicht sowie am oberen Stamm.

Therapie
- Da chronische Erkrankung, ausreichende Aufklärung des Patienten
- Ernährungsvorschriften nicht erforderlich, bei manchen Patienten aufgrund von Eigen-Beobachtung aber durchaus sinnvoll (Schokolade? Nüsse? Schweinefleisch?). Keine Dogmen!
- Reinigung mit alkalifreiem Syndet. Sog. „peeling" z.B. mit Brasivil® fein Paste.

Bei ausgeprägter Verlaufsform
- *Lokal:* Schälbehandlung mit Benzoylperoxid, in niedriger Konzentration beginnen, am Gesicht nur vorsichtig oder nicht steigern (2,5–5–10 %, 1–2 x tägl.), z.B. aknefug-oxid®. *(cave:* Allergisierung, Bleichung von Kleidungsstücken). Alternativ: Vitamin-A-Säure, v.a. bei Komedonen, 1–2 x tägl. lokal (Airol®), auch sinnvoll: Antiseptika lokal wie z.B. Aknederm Tinktur N®. Zusätzlich lokale Antibiotika wie Erythromycin (Aknemycin®). Bei papulo-pustulöser Verlaufsform hat sich inzwischen auch Azelainsäure lokal (Skinoren®) bewährt

- *Intern:* niedrig dosierte Tetracycline (*cave:* Leber, Niere, Soor, Lebensalter), z.B. Klinomycin® 50–100 mg täglich p.o.
- Zusätzlich sinnvoll: Mitbehandlung durch erfahrene Kosmetikerin; UV-B-Bestrahlung
- Sehr schwere Formen können durch Antiandrogene oder Isotretinoin (Roaccutan®) 0,3–0,6 mg/kg über ca. 4 Mon. gebessert werden (Fachärztliche Mitbehandlung durch Gynäkologen bzw. Dermatologen!).

Cave: Akne kann auch durch diverse Medikamente (Steroide, INH, Vit. B_6, B_{12}, Brom, Jod, Antiepileptika), Kosmetika, Sonnenschutzmittel (siehe „Mallorca-Akne") und Chemikalien (Öl, Fette, Chlorhydrokarbone, Teer usw.) hervorgerufen werden (Anamnese!).

19.12 Psoriasis (Schuppenflechte)

Chronisch-rezidivierende, entzündliche Hauterkrankung mit geröteten, silbrig-weiß schuppenden Effloreszenzen. Genetische Disposition. Schubweiser Verlauf, erstes Auftreten in Pubertät, gelegentlich schon früher, insbesondere nach Infekten, Trauma, OP. Ätiologisch vermutlich T-Zell-vermittelte Autoimmunpathogenese.

Klinik
- **Chronisch-stationäre Form**, bevorzugt an den Streckseiten von Ellbogen und Knien sowie Haargrenze und Ohren, oft auch Nagelbefall (Tüpfelnägel, Ölflecken, Onycholyse), fast immer Genitale (Peniswurzel, große Labien)
- **Eruptiv-exanthematische Form**, v.a. bei Kleinkindern nach (Atemwegs-)Infekten mit disseminiert stehenden roten Papeln und anschließender Schuppung am gesamten Rumpf und proximalen Extremitäten
- **Pustulöse Psoriasis**, mit sterilen Pusteln an Hand- und Fußinnenflächen; selten auch als generalisierte Form
- **Arthropathische Psoriasis**, zusätzlich mit Gelenkbefall in typischen Muster: z.B. alle Gelenke eines Fingers betroffen im Unterschied zur chronischen Polyarthritis.

Diagnostik: Aspekt; Auslösen der speziellen Phänomene wie sogenanntes „Kerzenfleck-", „letztes Häutchen-" und „blutiger Tau"-Phänomen durch vorsichtiges Kratzen an einer Einzeleffloreszenz; bei unklaren Fällen (Erythrodermie) Histologie.

Therapie
- Ausschalten provozierender Faktoren zur Vermeidung des sog. Koebner-Effektes (isomorpher Reizeffekt) wie z.B. Traumen, Irritationen, Allergisierung
- Milde, pflegende Behandlung v.a. der eruptiv-exanthematischen Form
- Ggf. auch Kortikoide einsetzen, aber sehr zurückhaltend wegen Rebound-Effekt
- Chronische Form zunächst keratolytisch behandeln (Salicyl-Vaseline 5 %), später dann hemmend auf die erhöhte Epidermopoese (z.B. mit Cignolin® = Dithranol in steigender Dosierung, anfangs 0,05 %)
- Hautpflege mit Salben und rückfettenden, salz- oder teerhaltigen Bädern

- Behaarte Kopfhaut mit keratolytischen und Cignolin enthaltenden Präparationen, evtl. auch kurzfristig mit Kortikoiden therapieren, für den Haarboden Kopfwäsche mit Pyrithionzink oder Selensulfid
- Abgestufte UV-Bestrahlungsbehandlung
- Erste positive Erfahrungen liegen jetzt auch mit externen Vit.D$_3$-Analoga vor. In schweren Fällen werden experimentell auch Ciclosporin A, Fumarate, Retinoide eingesetzt.

Die Behandlung ist insgesamt sehr aufwendig, für Patient und Familie mitunter sehr belastend und sollte v.a. anfangs oder bei stärkeren Rezidiven in/mit einer Fachabteilung gemeinsam erfolgen.

Pityriasis rosea (Röschenflechte)

Unklare Ätiologie, vermutlich postinfektiös, nach Hautirritation? V.a. bei Jugendlichen. Ist selbst nicht ansteckend. Sehr reizbare, dabei aber gutartige Dermatose, wichtig in der DD zur Psoriasis und zu Exanthemen. Nach neueren Untersuchungen möglicherweise durch das humane Herpes-Virus (HHV 7) ausgelöst.

Klinik: Beginn meistens mit sog. Primärmedallion (ovaler erythematöser schuppender Einzelherd), später dann kleinere multiple erythro-squamöse Herde an Rumpf und Extremitäten proximal mit sog. Schuppenkrause. Dauer bis zu ca. 6 Wo. und mehr, gelegentlich leichter Juckreiz.

Therapie
Blande Externa wie Lotio alba aquosa und pflegende Cremes, bei Symptomen evtl. ganz kurzfristige schwache Steroide extern (Hydrocortison 1 %), Antihistaminika (Fenistil®-Tropfen)

19.13 Erkrankungen der Mundschleimhaut

- Blasenbildung: **habituelle, benigne Aphthen:** solitäre oder multiple schmerzhafte Erosionen mit Blasenbildung und Ulzerationen, ca. eine Woche andauernd. Oft unklare Ätiologie (Streß? Trauma? Allergie?), bei Mädchen häufiger, familiär offensichtlich teilweise gehäuft. Evtl. bei Eisen-, Vit. B$_{12}$- oder Folsäure-Mangel sowie Malabsorptionssyndromen.
  Ther.: Betupfen mit Myrrhentinktur; Lokalanästhetikum (Herviros®, Dynexan A®Gel) oder auch Kortikosteroide (Volon A-Haftsalbe®)
  DD: Stomatitis aphthosa; Varizellen (☞ 6.5.27); Hand-Mund-Fuß-Krankheit (☞ 6.5.2); Erythema exsudativum multiforme; M. Behçet
- Entzündung der Lippen: **Cheilitis angularis** (Faulecke, Perlèche): z.T. nässende Rhagaden mit Krusten bei chronischer Entzündung der Mundwinkel; v.a. bei Atopikern, Staphylokokken- und Candida-Infektionen. Gelegentlich als Hinweis auf Eisenmangel und Hypovitaminosen. *Ther.:* Chlorhexidin-Fuchsin-Lsg.; Panthenolsalbe; je nach mikrobiologischem Abstrichergebnis Antibiotikum oder Antimykotikum lokal. *DD:* allergische Cheilitis; (rezidivierendes) Trauma (auch Nuckeln usw.)

- Schwellung: **Schleimhautgranulom;** meist nach Bagatelltrauma oder Biß, glasige, mit viskösem Schleim gefüllte zystische Schwellung, auch schon bei Sgl.
  Ther.: Eröffnen mit Kanüle oder Spontanremission abwarten
  DD: Quincke-Ödem, akutes Trauma
- Zungenveränderungen: **Lingua geographica** (Landkartenzunge); scharf begrenzte, rasch wechselnde rote Bezirke, kaum je schmerzhaft, harmlos, oft auch erscheinungsfreie Intervalle an der Zunge, selten auch Teilsymptom des Melkersson-Rosenthal-Syndroms.

19.14 Erkrankungen der Hautanhangsgebilde

19.14.1 Erkrankungen der Haare

Am behaarten Kopf (inkl. Haarboden) können eine Vielzahl von Dermatosen auftreten (Psoriasis, Mykosen, Ekzeme, Dysseborrhoe, Varizellen usw.). Wichtiges Symptom ist der „Haarausfall".

Alopecia areata
Eine oder mehrere runde haarfreie Stellen („kreisrunder Haarausfall") mit erkennbaren Follikelmündungen, relativ scharf begrenzt, evtl. Fortentwicklung zu totaler, bzw. universeller Alopezie (gesamter Kopf bzw. Körper befallen). Vermutlich Autoimmunerkrankung, geleg. Hinweise auf Schilddrüsenfunktionsstörung. Oft wechselhafter Verlauf mit Progression oder Remission.

DD
- Traktionsalopezie (z.B. durch Zopf)
- „Liegeglatze" des Säuglings (bei anhaltender Rückenlage)
- Toxische Alopezie (Zytostatika, Thalliumintoxikation, Heparin)
- Diffuse Alopezie nach Fieber, OP, emotionaler Belastung
- Umschriebene Alopezie nach Tinea capitis, Sklerodermie (sog. Pseudopelade)
- *Trichotillomanie* (zwanghaftes Haarausreißen): gelichtete Stelle mit „abgebrochenen", kurzen Haarschäften; gewohnheitsmäßig oder unter emotionaler Anspannung werden die Haare ab- bzw. herausgerissen, ähnlich wie Nagelbeißen zu werten und zu therapieren
- *Haarschaftanomalien* sind mikroskopisch weiter zu differenzieren und spezifischen Syndromen zuzuordnen.

Therapie
Lokal stark wirksame Kortikoide (Celestan -V-Creme® unter Folie), evtl. hyperämisierende Maßnahmen (Rubriment®), evtl. Versuch mit Zink p.o. (Solvezink®-Tabl.).

19.14.2 Erkrankungen der Nägel

- **Nagelinfektionen:** Paronychie („Umlauf"), häufig durch Staphylokokken, gelegentlich durch Candida oder gramnegative Keime. Abstrich sinnvoll, Therapie mit antibiotischen und antimykotischen Umschlägen und Bädern wie z.B. Rivanol®-Lösung, Betaisodona®, Kaliumpermanganat, ggf. Inzisionen erforderlich
- **Nagelbeteiligung bei Dermatosen:** bei Allgemeinerkrankungen häufiger quer verlaufende Wachstumsstoplinien nach Beau-Reil; Psoriasis → Tüpfel- und Ölnägel; Onychomykose → Nagelrand verdickt, aufgesplittert; paronychales Ekzem mit Wachstumsstörung des Nagels
- **Eingewachsene Nägel** (Ungues incarnati): Ther. durch geeignete Schuhe, adstringierende Fußbäder (z.B. Tannosynt®), evtl. chirurgisch (Emmert-Plastik)
- **Seltene, angeb. Nagelanomalien:** z.T. im Rahmen von Syndromen wie z.B. Pachyonychia congenita, fam. Leukonychie, Löffelnägel, Nagel-Patella-Syndrom.

19.15 Therapeutische Richtlinien

Dermatologische Therapie besteht aus Wissen und Fingerspitzengefühl. Bei unklarer Diagnose ist eine zurückhaltende, eher pflegende Behandlung besser als aggressive Maßnahmen. In der Lokaltherapie ist die „Grundlage", das Vehikel, genauso wichtig wie das Spezifikum. Akute nässende Läsionen werden am besten mit feuchten Umschlägen, gefolgt von Lotionen und Cremes, versorgt. Bei rauhen und trockenen Hautzuständen sind fette Salben besser. Lösungen sind an behaarten Körperregionen gut geeignet. Im sogenannten Halbseitenversuch kann insbesondere bei chronischen Dermatosen der Patient die beste Therapieform mit herausfinden helfen.

Blande und pflegende Externa

- **Fettende Grundlagen** (bei schuppender und trockener ekzematöser Haut): Vaselinum album (weißes Vaselin) z.B. in Asche-Basis-Fettsalbe®, Unguentum leniens, Eucerinum cum aqua (Wollfett, Paraffin u. Wasser), Unguentum Cordes® (hydrophile Salbe; für weitere Rezepturen).
- **Öl** (zur Ablösung von Krusten oder Schuppen am behaarten Kopf): Oleum olivarum (Olivenöl), Salicyl-Öl 1 % oder 2 %
- **Harnstoffhaltige Externa** (v.a. bei Ichthyosen, Ekzemen): z.B. Basodexan Creme®, -Salbe®, Carbamid Creme Widmer®
- **Badezusätze** (zur Rückfettung bei Ekzemen, Psoriasis): z.B. Balneum Hermal® (v.a. Soja-Öl), Töpfer Kinderbad® (mit Molken- und Kleie-Zusätzen); Balneum Hermal F® (v.a. Erdnuß-Öl und Paraffin, stärker fettend), Oleatum fett Medizinisches Öl-Bad® (Paraffin, Wollwachsalkohole), Balneum Hermal plus® (Soja-Öl plus juckreizstillendes Polidocanol), Balmandol®
- **Pasten** (bei Windeldermatitis; allgemein zum Schutz der Haut vor Erosion, Irritation und Mazeration): z.B. weiche Zinkpaste DRF, Desitin-Salbe® (mit Lebertran)
- **Schüttelmixturen:** (juckreizstillend, austrocknend, anti-irritativ), z.B. Lotio alba aquosa (wässrige Zinkschüttelmixtur), z.B. Tannosynt-Lotio® (mit Gerbstoff; bei Varizellen)

- **Hautreinigungsmittel:** (nicht alkalisch; möglichst neutral oder leicht sauer, z.b. Dermowas®, Eubos®, Satina D®, Sebamed®)
- **Therapeutika bei Schleimhautaffektionen:** Bepanthen®-Lösung zum Pflegen, Herviros®-Lösung zur Anästhesie (☞ 19.13).

Lokale Kortikosteroide

Antiekzematös, antiproliferativ; cave bei längerer Anwendung und im Gesicht-, Hals- und intertriginösen Bereich; oft reicht Anwendung 1 x tgl. oder jeden 2. Tag.
- **Schwach wirkende Kortikoide:** z.b. Hydrocortison 1 %, Linola H®, Hydrodexan®
- **Mittelstark wirkende Kortikoide:** z.B. Emovate®, Vaspit®, Dermatop®
- **Stark wirkende Kortikoide:** z.B. Nerisona®, Betnesol-V®, Volon A®
- **Sehr stark wirkende Kortikoide:** z.B. Dermoxin®, Sermaka®.

Warzenmittel

Z.B.: Verrumal®-Lösung (mit 5-Fluorouracil und Salicylsäure), Guttaplast-Pflaster® (Pflaster mit 60 %-Salicylsäure); Solco-Derman® Lösung (u.a. Eisessig und diverse Säuren) gegen Vulgär- und Feigwarzen, nur vom Arzt anzuwenden.

Lokale Antibiotika und Antiseptika

- **Framycetinsulfat**, z.B. Leukase®: bei infizierten Wunden, Fisteln
- **Fusidinsäure**, z.B. Fucidine®: bei Staphylokokkeninfekten
- **Sulfadiazin-Silber**, z.B. Flammazine®: bei Verbrennungswunden
- **Chlorhexidin** als Mund- und Rachendesinfiziens (z.B. als Hexoral®, Doreperol®, Hexetidin ratiopharm®)
- **Kaliumpermanganat:** nur verdünnt! (Kristalle ätzen), als wässrige Lösung für Voll- und Teilbäder (*cave:* färbt Wanne, Haut und Nägel dunkel; Lösung soll hellrosa sein)
- **Polyvidon-Jod** (Lösung und Salbe), z.B. als Betaisodona® (*cave:* Jodbelastung), bei Kindern nur kleinflächig anwenden
- **Chlorhexidin-Fuchsin-Lsg.,** an Haut und Schleimhäuten vielseitig verwendbar; *cave:* bei zu häufiger Anwendung Hemmung der Epithelisierung, bei zu hoher Konzentration nekrotisierend.

20

Herbert Renz-Polster

Augenerkrankungen

20.1	Leitsymptome und Differentialdiagnosen	640
20.1.1	Lidschwellung, Orbitalödeme	640
20.1.2	Leukokorie	640
20.1.3	Exophthalmus	641
20.2	Entwicklung des Sehvermögens und Augenuntersuchung	641
20.3	Krankheitsbilder	643
20.3.1	Strabismus (Schielen)	643
20.3.2	Amblyopie	644
20.3.3	Katarakt	645
20.3.4	Entzündungen der Bindehaut (Konjunktivitis)	646
20.3.5	Periorbitales Erysipel und Orbitalphlegmone	647
20.3.6	Dakryostenose	648
20.3.7	Retinopathia praematurorum	648
20.3.8	Verletzungen, Verätzungen und Fremdkörper	649

20.1 Leitsymptome und Differentialdiagnosen

20.1.1 Lidschwellung, Orbitalödeme

- **Lokal entzündlich:**
  - Konjunktivitis (☞ 20.3.4)
  - Periorbitales Erysipel (schmerzhafte Rötung, oft Fieber); Orbitalphlegmone (AZ ↓, schmerzhaft eingeschränkte Bulbusmotilität, evtl. Proptosis)
  - Hordeolum („Gerstenkorn", Eiterpfropf am Lidrand)
  - Chalazion („Hagelkorn", derbe, lokale Vorwölbung des Lides)
  - Lokal-allergische Reaktion, z.B. nach Insektenstich
  - Sinusitis (v.a. Ethmoidal-Sinusitis; Ödem v.a. medial, ☞ 21.3)
  - Dakryozystitis (schmerzhaftes nasales Ödem, Sekretleerung auf Druck)
  - Dakryoadenitis („Paragraphenform" des Oberlides)
  - Sinusthrombose (Exophthalmus, oft mit Augenmuskellähmungen)
  - *Selten:* Tenonitis (meist doppelseitig, mäßige Einschränkung der Bulbusmotilität, AZ nicht beeinträchtigt), Kontaktdermatitis, Herpes, Syphilis, okuläre Myositis, Zahn-/Zahnkeimabszeß (evtl. Zahnschmerzen → Rö), Parasiten (z.B. Filzlaus)
- **Lokal nicht-entzündlich (stets beidseitig):** allergisch (z.B. Heuschnupfen), angioneurotisches Ödem (Familien-, Medikamenten-, Allergie-Anamnese, evtl. Larynxödem); langes Weinen; unmittelbar postpartal (physiologisch); nach Hustenanfällen (z.B. Pertussis).
- **Systemisch:** nephrotisches Sy. (☞ 8.3.6), Myxödem – „teigiges" Ödem bei rauher, trockener Haut, ☞ 10.2.2), Herzinsuffizienz (☞ 7.3), Kollagenosen (z.B. Lupus erythemathodes, ☞ 16.4), Serumkrankheit (Urtikaria, Arthralgien, Fieber), Infektionskrankheiten (Mononukleose, Röteln, Diphtherie, Scharlach), Trichinose (Muskelschmerzen, Eosinophilie), Parasitosen
- **Traumatisch:** Fremdkörper? Verletzung? Orbitafraktur?
- **Tumoren:** z.B. Hämangiome, Neuroblastom, lymphatische Leukämie
- **Selten:** Hautemphysem (z.B. nach Läsion der Ethmoidalzellen oder nach Pneumothorax), Migräne, Glaukomanfall.

20.1.2 Leukokorie

Weißlich schimmernde Pupille als Hinweis auf krankhafte Prozesse der brechenden Medien. Untersuchung am besten im direkt auf die Pupille geleuchteten Licht (z.B. Taschenlampe).

- *Katarakt* (☞ 20.3.3)
- *Intraokuläre Tumoren* (z.B. Retinoblastom – rascher Visusverfall, „amaurotisches Katzenauge"; genetisch bedingter Tumor; molekulargenetische Untersuchung möglich)
- *Retrolentale Fibroplasie* (ehemalige FG, ☞ 20.3.7)
- *Selten:* persistierender primärer Glaskörper (PHPV), persistierende Pupillarmembran, Ablatio, Retinoschisis, intraokuläre Entzündung (z.B. Uveitis), exsudative Retinopathie (z.B. M. Coats), Z.n. Glaskörperblutung, chorioretinale Narben, Phakomatosen, Funduskolobome, Granulome bei Toxocariasis (☞ 6.8.5).

20.1.3 Exophthalmus

Ein- oder beidseitiges Hervortreten des Augapfels aus der Augenhöhle.

- *Tumoren:* Orbita-Tu (z.B. Dermoidzyste, Rhabdomyosarkom), primär extraorbitale Tu mit orbitaler Beteiligung (Neuroblastom, Neurofibromatose, Lymphome, Metastasen, Leukämie)
- *Vaskulär (z.T. intermittierend):* Hämangiome, Lymphangiome, Sinusthrombose (Augenmuskellähmungen, Orbitalödeme, oft doppelseitig)
- *Entzündlich:* Orbitalphlegmone (☞ 20.3.5), Tenonitis (☞ 20.1.1), Myositis der Augenmuskeln
- *Skelettanomalien/Dysraphien:* z.B. Kraniostenosen, Osteopetrosen, Enzephalozelen, diverse Fehlbildungssyndrome (z.B. Apert, Crouzon)
- *Blutungen:* Trauma (Orbitalhämatom), Hämophilie
- *Endokrin:* M. Basedow (evtl. schon bei Geburt, in 10 % einseitig, ☞ 10.2.3)
- *Selten:* Kollagenosen, Hydrozephalus, Histiozytose
- *„Pseudoexophthalmus"* bei infantilem Glaukom, starker Myopie, Oberlidretraktion.

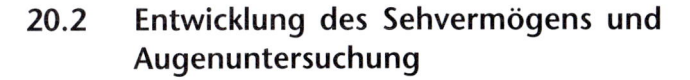

20.2 Entwicklung des Sehvermögens und Augenuntersuchung

Im Gegensatz zu früheren Annahmen schnellere Entwicklung der Sehfunktionen: Volle Sehschärfe ist spätestens mit 2 Jahren erreicht. Je jünger das Kind, desto empfindlicher ist es gegenüber Störungen des Sehsystems (hochsensitive Phase der Visusentwicklung zwischen 3. und 12. Lebensmonat) → Beeinträchtigungen der Sehfunktionen müssen frühzeitig erkannt und behandelt werden!

Übersicht Visusentwicklung		
Sehleistung	Ab	Gut entwickelt mit
Lichtreaktion	30. intrauterine Woche	1 Mon.
Fixation	Geburt	1–2 Mon.
Konjugierter Blick (horizontal)	von Geburt an gut entwickelt	
Visuelle Folgereaktion	Geburt	3 Mon. (180°-Folgen)
Räumliches Sehen	Nicht genau bekannt	4–6 Mon.
Akkomodation	2 Mon.	4 Mon.
Sehschärfe	Geburt: erkennt grobe Gesichtsstrukturen	1(–2) Lj.

Orientierende Augenuntersuchung

Problematik: Nur ein kleiner Teil der Augenerkrankungen wird rechtzeitig erkannt → bei jeder körperlichen Untersuchung die Augen mituntersuchen! Im Vordergrund steht die Inspektion; wertvolles Hilfsmittel: Taschenlampe. Jeden unklaren Befund fachärztlich abklären lassen! Erste genauere Untersuchung bei U2.

- **Anamnese:** Sehstörungen in der Familie (Schielen, Weit-/Kurzsichtigkeit), Frühgeburt, Z.n. O_2-Therapie
- **Befund** (v.a. beim Sgl.!):
  - Kopfhaltung? Grobe Augenanomalien? (Bulbusgröße, Weite der Lidspalte, Rötung, Exophthalmus, Kolobom etc.)
  - Spontanes Seh- und Blickverhalten: konjugierte Augenstellung? Folgen auf Licht oder Spielzeug? Konjugierte Augenbewegung?
  - Brechende Medien klar (wichtig!)? Vorgehen: entweder mit dir. Ophthalmoskop, oder Untersuchungsleuchte in dunklem Raum auf die eigene Nasenwurzel setzen. Wenn Pat. fixiert, leuchtet Augenhintergrund beidseits rot-orange, bei dunkelpigmentierten Sgl. auch silbrig-orange auf. Trübung der brechenden Medien zeigen sich als Schatten (nur solange das Kind die Lichtquelle fixiert → Übung erforderlich; DD bei Trübung ☞ 20.1.2). Weniger sensitive Alternative: mit Untersuchungsleuchte direkt auf Pupille leuchten. Pupille leuchtet rot-orange auf. Evtl. vorhandene starke Trübungen schimmern weißlich auf (vgl. Leukokorie, ☞ 20.1.2)
  - Zur Frage Amaurose: Nystagmus? Lichtreaktion (direkt, konsensuell)? Abwehrreaktion auf starkes Licht? Abwehrreaktion beim Abdecken eines Auges spricht für Seh-Schwäche des anderen Auges
  - Bei FG oder Z.n. O_2-Gabe (augenärztliche Untersuchung): Fundus, bei V.a. Sehschwäche evtl. PL („preferrential looking")Visus, visuell evozierte Potentiale (VEP), Elektro-Retinogramm (ERG, Sedierung!)
  - Ab 3. Mon.: orientierende Untersuchung auf Strabismus (☞ 20.3.1)
- **Refraktionsbestimmung:** nur dem Ophthalmologen möglich (Skiaskopie); an sich bei jedem Kind in jedem Lebensalter sinnvoll, zumindest bei Risikofaktoren (s.u.) und Augenanomalien
- **Visusprüfung:** erst ab U8 möglich (augenärztliche Untersuchung).

Augenärztliche Untersuchung erforderlich bei

- Jedem (auch minimalem!) Schielen nach dem 3. Lebensmonat
- Fehlen, Asymmetrie oder sonstigen Veränderungen (z.B. dunkle Flecken) des roten Lichtreflexes
- Risikofaktoren für Sehstörungen: Augenkrankheiten der Eltern (z.B. Schielen), Frühgeburt, frühkindlicher Hirnschaden, postnatale O_2-Therapie, augennahe Hämangiome
- Kopfschiefhaltung oder habituelles Abdecken bzw Schließen eines Auges (V.a. Doppelbilder)
- Erhöhter Blendungsempfindlichkeit, häufigem Blinzeln, fehlender Fixation
- Nystagmus (außer optokinetischer Nystagmus bei Objektverfolgung und bei Nystagmus in Extremposition des Auges)
- Fehlender Lichtreaktion, fehlender Abwehrreaktion auf starkes Licht, mangelnder Hinwendung zu Tageslicht (Fenster!), fehlender Folgebewegung zu Mutter/Vater
- Starker Entzündung („rotes"Auge), Leukokorie/Hornhauttrübung („weißes" Auge), Vergrößerung des Auges mit blauen Skleren („blaues" Auge)

- Augenanomalien wie Protrusion, Retraktion des Auges, Ptosis, Lagophthalmus usw.
- ❗ NG öffnen ihre Augen, wenn sie aufgerichtet oder schräg, von einer Hand auf dem Bauch unterstützt, über den Kopf des Untersuchers gehalten werden
- ❗ Nicht jede Anisokorie (Ungleichheit der Pupillenweite) beim Säugling ist pathologisch – trotzdem frühzeitig fachärztlichen Rat suchen!

20.3 Krankheitsbilder

20.3.1 Strabismus (Schielen)

Formen
- **Strabismus paralyticus** (Lähmungsschielen): bei Krankheitsbildern mit Affektion der Augenmuskeln oder ihrer Nerven, z.B. Trauma, Hirndruck, Neuritiden, Myositis, Infekt (z.B. Enzephalitis), Intoxikation, neuromuskuläre Störungen, evtl. Tumor
- **Strabismus concomitans** (Begleitschielen): Schielen im eigentlichen Sinne. Multifaktoriell vererbt oder Folge einer Augenerkrankung mit Behinderung des zentralen Sehens (Amblyopie, ☞ 20.3.2)
- ❗ Hinter einem Strabismus können sich andere Augenerkrankungen bis hin zum Retinoblastom verbergen!
- **Sonderform „akkomodatives" Schielen:** stets Innenschielen, zunehmender Schielwinkel bei Akkomodation; meist 2.–3. Lj., in der Regel vergesellschaftet mit Hyperopie; mit Visuskorrektur oft ausgleichbar.

Definitionen
- *Heterophorie* = latentes Schielen: Schielen nur unter Stressbedingungen wie Müdigkeit, Krankheit; meist ohne Krankheitswert. *Eso*phorie = einwärts; *Exo*phorie = auswärts
- *Heterotropie* = manifestes Schielen; *Eso*tropie = einwärts (häufigste Schielform im Kindesalter); *Exo*tropie = auswärts
- „*Pseudostrabismus*" (scheinbares Schielen z.B. bei Epikanthus, flacher Nasenwurzel).

Begleitschielen (Strabismus concomitans)

Häufig als Mikrostrabismus (Schielwinkel < 5°, durch Inspektion praktisch nicht zu erkennen). Schielwinkel in alle Blickrichtungen etwa gleich groß. Entweder unilateral (immer mit demselben Auge) oder alternierend (beide Augen schielen abwechselnd: S. alternans). Prävalenz ca. 5 % der Bevölkerung. Bei familiärer Belastung ca. 5faches Risiko (→ Anamnese). Entwicklung fast immer nach dem 3. Lebensmonat, in 80 % vor Abschluß des 2. Lj.

Diagnose
Während das Schielen des Sgl. oft großwinklig ist, ist das Schielen des KK oft kleinwinklig und deshalb nur mit einiger Erfahrung und Sachverstand zu erkennen! Die Anamnese mit Erfragung der Risikofaktoren ist deshalb entscheidend. Gezielte

Untersuchungstests sind nur bei Erfahrung aussagekräftig. Photometrische, rechnergestützte apparative Verfahren inzwischen verfügbar.

- **Anamnese** der Risikofaktoren: familiäre Belastung (Schielrisiko des Kindes bis 40 %), Frühgeburt, frühkindlicher Hirnschaden?
- **Beleuchtungstest** (nur orientierend, bei Mikrostrabismus wenig sensitiv): Lichtquelle direkt unter das beobachtende Auge (bei Beobachtung mit beiden Augen auf die Nasenwurzel) halten → zentrales Hornhautreflexbildchen über der Pupillenmitte muß auf beiden Seiten symmetrisch mittig stehen. Erhöhung der Sensitivität durch gleichzeitigen Abdecktest (s.u.): Bei Abdecken des rechten Auges darf sich die Stellung des linken Auges nicht ändern und umgekehrt
- **Brückner-Durchleuchtungstest** (gute Sensitivität): mit Augenspiegel aus 50 cm Entfernung beide Augen beleuchten → beide Pupillen leuchten rot auf. Bei Schielen: hellerer Fundusreflex des schielenden Auges
- **Abdecktest:** häufig schon beim Sgl. durchführbar, bei kleinwinkeligem Schielen sensitiver als bloßer Beleuchtungstest.

Therapie
Möglichst frühzeitig! Ausgleich evtl. vorhandener Refraktionsfehler (Brillenverordnung); bei Amblyopie intermittierende Okklusion (Hautpflaster, Brillenfolien) des führenden (sehtüchtigen) Auges. Dauer der Okklusionsintervalle vom Alter des Kindes abhängig (je jünger, desto kürzer – keine ständige Totalokklusion, sonst Gefahr der Behinderung der binokularen Funktionen und der Amblyopie des „guten" Auges!). Operative Behandlung bei konservativ nicht ausgleichbarem Strabismus zwischen 3. und 5. Lj. Regelmäßige Amblyopie-Nachsorge bis zum 14. Lj.

> **Tips & Tricks**
> Die resultierende Sehschwäche ist *nicht* von der Größe des Schielwinkels abhängig → sich nicht mit einem scheinbar normalen Inspektionsbefund zufriedengeben!

20.3.2 Amblyopie

Sehschwäche durch Störung der visuellen Entwicklung (hochsensitiven Phase der Sehentwicklung sind v.a. die ersten 2 Lj.). Häufigste kindliche Sehstörung; Prävalenz bis zu 10 %, in der Regel einseitig. Klinische Bedeutung durch Verlust des räumlichen Sehvermögens mit Dyspraxie.

Ätiologie
Hauptursachen sind Strabismus (☞ 20.3.1) und Refraktionsanomalien (z.B. einseitiger Astigmatismus > 2,5 dpt., einseitige Hyperopie > 4,5 dpt.). Jedoch können alle anderen das zentrale Sehen beeinträchtigenden Veränderungen zur Amblyopie führen, z.B. Trübung der brechenden Medien (☞ 20.3.3), Retina-Veränderungen, Hypoplasie des N. opticus, Formveränderungen der vorderen Augenabschnitte (z.B. Hämangiom, Ptosis). Frühzeitige Diagnose (U1–U6, spätestens U7!) und Therapie sind entscheidend!
! Eine Amblyopie kann sowohl Ursache als auch Folge eines Strabismus sein und umgekehrt!
! Faustregel: Amblyopie entsteht, wenn das zentrale Sehen für länger als 1 Woche pro Lebensjahr unterbrochen ist.

Diagnose
Amblyopie kann sich präsentieren durch: Visus ↓, Nystagmus, asymmetrischer roter Lichtfleck, Strabismus, Sich-Wehren eines Sgl. gegen Abdecken eines Auges.
Nur ein Teil der Amblyopie-Ursachen sind durch kinderärztliche Untersuchung erfaßbar! Für die Mehrzahl der Fälle gilt: „Arzt sieht nichts und Patient sieht nichts". Beim leisesten Verdacht augenärztliche Abklärung! Aufgaben des Kinderarztes: Anamnese zur Erfassung von Risikofaktoren (z.B. pos. Familiengeschichte), orientierende Augenuntersuchung inkl. Visusbestimmung (☞ 20.2), Untersuchung auf Strabismus (☞ 20.3.1).
- Relativ leicht diagnostizierbare Ursachen: großwinkliger Strabismus (☞ 20.3.1), Ptosis, Medientrübungen, Nystagmus
- Relativ schwer diagnostizierbare Ursachen: kleinwinkliger Strabismus (☞ 20.3.1), Refraktionsanomalien (bisher nur augenärztlich diagnostizierbar), Veränderungen in den hinteren Augenabschnitten.

Therapie
Möglichst innerhalb der ersten 6 Lebensmonate. Behandlung der zugrundeliegenden Erkrankung z.B. Refraktionskorrektur (auch beim Sgl.); Behandlung des Strabismus. Wird die Therapie zwischen 3. und 6. Lebensmonat begonnen, kann praktisch immer ein beidseits gleich gutes Sehvermögen erreicht werden, bis 4. Lj. noch häufig gute Ergebnisse, nach 8. Lj. schlechte Prognose.

20.3.3 Katarakt

Wegen der weitreichenden Konsequenzen jede Katarakt in Zusammenarbeit mit Ophthalmologen abklären. Besonders bei NG sofort therapieren!

Ätiologie
50–70 % der Katarakte bleiben ätiologisch ungeklärt.
- Beginn vorzugsweise im Sgl.-/Kleinkindesalter:
  - Genetisch bedingte Syndrome und Stoffwechselerkrankungen (Manifestation evtl. schon bei Geburt): z.B. Cockayne-Sy., M. Down, Galaktokinasemangel, Galaktosämie, Lowe-Sy., Noonan-Sy., Turner-Sy., Alport-Sy.
  - Z.n. pränatalen Infektionen (Röteln, Varizellen, Herpes simplex, Toxoplasmose, Zytomegalie)
  - Andere Erkrankungen, z.B. M. Niemann-Pick, retrolentale Fibroplasie, neonatale Hypokalzämie, PHPV (☞ 20.1.2, meist einseitig), Retinoblastom, Aniridie
  - Bei unreifen NG (meist in der 2. Lebenswoche, spontane Rückbildung)
- Beginn vorzugsweise in später Kindheit und Jugend: z.B. D.m., Pseudo-/Hypoparathyreoidismus, myotone Dystrophie, Prader-Willi-Sy., Homozystinurie, Retinitis pigmentosa
- Sonstige Ursachen, oft ohne spezifisches Manifestationsalter:
  - Autosomal dominante Formen (Familienanamnese)
  - Postnatale Infektion: Masern, Polio, Mononukleose, Lues, Windpocken, Hepatitis
  - Medikamentös: Kortikosteroide, Chlorpromazin (reversibel), Vit.- D-Intoxikation
  - Andere: atopische Dermatitis, Sklerodermie, sekundäre Katarakt bei Trauma, Strahlen, intraokuläre Entzündung, Glaukom, Netzhautablösung, Kolobomen und Mikrophthalmus.

Klinik: Dyspraxie („Ungeschicklichkeit"), Leukokorie (☞ 20.1.2), mangelnde Visusentwicklung, Strabismus (☞ 20.3.1), Nystagmus, Lichtscheu.

Diagnose
- Auflicht (Leukokorie, ☞ 20.1.2; nur im fortgeschrittenen Stadium)
- Brückner-Durchleuchtungstest (☞ 20.3.1)
- Fachärztliche Untersuchung: Spaltlampe nach Pupillenerweiterung (bei Sgl. und Kleinkindern: Narkoseuntersuchung)
- *Wichtig* ist die ätiologische Abklärung:
  - SS-, Geburts- (APGAR? Geburtsgewicht?), Familien-, Medikamentenanamnese. Körperliche Stigmata, Augen-Anomalien?
  - *Labor:* Routinelabor, Ca, BZ, Harnsäure, Säure-Basen-Status, Galaktose i.S., Serologie auf TORCH, EBV, Hepatitis, Lues, Guthrie-Test (Ausschluß Galaktosämie). Evtl. Erythrozytenenzymbestimmung auf Galaktokinase, Uridyltransferase.

Therapie: frühzeitige Linsenextraktion (bei kongenitaler einseitiger Katarakt in den ersten Lebenstagen, bei beidseitiger Katarakt in den ersten 4 Wo, sonst Gefahr der Amblyopie). Anschließend Versorgung mit Kontaktlinsen oder Kinderbrille. Nachbehandlung mit langfristiger, intermittierender Okklusion. Regelmäßige augenärztliche Kontrollen: Nachstar? Visusentwicklung?

20.3.4 Entzündungen der Bindehaut (Konjunktivitis)

Ätiologie und Klinik
- NG:
  - Chlamydia trachomatis (Einschlussblenorrhö): mit ähnlichem Verlauf; Beginn Ende der 1. Lebenswoche. *Cave:* Narbenbildung im Konjunktivalsack und in Limbusnähe. *Therapie:* Erythromycin lokal + i.v. (z.B. lokal: Eupragin® AS)
  - N. gonorrhoeae (Gonoblenorrhö): Manifestation am 2. oder 3. Lebenstag (geschwollene Lider mit Eiterretention, *(Cave,* Hornhautschädigung und -perforation). *Therapie:* Erythromycin/Penicillin lokal + Penicillin i.v. Evtl. auch Ther. der Eltern
- *Bakterielle K.:* zumeist < 6. Lj; typischerweise beidseitig (bei Pneumokokken jedoch meist einseitig), mukös-eitriges Sekret in der Lidspalte. Häufigste Erreger: nicht typisierbare H. influenzae, Strep. pneumoniae, Moraxella catarrhalis, selten N. meningitidis; häufig mit begleitender Mittelohrentzündung (Konjunktivitis-Otitis-Syndrom)
- *Virale K.:* meist milde und begrenzt (20 % aller K. sind durch Adenoviren bedingt und sind dann recht dramatisch und hochkontagiös). Pat. meist > 6 J. Meist in Herbst und Winter; meist einseitig; Konjunktiva evtl. hämorrhagisch; evtl. mit deutlicher periorbitaler Schwellung; evtl. im Rahmen einer Pharyngitis (konjuktivopharyngeales Fieber) oder als Keratokonjunktivitis (epidemica). Bei herpetischer K. häufig schwerwiegende Hornhautbeteiligung (→ Spaltlampen-Untersuchung)
- ❗ Nicht jede konjunktivale Reizung ist mikrobiell bedingt – auch an Fremdkörper, allergische Konjunktivitis („Heuschnupfen", oft höckriges Aussehen der Bindehaut), Uveitis, infantiles Glaukom, Kawasaki-Sy., Verletzungen, Keratitis und Dakryostenose (☞ 20.3.6) denken.

Diagnose
- Klinisch: konjunktivale Injektion, evtl. mit Chemosis, Tränen, teils seröse, teils eitrige Sekretbildung. Ektropionierung kann hilfreich sein (follikuläre K. bei Chlamydien, Allergien und K. vernalis). Stets klare Abgrenzung zur Keratitis und Iridozyklitis (beide mit ziliarer Injektion)
- V.a. korneale Beteiligung oder Fremdkörper: Fluoreszein-Färbung und Überweisung zum Ophthalmologen (Spaltlampen-Untersuchung)
- Kultur: stets vor Beginn einer antibiotischen Therapie! Abstrich entlang dem Unterrand der Lidspalte - das purulente Material im inneren Lidwinkel ist nicht geeignet! Ggf. Gramfärbung (> 15 Granulozyten per Gesichtsfeld weisen auf bakterielle Ätiologie hin).

Therapie
Bei K. jenseits der NG-Periode zunächst blind antibiotisch, dann nach Kultur. Lokaltherapeutika: Kanamycin (Kanamytrex® AT), Neomycin/Polymyxin/Bacitracin (z.B. Neomycin® AS und AT), Fluochinolone (z.B. Floxal®). Bei der Applikation von AT häufige Gaben (bis zu 2–3 stdl). Periorbitale Rötung, Schwellung und Fieber können auf ein periorbitales Erysipel hinweisen (Therapie ☞ 20.3.5).

20.3.5 Periorbitales Erysipel und Orbitalphlegmone

Bakterielle Entzündung entweder des Gewebes vor dem orbitalen Septum (periorbitales Erysipel = präseptale Zellulitis) oder des gesamten Orbitalraumes (Orbitalphlegmone = orbitale Zellulitis). Orbitalphlegmone sind extrem komplikationsträchtig (z.B. Meningitis, Hirnabszeß, Orbitalabszeß, Sinus-cavernosus-Thrombose) → klare Diagnosestellung und frühzeitige Behandlung sind entscheidend!

Ätiologie
- Periorbitales Erysipel: bakterielle Hautinvasion nach Lidtrauma, lokalen Lidinfektionen oder im Rahmen von oberen Luftwegserkrankungen; typische Erreger: Haemophilus influenzae, Streptokokken. Häufig. Prädilektionsalter: < 5 J. (typischerweise 1.–2. Lj.)
- Orbitalphlegmone: bakterielle Invasion des Orbitalraumes v.a. bei Sinusitis, seltener nach penetrierendem Trauma. Selten. Prädilektionsalter: > 5 J.

Klinik
Leitsymptom für beide Erkrankungen ist die periorbitale Rötung und Schwellung, meist mit Fieber und reduziertem AZ.
- Periorbitales Erysipel: meist einseitige, schmerzhafte periorbitale Rötung/Schwellung, oft lila getönt; mit oder ohne eitrige Sekretion; meist mit Fieber und AZ ↓; Bulbusmotilität und Visus erhalten, keine Proptosis
- Orbitalphlegmone: wie periorbitales Erysipel; oft schlagartiger Beginn. Konjunktiva geschwollen und injiziert; schmerzhaft reduzierte Bulbusmotilität, evtl. mit Doppelbildern; Proptosis; evtl. mit Visuseinschränkung (weist auf begleitende Neuritis des N. opticus hin).

Diagnostik
Eine verläßliche Diagnose ist entscheidend! In allen Zweifelsfällen (z.B. wenn keine adäquate Untersuchung des Bulbus möglich) orbitales CT. Bei allen septischen Kindern, in unklaren Fällen oder bei klinischem V.a. Orbitalphlegmone HNO-Konsil. Abstriche und Blutkultur vor Therapiebeginn.

Therapie
- Periorbitales Erysipel: bei älteren, nicht septischen Kindern mit oralen Antibiotika (z.B. Augmentan); bei Säuglingen oder septisch erscheinenden Kindern initiale i.v.-Therapie (3. Generation-Cephalosporin), bei äußerer Lidverletzung zusätzlich Antistaphylokokken-Antibiotikum
- Orbitalphlegmone: stationäre Aufnahme; i.v. Antibiotika mit Anti-Staphylokokken-Aktivität (z.B. Ceftriaxon + Clindamycin); bei Orbital- oder Subperiostalabszessen chirurgische Drainage.

20.3.6 Dakryostenose

Unvollständiges Öffnen der Hasner-Membran im unteren Tränen-Nasen-Gang. Sekundär chron. wiederkehrende Konjunktivitis und Dakryozystitis. Betroffen: junge Sgl.

Klinik
Epiphora (Überlaufen der Tränen aus der Lidspalte – oft intermittierend und durch Infekte der oberen Luftwege ausgelöst), krustig-verklebte Lidränder v.a. morgens, Konjunktiva reizfrei oder nur minimal injiziert, bei sekundärer Dakryozystitis eitriges Sekret im nasalen Augenwinkel, auf Druck Entleerung von Eiter aus dem Tränen-Nasen-Gang.

Therapie
Meist selbstheilend, deshalb zunächst (1/2–1. Lj.) abwartende Haltung: häufiges Massieren des Tränensacks mit Zeigefinger und Druck nach unten (Sprengung der Hasner-Membran), kurzfristig (1–2 Wo.) Versuche mit adstringierenden AT (z.B. Otriven®), bei Superinfektion (konjunktivale Injektion, Lidschwellung), zusätzliche antibiotische AT (z.B. Refobacin® AT, 4–6 x 1 Tr.). Nur bei hartnäckigen Rezidiven und jenseits des 1. Lj.: Spülung und Sondierung des Ganges (in Narkose, *Cave:* Narbenbildung!). Ultima ratio: OP.

20.3.7 Retinopathia praematurorum

Netzhauterkrankung der Frühgeborenen. Risikofaktoren sind Länge und Konzentration der O_2-Gabe sowie geringes Gestationsalter (gestörte Ausdifferenzierung der unreifen Netzhautgefäße); fast ausschließlich bei FG mit GG unter 1500 g, in über 80 % spontane Rückbildung. Häufigkeit 0,7–0,9 % der FG. Entwicklung des Vollbildes im 1.–4. Lebensmonat.

Stadien der Frühgeborenen-Retinopathie	
Stad. I	weiße, flache Demarkationslinie in Netzhautniveau zwischen vaskularisiertem Zentrum und avaskulärer Peripherie
Stad. II	Demarkationslinie wird prominent, bildet sich zur vaskularisierten Leiste um
Stad. III	Extraretinale fibrovaskuläre Proliferation: präretinale Gefäßneubildungen bis in den Glaskörperraum, Netzhautblutungen, -ödeme, Glaskörperblutungen und -trübungen
Stad. IV	Bindegewebsproliferation mit traktionsbedingter partieller Netzhautablösung
Stad. V	totale Netzhautablösung

Stadien IV und V: narbige Abheilung in grau-weißer retrolentaler fibrovaskulärer Schwarte mit Blindheit („retrolentale Fibroplasie")

Diagnose
Funduskopie im Alter von 4–7 Wo. bei Risikokindern (Gestationsalter < 30 Wo., oder 35 Wo., längere O_2-Therapie). Bei Veränderungen regelmäßige Kontrollen (alle 1–6 Wo., abhängig von der Schwere der Progression).

Therapie
Lasertherapie oder Kryotherapie der avaskulären Netzhaut im fortgeschrittenen Stad. III. Bei eingetretener Ablatio evtl. netzhaut- und glaskörperchirurgische Maßnahmen.

Tips & Tricks
Prophylaxe: genaue Dosierung der O_2-Therapie bei NG und Monitoring von pO_2 und SaO_2!

20.3.8 Verletzungen, Verätzungen und Fremdkörper

Okuläres Trauma kann rasch zu permanentem Sehverlust führen, z.B. durch Hyphaema, Iris-Risse, traumatische Katarakt, Linsendislokation, Glaskörperblutung, Netzhautablösung, akutes Glaukom, okuläre Infektion. Kinder nach Augentrauma können auffällig lethargisch sein (vasovagale Reaktion).

Sofortmaßnahmen
- Symptomatik erfragen, z.B. Sehverlust, Sehfeldeinschränkung (V.a Netzhautablösung), Photophobie (V.a. Uveitis)
- Orientierende Untersuchung falls möglich, evtl. nur in Lokalanästhesie oder Narkose durch Facharzt. Palpation des Orbitarandes, Inspektion der vorderen Augenabschnitte (Fremdkörper, Platzwunden der Konjunktiva, korneale Abrasion, Hyphäma, Iris-Asymmetrien), Lichtreaktion, Motilität, roter Lichtreflex (☞ 20.2), evtl. Visus und orientierende Gesichtsfeldprüfung
- Bei perforierenden Verletzungen Auge mit einer Kappe abdecken (selbst ein locker aufgelegter steriler Verband kann auf den Bulbus drücken und Verletzungen verschlimmern). Sofortige Überweisung an den Facharzt.

Diagnostik und Therapie

- *Perforierende Verletzungen:* z.B. bei schwerwiegendem stumpfem Trauma, dunklem Material in der Wunde (Prolaps der Uvea), Platzwunden oder Blutungen der Konjunktiva, Blut in der Vorderkammer (Hyphaema). Evtl. vorhandene Fremdkörper nicht entfernen, sondern stabilisieren; Bulbus so wenig wie möglich manipulieren. Unter keinen Umständen Augenverbände, Tropfen oder Salben anwenden (lediglich Augenkappe). Pat. vor Transport ggf. sedieren, evtl. Antiemetika und Breitbandantibiotika. Sofortige operative Wundversorgung
- *Bulbuskontusionen:* evtl. mit Hyphaema (Blut in der Vorderkammer): Bettruhe, Sedierung; Kontrolle des Augendrucks. Ein Hyphaema (klin. Präsentation: Schmerz, Tränen, Photophobie, Sehschwäche) ist in 25 % von schwerwiegenden anderen Augenverletzungen begleitet → in der Regel stationäre Ther.
- *Lidverletzungen:* genaue Inspektion. Bei Verletzungen des medialen Drittels (Gefahr einer Verletzung der Tränenkanälchen) und Lidkantenrissen (Gefahr eines späteren unexakten Lidschlusses) sofortige OP. Bulbusverletzungen und Orbitafrakturen ausschließen (Rö., CT, MRT)
- *Orbitafraktur:* bei jedem schwerwiegenden Trauma auszuschließen. Symptome: Doppelbilder, Hämatom des Oberlids, eingeschränkte Motilität, Enophthalmus, Exophtahlmus, Epistaxis, Schwierigkeit zu kauen und Sensibilitätsstörungen über den Wangen. Diagn.: CT (bei Gesichtsfeldeinschränkungen oder Visusverlust sofort druchführen). Ther.: Reposition im Intervall
- *Verätzungen:* sofortige gründliche Spülung mit lauwarmem Leitungswasser (mehrere Liter, mindestens 20 Min.). Bei nicht zu überwindendem Lidkrampf vorherige Anwendung von Lokalanästhetika (z.B. Novesine® 0.4 %). Keine Augensalben! Falls Verätzung durch Partikel ausgelöst (z.B. beim Kalkanrühren) müssen die Fornices inspiziert und ausgespült werden (ektropionieren)

! Laugen sind meist gefährlicher als Säuren

- *Abrasion der Kornea:* Symptome sind Fremdkörpergefühl, Schmerz, Tränen, Photophobie. Untersuchung ist oft nur nach Gabe von anästhesierenden Augentropfen möglich. Fluoreszein-Anfärbung zeigt Defekt. Ther. antibiotische und evtl. zykloplegische Augentropfen applizieren, dann Auge abdecken. Ist der Defekt nach 48 h noch nicht reepithelialisiert → zum Augenarzt überweisen

! Keinesfalls dem Patienten anästhesierende Augentropfen mit nach Hause geben, da diese die schmerzbedingte Schonung unterlaufen

- Fremdkörper:
  - *Bindehautfremdkörper:* sitzen meist in der oberen tarsalen Konjunktiva, seltener in den Fornices. Lokalanästhetikum ins Auge träufeln und Lider ektropionieren (einfache + doppelte Ektropionierung). Anfärbung mit Fluoreszein kann hilfreich sein. Fremdkörper entweder ausspülen oder mit feuchtem Baumwolltupfer entfernen
  - *Hornhautfremdkörper:* müssen mikroskopisch vom Facharzt entfernt werden. Oberflächliche Fremdkörper können evtl. ausgespült oder mit Baumwollstäbchen entfernt werden
  - *V.a. intraokuläre Fremdkörper:* CT. Perforierende Fremdkörper dürfen nur vom Facharzt entfernt werden; Fremdkörper vor Transport stabilisieren.

21
Stephan Illing

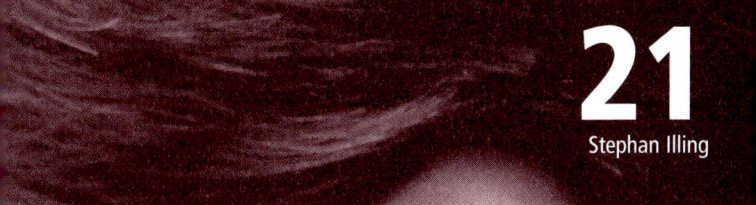

HNO-Erkrankungen

21.1	Untersuchungstechniken	652
21.2	Rhinopharyngitis	652
21.3	Sinusitis	653
21.4	Otitis media	654
21.5	Otitis externa	655
21.6	Tonsillitis	655
21.7	Adenoide	656
21.8	Serotympanon	657
21.9	Fremdkörper und Verletzungen	657
21.10	Nasenbluten	658
21.11	Hörstörungen	659
21.12	Stimmstörungen	661
21.13	Sprachstörungen	662

21.1 Untersuchungstechniken

Otoskopie
Inspektion des Gehörgangs und Trommelfells: In Kinderkliniken stehen praktisch immer beleuchtete Otoskope zur Verfügung (Akku- oder Batteriegeräte oder Wandgeräte mit Kabel). Es sollten mindestens zwei Größen von Ohrtrichtern vorhanden sein (für Sgl. und größere Kinder).
Der Gehörgang ist beim Sgl. relativ gerade, daher Inspektion des Trommelfells auch mit kleinem Trichter ohne Probleme möglich. Bei größeren Kindern zum Geradeziehen des Gehörgangs Ohrmuschel nach hinten anheben.
„Gesunde" Seite zuerst anschauen! Das Kind wehrt sich dann weniger, weil es nicht zu allererst gleich weh tut.

Rhinoskopie
Benötigt werden Nasenspekulum und Lichtquelle (HNO-Spiegel). Spekulum in die linke Hand, der Zeigefinger wird am rechten Nasenflügel des Pat. abgestützt, mit der anderen Hand den Kopf des Patienten fassen. Spekulum schräg von unten einführen, aufspreizen und dann durch Führen des Kopfes Nasenhöhle inspizieren. Am Ende das Spekulum in leicht geöffnetem Zustand entfernen.
Spekulum nicht zu breit spreizen, da es sonst schmerzhaft ist. Nasenmuscheln und Septumschleimhaut nicht berühren, da sehr schmerzhaft.

Racheninspektion
Mit Taschenlampe und Spatel. Bei ängstlichen aber kooperativen Kindern kann auf den Spatel ggf. verzichtet werden. Kleinkinder beißen oft beharrlich die Zähne zusammen. Spatel vorsichtig zwischen die Zähne bringen und behutsam vorschieben, bis das Kind kurz würgen muß und dabei den Mund weit öffnet. Man hat *einmal* die Chance, die gesamte Mundhöhle kurz zu inspizieren.

21.2 Rhinopharyngitis

Häufigste Infektionskrankheit bei Kindern, in vielen Fällen kombiniert mit anderen Atemwegssymptomen („oberer Atemwegsinfekt"). Erreger sind meist Viren (RS, Adeno, Coxsackie, ECHO, Parainfluenza u.a.). Bakterielle Infektionen meist durch Haemophilus influenzae (nicht Typ b), Pneumokokken, Streptokokken, Moraxella u.a.

Klinik
- Zu Beginn meist wässriges, später eitrig-grünliches Sekret. Rötung im Rachen mit Schmerzen und Schluckbeschwerden, evtl. auch Hustenreiz. Ansonsten allgemeine Infektzeichen, meist nur geringes Fieber
- Bei Säuglingen Trinkschwäche durch die behinderte Nasenatmung
- Bei Kleinkindern nicht selten auch hohes Fieber.

DD
- Allergische Rhinitis (keine eigentlichen Infektzeichen!)
- Chronische Rhinitis bei vergrößerter Adenoide
- Nasale Fremdkörper
- Blutiger Schnupfen bei jungen Säuglingen: Lues
- Selten: Tumoren, Polypen, Immundefekt (IgA-Mangel), Liquorrhoe.

Therapie
- Bei älteren Kindern keine Therapie nötig, evtl. abschwellende Nasentropfen für einige Tage (z.B. Otriven®, Nasivin® und zahlreiche weitere). Konzentration für die jeweilige Altersstufe beachten!
- Bei Säuglingen: Sekret absaugen, abschwellende Nasentropfen kurz vor der Mahlzeit geben.

21.3 Sinusitis

- Siebbeinzellen sind bereits bei Geburt angelegt, Infektionen besonders im 1. Lj.
- Kieferhöhlen bei Sgl. nur spaltförmig vorhanden, radiologisch meist ab ca. 5. Lj. nachweisbar, voll entwickelt bis zur Vorpubertät. Infektionen kommen auch vor vollständiger Ausbildung vor, sind dann aber radiologisch nicht sicher zu diagnostizieren, meist jedoch erst nach 4. Lj.
- Stirnhöhlen ab 6.–8. Lj. entwickelt, Infektion meist erst ab 10. Lj.

Klinik
Nicht immer sicher hinweisend, der zugrundliegende Infekt bestimmt die Hauptsymptome. Bei Sinusitis maxillaris lokale Rötung, Druckschmerzen. Bei Infektion der Siebbeinzellen Rötung und Schwellung zur Nasenwurzel hin.

Diagnostik: Rö., bei älteren Kindern und V.a. Sinusitis maxillaris auch Sono.

Therapie
- Bei fieberhaft-eitriger Sinusitits antibiotisch mit Ampicillin, Co-trimoxazol, Cefaclor
- Besonders bei Sgl. abschwellende Nasentropfen
- Unterstützend Rotlicht, lokale Wärme oder Soleinhalation
- Punktionen oder Spülungen sollten bei Kindern Ausnahme sein
- ! *Cave:* Bei Säuglingen entwickelt sich aus einer Sinusitis ethmoidalis sehr leicht eine Meningitis!

Ein Übergang in eine chron. Sinusitis ist möglich, vor allem wenn lokale Abflußhindernisse wie anatomische Abweichungen oder Fremdkörper bestehen. Außerdem bei Mukoviszidose (☞ 14.6), Immundefekten, PCD-Syndrom (☞ 14.7).
Bei akuten Allergien der Atemwege (Pollen- oder Milbenallergie) sind vor allem die Schleimhäute der Kieferhöhlen fast immer geschwollen. Wenn keine Lokalsymptome vorliegen, besteht kein Anlaß zu spezifischer Diagnostik oder Therapie.

21.4 Otitis media

Seröse oder eitrige ein- oder beidseitige entzündliche Erkrankung des Mittelohres. Meist handelt es sich um eine Sekundärinfektion bei Nasenrachenfinfekt, aufsteigend über die Tuba eustachii bzw. als Folge einer Belüftungsstörung.
Erreger sind vor allem Pneumokokken, Haemophilus influenzae, Moraxella, Streptokokken, Pseudomonas (dann langdauernde meist grünliche Sekretion), ferner Viren.

Klinik
- Klopfende oder stechende Ohrenschmerzen (nach Perforation oft nicht mehr), Fieber, Kopfschmerzen, Lymphknotenschwellung. Bei Säuglingen oft nur uncharakteristische Zeichen wie Trinkschwäche, Unruhe, Meningitis
- Bei der Inspektion Rötung des Trommelfells, zu Beginn oft nur am Rand. Fehlender Reflex. Bei purulenter Otitis auch kissenartige Vorwölbung und Gefäßinjektion. Nach Perforation rahmiger Eiter, meist keine Einsicht mehr möglich
- Bei Mastoiditis Rötung und Schwellung hinter der Ohrmuschel bzw. im Mastoidbereich.

Diagnostik
- Otoskopie: Rötung, Trübung, Lichtreflex, Vorwölbung, Eiter
- Bei Perforation Sekret zur Bakteriologie, bes. bei Rezidiv oder langwierigem Verlauf
- BB, Entzündungszeichen, bei V.a. Mastoiditis Rö. (Schüller-Stenvers-Aufnahme) bzw. MRT/CT, ggf. Hörtest.

Therapie
- Antibiotika z.B. Amoxycillin, alternativ Erythromycin, auch Amoxicillin/Clavulansäure bzw. nach Antibiogramm. Bei Pseudomonas-Besiedlung oft Multiresistenz und Rezidive
- Schmerzbekämpfung, z.B. mit Paracetamol
- Abschwellende Nasentropfen können hilfreich sein. Der generelle Einsatz ist umstritten
- Parazentese bei erheblicher Trommelfellvorwölbung und starken Schmerzen
- ! *Cave:* Bei Säuglingen, besonders bis zum 6. Lebensmonat, ist eine Otitis media immer eine potentiell lebensbedrohliche Erkrankung! Die Grenze des Mittelohrs wird häufig überschritten, dann lokale Komplikationen wie Mastoiditis oder Meningitis! Daher grundsätzlich i.v.-antibiotische Behandlung, und konsequente, engmaschige, z.B. tägliche, klinische Kontrollen!

Komplikationen
- Meningitis besonders bei Sgl., selten später
- Mastoiditis: fortschreitende Infektion aus der Paukenhöhle in die (teils noch nicht) pneumatisierten Räume des Felsenbeins. Die Verschlechterung setzt meist ca. zwei Wo. nach Beginn der Otitis ein, also eigentlich in der Abheilungsphase. Klinisch ist die Rötung und Schwellung hinter dem Ohr besonders wichtig: dort auch Druckschmerz. Das Ohr kann abstehen. Subfebrile Temperatur bis hohes Fieber. Bei Sgl. oft nur unspezifische Krankheitszeichen
- Chronische Otitis mit Erguß, Hörstörung, fakultativ Perforation mit chronischer Otorrhoe: Therapie durch HNO-Arzt konservativ oder operativ.

Tips & Tricks
- Vor der Antibiotika-Ära sind zahlreiche Säuglinge an einer Mastoiditis gestorben. Eine Otitis muß bei Sgl. immer antibiotisch behandelt werden
- Bei Mastoiditis hochdosiert Antibiotika i.v., am besten nach Antibiogramm, außerdem Antrotomie/Mastoidektomie. Immer HNO-Arzt hinzuziehen.

21.5 Otitis externa

Ursache sind bakterielle und virale Infektionen, aber auch Folge von Manipulationen oder Fremdkörper. Ferner Superinfektion bei Gehörgangsekzem oder Psoriasis.

Klinik und Diagnose
- Diffuse oder umschriebene Rötung und Schwellung im Gehörgang, meist zunächst Juckreiz, aber oft erhebliche Schmerzen (Tragusdruckschmerz). Evtl. Schwerhörigkeit bei Verlegung des Gehörgangslumens
- Diagnosestellung durch Otoskopie; Abstrich entnehmen!

Therapie: sorgfältige Reinigung des Gehörgangs, evtl. Spülung mit körperwarmem Wasser durch HNO-Arzt; bei größeren Kindern zunächst nur lokale desinfizierende Ther.; bei Sgl. systemisch antibiotisch.

21.6 Tonsillitis

Ätiologie
Bakterien (besonders Streptokokken), aber auch viele andere Keime, Viren.
! Die Unterscheidung bakteriell – viral ist klinisch nicht möglich!

Klinik: Halsschmerzen, Schluckbeschwerden (bei Sgl. Trinkschwäche), Fieber, Lymphknotenschwellung. Bei der Inspektion Rötung, Stippchen, Schwellung, Beläge auf den Tonsillen.

Besondere Formen, die auf bestimmte Erreger hinweisen:
- **Scharlach** (☞ A-Streptokokken, 6.4.21): Tonsillitis, düsterrote Färbung von Gaumensegel und Zunge („Himbeerzunge"). Exanthem nicht immer vorhanden!
- **Herpangina** (Coxsackie A-Viren, ☞ 6.5.2): Tonsillen und Gaumenbögen gerötet, mit wasserhellen bis linsengroßen Bläschen bzw. Ulzera
- **Mononukleose** (EBV-Virus, ☞ 6.5.16): Tonsillen oft sehr stark vergrößert; weißlich/gelbliche festhaftende Beläge. Ausgeprägte Lymphadenitis
- Selten Angina bei Agranulozytose: schmierige Ulzera und Nekrosen; Diphtherie (☞ 6.4.6); Plaut-Vincent-Angina (meist einseitig, leicht blutende schmierige Beläge); Soorangina.

Diagnostik
BSG, BB (Linksverschiebung als unsicherer Hinweis auf bakterielle Genese), Abstrich (bei Kleinkindern auf pathogene Keime, über 4 Jahre nur auf Streptokokken). Schnelltests sind mäßig zuverlässig (bis ca. 80 %). Im Normalfall keine Virusserologie.

Therapie
- Bis zum Ausschluß einer Streptokokkeninfektion und bei Säuglingen immer zunächst antibiotisch mit Penicillin, alternativ Erythromycin
- Bei älteren Kindern und laborchemischem Hinweis auf Virusinfektion kann zugewartet werden
- Ansonsten symptomatische Ther.: fiebersenkend, analgetisch, Halswickel. Anästhesierende Lutschtabletten sind umstritten.

Komplikationen
Spezifische Sekundärerkrankungen, je nach Erreger, besonders bei Streptokokken (☞ 6.4.21); lokale Komplikationen sind selten: Peritonsillarabszeß mit Kieferklemme, Schluckbeschwerden, anhaltendem Fieber, Verdrängung der Tonsille → Ther. durch HNO-Arzt.

21.7 Adenoide

Rachenmandelhyperplasie (Adenoide Vegetationen)
Ursache sind chronische bzw. rezidivierende Infektionen mit nachfolgender Hyperplasie des lymphatischen Gewebes.

Klinik
Offener Mund bzw. Mundatmung, näselnde Sprache, Schnarchen und unruhiger Schlaf. Bei der Inspektion Schleim-Eiter-Straße an der Rachenhinterwand. Begleitend oft Lymphknotenschwellung im Kieferwinkel. Rezidivierende Otitiden durch Obstruktion der Tubenöffnung, evtl. auch Schwerhörigkeit durch mangelnde Belüftung des Mittelohres und Sekretstau (☞ 21.8).

Diagnostik: Inspektion durch HNO-Arzt; Rö. der Halsweichteile seitlich.
! *Cave:* Obstruktive Apnoen werden bei Kindern oft lange übersehen. Entsprechende Schilderungen der Eltern nimmt man oft nicht ernst. Die Kinder können durch kloßige Sprache, chronische Müdigkeit und gelegentlich Schluckbeschwerden auffallen. Zur Diagnostik: nächtliche Pulsoximetrie oder Polygraphie.

Therapie
Adenotomie bei längerdauernder Symptomatik bzw. Hörstörung, rezidivierendem Serotympanon, überwiegender Mundatmung sinnvoll. Die Indikation kann relativ großzügig gestellt werden. Die OP erfolgt bei sonst gesunden Kindern in der Regel ambulant. Nachblutungen und Komplikationen sind extrem selten.

21.8 Serotympanon

Akuter oder chronischer Tubenmittelohrkatarrh
Ätiologie
- Akut durch Nasenracheninfekte und Verlegung der Tubenöffnung mit nachfolgender Störung der Mittelohrbelüftung und Unterdruck im Mittelohr
- Chronisch durch Adenoide, bei Mukoviszidose, durch Allergien, selten anatomisch bedingt oder durch Tumor.

Klinik: Hörstörung; Schmerzen sehr wechselnd, oft keine; bei der Inspektion retrahiertes Trommelfell; evtl. Sekretspiegel oder Blasen sichtbar.

Therapie
Behandlung der Grundkrankheit; abschwellende Nasentropfen; Analgetika, z.B. Paracetamol, nach Bedarf. Ohrentropfen sind sinnlos. Bei chron. Serolymphon ggf. Parazentese und Einlage eines Paukenröhrchens.
Cave: Die Abgrenzung zur Otitis media ist nicht immer einfach! Bei Sgl. im Zweifel Otitis vermuten und antibiotisch behandeln. Bei älteren Kindern ist die Gefährdung bei abwartendem Verhalten nicht so groß.

21.9 Fremdkörper und Verletzungen

Fremdkörper im HNO-Bereich sind naturgemäß klein, meist auch rund, also z.B. kleine Perlen, Schrauben, Spielzeugteile, aber auch Nahrungsmittel wie Erbsen und Linsen. Bei letzteren ist die Quellneigung zu beachten. Auch andere Fremdkörper können sich bei längerer Liegezeit verändern.

Nasenfremdkörper
Finden sich am ehesten bei Kleinkindern, die bei spielerischen Manipulationen Perlen, kleine Spielzeugteile, Erbsen und andere Nahrungsbestandteile in die Nase bringen. Beim Versuch, den Fremdkörper selbst zu entfernen, stößt ihn das Kind meist weiter in den unteren Nasengang hinein, wo er sich verkeilen kann.
Bei kurzer Liegezeit außer der (einseitigen) Atembehinderung keine wesentlichen Symptome, sonst meist einseitige eitrige Rhinitis, evtl. sogar blutig.

Therapie
Ausschneuzen bei Verschluß der freien Seite. Gelingt dies nicht, Extraktionsversuch mit stumpfen Häkchen. Vorher abschwellende Nasentropfen und/oder 1%ige Lidocainlösung. Pinzetten sind ungeeignet! Evtl. Extraktion in Narkose, vor allem bei älteren Fremdkörpern (Rhinolithen).

Gehörgangsfremdkörper

Finden sich in allen Altersstufen. Bei Kleinkindern meist Spielmaterial (Perlen etc.), bei älteren Kindern bis Erwachsenen häufig „Instrumentenreste" nach unsachgemäßen Reinigungsversuchen (Streichholz, Büroklammer etc.). Ceruminalpröpfe entstehen ebenfalls überwiegend durch Störung der Selbstreinigung, also wenn Wattestäbchen und andere Instrumente verwendet werden.

Klinik
- Druckgefühl oder Schmerzen im Gehörgang; Abgang von Schorf oder blutigem Sekret, Otitis externa mit sichtbaren Entzündungszeichen; Schwerhörigkeit
- Fremdkörper, die ohne Gewalt eingedrungen sind, kommen nur bis zum Isthmus. Zwischen Isthmus und Trommelfell findet man nur Fremdkörper, die von fremder Hand und durch mißglückte Extraktionsversuche dorthin gelangt sind
- Die Diagnose wird durch Inspektion gestellt.

Therapie
- Mechanische Entfernung mit Kürette, Sauger, Ohrhäkchen oder Ausspülen des Gehörgangs mit körperwarmem (!) Wasser. (Trick: Der Plastikteil einer Braunüle, aufgesetzt auf eine 10- oder 20-ml Spritze kann sehr gut verwendet werden.)
- Bei festsitzenden oder älteren Fremdkörpern ist oft eine Kurznarkose nötig
- Entfernung von Insekten auch durch Einträufeln von Öl und anschließendem Ausspülen

Tips & Tricks
- Entfernungsversuche mit Pinzette erhöhen die Perforationsgefahr für das Trommelfell! Statt ungeeigneten Extraktionsversuchen lieber HNO-Arzt einschalten
- Verletzungen des Trommelfells durch Schlag aufs Ohr, evtl. Sturz aufs Wasser sowie durch Manipulation bzw. Fremdkörper. Versorgung durch HNO-Arzt.

21.10 Nasenbluten

Meist harmlos, nur sehr selten Ursache einer größeren Blutung.

Ursachen
- Nasenbohren (mechanische Irritation des Locus Kiesselbachi, eines Gefäßgeflechtes am vorderen Nasenseptum), Fremdkörper, Rhinitis und andere Infekte, Trauma
- Seltener Polypen, Gerinnungsstörungen und andere hämatologische Erkrankungen, Frakturen, sehr selten Tumoren
- Nasale Blutungen aus anderen Quellen (z.B. Ösophagusvarizen) kommen bei Kindern praktisch nicht vor.

Diagnostik
- Inspektion: Blutung aus der Nase, Hinweise auf lokale Ursache, Blut auch an der Rachenhinterwand (bei liegendem Kind oder rückwärts geneigtem Kopf)
- Weitere Untersuchungen gezielt: Puls und RR, BB, Gerinnung, Thrombozyten, Rö.

Therapie
- Ruhe bewahren
- Blut nicht herunterschlucken, sondern ausspucken lassen
- Nasenflügel der blutenden Seite für ca. 10 Min. an das Septum pressen bei sitzender Position und leicht nach vorn geneigtem Kopf
- Kalte Umschläge/Eiskrawatte in den Nacken (dadurch lokale Vasokonstriktion)
- Bei Blutung aus dem vorderen Nasenabschnitt Tamponade mit salbehaltigem Gazestreifen über ca. 4 h. Dabei sollte auch die nicht blutende Seite tamponiert werden, um Gegendruck zu erzeugen. Nach Tamponade-Entfernung evtl. lokalisierte Ätzung des blutenden Gefäßes durch HNO-Arzt
- Blutung aus dem hinteren Nasenabschnitt mit Ballonkatheter oder pneumatischem Nasentubus tamponieren (durch HNO-Arzt)
  - Dünnen Blasenkatheter verwenden, im Nasenrachenraum blocken, nach vorne ziehen und um den Katheter herum mit Gaze tamponieren. *Achtung:* Tamponade darf nicht länger als 2–3 Tage belassen werden, da sonst irreversible Schleimhautschädigung möglich ist.

Bei Nasenbluten wird oft Blut verschluckt: Teerstühle bzw. Nachweis von Blut im Stuhl kann die Folge sein.

21.11 Hörstörungen

Fehlbildungen mit Ohrbeteiligung ☞ 25.2.

Ätiologie der Schwerhörigkeit
- Genetisch:
  - Rezessiv: immer beidseitig, daher meist Taubheit
  - Dominant: mit anatomischer Fehlbildung, progrediente Taubheit, verschiedene Formen
  - X-chromosomal: selten, spät manifest im Rahmen zahlreicher Syndrome
- Pränatal erworben: Rötelnembryopathie, konnatale Lues, Toxoplasmose, Zytomegalie, selten andere Ursachen
- Perinatal erworben: Asphyxie; Unreife, dadurch Kochleablutung; Kernikterus
- Postnatal erworben: Meningitis/Enzephalitis als relativ häufige Ursache! Mumps, Masern, Otitis media und andere Auslöser sind im Vergleich sehr selten
- Toxisch: ototoxische Medikamente, z.B. Aminoglykoside, Zytostatika (Cyclophosphamid, Cisplatin), Tuberkulostatika (Streptomycin, selten andere), weitere Medikamente, gewerbliche Gifte und Genußmittel spielen bei Kindern praktisch keine Rolle.

Vorübergehende Hörstörungen
- Tubenventilationsstörungen bei Serotympanon und anderen entzündlichen Erkrankungen
- Trauma: Knalltrauma, Verletzungen etc. Chronisches Lärmtrauma (Diskotheken, Walkman) erst bei längerer Einwirkung von Lautstärken über ca. 90 dB
- Fremdkörper, Ceruminalpfropf.

Klinik
Einseitige Schwerhörigkeit oder Taubheit behindert normale Sprachentwicklung nicht.
- Sgl.: keine Reaktionen auf Geräusche. Stummheit oder verzögerte bzw. atypische Sprachentwicklung

! *Cave:* Viele „Hörtests" bei jungen Säuglingen sind unzuverlässig. So kann ein Schlag auf die Unterlage oder Händeklatschen vor dem Kopf eine Empfindung und nachfolgende Reaktion (Moro-Reflex) über den Tastsinn auslösen und so ein Hörvermögen vortäuschen

- Sgl. bis Kleinkind: verzögerte Sprachentwicklung, Pseudodebilität, Aggression, motorische Unruhe etc.
- Schulkind: Unaufmerksamkeit, „Konzentrationsschwäche", scheinbares Desinteresse, Leistungsabfall.

Diagnose
- **Prinzip:**
  - Abklärung von Hörstörungen so früh wie möglich (NG-Screening wird in vielen Geburtskliniken durchgeführt. sollte allgemein verbindlich werden)
  - Nur bei Früherkennung und Frühtherapie ist eine adäquate Sprachentwicklung möglich
  - Risikopatienten (FG, Z.n. Asphyxie, pränatale Infektionen, genetische Belastung, intrauterine Drogenbelastung) müssen grundsätzlich untersucht werden
  - Indikationen zum Hörtest im späteren Alter: Meningitis, Enzephalitis, Paukenerguß, Ther. mit ototoxischen Medikamenten (Aminoglykoside), Schädel-Hirn-Trauma und natürlich bei klinischen Hinweisen auf Schwerhörigkeit.
- **Methoden:**
  - Audiometrie mit verschiedenen, dem Alter des Kindes angepaßten Methoden (Verhaltensaudiometrie, Spielaudiometrie, Sprachabstandsmessung, Sprachaudiometrie, Tonaudiometrie)
  - Reflexaudiometrie (bei NG, Sgl.): Reaktion auf akustischen Reiz (Glocke, Händeklatschen etc.) wird registriert: nicht sehr zuverlässig, evtl. auch Fehlinterpretation durch Übertragung von Körperschall; z.B. bei Schlagen mit der Hand auf die Unterlage. Automatisierte Verfahren sind sehr aufwendig und kaum üblich
  - Tympanometrie (Impedanzmessung) bei V.a. Mittelohrschwerhörigkeit, z.B. bei chron. Otitis, Sekretretention
  - OAE (otoakustische Emissionen): von der Mitarbeit unabhängig, daher ab NG-Alter durchführbar, auch als Screeningmethode geeignet (in vielen Geburtskliniken bereits eingeführt), auch bei sedierten oder beatmeten Pat. möglich! Sensitivität 100 %, Spezifität 90 %, also vollständige Erfassung bei nur wenigen falsch positiven Befunden
  - AEP (akustisch evozierte Potentiale), auch als BERA (Bestimmungsuntersuchung mit Hirnstammpotentialen) bezeichnet: EEG-Abteilung und EDV-Auswertung bei akustischen Reizen (☞ 12.2.4). Einzige echte objektive qualitative und quantitative Meßmethode zum Nachweis einer Hörstörung.

Therapie
- Je nach Ursache und Grunderkrankung
- Bei Notwendigkeit von Hörgeräten Anpassung und Kontrollen durch Pädaudiologin
- Kriterium für die gute Funktion sind Toleranz bzw. freiwillige Benutzung durch das Kind und eine mehr oder weniger ungestörte Sprachentwicklung. Für hörgeschädigte Kinder stehen zahlreiche Spezialeinrichtungen zur Schulung und permanenten Betreuung zur Verfügung.

Umgang mit hörgeschädigten Kindern auf Station
- Umgang mit dem Hörgerät erklären lassen, ebenso praktische Probleme beim jeweiligen Kind
- Hörgeräte so oft wie möglich tragen lassen
- Indikation zur Mitaufnahme einer vertrauten Person großzügig stellen.

21.12 Stimmstörungen

Pathologische Veränderungen des Stimmklanges und der stimmlichen Leistungsfähigkeit

Dysphonie
Störung der Sprechstimme mit Symptomen wie Heiserkeit, abnorme Stimmermüdung oder Veränderung der Stimmlage.

Ätiologie
Überlastung der Stimme, Infekte, Kehlkopferkrankungen, psychogen. Selten extralaryngeale Ursachen.
- *Juvenile dysfunktionelle Dysphonie:* Jungen : Mädchen = 3 : 1, durch chronische Stimmüberlastung (lautes Sprechen, schrilles Schreien), bei sehr aktiven bis aggressiven Kindern, verstärkt durch Atemwegsinfekte und Adenoide
- *Mutation* („Stimmbruch"): bei Knaben ausgeprägter; die neuromuskuläre Koordination während der Phonation muß neu eingestimmt werden. Hierbei kann es zu meist vorübergehenden Stimmstörungen kommen.

Aphonie
Tonlosigkeit der Stimme (geräuschvolle Flüsterstimme). Ursachen: meist Extremform einer Heiserkeit, z.B. bei Infekt und Überlastung; selten organische oder psychogene Ursachen.

Diagnostik
HNO-Untersuchungsstatus, Phonetogramm und weitere Spezialuntersuchungen bei längerem oder progredientem Verlauf. Dann auch direkte Laryngoskopie, um seltene anatomische Ursachen wie Larynxpapillomatose nicht zu übersehen.

Therapie
Beratung, Behandlung lokaler Ursachen bzw. organische Befunde; logopädische Betreuung.

21.13 Sprachstörungen

Physiologische Sprachentwicklung	
7. Wo.	Schreiperiode: Schreie und Kontaktlaute, die Hunger, Unzufriedenheit, Schmerz, Wohlbehagen, Freude ausdrücken
6. Wo. – 6. Mon.	1. Lallperiode (undifferenzierte Lautproduktion): vom lustbetonten „Gurren" zu isolierten Silben (ba-ba-ba- etc.) nach eigenen und fremden, visuellen, akustischen und sozialen Stimuli
6.–9. Mon.	2. Lallperiode (physiologische Echolalie): Bildung der „Muttersprache" durch Lautdifferenzierung, Betonungs- und Intonationsmuster
8.–9. Mon.	Erstes Sprachverständnis (akustischer Reiz als „Symbolverständnis")
9.–12. Mon.	Bewußte Laut- und Silbennachahmung, erste „sinnvolle" Worte, Assoziation zwischen lautlicher Äußerung und Gesten, Personen, Tieren, Gegenständen, Situationen
13.–15. Mon.	Entstehung präzisierter Wortbedeutungen (des Symbolbewußtseins)
12.–18. Mon.	Einwortsätze; Abbau von Lallmonologen; 15–(50) Wörter
18.–24. Mon.	Zweiwortsätze, Wortaggregate, Beginn des 1. Fragealters, agrammatische Aussagesätze; bis 300 Wörter
Im 3. Lj.	Mehrwortsätze, Gebrauch von Ein- und Mehrzahl, bis 1000 Wörter
Ende 4. Lj.	Spracherwerb in Grundzügen abgeschlossen; überwiegend grammatikalisch richtige Mehrwortsätze; bis 2000 Wörter

Symptome

- **Sprachentwicklungsstörungen:**
  - Wortschatzdefizite
  - Dysgrammatismus (nicht altersentsprechende Entwicklung der korrekten Wortbildung und des Satzbaus)
- **Artikulationsstörungen:**
  - Stammeln, Dyslalie, bis ca. 3. (evtl. 4.) Lj. physiologisch, bei starker Ausprägung auch schon früher beobachten bzw. behandeln
  - audiogen (bei Hörstörung)
- **Resonanzstörung (Näseln):**
  - „geschlossen" bei Adenoiden, Fremdkörpern, verengter Nasenhaupthöhle
  - „offen" bei fehlender Gaumensegelschluß, z.B. bei Gaumenspalte, Paresen des Gaumensegels
- **Redeflußstörung:**
  - Stottern: Der Redefluß ist durch Wiederholungen oder Blockierungen bzw. fehlerhafte Atmung gestört. Stottern entsteht in 70–90 % bis zum 8. Lj. Diagnostik und Therapie durch erfahrene Therapeutin! Bei ungeeigneter Therapie besteht die Möglichkeit der Verschlechterung!
  - Poltern: hastiger, zerfahrener Redefluß mit schwer verständlicher Spontansprache durch Auslassung von Lauten, Silben und Wörtern, Zusammenziehen von Silben und längeren Wörtern, Umstellungen etc., dabei dysrhythmische Sprechatmung und mangelnde Konzentrationsfähigkeit.

Ursachen von Sprachentwicklungsstörungen
- Genetische Faktoren
- Hirnschädigung:
  - Pränatal, z.B. durch Infektionen
  - Peripartal, z.B. Asphyxie
  - Postpartal, z.B. Meningitis, Enzephalitis, Trauma
- Teilsymptom einer geistigen Entwicklungsstörung: z.B. Chromosomendefekte, Stoffwechseldefekte etc.
- Periphere Hörstörung, seltener auch Sehstörung
- Defekte der Sprachorgane: Spaltbildungen, schwere Kiefer- und Zahnfehlstellungen, Makroglossie
- Milieueinflüsse: Bei erheblicher sozialer Deprivation kommt es zu einer Sprachentwicklungsstörung. Bei jedem Kind gibt dagegen bis zum gewissen Maße die Sprache das Milieu wieder, in dem es aufwächst!
- Psychische Störungen: Autismus, Psychosen.

Diagnose
- Eigen-, Familien- und Sozialanamnese, neurologische und ggf. entwicklungsneurologische Untersuchung (☞ 12.2.3)
- *Spezielle Diagnostik* (Hörtest, verschiedene Sprachtests) durch spezialisierte HNO-Abteilung.

Therapie
- Je nach Ursache
- Die Behandlung von Sprachstörungen ist immer eine interdisziplinäre Aufgabe
- Die Behandlung besteht in einer logopädischen, kindgemäßen, meist spielerischen Therapie unter Einbeziehung der Eltern
- Bei schweren Störungen stehen Sprachheilkindergärten und -schulen zur Verfügung
- Wegen der enormen Bedeutung der Sprache für die psychosoziale Entwicklung des Kindes sollten Hilfen so früh wie möglich angeboten und genutzt werden
- Die Sprache soll bis zur Einschulung altersgemäß entwickelt sein! Bei späterem Behandlungsbeginn ist die sprachsensible Entwicklungsphase des Kindes verpaßt.

Kinderchirurgie

22.1	**Allgemeine Vorbereitung auf eine OP**	**666**
22.1.1	Formalitäten	666
22.1.2	Vorbereitung des Patienten	666
22.2	**Postoperatives Management**	**668**
22.2.1	Bei der Übernahme	668
22.2.2	Nach der Übernahme	669
22.3	**Häufige Operationen im Kindesalter**	**671**
22.3.1	Phimose	671
22.3.2	Hodenhochstand (Retentio testis)	672
22.3.3	Leistenhernie, Hydrozele	672
22.3.4	Hodentorsion	673
22.4	**Chirurgische Notfälle bei NG**	**674**
22.4.1	Fehlbildungen des Magen-Darmtrakts	674
22.4.2	Fehlbildungen des Schädels	675
22.4.3	Fehlbildungen des Urogenitaltrakts	676
22.5	**Zeittabelle chirurgischer Eingriffe**	**676**

22

Stephanie Spranger
Thomas Kugler

22.1 Allgemeine Vorbereitung auf eine OP

22.1.1 Formalitäten

Untersuchung des Kindes von Stationsarzt, von Operateur und Anästhesist.
- **Operateur** stellt OP-Indikation und klärt Angehörige und abhängig vom Alter auch das Kind auf. Aufklärung umfaßt: Art und Umfang des Eingriffs (ggf. Skizze anfertigen und damit erklären), mögliche Komplikationen, OP-Zeitpunkt, prä- und postop. Maßnahmen. Nach der Aufklärung Einwilligung möglichst beider Erziehungsberechtigten schriftlich festhalten (zumindest bei geplanten größeren Eingriffen beide Eltern unterschreiben lassen, bei Notfall-OP genügt ein Elternteil). Bei kleineren Eingriffen (Hernie, Phimose etc.) Aufklärung 24 h vor OP durchführen, bei größeren Eingriffen sollte ein erstes Vorgespräch bereits einige Tage vor der OP erfolgen. Hierbei müssen auch Behandlungsalternativen angesprochen werden. Grundsätzlich: Je größer der Eingriff, um so höher der Anspruch an den Umfang der Aufklärung!
- **Anästhesist** beurteilt die Narkosefähigkeit und klärt Angehörige auf. Seine Aufklärung umfaßt: Art des Narkoseverfahren mit möglichen Komplikationen, präop. Flüssigkeits- und Nahrungskarenz, Prämedikation, ggf. periop. Gabe von Erykonzentrat, postop. Betreuung. Nach der Aufklärung Einwilligung mindestens eines, besser beider Erziehungsberechtigten schriftlich festhalten
- **Unterlagen vorbereiten:** Formulare (Anästhesie-/OP-Einwilligung), Röntgenbilder, aktuelle Laborwerte, evtl. Verlegungsbericht mit in den OP geben
- **Bei größeren Eingriffen:** Intensivstation am Tag vor der geplanten OP informieren und Nachbeatmungsplatz reservieren.

22.1.2 Vorbereitung des Patienten

Anamnese
Allgemeines ☞ 1.1.1, besonders wichtige Fragen:
- Jetzige Beschwerden (seit wann, wie häufig)
- Derzeitige Medikation (z.B. Antikonvulsiva, Herzglykoside)
- Vor- oder Begleiterkrankungen wie Allergien, Arzneimittelunverträglichkeiten, Blutungsneigung, Pseudocroup oder Asthma bronchiale, Epilepsien, D.m. oder andere Stoffwechselerkrankungen, Herzfehler, auch der Angehörigen
- Vorausgegangene Operationen
- Vorausgegangene Bluttransfusionen
- Narkosezwischenfälle, auch bei Angehörigen
- Vollständiger Impfschutz (Tetanus?)
- Letzter Kontakt mit Infizierten (z.B. Varizellenerkrankte)
- Bei Notfall-OP Zeitpunkt der letzten Nahrungsaufnahme.

Labor
Präoperativ erforderliche Laborwerte sind nicht einheitlich festgelegt. Im Zweifel Rücksprache mit dem Anästhesisten. Bei kleineren Eingriffen kann bei leerer Anamnese meist auf Laboruntersuchungen verzichtet werden.

- **Gerinnung**
- **Großes BB** (bei ausgeprägter Anämie abhängig vom Eingriff präoperative Transfusion veranlassen, ☞ 17.5.1)
- **CRP oder BSG** (deutliche Erhöhung KI für Routine-OP)
- **Elektrolyte** (präoperativ erhöhte Kaliumwerte können durch Succinylcholingabe in tödliche Bereiche verschoben werden und zum hyperkaliämischen Herztod führen):
- BZ
- Krea
- Abstriche
- Urinstatus

Evtl. zusätzlich erforderlich: Transaminasen, CK (erhöhte Werte können auf familiäre Neigung zur malignen Hyperthermie hinweisen, nicht sehr sichere Methode); Cholinesterase, Blutgruppe, Kreuzblut (Erythrozytenkonzentrat bereitstellen lassen, notwendig bei allen größeren, insbesondere kardiochirurgischen Eingriffen). Evtl. Heterozygotentest für Sichelzellanämie.

Körperliche Untersuchung
Allgemeines ☞ 1.2.3.
Besonders wichtig: Infektionen der oberen Luftwege ausschließen!
Bei eingetrübten Patienten zusätzlich: neurologische Untersuchung (Glasgow Coma Scale, ☞ 3.3); auf Prellmarken achten (können auf zusätzliche innere Verletzungen hinweisen); auf Hydratation achten (kardiodepressive, blutdrucksenkende Wirkung der Anästhetika kann vorbestehende Hypovolämie verstärken).

Technische Untersuchung *(nicht erforderlich bei Routineeingriff)*
- *Rö-Thorax* in 2 Ebenen (Ind.: pathologischer Auskultationsbefund, vorbestehende Lungenerkrankung)
- *EKG* (Ind.: pathologischer Auskultationsbefund, vorbestehende Herzkrankung)
- *Schädelsonographie* (Ind.: NG, Sgl., als Ausgangsbefund vor längeren OP's)
- Weiteres abhängig von OP (z.B. i.v.-Pyelogramm bei Ureterabgangsstenose).
- *!* Bilder und Befunde am Abend vor OP sammeln und mit in den OP geben.

Bei Notfallpatienten
- CCT (Hirnblutung?)
- Abdomensonographie (freie Flüssigkeit? Milzruptur? Leberruptur?) Abdomenröntgen in Linksseitenlage (freie Luft?).

Nahrungskarenz
- Sgl.: Tee, Glukose bis 2 h, MM, Flaschenmilch bis 4 h vor Narkosebeginn
- KK: Tee, Wasser bis 2 h, Milch, feste Nahrung bis 6 h vor Narkosebeginn
- Schulkinder: Tee, Wasser bis 2 h, feste Nahrung bis 6 h vor Narkosebeginn
- Streß verursacht eine stark verzögerte Magenentleerung, im Zweifelsfall Nüchternzeit verlängern
- Bei Notfall-OP Mageninhalt mit Sonde abziehen
- Bei Sgl. sowie bei größeren Kindern in schlechtem klinischen Zustand nach der letzten Mahlzeit i.v. Infusion von Glukose 5–10 % mit Elytzusatz auf Erhaltungsdosis (Dosierung ☞ 5.5.3).
- *!* I.v. Infusion bereits auf Station legen, wenn Transport zum OP länger dauert!

Darmentleerung

Nicht bei jeder OP erforderlich. Wichtig bei Eingriffen intra- und retroperitoneal. Durchführung mit Klysma (Microklist® bei Säuglingen, bzw. Practo-Clyss® bei älteren Kindern) am Abend vor dem Eingriff. Vor Darmoperationen (Resektionen, Anastomosen) wiederholte Einläufe, besser perorale Darmspülung mit Polyethylenglykol, durchführen, um Darm möglichst vollständig zu entleeren ☞ 13.2.4.

Prämedikation

Wird vom Anästhesisten festgelegt. Wichtigstes Ziel ist ein gut sediertes Kind, bei dem die Narkose ohne Schreien und ohne heftigen Widerstand eingeleitet werden kann. Jedes Krankenhaus hat sein eigenes Schema für die Prämedikation, das auch von der Art der anschließenden Narkose abhängt.

- Kinder < 6 Monate erhalten in der Regel keine Prämedikation
- Substanzen rechtzeitig verabreichen, damit Kind schläfrig in Einleitungsraum kommt
- Möglichst schmerzlose Prämedikation wählen, i.m. oder i.v. Spritzen vermeiden.

Beispiele

- *Benzodiazepine:* Midazolam (Dormicum®) 0,5 mg/kg rectal 15 Min. vor OP oder Flunitrazepam (Rohypnol®) 0,1–0,2 mg/kg p.o. *Cave:* starke Bronchialverschleimung!
- *Neuroleptika* (häufig kombiniert mit Opioiden) z.B. Promethazin (Atosil®) 0,5 mg/kg p.o. oder Chlorprothixen (Truxal®) 2 mg/kg p.o. 2 h vor Eingriff
- *Opioide,* z.B. Morphin 0,1 mg/kg i.m. oder Pethidin (Dolantin®) 1 mg/kg i.m. 1/2 Std. vor dem Eingriff. *Cave:* Atemdepression, Bronchospasmus, postop. Erbrechen
- *Barbiturate* (senken Schmerzschwelle), z.B. Phenobarbital (Luminal®) 5–10 mg/kg p.o. 1 Std. vor dem Eingriff
- ! Anticholinergika (Scopolamin, Atropin) zur Sekretionshemmung und Vermeidung von Bradykardien beim Intubieren erst während oder kurz nach der Narkoseeinleitung i.v. zuführen. Nicht in allen Kliniken üblich.

22.2 Postoperatives Management

22.2.1 Bei der Übernahme

Fragen an Anästhesisten, Operateur

- Art, Dauer des Eingriffs
- Intraoperative Komplikationen? (z.B. Blutverluste, Blutdruckabfall, intraoperative Reanimation)
- Lage von zentralen Venenkathetern, arterielle Zugängen, Drainagen? (Röntgenbilder geben lassen)
- Drainage unter Sog? Wieviel?
- Perioperative Antibiotikagabe? Postoperative Weiterführung sinnvoll?
- Ab wann Nahrung, Mobilisation?

! Mitgegebene Papiere auf Vollständigkeit überprüfen (OP-Kurzbericht, Narkoseprotokoll mit postoperativen Verordnungen und Empfehlungen)
! Nicht gebrauchte Erythrozytenkonzentrate mitnehmen, auf Übereinstimmung mit Konservennummern auf Begleitschein der Blutbank überprüfen.

22.2.2 Nach der Übernahme

! Bei längerdauerndem Transport vom OP zur Station kurze Überprüfung der Vitalparameter, evtl. BGA im Aufwachraum. Sofortige genauere Untersuchung auf Station. Bei Widersprüchen zum Protokoll sofortige Rücksprache.

Postoperative Routineuntersuchung
- Patient wach, ansprechbar?
- Blässe (Anämie? Hypoxie?)
- Atemfrequenz (Atemdepression durch Narkoseüberhang)
- Dyspnoe, Stridor (durch subglottisches Ödem nach Intubation)
- Lunge seitengleich belüftet? (Atelektasen durch schmerzbedingte Hemmung der Atmung)
- Herzfrequenz
- Hydratationszustand (Pulse kräftig? Schleimhäute feucht? Ödeme?)
- Gewicht (Wassereinlagerung, vor allem nach längerer OP, OP an der Herz-Lungenmaschine)
- Temperatur (besonders bei Säuglingen)
- RR-Kontrolle (besonders wichtig nach kardiochirurgischen, urologischen Eingriffen und nach Entfernung eines Neuroblastoms)
- Abhängig vom Untersuchungsbefund Kontrollen des Patienten durch Pflegepersonal festlegen (z.B. in den ersten 2 h post-OP viertelstündlich RR-, Puls und Pupillenspielkontrolle sowie 2stündlich Temperaturkontrolle)
- Infusionsplan schreiben
- Schmerzmedikation schriftlich fixieren (☞ 27.1).

Laborwerte
Art und Zahl der Kontrollen abhängig von Schwere des Eingriffs und vom klinischen Zustand des Patienten. *Routineprogramm:* BGA, Gerinnung, großes BB, Elyte (wichtig bei i.v. Zufuhr), Gesamteiweiß, CRP.

Technische Untersuchungen
- Rö-Thorax (nach thorakalen Eingriffen)
- Schädelsonographie bei Säuglingen (perioperative Hirnblutung?).

Schmerz- und Beruhigungsmittel
- Nach kleineren Eingriffen peripher wirksame Analgetika, z.B. Paracetamol Suppositorien oder Metamizol (Novalgin®) Zäpfchen oder Tropfen (erst ab 6 Mon.). Dosierung ☞ 27.1
- Nach größeren Eingriffen (z.B. kardiochirurgische OP) zentral wirksame Analgetika. Dabei Intensiv-Monitorüberwachung. Gefahr von Atemdepression, Bronchospasmus, Blutdruckabfall, Erbrechen. Außerdem Miktionsstörungen und Obstipation. Bei längerem Gebrauch Entwicklung von Abhängigkeit
- Bei intubierten Patienten am 1. postoperativen Tag Fentanyl/Midazolam (Dormicum®) i.v. Dauerzufuhr über Perfusor (oder Morphin 0,1–0,2 mg/kg i.v. alle

6–8 h. Alternative: Pethidin (Dolantin®) 1–2 mg/kg i.v. alle 6–8 h, ggf. mit Diazepam 0,1 mg/kg i.v. im Wechsel.

> Postoperativ großzügig Schmerzmedikamente geben. Besonders kleine Kinder können ihre Schmerzen nur durch Unruhe zeigen, dann erst Analgetika und nicht Sedativa verabreichen.

Flüssigkeitsbedarf/Nahrungsaufbau
- Allgemeines ☞ 5.1.
- Nach Bauch-OP erhöhter Flüssigkeitsbedarf (ca. 20 ml/kg mehr)
- Nach kardiochirurgischem Eingriff restriktive Flüssigkeitszufuhr
! Kaliumzusatz zu der Infusion erst nach dem postoperativen Wasserlassen
! Möglichst 6 h post-OP mit oraler Flüssigkeitszufuhr (Tee) beginnen, i.v. Zufuhr dann entsprechend reduzieren
! Übelkeit, Erbrechen (häufig nach Eingriffen am Auge, Oberbauch, nach Einleitung mit Opioiden): Dimenhydrinat (Vomex A®) 1–2 mg/kg max. 4 x tgl. als Suppositorium.

Oligurie/Anurie
Kreislaufsituation und Hydratationszustand abklären.
- Bei Hypotonie: Volumenzufuhr steigern, bzw. Humanalbumin 5%ig als Kurzinfusion geben (10 ml/kg), ggf. Katecholamine geben (☞ 3.2.1)
- Bei Exsikkose: Flüssigkeitszufuhr steigern
- Bei normalem Hydratationszustand oder Ödemen: Furosemid (z.B. Lasix®) geben
- Bei Harnverhalt mit gefüllter Blase: Carbachol (Doryl®) 50–100 µg als ED s.c.

Drainagen
- Fördern sie?
  - Wenn nicht, etwas an der Drainage „spielen". Bei Thoraxdrainagen in kurzfristigen Abständen auskultieren
  - Wenn Thoraxdrainage länger nicht gefördert hat und klinischer Zustand des Patienten gut ist, Drainagen für 6 h abklemmen, danach Rö-Thorax. Ist kein Erguß zu sehen, Drainage nach Gabe von zentral wirksamen Analgetika ziehen. Drainagenspitze in die Bakteriologie geben
- Evtl. Drainageverlust ersetzen. Alle 6 h die entsprechende Flüssigkeitsmenge mit Elektrolytlösung (z.B. Ringer®) und Humanalbumin 5%ig im Verhältnis 1:1 i.v. zuführen ☞ 9
- Beschaffenheit der Drainageflüssigkeit:
  - *Blutig:* frische Blutung im OP-Gebiet? Evtl. Operateur informieren, kurzfristige BB-und RR-Kontrollen durchführen
  - *Trüb:* Bei Thoraxdrainagen an Chylothorax denken (entsteht erst nach einigen Tagen); pH, Lymphozyten und nach Beginn der oralen Ernährung Triglyceride aus der Drainageflüssigkeit bestimmen. Sonst an Infektion im Drainagegebiet denken.

Verbandwechsel
- Erster Verbandswechsel und Wundbeurteilung durch den Operateur am 1. postoperativen Tag
- Bei allen Problemfragen Operateur zu Rate ziehen.

22.3 Häufige Operationen im Kindesalter

Adenotomie (☞ 21.7), Appendizitis (☞ 13.4.4), Frakturen (☞ 23.5), Paukendrainage (☞ 21.8), Tonsillektomie.

22.3.1 Phimose

Verengung der Vorhaut (Präputium penis), so daß diese nicht vollständig über die Eichel (Glans penis) zurückgezogen werden kann. Bis zum 3. Lj. physiologisch.

Klinik
Symptome entstehen meist erst bei KO:
- Dysurie
- Balanitis
- Paraphimose: Beim gewaltsamen Zurückziehen der Vorhaut kann es in seltenen Fällen nicht gelingen, das Präputium wieder zu reponieren. Es läßt sich nicht über die Kranzfurche zurückschieben, daraus resultiert ein schmerzhaftes Ödem („spanischer Kragen"), das schlimmstenfalls zu einer Gangrän der Glans führen kann.
  - *Therapie:* manuelle Kompression der Vorhaut (unter Vollnarkose) mit anschließender Vorhautreponation. Bei Erfolglosigkeit zunächst dorsale Zirkumzision der paraphimotischen Vorhaut; zwei Wo. später eine exakte Zirkumzision.

Therapie: Zirkumzision
Der Eingriff wird häufig ambulant unter Vollnarkose durchgeführt.

Indikation: primäre Phimose des Säuglings, wenn sich Präputialsack während der Harnentleerung aufdehnt und Harnröhrenöffnung durch das Zurückschieben der Vorhaut nicht sichtbar wird; sekundäre narbige Phimose nach rezidivierenden Balanitiden.
- Totale Zirkumzision: Resektion der äußeren Präputialhaut, der Rest des inneren Vorhautblattes wird nach außen umgeschlagen. Die Naht sitzt proximal der Corona glandis an. Meist bei Zirkumzision aus religiösen Gründen.
- Subtotale Resektion: Ein Rand von äußerem und innerem Präputium wird belassen, dieser bedeckt die Corona glandis.
- Kosmetische Zirkumzision: Der enge Schnürring wird an der äußeren Vorhaut reseziert, das innere Vorhautblatt wird subtotal entfernt. Inneres und äußeres Präputium werden über dem größten Glansdurchmesser anastomisiert.
- Präputiale Erweiterungsplastik (Welch-Plastik): Längsverlaufender Schnitt über der engsten Stelle der Vorhaut, queres Vernähen der Wunde. Die Vorhaut wird an dieser Stelle kürzer, jedoch im Umfang weiter.

Postoperativ auf Nachblutungen achten. Schmerzen können kurzfristig bei Erektionen auftreten. Die Miktion ist problemlos.

22.3.2 Hodenhochstand (Retentio testis)

Gestörte Wanderung des Hodens vom Retroperitonealraum in das Skrotum. 4 % der Neugeborenen (Frühgeborene 21 %), 0,8 % am Ende des 1. Lj. (infolge nachträglichen Spontandescensus). Meist rechte Seite (analog zum Leistenbruch).

Klinik: Ein- oder beidseitig leere, hypoplastische Skrotalfächer. Zu unterscheiden sind:
- Kryptorchismus: Hoden nicht sicht- oder tastbar
- Inguinalhoden: Hoden in der Leiste palpabel und nur wenig in Richtung Skrotum mobilisierbar
- Gleithoden: Hoden in der Leiste, läßt sich in das Skrotum mobilisieren, gleitet jedoch sofort wieder in die Leistenregion
- Pendelhoden: Hoden teils auch spontan im Skrotum, meist in der Leiste; gut in das Skrotum mobilisierbar und verharrt dort auch einige Zeit.

Diagnostik
- Anamnese, Untersuchung: immer mit Geduld und Ruhe im Warmen und mit warmen Händen im Liegen, im Stehen (Hustenstoß!) und im Schneidersitz untersuchen. Bei Unsicherheiten (z.B. V.a. Pendelhoden) im warmen Bad untersuchen
- Bei besonderen Fragestellungen: Sonographie, Hormonstatus (vor HCG-Stimulation), Chromosomenanalyse, MRT.

Therapie
Beim Kryptorchismus explorative Laparoskopie und evtl. Durchtrennung der A. und V. spermatica; in zweiter Sitzung Verlagerung des Hodens in das Skrotum. Konservative Hormontherapie (☞ 10.1.5) sollte noch vor Ende des 1. Lj. begonnen werden. Operation bei Versagen der Hormontherapie. Primär operative Therapie bei palpatorischem Verdacht auf Hodenektopie, bei Begleithernie, vorhandener Operation im Inguinalbereich, Hodenhochstand in der Pubertät und bei elterlicher Ablehnung der Hormontherapie. Operation erfolgt in Allgemeinanästhesie von der Leiste aus. Der Hoden wird je nach Operateur mit einer direkten Naht fixiert oder mit einer Durchknöpfnaht mit eventueller, vorübergehender Fixation an der Skrotalhaut versorgt.

Postoperative Behandlung: einige Tage stationär, Bettbogen, körperliche Belastung vermeiden. 6 Wo. keine körperbetonten Sportarten.

22.3.3 Leistenhernie, Hydrozele

Im Kindesalter fast ausschließlich indirekte **Leistenhernien** durch ausbleibende Obliteration des Processus vaginalis peritonei. 1–3 % aller Kinder, häufiger bei FG. Häufig rechte Seite betroffen. Mögliche Inhalte des Bruchsacks: Netz-, Darmanteile, Peritonealflüssigkeit, Anteile des inneren weiblichen Genitales, Hoden (intravaginaler Leistenhoden). Die kindliche **Hydrozele** ist meist eine mit Peritonealflüssigkeit gefüllte Leistenhernie und kommuniziert mit der Bauchhöhle.

Klinik
- **Leistenhernie:**
  - Durch Husten und Pressen provozierbare Vorwölbung inguinal (wird oft von Eltern berichtet)
  - Inkarzeration: Häufig werden Säuglinge und Kleinkinder erst durch einen inkarzerierten Leistenbruch symptomatisch. Massive Schwellung vor dem äußeren Leistenring bis zum Skrotum bzw. den großen Labien, Schmerzen, Schreien, Nahrungsverweigerung, Erbrechen, Ileus
- **Hydrozele:** prallelastische, schmerzlose Skrotalschwellung (Hydrocele testis) oder Schwellung im Bereich des Funiculus spermaticus (Hydrocele funiculi). Auch bei entsprechender Diaphanoskopie kann die Abgrenzung zur inkarzerierten Leistenhernie mitunter schwierig sein; im Zweifelsfall Notfall-OP.

DD: Hodenhochstand, vergrößerter Leistenlymphknoten.

Therapie
- Hydrozele: Unterschiedliche Ansichten, operative Resektion falls Hydrozele sich nach 3 Mo. bis 2 J. nicht spontan resorbiert. Raschere OP-Indikation bei wechselnder Größe der Zele, dann ist eine kapilläre Verbindung zwischen Bauchhöhle und ehemaligem Processus vaginalis anzunehmen. *Cave:* keine Punktion der Zele, keine Injektion von sklerosierenden Substanzen
- Leistenhernie: obligate OP-Indikation, nach Möglichkeit sofortige Überweisung in die Chirurgie → Gefahr der Strangulation des Samenstrangs, Inkarzeration! Postoperativ für ca. 4–8 Tage Bettruhe, um Ausreißen der Peritonealnaht und Wundheilungsstörungen zu vermeiden.

DD: Hydrozele als Nebensymptom eines Leistenbruchs oder Hodentumors ausschließen!

22.3.4 Hodentorsion

Klinik: Plötzliche Rötung und Schwellung einer Skrotalhälfte mit heftigen Schmerzen, gelegentlich mit Übelkeit und Erbrechen einhergehend.

Diagnostik: Schmerzhafte Palpation des Hodens, Anheben des Testis (Prehnsches Zeichen) bringt keine Entlastung. Ultraschall mit Dopplersonographie.

DD: Hydatiden-Torsion: stielgedrehte morgagnische Hydatide des Nebenhodens, meist als kleines blaues Knötchen tastbar (blue-dot-sign); Orchitis, dabei häufig langsamere Entwicklung der Symptome.

Therapie: Bei geringstem Verdacht OP, um vollständiger Infarzierung des Hodengewebes zuvorzukommen. In gleicher Sitzung erfolgt in der Regel die prophylaktische Fixation der Gegenseite.

22.4 Chirurgische Notfälle bei NG

In den meisten Fällen wird der kleine Patient akut aus der Geburtsklinik geholt. Beim Abholen Eltern kurz aufklären und Einwilligung zur Narkose und OP unterschreiben lassen. Unabhängig von der Art der Störung können folgende **perioperative Probleme** auftreten:
- *Hypothermie:* OP unter Wärmestrahler durchführen, Atemgase anwärmen, postoperative Wärmebett oder Inkubator. Durch anhaltende Hypothermie Bradykardie, Hypoxie
- *Hypoxie:* führt zu Bradykardie und Anstieg des pulmonalen Gefäßwiderstandes mit Gefahr der Wiedereröffnung des Ductus arteriosus Botalli. Daher kontinuierliche O_2-Zufuhr, dabei Kontrolle durch Pulsoxymeter und BGA, um zu hohe Zufuhr und Gefahr der retrolentalen Fibroplasie zu vermeiden
- *Metabolische Azidose, Hypoglykämie, Hypokalzämie*: keine langen Fastenperioden, nach letzter Mahlzeit i.v.-Zufuhr von 5–10%iger Glukose mit Elyten
- *Atelektasen*: Beatmung mit PEEP durchführen.

22.4.1 Fehlbildungen des Magen-Darmtrakts

Ösophagusatresie
In 90 % obere Atresie mit unterer Fistel = Typ IIIb nach Vogt, (☞ Abb. 22.1)

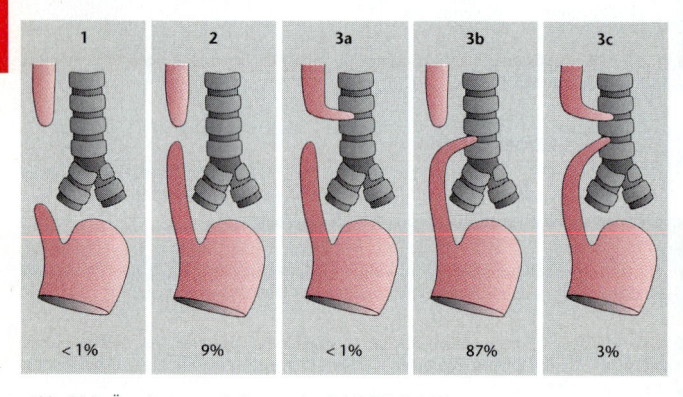

Abb. 22.1: Ösophagusatresie-Formen (nach VOGT) [L 157]

- Oberkörper in Bauch oder Linksseitenlage hoch lagern. Dicke Ablaufsonde in den oberen Blindsack legen, oft aspirieren. Keine Maskenbeatmung, kein Rachen-CPAP, um Überblähung des Magens zu vermeiden. Intubation so lang wie möglich hinauszögern. Falls doch nötig, Tubus über den Bereich der Fistel hinausschieben.
- OP möglichst innerhalb 24 h nach Diagnosestellung nach Normalisierung von Körpertemperatur, Hypoglykämie u.ä.

- Vorher assoziierte Fehlbildungen (VACTERL-Assoziation, ☞ 25.4.10) ausschließen, können OP-Fähigkeit einschränken. Nach primärer Anastomosierung der Ösophagusstümpfe parenterale Ernährung für 10 Tage. Bei zweizeitiger OP mit Anlegen eines Gastrostomas, Ernährung über das Stoma ab 2. Tag post OP.

Gastroschisis, Omphalozele

Seitenlagerung (Gefahr des Leberprolaps mit Abknicken der V. c. inferior), Magenablaufsonde legen, Torsion und Strangulation der Darmschlingen beseitigen und mit steriler Fettgaze bedecken. Kind warmhalten, da Wärmeverlust über exponierte Eingeweide. Keine Maskenbeatmung! Bei respiratorischer Insuffizienz primäre Intubation, zuvor Magen ausgiebig absaugen. OP baldmöglichst anstreben, vorher assoziierte Fehlbildungen ausschließen. Bei Omphalozele an das Wiedemann-Beckwith-Sy. (☞ 25.4.8) denken, Hypoglykämiegefahr! Bei großen Defekten erfolgt entweder ein Ersatz mit Gore-Tex® oder aber eine temporäre Lagerung des Darms im Kunststoffsack, der in den nächsten Tagen schrittweise verkleinert wird (Schuster-Plastik). Nach einigen Tagen dann Sekundärverschluß.

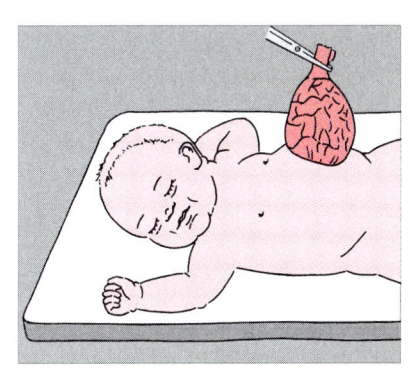

Abb. 22.2: Omphalozele [L 157]

Rektum-Analatresie

Besteht zusätzlich eine Fistel, diese mit Bougies dilatieren, damit Stuhlentleerung möglich wird. Ohne Fistel, je nach Höhe der Atresie Kolostomie oder primäre Anastomosierung. Vor OP urologische Mißbildungen ausschließen. Endgültige Korrektur-OP mit 12 Mon.

22.4.2 Fehlbildungen des Schädels

Choanalatresie: bei beidseitiger Choanalatresie direkt nach Geburt starke Atemnot, schnelle Besserung durch Einführen eines Mund-Rachen-(Güdel-) Tubus. Sofortige OP anstreben, danach Schienung der Choanen durch Tubus für mehrere Wochen.

Pierre-Robin-Sequenz: hypoplastischer Unterkiefer, hoher Gaumen oder Gaumenspalte, Retroposition der Zunge. Bauchlage, damit Zunge nicht nach hinten fällt und die Atemwege verlegt. Evtl. Güdel-Tubus legen. In schweren Fällen Ernährung über Magensonde.

LKG-Spalte: evtl. zunächst Ernährung über Sonde (Stillen oft trotz Spalte möglich!) ☞ 5.2.5. Versorgung mit einer Gaumenplatte (Kieferorthopädie) in der ersten Lebenswoche, um orale Ernährung zu ermöglichen. Chirurgische Maßnahmen ab dem 3.–6. Lebensmonat.

22.4.3 Fehlbildungen des Urogenitaltrakts

Prune Belly: fehlende Bauchmuskulatur, undeszendierte Hoden, Urethraobstruktion. Durch Oligohydramnion oft Lungenhypoplasie. Ggf. Intubation. Durch Urethraobstruktion sekundäre Veränderungen an den Nieren. Auf Ausscheidung achten. Frühzeitige OP der Stenose anstreben, zuvor nach assoziierten Fehlbildungen suchen (Malrotation, Herzfehler, Muskel- und Skelettdefekte) ☞ 8.4.5.

Blasenekstrophie: gleich nach Geburt Abdecken der freiliegenden Blasenschleimhaut mit Silastikfolie, operativer Verschluß der Blase und Rekonstruktion der Urethra innerhalb von 48 h (Spezialzentren). Verlegung des Patienten, Transport (☞ 4.3.2).

Potter-Sequenz (☞ 25.4.11)
- Intubation, Ventilation evtl. aufgrund massiver Lungenhypoplasie nicht möglich
- Nierensonographie zur Identifikation der zugrunde liegenden Störung
- Bei Nierenagenesie infauste Prognose, bei polyzystischen Nieren möglicherweise Restfunktion der Nieren erhalten.

22.5 Zeittabelle chirurgischer Eingriffe

(Modifiziert nach Rickham et al.)

Art der Mißbildung	OP-Termin	Art der Mißbildung	OP-Termin
Kraniosynostose	ab 2. Mon.	Kryptorchismus	2. Lj.
Meningozele	3.–6. Mon.	Phimose	3.–5. Lj.
Halsfisteln, Halszysten	4.–5. Lj.	Hypospadie	3.–5. Lj.
Leistenhernie	sobald erkannt	Hydrozele	ab 3. Lj.
Ureterabgangsstenose	ab 3. Mon.	Hexadaktylie	ab 6. Mon.
Vesikoureteraler Reflux	ab 3. Mon.	Syndaktylie	

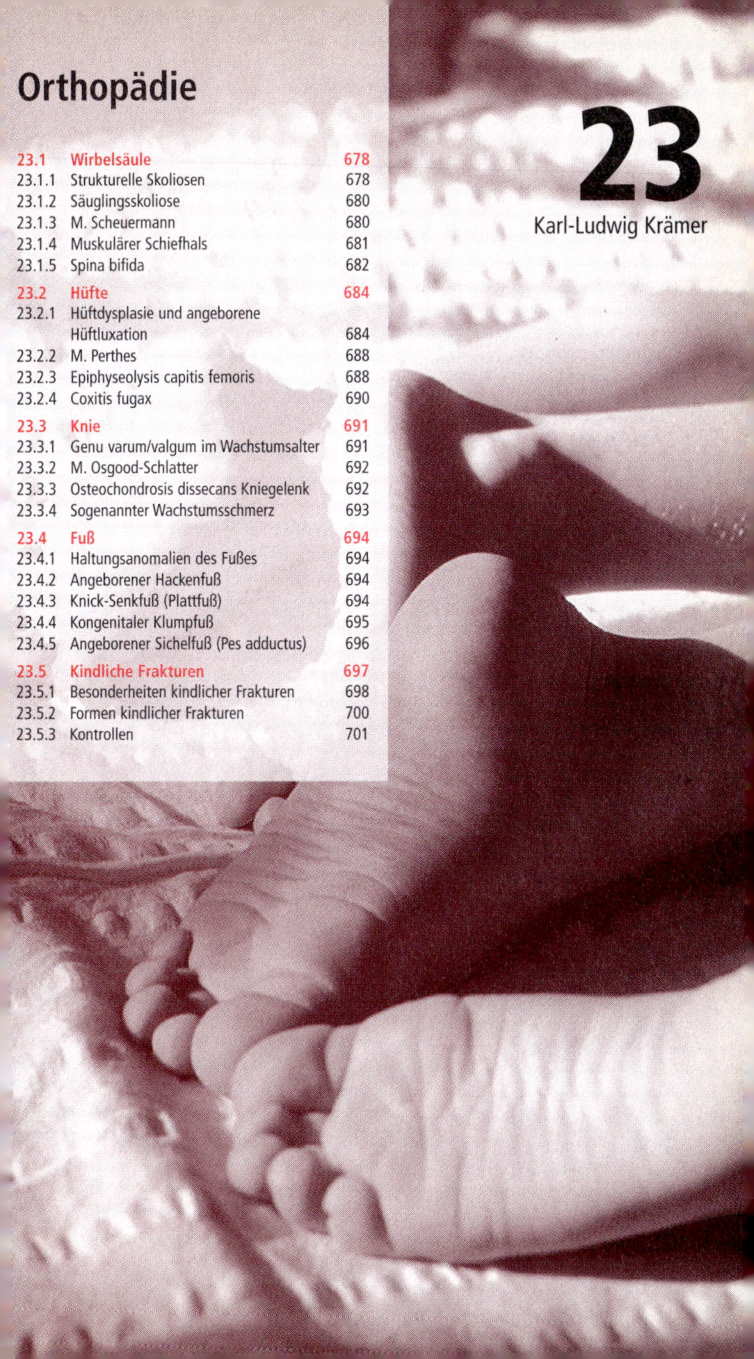

Orthopädie

23.1	**Wirbelsäule**	**678**
23.1.1	Strukturelle Skoliosen	678
23.1.2	Säuglingsskoliose	680
23.1.3	M. Scheuermann	680
23.1.4	Muskulärer Schiefhals	681
23.1.5	Spina bifida	682
23.2	**Hüfte**	**684**
23.2.1	Hüftdysplasie und angeborene Hüftluxation	684
23.2.2	M. Perthes	688
23.2.3	Epiphyseolysis capitis femoris	688
23.2.4	Coxitis fugax	690
23.3	**Knie**	**691**
23.3.1	Genu varum/valgum im Wachstumsalter	691
23.3.2	M. Osgood-Schlatter	692
23.3.3	Osteochondrosis dissecans Kniegelenk	692
23.3.4	Sogenannter Wachstumsschmerz	693
23.4	**Fuß**	**694**
23.4.1	Haltungsanomalien des Fußes	694
23.4.2	Angeborener Hackenfuß	694
23.4.3	Knick-Senkfuß (Plattfuß)	694
23.4.4	Kongenitaler Klumpfuß	695
23.4.5	Angeborener Sichelfuß (Pes adductus)	696
23.5	**Kindliche Frakturen**	**697**
23.5.1	Besonderheiten kindlicher Frakturen	698
23.5.2	Formen kindlicher Frakturen	700
23.5.3	Kontrollen	701

23

Karl-Ludwig Krämer

23.1 Wirbelsäule

23.1.1 Strukturelle Skoliosen

Fixierte Seitanbiegung der WS in der Frontalebene mit Rotation und Strukturveränderungen (fast immer rechts konvex).

- **Ätiologie:** In 90 % idiopathisch (weiblich: männlich ca. 5:1), sonst z.B. bei ICP, Muskeldystrophie, MMC, Beckenschiefstand, M. Scheuermann. Häufiges Sitzen oder Stehen in skoliotischer Fehlhaltung oder „einseitige" sportliche Tätigkeit oder die Händigkeit haben für die Entwicklung einer Skoliose keine Bedeutung.
- **Klinik:** Die meisten Skoliosen werden im Alter von 10–12 Lj. (oft zufällig) entdeckt, nur selten bestehen Beschwerden.

Überblick über idiopathische Skoliose-Typen				
Typ	**Alter**	**Form**	**Geschlechtsverhältnis**	**Häufigkeit**
Infantile Skoliose	0–3	überwiegend thorakal, meist linkskonvex	Jungen : Mädchen = ca. 1 : 1,5	selten
Juvenile Skoliose	4–10	thorakale wie lumbale Skoliosen	Jungen = Mädchen	selten
Adoleszente Skoliose	ab 11	meist thorakal, meist rechtskonvex	Mädchen >> Jungen	häufig

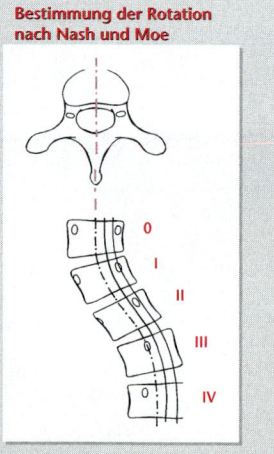

Abb. 23.1: Bestimmung des Skoliosewinkels und der Wirbelsäulenrotation [L 157]

Diagnose
- **Inspektion:**
    - Schulterstand ungleich, Taillendreiecke asymmetrisch, Beckentiefstand. Beim Vorbeugen evtl. Rippenbuckel und Lendenwulst (ab 5° zu erkennen)
    - Hautveränderungen (Neurofibromatose?)
    - WS im Lot? (Lot fällen vom Dornfortsatz des 7. HWK zur Rima ani)
    - Körperlänge, Armspannweite und Gewicht dokumentieren
    - Seitneigung der WS: wie weit läßt sich die Fixation ausgleichen?
- **Anamnese:** Menarche? Wenn ja, seit wann? (WS-Wachstum hält vom Zeitpunkt der Menarche noch ca. 2 Lj. an (→ Prog.)
- **Rö.:** Bei klinischem Verdacht auf Skoliose immer Wirbelsäulenganzaufnahme a.p. im Stehen (vgl. Abb. 23.1). Beschreiben von:
    - *Seite:* rechts-konvex, links-konvex
    - *Höhe:* thorakal (am Häufigsten), thorakolumbal, lumbal, thorakal und lumbal
    - *Krümmungsform:* C-förmig, S-förmig, doppelkurvig
    - *Beurteilung der Wachstumspotenz:* Verknöcherungsstadium der Darmbeinkammapophyse auf Rö a.p. Aufnahme (*Risser-Zeichen*. Positiv = Stadium 5 → WS-Wachstum abgeschlossen)
    - *Grad der Achsenabweichung:* Meßmethode nach Cobb: *Scheitelwirbel*: der am stärksten seitlich keilförmig deformierte Wirbelkörper. *Neutralwirbel:* ist u.a. am stärksten gegen Horizontale geneigt und am wenigsten keilförmig
    - *Krümmungen in der Sagittalebene:* seitliche Aufnahme
    - *Rigidität bzw. Flexibilität* werden röntgenologisch anhand von Seitbeugeaufnahmen *(Bending)* beurteilt
- **Atemfunktion** (Lungenfunktionsprüfung): Wichtige präoperative Untersuchung.

Therapie: Die Progredienz ist der entscheidende Faktor zur Therapiefestlegung. Hierzu **regelmäßige** *ambulante Kontrollen im Wachstumsalter:* während Pubertät alle 3 Mon., sonst alle 6–12 Mon.; bei raschem Wachstum und Progredienz zusätzlich Rö (bei Ther. mit Orthesen alle 3–6 Mon., sonst alle 6–12 Mon.). OP nur bei ca. 10 % aller Skoliosen erforderlich.
- Leichte Skoliosen bis ca. 20° nach Cobb: KG: Grundsätzlich bei jeder Form der Skoliosetherapie. Jedoch ist keine der zahlreichen Methoden (Vojta, Klapp, Schroth u. a.) in der Lage, eine Progredienz aufzuhalten
- Skoliosen mit ca. 20–50° nach Cobb: Zusätzliche Korsettbehandlung bis Wachstumsabschluß. Die Orthesen müssen 23 von 24 Std. tägl. getragen werden. Erhebliche psychische Belastung→ gute menschliche Führung von Kind und Eltern! Korsett darf zum Sport und zur KG abgenommen werden. Therapieerfolg: Aufhalten einer Progression. Beispiele: Boston-, Cheneau-Korsett und Stagnara-Korsett
- Schwere Skoliosen mit über 50° Krümmung nach Cobb: OP-Ind.: OP-Alter ca. 12–14 Lj., d.h. möglichst kurz vor Wachstumsabschluß.

Prognose
Die Prognose ist umso schlechter:
- Je jünger das Kind ist (z.B. infantile Skoliose)
- Je höher gelegen die Krümmung ist
- Je stärker die Krümmung (z.B. über 40–50°).

Bestimmte Mißbildungsskoliosen sowie Lähmungsskoliosen haben ebenfalls eine schlechte Prognose.

Nach Wachstumsabschluß ist nur noch eine geringe Krümmungsprogression der Skoliose (ca. 1° jährlich) zu erwarten. Unbehandelt führen progrediente schwere Skoliosen durch Thoraxdeformierung zu Lungenfunktionsstörungen mit Einschränkung der Vitalkapazität bis hin zum Cor pulmonale.

23.1.2 Säuglingsskoliose

Teilfixierte seitliche WS-Verkrümmung ohne Torsion und ohne strukturelle Veränderungen (keine echte Skoliose). Spontanheilungstendenz ca. 95 %.
- **Ätiologie:** Wahrscheinlich Folge einer Störung der neuromotorischen Entwicklung mit einseitiger Kontraktur der Stammuskulatur. Die gewohnheitsmäßige Schräglage des Säuglings fördert eine Fehlhaltung
- **Klinik:** Meist C-förmige großbogige Skoliose. Die Schräglage des Säuglings fällt auf. *Prognostisch ungünstig:* kurzbogige Krümmung und S-Form
- **Therapie:** Bauchlagerung (auch als Prophylaxe) und KG unterstützen Spontanrückbildung. Die Lagerung sollte so erfolgen, daß der Säugling bei Zuwendung den Rumpf zur konvexen Seite aktiv korrigieren muß. Passive Umkrümmung in Liegeschalen oder mit Bandagen allenfalls in ausgeprägten Fällen.

! Regelm. Verlaufskontrollen, um keine infantile progred. Skoliose zu übersehen!

23.1.3 M. Scheuermann

Synonym: Adoleszentenkyphose: Wachstumsstörung an Grund- und Deckplatten der BWS und/oder LWS mit Bandscheibenverschmälerung und teilfixierter vermehrter Kyphose unklarer Ätiologie. Häufig. Abgrenzung zum Normalbefund schwierig.

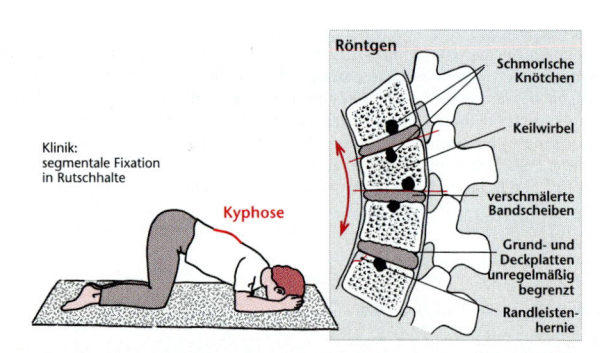

Abb. 23.2: Klinik und radiologische Veränderungen bei M. Scheuermann [L 157]

- **Lokalisationstypen:** Thorakal → Hohlrundrücken. Thorakolumbal → totaler Rundrücken, Lumbal → Flachrücken (seltener, schlechtere Prognose)
- **Klinik:** Nach segmentaler Fixation bei den oft muskelschwachen Jugendlichen fahnden (Rutschhalte). Nur ca. 1/3 der Erkrankten im Wachstumsalter haben Beschwerden. Die Lumbalform ist schmerzanfälliger
- **Diagnostik:** Rö, jedoch keine Überbewertung! *Kriterien:* thorakale Kyphose > 50°; Grund- und Deckplatten unregelmäßig begrenzt; verschmälerte Bandscheiben; mind. 3 Keilwirbel > 5°; Schmorlsche Knötchen und Randleistenhernien.

Therapie
- Leichtere Erkrankungsformen: konsequente „Rückendisziplin" und entkyphosierende KG mit Kräftigung der Rumpfmuskulatur. Sport: insbesondere Rückenschwimmen ist günstig
- Schwerere progrediente Kyphosen im Wachstumsalter: Wie oben; zusätzlich ab ca. 50° *Korsettbehandlung* bei ausreichender pass. Korrigierbarkeit (z.B. Becker-Gschwend-Orthese). Korrektur der Kyphose möglich.
- *Operative Therapie* (selten indiziert) bei Kyphosewinkel von > 70°. Therapieresistente Rückenschmerzen, kosmetische Beeinträchtigung, neurolog. Symptome.

Prognose: Meist gut. Erkrankung erlischt in der Regel nach dem 18. Lj. mit mehr oder weniger starker segmentaler Fixation der Kyphose. Evtl. Rückenschmerzen.

23.1.4 Muskulärer Schiefhals

Synonym: Torticollis. Bei NG oder jungen Sgl. auftretende fixierte Schiefstellung des Kopfes (Neigung zur erkrankten und Rotation zur gesunden Seite). Unbehandelt sekundäre Fehlentwicklung von HWS und Gesichtsschädel (HWS-Skoliose, Gesichtsskoliose).

Ätiologie: Bindegewebige Verkürzung des M. sternocleidomastoideus; Ursachen unklar: geburtstraumatisch („Kopfnickerhämatom"), intrauterine Zwangslagen, genetisch?

Klinik: Typische Kopfstellung (s.o.) mit eingeschränkter Beweglichkeit der HWS. In ca. 15 % Schwellung im distalen M. sternocleidomastoideus (ca. ab 2. Lebenswo.), meßbare Verkürzung des verhärteten M. sternocleidomastoideus.

DD:
- Akuter Schiefhals: Blockierung? Manuelle Diagn., Rö-HWS. *Ther.:* Manuelle Ther. (Traktion, Manipulation), evtl. Antiphlogistika, Wärme, Halskrawatte
- Knöcherne Fehlbildungen: z.B. Klippel-Feil-Sy. (☞ 25.2), Sprengel-Deformität, Atlasassimilation, basiläre Impression, einseitige Halsrippe
- Okuläre Ursachen (einseitige Parese des M. obliquus sup.)
- Otogene Ursachen
- Entzündliche oder tumoröse Prozesse. Infekt des Nasen-Rachenraumes (Torticollis Naso-Pharyngien = Grisel-Syndrom)
- Torticollis spasmodicus: hyperkinetische Bewegungsstörung mit sekundärer Hypertrophie des M. sternocleidomastoideus.

Therapie
- Konsequente Krankengymnastik, z.B. Vojta-Ther. mit Aufdehnung des M. sternocleidomastoideus. Gegensinnige Lagerung d. Sgl.: In der Fehlhaltung sieht das Kind z.B. eine „uninteressante" Wand an und wird so angeregt, sich aktiv in Richtung akustischer und optischer Reize zu drehen
- Bei sehr früher konsequenter Ther. sind gute Resultate zu erwarten, nur ca. 10 % müssen operiert werden. Mit zunehmendem Alter bei Ther.beginn steigt die OP-Rate deutlich
- OP (kaudale sternoklavikuläre offene Tenotomie des M. sternocleidomastoideus) sollte bei erfolgloser konservativer Ther. bzw. Zunahme der Deformität zw. 1. u. 3. Lj. durchgeführt werden. Mit zunehmendem Alter ist keine ausreichende Rückbildung eingetretener Asymmetrien (Gesichtsskoliose) mehr zu erwarten

Prognose: Unbehandelt kommt es zu sekundären Fehlentwicklungen von HWS u. Gesichtsschädel (Gesichtsskoliose, HWS-Skoliose) und evtl. vorzeitiger funktioneller Einschränkungen der HWS.

23.1.5 Spina bifida

Häufigste angeborene Fehlbildung der WS. Alle Übergänge von einer harmlosen Spina bifida occulta bis hin zur Myelozele sind möglich.

Spina bifida occulta
- Wirbelbogenspaltbildung ohne Beteiligung nervaler Strukturen. Meist am lumbosakralen Übergang L5/S1. Hier oft abnorme Behaarung, Pigmentierung, Einziehung der Haut. Meist asympomatisch. Häufigkeit: bei ca. 20 % der Erw.
- Problem: gelegentlich Verwachsungen des Rückenmarks im Bereich der Spina bifida, dadurch Wachstumsdifferenz zwischen Wirbelsäule und fixiertem Rückenmark → Sakralmarkschädigung: z.B. Klauenhohlfuß, Tethered-cord-Sy.

Spina bifida cystica

Hemmungsmißbildung der Wirbelsäule und des Rückenmarks mit dorsalem Wirbeldefekt und Ausstülpung der Meningen und/oder des Myelons.
- *Meningozele:* Wirbelbogen und Dura gespalten, keine Ausstülpung des Myelons oder der kaudalen Nervenwurzeln
- *Myelozele* (Spina bifida cystica aperta): Spaltung von Haut, Wirbelbogen, Dura, plattenförmige Vorwölbung des Myelons oder der kaudalen Nervenwurzeln
- *Meningomyelozele* (MMC): Haut, Wirbelbogen und Dura gespalten, Nervenwurzeln oder Myelon in die Zele hernienartig vorgewölbt; Rückenmark immer mitverändert.

Klinik
Topographische Einteilung in zervikale (1 %), thorakale (3 %), thorakolumbale (21 %), lumbale (41 %), lumbosakrale (23 %), sakrale (11 %) Formen.
- Diagnosestellung bei Geburt durch pädiatrische und neurologische Untersuchungen in Bauchlage. Einteilung in *Typ I* (Paralyse ohne Reflexaktivität unterhalb der MMC) und *Typ II* (querbandförmiger Ausfall von Motorik, Sensibilität und Reflexaktivität in Höhe der Myelodysplasie, distal Mosaik von funktionstüchtigen isolierten Rückenmarksanteilen)

- *Gehfähigkeit* korreliert mit der Höhe der Läsion
- Nahezu 2/3 aller NG zeigen bereits bei der Geburt *Paresen* der unteren Extremität bis hin zur kompletten Querschnittssymptomatik ☞ 12.5.1
- Bei überlebenden Kindern später Entstehung von *Wirbelsäulendeformitäten* (Skoliosen, Gibbusbildung)
- Hüftgelenksfehlstellungen bis hin zur Luxationshüfte, häufig assoziiert mit Kniebeugekontraktur (Froschdeformität). Vor allem bei den sakralen Formen: *Klump-, Hacken- oder Knickfüße* durch periphere Paresen
- Häufig neurogene Blasenstörung → Harnwegsinfekte.
- ! Cave: assoziierte Fehlbildungen: Häufige Assoziation der Spina bifida mit *Hydrozephalus* (bis ca. 80 %; ☞ 12.8.2), außerdem: Nabelhernien, Fußdeformitäten, Rippenanomalien, Wirbelkörperfehlbildungen und Hüftluxationen.

Diagnostik
- **Rö** der Wirbelsäule zur Darstellung und Lokalisation der Spina bifida sowie Nachweis bereits bestehender Fehlhaltungen. Elektrostimulation und Elektromyographie zur Verlaufsuntersuchung vor und nach operativer Therapie
- **NMR:** detaillierte Darstellung der anatomischen Gegebenheiten
- **Mögliche Komplikationen:** Decubitus, Osteoporose, Spontanfraktur (bei ca. 20 % der Patienten mit MMC). Wachstumsstörungen der WS und der unteren Extremität, neurogene Blase (aufsteigende Harnwegsinfekte) ☞ 8.5.2
- **Pränatale Diagnostik:** Sonographie, α-Fetoprotein in Amnionflüssigkeit.

Therapie
Ziel: Stehfähigkeit, wenn möglich auch Gehfähigkeit mit ca. 18 Mon.
- Multidisziplinäres Gesamtkonzept erforderlich: Zusammenarbeit zwischen Eltern, Pädiatern, Neurochirurgen, Orthopäden und Urologen sowie KG, BT, Orthopädietechnik
- Offene Myelomeningozelen: Steriles Abdecken einer offenen Spina bifida. Fotodokumentation!
- Neurochirurgische Primärversorgung mit Defektdeckung und ggf. Ventilimplantation bei Hydrocephalus. Urologische Kontrolle der Blasenfunktion, Infektionsprophylaxe, operative Korrekturen an Harnwegen ☞ 8.5.2
- Bei NG mit sehr schlechter Prognose (großer Hydrozephalus, hohe MMC etc.) ist eine aggressive Therapie nicht immer ethisch zu rechtfertigen. *Ausweg:* gemeinsame Entscheidung von Neonatologen, Neuropädiater, Neurochirurgen, Orthopäden. Danach Einbeziehung der Eltern. Wenn letztere eine Versorgung auch bei sehr schlechter Prognose wünschen, muß dem entsprochen werden
- **Konservative Therapie:**
  - Ziel: Prophylaxe von Skelettdeformitäten, Kontrakturprophylaxe und Verhütung von Dekubitalulzera → KG und Lagerung, insbesondere Kräftigung der Rumpfmuskulatur bei thorakalen Lähmungstypen
  - Wuchslenkung durch korrigierende Schienen, Sitz- und Stützhilfen, orthopädische Schuhe oder Orthesen
- **Operative Therapie:**
  - *Ziele:* Beseitigung von Fehlstellungen, Funktionsherstellung, evtl. Erreichen einer Gehfähigkeit mit Apparaten; wichtigster prognostischer Faktor: Höhe der neurologischen Läsion
  - *Prinzip:* Aufbau der Statik vom Fuß her (Sharrard und Webb 1974). Beginn der operativen Eingriffe gegen Ende des 1. Lj.

23.2 Hüfte

23.2.1 Hüftdysplasie und angeborene Hüftluxation

- *Hüftdysplasie:* ca. 3 % der NG. Ossifikationsstörung der Hüftpfanne (Pfanne zu steil, abgeflacht, nach kranial ausgezogen) ohne Dislokation des Hüftkopfes
- *Hüftsubluxation:* Teilverrenkung; Hüftkopf verläßt Pfanne nicht ganz. Limbus und Pfannenerker verformt und ausgezogen (Sonographie, Arthrographie)
- *(Sog.) angeborene Hüftluxation:* bei Geburt ist meistens nur die Dysplasie (Voraussetzung für eine Luxation) gegeben (selten bereits Luxation).

Ätiologie und Pathogenese
- Endogene Faktoren: multifaktorielles Erbleiden, Mädchen : Knaben = 6 : 1, Doppelseitigkeit in ca. 40 %. Exogene Faktoren: z.B. gehäuft bei Geburt in Beckenendlage
- Spontanverlauf: Langfristig sekundäre Koxarthrose aufgrund der Gelenkinkongruenz. Bei hoher Luxation stehen die dysplastischen Hüftköpfe in Höhe der Darmbeinschaufeln

! Je jünger das Kind desto geringer der therapeutische Aufwand und je früher der Therapiebeginn, desto besser die Prognose.

Anamnese Familienanamnese, Beckenendlage, Sectio, Frühgeburt. Andere Anomalien (Klumpfuß, Schiefhals, WS-Deformität).

Diagnose

Körperliche Untersuchung
Frühdiagnose entscheidend. Für die Praxis wesentliche (jedoch unsichere) Früherkennungszeichen und Teste:
- **Instabilitätszeichen:** *Ortolani Phänomen* (spür- und hörbares Schnappen = Subluxation) wichtigstes Zeichen in den ersten Tagen (manchmal nur Tage oder in den ersten Wo. nachweisbar). Stabilitätsprüfung erfordert viel Erfahrung: differenzieren zwischen lockeren und instabilen sowie ein- und ausrenkbaren Hüften
- **Abspreizbehinderung** (ab 2. Lebensmonat wichtigster Hinweis) durch vermehrte Anspannung der Adduktoren bei dezentrierten Hüften:
  - Abduktion bei Neugeborenen: normal 80–90°. (*Cave:* beidseitige Dysplasie oder Luxation)
  - ab 2. Mon. physiologisch nur ca. 65°
  - Sicher pathologisch unter 45°
- **Faltenasymmetrie:** Oberschenkel und Gesäß
- **Beinverkürzung** (Cave: beidseitige Luxation)
- **Bewegungsarmut**
- **Gangbild:** bei Laufbeginn hinkendes Gangbild, bei Doppelseitigkeit Watschelgang (manche Pat. sind erstaunlich lange Zeit beschwerdefrei)
- **Trendelenburg-Zeichen** (funktioneller Hüfttest): normalerweise kann im Einbeinstand das Becken zumindest waagerecht gehalten werden. Bei Insuffizienz des M. gluteus medius Absinken des Beckens auf der Gegenseite (Trendelenburg positiv).

Apparative Diagnostik

- **Sonographie:** In Deutschland wird seit 1.1.1996 sonographisches Hüftscreening im Rahmen der U3 durchgeführt. Als günstigster Zeitpunkt für das Screening wird die 4.–6. Lebenswoche empfohlen. Die standardisierte Befunderhebung berücksichtigt knöcherne Formgebung, knöcherner Erker, knorpliger Erker, Knochenwinkel α (Winkel zwischen Pfannenerker, Y-Fuge und lateralem Rand des Os ilium), Knorpelwinkel β (Winkel zwischen lateraler Begrenzung Os ilium und Verbindungslinie Pfannenerker-Labrum).

Morphologische Klassifikation von Ultraschallbefunden der Hüfte (nach Graf)				
Typ		Knöcherne Formgebung	Knöcherner Erker	Knorpliger Erker
Ia (jedes Lebensalter)	Ausgereifte Hüfte	gut	eckig	übergreifend
Ib (jedes Lebensalter)		gut	meist geschweift („stumpf")	übergreifend
Physiologische Verknöcherungsverzögerung altersgemäß	IIa plus	ausreichend	rund	übergreifend
IIa mit Reifungsdefizit (bis 3. Lebensmonat)	IIa minus	mangelhaft	rund	übergreifend
IIb Verknöcherungsverzögerung		mangelhaft	rund	übergreifend
IIc gefährdete oder kritische Hüfte (jedes Lebensalter)		mangelhaft	rund bis flach	noch übergreifend
D Hüfte am Dezentrieren (jedes Lebensalter)		hochgradig mangelhaft	rund bis flach	verdrängt
Dezentrierte Gelenke IIIa		schlecht	flach	nach kranial verdrängt, ohne Strukturstörung
IIIb		schlecht	flach	nach kranial verdrängt, mit Strukturstörung
IV		schlecht	flach	nach kaudal verdrängt

- **Rö:** Beckenübersicht evtl. als Kontrolle bei stationären Therapieverfahren sowie nach Abschluß einer Ther. Der AC-(Pfannendach)Winkel sollte nach dem 3. Lebensmonat unter 30°, nach dem 12. unter 25° messen. Nach dem 1. Lj. Rö unentbehrlich
- **Arthrographie:** Indiziert bei Repositionshindernis oder fraglicher Reposition am Ende der Repositionsphase. Alternativ: Nach Arthrographie Entscheidung, ob sofortige offene Reposition oder zunächst Extensionsbehandlung.

DD: z.B. Lähmungsluxation (z.B. ICP, MMC); seltene teratologische (schon bei Geburt nachweisbare) Luxation z.B. bei Arthrogryposis multiplex congenita, meist mit anderen Mißbildungen kombiniert; (Sub)Luxation durch Koxitis.

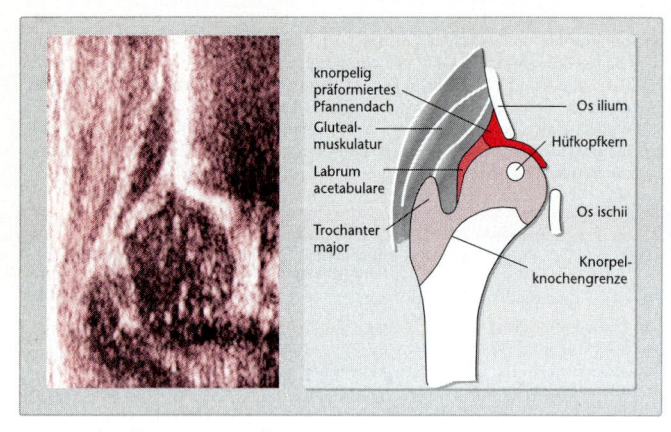

Abb. 23.3: **a)** Ultraschall Hüfte, 3 Wo. alter Sgl.: Hüfttyp Ia nach Graf mit guter knöcherner Überdachung des Hüftkopfes und übergreifendem knorpeligem Pfannendach. Der Hüftkopfkern ist noch nicht erkennbar. **b)** Schemazeichnung von a) [L 157]

Therapie
Therapieform und Prognose abhängig vom Schweregrad (Stabilität), vom Alter bei Therapiebeginn, von KO (z.B. Hüftkopfnekrose) und von der Erfahrung des Therapeuten. *Therapieprinzip:* tiefe Zentrierung des Hüftkopfes in die Pfanne mit dem Ziel der Nachreifung und Ausbildung einer normalen Pfanne. Dies gelingt in der Abspreizstellung.

- **Dysplasie:** (ab Sono-Typ IIc nach Graf): funktionelle Abspreizbehandlung durch *Spreizhose* oder *Tübinger Schiene,* die Strampelbewegungen zuläßt (ambulant). Auch eine instabile Hüfte des Neugeborenen läßt sich damit meist ausreichend fixieren. Dauer der Ther. abhängig von Alter und Schweregrad der Dysplasie von 6–8 Wo. bis zu 5–6 Mon. Regelmäßige (anfänglich nach wenigen Tagen) klinische Kontrollen; sonographische Kontrollen. Altersgrenze für Spreizhosenbehandlung bei ca. 8–10 Mon.
- **Stark instabile Hüften:** bei Luxationsgefahr auch in Spreizhose stabilere Schienenbehandlung oder Gips. Stationäre Ther.
- **Luxation:**
  - *Konservativ-funktionelle Ther.* mit zunächst schonender und langsamer Reposition des Hüftkopfes in die Pfanne. Geeignete Repositionsverfahren sind z.B. die *Pavlikbandage* und die stationär durchzuführenden *(Overhead) Extensionsverfahren.* Letztere werden bei stark kontrakten luxierten Hüften bevorzugt
  - Nach *Reposition* folgt *Retentionsphase.* Ziel ist die Normalisierung der Pfanne. (Sono Typ I nach Graf, AC-Winkel < 25°). Hierzu werden bei ausreichender Hüftgelenksstabilität Schienen, bei Instabilität Gipsverbände in Beuge-Spreizstellung verwendet: z.B. Hocksitzgips nach Fettweis (Beugung ca. 110°, geringe Abduktion, Tragezeit bis ca. 4 Wo). Nach Gipsabnahme weiter Schienenbehandlung.

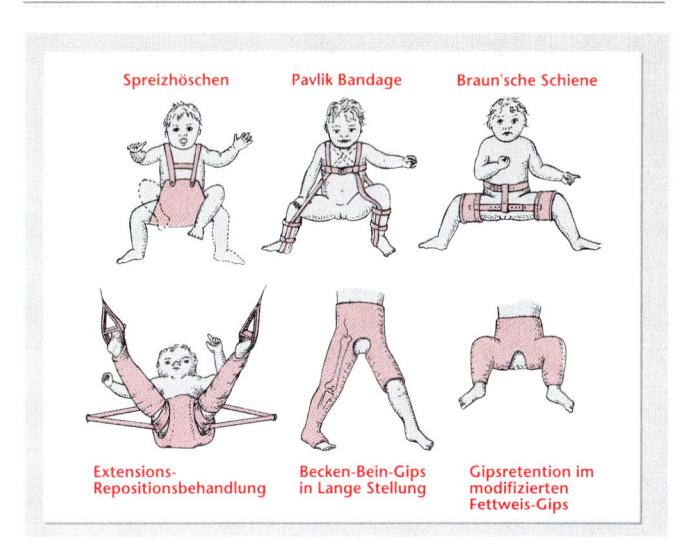

Abb. 23.4: Behandlungsformen bei Hüftdysplasie [L 157]

Folgezustände und Behandlungsprobleme
- Frühproblem: Mißlungene geschlossene Reposition → *operative Reposition*
- Spätprobleme: auch nach lege artis durchgeführter konservativer Ther. kann (meist aufgrund zu späten Behandlungsbeginns) eine *Restdysplasie* der Pfanne, eine *subluxierende Coxa valga et antetorta* oder eine *Kombination* beider zurückbleiben. *Die Hüftkopfnekrose* ist gefürchtet, aber relativ selten.

Operative Maßnahmen
Ziel: Vorbeugung einer sekundären Koxarthrose
- Beckenosteotomien zur Verbesserung der Hüftkopfüberdachung (Salter-, Chiari-, Triple-Osteotomie)
- Korrekturosteotomie proximaler Femur (Intertrochantäre Derotations-Varisationsosteotomie: nur bei ausgeprägter Coxa valga et antetorta subluxans).

Prognose
- Spontanverlauf: frühzeitige Koxarthrose (Dysplasie-Koxarthrose)
- Frühzeitige Diagnostik und Therapie: meist folgenlose Ausheilung. Vorsorgeuntersuchung mittels Sono!
- Verspätete Diagnostik: deutliche Besserung durch operative Maßnahmen (Vermeidung einer frühzeitigen sekundären Koxarthrose)
- Auftreten der gefürchteten *Hüftkopfnekrose* mit schlechter Prognose (Arthrose). In der Hand des Erfahrenen bei schonender Therapie selten (< 5 %).

23.2.2 M. Perthes

Synonym: Perthes-Calvé-Legg-Waldenström-Krankheit. Ischämische Nekrose des Hüftkopfes unklarer Ätiologie (3.–12. Lj.). Altersgipfel bei 5–6 Lj., doppelseitiger Befall in ca. 25 %. Geschlechtsverteilung M : F= 1,5 : 1.

Klinik und Diagnose
! Klinische Frühzeichen wichtig, da Rö. der Symptomatik und dem Krankheitsverlauf hinterherhinkt
- *Belastungsabhängige Hüft- und insbesondere auch Knieschmerzen,* Schmerzhinken und rasche Ermüdbarkeit
- *Bewegungseinschränkung*: Meist Innenrotation (Untersuchung in Bauchlage!) und Abduktion. Erst später reelle Beinverkürzungen
- **Rö:** Charakteristischer stadienhafter Verlauf. Einteilung auch nach Ausdehnung des Nekroseherdes z.B. in 4 Gruppen nach Catteral.
  – Nur anteriorer Teil der Epiphysen betroffen
  – Femurkopf bis ca. zur Hälfte betroffen
  – Femurkopf bis zu 3/4 betroffen
  – Gesamte Epiphyse betroffen
- Dauer des Umbauprozesses ca. 2–4 J. Notwendig sind *Beckenübersicht* und *axiale Aufnahme* (Lauenstein)
- **Sono:** Erguß? *Cave:* keine Frühdiagnose möglich
- **MRT:** Frühdiagnose möglich, Bestimmung des Ausmaßes der Kopfnekrose
- **Szintigramm**: nur in Ausnahmefällen zur DD.

DD: Coxitis fugax. Septische Arthritis. Epiphysäre Dysplasien (bilateral).

Therapie: durch Orthopäden. Alter bei Erkrankungsbeginn wesentlicher prognostischer Faktor. Je älter das Kind bei Erkrankungsbeginn, desto geringer die Chance für eine befriedigende Ausheilung der Erkrankung. Orthesen nur noch selten induziert. Ziel: Vermeiden der sekundären Arthrose.

23.2.3 Epiphyseolysis capitis femoris

Meist langsames Gleiten bzw. Kippen über Wo. und Mon., selten akute Lösung der proximalen Femurkopfepiphyse während der Pubertät (Knaben 12–16 Lj., Mädchen 10–14 Lj.). Das Gleiten kann auf jeder Stufe stehenbleiben, aber auch plötzlich in ein akutes Abgleiten übergehen → Zerstörung der Epiphysengefäße → Gefahr der Kopfnekrose. M : F = 1,5 : 1. Doppelseitiger Befall in ca. 25 %.

Klinik
In ca. 50–60 % beide Hüften betroffen. Evtl. Konstitutionsvarianten mit Adipositas (z.B. Dystrophia adiposogenitalis) sowie Gonadenunterentwicklung.
- **Lenta-Form** (häufig): Beschwerden initial diskret. Ermüdbarkeit nach Belastung, Hinken, Leistenschmerz, vor allem aber auch Knieschmerzen sind erste Symptome, die meist bagatellisiert werden. Diagnosestellung dann erst nach Wo./Mon. Zunehmend Außenrotationshaltung und Verkürzung des Beines bei schmerzhaft eingeschränkter Innenrotation

- **Akute Form** (selten): akute Belastungsunfähigkeit der Hüfte; die Betroffenen brechen plötzlich zusammen und können nicht mehr laufen. *Pos. Drehmann-Zeichen:* zwangsmäßige Abduktion bei Beugung des außenrotierten Beines.

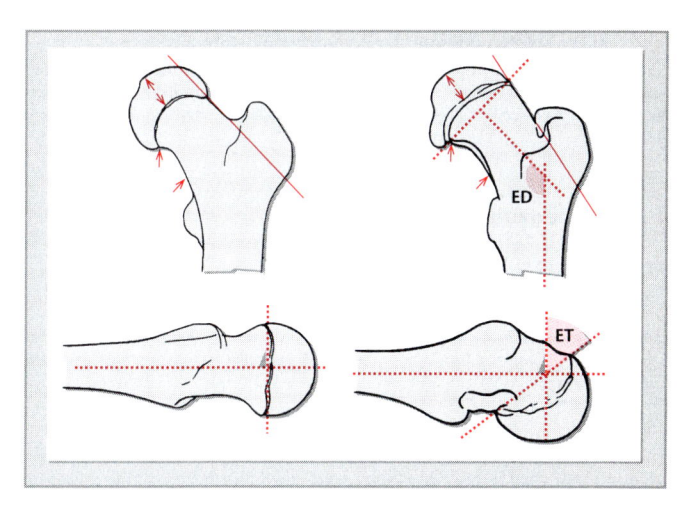

Abb. 23.5: Epiphyseolysis [L 157]

Diagnose: Rö: Beckenübersicht und axiale Aufnahme in 90° Hüftflexion und 45° Abduktion (Lauenstein).

Therapie: Die Ther. der Ecf ist operativ. Dringlichkeit der Operation und Wahl des Operationsverfahrens richten sich nach Art der Ecf (Ecf acuta oder Ecf lenta), Ausmaß des Gleitwinkels in beiden Projektionsebenen und Alter des Patienten.

Standardoperationsverfahren bei der Ecf	
Ecf acuta	Orthopädischer Notfall, unverzügliche Klinikeinweisung. Sofortige Reposition und Fixation der Kopfepiphyse mittels Kirschner-Drähten oder Gleitschraube.
Ecf incipiens	Fixation in situ mittels Kirschner-Drähten oder Gleitschraube
Ecf lenta	Gleitwinkel a.p. < 20°, axial 30°: Fixation in situ mittels Kirschner-Drähten oder Gleitschraube Gleitwinkel a.p. > 20°, axial 30–50°: Fixation in situ oder intertrochantäre Korrekturosteotomie Gleitwinkel axial > 50°: intertrochantäre oder subkapitale Korrekturosteotomie

Prognose: gut bei Frühdiagnose und operativer Ther. mit entsprechender Korrektur. Andernfalls, und beim Auftreten einer Hüftkopfnekrose, droht frühe sekundäre Koxarthrose.

⚠️ Akute Epiphysenlösung = orthopädischer Notfall
Sofortige Bettruhe, Belastungsverbot, evtl. kurzzeitige Extension. Epiphyse muß schnellstmöglich schonendst reponiert (offen oder geschlossen) und ein evtl. Hämarthros entlastet werden. Fixation des Repositonsergebnisses mit z.B. dicken Kirschnerdrähten.

23.2.4 Coxitis fugax

Flüchtige abakterielle Entzündung der Hüftgelenkskapsel („Hüftschnupfen", engl. transient synovitis) als Reaktion auf einen z.B. hüftgelenkfernen viralen Infekt. Die „Erkrankung" wird als Symptom angesehen. Epidemiologie: Prädilektionsalter 4–8 Jahre, Schwankungsbreite 1.–13. Lj. Jahreszeitliche Verteilung mit Häufung im Herbst und Frühjahr. Knaben : Mädchen = ca. 2 : 1. Auftreten oft im Anschluß an einen Infekt der oberen Luftwege oder des Gastrointestinaltraktes, z.T. zeitversetzt (2–3 Wochen später)

Klinik: Plötzliche Hüft- oder Knieschmerzen und Hinken, oft nach einer Infektionskrankheit. In ca. 40 % der Fälle kann anamnestisch eine Infektion eruiert werden. *Inspektion:* Hinken, Schonung des betroffenen Beines. Allgemeinbefinden ungestört, die Kinder machen nicht den Eindruck einer schweren Erkrankung. Die betroffene Hüfte ist deutlich schmerzhaft bewegungseingeschränkt, insbesondere die Innenrotation.

Apparative Diagnostik
Anamnese und klinisches Bild entscheiden über das diagnostische und therapeutische Vorgehen. Insbesondere bei Fieber Sono der betroffenen Hüfte sowie Labor (BSG, BB), bei älteren Kindern auch Rö-Beckenübersicht.

DD: Eitrige Koxitis (Notfall: Punktion und Arthrotomie), M. Perthes, rheumatoide Arthritis, Epiphyseolysis capitis femoris (☞ 23.2.3), akute hämatogene Osteomyelitis, Leukämie und Lyme-Borreliose (☞ 6.4.1).

Therapie
- Leichte Symptomatik: 2–3 Tage Bettruhe, Antiphlogistika
- Deutliche Symptomatik über mehrere Tage mit mäßigem bis starkem Erguß: Punktion in Kurznarkose zur Entlastung des Gelenkes, Entnahme eines Abstriches zur Bakteriologie, intermittierende Längsextension für ca. 1 Wo. sowie Antiphlogistika über ca. 3–8 Tage (z.B. ASS® 60–80 mg/kg/24 h in 4 ED). Verlaufsbeobachtung, Laborkontrollen.

Prognose: Problemlose Ausheilung mit und ohne Therapie in der Regel nach wenigen Tagen.

23.3 Knie

23.3.1 Genu varum/valgum im Wachstumsalter

Ein- oder doppelseitige Beinachsenfehlstellungen, angeboren oder erworben.

Normale Entwicklung der Beinachse im Wachstumsalter
- Säuglinge: O-Beine
- Mit 3 Jahren: ca. 10° Valgus
- Schulalter (ca. 7. Lj.): physiologisches Valgus, ca. 5–7°.

Ätiologie
- *Beidseitige pathologische Beinachsenfehlstellungen:* Stoffwechselerkrankungen wie Rachitis, Phosphatdiabetes, kongenitale Systemerkrankungen, z.B. Achondroplasie, Osteogenesis imperfecta (selten)
- *Einseitige Achsenfehlstellungen:* idiopathisch, Läsionen der Wachstumsfuge durch Trauma, Entzündung und Tumoren; M. Blount, Lähmungen
- Bei fehlender spontaner Achsenkorrektur evtl. Zunahme der Deformität durch erhöhte Druckbelastung medial oder lateral. Langfristig überwiegend Bandlockerungen und degenerative Veränderungen (Varus-, Valgusgonarthrose).

Klinik und Diagnose
- Selten Beschwerden, meist Sorge der Eltern wegen auffälliger Beinachsenfehlstellung. Exakte Messung und Dokumentation der Beinachsen (Kondylen-, Knöchelabstand). Hüften und Sprunggelenke mituntersuchen! X-Beine sind häufig mit Knick-Senkfüßen vergesellschaftet und können sich gegenseitig verschlimmern, Hüftadduktionskontraktur kann zu kompensatorischem X-Bein führen
- **Rö:** evtl. lange Beinachsenaufnahmen a.p. im Stehen: Ausmaß der Deformität? Ort der stärksten Achsenabweichung und Konfiguration der Epiphysenfugen?
- Photographie oder Umrißzeichnung zur Verlaufskontrolle
- **Labor:** Kalzium, alkalische Phosphatase, Phosphat bei V.a. Knochenstoffwechselstörung.

Therapie
Abhängig von physiologischer Altersnorm, Ursache der Deformität, Ausmaß der Abweichung sowie evtl. Progredienz.
- **Konservativ:** Bei geringeren Fehlstellungen beim *X-Bein Schuhinnenranderhöhung,* beim *O-Bein Schuhaußenranderhöhung* bzw. entsprechende Einlagen gerechtfertigt. Nächtliche Orthesen zur Wuchslenkung sind unbequem und schaden nur (Kniebandlockerung)
- **Operativ:** Bei erheblicher Deformität ohne Besserungstendenz (X/O-Bein mit ca. 10 cm Intermalleolar- bzw. Interkondylärabstand) *Korrekturosteotomie* am Ort der Achsabweichung. Alternativ: temporäre Epiphyseodese nach Blount (zwischen 10–13. Lj.); evtl. auch Kombination zwischen Epiphyseodese und Korrekturosteotomie.

Prognose
- O-Beine bei Rachitis: hohe Tendenz zur Spontankorrektur
- Vitamin-D-resistente Rachitis: selten Spontankorrektur
- Idiopathische Beinachsenfehlstellung: selten operative Korrektur notwendig.

23.3.2 M. Osgood-Schlatter

Relativ häufige aseptische Nekrose (juvenile Osteochondrose) der Tibiaapophyse.

Ätiologie: auslösendes Moment: verstärkter Zug des Lig. patellae z.B. durch sportliche Überbelastung. Typischer stadienhafter Verlauf.

Klinik: Bevorzugt 10–14jährige, sportlich aktive männliche Jugendliche. *Leitsymptom:* lokaler Belastungsschmerz im Bereich der Tub. tibiae. Druckschmerzhafte Schwellung mit Schmerzverstärkung bei Streckung des Kniegelenkes gegen Widerstand.

Therapie: Aufgrund der meist problemlosen Ausheilung genügen partielle Sportkarenz bei Sprungdisziplinen und lokale antiphlogistische Salbenanwendungen (z.B. Voltaren Emulgel®). Selten ist *nach Wachstumsabschluß* die operative Abtragung einer schmerzhaften knöchernen Ausziehung erforderlich.

23.3.3 Osteochondrosis dissecans Kniegelenk

Lokalisierte aseptische Nekrose eines subchondralen Knochenbezirkes (meist am Femurkondylus) mit der Gefahr der Abstoßung als freier Gelenkkörper (Gelenkmaus) überwiegend gegen Ende des Wachstumsalters. Lokalisation: überwiegend am lateralen Rand des medialen Femurkondylus. Doppelseitiger Befall in ca. 30 %! Ätiologie unbekannt (Trauma?).

Klinik
Im Stadium der Nekroseentstehung selten Beschwerden. Im weiteren Verlauf uncharakteristische, belastungsabhängige Knieschmerzen. Evtl. Schwellung und Ergußbildung. Plötzliche rezidivierende Einklemmungen nach Abstoßen des Dissekates sind typisch.

Diagnose
- **Rö:** umschriebener, subchondraler Verdichtungsbezirk mit sklerotischer konvexer Randzone oder ovaler, verdichteter Knochenbezirk. Suche nach freien Dissekaten. Evtl. zusätzlich *Tunnelaufnahme des Kniegelenks nach Frik* oder Schichtaufnahmen a.p.
- **MRT:** Beurteilung der Knorpeloberfläche, Bewertung der Vitalität eines Dissekates. Herd erscheint wegen Begleitödem oft größer
- **Arthroskopie:** Beurteilung der Gelenkoberfläche (Knorpel). Beitrag zur Klärung einer evtl. Op-Ind. und auch OP-Verfahrenswahl.

DD: Besonders bei multiplem und multilokulärem Auftreten Abgrenzung zu epiphysären Osteochondrodysplasien. Bei Blockierung evtl. Meniskuserkrankungen.

Therapie: Ther.ziele: Revitalisierung des osteochondralen Bezirks, Verhinderung einer Progression (Dissekatbildung, Prävention einer Arthrose. Ther.prinzipien: Belastungsreduktion (ggf. mit Gehstützen, Sportkarenz), Revitalisierung des Herdes und Refixation des Dissekates. Konservative Ther. wird in den Stadien I und II insbes. bei Kindern und Jgl. durchgeführt. Bei Erwachsenen Stadien II, III und IV ist eher eine operative Therapie zu wählen. Rö-Kontrollen alle 3–6 Mon.

Operative Therapie
- Indikationskriterien: u.a. Alter, Zustand der Wachstumsfugen, Stadium der Erkrankung, Größe und Lokalisation des betroffenen Areals, Beschwerdestärke
- Häufige Operationsverfahren: Anbohrung (anterograd, retrograd), subchondrale Spongiosaplastik, Dissekatrefixation (z.B. mittels Fibrinkleber, resorbierbaren Stiften), Dissekatentfernung, Pridie-Bohrung, Knorpel-Knochen-Transplantation.

Prognose
Spontanverlauf individuell nicht vorhersehbar. Die Prognose der Erkrankung hängt v.a. vom Stadium der OD sowie vom Alter des Pat. ab. Je jünger der Pat., desto besser die Prognose, beim Erwachsenen daher eher ungünstig (sekundäre Arthrose). Bei vollständiger Wiedereinheilung gute Prognose. Bei Kindern und Jgl. kommt es Restitutio ad integrum in etwa 60 %. Die OD in klassischer Lokalisation hat bessere Prognose als untypische Lokalisation. Eine präarthrotische Deformität ist nicht immer vermeidbar.

23.3.4 „Wachstumsschmerz"

Relativ häufige „Verlegenheitsdiagnose" bei Kindern zw. 3 u. 10 J. mit Schmerzangabe (meist nachts) ohne klinisch faßbaren Befund (Wachstum verursacht keine Schmerzen!). Häufig wechselnde Lokalisation.
! Ausschlußdiagnose! Immer sorgfältige Differentialdiagnostik!

Klinik
Typischerweise Knie- oder Beinschmerzen vor dem Einschlafen oder nächtliches Aufwachen. Durch Zuwendung der Eltern verschwinden die Schmerzen. Normale Aktivitäten anderntags. Nach dem 10. Lj. selten
Klinische, Rö- und evtl. laborchemische Kontrollen (insbes. BSG) unauffällig.

! Wichtigste DD: Entzündung, Tumor (v.a. bei stets an der gleichen Lokalisation angegebenen Schmerzen), Leukose

Therapie
Nach *sicherem Ausschluß pathologischer Veränderungen* unter Berücksichtigung der DD bei Knie- und Beinschmerz die Eltern aufklärend beruhigen. Bei Beschwerdepersistenz, Häufung und Verstärkung der Symptomatik Kontrollen, um keine ernste Erkrankung zu übersehen.

23.4 Fuß

23.4.1 Haltungsanomalien des Fußes

Aktiv oder passiv vollständig ausgleichbare Fehlhaltungen, meist in Form einer Klumpfuß- oder Sichelfußhaltung.

Aufgrund der guten Progn. genügen bei NG und Sgl. vorsichtige Redressionen und aktive Stimulationsübungen, z.B. Bestreichen des Fußaußenrandes durch die Mutter. Allzu häufige Bauchlage bei Sichelfußhaltung vermeiden: Verstärkung der Fehlhaltung mit evtl. Kontraktur.

23.4.2 Angeborener Hackenfuß

Rel. häufige, meist harmlose Fehlstellung mit auffällig vermehrter Dorsalextension; der Fußrücken kann den Unterschenkel berühren. Die Plantarflexion ist eingeschränkt.

Meist Spontankorrektur innerhalb weniger Wo. Wenn nicht, manuelle Redression in die Plantarflexion durchführen. In ausgeprägten Fällen: Gips- oder Schienenbehandlung.

23.4.3 Knick-Senkfuß (Plattfuß)

Bei Gehbeginn erkennbare, meist harmlose kindliche Fußdeformität mit verstärkter Valgusstellung der Ferse (Knickfuß) und Abflachung des medialen Fußgewölbes (Senkfuß). Grenzen zum Pathologischen fließend.

Ätiologie: meist erworben: Bandlaxität, Muskelschwäche, Übergewicht, Genua valga oder vara, Lähmungen.

Klinik und Diagnose
Diagnosestellung ist einfach durch Inspektion und Funktionsteste. Der Knick-Senkfuß macht selten Beschwerden. Bei Schmerzen an Differentialdiagnosen denken. Untersuchung im Gehen, Stehen, Liegen. Auf Gangbild achten (Lähmung, ICP).

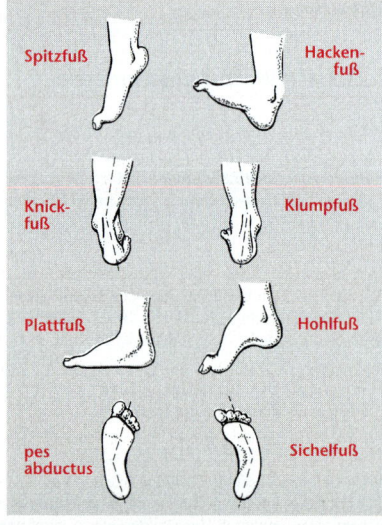

Abb. 23.6: Fußdeformitäten [L 157]

- **Inspektion:** Mediale Fußwölbung abgeflacht bzw. aufgehoben, der Vorfuß ist abduziert, das Fersenvalgus verstärkt
- **Fersenvalguswinkel:** Zwischen 2. und 5. Lj. bestehen physiologisch verstärkte Genua valga, deshalb verstärktes Fersenvalgus normal
  Pathologische Fersenvalguswinkel:
  - Kind 2.–5. Lj. > 20° („Kind steht neben seinen Füßen")
  - Vorschulalter > 10°. Erwachsener > 5°
- **Funktionstests** immer durchführen:
  - *Zehenspitzenstand:* Pathologisch sind fehlende Valguskorrektur sowie fehlende Korrektur der Abflachung des medialen Fußgewölbes
  - *Beweglichkeit der Fußgelenke*: Pathologisch ist verminderte Beweglichkeit der Fußgelenke (Unterscheide: *flexibler* und *rigider* – kontrakter – Knick-Senkfuß)
- **Rö:** nur bei rigidem oder schwerem Knick-Senkfuß mit Beschwerden
- **DD:** physiolog. Knickfuß. Kongenitaler Plattfuß, Coalitio calcaneonavicularis (*Rö:* Schrägaufnahmen: Synostose). Lähmungsbedingter Knick-Senk-Fuß.

Therapie
- **Konservative Therapie:**
  - *Flexibler Knick-Senk-Fuß:* Aufklärung der Eltern über gute Prognose und Spontanverlauf. Halbjährliche Kontrollen. Barfuß gehen, spielerische Fußgymnastik (Greifübungen der Zehen, Zehenspitzenstand); KG selten erforderlich. Einlagen nur bei schwerem Knick-Senk-Fuß. (Tragzeit bis ca. 3 J.). Kontrolle des Kinderschuhs (ausreichend Platz?)
  - *Rigider oder schwerer Knick-Senk-Fuß (selten):* Ther. in Abhängigkeit von Grunderkrankung, z.B. Lähmungsknickfuß (Polio): evtl. Gehapparat, Einlagen
- **Operative Therapie:** *Nur* bei jahrelanger erfolgloser konserv. Ther. und deutlichen klinischen und pathologischen Veränderungen und belastungsabhängigen starken Schmerzen.

23.4.4 Kongenitaler Klumpfuß

Passiv nicht ausgleichbare komplexe Fußdeformität mit den Komponenten Spitzfuß, Varusstellung der Ferse, Hohlfuß und Adduktion des Vorfußes (Pes equinovarus-adductus-supinatus-excavatus). Häufigkeit: ca. 0,1 % der NG. M : F = 2 : 1. In 50 % doppelseitig.

Klinik und Diagnose
- Untersuchung in Rückenlage bei 90° Knie- und Hüftbeugung
  - *Equinus* (Spitzfuß). Kontrakter M. triceps surae bei fixierter Plantarflexion des Gesamtfußes. Tuber calcanei hochstehend
  - *Varus* des Rückfußes. Querverlaufende Hautfalten an Fußinnenseite
  - *Adductus* im Mittel- und Vorfuß
  - *Supinatus:* Supination des gesamten Fußes
  - *Excavatus:* Hohlfuß mit Vertiefung des Längsgewölbes
  - *Zusätzlich Klumpfußwade*: bleibende Atrophie des M. triceps surae. Gastroknemiusmuskelbäuche nach proximal verschoben
- **Rö:** meist zunächst nicht erforderlich, jedoch zur Verlaufsbeobachtung gehaltene Fußaufnahme in 2 Eb. wünschenswert (Therapiekontrolle). Pathologisch: lateraler Talo-Kalkaneuswinkel < 30° (oft 0°), Längsachsen Talus-Kalkaneus < 20°, oft parallel in der a.p.-Aufnahme.

DD: *Harmlose Klumpfußhaltung* (volle manuelle Korrektur möglich). *Teratogener* (z.B. bei Arthrogrypose) bzw. ein später sich manifestierender neurogener (z.B. bei Zerebralparese, Myelodysplasie), *posttraumatischer* und *entzündlicher* Klumpfuß.

Therapie
- Konservative Ther. z.B. durch Redressionsgipse oder Schienenbehandlung ca. 3. Mon.; operative Ther. bei ungenügendem Korrekturergebnis spätestens im Alter von 4–6 Mon.
- **!** Entscheidend: *Frühbehandlung* unmittelbar nach Geburt und *konsequente Ther. (z.B. Nachtlagerungsschalen, spezielle Einlagen) und Kontrolle bis zum Wachstumsabschluß.*

Prognose
- **Natürlicher Verlauf:** Unbehandelt verbleibt der Fuß in der beschriebenen Stellungsanomalie oder verschlimmert sich mit Subluxation unter Deformierung von Fußwurzelknochen. Im Laufalter wird der äußere Fußrand belastet, im Extremfall sogar der Fußrücken
- Alleinige konservative Ther. meist nicht erfolgreich; bei Frühbehandlung und konsequenter (Langzeit-)Ther. gute Resultate.

> Wichtig ist die Suche nach begleitenden anderen Deformitäten oder Mißbildungen (*in 10 % der Fälle):* Hüftluxation, -dysplasie (immer auch Sono der Hüften!), Spina bifida occulta, Arthrogrypose, neurol. Defekte.

- Bei Rezidiven oder veralteten Fehlstellungen meist komplexe Korrekturosteotomien (in 3 Ebenen) nötig.

23.4.5 Angeborener Sichelfuß (Pes adductus)

Vermehrte kontrakte Adduktion des Mittel- und Vorfußes mit vermehrtem Rückfußvalgus, selten angeboren, häufiger als Folge einer Adduktionshaltung bei bevorzugter Bauchlagerung des Säuglings.

Klinik: häufig doppelseitig. In 70 % männliches Geschlecht betroffen. Im Laufalter Einwärtsgang. Vorfußadduktion distal des Chopartgelenks. Rückfuß bei erhaltener Mobilität in Neutral- oder meist Valgusstellung. Längsgewölbe des Fußes abgeflacht. Bei starker Deformität durch Schuhdruck schmerzhafte Schwielen über dem exponierten Kuboid.

Diagnose: Rö Fuß: a.p. und Seitaufnahme: Vorfußadduktion, die erst distal des Navikulare beginnt und vom I. bis V. Zehenstrahl abnimmt. Verspätete Ossifikation oft im Stauchungsbereich von Navikulare und Kuneiformia

DD: Einwärtsgang bei Coxa antetorta, Knie- und Unterschenkeltorsionen. *Kletterfuß* (Pes supinatus), *Klumpfuß:* Ferse in Varusposition! *Knick-Senkfuß:* Fersenvalgus.

Therapie:
- **Konservativ** (falls sich Sichelfuß nicht bei Bestreichen des lat. Fußrandes oder geringem med. Druck ausgleichen läßt):
  - Bei leichten und mittelschweren Fällen des NG manuelle Redression und KG. Bestreichen des lateralen Fußrandes. Unterschenkelschaumstoffringe verhindern in Bauchlage ein Aufliegen der Füße auf den Außenrand. Bei Therapieresistenz redressierende Unterschenkelgipse, bei leichten Fällen ca. 1 Wo., bei mittelschweren Fällen 2–3 Wo.
  - Bei schweren rigiden Sichelfüßen sofortige Gipsredression. Danach Nachtlagerungsschalen. Sichelfußfederschienen und Dreipunkteeinlagen. Fersenumfassende Einlagen mit vorgezogenem Innenrand
- **Operativ:** Nur sehr selten muß im *Vorschulalter* eine Kapsulotomie in den Fußwurzel-Mittelfuß-Gelenken (medial-release) durchgeführt werden. Im *Schulalter*: Reihenosteotomie der Metatarsalia.

23.5 Kindliche Frakturen

Anamnese
Kurz halten. Art der Verletzung ist mehr vom Reifestand des Skeletts als vom Unfallmechanismus abhängig. Auf adäquates Trauma, Lokalisation und Ausmaß der Schmerzen achten.

Klinische Untersuchung
Die palpatorisch-manuelle Diagn. einer Fraktur oder Luxation ist zu unterlassen. Auf Fehlstellung, Schwellung, Schonhaltung achten. Untersuchung meist auf dem Schoß der Mutter/des Vaters möglich. Kind soll selbst zeigen, wo es ihm weh tut.

Röntgendiagnostik
- Stets Rö in 2 Ebenen, bei Schaftbrüchen mit angrenzenden Gelenken. Vergleichsaufnahmen mit der Gegenseite werden z.T. in der Wertigkeit angezweifelt, sind jedoch u.U. hilfreich
- Röntgenologisch nicht nachweisbare, sog. okkulte Frakturen sind, insbes. am Ellbogengelenk, häufig. Im Zweifelsfall Ruhigstellung für 8–10 Tage, dann Gipsabnahme: Bei Schmerzen weitere Ruhigstellung. Am Ende der Ruhigstellungszeit Rö zur Dokumentation eines Kallus als Hinweis auf abgelaufene Bruchheilung. *Ausnahme:* bei V.a. Gelenkfraktur kurzfristige Röntgenkontrolle wegen Dislokationsgefahr.

Tips & Tricks
Probleme bei Rö-Bildinterpretation durch noch nicht dargestellte Knochenkerne möglich → nur im Zweifelsfall Gegenseite zum Vergleich röntgen
Sono: häufig läßt sich bei unklarem Röntgenbefund z.B. eine Fissur oder ein Begleithämatom oder intraartikulärer Erguß nachweisen.
Anästhesie: Die Reposition eines Bruches sollte bis zum 9.–10. Lj. in Allgemeinnarkose, danach, wenn möglich in Leitungsanästhesie erfolgen.

23.5.1 Besonderheiten kindlicher Frakturen

Wachstum
Störungen des **Längenwachstums** und Abweichungen durch Stimulation oder Schädigung der Wachstumsfugen sind im Wachstumsalter nach jeder Fraktur möglich. Meist sind sie stimulativ, hemmende Wachstumsstörungen treten lediglich dann auf, wenn die knöcherne Läsion nahe an der Epiphysenfuge liegt. Auch eine Metallentfernung führt zur Fugenstimulation.
Aufklärung: Eltern sollten über mögliche Wachstumsstörungen (Längendifferenzen, Achsenfehlstellungen, Gelenkdeformitäten) sowie evtl. Spontankorrektur eingehend unterrichtet werden (sehr wichtig bei Radius- und Ellenbogenfrakturen).

Korrekturmechanismen nach Frakturen am wachsenden Skelett
- **Allgemein:**
  - Prophylaxe posttraumatischer Deformitäten bei Primärbehandlung!
  - Je jünger das Kind, desto größer die Toleranzbreite
  - Achsenfehler werden je nach Lokalisation in den ersten 5 Lj. ausgeglichen
  - Prox. Oberarm- und distale Unterarmfrakturen zeigen gute Korrekturtendenz
  - Achsenfehler in der Sagittalebene werden besser korrigiert als solche in der Frontalebene, Varus- besser als Valgusfehler
- **Seitverschiebung:** Dislokationen um volle Schaftbreite werden praktisch an allen Lokalisationen des Skelettes bis zu einem Alter von 10–12 J. zuverlässig korrigiert. Ausnahme: prox. Radiusende
- **Sagittale und frontale Achsenfehler:** Spontankorrektur erfolgt bis zum 10. Lj. zuverlässiger als danach, an der oberen Extremität eher als an der unteren. Auch eine durch Fehlheilung eintretende Längendifferenz wird an der oberen Extremität besser kompensiert. Am prox. Oberarm, dist. Unterarm und prox. Radius ist sogar ein Achsenknick bis 60° tolerabel
- **Verkürzung:** Bei Heilung in Verkürzung erfolgt reaktiv ein ungezielter Längenzuwachs. Progn. der endgültigen Länge ungewiß → ursprüngliche Länge anstreben
- **!** **Verlängerung:** Entstehung immer iatrogen (außer bei Stimulation der Epiphysenfuge), z.B. durch Extension. *Im weiteren Wachstum nicht korrigierbar (Knochen kann sich nicht verkürzen)!*
- **!** **Rotation:** Spontankorrektur von Rotationsfehlern sind nur sehr begrenzt möglich.

Konsolidierung
- Die Knochenheilung am wachsenden Skelett erfolgt praktisch immer sekundär über Kallusbildung. Da die Konsolidierung kindlicher Frakturen wesentlich rascher als beim Erwachsenen eintritt und die Frakturkrankheit selten ist, kann in 90 % der Fälle im Gipsverband kons. behandelt werden
- Gegebenenfalls kann eine Achsabweichung ohne Operation durch Keilen des Gipses in eine tolerable Position gebracht werden
- Auf schmerzhafte Bewegungsprüfung unmittelbar nach Gipsabnahme verzichten

Durchschnittliche Konsolidierungszeit kindlicher Frakturen (in Wochen)

	bis 5 J.	5–10 J.	> 10 J.
Klavikula	1	2	2–3
Humerus			
- proximal stabil	1	1–3	2–3
- proximal instabil	1	2–3	3
- Schaftmitte	2	3–4	4–6
- suprakondylär	1–2	2–3	3–4
- Condylus radialis	3	3–4	4
- Condylus ulnaris Y-Fraktur	2–3	3	3–4
- Epicondylus ulnaris			
(+ Ellenbogenluxation)	2–3		3
Proximales Radiusende	1	2	2–3
Olekranon	1	2–3	3–4
Radiusköpfchen- und Ellenbogenluxation	–	3	3
Vorderarmschaft	3	4	4-6
Distaler Radius und Vorderarm	2	3–4	4–5
Epiphysenlösung distaler Radius	2	2–3	3–4
Handwurzel	–	4–6	6–12
Mittelhand subkapital und basal	–	2	2–3
- Schaft	–	3–4	4–6
Finger subkapital und Basis	1–2	2	2–3
- Schaft	2–3	3–4	4–8
Femur			
- Schenkelhals	–	4–6	6–12
- subtrochantär	3–4	4–5	4–6
- Schaft	1–3	4–5	4–6
- Kondylen	2–3	3–4	4
Tibia und Unterschenkel			
- Eminentia	–	3–4	4–6
- proximale Metaphyse	2–3	3–4	4
- Schaft	2–3	3–5	4–6
- supramalleolär und Gelenk (OSG)	2–3	3–4	4–5
Fußwurzel und Kalkaneus	–	4–8	6–12
Mittelfußbasis und subkapital	2–3	3	3–4
Zehen	1	1–2	2–4
Fibulotalarer Bandapparat			
- Ausriß knöchern	–	3	3–4

Nach: von Laer L.: Frakturen und Luxationen im Wachstumsalter, Thieme, Stuttgart, 1992

Operative Behandlung
- Gelenkfrakturen sollen, wenn möglich, mit Schraubenosteosynthese, ausnahmsweise mit Kirschnerdrähten, versorgt werden. Schrauben dürfen nicht, Drähte sollten nicht die Fuge kreuzen
- Olekranon- und Patellafrakturen können, wie beim Erwachsenen, mit Zuggurtung stabilisiert werden
- Drittgradig offene Brüche sollten operiert werden.

Tips & Tricks
Die Marknagelung ist bei Frakturen im Kindesalter kontraindiziert (Schädigung der Epiphysenfuge)!

23.5.2 Formen kindlicher Frakturen

	Epiphysenlösung		Epiphysenfraktur		
Salter	I	II	III	IV	V
Aitken	0 (I)	I	II	III	IV

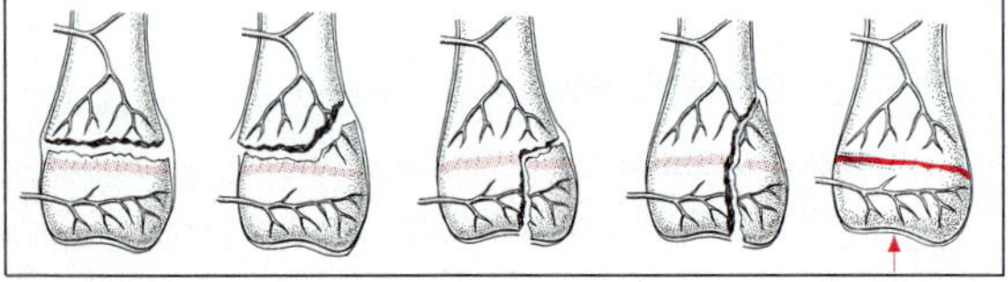

Abb. 23.7: Klassifikation der Epiphysenfrakturen (nach Salter und Aitken) [L 157]

- **Grünholzfraktur:** typische kindliche Schaftfraktur. Biegungsbruch, bei dem lediglich Periostschlauch und die Hälfte der Kortikalis auf der konvexen Seite einreißen
- **Metaphysäre Brüche:**
  - Wulstbruch: Einstauchung der metaphysären Spongiosa und der dünnen metaphysären Kortikalis, Wachstumsstörung möglich. Knöcherner oder knorpeliger Bandausriß
  - Apophysenausriß: Wachstumsstörung infolge Verletzung der Epiphysengefäße möglich, jedoch selten
- **Epiphysenlösung:** Einteilung:
  - Epiphysenlösung ohne metaphysäres Fragment – Salter I. Epiphysenlösung mit metaphysärem Fragment – Salter II oder Aitken I (vgl. Abb. 23.7)
  - *Progn.:* günstig, nur ausnahmsweise Wachstumsstörung
- **Epiphysenfraktur:** Epiphysenfrakturen kreuzen stets den epi- und/oder metaphysären Teil der Fuge. Eine Wachstumsstörung, initiiert durch Defektauffüllung oder vaskulär, ist möglich
- **Übergangsfraktur:** partielle Epiphysenfraktur bei noch unvollständigem Fugenschluß in der Adoleszenz. Anatomisch exakte, ggf. operative, Reposition wegen evtl. Gelenkstufe (nicht wegen Wachstumsstörung) indiziert.

23.5.3 Kontrollen

- Kontrolle von Sensibilität, Durchblutung und Motorik bei stationärer Behandlung täglich, ambulant am 1. Tag und anläßlich jeder Röntgenkontrolle
- **!** Pat., die über Schmerzen im Gips klagen, haben immer recht! Dann Gips öffnen bzw. entfernen
- **Konsolidationskontrolle** nach Gipsabnahme:
  - Druckdolenter Kallus; keine Bewegungsstabilität: weitere Ruhigstellung für 2–3 Wo.
  - Kallus nicht druckdolent: bewegungsstabile Fraktur. Belastungsbeginn nach Schmerzfreiheit
  - Vollbelastung, wenn deutl. Kallusbildung mit durchbautem Frakturspalt an beiden Kortikales, durchgehende Spongiosastruktur im Markraum
- **Funktionskontrolle:** erst 2–3 Wo. nach Gipsabnahme sinnvoll
- **Wachstumskontrolle:** Bei zu erwartender Wachstumsstörung, z.B. nach Gelenkfraktur, sollte bis zu 2 J. nach dem Trauma gezielt klinisch nachgeprüft werden.

Röntgen

- Nach Reposition bzw. Osteosynthese (wurde nicht reponiert, so ist eine *Röntgenkontrolle* im Gips unnötig)
- Verlaufskontrolle am 8. Tag (Ausnahme: Dislokationsgefahr, z.B. am suprakondylären Oberarm, dann kurzfristig nach 48 h)
- Jenseits des 12. Lj. zusätzliche Kontrolle am 12. Tag
- Abschlußkontrolle gipsfrei in der 3. bis 5. Wo., je nach erwarteter Konsolidation
  - *Ausnahmen:* Klavikula, Phalangen und undislozierte metaphysäre Wulstbrüche abschließend lediglich klinisch kontrollieren, auf schmerzfreien Kallus achten.
  - Wachstumskontrollen (Rö) nur bei entsprechendem klinischem Verdacht.

Nachbehandlung

Sportverbot für 3 Wo. nach Gipsabnahme, ansonsten ist eine besondere Nachbehandlung, z.B. Krankengymnastik, **nicht** notwendig.

Psychologie

24
Heike Dudtenhöfer

24.1	**Zentrale Indikationsbereiche**	**704**
24.1.1	Krisenintervention	704
24.1.2	Diagnostik körperliche und psychischer Anteile am Krankheitsgeschehen	705
24.1.3	Durch den Krankenhausaufenthalt bedingte Belastungsreaktionen	705
24.1.4	Betreuung von Familien bei langen Klinikaufenthalten und chronischen Krankheiten	706
24.1.5	Behandlungsbedingte Belastungsreaktionen	706
24.1.6	Betreuung von Kindern mit streßsensitiven Krankheiten	706
24.1.7	Einleitung und Vermittlung kontinuierlicher psychologischer Betreuung	706
24.2	**Betreuung chronisch kranker Kinder und deren Familien**	**707**
24.3	**Compliance**	**709**
24.4	**Falsche Erwartungen an Psychologen**	**711**

In der Kinderklinik findet man meist keine primär psychiatrisch auffälligen Patienten, sondern Menschen, die dem Modell der „normalen Person in einer abnormen Situation" entsprechen. Die belastende und komplexe Situation aufgrund der akuten oder chronischen Erkrankung kann psychische Probleme provozieren. Neben dem kleinen Patienten selbst sind Ansatzpunkte psychologischer Arbeit in der Pädiatrie die Beziehungen zwischen Eltern und Kind, Schule und Kind, behandelndem Team und Kind.

24.1 Zentrale Indikationsbereiche

24.1.1 Krisenintervention

Indikationen
- Suizidversuche
- psychische Krisen nach medizinischer Diagnosestellung
- Mißhandlung/Mißbrauch
- familiäres Umfeld von Kindern auf Intensivstation oder wenn Kinder im Sterben liegen
- Alkohol- und Drogenabusus
- akute psychotische Reaktionen.

Optimal ist eine dreiteilige Notfallbegleitung:
- **Antizipation von Notfällen** (soweit möglich): Dies bedeutet z.B. den vielfältigen Fragen, die sich nach einer medizinischen Untersuchung und der angstbesetzten Diagnosestellung ergeben, Raum zu schenken und bei Bedarf gemeinsam mögliche zu erwartende Konsequenzen abzuleiten. Befürchtungen werden bereits hier konkretisiert, um die eher diffusen Ängste in der Situation selbst möglichst zu minimieren. Damit ist eine gedankliche Vorbereitung auf die bedrohliche Krisensituationen gewährleistet, im Vorfeld bereits kognitiv erarbeitet, wozu bei einer Krisenreaktion aufgrund der eingeschränkten Informationsverarbeitungskapazität keine Ressourcen mehr bestehen.
- **Notfall:** Krisenintervention als Möglichkeit zur Minderung der erlebten Belastungsintensität: Der Psychologe bietet sich als Ansprechpartner an; auch für alle unsachlichen, irrationalen Gedanken, die dem behandelnden Mediziner gegenüber eher nicht geäußert werden. Der Patient fühlt sich in der emotionalen Ausnahmesituation nicht alleingelassen, die unmittelbare Möglichkeit zum Ausdruck seiner Ängste wirkt der Chronifizierung emotionaler Fehlanpassungen unmittelbar entgegen. Die Krisenintervention kann außerdem einen Beitrag zu besserer Kooperation für medizinische Maßnahmen leisten.
- **Notfall-Nachsorge:** In der Krisen-Nachsorge wird versucht, ein Regulativ für die extremen emotionalen Reaktionen wiederzufinden und um einen adäquaten kognitiven Zugang zu ergänzen.

24.1.2 Diagnostik körperlicher und psychischer Anteile am Krankheitsgeschehen

Häufig enge Verflechtung zwischen körperlicher und psychischer Symptomatik! Deshalb wichtig: Jeweilige Anteile durch geeignete diagnostische Vorgehensweisen ermitteln, um weitere medizinische und psychologische Intervention sinnvoll planen zu können.

Geeignete Informationsquellen:
- Psychodiagnostische Instrumente (besonders hinsichtlich psychosomatischer Belastungen), z.B. Intelligenztests, Depressionstest für Kinder, Angstfragebogen für Schüler, usw.
- Gespräche mit dem Kind
- Gespräche mit engen Bezugspersonen des Kindes
- Gespräche mit dem behandelnden Personal (sehr wichtig: Eindruck der betreuenden Krankenschwester!)
- Direkte Verhaltensbeobachtung sozialer Interaktionen.

Initiiert wird eine entsprechende Diagnostik häufig erst im Kontext von Krisensituationen, seltener gleich zu Behandlungsbeginn oder im Behandlungsverlauf.

24.1.3 Durch den Krankenhausaufenthalt bedingte Belastungsreaktionen

Belastung des Kindes durch Krankenhausaufenthalt stets gegeben; auftretende Belastungsreaktionen deshalb generell „normal".
- Mögliche Ausprägungen: Regression (z.B. Rückschritte in der sprachlichen Entwicklung), Angst (z.B. vor dem Alleinsein), schreckliche Fantasien über Ursache und Auswirkung von Krankheit und Therapie (z.B. Überzeugung, daß Krankheit Bestrafung ist), Abwehr (z.B. Verdrängung), Symptome wie Schlafstörungen, erhöhte Reizbarkeit, Appetitlosigkeit, usw.
- Unterschiede bestehen hinsichtlich des Ausmaßes der Reaktionen
- Bei parallelem Verlauf der psychischen Symptomatik und des Krankheits- bzw. Behandlungsverlaufs (z.B. Verschlimmerung zum Zeitpunkt maximaler Bedrohung durch Erkrankung und Behandlung) Interpretation als angemessene Reaktion.

Achtung jedoch bei Anzeichen für prämorbide, sich chronifizierende psychiatrische Symptomatik und bei Entkopplung vom Krankheits- und Behandlungsverlauf (möglicherweise Hinweis auf zusätzliche krankheitsunabhängige familiäre Problematik).

24.1.4 Betreuung von Familien bei langen Klinikaufenthalten und chronischen Krankheiten

Die Tatsache, daß ein Kind im Krankenhaus liegt, stellt für die betroffenen Familien stets eine Ausnahmesituation dar (organisatorische Schwierigkeiten und emotionale Belastungen). Mit zunehmender Dauer des Aufenthalts werden die Belastungen größer, so daß auf seiten der Eltern häufig die Kräfte nachlassen, worunter wiederum das kranke Kind leidet. Beim Patienten treten im Rahmen von langfristigen Krankenhausaufenthalten häufig vermehrt Anzeichen von Hospitalismus (alterstypische psychische Veränderungen, u.a. besonders in bezug auf das Bindungsverhalten) auf.

Bei der Begleitung der Eltern geht es deshalb vornehmlich um stärkende Entlastungsgespräche. Beim Kind selbst gilt es, Ausdrucksmöglichkeiten für die erfahrene Frustration und Hoffnungslosigkeit zu finden, diese Emotionen zuzulassen und zu äußern und das behandelnde Team im Krankenhaus bezüglich von Maßnahmen zu beraten.

Erhöhte Rate psychischer Probleme und Störungen bei chronisch kranken Kindern im Vergleich zu gleichaltriger Normgruppe. Deshalb häufig umfassende psychologische Langzeitbetreuung erforderlich (☞ 24.2).

24.1.5 Behandlungsbedingte Belastungsreaktionen

Wichtige medizinische Behandlungsformen, darunter besonders schmerzhafte Vorgänge, können ernsthafte psychische Störungen verursachen (z.B. Spritzenphobien). Auf die spezifischen Belastungsformen muß empathisch und mit ebenso spezifisch angepaßten Interventionen reagiert werden (z.B. systematische Desensibilisierung).

24.1.6 Betreuung von Kindern mit streß-sensitiven Krankheiten

Für den Umgang mit Krankheiten, deren akute Phasen häufig im Anschluß an psychischen Streß auftreten (z.B. Neurodermitis), ist eine psychologische Betreuung, die sich auf Streßmanagement, Entspannungsverfahren, Coping und Krankheitsbewältigung konzentriert von großer Bedeutung.

24.1.7 Einleitung und Vermittlung kontinuierlicher psychologischer Betreuung

Ergeben sich im Laufe eines Krankenhausaufenthaltes Hinweise für ernsthafte psychische Problemstellungen, deren therapeutische Behandlung den Rahmen einer psychologischen Betreuung in der Pädiatrie sprengt, wird eine ambulante psychotherapeutische Weiterbetreuung angestrebt. Gemeinsam mit der Familie wird dabei die bestmögliche Alternative ausgewählt.

24.2 Betreuung chronisch kranker Kinder und deren Familien

Besondere Situation bei chronischen Krankheiten: Medizinische Behandlung kann keine Heilung bewirken, sondern nur Symptomlinderung. Deshalb hier besonders große Relevanz psychologischer Methoden.

Die Bedeutung einer chronischen Erkrankung für gesamte Familie muß dem behandelnden Team bewußt sein, um bestmöglich auf bestehende Probleme reagieren zu können.

Bedeutung einer chronischen Erkrankung
- Für das **kranke Kind:**
  - Massive Einschränkungen der Lebensqualität
  - Bedrohung des Selbstwertes
  - Aufgabe liebgewonnener Gewohnheiten und Hobbys
  - Gefühl der Abhängigkeit von Geräten und Behandlern
  - Unverständnis der sozialen Umgebung für krankheits- und therapiebedingte Verhaltensweisen und damit verbundene Gefahr des sozialen Rückzugs/Depression
  - Veränderte Zukunftsperspektiven
  - Erschwerte Autonomieentwicklung
  - Konfrontation mit Tod und Sterben
  - Beschränkung eigener Entscheidungsalternativen auf die „gesunden" usw.
- Für die **Eltern:**
  - Keine Hoffnung auf Wiederherstellung der Gesundheit ihres Kindes
  - Konfrontation mit Tod und Sterben
  - Gefühl der Abhängigkeit von Geräten und Behandlern
  - Schwierigkeiten mit der Übergabe von Eigenverantwortung
  - Aufgabe privater und beruflicher Perspektiven
  - Wiederholte Krankenhausaufenthalte
  - Umstrukturierung des Tagesablaufs; usw.

Dabei besonders bei der Diagnosestellung Gefühle extremer Hilflosigkeit und Überforderung: Es stehen noch keine Bewältigungsmechanismen zur Verfügung, die Krankheit löst eher diffuse Ängste aus, da Bedeutung und Umfang meist noch unklar sind und das medizinische Setting noch nicht vertraut ist.
Auch für die Paarbeziehung der Eltern stellt die chronische Erkrankung des Kindes eine große Herausforderung dar. Konfliktpotentiale: Zuständigkeit für tägliche therapeutische Maßnahmen (und damit verbunden der Bereitschaft für Konflikte mit dem Kind), gegenseitiges Verständnis für unterschiedliche Arten der Krankheitsverarbeitung und -bewältigung (z.B. emotionaler vs. rationaler Umgang).

- Für **Geschwisterkinder:** Häufiges Problem: Eifersucht und Wut auf das kranke Geschwisterkind, da Eltern gezwungenermaßen mehr Zeit aufwenden müssen. Dabei erschwerend: Kinder messen Zuwendung nicht qualitativ, sondern quantitativ! Mögliche Anzeichen für Geschwisterproblematik: Regression, Aggression, sozialer Rückzug.

Ansatzpunkte psychologischer Arbeit

Aufgrund psychologischer Eigendynamik im Rahmen von chronischen Krankheiten besondere Relevanz psychologischer Maßnahmen: Medizinische Sichtweise, die auf somatische Prozesse und Strukturen bezogen agiert, muß ergänzt werden um die auf das individuelle Erleben und Verhalten zentrierte Sichtweise der Psychologie. Dabei natürlich auch enge Verzahnung beider Gebiete: Psychologische Faktoren (z.B. subjektive Krankheitstheorien) beeinflussen Fähigkeit zur körperlichen Selbstwahrnehmung, Compliance, usw.

Zentrale psychologische Themen: **Krankheitsverarbeitung** und **Krankheitsbewältigung.**
- **Eltern:**
  - Psychologe nicht in der Position des „Ratgebers", sondern zunächst empathische Grundhaltung
  - Diagnose des Kenntnisstandes bezüglich der Erkrankung und Feststellung individueller (intellektueller und sozialer) Ressourcen zur Krankheitsverarbeitung
  - Darauf aufbauend Erarbeitung persönlicher, möglichst flexibler Bewältigungsstrategien unter Einbeziehung des sozialen Umfeldes, Hilfestellung bei der Entwicklung eines umfassenden Sinn- und Bedeutungszusammenhangs, usw.
- **Krankes Kind:** Psychologische Ansatzpunkte sind für jede Erkrankung spezifisch und sehr vielfältig.
  - Je nach Alter des Kindes: Psychologe als Ansprechpartner außerhalb der Familie, Training der sozialen Kompetenz, Möglichkeit zum Ausdruck von mit der Erkrankung verbundenen Ängsten und deren Aufarbeitung
  - Je nach Erkrankung: spezifische psychologische Maßnahmen: z.B. bei Mukoviszidose: verhaltenstherapeutisch orientiertes Eßmotivationstraining; Förderung der Therapiemotivation; systematische Desensibilisierung bei Spritzenphobien von Diabetes-Patienten; Schulungen für Asthmatiker; usw.
- **Familie:** Chronisch krankes Kind bedeutet besondere Herausforderung für gesamte Familie; deshalb Ansatzpunkt psychologischer Arbeit auch „Familiensystem": z.B. Beobachtung und Analyse der intrafamiliären Interaktionen, Erziehungsberatung (krankes und auch gesundes Geschwisterkind betreffend!) usw.
- **Soziales Umfeld:** Gespräche mit dem sozialen Umfeld des Kindes (Kindergarten- und Schulbesuche zwecks Aufklärung; Gespräche zur psychischen und physischen Situation des Kindes usw.)

Krankheitsbedingte Unterschiede in der Relevanz psychischer Betreuung

Nicht bei jeder chronischen Erkrankung gleicher Bedarf an psychologischer Betreuung. Die Relevanz psychologischer Unterstützung wächst mit folgenden Faktoren:
- Ausmaß der Bedrohlichkeit der Erkrankung (fortschreitende Verschlechterung, eingeschränkte Lebenserwartung, unberechenbarer Verlauf, begrenzte eigene Einflußmöglichkeiten)
- problematische individuelle Krankheitsbewältigung
- Ausmaß des Zusammenhangs zwischen psychischem und körperlichem Zustand
- Anzahl an krankheitsbedingten Einschränkungen im täglichen Leben
- Ausmaß an Veränderung der Zukunftsperspektiven
- Anzahl behandlungsbedingter Ansprüche an den Pat. (und damit auch an die Bezugspersonen)

- Ausmaß an benötigter Hilfe durch die Bezugspersonen (Eifersucht gesunder Geschwisterkinder!)
- Defizit an wichtigen Bezugspersonen

> Die kognitive Verarbeitung der Situation durch die betroffene Person ist entscheidend: nicht jede Krankheit muß zu psychischen Krisen führen.

Besondere Problematik: Transplantation
Besonders wichtig ist eine psychologische Begleitung im Kontext einer fraglichen oder bevorstehenden Transplantation. Geht es bei der Betreuung der Eltern mehr um Fragen des Für und Wider, ethisch-moralische Bedenken und praktische Überlegungen für die Zeit nach der Transplantation, ist es wichtig, dem Kind Raum für seine eigene Vorstellung von dem medizinischen Eingriff zu schenken und ihm Mittel zur Verfügung zu stellen, Ängste, Erwartungen und Hoffnungen auszudrücken.

Aspekte guter interdisziplinärer Zusammenarbeit
- Enger Austausch über medizinische und psychosoziale Gegebenheiten
- Einigkeit über multifaktorielles Krankheitsbild, das sowohl medizinische als auch psychologische Faktoren integriert und Vermittlung dieses Konzepts (auch gegen den Widerstand eines ausschließlich somatisch orientierten Krankheitsbildes des Pat.)
- Konsultation eines Psychologen im Rahmen chronischer Krankheiten als routinemäßige Maßnahme vermitteln (u.a. Aufklärung über Sinn und Zweck der Konsultation), um dem Patienten zu verdeutlichen, daß er nicht für „psychisch gestört" gehalten wird.

24.3 Compliance

Non-Compliance ist ein häufiges Problem im klinischen Alltag. Dabei Verständnis von Compliance nicht mehr im wörtlichen Sinne als „Einwilligung" des Patienten in gegebene Verordnung, sondern stärkere Betonung der Einsicht des Patienten in sein Handeln; Arzt und Patient werden zunehmend als „kooperiende Partner" begriffen und nicht mehr Arzt als Anweisungen erteilende und Patient als diese ausführende Instanz. Compliance gilt nicht als stabiles Verhaltensmerkmal, sondern Berücksichtigung situativer Abhängigkeiten und des Interaktions- und Prozeßcharakters.

Einflüsse auf Compliance
Vorschneller Schluß, Non-Compliance mit Persönlichkeit des Patienten in Verbindung zu setzen, wird komplexer Problematik nicht gerecht. Vielmehr sind der soziale Bezugsrahmen der Person und Merkmale der Behandlung häufig entscheidender.

Soziale Einflüsse auf Non-Compliance des Kindes
- **Arzt:** u.a. mangelndes Vertrauen, Unverständnis medizinischer Anweisungen, fehlende Einsicht in therapeutische Maßnahmen. Besonders bei chronischen Krankheiten stellt der Arzt eine Konstante im Leben des Kindes dar. Umso wichtiger ist deshalb nicht nur seine Rolle als Vermittler medizinischer Informationen sondern auch seine Funktion als vertrauenswürdiger Ansprechpartner für krankheitsbezogene Ängste
- **Eltern:** Tendenz der Eltern zu übermäßiger Kontrolle des Kindes kann zu Autonomiekonflikten mit dem Kind und damit verbunden zu Non-Compliance führen
- **Peergroup:** Besonders hoher Risikofaktor für die Compliance bei chronischen Krankheiten! Anpassungsdruck, den das kranke Kind durch die Gleichaltrigen erlebt: Gesundheitsgefährdende Verhaltensweisen werden sozial belohnt, Durchsetzung von Maßnahmen im Sinne von Compliance wird sozial sanktioniert. Behauptung gegen diesen Druck erfordert soziale Kompetenz und großes Selbstbewußtsein.

Mögliche Ursachen für Non-Compliance beim Kind selbst
In Non-Compliance äußern sich oft zunächst Selbstwahrnehmungs- und Wissensdefizite. Bei jugendlichen Patienten zeigt sich in therapiefeindlichem Verhalten darüber hinaus häufig auch das Streben nach mehr Autonomie. Bei jüngeren Kindern hingegen ist Non-Compliance meist Ausdruck ihrer altersbedingten Gegenwartsbezogenheit. Andere Aktivitäten haben dabei naturgemäß Vorrang vor den „lästigen" therapeutischen Pflichten.

Behandlungsbedingte Einflüsse auf Compliance
- Dauer der Therapie (besonders problematisch: Langzeittherapie)
- Einschränkungen aufgrund der therapeutischen Maßnahmen
- Komplexität des therapeutischen Plans
- zunehmender Anspruch an die eigene Aktivität des Patienten
- Eintritt der medizinischen Wirkung mit zeitlicher Verzögerung
- Ausbleiben der Wahrnehmbarkeit von Symptomzunahme bei Ther.abbruch
- Weiterführung der Ther. auch in beschwerdefreien Phasen.

Sorgfältige Analyse der Ursachen für Non-Compliance ist angesichts der Vielzahl möglicher Einflüsse sehr wichtig zwecks Ableitung optimal angepaßter Maßnahmen! In der Klinik ist immer die Rolle des behandelnden medizinischen Teams zu beachten!

Aspekte einer guten Arzt-Patient-Beziehung
Rolle des Arztes für Compliance ist besonders zentral.
Aspekte einer förderlichen Arzt-Patienten-Beziehung: Vertrauen, Anteilnahme, Offenheit.
Hilfreiche Verhaltensregeln für den Arzt:
- Wichtige Aspekte für die **Gesprächsführung:**
  - Genug Zeit nehmen für wichtige, Ansprüche an den Patienten stellende Gespräche
  - Kein „Fachchinesisch"
  - Von Anfang an Kind in Gespräch miteinbeziehen; nicht „über dessen Kopf hinweg" ausschließlich mit den Eltern kommunizieren; besprochene Inhalte, die besonders das Kind betreffen, ggf. kurz wiederholen lassen, um Verständnis zu prüfen

Achtung: Kapazität der Informationsverarbeitung ist bei Diagnosestellung massiv beeinträchtigt! Wichtige Inhalte in Folgegesprächen wieder aufgreifen.

- Sich seiner Rolle als Vertrauensperson bewußt sein (besonders bei chronischen Krankheiten)
- Sich selbst in die Situation des Patienten versetzen, um Ausmaß geforderter Maßnahmen besser zu begreifen und dem Patienten das nötige Verständnis entgegenzubringen zu können
- Kein Druck bei bestehender Non-Compliance; provoziert nur Gegendruck und Gefühl, nicht verstanden zu werden. Stattdessen Analyse der Maßnahmen, für die noch Akzeptanz bestehen und Kompromissversuch
- Unbeabsichtigte Fehler bei der Therapieausführung sind von Non-Compliance zu unterscheiden. Keine Sanktionen, sondern positive Ermutigung
- Keine selbstverständliche Hinnahme von therapiegerechtem Verhalten, sondern Bekräftigung kompetenten Verhaltens. Lob ist besonders wichtig, denn eine 100 %ige Umsetzung aller Maßnahmen ist nicht zu realisieren!

24.4 Falsche Erwartungen an Psychologen

- **Wirkung psychologischer Intervention:** Häufige Erwartung, daß Hinzuziehung eines Psychologen Trauer, Angst und Verzweiflung des Pat. und seiner Familie in Belastungssituationen verhindern kann, ist unrealistisch. Vielmehr ist es zunächst die Aufgabe des Psychologen, die Nöte der Betroffenen anzuhören, das geäußerte Leiden mitzutragen und auszuhalten und dabei nicht sofort die Verbesserung der Stimmungslage als Ziel zu definieren. Häufig bedeuten bereits diese Entlastungsgespräche mit einer „neutralen" Person, die außerhalb des belasteten Familiensystems steht, eine große Erleichterung. Die Suche nach Wegen, die geäußerte Stimmung unmittelbar zu heben, kann sich demgegenüber kontraproduktiv auswirken, da der belasteten Person damit indirekt das Recht auf ihre emotionale Reaktion entzogen wird.
- **Weitergabe von vertraulichen Gesprächsinhalten:** Einen potentiellen Streitpunkt interdisziplinärer Unstimmigkeiten stellt die Erwartung an den Psychologen dar, Inhalte von vertraulichen Patientengesprächen an das behandelnde Team weiterzugeben. Häufig kommt es zu bestimmten Gesprächen jedoch nur aufgrund der klaren Abmachung, daß die besprochenen Inhalte absolut vertraulich behandelt werden. Die Weitergabe von Gesprächsinhalten muß der Psychologe deshalb gründlich abwägen. Von seiten des behandelnden Teams bedarf es somit eines Vertrauensvorschusses.
- **Rechtzeitige Konsultation des Psychologen:** Die Konsultation eines Psychologen bei schwierigen Konstellationen erfolgt leider häufig erst zu spät und erst wenn alle anderen Angebote an den Pat. gescheitert sind. Die Bedeutung des zeitintensiven Beziehungs- und Vertrauensaufbaus zum Patienten wird damit jedoch unterschätzt; ein Scheitern psychologischer Interventionen ist meist vorprogrammiert.

- **Psychologische Betreuung als Angebot an den Patienten:** Die psychologische Betreuung eines Patienten und der Familie ist nur dann sinnvoll, wenn sie von diesen auch erwünscht ist. Seriös arbeitende Psychologen manipulieren deshalb nicht, sondern sehen ihre Fachkompetenz als Angebot, das angenommen oder abgelehnt werden kann; auch wenn ein dringender Bedarf psychologischer Intervention zu bestehen scheint.
- **Vermittelnde Arbeit des Psychologen:** Psychologen werden häufig eingeschaltet, wenn es darum geht, Patienten von medizinischen Maßnahmen zu überzeugen. Eigentliche Aufgabe des Psychologen ist es jedoch, zwischen Arzt und Patient zu vermitteln, beide Haltungen zu klären und weder Anwalt des Patienten noch Sprachrohr des Arztes zu werden.
- **Konsultation des Psychologen bei fehlender Somatogenese:** Oft wird der Psychologe bei fehlender Pathogenese in der intuitiven Annahme einer Psychogenese hinzugezogen. Nicht immer ist diese Annahme gerechtfertigt. Kann nach sorgfältiger Diagnostik auch kein Hinweis für eine Psychogenese gefunden werden, sollte dies nicht als Unzulänglichkeit, sondern als Fakt akzeptiert werden.

25
Stephanie Spranger

Medizinische Genetik

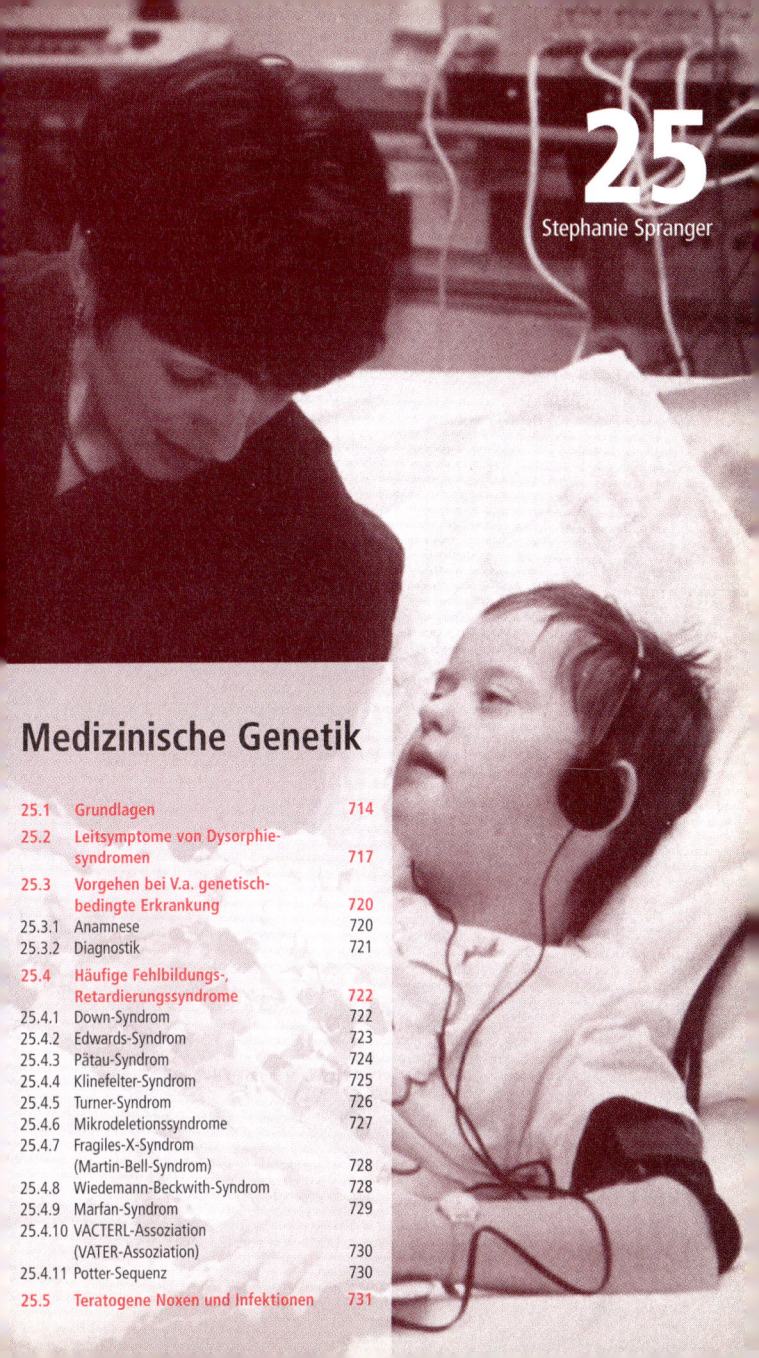

25.1	Grundlagen	714
25.2	Leitsymptome von Dysorphiesyndromen	717
25.3	Vorgehen bei V.a. genetisch-bedingte Erkrankung	720
25.3.1	Anamnese	720
25.3.2	Diagnostik	721
25.4	Häufige Fehlbildungs-, Retardierungssyndrome	722
25.4.1	Down-Syndrom	722
25.4.2	Edwards-Syndrom	723
25.4.3	Pätau-Syndrom	724
25.4.4	Klinefelter-Syndrom	725
25.4.5	Turner-Syndrom	726
25.4.6	Mikrodeletionssyndrome	727
25.4.7	Fragiles-X-Syndrom (Martin-Bell-Syndrom)	728
25.4.8	Wiedemann-Beckwith-Syndrom	728
25.4.9	Marfan-Syndrom	729
25.4.10	VACTERL-Assoziation (VATER-Assoziation)	730
25.4.11	Potter-Sequenz	730
25.5	Teratogene Noxen und Infektionen	731

25.1 Grundlagen

Bis zu 15 % der Patienten einer Kinderklinik, 1–2 % aller Neugeborenen leiden an genetisch bedingten Erkrankungen. Dazu zählen:
- Dysmorphie- oder Fehlbildungssyndrome
- Stoffwechselerkrankungen (☞ 11.2), Mukoviszidose (☞ 14.6)
- Neurologische Erkrankungen, einschl. Muskelerkrankungen (☞ 12.10)
- Erkr. des Skelettsystems, z.B. Achondroplasie, Osteogenesis imperfecta (☞ 23.3.1)
- Phakomatosen (☞ 12.5.3)
- Hämophilie (☞ 17.1.6)
- Hauterkrankungen, z.B. Ichthyosis
- Erkrankungen der Sinnesorgane: Auge (☞ 20.3), Hörstörungen (☞ 21.11)
- Tubulopathien (☞ 8.3.11).

Begriffsdefinitionen	
Allel	Verschiedene Zustandsformen von Genen am selben Genort
Chromo-somen (Chrs.)	In den somatischen Zellen hat der Mensch 23 Chrs.paare, also 46 Chrs. (= diploider Chrs.satz). Davon sind 44 Autosomen (= Nicht-Geschlechtschrs.), 2 Gonosomen (= Geschlechtschromosomen)
Chromoso-menmosaik	Gleichzeitiges Vorkommen von Zelllinien mit verschiedenen Karyotypen bei einem Individuum (z.B. XO- und XX-Zellen beim Turner Syndrom)
Deletion	Verlust eines Chromosomenstückes
Hemizygotie	Vererbungsmodus von Genen, die auf dem einzigen X-Chromosom des Mannes lokalisiert sind
Heterozygotie	Vorhandensein nicht identischer Allele an sich entsprechenden Genorten im diploiden Chromosomensatz
Homozygotie	Vorhandensein von identischen Allelen an sich entsprechenden Genorten im diploiden Chromosomensatz
Karyotyp	Diploider Chrs.satz eines Individuums definiert durch Chrs.zahl, Chrs.-form und Chrs.größe. Der lange Arm der Chrs. wird mit q, der kurze Arm mit p abgekürzt
Karyotyp-beispiele	46, XX = numerisch und strukturell unauffälliger weiblicher Karyotyp 46, XY = numerisch und strukturell unauffälliger männlicher Karyotyp 45, X = Monosomie X 47, XY, +21 = numerisch auffälliger, strukturell unauffälliger männlicher Karyotyp mit einem zusätzlichen Chromosom 21 (= freie Trisomie 21 bei einem Jungen oder Mann) 46, XX, del(5)(p23) = numerisch unauffälliger, strukturell auffälliger weiblicher Karyotyp mit einer terminalen Deletion des kurzen Arms (p) von einem Chromosom 5 46, XX.ish 22q11.2 (DXS75x1) = numerisch unauffälliger weiblicher Karyotyp, bei dem durch zusätzliche Untersuchungen (ish = Fluoreszenz-**i**n **s**itu **H**ybridisierung) mit der in der Klammer angegebenen Probe in der vor der Klammer angegebenen Region (22q11.2) eine Mikrodeletion nachgewiesen werden konnte (es sollten 2 Signale sein, hier war aber nur eins nachweisbar = X1)
Monosomie	Fehlen eines Chromosoms im diploiden Chromosomensatz
Non-Disjunktion	Störung im Ablauf der Meiose. Dabei bleiben 2 homologe Chrs. während der Meiose zusammen → Trisomie oder Monosomie

Begriffsdefinitionen

Penetranz	Durchschlagkraft eines Gens. Anteil in % mit dem sich ein dominantes oder homozygot rezessives Gen im Phänotyp des Trägers manifestiert
Translokation	Strukturelle Chromosomenaberration. Anheftung eines Chromosomenstückes oder eines ganzen Chromosoms an ein anderes
Balancierte Translokation	Austausch von Chromosomenstücken zwischen 2 Chromosomen ohne Substanzverlust
Unbalancierte Translokation	Translokation mit Verlust oder Zuwachs von Chromosomenstücken. Oft Folge einer balancierten Translokation bei einem Elternteil
Trisomie	Dreifaches Vorhandensein eines Chromosoms im diploiden Satz
Translokationstrisomie	Überzähliges Chromosom ist an ein anderes angeheftet
Freie Trisomie	Zusätzliches Chromosom liegt unabhängig von anderen vor

Vererbungsmuster

Autosomal dominant (a.d.)

Def.	Krankheit manifestiert sich bei Heterozygotie der Gene. Übertragung des „kranken" Gens erfolgt in der Regel von einem betroffenen Elternteil auf die Kinder. Sporadische Fälle beruhen auf Neumutation.
Bsp.	• Neurofibromatose von Recklinghausen (☞ 12.5.3) • Tuberöse Hirnsklerose (☞ 12.5.3) • Marfan-Sy. (☞ 25.4.9), Achondroplasie (☞ 25.2)
!	Bei Vorliegen einer a.d. Erkrankung nicht automatisch von einem Wiederholungsrisiko von 50 % ausgehen, kann Neumutation sein. Eltern genau nach Mikrosymptomen untersuchen, an unterschiedliche Penetranz denken. Bei einer Neumutation beträgt das Wiederholungsrisiko dagegen nicht 0 %, da ein Keimzellmosaik vorliegen kann. → WH-Risiko 1–5 %

Autosomal rezessiv (a.r.)

Def.	Nur homozygote Genträger erkranken, d.h. genotypisch Heterozygote sind phänotypisch meist gesund. Heterozygote Eltern haben für jedes Kind ein Erkrankungsrisiko von 25 %.
Bsp.	• Mukoviszidose (häufigste autosomal rezessive Erkrankung, ☞ 14.6) • Viele Stoffwechselerkrankungen (z.B. Phenylketonurie, ☞ 11.6.1) • Viele Dysmorphiesyndrome (z.B. Smith-Lemli-Opitz-Sy., ☞ 25.2)
!	An mögliche molekulargenetische Untersuchung weiterer Angehöriger denken!

X-chromosomal rezessiv (x.r.)

Def.	Manifestation des Leidens fast ausschließlich bei Männern, da sie das krankmachende Gen auf dem X-Chromosom durch das Y-Chromosom nicht ausgleichen können. Frauen sind im heterozygoten Zustand meist gesund.
Bsp.	• Hämophilie A und B (☞ 17.4.1) • Muskeldystrophie Typ Duchenne/Becker (☞ 12.10.4) • X-chromosomale geistige Behinderung (☞ 25.4.7)
!	Heterozygote Mädchen können z.T. klinisch erfaßt werden. Z.B. CK-Erhöhung bei Muskeldystrophie Duchenne. Cave bei einer Sonderform der X-chromosomalen geistigen Behinderung, dem Fragilen-X-Syndrom. Hier können heterozygote Mädchen u.U. betroffen sein.

Vererbungsmuster

X-chromosomal dominant (x.d.)

Def.	Heterozygote Frauen und hemizygote Männer erkranken.
Bsp.	Vitamin-D-resistente Rachitis (Phosphatdiabetes) ☞ 8.3.11
!	Bestimmte X-chromosomal dominante Erkrankungen führen bei Jungen zum intrauterinen Tod, z.B. Incontinentia pigmenti.

Multifaktoriell

Def.	Krankheit entsteht durch Zusammenwirken von mehreren Genen und Umweltfaktoren.
Bsp.	• Atopien (☞ 15.1) • Neuralrohrverschlußstörungen (☞ 12.5) • Diabetes mellitus (☞ 11.1); LKG-Spalte
!	Prognose und Wiederholungsrisiko hängen sehr von der Anzahl weiterer Betroffener in der Familie ab.

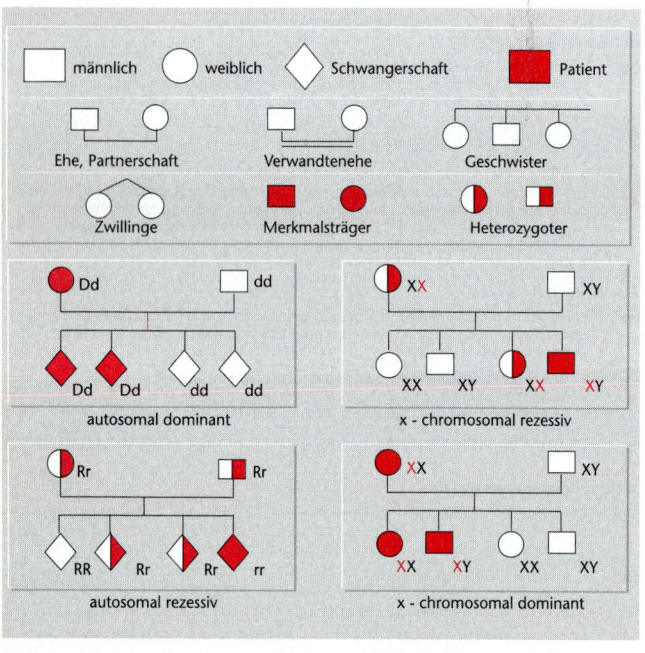

Abb. 25.1: Schema Erbgänge und genetische Symbole [L 157]

Wiederholungsrisiko häufiger multifaktorieller Erkrankungen	
Erkrankung des Kindes	Wiederholungsrisiko bei einem betroffenem Kind
Spina bifida	ca. 4 %
Lippen-Kiefer-Gaumenspalte	ca. 4 %
Klumpfuß	ca. 3 %
Hüftluxation	Söhne bis zu 1 %, Töchter bis zu 7 %
Asthma	10 % für Asthma, 25 % für Heuschnupfen, 4 % für Neurodermitis
Heuschnupfen	25 % für Heuschnupfen, 6 % für Asthma, 3 % für Neurodermitis
Neurodermitis	7 % für Neurodermitis, 20 % für Heuschnupfen, 6 % für Asthma

25.2 Leitsymptome von Dysmorphiesyndromen

Bei den Dysmorphie-Fehlbildungssyndromen ist die Zuordnung zu einem bestimmten Krankheitsbild nicht leicht. Oft wird dann die Diagnose „Dysmorphiesyndrom unklarer Genese" gestellt. Die genaue Zuordnung der Störung zu einem definierten Krankheitsbild ist jedoch aus verschiedenen Gründen wichtig:
- Die richtige Ther. hängt davon ab (z.B. bei Stoffwechselstörungen wie Smith-Lemli-Opitz-Sy.)
- Überflüssige technische Untersuchungen bleiben dem Patienten erspart
- Die Prognose für den Patienten kann gestellt werden (Überleben, geistige und körperliche Entwicklung)
- Das Wiederholungsrisiko für weitere Nachkommen kann den Eltern genannt werden.

> Zur Diagnosefindung ist die genaue Beobachtung und Beschreibung auch von kleinen äußeren Auffälligkeiten und inneren Fehlbildungen entscheidend. Humangenetiker zu Rate ziehen!

Humangenetiker
- kennen die neuesten Möglichkeiten molekulargenetischer Diagnostik und können die erforderliche Familienuntersuchung koordinieren
- erkennen die Mikrosymptome bei Eltern
- beraten die Eltern bei weiterbestehendem Kinderwunsch.

Äußere Auffälligkeiten
Gesichtsdysmorphie: Erster Eindruck ist oft, das Kind sieht „komisch" aus. Diesen Eindruck konkretisieren, Auffälligkeiten genau beschreiben.

Leitsymptome von Fehlbildungssyndromen

Anomalien des Gesichts

nach oben außen laufende Lidachsen	Down-Sy. (☞ 25.4.1)
nach unten außen laufende Lidachsen	Wolf-Sy. (partielle Deletion des kurzen Arms eines Chromosoms 4: SGA, prominente Stirn, Hakennase, LKG-Spalte, Herzfehler, Klitorishypertrophie, Mikrozephalie), Noonan-Sy., Cri-du-chat-Sy. (partielle Deletion des kurzen Armes eines Chromosoms 5: SGA, Larynxhypoplasie, typisches „Miauen", Herzfehler)
Hypertelorismus *	Wolf-Sy., Noonan-Sy., Potter-Sequenz (☞ 25.4.11)
Hypotelorismus **	Maternale PKU, Pätau-Sy.
Kurze Lidspalten	Alkoholembryofetopathie (☞ 25.5), Edwards-Sy., Dubowitz-Sy. (Kleinwuchs, Mikrozephalus, Ekzem, abstehende Ohren)
In der Mitte zusammengewachsene Augenbrauen	Cornelia-de-Lange-Sy. (Kleinwuchs, Mikrozephalus, dichte Augenbrauen, lange Wimpern, hohes Philtrum, schmale Oberlippe, kleine Hände und Füße)
Prominente Nase	Rubinstein-Taybi-Sy. (breite Endphalangen der Daumen und Großzehen, Herzfehler, Nierenfehlbildungen, Mikrozephalus), Seckel-Sy. (= Vogelkopfzwergwuchs, hochgradige intrauterine Wachstumsretardierung, Mikrozephalus), Smith-Lemli-Opitz-Sy. (Mikrozephalus, Ptosis, nach oben gerichtete Nasenlöcher, Syndaktylie der 2. und 3. Zehe, Hypospadie)
Makroglossie	Wiedemann-Beckwith-Sy. (☞ 25.4.8), Down-Sy. (☞ 25.4.1), angeborene Hypothyreose, Mukopolysaccharidosen
Verstrichenes Philtrum	Alkoholembryofetopathie (☞ 25.5)
Langes Philtrum	Cornelia-de-Lange-Sy. (s.o.), Valproat, maternale PKU
Tiefsitzende Ohren	Noonan-Sy., Rubinstein-Taybi Sy. (s.o.), Edwards-Sy. (☞ 25.4.2), Down-Sy. (☞ 25.4.1), Wolf-Sy.
Präaurikuläre Fisteln	Cat-eye-Sy. (Iriskolobom, antimongoloide Lidachsenstellung, Analatresie, Lungenvenenfehlmündung, Nierenanomalien), Goldenhar-Symptomenkomplex (Gesichtsasymmetrie, Mandibulahypoplasie, Wirbelsäulenanomalie, Herzfehler), Wolf-Sy.(s.o.)
Mikrognathie	Edwards-Sy. (☞ 25.4.2), Turner-Sy. (☞ 25.4.5), Wolf Sy., Cat-eye-Sy.(s.o.), Cornelia de Lange-Sy., Seckel-Sy.(s.o.)
Tiefer Haaransatz	Turner-Sy. (☞ 25.4.5), Noonan-Sy.
Dünnes Haar	Ektodermale Dysplasie (Hautatrophie, Schweiß-/Talgdrüsenhypoplasie), Menkes-Sy. (Kupferstoffwechselstörung mit hypopigmentierten, brüchigen Haupthaaren, geistiger und körperlicher Entwicklungsrückstand)
Lippen-Kiefer-Gaumen-Spalt e	Pätau-Sy., Wolf-Sy., Antiepileptikaembryofetopathie
Grobe Gesichtszüge	Mukopolysaccharidosen

Extremitätenfehlbildungen

Polydaktylie	Pätau-Sy., Laurence-Moon-Bardet-Biedl-Sy.
Syndaktylie	Apert-Sy. (Kraniosynostose, Turmschädel, Exophthalmus, Löffelhände) Smith-Lemli-Opitz-Sy. (s.o.), Cri-du-chat-Sy.(s.o.)

Leitsymptome von Fehlbildungssyndromen

Sandalenlücke	Down-Sy.
Vierfingerfurche	Down-Sy., Cornelia-de-Lange-Sy. Smith-Lemli-Opitz-Sy.
Gelenkkontrakturen	Arthrogrypose, Potter-Sequenz (☞ 25.4.11)
Abnorme Gelenkbeweglichkeit	Ehlers-Danlos-Sy.(Bindegewebsstörung mit hyperelastischer Haut, hypertrophe Narben, Suffusionen, Hernien, Megalokornea, Spontanrupturen von Gefäßen), Marfan-Sy.
Extremitätenhypoplasie	Varizellenembryofetopathie (☞ 6.5.27), Amnionbänder
Radiusaplasie	Edwards-Sy., VACTERL-Assoziation (☞ 25.4.10), Roberts-Sy. (Mikrozephalus, Kleinwuchs, Phokomelie, Daumenhypoplasie, Kontrakturen, Makropenis, Klitorishypertrophie), Holt-Oram-Sy. (variable Fehlbildungen der oberen Extremitäten und Herzfehler)

Kleinwuchs

Proportioniert	Down-Sy., Turner-Sy., Noonan-Sy., Rubinstein-Taybi-Sy. (s.o.), Seckel-Sy. (s.o.), Silver-Russel-Sy., (prä- und postnataler Minderwuchs, relativ großer Hirnschädel, Asymmetrien)
Dysproportioniert	Achondroplasie (aut.dom., Makrozephalus, Lendenlordose, im Sgl.alter Muskelhypotonie), Knorpel-Haar-Hypoplasie (aut. rez., überstreckbare Gelenke; feines, spärliches Haar, Immundefekt), Leri-Weill-Sy. (Madelungsche Deformität)
Großwuchs	Marfan-Sy., Homozystinurie, Klinefelter-Sy., Syndrom des Fragilen X im Kindesalter
Adipositas	Prader-Willi-Sy. (☞ 25.4.6), Laurence-Moon-Bardet-Biedl-Sy., Turner-Sy., Down-Sy., Klinefelter-Sy. (☞ 25.4.4)

Innere Fehlbildungen

Herzfehler	☞ 7.4–7.6
Nierenfehlbildungen	Embryopathia diabetica, VACTERL-Assoziation, Cat-eye-Sy (s.o.), Edward-Sy., Turner-Sy., prune-belly defect (Hypoplasie der Bauchwandmuskulatur, Nierendysplasie, Megaureteren, Meatusstenose, Kryptorchismus), Klippel-Feil-Sy. (Fusion und Hypoplasie von HWK mit sekundären neurologischen Ausfällen, asymmetrischem Gesicht, Nierenagenesie), Wolf-Sy. (s.o.)
Omphalozele	Wiedemann-Beckwith-Sy. (☞ 25.4.8)
Ösophagusatresie	VACTERL-Assoziation, CHARGE-Assoziation, Edwards-Sy., Di George-Sy. (Thymushypoplasie, Hypokalziämie, Herzfehler, hypoplastische Mandibula)

Neurologische Auffälligkeiten

Mikrozephalus	Angeborene Infektionen (☞ 25.5), Alkoholembryofetopathie, maternale PKU, Pätau-Sy., Edwards-Sy., Wolf-Sy., Rubinstein-Taybi-Sy.,Seckel-Sy., Smith-Lemli-Opitz-Sy., Cri-du-chat-Sy.
Geistige Behinderung	s.o.; Mikrozephalus und Fragiles-X-Sy. (☞ 25.4.7)
Myelomeningozele	Valproatembryopathie, Edwards-Sy.

Leitsymptome von Fehlbildungssyndromen	
Krampfanfälle	Stoffwechselerkrankungen (☞ 11.2), Sturge-Weber-Sy. (Naevus flammeus im Trigeminusbereich), Tuberöse Hirnsklerose (white spots und Angiofibrome), Neurofibromatose v. Recklinghausen (Cafe-au-lait-Flecken und Neurofibrome)
Erlernte Fähigkeiten ↓	Speichererkrankungen z.B. Lipofuscinose
Muskelhypotonie	M. Werdnig-Hoffmann (☞ 12.10.1), Muskeldystrophie Duchenne (☞ 12.10.4), Down-Sy., Prader-Willi-Sy, Zellweger-Sy. (peroxisomale Stoffwechselstörung: Hepatomegalie, polyzystische Nieren, Gesichtsdysmorphien)

* Weiter Augenabstand ** Enger Augenabstand

Insbesondere bei der Kombination Fehlbildungen mit neurologischen Auffälligkeiten oder geistiger Behinderung nach weiteren Symptomen suchen, um das Krankheitsbild zuordnen zu können.

25.3 Vorgehen bei V.a. genetisch bedingte Erkrankung

25.3.1 Anamnese

- **Schwangerschafts-und Geburtsanamnese** zur Abgrenzung genetischer gegenüber exogener Ursachen: Medikamente? Alkohol? Drogen? Strahlenexposition? Akute Erkrankungen während SS? Chron. mütterliche Erkrankungen, z.B. D.m., Epilepsie? Vorausgegangene Aborte? Blutungen in der SS? Kindsbewegungen normal? Oligohydramnion? Polyhydramnion? Geburtsmodus?
- **Kindliche Anamnese:** Apgar, Nabelschnur-pH, GG? Ernährungsschwierigkeiten? Gehäufte Infektionen? Meilensteine? Knick in der Entwicklung?
- **Familienanamnese:** Stammbaum über mind. 3 Generationen. Familiäre Häufung von Aborten, Totgeburten, ungeklärte Todesursachen? Bei auffälligen Fehlbildungen nach familiärer Häufung fragen, evtl. Familienmitglieder zur Untersuchung einbestellen; Blutsverwandtschaft?

Selbsthilfegruppe

Bei sehr vielen seltenen, vor allem genetischen Erkrankungen, bietet das Kindernetzwerk gegen eine geringe Gebühr den betroffenen Eltern Hilfe durch Vermittlung von Kontaktadressen und Literatur an. Adresse: Kindernetzwerk e.V.; Hanauer Str. 15; 63739 Aschaffenburg; Tel.: 06021/12030

25.3.2 Diagnostik

Chromosomenanalyse
- **Aus Vollblut:** i.v. Blutentnahme in *steriles, heparinisiertes* Röhrchen. Röhrchen anschließend sofort ins humangenetische Labor geben. *Ind.:* V.a. numerische und strukturelle Chromosomenaberration
- **Aus Fibroblasten** (Hautbiopsie): *Ind.:* Abklärung eines chromosomalen Mosaiks, Karyotypuntersuchung post mortem.
- Indikation: Geistige Behinderung mit und ohne fasziale Dysmorphien und Fehlbildungen, Kleinwuchs, fehlende Pubertätsentwicklung, Großwuchs, Symptomenkombinationen unklarer Ursache (Dysmorphien und Fehlbildungen).

Molekular-zytogenetische Untersuchungen
Hauptsächlich Fluoreszenz-in-situ-Hybridisierungen (= FISH); Heparinblut.
Ind.: V.a. Mikrodeletionssy.; zur näheren Abklärung unklarer zytogenetischer Befunde (z.B. Markerchromosom). Bei dieser Methode werden submikroskopische Veränderungen nachgewiesen, indem die Metaphase mit fluoreszierenden DNA-Sonden hybridisiert wird, die spezifisch für spezielle Chromosomenabschnitte sind. Bei der Anforderung für eine FISH-Untersuchung muß deshalb in jedem Fall die Verdachtsdiagnose mitgeteilt werden.

Molekulargenetische Untersuchungen
Aus Vollblut in EDTA Röhrchen. Entweder direkter Nachweis der Genmutation (Mukoviszidose), oder indirekte Suche nach mit dem erkrankten Gen assoziierten DNA-Sequenzen (z.T. bei Duchenne/Becker).
Eine von der deutschen Gesellschaft für Humangenetik herausgegebene Übersicht, welche DNA-Untersuchung wo in Deutschland durchgeführt wird, findet sich in Med. Genetik 1/2000 und kann ansonsten im nächstgelegenen humangenetischen Institut erfragt werden.

Biochemische Untersuchungen ☞ 11.2
- **Aus Urin:** Screening auf Stoffwechseldefekte der organischen Säuren, Aminosäuren, Mukopolysaccharide
- **Aus Fibroblasten** (Hautbiopsie):
  - Lysosomale Enzyme bei V.a. Mukopolysaccharidosen
  - Nachweis des Enzymdefekts bei V.a. Gangliosidosen, Sphingomyelinosen, metachromatische Leukodystrophie
  - Kollagenanalyse.

Ergänzende Untersuchungen
Bei Verdachtsdiagnose zur Verifizierung der Diagnose gezielt durchführen. Verdachtsdiagnose auf Konsilschein festhalten! Sonst wird nicht zielgerichtet untersucht.

- Opthalmologisches Konsil (Glaukom bei Rötelnembryopathie, Korneatrübung bei Mukopolysaccharidosen, Linsenluxation bei Marfan-Sy., Choroideaangiom bei Sturge-Weber-Sy., Lissche Knötchen bei Neurofibromatose v. Recklinghausen, kirschroter Fleck bei Lipidosen)
- Nierensonographie (Tumoren bei Tuberöser Hirnsklerose, Anomalien bei Klippel-Feil-Sy., Nierenagenesie bei Turner-Sy., Zysten, Tumoren)
- Echokardiographie (Aneurysma bei Marfan-Sy., AV-Kanal bei Down-Sy.)

- Rö-Aufnahmen der Extremitäten und des Schädels, z.B. bei Achondroplasie
- EEG, CCT, MRT, EMG, NLG bei neurologischen Auffälligkeiten
- Photodokumentation.

25.4 Häufige Fehlbildungs-, Retardierungssyndrome

25.4.1 Down-Syndrom

Häufigste Chromosomenanomalie, 1 : 650 Lebendgeborene.

Karyotyp
Meist freie Trisomie 21 (95 %), Mosaik mit normalen Zellen (ca. 2 %), Translokationstrisomie (ca. 3 %). Risiko, ein Kind mit freier Trisomie 21 zu bekommen, steigt mit Alter der Mutter (z.B. mit 35 J. 1 %, mit 40 J. 3 %). Bei Vorliegen einer balancierten Translokation eines Elternteils Wiederholungsrisiko ca. 10 % (bei 21/14 Translokation).

Klinik:
- **Fazies:** flaches Gesicht, mongoloide Lidachsenstellung, Makroglossie, Epikanthus, tiefliegende Nasenwurzel, kleine, im oberen Teil abgewinkelte Ohrmuschel
- **Auge:** helle Iris mit kleinen, weißen Flecken (= Brushfield spots). Kolobome, Strabismus, Nystagmus, Glaukom
- **Extremitäten/Skelettsystem:** Kleinwuchs, Brachyzephalus, kurze, plumpe Hände, Vierfingerfurche, kurze Mittelphalanx des 5. Fingers. Abstand zwischen 1. und 2. Zehe ↑ (Sandalenfurche). Gelenkbeweglichkeit ↑
- **Innere Organe:** Herzfehler (ca. 50 % der Fälle, meist Septumdefekte, AV-Kanal). Stenosen/Atresien des Verdauungstraktes. Immunschwäche mit gesteigerter Infektanfälligkeit, Neigung zu Malignomen (Leukämien). Beim Mann Hypogonadismus, Infertilität, Frauen meist fertil. Hernien. Obstipationsneigung
- **Neurologie, Psychologie:** im NG- und KK-Alter Muskelhypotonie; IQ < 50; fehlendes abstraktes Denken; Nachahmungstrieb; können einfache Arbeiten im Haushalt oder in geschützten Werkstätten ausführen; Kinder meist heiter, froh, anschmiegsam, selten aggressiv; tapsiger Gang.

Verlauf: abhängig von Schwere der inneren Fehlbildungen und Ausprägung der Immunschwäche. Ca. 10 % der Patienten erreichen 40. Lj.; danach altern Überlebende schneller, Inzidenz von M. Alzheimer ist erhöht.

Diagnostik: Chromosomenanalyse.

Therapie: operative Korrektur der inneren Fehlbildungen, frühzeitig KG, Beratung und Unterstützung der Eltern.

schräge Augenstellung, Schielen

flaches Gesicht

tiefliegende Nasenwurzel

meist offener Mund

große Zunge

Herzfehler

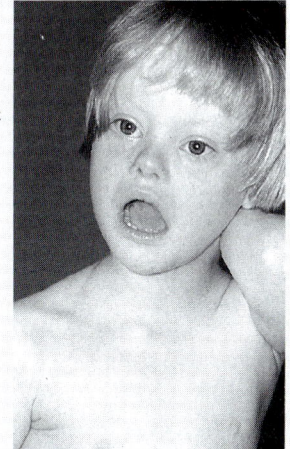

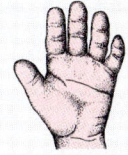

- „Vierfingerfurche"
- kurzes Mittelglied des 5. Fingers

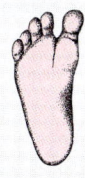

- „Sandalenfurche" zwischen 1. und 2. Zehe

Abb. 25.2: Down-Syndrom [L 157]

Selbsthilfegruppe

Information über Selbsthilfegruppen, Elternvereinigungen, Frühförderung: Bundesvereinigung Lebenshilfe für geistig Behinderte e.V. Raiffeisenstr.18, 35043 Marburg, Arbeitskreis Down Syndrom e.V. Hegelstr. 19, 36949 Bielefeld, Tel.: 0521/442998

25.4.2 Edwards-Syndrom

Häufigkeit 1:5000 Lebendgeburten. Überwiegen des weiblichen Geschlechtes. Karyotyp: meist freie Trisomie 18, selten Mosaike. Risiko steigt mit Alter der Mutter.

Klinik
- Pathologische Schwangerschaft: vorzeitige Blutungen, Hydramnion
- SGA
- **Fazies:** vorgewölbte, dreieckige Stirn; kurze, meist antimongoloide Lidachsenstellung, Mikrostomie, Epikanthus, Mikrognathie, verstrichenes Philtrum; LKG-Spalte; tiefsitzende, dysplastische Ohren
- **Auge:** Korneatrübung, Katarakt, Glaukom

- **Extremitäten/Skelettsystem:** schmaler Schädel mit prominentem Hinterhaupt. Fingerbeugekontrakturen mit Überlappen des 2. und 5. Fingers über den 3. bzw. 4. Finger (☞ Abb. 25.3); Radiusaplasie, kurze, dorsalflektierte Großzehen, vorstehender Kalkaneus, verstrichenes Fußgewölbe, Syndaktylien, hypoplastische Nägel
- **Innere Organe:** Herzfehler; Nierenanomalien (Hydronephrose, Nierenzysten), Malrotation des Darms, Ösophagusatresie, Omphalozele, Inguinalhernie, Analatresie
- **Neurologie:** zunächst Muskelhypotonie, später Muskelhypertonie
- **ZNS:** Myelomeningozele, Hydrozephalus, Holoprosenzephalie, Krampfanfälle.

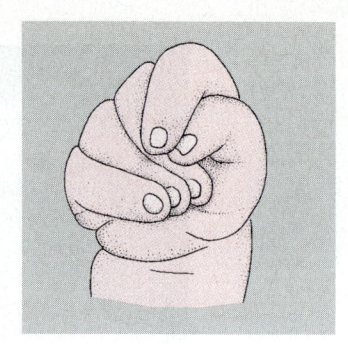

Abb. 25.3:
Fingerhaltung bei Edwards-Syndrom [L 157]

Verlauf: keine psychomotorische Entwicklung. 90 % sterben ohne intensivmed. Maßnahmen in den ersten Lebenswochen.

Diagnostik: Chromosomenanalyse.

Therapie: keine.

DD: Alkoholembryofetopathie (☞ 25.5).

Selbsthilfegruppe

Kontaktstelle für Eltern betroffener Kinder
LEONA e.V., Schöllbronnerstr. 38, 76199 Karlsruhe 51, Tel.: 0721/886831

25.4.3 Pätau-Syndrom

Häufigkeit 1:5000 Lebendgeburten. Karyotyp: meist freie Trisomie 13, selten Translokationstrisomie.

Klinik
- SGA
- **Fazies:** Mikrophthalmie oder Anophthalmie, LKG-Spalte, fliehende Stirn, mongoloide Lidachsenstellung, tiefsitzende, dysplast. Ohren, Mikrognathie
- **Haut:** narbige Skalpdefekte entlang der Sagittalnaht, V-förmiges Stirn-/Oberlidhämangiom
- **Auge:** Iriskolobom, Choreoideakolobom, Katarakt, Hypoplasie des N. opticus
- **Extremitäten/Skelettsystem:** Hexadaktylie, Fäustchenstellung der Finger, hyperkonvexe Nägel, prominenter Kalkaneus

- **Innere Organe:** Herzfehler, Nierenfehlbildungen (polyzystische Nieren), Omphalozele, Malrotation des Darmes, Kryptorchismus, Hypospadie
- **Neurologie:** Muskelhypertonie, selten Muskelhypotonie
- **ZNS:** Holoprosenzephalie, Kleinhirnanomalien, Krampfanfälle.

Verlauf: keine psychomotorische Entwicklung; 90 % sterben im 1. Lj.; Überlebende sind blind, gehörlos, haben Epilepsie.

Therapie: keine.

Diagnostik: Chromosomenanalyse.

Selbsthilfegruppe

Kontaktstelle für Eltern betroffener Kinder
LEONA e.V., Schöllbronnerstr. 38, 76199 Karlsruhe 51, Tel.: 0721/886831

25.4.4 Klinefelter-Syndrom

Häufigkeit: 1:1000 aller männl. NG. Karyotyp: numerische Chromosomenaberration XXY, selten XXXY, XXXXY oder Mosaike. Häufig bei Kindern älterer Mütter.

Klinik
- **Fazies:** unauffällig
- **Extremitäten/Skelettsystem:** Großwuchs, bei Adulten zusätzlich Stammadipositas. Große Hände und Füße
- **Gonaden:** fehlendes pubertäres Penis-und Testiswachstum; Hypogonadismus mit Tubulussklerose, Aspermie und ungenügender Testosteronproduktion; unterentwickelte Pubes-/Bart-/und Axillarbehaarung
- **Gynäkomastie**
- **Neurologie:** IQ kann unterdurchschnittlich aber auch normal sein. Verspätete motorische und sprachliche Entwicklung und Verhaltensauffälligkeiten können auftreten.

Verlauf: Skoliose, Osteoporose, Diabetes mellitus.

Diagnostik: Chromosomenanalyse, Hormonanalyse (hypergonadotroper Hypogonadismus, ☞ 10.1.4).

Therapie: Testosterongabe ab dem 11./12. Lj. Vorstellung beim Kinderendokrinologen bzw. Erwachsenenendokrinologen.

DD: Marfan-Sy. (☞ 25.4.9).

Selbsthilfegruppe

Hilfe für Betroffene und deren Eltern: Deutsche Klinefelter-Syndrom Vereinigung e.V., Bernhard Groß; Im Kirchfeld 1; 3585 Neuental-Schlierbach; Tel.: 06693/8160

25.4.5 Turner-Syndrom

Häufigkeit: 1:2500 aller weiblichen NG. Karyotyp: Monosomie XO. Sehr häufig Mosaike, da Verlust des X- oder Y-Chromosoms nach der Befruchtung auftritt. Nicht vom Alter der Mutter abhängig. Kein Wiederholungsrisiko.

Klinik:

- **Fazies:** „Sphinxgesicht" mit antimongoloider Lidachsenstellung, Epikanthus, Ptose, Strabismus, abfallenden Mundwinkeln, Mikrognathie, abstehenden Ohren
- **Haut:** Hand-und Fußrückenödeme beim NG; multiple Naevi
- **Extremitäten/Skelettsystem:** Kleinwuchs, kurzer Hals mit Pterygium colli, tiefer Haaransatz. Schildthorax mit breitem Mamillenabstand; Verkürzung der 4. Metakarpalia und Metatarsalia
- **Gonaden:** Gonadendysgenesie (bindegewebige Ovarien); präpubertär normales, kindliches äußeres Genitale; primäre Amenorrhoe
- **Innere Organe:** Herzfehler (ISTA, aberrierende große Gefäße), Nierenanomalien
- **Neurologie:** normaler IQ, Schwierigkeiten im abstrakten und räumlichen Denken können auftreten.

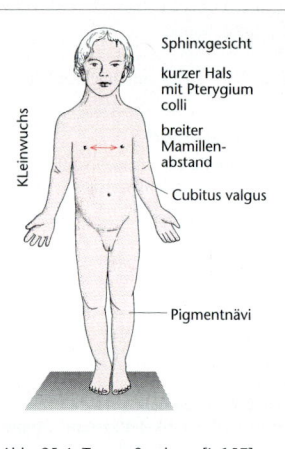

Abb. 25.4: Turner-Syndrom [L 157]

Therapie:

- Operative Korrektur der Herz- und Nierenfehlbildungen
- Psychologische Betreuung wegen Kleinwuchs und Infertilität
- Regelmäßige kardiologische Betreuung (Aortenaneurysma)
- Frühzeitige Vorstellung beim Kinderendokrinologen.

Diagnostik: Chromosomenanalyse, Hormonbestimmung (hypergonadotroper Hypogonadismus, ☞ 10.1.4).

DD:

- Noonan-Sy., (a.d. vererbtes Fehlbildungs-Retardierungs-Sy. beider Geschlechter ohne Chromosomenaberration mit typischer „Turnerfazies", Lymphödemen, Pulmonalstenose, Kleinwuchs und geistiger Behinderung)
- Klippel-Feil-Sy. (kurzer, breiter Hals mit tiefer Haargrenze und überschüssigen Nackenfalten aufgrund von Fehlbildungen der HWS).

Selbsthilfegruppe

Hilfe für Betroffene und deren Eltern: Deutsche Ullrich-Turner-Syndrom Vereinigung e.V., Am Talkstücksbach 7, 53809 Ruppichteroth-Fusshollen, Tel.: 02247-759750, Fax: 02247-759750, www.turner-syndrom.de

25.4.6 Mikrodeletionssyndrome

Mikrodeletionssyndrome sind Erkrankungen, bei denen ein lichtmikroskopisch oft nicht sichtbarer Stückverlust spezieller Chromosomenregionen vorliegt. Diese kleinen Deletionen können durch FISH-Untersuchungen erkannt werden.

Mikrodeletionssyndrom 22q11.2 (Catch 22)

Bekannteste und häufigste (Häufigkeit: 1 : 650) Erkrankung ist das Mikrodeletionssyndrom 22q11.2, das auf einen Stückverlust in der Region 22q11.2 auf dem Chromosom 22 zurückzuführen ist. Dadurch kommt es zu einer Haploinsuffizienz der dort lokalisierten, z.T. noch nicht identifizierten Gene.

Syn.: Catch 22; **C**=Cardiac defect (meist trunkale Herzfehler), **A**=Abnomal face (Hypertelorismus, Telecanthus, kleines Kinn, bulböse Nase), **T**=Thymushypoplasie (T-Zell-Defekt), **C**=Cleft palate (auch submukös oder nur Gaumensegelinsuffizienz), **H**=Hypokalzämie (aufgrund eines Parathormonmangels).

Klinik
Die Symptomenkombination kann unterschiedlich sein, je nachdem welches Symptom Leitsymptom ist, werden die Erkrankungen auch wie folgt bezeichnet:
- **DiGeorge-Sy.:** T-Zell-Defekt und Hypokalziämie
- **Velocardiofaciales Sy.** (Sphrintzen-Sy.): nasale Sprache (Gaumensegelinsuffizienz, submuköse Spalte?), auffälliges Gesicht (Telecanthus, bulböse Nase)
- **Takao-Sy.** (= conotruncal anomaly face syndrome): Herzfehler mit Gesichtsdysmorphien

Die geistige Retardierung ist milde, z.T. besteht sie nur in einer diskreten Entwicklungsverzögerung. Bei Diagnosestellung sollte das Kind, falls noch nicht geschehen, kardiologisch und endokrinologisch betreut werden. In den meisten Fällen ist die Mikrodeletion neu aufgetreten (ca. 80 %), nur in 20 % der Fälle bereits bei den Eltern vorhanden.

Prader-Willi-Syndrom

Fehlen des paternalen Anteils eines bestimmten Bereiches des Chromosoms 15, entweder durch eine Mikrodeletion oder durch eine maternale, uniparenterale Disomie. Das PWS ist eine „Imprintingerkrankung", das Gen ist noch nicht genau bekannt.

Klinik
- **Fazies:** mandelförmige Augen, schmale Stirn
- **Extremitäten/Skelettsystem:** Kleinwuchs, kleine Hände und Füße
- **Innere Organe:** Adipositas, D.m. ab der 2. Lebensdekade
- **Gonaden:** bei Jungen hypoplastisches Skrotum, Mikropenis, Kryptorchismus
- **Neurologie:** Mikrozephalie. Als NG Muskelhypotonie, kaum vorhandener Saug-und Schluckreflex (Sondenernährung), Besserung der Hypotonie im Laufe der ersten Lj., später psychomotorischer Entwicklungsrückstand, Krampfanfälle.

Verlauf: schwer beeinflußbare Adipositas. Lebenserwartung ↓ (20–30 J.).

Therapie: Diät, KG.

DD: Laurence-Moon oder Bardet-Biedl-Sy. (a.r.: Stammadipositas, Retinitis pigmentosa, Polydaktylie, Genitalhypoplasie, geistiger Entwicklungsrückstand).

Selbsthilfegruppe

Prader-Willi-Syndrom; Udo Roßmanneck Fahrenheitstr. 32; 44879 Bochum;
Tel.: 0234/495378

25.4.7 Fragiles-X-Syndrom (Martin-Bell-Syndrom)

Zweithäufigster Grund für eine mentale Retardierung nach dem Down-Syndrom. Der Vererbungsmodus ist kompliziert. An sich geschlechtsgebundene Erkrankung, die deswegen auch mehr Männer als Frauen betrifft. Häufigkeit 0,5:1 000 Männer und 1:4 200 Frauen. Ursache ist eine brüchige Stelle am langen Arm des X-Chromosoms. Auf molekulargenetischer Ebene findet man dort eine Amplifikation von CGG-Trinukleotidsequenzen. Von der Anzahl der Trinukleotidwiederhohlungen hängt das Ausmaß der klinischen Symptome ab. In einem Normalkollektiv findet man 6–54 CGG-Wiederhohlungen, bei klinisch auffälligen Patienten mehr als 200 (Vollmutation). 52–200 Wiederhohlungen werden als Prämutation bezeichnet. Aus der Prämutation kann sich bei Weitergabe durch die Mutter eine Vollmutation beim Kind entwickeln.

Klinik: meist hohes Geburtsgewicht, fehlende Sprachentwicklung.
- **Fazies:** längliches Gesicht, hohe Stirn, vorstehender Unterkiefer, große, abstehende Ohren
- **Extremitäten/Skelettsystem:** im Kindesalter Hochwuchs, überstreckbare Gelenke, auffallend teigige Hände
- **Innere Organe:** Aortenbogendilatation, Mitralklappenprolaps
- **Genitale:** ab Pubertät Hodenvergrößerung
- **Neurologie:** im Kindesalter Hyperaktivität, verzögerte Sprachentwicklung, Autismus, Epilepsie, IQ < 60.

Diagnostik: molekulargenetischer Nachweis der Trinukleotidsequenzen (Vollmutation mehr als 200). Durch die Vollmutation kann das Gen (FMR1-Gen) nicht mehr abgelesen werden.

Bei Bestätigung der Verdachtsdiagnose, Familienuntersuchung durch ein humangenetisches Institut veranlassen.

25.4.8 Wiedemann-Beckwith-Syndrom

Synonym: Exomphalos-Makroglossie-Gigantismus-Sy.. Meist sporadisch, selten a.d.

Klinik
- LGA
- **Fazies:** Makroglossie, kleiner Oberkiefer, Weichteilfalten unterhalb der Augen, Kerbenohren, kapilläres Hämangiom über der Glabella
- **Skelettsystem:** akzelerierte Skelettentwicklung, evtl. Hemihypertrophie
- **Innere Organe:** Viszeromegalien, Omphalozele, postnatal Hypoglykämie, Polyglobulie, erhöhtes Tumorrisiko (Wilms Tumor, NNR-Ca).

Verlauf
- Gute Prognose nach Überwinden der postnatalen Adaptationsschwierigkeiten
- Wachstums- und Entwicklungsbeschleunigung wird allmählich ausgeglichen
- In den ersten Lj. 1/4–1/2jährliche Abdomensono zur Tumor-Früherkennung.

Diagnostik: zytogenetisch meistens Normalbefund, selten Duplikation des distalen Teils vom kurzen Arm des Chromosom Nr.11 bzw. uniparentale Disomie 11.

Therapie: bei ausgeprägter Makroglossie Reduktionsplastik erwägen. Im NG-Alter auf Hypoglykämien achten. Regelmäßige Sono-Kontrolle des Abdomen.

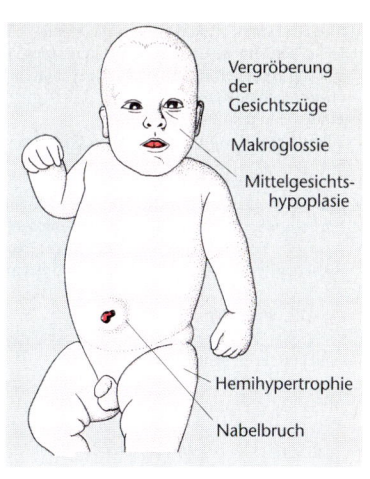

Abb. 25.5: Wiedemann-Beckwith-Syndrom[L 157]

DD: NG diabetischer Mutter (☞ 4.4.6).

Selbsthilfegruppe

Adresse der Elternhilfe: Selbsthilfevereinigung; Frau B. Böhmer; Auf der Brede 69; 42477 Rade vorm Wald; Tel.: 02191/762856

25.4.9 Marfan-Syndrom

Autosomal-dominant vererbte, generalisierte Bindegewebserkrankung.

Klinik
Die Symptome können bei den Betroffenen sehr unterschiedlich ausgeprägt sein.

Hauptbefunde
- Ektope Linse, meist bilateral und nach temporal oben
- Dilatation der Aorta ascendens
- Aortendissektion
- Duraektasie.

Nebenbefunde
- **Auge:** Myopie, Netzhautablösung, flache Kornea
- **Kardiovaskulär:** Mitralklappenprolaps, Kalzifizierung der Mitralklappe, abdominales Aortenaneurysma, Dysrhythmien, Endokarditis
- **Pulmonal:** Spontanpneumothorax, restriktive Lungenerkrankung

- **Skelettsystem:** Hochwuchs, Arachnodaktylie (kleiner Finger und Daumen einer Hand können das andere Handgelenk umspannen), Skoliose, Lordose, Spondylolisthesis, asymmetrischer Pectus excavatum, hoher Gaumen, Zahnstellungsanomalien, überstreckbare Gelenke
- **Haut:** Hernien, Striae distensae
- **ZNS:** Lernschwierigkeiten, Hyperaktivität.

Diagnostische Kriterien
- Verwandter 1. Grades betroffen: beim Patienten müssen zwei Organsysteme betroffen sein oder mindestens ein Hauptsymptom vorliegen
- Kein Verwandter 1. Grades betroffen: beim Patienten müssen Symptome des Skelettsystems, von mind. 2 anderen Systemen und einen Hauptbefund bestehen.

Therapie und Verlauf
Ursächliche Therapie nicht möglich, wichtig ist das rechtzeitige Erkennen und Behandeln der begleitenden Störungen.
- Engmaschige kardiologische Kontrollen; Endokarditisprophylaxe bei Aorten- und Mitralklappeninsuffizienz, evtl. Einnahme von Betablockern
- Konservativ-orthopädische Korrekturmaßnahmen
- Augenärztliche Kontrollen (Netzhautablösung).

DD: Homozystinurie, Klinefelter-Sy., einige Ehlers-Danlos-Sy.

Selbsthilfegruppe
Adresse: Deutsche Marfan-Hilfe e.V. Wilhelmstr. 2; 59067 Hamm; Tel.: 02381/ 271746

25.4.10 VACTERL-Assoziation (VATER-Assoziation)

Meist sporadisch. Variable Assoziation von Fehlbildungen der Wirbelsäule, des Enddarms, von Trachea und Ösophagus, Extremitäten, Herz und Nieren. Mindestens drei der Hauptsymptome sind für die Diagnosestellung ausreichend.

V = **V**ertebral defects, **A** = **A**nal atresia, **C** = **C**ardiac Anomalies, **TE** = **T**rachea-**E**sophageal fistula, **R** = **R**adiusdysplasia oder -aplasia, **R**enal anomalies, **L** = **L**imb anomalies. *Zusätzlich können Fehlbildungen der unteren Extremität, Syndaktylie der Finger, Ohranomalien, Omphalozele, Zwerchfellhernie, LKG-Spalte auftreten.*

DD: Holt-Oram-Sy. (radiale Fehlbildungen, Septumdefekte, a.d. erblich), Fanconi-Anämie (☞ 17.1.2), TAR-Sy. (a.r. erblich, Thrombozytopenie mit radialen Fehlbildungen, die Daumen sind bei dieser Erkrankung anders als bei anderen Erkrankungen mit radialen Fehlbildungen allerdings immer vorhanden).

5.4.11 Potter-Sequenz

Fehlende, bzw. mangelhafte fetale Urinproduktion durch Nierenagenesie, Nierendysplasie, Obstruktion der ableitenden Harnwege. Dadurch Oligohydramnion mit Kompression des Feten und daraus resultierenden typischen Fehlbildungen. Vorkommen sporadisch. Selten a.d. Erbgang mit einseitiger Nierenagenesie und kontralateraler Nierendysplasie.

Klinik und Verlauf
- **Fazies:** „Potter face" mit greisenhaftem Gesichtsausdruck; Hypertelorismus, Epikanthus, Mikrognathie, Ohrmuscheldysplasie, abgeflachte Nasenwurzel
- **Innere Organe:** Lungenhypoplasie, Nierenveränderungen (s.o.)
- **Extremitäten/Skelett:** Gelenkkontrakturen, Klumpfüße, Wirbelfehlbildungen
- **Verlauf:** abhängig vom Grad der Lungenhypoplasie; meist infauste Prognose.

25.5 Teratogene Noxen und Infektionen

Alkoholembryofetopathie

Die Alkoholembryofetopathie ist eine der häufigsten Ursachen angeborener mentaler Retardierung. Der Schweregrad ist abhängig von der absoluten Menge und Dauer des Alkoholkonsums während der Schwangerschaft.

Klinik
- SGA
- **Fazies** (Abb. 25.6): kurze Lidspalten, Ptose, verstrichenes Philtrum, schmales Lippenrot, Mikrognathie, LKG-Spalte, Epikanthus, kurzer Nasenrücken
- **Innere Organe:** Herzfehler, Nierenfehlbildungen
- **Extremitäten:** Kleinwuchs, Endphalangen- und Nagelhypoplasie
- **Neurologie:** Mikrozephalus, im NG-Alter Muskelhypotonie, Hyperexzitabilität, später Hyperaktivität, Konzentrations- und Lernstörungen. Mentale Retardierung unterschiedlicher Ausprägung. Abschätzung des Grades der Behinderung nach dem Majewski-Score.

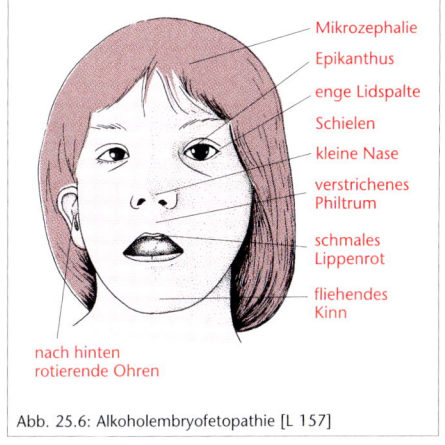

Abb. 25.6: Alkoholembryofetopathie [L 157]

Diagnostik und Beurteilung: Die in der Tabelle, aufgeführten Symptome sind nur bei anamnestisch begründetem Verdacht auf pränatale alkoholtoxische Schädigungen im Kontext dieses Scores zu bewerten; jedes einzelne Symptom ist vieldeutig.

Therapie: KG, Frühförderung.

DD: Trisomie 18 (☞ 25.4.2).

Majewski-Score zur Beurteilung der Alkoholembryofetopathie

	Symptome	Punktzahl
Allgemein	intrauteriner Kleinwuchs	4
	Mikrozephalie	4
	statomotorische und mentale Retardierung	2/4/8
	Hyperaktivität	4
	Muskelhypotonie	2
Dysmorphiezeichen	Epikanthus	2
	Ptosis	2
	Blepharophimose	2
	verkürzter Nasenrücken	3
	tiefe Nasolabialfalten	1
	schmale Lippen	1
	Mandibulahypoplasie	2
	hoher Gaumen	2
	Gaumenspalte	4
Extremitäten	auffällige Handfurchen	3
	Klinodaktylie V	2
	Kamptodaktylie	2
	Endphalangen-/Nagelhypoplasie	1
	Supinationshemmung der Füße	2
	Hüftluxation	2
Innere Organe	Herzfehler	4
	Genitalanomalien	2/4
	Harnwegsanomalien	4
	Sakralgrübchen	1
	Hernien	2
Schädigungsgrad	Schädigungsgrad: I	10–29
	II	30–39
	III	über 39

Teratogene Noxen und Infektionen

Noxe/Infektion	Symptome
Alkohol	Klinik und Beurteilung s.o.
Phenytoin in Kombination mit Barbituraten	Hypotrophie, Mikrozephalus, geistiger und körperlicher Entwicklungsrückstand, hypoplastische Nägel, Gesichtsdysmorphie, LKG-Spalte, Herzfehler
Valproat	Neuralrohrdefekte
Virusembryopathie, z.B. Röteln	Mikrozephalus, Hydrozephalus internus, Katarakt, Mikrophthalmus, Herzfehler
Virusfetopathie, z.B. Zytomegalie	Hypotrophie, Mikrozephalus, Chorioretinitis, bei Varizellen zusätzlich Hypomelie, Hirnfehlbildung, Herzdilatation; bei Zytomegalie zusätzlich Hepatosplenomegalie
Syphilisfetopathie	Bullöser, vesikulärer Hautausschlag an Handinnenflächen und Fußsohlen, Sattelnase, später spindelförmige Auftreibung der Röhrenknochen mit Bewegungseinschränkung
Parasitäre Fetopathie, z.B. Toxoplasmose	Hydrozephalus, intrazerebrale Verkalkungen, Retinopathie
Diabetes mellitus der Mutter	Herzfehler, enggestelltes Kolon, kaudale Regressionsdefekte (Sakralagenesie, urologische Mißbildungen)
PKU der Mutter	Mikrozephalus, Herzfehler, Skelettfehlbildungen
Amnionbänder	Unilaterale Extremitätenfehlbildungen, Enzephalozele, Gesichtsspalten

26

Martin Claßen
Stephanie Spranger

Referenzbereiche und Differentialdiagnose pathologischer Laborparameter

26.1	Serum/Plasma	734
26.2	Blutbild und Differentialblutbild	740
26.3	Gerinnung	742
26.4	Liquordiagnostik	743
26.5	Urinwerte	743
26.6	Medikamentenspiegel im Blut	744

26.1 Serum/Plasma

⚠ Bei allen Laborparametern zunächst methoden- und laborspezifische Referenzbereiche beachten!

AFP (α-Fetoprotein)	NG: 15000–83000 ng/ml (µg/l); Kinder/Erw.: < 5 ng/ml (µg/l); Abfall auf Erwachsenenwerte innerhalb des 1. Lj. ↑ Keimzelltumoren, Tyrosinämie, Hepatopathie
ALAT	Alanin-Aminotransferase ☞ GPT
Albumin	☞ Eiweißelektrophorese
Aldosteron	Liegende Abnahme: NG < 7 d.: 7–175 ng/dl; Sgl.: 5–90 ng/dl; 1. Lj. 7–54 ng/dl; 2.–10. Lj. 3–35 ng/dl; 10–15. Lj. 2–22 ng/dl; Erw.: 3–16 ng/dl; Werte abhängig von Tageszeit, Körperhaltung, Elytaufnahme; zur richtigen Interpretation gleichzeitig Na^+ und K^+ im Blut und 24-h-Urin messen. Diuretika und Abführmittel 3 Wo. vor dem Test absetzen ng/dl x 0,0277 = nmol/l
	↑ Conn Syndrom ☞ 10.4 ACTH-Überproduktion ☞ 10.4 nephrot. Syndrom, Bartter-Syndrom ☞ 8.3.11 Leberzirrhose ☞ 13.6. Herzinsuffizienz ☞ 7.3 ↓ Akute Nebenniereninsuffizienz (Nebennierenapoplexie nach schwererem Geburtsverlauf); perakute Infektionen mit Nekrosen u. Blutungen der Nebennierenrinde, z.B. Waterhouse-Friderichsen-Sy. ☞ 6.4.13, chron. Nebenniereninsuffizienz (kongenitaler Hypoaldosteronismus; adrenogenitales Salzverlustsy.), M. Addison ☞ 10.4.3
Ammoniak NH_3	NG < 144 µmol/l; Sgl. 18–74 µmol/l; Kinder/Erw.: 17–55 µmol/l mg/dl x 0.5872 = µmol/l
	↑ Abnahmefehler (langes Stauen, lange Lagerung der Probe); erbliche Defekte der Harnstoffzyklus-Enzyme; Störungen der Transportmechanismen von Harnstoffzyklus-Metaboliten; sekundär bei organ. Azidurien; Reye-Sy.; transiente Hyperammonämie des NG; massive Leberzellinsuffizienz; portokavaler Shunt; Valproat-Therapie ☞ 11.3.
α-Amylase	Werte stark von Methode (pankreasspezifisch?) abhängig, 20–140 U/l
	↑ Akute oder chron. rezidivierende Pankreatitis im Schub; Bauchtrauma, Mumps; Niereninsuffizienz; Verbrennungen; Parotitis ↓ Mukoviszidose ☞ 14.6; Shwachman-Sy. ☞ 13.7.2
Anionenlücke	Natrium – (Chlorid + Bikarbonat): 7–16 mVal/l
	↑ Bei Erhöhung organischer Säuren (z.B. Urämie, Laktat, Acetat, Salicylat,..) ☞ 9.1
α₁-Antitrypsin	Sgl.: 143–440 mg/dl (1,4–4,4 g/l) Kinder/Erw.: 150–317 mg/dl (1,5–3,2 g/l)
	↑ Akute Entzündungen ↓ α₁-Antitrypsinmangel ☞ 13.6.2 (cave: niedrig normaler Spiegel schließt Mangel nicht aus – Phänotypisierung besser!)
ASAT	Aspartat-Aminotransferase ☞ GOT

Bilirubin	**direkt:** NG: < 1 mg/dl (< 17 µmol/l), 1 Mon.-Erw.: 0–0,4 mg/dl (0–7 µmol/l); **gesamt:** FG: Nabelschnur: < 2 mg/dl (34 µmol/l), < 24 h: 1–6 mg/dl (17–100 µmol/l), 1–2 d: 6–8 mg/dl (100–140 µmol/l), 3–5 d: 10–12 mg/dl (170–200 µmol/l); Termingeborene: Nabelschnur: < 2 mg/dl (34 µmol/l), < 24 h: 2–6 mg/dl (34–100 µmol/l), 1–2 d: 6–7 mg/dl (100–120 µmol/l), 3–5 d: 4–12 mg/dl (70–120 µmol/l); 1 Mon.-Erw.: < 1 mg/dl (< 17 µmol/l); Ther. bei neonataler Hyperbilirubinämie ☞ 4.4.2 und 4.1.1; DD der neonatalen Hyperbilirubinämie ☞ 4.1.1; DD der Hyperbilirubinämien im Kindesalter ☞ 13.1.7

Blutgasanalyse				
	NS-Vene	NS-Art.	10 Min. pp arteriell	Sgl., KK, Erw. arteriell
pH	≥ 7,30	≥ 7,24	≥ 7,20	7,35–7,45
pCO2 (mmHg)*	35–50	35–50	38–53	32–47
Standardbikarbonat (mmol/l)	20	20	15–20	22–28
BE (mmol/l)	≥ -4	≥ -7	≥ -10	-3,5 bis +2,5
pO2 (mmHg)*	≥ 27	≥ 16	≥ 50	80–108

* Umrechnung: mmHg x 0,1333 = kPa
DD respiratorische Azidose/Alkalose ☞ 9.5 DD metabolische Azidose/Alkalose ☞ 9.5; Vorgehen bei peripartaler Asphyxie ☞ 4.8

BSG	1. Wert < 10 mm/h; 2. Wert < 20 mm/h (nach Westergreen)	
	↑ Infektionen; Anämien; Entzündungen; maligne Erkrankungen	↓ Polyglobulie Kortikosteroidther.
C3-Komplement	60–180 mg/dl (0,6–1,8 g/l)	↓ Angeborener C3-, C4-Mangel; Autoimmunerkrankungen; LE; Sepsis; Glomerulonephritis
C4-Komplement	7–40 mg/dl (0,07–0,4 g/l)	
Calcium Ca^{++}	**gesamt:** NG: 6,8–12 mg/dl (1,7–3 mmol/l); Kinder/Erw.: 8,4–11 mg/dl (2,1–2,74 mmol/l). Niedrigere Werte können bei Hypalbuminämie normal sein; **Cave:** langer venöser Stau verfälscht Ergebnis **ionisiert (freies Ca^{++}):** NG: 4,3–5,1 mg/dl (1,07–1,27 mmol/l), Kinder/Erw.: 4,48–4,92 mg/dl (1,12–1,23 mmol/l); ↑ durch Azidose, ↓ durch Alkalose	
	↑ Primärer, sekundärer Hyperparathyreoidismus; transienter neonataler Hyperparathyreoidismus; Hypo-, Hyperthyreose; Medikamente (Vit. A, D, Thiazide); Knochentumoren, -metastasen; Immobilisierung; Adiponecrosis subcutanea neonatorum; Phosphatmangel; Sarkoidose	↓ Hypokalzämie des NG ☞ 4.4.4; Hypokalzämie des Kindes ☞ 9.4 An begleitende Hypomagnesiämie denken!!
Cl$^-$ (Chlorid)	95–110 mmol/l	
	↑ Diarrhoe, renal tubuläre Azidose	↓ länger dauerndes Erbrechen; hypochlorämische Alkalose ☞ 9.5.2; Chloriddiarrhoe; Diuretika; Lakritzabusus
Cholesterin	☞ Lipide	

Cholin-esterase	3500–8500 U/l (Butyrylcholin)
	↑ Diabetes mellitus, Fettleber, nephrotisches Sy. ☞ 8.3.6; exsudative Enteropathie / ↓ Leberkrankungen; Leberzellinsuffizienz ☞ 13.6.4; hereditärer Pseudocholinesterasemangel; Malnutrition
Cortisol	☞ Kortisol
C-reaktives Protein (CRP)	< 5 mg/l
	↑ Akutphaseprotein, reagiert schneller als BSG; Verlaufsparameter akuter Entzündungen; DD virale-bakterielle Infektion (ggf. auch Procalcitonin bestimmen)
Creatinin	☞ Kreatinin
CK (Creatinkinase)	☞ Kreatinphosphokinase
Eisen	NG: 63–201 µg/dl; Sgl.: 28–155 µg/dl; Kinder/Erw.: 22–168 µg/dl (9–27 µmol/l); toxisch > 300 µg/dl; erhöhte Werte bei hämolytischem Serum! µg/dl x 0,1791 = µmol/l
	↑ Vermehrte Eisenzufuhr (medikamentös, Bluttransfusionen); erhöhte Eisenresorption; bei chronisch gesteigerter Erythropoese; gestörte Eisenverwertung (z.B. perniziöse Anämie, aplastische Anämie, Bleivergiftung; Hämochromatose) / ↓ Eisenmangel ☞ 17.1.5; Infekte; Entzündungen. (Ferritin und Transferrin zusätzlich bestimmen!)

Eiweißelektrophorese

	NG		Sgl./KK		Kinder/Erw.	
	absolut g/l	relativ %	absolut g/l	relativ %	absolut g/l	relativ %
Gesamteiweiß	46–68	–	48–76	–	60–83	–
Albumin,	32–45	60–65	33,1–52,2	63–68	35,2–50,4	60–63
α_1-Globulin	1,1–2,5	2–5	0,9–2,9	2–5	1,2–3,9	2–5
α_2-Globulin	2,6–5,7	7–10	3,8–10,8	9–11	4,3–9,3	8–10
β-Globulin	2,5–5,6	2–16	3,5–7,6	7–14	4,1–11,4	8–14
γ-Globulin	3,9–11	13–22	2,9–12,1	5–19	5,8–15,2	10–23

Ferritin	Sgl.: 10–300 ng/ml (µg/l), Kinder/Erw.: 15–300 ng/ml (µg/l)
	↑ Infektionen; Lebererkrankungen; Hämochromatose; Tumoren / ↓ Eisenmangel ☞ 17.1.5
Fettsäuren, freie	☞ Lipide
Fructosamin	1,56–2,63 mmol/l Glykosilierungsparameter zur Kontrolle einer Diabetestherapie. ☞ 11.1
Gallensäuren (gesamt)	Nüchtern: 0,3–2,3 mg/l; 2 h postprandial: 1,8–3,2 mg/l
	↑ Cholestase; Hepatitis; Hepatopathie / ↓ verminderte ileale Rückresorption (Resektionen, M. Crohn, Zöliakie)
Gesamt eiweiß	☞ Eiweißelektrophorese

Glukose (nüchtern)	FG: 20–60 mg/dl (1,1–3,3 mmol/l); NG: 30–60 mg/dl (1,7–3,3 mmol/l); Sgl.: 50–90 mg/dl (2,8–5,0 mmol/l); Kinder/Erw.: 60–105 mg/dl (3,3–5,8 mmol/l). Oraler Glukose-Toleranz-Test ☞ 11.1.1
	↑ Hyperglykämie des NG ☞ 4.4.4; zu hohe parenterale Zufuhr; Post-OP; D.m.; Wachstumshormonüberschuß; M. Cushing; Pankreatitis / ↓ Hypoglykämie des NG; Nesidioblastose ☞ 4.4.4; zu hohe Insulinzufuhr im Rahmen der Diabetesther.; Stoffwechselstörungen der Kohlenhydratverwertung; Reye-Sy. ☞ 13.6.1
GOT ASAT	Sgl.: 15–38 U/l; Kinder/Erw.: 8–19 U/l
	↑ Leber-, Herz-, Muskelerkrankungen ☞ 13.1.8
GPT ALAT	Sgl.: 5–36 U/l, Kinder/Erw.: 8–23 U/l
	↑ Leber-, Herz-, Muskelerkrankungen ☞ 13.1.8
γ-GT	NG: < 200 U/l, Kinder/Erw.: m: 11–28 U/l; f: 4–28 U/l
	↑ Leberkrankungen mit Cholestase (besser als AP) ☞ 13.1.8
Hämoglobin A1C	1–5 J. 2,1–7,7 %; 5–16 J. 3,0–6,2 % Glykosilierungsparameter zur Kontrolle einer Diabetesther. ☞ 11.1
Hämoglobin, freies	Plasma: < 50 mg/l; Serum: < 100 mg/l / ↑ bei Hämolyse (auch präanalytisch)
Haptoglobin	0–1 Mon.: 0,058–1,96 g/l; danach 0,22–1,64 g/l (ggf. ergänzen durch freies Hb)
	↑ als Akutphaseprotein bei Entzündungen / ↓ Hämolytische Anämien; Anämien mit ineffektiver Erythropoese (z.B. Thalassämie) ☞ 17.1.6
Harnsäure	Kinder und weibliche Erw.: 2–6 mg/dl (120–360 µmol/l) männliche Erw.: 3–7 mg/dl (180–420 µmol/l)
	↑ Vermehrter Harnsäureanfall unter zytostatischer Therapie; verminderte renale Ausscheidung bei Niereninsuffizienz ☞ 8.3.8 Diuretika. Glykogenose Typ I ☞ 11.7.3; Lesch-Nyhan-Sy.; Gicht / ↓ Allopurinoltherapie; hereditäre Störungen des Purinmetabolismus
Harnstoff	NG: 8–28 mg/dl (2,9–10 mmol/l); Sgl./KK: 5–15 mg/dl (1,8–5,4 mmol/l); Kinder/Erw.: 8–20 mg/dl (2,9–7,1 mmol/l)
	↑ Nierenerkrankungen mit Verminderung der GFR um mehr als 50 %; Katabolismus; Exsikkose; Proteinüberschußernährung / ↓ Harnstoffsynthesestörung; Leberinsuffizienz; Eiweißmangelernährung
HDL-Cholesterin	☞ Lipide

Immunglobuline (IgA, IgG, IgG-Subklassen, IgM)

	IgA (g/l)	IgG (g/l)	IgG1 (mg/dl)	IgG2 (mg/dl)	IgG3 (mg/dl)	IgM (g/l)
1–3 Mon.	0,06–0,58	2,7–7,8	167–447	28–157	4–23	0,12–0,87
4–6 Mon.	0,10–0,96	1,9–8,6	143–390	23–115	4–72	0,25–1,20
7–12 Mon.	0,36–1,65	3,5–11,8	190–543	26–221	10–80	0,36–1,04
1–2 Lj.	0,36–1,65	5,2–10,8	281–692	30–343	10–88	0,72–1,60
2–5 Lj.	0,45–2,2	5,0–14,4	310–835	46–468	10–111	0,40–2,00
5–10 Lj.	0,65–2,6	5,7–14,1	380–989	100–534	12–129	0,55–2,10
> 10 Lj.	0,9–4,5	7,7–18,0	405–1112	128–586	23–142	0,6–2,8

↑ Infektionen; chron. entzündl. Prozesse, Autoimmunität / ↓ Humorale Immundefekte, IgA-Mangel, IgG-Subklassenmangel: ☞ 15.2.3

IgE	NG: < 1,5 kU/l; Sgl./KK: < 50 kU/l; Kinder < 100 U/ml; Erw.: < 200 kU/l ↑ Atopie, Parasiten, Hyper-IgE-Sy.
Insulin (nüchtern)	NG: 3–20; danach 8–24 mU/l (Glukose parallel bestimmen! Unter Substitution C-Peptid zum Abschätzen der Restsekretion) ↑ Nesidioblastose; Insulinom　　↓ Diabetes Typ 1
K⁺ (Kalium)	NG: 3,6–6,1 mmol/l, Kinder/Erw.: 3,6–5,5 mmol/l; erhöhte Werte bei hämolytischem Serum ↑ Hyperkaliämie ☞ 9.3.2　　↓ Hypokaliämie ☞ 9.3.1
Kalzium	☞ Ca⁺⁺
Kortisol (8 Uhr morgens)	NG: 1–25 µg/dl (28–690 nmol/l); Sgl.: 3–6 µg/dl (83–166 nmol/l); Kinder/Erw.: 7–27 µg/dl (190–740 nmol/l)
	↑ Cushing Sy. ☞ 10.4.1; **Cave**: beim Cushing Sy. kommen einzelne normale Werte vor; zirkadiane Rhythmik gestört. (24-h-Urin!) Stress	↓ Nebennierenapoplexie des NG nach traumat. Geburt, Waterhouse-Friderichsen-Sy.; adrenogenitales Salzverlusty. ☞ 10.4.4; M. Addison ☞ 10.4.3; hypothalamische Störungen ☞ 10.4.5
Kreatinin	NG: < 1,2 mg/dl (< 106 µmol/l), bis 5. Lj.: < 0,5 mg/dl (< 44 µmol/l), bis 10. Lj.: < 1,0 mg/dl (< 88 µmol/l); > 10 J.: < 1,2 mg/dl (< 106 µmol/l)
	↑ Nierenerkrankungen mit Einschränkung der GFR um ca. 50 %; Muskelzerfall	↓ Patienten mit wenig Muskelmasse (z.B. bei Kachexie), Muskeldystrophie
Kreatin-phospho-kinase (CK)	NG: 70–1200 U/l; Kinder/Erw.: 5–130 U/l Kommt in Skelett-, Herz-, glatter Muskulatur und Gehirn vor. Differenzierung der zugrundeliegenden Störung durch Bestimmung der Isoenzyme möglich: • **CK-BB** Vorkommen überwiegend im Gehirn. • **CK-MB** Vorkommen überwieg. im Herzmuskel (< 8 % d. Gesamt-CK). Noch höhere Spezifität bezüglich kardialer Ischämie hat Troponin T • **CK-MM** Vorkommen überwiegend in der Skelettmuskulatur ↑ Affektionen der quergestreiften Muskulatur (Muskeldystrophien, Dermatomyositis, i.m. Injektionen, nach generalisierten Krampfanfällen, nach chirurg. Eingriffen, nach Sport); ZNS-Erkrankungen (Enzephalitis, Meningitis, nach SHT); Herzmuskelerkrankungen (nach Herzkatheteruntersuchung, nach Defibrillation und Herzmassage, Perimyokarditis)
Laktat	4,5–20 mg/dl (0,5–2,2 mmol/l); **Cave**: NG können am 1. LT erhöhte Werte haben! Erhöhte Werte bei langem venösen Stau, lange schreiendem Kind! ↑ Hypoxie; Infektionen; Schock; Defekte des Pyruvatstoffwechsels ☞ 11.5; Organoazidurien; Aminoazidopathien; Glykogenose Typ I.
Laktatde-hydroge-nase (LDH)	1–30 d: 150–785 U/l; Sgl.: 135–437 U/l; 2–3 Lj. 86–315 U/l; Kinder 90–270 U/l; Erw.: 80–240 U/l; erhöhte Werte bei hämolytischem Serum! ↑ Hämolytische Anämien; perniziöse Anämie; Lebererkrankung; Myopathien; EBV-Infektion; Leukämien; Tumoren.
LDL-Cholesterin	☞ Lipide
Leuzinaryl-amidase (LAP)	15–35 U/l ↑ Cholestase; Hepatitis ☞ 13.1.8
Lipase	< 190 U/l (stark methodenabhängig) ↑ Akute und chron. rezidivierende Pankreatitis im Schub ☞ 13.7.1
Lipide (Nüchternwerte) gesamt: < 1 g/l (Ind.: Kontrolle bei parenteraler Fettzufuhr)	

Lipide Untergruppen Hyperlipoproterinämien: ☞ 11.8					
	Sgl.		KK		SK/Jgl.	
	mg/dl	mmol/l	mg/dl	mmol/l	mg/dl	mmol/l
Cholesterin	53–192	1,4–5,0	45–189	1,15–4,8	114–170 (200)*	3,1–5,2
Freie Fettsäuren		0,5–1,6	–	0,6–1,5	–	0,2–1,1
Triglyzeride (nüchtern)	30–99	(0,34–1,12)	–	–	40–163	0,46–1,86

* Ges. Cholesterin > 200 bei Kindern aller Altersgruppen Ind. zu weiterer Diagnostik ☞ 11.8
- HDL-Cholesterin: 38–84 mg/dl (0,9–2,15 mmol/l) – nicht atherogen!
- LDL-Cholesterin: 63–140 mg/dl (1,6–3,6 mmol/l) – atherogen!
- Ges. Cholesterin unter dem Normbereich bei retardierten Kindern – V.a. Smith-Lemli-Opitz-Sy.

Methämoglobin	< 3 % des totalen Hämoglobins
Mg++ (Magnesium)	NG: 1,6–2,2 mval/l (0,8–1,1 mmol/l); Sgl./KK: 1,7–2,4 mval/l (0,85–1,2 mmol/l); SK/Erw.: 1,4–2,2 mval/l (0,7–1,1 mmol/l)
	↑ Exzessive Zufuhr (Infusionen, magnesiumhaltige Antazida - v.a. bei Niereninsuffizienz) ↓ Hypomagnesiämie des NG ☞ 4.4 Malabsorption und gastrointestinale Verluste; vermehrte renale Ausscheidung (Tubulusschaden, Medikamente); Hyperthyreose; Hyper- und Hypoparathyreoidismus.
Na+ (Natrium)	130–145 mmol/l
	↑ hypertone Dehydratation ☞ 9.2.1 Hyperhydratation ☞ 9.2.2 ↓ hypotone Dehydratation ☞ 9.2.1 Hyperhydratation bei Herzinsuffizienz ☞ 9.2.2; Diuretika
Osmolalität	275–295 mosmol/kg Wasser
pH	☞ Blutgasanalyse
Phenylalanin	< 4 mg/dl (< 0,24 mmol/l)
	↑ Phenylketonurie; Tyrosinämie
Phosphat (PO4^{3-})	NG: 5,0–9,6 mg/dl (1,6–3,1 mmol/l); Sgl., KK, SK: 4,5–6,7 mg/dl (1,5–2,2 mmol/l); Erw.: 2,5–4,8 mg/dl (0,8–1,5 mmol/l)
	↑ Exzessive Phosphatzufuhr; vermehrte endogene Phosphatfreisetzung bei erhöhtem Zelluntergang (z.B. unter Zytostatikather.); Niereninsuffizienz ☞ 8.3; Hypoparathyreoidismus ↓ Phosphatdiabetes ☞ 8.3.11; renales Fanconi Sy. ☞ 8.3.11; Hyperparathyreoidismus; Malabsorption; Rachitis ☞ 5.6.2; resp. Alkalose
Phosphatase, alkalische (AP)	NG: 110–580 U/l; 2 Mon.-2 J.: 120–720 U/l; 2–9. Lj. 110–500 U/l; 9–15 J. 130–700 U/l; Erw.: m: 70–175 U/l, f: 55–147 U/l
	↑ Knochenerkrankungen (z.B. Rachitis ☞ 5.6.2); Lebererkrankungen mit Cholestase ☞ 13.6.2; transitorische Hyperphosphatasämie ☞ 5.6.2
Phosphatase, saure SP	NG: 10–58 U/l, Kinder/Erw.: 4,8–13,5 U/l
	↑ M. Gaucher; M. Niemann-Pick; Knochenerkrankungen (z.B. Metastasen)
Pyruvat (venös)	0,7–1,3 mg/dl (80–150 µmol/l)
	↑ hämolytisches Serum! Pyruvatdecarboxylasemangel; Pyruvatcarboxylasemangel ☞ 11.5

Thyreoidea-stimulierendes Hormon (TSH)	NG bis 4 d: 1,0–38,9 mU/l, 2–20. Wo.: 1,7–9,1 mU/l Kinder/Erw.: 0,3–3,5 mU/l
	↑ Hypothyreose ☞ 10.2.2 ↓ Hyperthyreose ☞ 10.2.3; Übersubstitution
Thyroxin (T4)	• **gesamt**: NG: 107–258 µg/l (138–332 nmol/l), Kinder/Erwa.: 55–110 µg/l (77–142 nmol/l) • **freies**: NG: 1,5–3 ng/l (19–38 pmol/l), Kinder/Erw.: 8–18 ng/l (10–23 pmol/l)
Transferrin	NG: 60–175 mg/dl; Kinder/Erw. 220–372 mg/dl
	↑ Eisenmangel ☞ 17.1.5 ↓ Infekt- oder Tumoranämie ☞ 17.1.7; Hämochromatose
Trijodthyronin (T3)	• **gesamt**: 0,90–1,80 ng/l (1,4–2,8 nmol/l) • **freies**: 3,5–8,0 pg/ml (5,4–12,3 pmol/l)
Vitamin A	20–60 µg/dl (0,7–2,1 µmol/l) Vit. A-Mangel ☞ 5.6.2
Vitamin D	25-Hydroxy-Vit. D: 8–32 ng/ml (20–80 nmol/l) ↓ Rachitis, V. a. Vit. D-Mangel ☞ 5.6.2 1,25-Dihydroxy-Vitamin D : 40–150 pmol/l ↓ bei Rachitis; Therapiekontrolle unter 1,25-Di-OH-Vit.D3 Rachitis ☞ 5.6.2
Vitamin E	3,0–10,4 mg/l (7–24 µmol/l) Vit. E-Mangel ☞ 5.6.2 Pankreasinsuffizienz
Zink	70–140 µg/dl (10,7–21,4 µmol/l)
	↑ Exzessive Zufuhr ↓ chron. Diarrhoen; mangelhafte Zufuhr bei parenteraler Ernährung; Akrodermatitis enteropathica

26.2 Blutbild und Differentialblutbild

Normalwerte des roten Blutbildes							
Alter	Erythrozyten	Retikulozyten	Hämoglobin (Hb)	MCV	HbE = MCH	MCHC	Hämatokrit
	Mill/µl	‰ Erys	g/dl	µm^3	pg	g/dl	%
1. LT	5,4 (4,5–6,5)	42 (13–65)	15,2–23,5	98–122	33–41	31–35	44–65
2.–6. LT	5,3 (4,4–6,1)	30 (10–50)	15,0–24,0	94–135	29–41	31–35	50–70
2 Wo.	5,0 (3,0–5,5)	8 (3–13)	12,7–18,7	84–128	26–38	24–36	42–62
4 Wo.	4,7 (3,9–5,3)	8 (3–13)	10,3–17,9	82–126	26–38	26–34	31–59
2 Mon.	4,5 (3,7–5,0)	8 (3–15)	9,2–15,0	81–121	24–36	26–34	30–54
3 Mon.	3,8 (3,2–4,3)	19 (10–35)	9,6–12,8	77–113	23–36	26–34	31–43
5–7. Mon.	4,2 (3,8–5,0)	8 (3–13)	10,1–12,9	73–109	21–33	26–34	32–44
8–10. Mon.	4,8 (4,0–5,3)	8 (3–13)	10,5–12,9	74–106	21–33	28–32	35–43
1 J.	4,9 (4,2–5,5)	8 (3–13)	10,7–13,1	74–102	23–31	28–32	35–43
2–6 J.	5,0 (4,3–5,5)	5 (1–13)	10,8–14,3	72–88	23–31	32–36	31–43

Normalwerte des roten Blutbildes

Alter	Erythrozyten	Retikulo-zyten	Hämoglo-bin (Hb)	MCV	HbE = MCH	MCHC	Häma-tokrit
	Mill/µl	‰ Erys	g/dl	µm³	pg	g/dl	%
7–12 J.	5,1 (4,5–5,5)	5 (1–13)	11,9–14,7	69–93	22–34	32–36	33–43
13–17 J., m	5,4 (4,8–5,7)	5 (1–13)					39–47
13–17 J., f	5,0 (4,3–5,5)	5 (1–15)					36–44
Erw., m	5,4 (4,8–5,9)	3 (1–14)	14,0–17,5	80–96	28–33	33–36	42–50
Erw., f	4,8 (4,3–5,2)	6 (1–14)	12,3–15,3	80–96	28–33	33–36	36–45

MCV=   Mittleres Volumen der einzelnen Erythrozyten
HbE = MCH =   Mittlerer Hb-Gehalt der einzelnen Erythrozyten
MCHC =   Mittlere Hb-Konzentration der einzelnen Erythrozyten

☞ DD der Anämien (↓ Erythrozytenzahl und/oder ↓ Hämoglobin, ↓ HKT) ☞ 17.1.1.
- MCV ↓, MCH ↓ bei Eisenmangel, Infekten, Tumoren, FG-Anämien und Thalassämien (bei letzteren Quotient MCV/Ery in Mill/µl < 13, bei Eisenmangel > 13!)
- Reti ↑ und MCHC ↑ bei normalem MCV und MCH: V.a. Sphärozytose
- MCV ↑, MCHC ↑, MCH ↑ bei Folsäure- und Vit B12-Mangel, aplastischen Anämien, Diamond-Blackfan-Anämie

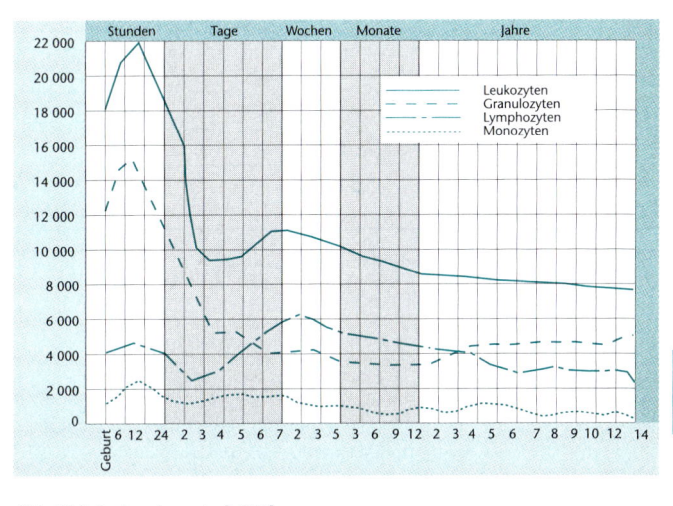

Abb. 26.1: Leukozytenwerte [L 157]

Normalwerte des weißen Blutbildes					
	Säuglinge		Kinder		Erwachsene
Leuko-zyten	9 000–15 00 0/µl $9–15 \times 10^9$/l		8 000–12 00 0/µl $8–12 \times 10^9$/l		4 000–9 000 /µl $4–9 \times 10^9$/l	
	%	absolut	%	absolut	%	absolut
Granulozyten (Polymorphkernige)					
Neutro-phile	25–65	2 250–9 750 /µl $2{,}25–9{,}75 \times 10^9$/l	35–70	2 800–8 400 /µl $2{,}8–8{,}4 \times 10^9$/l	55–70	2 200–6 300 /µl $2{,}2–6{,}3 \times 10^9$/l
Stab-kernige	0–10	–1 500/µl $–0{,}15 \times 10^9$/l	0–10	–1 200/µl $–0{,}12 \times 10^9$/l	3–5	120–450/µl $0{,}12–0{,}45 \times 10^9$/l
Segment-kernige	22–65	2 250–9 750 /µl $2{,}25–9{,}75 \times 10^9$/l	25–65	2.000–7.800/µl $2–7{,}8 \times 10^9$/l	50–70	2 000–6 300/µl $2–6{,}3 \times 10^9$/l
Eosino-phile	1–7	90–1 050/µl $0{,}09–0{,}11 \times 10^9$/l	1–5	80–600/µl $0{,}08–0{,}6 \times 10^9$/l	2–4	80–360/µl $0{,}08–0{,}36 \times 10^9$/l
Baso-phile	0–2	–300/µl $–0{,}03 \times 10^9$/l	0–1	–120/µl $–0{,}12 \times 10^9$/l	0–1	–90/µl $–0{,}09 \times 10^9$/l
Mononukleäre					
Mono-zyten	7–20	630–3 000/µl $0{,}63–3{,}0 \times 10^9$/l	1–6	80–720/µl $0{,}08–0{,}72 \times 10^9$/l	2–6	80–540/µl $0{,}08–0{,}54 \times 10^9$/l
Lympho-zyten	20–70	1 800–10 500/µl $1{,}8–10{,}5 \times 10^9$/l	25–50	2 000–6 000 /µl $2–6 \times 10^9$/l	25–40	1 000–3 600 /µl $1–3{,}6 \times 10^9$/l

DD der Leukozytose ☞ 17.3.1; 18.3.1
DD Neutropenie ☞ 17.3.1

Thrombozyten

NG: 100–250 000/mm³; Ältere Kinder: 200–350 000/mm³;
DD: Thrombozytose und Thrombopenie (☞ 17.4)

26.3 Gerinnung

Antithrombin III	NG: 40–70 %, Kinder/Erw.: 80–120 %, Kofaktor von Heparin; ↓ Disseminierte intravasale Gerinnung ☞ 17.4.1; Lebererkrankungen, selten kongenitaler Mangel
Blutungszeit	Methodenabhängig: NG: 2–5 Min., Kinder/Erw.: 2–3 Min.; Beeinflusst von Zahl und Funktion der Thrombozyten; ↑ bei v. Willebrand-Sy. ☞ 17.4.1; Thrombopathien
D-Dimere	20–400 µg/l ↑ Hyperfibrinolyse, Schock, Gewebeschädigung; DIC ☞ 17.4.1
Fibrinogen	< 6 Mon.: 150–300 mg/dl (1,5–3 g/l), > 6 Mon.: 200–400 mg/dl (2–4 g/l) ↑ Infektionen („Akutphase-Protein") ↓ DIC; Leberinsuffizienz
Fibrinogen-Spaltprodukte	< 1 mg/l ↑ Hyperfibrinolyse, Schock, Gewebeschädigung; DIC ☞ 17.4.1
Gerinnungs-faktoren	☞ 17.4.1
INR	☞ Thromboplastinzeit

Partielle Thrombo-plastinzeit (PTT)	NG: 45–70 Sek.; Kinder/Erw.: 28–40 Sek. Globaltest des „intrinsic"-Systems. Überwachung der Heparinther. (Soll: 1,5–2,5facher Normwert). Keine Blutentnahme aus zentralem Zugang oder am gleichen Arm der Heparininfusion! ↑ Mangel oder Inhibition von Faktor I, II, V, VIII, IX, X, XI, XII. v. Willebrand-Sy.; Heparinther.
Thrombinzeit	17–24 Sek. (abh. von Reagenz); Überwachung von Heparinther. und Fibrinolyse (Soll: 2–4facher Normalwert). Keine Blutentnahme aus zentralem Zugang oder am gleichen Arm der Heparininfusion! ↑ Hypo-Afibrinogenämie, Heparin- oder Fibrinolyseether., DIC ☞ 17.4.1
Thrombo-plastinzeit nach Quick (TPZ). INR	NG: > 40 %, Kinder/Erw.: 70–120 %; INR für die Kontrolle der Antikoagulation Globaltest des „extrinsic"-Systems; Überwachung einer Kumarinther. ↓ Mangel oder Inhibition von Faktor I, II, V, VII, X. Vit. K-Mangel; Lebererkrankungen: sensitiver Parameter für Syntheseleistung ☞ 13.6.4 Kumarintherapie: Angestrebt werden INR-Werte 2–4,0 je nach Indikation;

Von-Willebrand-Faktor: ☞ 17.4.1

26.4 Liquordiagnostik

Albumin-quotient Liquor/ Serum	FG: < 50 x 10^3 ; NG: < 25 x 10^3; 1 Mon. 15 x 10^3 ab 6. Mon. 5 x 10^3 ↑ Schrankenstörungen: Enzephalitis, Meningitis, Tumoren, Blutungen Zu ergänzen durch Immunglobuline G, A, M im Liquor u. Serum zur Diagnose einer intrathekalen Immunglobulinproduktion (Meningitis, MS, Enzephalitis)
Eiweiß	NG: 15–130 mg/dl (0,15–1,3 g/l), Kinder/Erw.: 10–50 mg/dl (0,1–0,5 g/l) ↑ Bakterielle > virale Meningitis und Enzephalitis; Hirnabszeß; Stopliquor bei Blockade des Liquorflusses; MS.
Erythro-zyten	NG: abhängig vom Geburtsmodus 0–360/3 Zellen oder < 120/µl Kinder/Erw.: 0/3 oder 0/µl ↑ Subarachnoidalblutung; Artefakte durch Punktion
Glukose	38–65 mg/dl (2,1–3,6 µmol/l); Soll < 2/3 aber > 1/2 des Blutzuckers ↑ Virusmeningitis ☞ 6.3.2 ↓ Bakterielle-, Pilz-Meningitis ☞ 6.3.2
Laktat	0,8–1,9 mmol/l ↑ Bakterielle Meningitis ☞ 6.3.2; Atmungskettendefekte; neurometab. Erkrankungen ☞ 11.5
Leuko-zyten	NG: abhängig vom Geburtsmodus: < 50 Zellen/µl; Kinder/Erw.: < 2/3 Zellen oder 4/µl; Davon bei NG max. 58 %, bei älteren Kindern 0 % Segmentkernige ↑ Bakterielle > virale Meningitis. Bei viraler Meningitis nur im Anfangsstadium segmentkernige Granulozyten, später Lymphozyten

26.5 Urinwerte

Amylase	Sgl.: 10–110 U/l, Kinder/Erw.: 10–160 U/l (besser Amylase/Kreatinin-Quotient, weil von Diurese unabhängig) ↑ Pankreatitis; Bauchtrauma, Mumps; Verbrennungen; Parotitis
Ca^{++}	< 4 mg/kg/24 h (< 0,1 mmol/kg/d); FG: > 8–20 mg/dl. Im Spontanurin **Ca^{++}**/Kreatinin-Quotienten (g/g) bestimmen (< 0,2) ☞ 8.6
Cl$^-$ (Chlorid)	40–220 mmol/d; abh. von Chlorid-Aufnahme, Serum-Cl$^-$, Diuretika

Cu++ (Kupfer)	< 40 µg/d (< 0,6 µmol/d); 0,36–7,56 mg/mol Kreatinin
	↑ M. Wilson; Lebererkrankungen mit Cholestase
Erythrozyten	< 3/µl (Zählkammer); < 10/µl (Streifentest) ↑ ☞ 8.1.3
Hämoglobin	< 300 µg/l
	↑ nach körperlicher Belastung, bei Infektionen, massiver Hämolyse, Erythrozyturie
K+	2,5–125 mmol/d; Ausscheidung abh. von Kaliumzufuhr, Serumkalium, Serum-pH, Aldosteron
Kreatinin-clearance	Altersabhängig ☞ 8.2.3
Leukozyten	< 10/µl (Zählkammer); < 20/µl (Streifentest) ↑ ☞ 8.1.6
Na+	40–120 mmol/d; abh. von Natriumzufuhr, Verlusten, Serum-Na, Nierenfunktion ☞ 8.2.3
Osmolalität	50–600 mosmol/kg Wasser; Werte ≥ 850 mosm/l (Sgl. > 600) nur unter Durstbedingungen, bei Exsikkose oder hoher ADH-Sekretion
PO_4^{3-} (Phosphat)	0,5–1,8 g/d (16–58 mmol/d); FG: > 6–15 mg/dl ☞ 8.2.3
Protein	< 0,1 g/m² KOF/d (ggf. ergänzen durch Markerproteine Albumin, α_1-Mikroglobulin und IgG ☞ 8.1.4)
	↑ Nephritis, nephrot. Syndrom, Fieber; Nierenvenenthrombose; Orthostase ☞ 8.1.4
Urobilin/ Urobilinogen	Negativ, nachweisbar bei hämolytischen Anämien und Lebererkrankungen

26.6 Medikamentenspiegel im Blut

	Talspiegel	Spitzenspiegel	Besonderheiten
Amikacin	1–4 mg/l	30 Min. nach Gabe: 20–25 mg/l	Toxisch > 30 mg/l
Carbamazepin	4–10 mg/l	–	Toxisch > 12 mg/l
Coffein	5–20 mg/l	–	
Cyclosporin A	80–160 µg/l (Vollblut)		Angestrebter Spiegel abhängig von Zeit nach Tx und transplantiertem Organ
Digoxin	0,8–2,0 µg/l	–	Kontrolle routinemäßig am 5. d, 8–24 h nach Gabe
Ethosuximid	40–100 mg/l	–	Toxisch > 150 mg/l
Gentamycin	0,5–2 mg/l	5–10 mg/l	Toxisch > 12 mg/l
Phenobarbital	15–40 mg/l	–	
Phenytoin (Diphenylhydantoin)	10–20 mg/l	–	
Primidon	5–12 mg/l	–	Toxisch > 20 mg/l
Salizylat	150–300 mg/l	–	Antiphlogistisch
	50–150 mg/l	–	Antipyretisch
Theophyllin	5–10 mg/l	–	FG, NG mit Apnoen
	10–20 mg/l	–	Kinder mit Asthma bronchiale
Tobramycin	0,5–2 mg/l	6–10 mg/l (30 Min. nach Gabe)	
Valproinat	50–100 mg/l	–	
Vancomycin	5–10 mg/l	30–40 mg/l	

Umrechnung: 1 mg/l = 1 µg/ml; 1 µg/l = 1 ng/ml

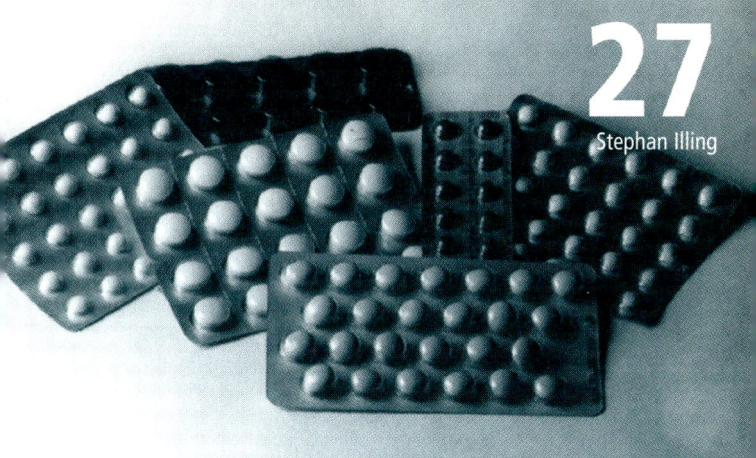

Problemfälle der Arzneitherapie

27
Stephan Illing

27.1	Antipyrese und Analgesie	746
27.2	Sedierung	747
27.3	Antibiotika	748
27.4	Stillen und Medikamente	756

27.1 Antipyrese und Analgesie

Indikation zur Antipyrese: Temperatur über 38,5° C, bei Kindern mit Fieberkrampf ab 38,0° C. Meist ist Paracetamol (PCM) Mittel der ersten Wahl, Ersatz ist ASS, und nur selten muß Metamizol angewendet werden. Parallel physikalische Maßnahmen (dünne Decke, Kühlelemente bzw. „Wadenwickel").

Antipyretika

Substanz	Dosierung	NW/Beachten
Paracetamol	20–(35) mg/kg rektal oder 20 mg/kg oral, max. alle 6 h	NW selten bei normaler Dosierung. KI: Leberschäden, Glukose-6-phosphat-Dehydrogenase-Mangel
ASS	10–15 mg/kg oral, max. alle 4 h	NW: gastrointestinale Blutung, Thrombozyten-Funktionsstörung, selten Intoleranz (cave: jugendliche Asthmatiker). Cave: Reye-Syndrom besonders bei Virusinfekten (Varizellen?!). KI: bei Sgl. zurückhaltend; Glukose-6-phosphat-Dehydrogenase-Mangel
Metamizol	5–15 mg/kg oral, max. alle 4 h	NW: selten, aber bedrohlich: Knochenmarksdepression KI: Sgl.

Indikation zur Analgesie:
- Verletzungen und Verbrennungen: je nach Schweregrad: PCM, Ibuprofen, Opioide
- Entzündliche Reaktionen unterschiedlichster Genese: je nach Ursache, PCM (evtl. + Codein), ASS, Ibuprofen, selten Opiate
- Infektionen (Otitis, Weichteilinfektionen etc.), die mit lokalen Schmerzen verbunden sind: PCM, ASS, selten andere
- Koliken: ASS und PCM reichen oft nicht aus. Opiate besonders bei Koliken der Harnwege problematisch; Kombination mit Spasmolytikum oft sinnvoll
- Diagnostische oder therapeutische Eingriffe (LP, Knochenmark-/Leber-/Nierenpunktion, Endoskopien etc.): Sedierung steht im Vordergrund (s.u.)
- Postoperative Schmerzen: je nach Schwere des Eingriffs PCM, Opiate
- Schmerztherapie in der Onkologie ☞ 18.2.4

Analgetika

Substanz	Dosis	NW/Beachten
ASS, Paracetamol, Metamizol s.o.		
Ibuprofen	4–10 mg/kg, max. 6 h	Gastrointestinale Ulcera; Interaktionen mit anderen Medikamenten
Opioide	Individuelle Dosierung nach Effekt, da Toleranz und Toxizität individuell sehr unterschiedlich. Somnolenz ist wichtiges Frühzeichen für Überdosierung! NW: Atemdepression, Motilitätsstörung im GI-Trakt, Blasenentleerungsstörung, Juckreiz. Suchtgefahr!	
Codein	0,5–1 mg/kg 4–6 stündl.	Meist in Kombination mit Paracetamol verwendet bei leichten (infektbedingten) Schmerzen. Nur orale Gabe!
Morphin (z.B. MST®)	0,05–0,1 mg/kg i.v. 2–6 stündl.	Auch als Dauerinfusion verwendbar, sowie peridural, rektal, subkutan und spinal

Substanz	Dosis	NW/Beachten
Tramadol (z.B: Tramal®)	0,5–1–2 mg/kg i.v., max. 8 mg/kg/d	Ab 1 Jahr! Auch oral und rektal zu verwenden
Fentanyl	0,5–2 μg/kg i.v., kontinuierlich 2–10 μg/kg/h	Gabe auch transdermal bzw. über Schnuller etc. möglich. Kurze Wirkdauer. Zur Anästhesie wesentlich höhere Dosierung!
Weitere Substanzen für Anästhesie und Intensivmedizin: Alfentanil, Sufentanil, Piritramid		
(Pethidin): obsolet wegen langdauernder NW durch Metaboliten		
(„lytischer Cocktail"): obsolet wegen Interaktion und nicht gut steuerbarer Wirkung		
Ketamin	0,5–1 mg/kg i.v. als Bolus oder kontinuierlich/h, zur Narkose 2–5 mg/kg i.v.	Besonders sinnvoll bei Notfällen/Verletzungen, vor allem wenn anschließend eine Narkose durchzuführen ist Cave: Alpträume sowie Halluzinationen in der „Aufwachphase"
Clonidin	s.u.	

27.2 Sedierung

Manche Analgetika haben auch eine sedierende Wirkung, aber nicht alle Sedativa wirken auch analgetisch, daher niemals beim sedierten Patienten Analgesie vergessen!

Indikation zur Sedierung:
- Beatmung
- Ruhigstellung bei gefährdeter Wundheilung
- Immobilisierung
- Unangenehme diagnostische oder therapeutische Eingriffe (z.B. CCT, MRT, Leberpunktion, Endoskopie etc.)
- Langfristige Nüchternheit
- Stridor mit Atemnot, bronchiale Obstruktion: *cave* Atemdepression
- Krampfanfälle

Kontraindikationen zur Sedierung bzw. besondere Vorsicht:
- Akutes Abdomen
- Fraglich meningitische Kinder bis zur vollständigen diagnostischen Abklärung
- Schädelprellung (leichtes Schädel-Hirn-Trauma)

Sedativa

Substanz	Dosis	NW/Beachten
Opioide (Morphin, Tramadol, Fentanyl) s.o.		
Chloralhydrat	Sedierung ohne Analgesie, bei hoher oder wiederholter Gabe Atemdepression	
Barbiturate	Je nach Dosis unterschiedlich ausgeprägte Sedierung, antikonvulsive Wirkung; in hoher Dosis Narkose bis zum „Barbituratkoma", keine Analgesie, eher gegenteilig! Bei Dauergabe keine Mischung mit anderen Lösungen, getrennter i.v.-Zugang (alkalische Lösung, flockt aus)	
Phenobarbital	5–10 mg/kg i.v., oral 7–10 mg/kg/d	Langwirkend, daher besonders geeignet als zusätzliches Medikament bei der Langzeitsedierung, bzw. wenn die antikonvulsive Wirkung benötigt wird

Substanz	Dosis	NW/Beachten
Methohexital	1–2 mg/kg i.v.	Verwendung vorwiegend zur Narkoseeinleitung
Thiopental	4–7 mg/kg i.v.	Verwendung vorwiegend zur Narkoseeinleitung
Benzodiazepine	Sedierende und antikonvulsive Wirkung, auch anxiolytisch, daher auch zur Prämedikation geeignet, jedoch nicht analgetisch!	
Diazepam	0,2–0,3 mg/kg i.v.	Fettemulsion (z.B. Diazemuls®) ist besser venenverträglich. Zur Sedierung bei gleichzeitiger antikonvulsiver Wirkung gut geeignet. Bei Fieberkrampf auch als Klysma für die häusliche Anwendung. Cave: Atemdepression. Bei NG sehr lange Halbwertszeit
Midazolam (Dormicum®)	0,1 mg/kg i.v., bzw. 0,2–0,6 mg/kg/h; oral 0,3–0,5 mg/kg, rektal 0,5 mg/kg	Besonders geeignet zur Prämedikation und Sedierung bei diagnostischen und therapeutischen Eingriffen. Wasserlöslich. Heparin sowie Nieren- und Leberinsuffizienz erhöhen Blutspiegel. Bei NG Krampfanfälle
Clonazepam	☞ 12.3.2	Einsatz vorwiegend bei zerebralen Krampfanfällen
Propofol	2,5–3,5 mg/kg i.v., kontinuierlich 3–12 mg/kg/h	Je nach Dosis Sedierung bis Narkose. Schneller Wirkungseintritt, kurze Wirkdauer. Erst ab 3 J. zugelassen („keine Erfahrung"), nicht zur Langzeitsedierung. NW: Hypotonie, Krampfanfälle, Bradykardie. Injektion evtl. schmerzhaft (evtl. 0,5 mg/kg Lidocain zusetzen)
Clonidin	i.v. 0,5–4 µg/kg als Bolus bzw. kontinuierlich/peridurale und spinale Anwendung möglich	Ursprünglich Antihypertensivum; sedierende und analgesierende Wirkung, Potenzierung der Wirkung von Opioiden, besonders sinnvoll auch in der „Entzugsphase". Cave: Hypotonie und Bradykardie
Etomidat	0,2–0,3 mg/kg	Ohne analgetische Wirkung! Nur einmalige Gabe!
Promethazin (Atosil®)		Eher Neuroleptikum, anticholinerge Symptome, extrapyramidale Symptomatik, Hypotonie. Eher obsolet

27.3 Antibiotika

Allgemeine Prinzipien der Antibiotikatherapie

- *Indikation klären:* Viele antibiotische Behandlungen in Kinderkliniken werden mit „weicher" Indikation vorgenommen, sind also unnötig
- Für die meisten Erkrankungen reicht eine *kleine Palette von Substanzen:* Mehr als 90 % aller Antibiotika-Behandlungen in der Kinderklinik lassen sich mit ca. 5–6 Substanzen bestreiten
- Außer in bedrohlichen Notfällen zunächst *bakteriologische Diagnostik*, wenn sinnvoll oder nötig! (☞ 6.2)
- Für *schwere Infektionen* (Meningitis, Sepsis, NG-Infekt.) gibt es in allen Kliniken festgelegte Schemata. Von diesen Richtlinien sollte man nur in gut begründeten Einzelfällen abweichen. Änderungen dieser Schemata erfolgen aufgrund der speziellen Resistenzlage, Häufung von Infektionen mit „Problemkeimen" oder aufgrund wissenschaftlicher Fortschritte (gemeinsame Absprache!).

Unspezifische häufige NW

- *Durchfälle*, kommen besonders häufig bei oralen Penicillinen und deren Abkömmlingen vor
- *Exantheme* sind vor allem bei jüngeren Kindern sehr häufig (bis zu 5 %, bei gleichzeitiger Virusinfektion auch deutlich darüber). Nicht jedes Exanthem als „Allergie" bezeichnen
- Bei Säuglingen kommt es häufig zu sekundären *Mykosen* (Soorüberwucherung im Darm und nachfolgender Anogenitalmykose). Daher vor allem bei längere parenteraler Behandlung darauf achten und evtl. Nystatin ansetzen
- *Gastrointestinale Symptome* sind bei Patienten aller Altersstufen häufig, besonders bei oralen AB.

Praktische Tips

- *Spiegelkontrollen* vor allem bei Aminoglykosiden (geringe ther. Breite). Normalerweise „Talspiegel", also Abnahme vor der nächsten zeitgerechten Injektion. Bei Tobramycin 8-h-Spiegel ☞ 26.6.
- Bei *eingeschränkter Nierenfunktion* sind die meisten AB niedriger zu dosieren. Spezielle Informationen einholen!
- Umsetzen von i.v.-Medikation auf oral:
  - *Rezeptieren in der Ambulanz:* Gebräuchliche Präparate oder Generika verordnen, die in der Dienstapotheke wahrscheinlich auch vorrätig sind!
  - Bei der *Verordnung auf Station* möglichst an die *Packungsgrößen* halten, bei allen Dosierungen gibt es Spielräume. (z.B. Einzeldosis 520 mg bei 500 mg-Ampulle unwirtschaftlich und medizinisch sinnlos, unnötige Belastung des Pflegepersonals!).

Erklärung der Abkürzungen: p.o.: per os, orale Gabe; i.v.: zur Injektion bzw. Infusion; Dos.: 2, Dos.: 3, etc.: Tagesdosis aufgeteilt auf 2, 3, etc. Gaben; ML = Meßlöffel.

Substanz (Beispiel Handelsname)	Dosierung	Packungsgröße ML l, mg/ml, etc.	Indikation
Dosierung (S: Säuglingsdosierung, K: Kinderdosierung, E: Erwachsenendosierung, MD: Maximale Dosis); ! = Besonderheiten/Hinweise (z.B. KI bei NG, Sgl, etc.), häufige Komplikationen, gegenseitige Beeinflussung (NW/KI);			
Amikacin (Biklin®)	S: 1.Tag 10 mg/kg, ab 2. Tag 15 mg/kg/d i.v./i.m. Dos.: 2 K: (10)–15 mg/kg/d i.v. Dos.: 2–3 E: (10)–15 mg/kg/d i.v. Dos.: 2–3 MD: 1000 mg/d	100/250/350/500 mg/2 ml	Schwere, septische Infektionen (als Kombination mit anderen AB)

! Ototoxisch, nephrotoxisch, neurotoxisch (Cephalosporine erhöhen Nephrotoxizität!). Möglichst nicht > 10 d; Spiegelkontrolle am 3.d vor allem bei NG! (☞ 26.6)

27. Problemfälle der Arzneitherapie

Substanz (Beispiel Handelsname)	Dosierung	Packungsgröße ML l, mg/ml, etc.	Indikation
Amoxicillin (Amoxypen®, Clamoxyl® u.v.a.)	**S:** 50–100 mg/kg/d p.o./i.v. Dos.: 3–4 **K:** 50–100–(200) mg/kg/d p.o./i.v. Dos.: 3–4 **E:** 25–50–(100) mg/kg/d p.o./i.v. Dos.: 3–4 **MD:** 6 g/d	Saft: 1 ml = 50 mg/Packung mit 100 ml u.a.	Otitiden, Pneumonien, andere Infektionen, mit Einschränkung bei Sepsis, dann besser in Kombination

! Exantheme bei 5 % der Pat., bei EBV-Infektion 95 %; gastrointestinale Sy.; Allergien sehr selten

| **Amoxicillin + Clavulansäure** (β-Lactamase-Hemmstoff) (Augmentan®) | **S:** 30–40 mg/kg/d Dos.: 3 p.o.
K: 30–50–(60) mg/kg/d Dos.: 3 p.o.
E: 30–50–(60) mg/kg/d Dos.: 3 p.o.
MD: 3 g/d | Saft/forte-Saft: 1 ml = 25/50 mg Amoxicillin | ähnlich Amoxicillin; bei Staph. aureus |

Achtung: Dosierung manchmal auf die Gesamtsubstanz bezogen (Verhältnis 4 : 1; sinnvoller ist die Angabe bezogen auf Amoxicillin wie hier!); sehr teuer!
! Siehe Amoxicillin

| **Ampicillin** (Amblosin® Binotal® u.a.) | **S:** 50–120 mg/kg/di.v.(p.o.) Dos.: 2–4
K: 50–100 mg/kg/d i.v.(p.o.) Dos.: 4
E: 50–100 mg/kg/d i.v.(p.o.) Dos.: 4
MD: 15 g/d | Ampullen ab 500 mg | Wie Amoxicillin |

! Siehe Amoxicillin; Bei Sepsis/Meningitis Dosis evtl. auch 300–400 mg/kg/d Dos.: 6, aber inzwischen weitgehend verlassen; Endokarditis 200 mg/kg/d

| **Azithromycin** (Zithromax®) | **S:** –
K: 10 mg/kg in einer Dos.
E: 500 mg in einer Dos.
MD: 1000 mg/d | Trockensaft 30 ml (5 ml = 200 mg) | |

! Dauer der Therapie nur 3 Tage! Gabe 1 h vor oder 2 h nach dem Essen!

| **Aztreonam** (Azactam®) | **S** (ab 1 Monat) und **K:** 90–120 mg/kg/d Dos:3–4
E: 1–2 g/Dosis Dos: 3–4
MD: 8 g/24 g | Inj. Fl. mit 0,5 g/1 g/2 g | Reserveantibiotikum bei gramnegativen Keimen, vor allem bei schweren Infektionen |

! NG bis 1 Mo.: 60 mg/kg/d Dos: 2

| **Cefaclor** (Panoral®) | **S:** 20–40 mg/kg/d p.o. Dos.: 3
K: 20–40–(50) mg/kg/d p.o. Dos.:3
E: 20–40–(50) mg/kg/d p.o. Dos.:3
MD: 4 g/d | Saft/forte Saft/Tropfen: 1 ml = 25/50/50 mg OP 100 ml | Bakterielle Atemwegsinfektionen, HWI etc. |

! Dosis kann bei schwereren Infektionen verdoppelt werden. Wenig Beeinflussung durch Nahrungsaufnahme

Antibiotika

Substanz (Beispiel Handelsname)	Dosierung	Packungsgröße ML l, mg/ml, etc.	Indikation
Cefadroxil (Bidocef®)	**S:** (30)–50 mg/kg/d p.o. Dos.: 2 **K:** (30)–50 mg/kg/d p.o. Dos.: 2 **E:** 30–(50) mg/kg/d p.o. Dos.: 2 **MD:** 4 g/d	Saft/forte Saft: 1 ml = 50/100 mg. OP je 60 u. 100 ml	Atemwegs- und andere Infektionen, Staph.-Infekt der Haut
❗ Bei jungen Sgl. nicht sehr gebräuchlich. Kaum Beeinflussung durch Nahrungsaufnahme. Bei Streptokokken-Angina evtl. nur 1/2 Dosis, bei schweren Infektionen auch höhere Dosen			
Cefalexin (Oracef®, Ceporexin® u.a.)	**S:** (25)–50–100 mg/kg/d Dos.: 3–4 **K:** (25)–50–100 mg/kg/d Dos.: 3–4 **E:** (15)–30–60 mg/kg/d Dos.: 2–4 **MD:** 4 g/d	Saft/Sirup/Tropfen: 1 ml = 50/50/100 mg. OP 60/120 ml; 10 ml Tr.	Atemwegs- u. andere Infekt., vor allem der Weichteile
❗ Dosis kann evtl. weiter erhöht werden. Evtl. Kreuzallergie zu Penicillinen			
Cefamandol (Mandokef®)	**S:** >1 Mo. 50–100 mg/kg/d Dos.: 3–4 **K:** 50–100 mg/kg/d Dos.: 3–4 **E:** 40–80 mg/kg/d Dos.: 3–4–(6) **MD:** 12 g/d	Ampullen zu 500/1000/2000 mg	Schwere Infektionen, z.B. Pneumonien
❗ Gerinnung kann beeinflußt werden, Quick-Kontrollen			
Cefixim (Cephoral®, Suprax®)	**S:** >1 Mo.; 8 mg/kg/d p.o. Dos.: 1 **K:** 8–(12) mg/kg/d p.o. Dos.: 1–(2) **E:** 6 mg/kg/d p.o. Dos.: 1–2 **MD:** 400 mg/d	Trockensaft: 1 ml = 20 mg: OP mit 50 u. 100 ml	Atemwegs- und andere Infektionen, HWI
❗ Aufteilung in zwei Dosen sollte bevorzugt werden			
Cefotaxim (Claforan®)	**S:** 100 mg/kg/d i.v. Dos.: 2–3 **K:** (50)–100–(200) mg/kg/d i.v. Dos.: 3–4 **E:** 50–100–(200) mg/kg/d i.v. Dos.: 3–4 **MD:** 12 g/d	Injektions-Flasche zu 500/1000/2000 mg	Schwere (systemische) Infektionen, Meningitis
❗ 200 mg/kg/d bei Meningitis, alle Altersstufen, 4–6 Dosen/d (bei Erregernachweis und Antibiogramm ggf. auf preiswerteres AB umstellen!); erhöht Toxizität von Aminoglykosiden und Schleifendiuretika			
Cefpodoxim (Orelox®, Podomexef®)	**S:** 8–12 mg/kg/d, Dos.: 2 **K:** 5–10 mg/kg/d, Dos.: 2 **E:** 200–400 mg/d, Dos.: 2 **MD:** 400 g/d	50/100/200 ml 5 ml = 40 mg Filmtabl. zu 100 mg	
❗ Einnahme mit der Mahlzeit			
Ceftazidim (Fortum®)	**S:** Bis 2 Mo.: 25–60 mg/kg/d, ab 2 Mo. 50–100 mg/kg/d Dos.: 2 **K:** 30–100 mg/kg/d i.v. Dos.: 2–3 **E:** 30–80 mg/kg/d i.v. Dos.: 2–3 **MD:** 6 g/d, bei CF 9 g/d bei CF 100–200 mg/kg	Injektions-Flasche zu 500/1000/2000 mg	Schwere Infektionen, besonders durch Pseudomonas
❗ Auch i.m.-Injektion möglich. Chloramphenicol stört die Wirkung			

Substanz (Beispiel Handelsname)	Dosierung	Packungsgröße ML l, mg/ml, etc.	Indikation
Ceftibuten (Keimax®)	**S:** > 3 Mo. 9 mg/kg/d, Dos.: 1 **K:** 9 mg/kg/d, Dos.: 1 **E:** 400 mg/d, Dos.: 1 **MD:** 400 mg/d	60 ml Saft/forte Saft 5 ml = 90/180 mg	HWI, Otitis
❗ Einnahme mit der Mahlzeit			
Ceftriaxon (Rocephin®)	**S:** (< 2 Wo.: max. 50 mg/kg/d) > 2 Wo.:20–80 mg/kg/d Dos.: 1 **K:** 20–80 mg/kg/d Dos.: 1 **E:** 20–40–(80) mg/kg/d Dos.: 1 **MD:** 4 g/d	Ampullen mit 500/1000 mg	Schwere Infektionen, Meningitis; Borreliose
❗ Bei Meningitis Dosis auf 100 mg/kg/d erhöhen! Die i.m.-Injektion ist schmerzhaft, nur mit Lokalanästhetikum (spezielle Handelsform, kaum für Kinder)!			
Cefuroxim (Zinacef® (i.v.); Elobact® (oral), Zinnat® (oral))	**S:** > 3 Mo.: 30–100 mg/kg/d i.v. Dos.: 3; (> 3 Mo. 20–30 mg/kg/d p.o. Dos.: 3) **K:** 30–100 mg/kg/d i.v. /20 mg/kg/d p.o. Dos.: 3 **E:** 30–60–(100) mg/kg/d i.v./(5)–10–(30) mg/kg/d p.o. Dos:3–(4) **MD:** oral 2 g/d; i.v. 6 g/d	Ampullen mit 250/750/1500 mg; Saft: 1 ml = 25 mg	Breites Indikationsspektrum, v.a. Pneumonien; gut knochengängig
❗ NG: nur 2 Dosen, untere Dosierungsangabe. Bei Meningitis bis zur doppelten Dosis			
Chloramphenicol (Paraxin®)	**S:** ab 4 Wo. 50–60 mg/kg/d i.v./p.o. Dos.: 4 **K:** 50–(100) mg/kg/d i.v./p.o. Dos.: 4 **E:** 50–(100) mg/kg/d i.v./p.o. Dos.: 4 **MD:** 3 g/d	i.v.: 1 Amp = 1000 mg = 5 ml; Saft: 1 ML = 4 ml = 100 mg	Gut liquorgängig, daher bei Meningitiden, wenn Routine-ther. versagt; Typhus abdominalis
❗ Bei NG/Sgl. Grey-Sy. (Kreislauf-Versagen, aplastische Anämie) möglich, auch später evtl. KM-Schäden, Exantheme, Neuritiden. Gesamtdosis 700 mg/kg bzw. 2 Wo. Therapiedauer nicht überschreiten! Für NG besondere Dosierungsrichtlinien!			
Ciprofloxacin (Ciprobay®)	**K:** (ab 3. Lj.): (20)–25–(39) mg/kg p.o./Dos.: 2 **E:** 500–1500 mg/d, Dos: 2 **MD:** 1500 mg/d	Saft: 5 % = 50 mg/ml, 10 % = 100 mg/ml Tabl. zu 100/250/500/ 750 mg	Pseudomonas-Besiedelung bei CF, ggf. auch bei vergleichbaren Indikationen
Clarithromycin (Klacid®)	**S:** >6 Mo.10–15 mg/kg/d, Dos.: 2 **K:** 10–15 mg/kg/d, Dos.: 2 **E:** 500–1000 mg/d, Dos.: 2 **MD:** 1000 mg/d	Susp. 60/100 ml 5 ml = 125 mg	Atemwegsinfekte, H. pylori
❗ Kombination mit Terfenadin evtl. kardiotoxisch			

Antibiotika

Substanz (Beispiel Handelsname)	Dosierung	Packungsgröße ML l, mg/ml, etc.	Indikation
Co-trimoxazol (Sulfamethoxazin und Trimethoprim, Verhältnis 5:1) (Bactrim®, Eusaprim® Kepin ol® (u.v.a.))	**S:** >2 Mo.! 4–8–(12) mg/kg/d p.o. Dos.: 2 **K:** 4–8–(12) mg/kg/d p.o. Dos.: 2 **E:** 4–7 mg/kg/d p.o. Dos.: 2 **MD:** 320 TMP/d	Sirup f. Kinder/ Erw.: 1 ml = 8 mg TMP + 40 mg SMZ /16 mg TMP + 80 mg SMZ. (u.a.)	Breites Ind.-spektrum, v.a. HWI, bakterielle Atemwegs-infekt., Weichteil-infekt; Dauer-prophylaxe

! Alle Dosen sind auf den Trimethoprim-Anteil bezogen! Gabe nach der Mahlzeit. Bei Langzeitther. (HWI) 2 mg/kg/d in einer Dosis. Bei Pneumocystis ggf. doppelte Dosis. NW: bei 5 % Exantheme, pseudoallergische Reaktionen. I.v. immer als Kurzinfusion über 1 h!

| Doxycyclin (Tetrazyklin) (Vibramycin®, Vibravenös® u.a.) | **S + K:** Siehe Bemerkungen
E: 2 (1.Tag 4) mg/kg/d Dos.: 1 (1. Tag 2)
MD: 200 mg/d | Saft: 1 ml = 10 mg, Kapseln/ Tabs zu 100 mg | Mykoplasmen (bei Kindern max. 1 Wo.!) |

Bei Kindern < 8 J. u. Schwangeren sehr zurückhaltend einsetzen: Zahnverfärbung, Schmelzhypoplasie!

| Erythromycin: Äthylsuccinat (Paediathrocin®, Monomycin® *) | **S:** 45 mg/kg/d p.o. Dos.: 3
K: 40–60 mg/kg/d p.o. Dos.: 3
E: 30–(50) mg/kg/d p.o. Dos.: 3
MD: 2 g/d | Saft: 1 ml=40 mg OP = 100 ml; Forte Saft 1 ml=80 mg OP = 100 ml | Besonders Atemwegs-infekt., z.B. Pneumonien. Bei Pertussis und Mykoplasmen 1. Wahl. (bei Legionellen, Chlamydien) |

* u.a. mit teils abweichender Dosis/ml Saft!

| Erythromycin: Estolat (Infectomycin®) | **S:** 30–50 mg/kg/d p.o. Dos.: 2
K: 30–50 mg/kg/d p.o. Dos.: 2
E: (bis 60 mg/kg/d) p.o. Dos.: 2
MD: 1,6 g/d | Saft 1 ml=40 mg OP = 100/200 ml; Forte Saft 1 ml=80 mg OP = 75/150 ml | Wie Erythromycin-Äthylsuccinat |

! Einnahme während der Mahlzeit. Erhöht Spiegel von Theophyllin, Carbamazepin, Digoxin, Cyclosporin! Kumuliert in Muttermilch.
NW: Exantheme; GI-Symptome; selten Cholestase, evtl auch bei NG, daher in den ersten Mon. selten anzuwenden. I.v. schlecht vertragen, Venenreizung!

| Flucloxacillin (penicillasefestes Penicillin) (Staphylex®) | **S:** (50)–100 mg/kg/d p.o. Dos.: 3; (40)–80 mg/kg/d i.v.
K: 50–(100) mg/kg/d p.o./i.v. Dos.: 3
E: 30–50–(100) mg/kg/d p.o./i.v. Dos.: 3
MD: 8 g/d | Saft/mite-Saft: 1 ml=50/25 mg; OP=100 ml | Staphylo-kokken-Infektionen |

! Wie Penicillin; Endokarditis 200 mg/kg/d (max. 8 g/d)

| Fosfomycin (Fosfocin®) | **S:** > 4 Wo. 200–250 mg/kg/d, Dos.: 3
K: 100–200–(300) mg/kg/d, Dos.: 3
E: 100–200– mg/kg/d, Dos.: 3
MD: 15 g/d | Inj. Fl. 2/3/5 g | Staph. aureus, Osteo-myelitis |

! Früh- und Neugeborene 100 mg/kg/d in zwei Dosen

Substanz (Beispiel Handelsname)	Dosierung	Packungsgröße ML l, mg/ml, etc.	Indikation
Gentamicin Refobacin® u.a.	**S:** 2–5 mg/kg/d i.v.(i.m.) Dos.: 2 **K:** 2–5 mg/kg/d i.v.(i.m.) Dos.: 3 **E:** 2–3–(5) mg/kg/d i.v.(i.m.) Dos.: 3 **MD:** 360 mg/d	Ampullen zu 10/40/80/120 mg	Gramnegative Keime, u.a. Pseudomonas; Sepsis, auch bei NG
! Am 3. d Spiegelkontrolle (☞ 26.6), ggf. Dosisanpassung; Th. 7–10 d; nephrotoxisch, ototoxisch, hepatotoxisch			
Imipenem (+ Cilastatin) (Zienam®)	**S:** >3 Mo.! 60 mg/ kg/d als Kurzinfus., Dos.: 4 **K:** 50–60 mg/kg/d als Kurzinfus., Dos.: 4 **E:** (30)–50–(60) mg/kg/d als Kurzinfus., Dos.: 4 **MD:** 4 g/d	Infusionsflaschen zu 250 und 500 mg	Schwere Infektion. Meist Ersatzantibiotikum bei Sepsis u. Resistenz gegen gängige AB
! Dosierung bezogen nur auf Imipenem (Verhältnis I./Cilastatin 1:1)			
Lincomycin (Albiotic®)	**S:** (>1 Mo.!) 30–60 mg/kg/d p.o./20–40 mg/kg/d i.v. Dos.: 3–4 **K:** 30–60 mg/kg/d p.o./20–40 mg/kg/d i.v. Dos.: 3–4 **E:** 18–30 mg/kg/d p.o./15–25 mg/kg/d i.v. Dos.: 3–4 **MD:** 1,8 g/d	Sirup: 1 ml = 50 mg; OP = 60 ml; i.v.-Lösung : 1 ml = 300 mg	Gut knochengängig: offene Frakturen, Osteomyelitis
! Möglichst 2 h vor der Mahlzeit, sehr wechselnde Resorption! NW: hepatotoxisch; i.v. als Kurzinfusion			
Loracarbef (Lorafem®)	**S:** – **K:** 15 mg/kg/d Dos.: 2 **E:** 2 x 200 mg Dos.: 2 **MD:** 800 mg/d	70/120 ml 5 ml = 100 mg; forte Saft: 5 ml = 200 mg	V.a. Harnwegsinfekte, meist als Dauerther.
Meropenem (Meronem®)	**S:** ab 3 Mo. 10–20 mg/kg/d i.v. Dos: 3 **K:** 10–20 mg/kg/d i.v. Dos: 3 **E:** 3 x 500–1000 mg **MD:** 3 x 1 g	Fl. mit 250 mg/500 mg/ 1000 mg	schwere Infektionen mit gramnegativen Erregern, insbesondere Pseudomonas
Mezlocillin (Breitbandpenicillin) (Baypen®)	**S:** (NG <7 d 150 mg/kg/d in 2 Dos.); 225 mg/kg/d i.v. Dos.: 3 **K:** (100)-200–(300) mg/kg/d Dos.: 3 **E:** (100)–200–(300) mg/kg/d Dos.: 3 **MD:** 20 g/d	Ampullen ab 500 mg	Ersatzantibiotikum für manche Problemkeime
! Ähnlich Penicillin			
Nitrofurantoin (Furadantin®, Ituran® u.a.)	**S:** – **K:** 5 mg/kg/Tag p.o. Dos.: 3 **E:** 5 mg/kg/ Tag p.o. Dos.: 3 **MD:** 300 mg/d	Saft: 1 ml = 10 mg; Tropfen: 1 Tr. = 5 mg	V.a. Harnwegsinfekte, meist als Dauerther.
! Dauertherapie zur Rezidivprophylaxe bei HWI mit 2.5 mg/kg/d in einer Dosis; NW: Exantheme, hepatotoxisch, Knochenmarksdepression; Neuropathien/neurotoxisch; selten Lungenfibrose; bei Neugeborenen/Säuglingen < 3 Mon. hämolytische Anämie, daher KI!			

27.3 Antibiotika

Substanz (Beispiel Handelsname)	Dosierung	Packungsgröße ML l, mg/ml, etc.	Indikation
Oxacillin (Penicillasefestes Penicillin) **Stapenor®**	**S:** > 3 Mo: 60–80–(120) mg/kg/d i.v./i.m. Dos.: 3 **K:** 60–100–(120) mg/kg/d Dos.: 4–6 **E:** (30)–60 mg/kg/d Dos.: 4–6 **MD:** 4 g/d	Inj.-Flaschen zu 500/1000 mg	gut gewebegängig; bei Staphylokokken-Infektion

! NG/Sgl. bis 3 Mo.: 40–(60) mg/kg/d in 2 Dosen; NW wie Penicilline

Penicillin G	50 000–250 000 E/kg/d; 4–6 ED i.v. Endokarditis 150 000–250 000 E/kg/d i.v.		
Penicillin V (=Phenoxymethylpenicillin)	**S:** (40)–50–60 000 IE/kg/d p.o. Dos.: 3–4 **K:** 50–60 000 IE/kg/d p.o. Dos.: 3–4 **E:** 28–50 000 IE/kg/d p.o. Dos.: 3-4 **MD:** 5 Mio IE/d	Dosierung von Penicillin-Säften (Packungsgrößen zwischen 75–200 ml)*	Streptokokken - u.a. Infektionen, besonders durch grampositive Erreger

100 000 IE = 65,53 mg ; 100 mg = 152 600 IE; Faustformel zur Kontrolle bei Oralpenicillinen: Tagesmenge in ml ≤ kgKG

* Antibiocin®: 48 000 IE/ml; Infectocillin®: 50 000 IE/ml; Megacillin®, Arcasin®, Isocillin®, Peni.-V-Wolff®: 60 000 IE/ml; Penhexal®, Penicillin V-Ratiopharm®, Penicillin V Stada®: 80 000 IE/ml; Infectocillin forte®: 100 000 IE/ml

! Gabe 1 h vor der Mahlzeit! Nichtenzymatische Harnzucker- und Urobilinogenwerte evtl. falsch positiv. NW: Allergien (selten!)

Piperacillin (Breitbandpenicillin) (**Pipril®**)	**S:** 180 (100–200) mg/kg/d i.v. Dos.: 2–3 **K:** 200–300 mg/kg/d i.v. Dos.: 2–3 **E:** 100–200–(300) mg/kg/d i.v. Dos.: 2–4 **MD:** 18 g/d		Ersatzantibiotikum bei Problemkeimen, evtl. in Kombinationen

! Wie Penicilline

Roxithromycin (**Rulid®**)	**S:** (4–7 mg/kg/d, Dos.: 2) **K:** 5–7 mg/kg/d, Dos.: 2 **E:** 300 mg/d, Dos.: 1–2 **MD:** 300 mg/d	10/20 Beutel à 50 mg Filmtabl. zu 150 und 300 mg	Ersatzantibiotikum bei Problemkeimen, evtl. in Kombinationen
Teicoplanin (**Targocid®**)	**S:** 1. Tag 16 mg/kg, ab 2. Tag 8 mg/kg/D **K:** initial 3 Dosen mit 10 mg/kg mit jeweils 12 h Abstand, danach 10 mg/kg/d in drei Dosen **E:** 1. Tag: 400 (max 800) mg, danach 200 (max 400) mg/d	Inj.-Fl. mit 100 mg/200 mg/ 400 mg	Schwere Infektionen durch grampositive Erreger, besonders multiresistente Staphylokokken

! Nephro- und Ototoxisch! Bei pseudomembranöser Enterokolitis auch orale Gabe

Substanz (Beispiel Handelsname)	Dosierung	Packungsgröße ML I, mg/ml, etc.	Indikation
Tobramycin (Aminoglykosid) (Gernebcin®)	**S:** 2–4 mg/kg/d i.v./i.m. Dos.: 2 **K:** 3–(7,5) mg/kg/d i.v. Dos.: 3–4 **E:** 3–(5) mg/kg/d i.v. Dos.: 2–3 **MD:** 240 mg/d	Ampullen zu 20/40/80 mg	Gramnegative Keime, v.a. Pseudomonas; Sepsis
! Bei CF und Pseudomonas-Infektion auch Inhalation mit 2 x 80–160 mg; bei CF überwiegend Einmaldosis ca. 10 mg/kg als Infusion über 30–60 Min., 8-h-Spiegel (< 5µg/ml) NW: nephrotoxisch, neurotoxisch, ototoxisch; Spiegelkontrolle!			
Vancomycin (Vancomycin®)	**S:** 20–40 mg/kg/d Dos.: 2–3 **K:** 40–60 mg/kg/d i.v. Dos.: 4 **E:** 40–60 mg/kg/d i.v. Dos.: 4 **MD:** 2 g/d	Ampullen zu 500 mg	MRSA, pseudomembr. Kolitis (oral)
! Wird oral kaum resorbiert; als Kurzinfusion, venenreizend! Oto- und nephrotoxisch			

27.4 Stillen und Medikamente

Allgemeines Prinzip ist die strenge Indikationsstellung bei jeglicher medikamentöser Therapie während der Stillzeit. Bei chronischen Erkrankungen der Mutter muß prinzipiell eine Beratung bezüglich der Therapie und der Stillmöglichkeit erfolgen.

Abkürzungen

+ = tritt über, – = tritt nicht oder nicht wesentlich über, ? = nicht genau bekannt; KI=Kontraindikation, ? = unbekannt, lieber auf Stillen verzichten, E = erlaubt, SP = Stillpause,
Ü = Überwachung des Kindes, kann dann gegeben werden.

Substanz	Übertritt	Effekt beim Kind	Stillen
Analgetika/Antiphlogistika			
Acetylsalicylsäure	+	Eine wesentlichen NW, nur bei sehr hoher mütterlicher Dosis metabolischer Azidose	Ü
Ibuprofen	–	Kein Effekt	E
Morphin, Pethidin	+	Kumulationsgefahr, Atemdepression	Ü
Pentazocin	+	Bei einmaliger Dosis kein Effekt	Ü
Phenylbutazon	+	Kumulationsgefahr, beim Sgl. relativ hohe Konzentrationen	KI
Piroxicam	+	Geringer Übergang, kein Effekt bekannt	Ü
Paracetamol	+	Bei niedriger Dosis kein Effekt, bei hoher Dosis Beeinträchtigung der Leberfunktion denkbar	Ü
Indometacin	?	Evtl. Krampfanfälle	KI
Propyphenazon	?	Evtl. Hämolyse, wenig bekannt	KI
Metamizol	?	Wenig untersucht, Effekte denkbar	Ü
Antiallergika			
Antihistaminika	+	Zentralnervöse Wirkungen beim Sgl. denkbar, bei zwingender Notwendigkeit Antihistaminika mit kurzer HWZ einsetzen	KI/Ü

Substanz	Übertritt	Effekt beim Kind	Stillen
Antiarrhythmika/Kardiaka			
Digoxin	+	Konzentration beim Sgl. etwa 1/10 wie bei der Mutter	Ü
Procainamid	+	Kumulationsgefahr, Effekte nicht bekannt	Ü
Verapamil	+	Kumuliert in der Milch, Konzentration beim Kind bis 1/5 der Mutter	Ü
Antiasthmatika			
Theophyllin	+	Evtl. toxische Spiegel beim Sgl., Kumulationsgefahr wegen längerer HWZ!	KI
Betamimetika z.B. Terbutalin	+	In der MM hohe Spiegel, aber beim Kind kein Effekt nachzuweisen	Ü
*!*Andere Betamimetika nicht untersucht, wahrscheinlich ähnlich zu beurteilen; inhalative Betamimetika sind mit hoher Wahrscheinlichkeit harmlos!			
Ketotifen	+	Müdigkeit, Trinkschwäche	Ü
Inhalative Steroide -	–	Kein Effekt	E
DNCG, Nedocromil	–	Kein Effekt	E
Antibiotika			
Aminoglykoside (Amikacin, Gentamicin, u.a.)	–	Übergang nur in Spuren	E
Cephalosporine			
Cefadroxil	+	Kumulationsgefahr, wenig toxisch	Ü
Cefalexin, Cefalotin, Cefradin, Ceftazidim, Moxalactam, Latamoxef	+	Geringe Konzentration in der MM	Ü
Cefazolin, Cefoperazon, Cefotaxim, Cefotiam, Cefoxitin, Ceftizoxim	–	Sehr geringer Übertritt	E
Chloramphenicol	+	Bei Sgl. therapeutischer oder toxischer Spiegel möglich!	KI
Penicilline			
Amoxicillin, Ampicillin, Carbenicillin	+/–	Geringer Übergang, Effekte unwahrscheinlich	Ü
Bacampicillin, Mezlocillin, Penicillin G und V, Ticarcillin	–	Kein wesentlicher Übergang	E
Tetracycline	+	Relativ hohe MM-Konzentrationen, Durchfälle und Einbau in Knochensubstanz	KI
Gyrasehemmer	?	Wegen denkbarer Schädigungen auf Knorpel sicherheitshalber nicht geben	KI
Makrolide			
Erythromycin	+	Kumuliert, therapeutische Konzentrationen beim Sgl.!	KI
Josamycin	+	Kumulationsgefahr, Durchfälle	Ü
Clindamycin	+	Hohe Konz., Effekte unklar	KI
Lincomycin	+	Hohe Konz., Effekte unklar	KI
Nitrofurantoin	–	Kein Effekt	E
Sulfonamide			
Sulfamethoxazol	+	Sehr hohe MM-Konz., Kumulation	KI

Substanz	Übertritt	Effekt beim Kind	Stillen
Trimethoprim	+	Kumuliert, Konz. höher als bei der Mutter!	KI
Sulfasalazin	+/−	Nur sehr geringe Konzentrationen	Ü
Metronidazol	+	Kumuliert beim Sgl, höhere Konzentration als bei der Mutter, Effekte unklar	KI/Ü
Tuberkulostatika			
Dihydrostreptomycin, Pyrazinamid	−	Kein wesentlicher Übergang	E
INH, PAS, Rifampicin, Streptomycin	+	Keine eindeutigen Effekte bekannt	Ü
Antidepressiva ☞ Psychopharmaka			
Antiemetika			
Metoclopramid	+	Bereits in geringen Konzentrationen zentralnervöse Sy. beim Kind möglich	Ü
Dimenhydrinat	?	Kein Effekt	E
Antiepileptika			
Alle Substanzen	+	Müdigkeit und leichte zentralnervöse Störungen beim Kind möglich	Ü
Antihypertonika			
Methyldopa	+/−	Kein Effekt	E
Propranolol	+	Blutdrucksenkung möglich	Ü
Rauwolfia-Alkaloide	+	Hypersekretion, Atemdepression, Apathie bei NG	KI
Clonidin	+	Hohe MM-Konzentration, Effekt unbekannt, Angaben widersprüchlich!	Ü/KI
Captopril	−	Sehr geringe MM-Konzentration	E
Minoxidil	+	Hohe MM-Konzentrationen!	KI
Antihypotonika			
	−	Keine Wirkungen bekannt	E
Antikoagulantien			
Heparin	−	Kein Effekt	E
Warfarin	−	Kein Effekt nachgewiesen	E
Cumarine	+/−	Beeinflussung der Gerinnung möglich, evtl. Blutungen	KI/Ü
Antimykotika			
Systemische (orale, i.v.-Antimykotika, alle Substanzen)	+	Effekte weitgehend unbekannt	?
Lokale	−	Keine Effekte	E
Antiphlogistika ☞ Analgetika			
Antitussiva			
Ambroxol, Bromhexin	+	Keine Probleme bekannt	E
Codein	+	Hohe Konzentration der Milch, bei niedriger Dosierung vorübergehend unbedenklich, evtl. Atemdepression	Ü/KI
Betamimetika (oral)	+	Unruhe, neurolog. Auffälligkeiten	KI
Kortikoide (oral)	+/−	In hoher Dosis Übergang	Ü

Substanz	Übertritt	Effekt beim Kind	Stillen
Diuretika			
Alle Präparate: Dehydratationsrisiko, evtl. Laktationshemmung!			
Amilorid	+	Geht über, Wirkung unbekannt	KI
Chlortalidon	+	Lange HWZ, Wirkung auch beim Sgl	KI
Triamteren	+	Keine ernsten NW	Ü
Furosemid	+	Keine ernsten NW	Ü
Laxantien			
Bisacodyl	+	Darmtätigkeit des Sgl.	KI
Phenolphthalein	+	Darmtätigkeit des Sgl.	KI
Sennoside und andere pflanzliche Laxantien	+	Durchfälle beim Sgl.	KI
Lactulose	−	Keine NW	E
Leinsamen u.a. Quellmittel	−	Unbedenklich	E
Magen-Darm-Therapeutika			
Cimetidin, Ranitidin	+	Kumulationsgefahr	KI
Antacida	−	Keine NW	E
Dimeticon	−	Keine NW	E
Mund-/Rachentherapeutika			
		sind unbedenklich	E
Narkosegase (Halothan)			
	+	Z.B. Atemdepression → 24 h Stillpause!	KI
Psychopharmaka			
Antidepressiva			
Amitriptylin	+	Effekt nicht eindeutig bekannt	Ü
Imipramin	+	Effekt unklar	Ü
Lithiumsalze	+	Elyteverschiebungen, zentrale Wirkung?	KI
Tranquillantia			
Diazepam, Bromazepam, Clobazam u.a. Benzodiazepine	+	Schläfrigkeit, zentrale NW, bei NG verstärkter Ikterus	KI
Lorazepam, Lormetazepam	+/−	Geringer Übertritt	Ü
Hypnotika			
Chloralhydrat	+/−	Sedierung	Ü
Neuroleptika			
Haloperidol	+	Extrapyramidale Sy.	Ü
Andere Neuroleptika (Promazine)	+	Kumulation, ZNS-NW	KI
Rhinologika			
Orale Sympathomimetika u. Komb. mit Antihistaminika	+/−	Unterschiedliche Effekte	Ü
Lokal abschwellende NT	−	Kein Effekt	E
Schilddrüsentherapeutika			
Jod	+	Hypothyreose	KI
Carbimazol, Methimazol	+	Hypothyreose	KI

Substanz	Übertritt	Effekt beim Kind	Stillen
Thiouracil	+/–	Geringer Übertritt, kein Effekt	Ü
Thyroxin	+	Physiologisch, keine NW	E
Schlafmittel ☞ Psychopharmaka			
Sexualhormone			
Ovulationshemmer	+	Dosen meist niedrig	Ü
Gestagene Cyproteronacetat	+	Relativ hohe MM-Dosis	KI
Andere Gestagene	+/–	Wahrscheinlich unbedenklich	Ü
Medroxyprogesteron	+	Kumuliert	KI
Androgene	+	Effekte nicht eindeutig	KI
Östrogene: Estradiol	+	Relativ hohe MM-Dosis	Ü
Andere Östrogene	+/–	Wahrscheinlich unbedenklich	Ü/E
Zytostatika und Immunsuppressiva			
	+/–	Aus prinzipiellen Gründen wegen Spätwirkungen (Kanzerogenität) abzulehnen	KI
Rauschgifte und Suchtmittel			
Äthylalkohol	+	Geringere Toleranz, zentrale NW, Hypoglykämien	Ü/KI
Marihuana/Haschisch	+	Übergang über Milch u. direkt v. Rauch, kumuliert stark! Neurolog. Schäden	KI
Nikotin	+	Atemwegserkrankungen, Atopiegenese	KI
Kaffee	+	Unruhe	Ü
Tee ☞ Theophyllin			E/Ü

Handels- und Freinamen der meistgebrauchten Arzneimittel

28

Stephan Illing

- Mit Hilfe dieser Liste ist ein Auffinden von Handelsnamen oder Freinamen möglich, bei Kombinationen werden die Freinamen der enthaltenen Substanzen angegeben
- Die Kapitelangabe in der rechten Spalte verweist auf Dosierungen und wichtige Indikationsgebiete.
- Medikamente ohne Kapitelhinweise sind im Klinikleitfaden nicht näher beschrieben, werden aber in der Pädiatrie häufiger verwendet (z. B. in der Praxis) und erscheinen daher in dieser Auflistung.
- Zur Vermeidung doppelter Information sind alle Medikamenten-Namen aus dem Sachregister entfernt und tauchen nur hier auf.
- Abkürzungen: AT Augentropfen; NT Nasentropfen; OT Ohrentropfen
  - 1. Alphabetisch: **Freiname** (fett) oder Handelsname
  - 2. Spalte: zugehöriger Handelsname oder **Freiname** (fett)
  - 3. Substanzklasse (kursiv)
  - 4. Kapitelverweis (fakultativ)

Aarane – **Reproterol, Cromoglicinsäure**

	β-Sympathomimetikum, Antiallergikum	
Absorber HFV – **Dimeticon**	*Karminativum*	
Acarbose – Glucobay	*Antidiabetikum*	
Acaril, Acarosan – **Benzylbenzoat**		
	Milbenvernichtungsmittel für den Haushalt	
Acel-P – **azelluläre Pertussis-Vakzine**	*Impfstoff*	6.12
Acesal – **Acetylsalicylsäure**	*Antipyretikum, Analgetikum*	27.1
Acetaminophen ☞ Paracetamol		
Acetazolamid – Diamox	*Carboanhydrasehemmer, Diuretikum*	12.8.1
Acetylcystein – Fluimucil, Muciteran u.a.; L-Cimexyl (CH)	*Mukolytikum*	14.6
β-**Acetyldigoxin** – Novodigal u.a.	*Herzglykosid*	
Acetylsalicylsäure (ASS) Aspirin, Colfarit, u.a.; Acesal; Aspégic (CH)		27.1; 3.4.5; 16.2;
	Analgetikum, Antiphlogistikum	26.6
Aciclovir – Zovirax u.a.	*Virustatikum*	6.5.12
Actilyse – **Alteplas**	*Fibrinolytikum*	
Actosolv – **Urokinase**	*Fibrinolytikum*	
Adalat – **Nifedipin**	*Kalziumantagonist*	7.12.1
Adek-Falk – **Vitamine A, D, E**	*Multivitaminpräparat*	5.6
Adiclair – **Nystatin**	*Antimykotikum*	19.9
Adocor – **Captopril**	*Antihypertonikum*	7.3; 7.12.1
Adrekar – **Adenosin**	*Antiarrhythmikum*	7.9.4
Adrenalin –	*Sympathomimetikum*	3.1; 3.2.4; 4.3
Adriblastin – **Adrioblastin**	*Zytostatikum*	18.2.2
Advantan – **Methylprednisolon**	*topisches Kortikosteroid*	10.4.5
Aerobec – **Beclometason**	*inhalatives Steroid*	14.4.3
Aerobin – **Theophyllin**	*Broncholytikum*	14.4
Aerodur – **Terbutalin**	*β-Sympathikomimetikum*	14.4
Aerolind – **Salbutamol**	*β-Sympathikomimetikum*	14.4
Aeromax – **Salmeterol**	*β-Sympathikomimetikum*	14.4.3
Aerosol-Spitzner – **Pflanzenextrakt**	*Atemwegstherapeutikum*	
Aescin – Reparil	*Antiphlogistikum*	
Afonilum – **Theophyllin**	*Broncholytikum*	14.4
Agarol N – **Paraffin**	*Laxans*	
Airvitess – **Ketotifen**	*Antiasthmatikum*	14.4
Ajan – **Nefopam**	*Analgetikum*	
Ajmalin – Gilurytmal	*Antiarrhythmikum*	
Akatinol Memantine – **Memantin**	*Myotonolytikum*	
Akineton – **Biperiden**	*Anticholinergikum, Parkinsonmittel*	
Albendazol – Eskazole	*Anthelmintikum*	6.8.5
Albiotic – **Lincomycin**	*Antibiotikum*	27.3
Aldactone – **Spironolacton**	*Aldosteron-Antagonist*	7.3; 7.12.1; 13.6.1
Alerid – **Cetirizin**	*Antihistaminikum*	15.1.4
Alexan – **Cytarabin**	*Zytostatikum*	18.2.2
Alfacid – **Rifabutin**	*Tuberkulostatikum*	

28. Handels- und Freinamen der meistgebrauchten Pharmaka

Alfason – **Hydrocortison-butyrat** . . . . . *topisches Glukokortikoid*	
Alglucerase – Ceredase . . . . *Enzym für Morbus Gaucher*	
Alimix – **Cisaprid** (Zulassung ruht ab 5/2000) . *Magen-Darm-Mittel*	13.2.3; 13.3.2
Alk-Depot/SQ – **Allergenextrakt** . . . . *Hyposensibilisierungsmittel*	
Alkeran – **Melphalan** . . . . *Zytostatikum*	
Allergocrom – **Cromoglicinsäure** . . . . . . *topisches Antiallergikum*	14.4.3
Allergodil – **Azelastin** . . . . *topisches Antihistaminikum*	
Allergospasmin – **Reproterol, Cromoglicinsäure**	
. . . . β₂-*Sympathomimetikum, Antiallergikum*	
Allergovit – **Allergenextrakt** . . . . . . *Hyposensibilisierungsmittel*	
Alloferin – **Alcuronium** . . . . *Muskelrelaxans*	
Allopurinol – Zyloric, Allopuren, u.a.; Urosin (A) . . . *Urikostatikum*	
Alomide – **Lodoxamid** . . . . *Antiallergikum*	
Alprostadil – MinprogPäd . . . . *Prostaglandin E1*	4.7.2
Aludrox – **Aluminiumhydroxid** . . . . *Antacidum*	
Alupent – **Orciprenalin** . . β-*Sympathomimetikum , Antiasthmatikum*	
Alveofact – **Surfactantfaktor** . . . . *Atemnot-Syndrom-Therapie*	4.6.1
Amantadin – PK-Merz . . . . *Virustatikum, (Parkinsonmittel)*	
Amadol – **Tramadol** . . . . *Analgetikum*	27.1
Amaryl – **Glimepirid** . . . . *orales Antidiabetikum*	
AmbiSome – **Amphotericin B** . . . . . . *parenterales Antimykotikum*	
Ambril, Ambrohexal – **Ambroxol** . . . . *Sekretolytikum*	
Ambroxol – Mucosolvan, Bronchopront, Muco-Aspecton, u.a.	
. . . . *Sekretolytikum*	
Amikacin – Biklin; Amikin (CH) . . . . *Aminoglykosid*	27.3; 26.6
Amiodaron – Cordarex u.a.; Cordarone (CH) . . . . *Antiarrhythmikum*	7.9.4
Amoclav – **Amoxicillin + Clavulansäure** . . . . *Antibiotikum*	27.3
Amoxicillin – Amoxypen, Clamoxyl, u.a. . . . . *Breitbandpenicillin*	27.3
Amoxicillin, Clavulansäure – Augmentan; Augmentin (CH)	
. . . . *Breitbandpenicillin, β-Laktamase-Inhibitor*	27.3
Amphotericin – B Ampho-Moronal; Fungizone (CH) . . *Antimykotikum*	19.9
Ampicillin – Amblosin, Binotal, Pen-Bristol u.a. . . *Breitbandpenicillin*	27.3; 7.7.1
A-Mulsin forte – **Retinol** . . . . *Vitamin A*	5.6
Amuno – **Indometacin** . . . . *nichtsteroidales Antirheumatikum*	7.4.3; 16.2
Anastil N Tr. – **Thymian, Campher, Guaifenesin** . . . . *Antitussivum*	
Ancotil – **Flutycosin** . . . . *parenterales Antimykotikum*	19.9
Androcur – **Cyproteronacetat** . . . . . *Pubertas praecox idiopathica*	
Anexate – **Flumazenil** . . . . *Benzodiazepin-Antagonist*	
Angionorm – **Dihydroergotamin** . . α-*Rezeptorenblocker, Migränemittel*	
Antifungol – **Clotrimazol** . . . . *topisches Antimykotikum*	
Antiscabiosum – **Benzylbenzoat** . . . . *Antiskabiosum*	19.10
Antistin-Privin AT – **Antazolin, Naphazolin** *abschwellende Augentropfen*	
Antra MUPS – **Omeprazol** . . . . *Ulkusmittel*	13.3.2
Anusol Supp. – **Wismutsalze** . . . . . *Analfissur-Lokaltherapeutikum*	
Apsomol – **Salbutamol** . . . . *Betamimetikum, Antiasthmatikum*	14.4
Arbid N – **Diphenylpyralin** . . . . *Antihistaminikum, (Rhinologikum)*	
Arcasin – **Phenoxymethylpenicillin** . . . . *Oralpenicillin*	27.3
Aredia – **Pamidronat** . . . . *Biphosphonat*	
Arpha Hustensirup – **Dextromethorphan** . . . . *Antitussivum*	
Arterenol – **Norepinephrin** . . . . α-*Sympathomimetikum*	
Articain – Ultracain . . . . *Lokalanästhetikum*	
Arubendol Spray – **Salbutamol** β-*Sympathomimetikum, Bronchodilatator*	14.4
Ascorbinsäure – Cebion, Xitix u.a. . . . . *Vitamin C*	5.6
Asparaginase – Crasnitin . . . . *Zytostatikum*	18.2.2
Aspecton Saft – **Thymianfluidextrakt** . . . . *Antitussivum*	
Aspecton N Tropfen – **Thymianfluidextrakt, Gysophila-Saponin**	
. . . . *Antitussivum*	
Aspirin – **ASS** . . . . *Antiphlogistikum, Antirheumatikum, Analgetikum*	27.1
Aspisol – **Lysinacetylsalicylat** . . . . . *Analgetikum, Antiphlogistikum*	
Asthma-Spray ct – **Salbutamol** . . . . . . β-*Sympathikomimetikum*	14.4
Astifat – **Ketotifen** . . . . *Antiasthmatikum*	
Astonin H – **Fludrocortison** . . . . *Mineralkortikoid*	10.4.3
A.T.10 – **Dihydrotachysterol** . . . . *Vitamin-D-Derivat*	5.6
Atemur – **Fluticason** . . . . *inhalatives Steroid*	14.4.3

Atenos – **Tulobuterol** . . β_2-Sympathomimetikum, Bronchodilatator
Atosil – **Promethazin** . . . . Neuroleptikum 27.2; 12.2.4; 13.1.4; 22.1
Atropin – . . . . Anticholinergikum 3.1; 7.9.4
Atrovent – **Ipratropiumbromid** . . Anticholinergikum, Broncholytikum 14.4
Augmentan – **Amoxicillin, Clavulansäure**
. . . . Breitbandpenicillin, β-Laktamase-Inhibitor
Auxiloson – **Dexamethason** . . . . inhalatives Glukokortikoid 4.6.4
Avedorm Saft – **Pflanzenextrakt** . . . . Hypnosedativum
Avil – **Pheniramin** . . . . Antihistaminikum
Azactam – **Aztreonam** . . . . Antibiotikum 27.3
Azathioprin – Imurek . . . . Immunsuppressivum
Azelastin – Allergodil . . . . topisches Antihistaminikum
Azithromycin – Zithromax . . . . Antibiotikum 27.3
Aztreonam – Azactam . . . . Antibiotikum 27.3
Azubronchin – **Acetylcystein** . . . . Sekretolytikum 14.6
Azulfidine – **Sulfasalazin** . . . . Chemotherapeutikum 13.4.7

Babix Inhalat N – **Eucalyptus-, Fichtennadelöl** . . . . Antitussivum
Babylax – **Glycerol** . . . . Laxans
Bacitracin – Cicatrex, Nebacetin u.a. . . . . Lokalantibiotikum
Baclofen – Lioresal . . . . Muskelrelaxans 12.12
Bactisubtil – **Bacillus-Sporen** . . . . Magen-Darm-Mittel
Bactoreduct – **Co-Trimoxazol** . . . . Chemotherapeutikum 27.3
Bactrim – **Co-trimoxazol** . . . . Chemotherapeutikum 27.3
Balkis – **Xylometazolin** . . α-Sympathomimetikum, Vasokonstriktor
Balneum-Hermal/F/Plus – **Sojaöl/Erdnussöl** . . medizinisches Ölbad
Bamipin – Soventol . . . . Antihistaminikum
Baralgin M – **Metamizol** . . . . Analgetikum, Antipyretikum 18.2.4; 27.1
Barbexaclon – Maliasin . . . . Antiepileptikum
Basocef – **Cefazolin** . . . . Antibiotikum 27.3
Batrafen – **Ciclopiroxolamin** . . . . Antimykotikum
Baycuten – **Dexamethason, Clotrimazol**
. . . . topisches Glukokortikoid, Antimykotikum
Baypen – **Mezlocillin** . . . . Breitbandpenicillin 27.3
Beclometason – Sanasthmyl/Viarox u.a
. . . . inhalatives bzw. topisches Glukokortikoid 14.4.3
Befelka-Oel – **verschiedene Öle** . . . . Dermatikum
Begrivac – **Influenza-Virus-Spaltvaccine** . . . . Impfstoff
Beloc – **Metoprolol** . . . . Betablocker 7.12.1
Benadryl N infant – **Diphenhydramin** . . Antitussivum, Sedativum
Benosid – **Budesonid** . . . . inhalatives Steroid 14.4.3
Ben-u-ron – **Paracetamol** . . . . Antipyretikum, Analgetikum 3.4.5; 27.1
Benzocain – Anaesthesin, Subcutin N . . . . Lokalanästhetikum
Benzoylperoxid – Akne-Aid-Lotion, Sanoxid u.a.
. . . . Keratolytikum, Antiseptikum 19.11
Benzylbenzoat – Antiscabiosum Mago . . . . Antiscabiosum 19.10
Benzylpenicillin – Penicillin G; Fenoxypen (CH) parenterales Penicillin 27.3
Bepanthen – **Dexpanthenol** . . . . Wundbehandlungsmittel
Beriate HS – **Blutgerinnungsfaktor VIII** . . . . Hämophilie-Therapie 17.4
Berirab – **Tollwut-Immunglobulin** . . . . spezifisches Immunglobulin
Berlocid – **Co-Trimoxazol** . . . . Chemotherapeutikum 27.3
Berodual – **Ipratropiumbromid, Fenoterol**
. . . . Anticholinergikum, Broncholytikum
Berotec – **Fenoterol** . . β_2-Sympathomimetikum, Broncholytikum
Betaisodona – **Polyvidon-Jod** . . . . Antiseptikum
Betamethason – Betnesol, Celestan, u.a.; Betnelan (A) Glukokortikoid 10.4.5; 15.1.5
Bethanechol – Myocholine . . . . Parasympathikomimetikum
Betnesol V Creme/Salbe – **Betamethason** . . topisches Glukokortikoid
Bifiteral – **Lactulose** . . . . Laxans 13.5.1
Bifonazol – Mycospor u.a. . . . . Antimykotikum
Biklin – **Amikacin** . . . . Aminoglykosid 27.3
Binotal – **Ampicillin** . . . . Breitbandpenicillin 27.3

28. Handels- und Freinamen der meistgebrauchten Pharmaka

Biocarn Sirup – **L-Carnitin** . . . . *Carnitin-Mangel, Muskeldystrophie*	
Bioclate – **Blutgerinnungsfaktor VIII** . . . . . *Hämophilie-Therapie*	17.4
Biofanal – **Nystatin** . . . . *Antimykotikum*	19.9
Biotuss N Hustensaft – **Thymian, Pflanzenextrakte** . . *Antitussivum*	
Biperiden – Akineton . . . . *Anticholinergikum*	
Bisacodyl – Dulcolax u.a. . . . . *Laxans*	13.2.4
Bisolvon – **Bromhexin** . . . . *Sekretolytikum*	
Bisolvonat – **Bromhexin, Erythromycin**	
. . . . *Sekretolytikum, Makrolid-Antibiotikum*	
Bi-Vaspit – **Fluocortinbutyl, Isoconazol**	
. . . . *topisches Glukokortikoid, Antimykotikum*	
Boostrix – **Diphtherie/Tetanus/Pertussis-Antigene** . . . *Impfstoff*	
Braunol – **Polyvidon-Jod** . . . . *Antiseptikum*	
Brelomax – **Tulobuterol** . . β-Sympathomimetikum, Broncholytikum	
Bricanyl – **Terbutalin** . . . . β-Sympathomimetikum, Broncholytikum	14.4
Bricanyl comp. – **Terbutalin, Guaifenesin**	
. . . . *Broncholytikum, Sekretolytikum*	
Bromhexin – Bisolvon, u.a. . . . . *Sekretolytikum*	
Bromoprid – Cascapride . . *Dopamin-Antagonist, Peristaltikanreger*	
Bromuc – **Acetylcystein** . . . . *Mukolytikum*	
Bronchicum Elixir N – **Pflanzenextrakte** . . . . *Antitussivum*	
Bronchicum Tr. N – **Pflanzenextrakte** . . . *Atemwegstherapeutikum*	
Bronchipret – **Thymianextrakt** . . . . *Antitussivum*	
Bronchocort – **Beclometason** . . . . *inhalatives Steroid*	14.4.3
Bronchocux – **Budesonid** . . . . *inhalatives Steroid*	14.4.3
Bronchoforton Saft/Tr. – **Efeublätterextrakt** . *Atemwegstherapeutikum*	
Bronchoforton Kinderbalsam – **Pflanzliche Öle** *Atemwegstherapeutikum*	
Bronchoforton Salbe – **Eukalyptus-, Fichten-, Pfefferminzöl**	
. . . . *Sekretolytikum*	
Broncho Inhalat/Spray – **Salbutamol**	
. . . . β-Sympathomimetikum, Broncholytikum	14.4
Broncho-Munal – **lyophilisierte Bakterienextrakte** . *Immunstimulans*	
Bronchoparat – **Theophyllin** . . . . *Broncholytikum*	14.4.3
Bronchopront – **Ambroxol** . . . . *Sekretolytikum*	
Bronchoretard – **Theophyllin** . . . . *Broncholytikum*	14.4.3
Bronchospasmin – **Reproterol** . . . . $β_2$-Sympathikomimetikum	
Bronchospray novo – **Salbutamol** . . . . . $β_2$-Sympathikomimetikum	14.4
Bronchovaxom – **Bakterienlysat** . . . . . . *Atemwegstherapeutikum*	
Brulamycin – **Tobramycin** . . . . *Aminoglykosid-Antibiotikum*	27.3
Budesonid – Pulmicort, Budecort u.a. . . . *topisches Glukokortikoid*	13.4.7; 14.4
Budenofalk – **Budesonid** . . . . *Crohn-Therapeutikum*	13.4.7
Bufexamac – Parfenac u.a. . . . . *topisches Antiphlogistikum*	
Buscopan – **Butylscopolamin** . . *Anticholinergikum, Spasmolytikum*	
Butazolidin – **Phenylbutazon** . . . *nichtsteroidales Antirheumatikum*	
Butylscopolaminium – Buscopan *Anticholinergikum, Spasmolytikum*	

Cafergot N – **Ergotamin** . . . . *Migränemittel*	
Calmurid – **Harnstoff, Milchsäure, Betain** . . . . *Dermatikum*	
Candio-Hermal – **Nystatin** . . . . *Antimykotikum*	19.9
Canephron N – **alkoholische Pflanzenextrakte** *Harnwegstherapeutikum*	
Canesten – **Clotrimazol** . . . . *Antimykotikum*	
Canifug – **Clotrimazol** . . . . *Antimykotikum*	
Captin – **Paracetamol** . . . . *Antipyretikum, Analgetikum*	27.1
Captopril – Lopirin, Tensobon u.a. . . *ACE-Hemmer, Antihypertonikum*	7.3; 7.12.1
Capval – **Noscapin** . . . . *Antitussivum*	
Carbachol – Doryl . . . . *Cholinergikum*	
Carbamazepin – Tegretal, Timonil, Sirtal; Tegretol (A, CH)	
. . . . *Antiepileptikum*	12.3.1; 26.6
Carbimazol . . . . *Thyreostatikum*	10.2.3
Carbinoxamin – Polistin . . . . *Antihistaminikum*	
Carbocistein – Transbronchin, Mucopront, Pulmoclase u.a.	
. . . . *Sekretolytikum*	

Carminativum-Hetterich N – **Alkoholischer Pflanzenextrakt**		
	Magen-Darm-Mittel	
Carnigen – **Oxilofrin**	*Sympathomimetikum, Antihypotonikum*	
Catapresan – **Clonidin**	*Antihypertonikum*	27.2
CEC – **Cefaclor**	*Antibiotikum*	27.3
Cefabene – **Dulcamara-Extrakt**	*Ekzemtherapeutikum*	
Cefaclor – Panoral u.a.; Ceclor (A, CH)	*Cefalosporin*	27.3
Cefadroxil – Grüncef, Cedrox; Duracef (CH)	*Cefalosporin*	27.3
Cefalexin – Oracef, Ceporexin; Cepexin (A); Ceporex (CH)	*Cefalosporin*	27.3
Cefamandol – Mandokef	*Cefalosporin*	27.3
Cefasept – **homöopathisches Mischpräparat**	*Immunstimulanz*	
Cefazolin – Elzogram u.a.; Zolizef (A); Kefzol (CH)	*Cefalosporin*	
Cefepim – Maxipime	*Cefalosporin*	6.4.17
Cefetamet – Globocef	*Cefalosporin*	
Cefixim – Cephoral, Suprax	*Cefalosporin*	
Cefodizim Opticef	*Cefalosporin*	
Cefotaxim – Claforan u.a.	*Cefalosporin*	27.3; 6.3.2
Cefotiam – Spizef	*Cefalosporin*	
Cefoxitin – Mefoxitin	*Cefalosporin*	
Cefpodoxim – Orelox, Podomoxef	*Cefalosporin*	27.3
Cefsulodin – Pseudocef	*Cefalosporin*	
Ceftazidim – Fortum; Fortam (CH)	*Cefalosporin*	27.3; 6.4.17
Ceftibuten – Keimax	*Cefalosporin*	27.3
Ceftriaxon – Rocephin	*Cefalosporin*	27.3; 6.3.2
Cefuroxim – Elobact, Zinacef, Zinnat u.a.	*Cefalosporin*	27.3
Celestamine N 0.5 – **Betamethason**	*Glukukortikoid*	15.1.5
Celestan – **Betamethason**	*Glukokortikoid*	10.4.5
CellCept – **Mycophenolat**	*Immunsuppressivum*	
Cephoral – **Cefixim**	*Cefalosporin*	
Ceporexin – **Cefalexin**	*Cefalosporin*	27.3
Cerezyme – **Imiglucerase**	*Enzym für Morbus Gaucher*	
Certomycin – **Netilmicin**	*Aminoglykosid*	
Cerumenex N – **Ölsäure-Polypeptid-Kondensat**	*Cerumenlösungsmittel*	
Cetirizin – Alerid, Zyrtec	*Antihistaminikum*	15.1.4
Chlorambucil – Leukeran	*Zytostatikum*	
Chloramphenicol – Paraxin u.a.	*Antibiotikum*	27.3
Chlormadinonazetat – Gestafortin	*Sexualhormon*	10.1
Chloroquin – Resochin; Antochin (A)		
	(Antirheumatikum), Antimalariamittel	6.7.4
Chlorphenamin – in vielen Kombinationen (z.B. Balkis)		
	Antihistaminikum	
Chlorphenoxamin – Systral	*externes Antihistaminikum*	
Chlorprothixen – Truxal	*Neuroleptikum*	
Chlorquinaldol – in Kombinationen	*Antiseptikum*	
Cholestyramin – Quantalan	*Lipidsenker*	11.8
Cholofalk – **Ursodeoxycholsäure**	*Lebertherapeutikum*	13.6.2
Cicatrex – **Bacitracin, Neomycin**	*externes Antibiotikum/Desifiziens*	
Ciclopirox – Batrafen	*Antimykotikum*	
Ciclosporin – Sandimmun	*Immunsuppressivum*	8.3.6; 16.4; 26.6
Cilastatin in Zienam	*Dihydropeptidase-Inhibitor*	27.3
Cimetidin – Tagamet u.a.	*H₂-Rezeptorenblocker*	13.3.2
Ciprobay – **Ciprofloxazin**	*Gyrasehemmer*	27.3
Cisaprid – Propulsin, Alimix (Zulassung ruht ab 5/2000)		13.2.3; 13.3.2
	Refluxtherapeutikum	
Cisplatin – Platiblastin, Platinex u.a.	*Zytostatikum*	18.2.2
Claforan – **Cefotaxim**		
Clamoxyl – **Amoxicillin**	*Breitbandpenicillin*	27.3
Clarithromycin – Klacid, Cyllind	*Antibiotikum*	27.3; 13.3.4
Clavulansäure – in Augmentan, Amoclav u.a.	*β-Laktamase-Inhibitor*	
Clemastin – Tavegil; Tavegyl (A, CH)	*Antihistaminikum*	3.2.4
Clenbuterol – Spiropent	*β-Sympathomimetikum*	
Claversal – **Mesalazin**	*Colitis-Therapeutikum*	13.4.7
Clexane – **Enoxaprim**	*Antikoagulans*	

Clindamycin – Sobelin; Dalacin (A, CH)	Antibiotikum	7.7.1
Clobazam – Frisium	Antiepileptikum	12.3.1
Clobutinol – Silomat	Antitussivum	
Clonazepam – Rivotril	Antiepileptikum	12.1; 12.3.2
Clonidin – Catapresan u.a.	Antihypertonikum	27.2
Clont – **Metronidazol**	Chemotherapeutikum	13.4.6
Clotrimazol – Canesten, Pedisafe u.a.	Antimykotikum	
Codein – Codipertussin, Contrapect, u.a.	Antitussivum	27.1
Codicaps N Saft – **Codein**	Antitussivum	27.1
Codipront mono Saft/Tr. – **Codein**	Antitussivum	27.1
Coldastop Nasenöl – **Vitamin A, E**	Rhinologikum	
Colecalciferol – Vigantol(etten) u.a.; Decristol; ViDé (CH)	Vitamin D	5.6
Colibiogen Kinder liquidum – **E.coli-lysat**	Magen-Darm-Mittel	
Colimune – **Cromoglicinsäure**	Antiallergikum	14.4.3
Combactam – **Sulbactam**	Antibiotikum	
Contimit – **Terbutalin**	β-Sympathikomimetikum	14.4
Contramutan N – **Pflanzenextrakt**	unspezifisches Immunstimulanz	
Convulex – **Valproinsäure**	Antiepileptikum	12.3.1; 26.6
Convulsofin – **Valproinsäure**	Antiepileptikum	12.3.1; 26.6
Cordarex – **Amiodaron**	Antiarrhythmikum	7.9.4
Corticotropin – (Tetracosactid) Synacthen	ACTH, HVL-Hormon	
Corto-Tavegil – **Clemastin, Dexamethason**	Antihistaminikum, Glukokortikoid	
Cotazym – **Pankreatin**	Pankreasenzyme	13.7.2
Co-trimoxazol Bactrim, Eusaprim, Kepinol u.a.	Chemotherapeutikum	27.3
Criniton – **Rosmarinöl, Salicylsäure, Thymol**	Dermatikum	
Crixivan – **Indinavir**	Virustatikum	6.5.13
Cromoglicinsäure – Intal, Lomupren, Cromolind u.a.; Nalcrom (CH) topisches Antiallergikum, Mastzellstabilisator		14.4.3
Cronasma – **Theophyllin**	Broncholytikum	14.4.3
Curosurf – **Phospholipide aus Schweinelunge** Atemnotsyndrom-Therapie		4.6.1
Cyanocobolamin – Cytobion u.a.	Vitamin B_{12}	5.6
Cyclophosphamid – Endoxan, Cyclostin	Zytostatikum	8.3.6; 16.4; 18.2.2
Cyklokapron – **Tranexamsäure**	Antifibrinolytikum	
Cymeven – **Ganciclovir**	Virustatikum	18.2.3
Cystinol – **Pflanzenextrakt**	Harnwegstherapeutikum	
Cytarabin – Alexan, Udicil	Zytostatikum	18.2.2
Cytotect – **CMV-Antikörper vom Menschen** spezifisches Hyperimmunglobulin		

Daktar – **Miconazol**	Antimykotikum	
Daraprim – **Pyrimethamin**	Chemotherapeutikum, Malariamittel	6.7.1
Decortilen – **Prednyliden**	Glukokortikoid	
Decortin – **Prednison**	Glukokortikoid	14.4; 16.2
Decortin-H – **Prednisolon**	Glukokortikoid	8.3.6; 10.4.5; 14.4.3
Deferoxamin – Desferal	Eisenkomplexbildner	17.1.6
Dekristol – **Colecalciferol**	Vitamin D	5.6
Delimmun – **Inosin**	Immunstimulanz	
Delonal – **Alclometason**	topisches Glukokortikoid	
Delphicort – **Triamcinolon**	Glukokortikoid	
Dentinox N – **Kamillentinktur, Lidocain, Polidocanol**	Zahnungshilfe	
Dequonal – **Benzalkoniumchlorid, Dequalinin**	Mundantiseptikum	
Dermatol Puder – **Bismut. subgallicum**	Antiseptikum	
Dermatop – **Prednicarbat**	topisches Glukokortikoid	
Desferal – **Deferoxamin**	Eisenkomplexbildner	17.1.6
Desitin Salbe – **Zinkoxid, Lebertran**	Dermatikum	
Desmopressin – Minirin, Desmogalen	antidiuretisches Hormon	10.5.1
Desoximetason – Topisolon	topisches Glukokortikoid	
DET MS – **Dihydroergotamin**	α-Rezeptorenblocker, Migränemittel	
Dexamethason – Auxiloson (Spray), Decadron, Fortecortin u.a. Glukokortikoid		6.3.2; 4.6.4; 10.4.5; 12.8.1

Dexa-Rhinospray N – **Tramazolin, Dexamethason**	
Vasokonstriktor, Glukokortikoid	
Dexpanthenol – Bepanthen, Panthogenat u.a. *Wundbehandlungsmittel*	
DHC – **Dihydrocodein** . . . . . . *Antitussivum, Opiatsubstitutin*	
Diamox – **Acetazolamid** . . . . *Carboanhydrasehemmer, Diuretikum*	12.8.1
Diarrhoesan – **Apfelpektin, Kamillenextrakt** . . . *Antidiarrhoikum*	
Diazepam – Valium, Faustan u.a.; Stesolid (CH) . . . *Benzodiazepin*	27.2; 12.1
Diazoxid – Hypertonalum; Hyperstat (CH) . . . . *Antihypertonikum*	
Dibenzyran – **Phenoxybenzamin** . . . . . α-*Rezeptorenblocker*	
DIBRO-BE – **Kaliumbromid** . . . . *Antikonvulsivum*	
Dichlor-Stapenor – **Dicloxacillin** . . . . *penicillinasefestes Penicillin*	
Diclofenac – Voltaren u.a. . . . . . *nichtsteroidales Antirheumatikum*	
Dicloxacillin – Dichlor-Stapenor . . . . *penicillinasefestes Penicillin*	
Dicton – **Codein** . . . . *Antitussivum*	
Diffusyl – **Cromoglicinsäure** . . . . *Antiasthmatikum*	14.4.3
Diflucan – **Fluconazol** . . . . *Antimykotikum*	19.9
Digitoxin – Digicor, Digimerck, Tardigal u.a.; Digimed (A) *Herzglykosid*	7.3; 7.9.4
Digoxin – Lanicor, Digacin, Lenoxin, Novodigal u.a. . . . *Herzglykosid*	7.3; 7.9.4; 26.6
Dihydralazin – Nepresol; Depressan *Vasodilatator, Antihypertonikum*	
Dihydrocodein – Paracodin, Remedacen u.a. . . . . . *Antitissivum*	
Dihydroergotamin – DET MS, Ergont, Dihydergot u.a.	
Antihypotonikum,(Migräne)	
Dihydroergotoxin – Hydergin u.a. . . *Vasodilatator, Antihypotonikum*	
Dihydrotachysterol – AT 10 . . . . *Vitamin-D-Derivat*	5.6
Diloxanidfuroat – Furamid . . . . *Amöbentherapie*	6.7.6
Dimenhydrinat – Vomex A u.a.; Emedyl (A); Medramin (CH)	
Antiemetikum	13.1.4
Dimetinden – Fenistil . . . . *Antihistaminikum*	3.2.4, 14.4.3; 15.1.4
Diphenylhydantoin ☞ Phenytoin	
Dipentum – **Olsalazin** . . . . . *Antiphlogistikum (Colitis ulcerosa)*	13.4.7
Diphenhydramin – Benadryl N u.a.; Dormutil N	
Antihistaminikum, Sedativum	
Diprogenta – **Betamethason, Gentamicin**	
externes Glukokortikoid, Aminoglykosid	
Diprosis, Diprosone – **Betamethason** . . *kortikoidhaltiges Dermatikum*	
Ditec – **Fenoterol, Cromoglicinsäure**	
β₂-*Sympathomimetikum, Antiallergikum*	
DNAse (= Dornase alfa) – Pulmozyme *Mukoviszidose-Therapeutikum*	14.6
DNCG ☞ Cromoglicinsäure	14.4.3
Dobendan – **Cetylpyridiniumchlorid** . . . . . *Rachenantiseptikum*	
Dobutamin – Dobutrex . . . . β₁-*Sympathomimetikum*	3.2.1
Dociton – **Propranolol** . . . . . . *Antihypertonikum*, β-*Blocker*	7.12.1
Dolantin – **Pethidin** . . . . *Narkoanalgetikum*	27.1
Doloreduct – **Paracetamol** . . . . *Analgetikum, Antipyretikum*	27.1
Domperidon – Motilium	
Dopamin-Antagonist, Peristaltikanreger, Antiemetikum	
Dopamin; Dobutamin . . . . *Sympathomimetikum*	3.2.1
Doreperol N – **Hexitidin** . . . . *Rachenantiseptikum*	
Dorithricin – **Tyrothricin, Benzalkonium, Benzocain** . . *Halstablette*	
Dormicum – **Midazolam** . . . . . *Benzodiazepin, Kurzhypnotikum*	27.2; 22.1
Doryl – **Carbachol** . . . . *Cholinergikum*	
Doxycyclin – Vibramycin, Vibravenös u.a.; Doxycyclin Jenaph.	27.3
Tetrazyklin	
Doxylamin – Mereprine, Sedaplus u.a. . . *Sedativum, Antihistaminikum*	
Dridase – **Oxybutynin** . . . . . *Anticholinergikum, Spasmolytikum*	
Dulcolax – **Bisacodyl** . . . . *Laxans*	13.2.4
Duofilm – **Salicylsäure, Milchsäure** . . . . *Warzenmittel*	
Duradermal – **Bufexamac** . . . . *Ekzemtherapeutikum*	
Durapaediat – **Erythromycin** . . . . *Makrolid-Antibiotikum*	27.3
Duspatal – **Mebeverin** *muskulotropes Spasmolytikum (Colon irritabile)*	
Dytide H – **Triamteren, Hydrochlorothiazid** . . . . . . *Diuretikum*	

Ecural – **Mometason** . . . . *topisches Steroid*
Edrophoniumchlorid – Tensilon . . . . . . *Cholinesterasehemmer* 12.10.3
Eferox – **Levothyroxin** . . . . *Schilddrüsenhormon* 10.2
Effortil – **Etilefrin** . . . . . *Sympathikomimetikum, Antihypotonikum* 7.12.2
Eisen – Ferrlecit, Ferro sanol, Spartocine, u.a.; Resoferon (CH)
. . . . *Eisensalz*
Ektebin – **Protionamid** – . . . . *Tuberkulostatikum*
Ekzemase – **Bufexamac** . . . . *topisches Antiphlogistikum*
Elacutan – **Harnstoff** . . . . *Dermatologikum*
Ellatun NT – **Tramazolin** . . α-*Sympathomimetikum, Vasokonstriktor*
Elobact – **Cefuroxim** . . . . *Cefalosporin* 27.3
Elotrans – **Glukose, Natriumcitrat, Kaliumchlorid** *orale Rehydrierung* 9.2; 13.4.5
Elugan – **Dimeticon, Siliziumdioxid** . . . . . . *Karminativum*
Elzogram – **Cefazolin** . . . . *Cefalosporin*
Emesan S/K – **Diphenhydramin** . . . . *Antiemetikum*
Emla Creme – **Lidocain, Prilocain** . . *äußerliches Lokalanästhetikum*
Emovate – **Clobetason** . . . . . . *kortikoidhaltiges Dermatikum*
E-Mulsin – **Tocopherol** . . . . *Vitamin E* 5.6
Encepur – **FSME-Impfstoff** . . . . *Impfstoff*
Endoxan – **Cyclophosphamid** . . . . *Zytostatikum* 18.2.2
Enalapril – Xanef, Pres . . . . *Antihypertonikum* 7.12.1
Endofalk – . . . . *Elektrolytlösung* 13.2.4
Enelbin-Paste N – **Aluminiumsilikat, Zinkoxid, Salicylsäure**
. . . . *Dermatikum*
Enelfa – **Paracetamol** . . . . *Antipyretikum, Analgetikum* 27.1
Engerix-B – **Hepatitis-B-Oberflächen-Antigen** . . . . *Impfstoff*
Enoximon – Perfan . . . . *Phosphodiesterase-Inhibitor* 7.3
Entero-Teknosal – **Siliziumdioxid** . . . . *Magen-Darm-Mittel*
Entocort – **Budesonid** . . . . *Crohn-Therapeutikum* 13.4.7
Epanutin – **Phenytoin** . . . . *Antiepileptikum* 12.3.1
Epaq – **Salbutamol** . . . . β-*Sympathomimetikum* 14.4.3
EPAXAL – **inaktivierte Hepatitis-A-Viren** . . . . . . *Impfstoff*
Epinephrin – Adrenalin, Fastjekt, Suprarenin
. . . . α- u. β-*Sympathomimetikum*
Epi-Pevaryl – **Econazol** . . . . *Antimykotikum*
Epivir – **Lamivudin** . . . . *HIV-Therapeutikum* 6.5.13
Epogam – γ-**Linolensäure** . . . . *Ekzemtherapeutikum*
Eremfat – **Rifampicin** . . . . *Tuberkulostatikum* 6.4.23
Eres N – **Wollblumenextrakt** . . . . *Antitussivum*
Ergenyl – **Valproinsäure** . . . . *Antiepileptikum* 12.3.1
Ergomimet, Ergont – **Dihydroergotamin**
. . . . α-*Rezeptorenblocker, Migränemittel*
Ervevax – **abgeschwächtes Rötelnvirus** . . . . *Impfstoff*
Erypo – **Erythropoietin** . . . . *KM-Stimulator* 17.1
Erythromycin – Paediathrocin, Monomycin, Sanasepton u.a.
. . . . *Antibiotikum* 27.3
Esberitox N – **Pflanzenextrakt** *unspezifisches Immuntherapeutikum*
Esidrix – **Hydrochlorthiazid** . . . . *Saluretikum* 7.12.1
Eskazole – **Albendazol** . . . . *Anthelmintikum* 6.8.5
Etacrynsäure – Hydromedin; Edecrin (A, CH) . . *Schleifendiuretikum*
Ethambutol – Myambutol u.a.; Etibi (A) . . . . *Tuberkulostatikum* 6.4.23
Ethosuximid – Petnidan, Suxinutin; Suxilep ; Petinimid (A, CH)
. . . . *Antiepileptikum* 12.3.1; 26.6
Etilefrin – Effortil u.a.; Thomasin . . . . *Antihypotonikum* 7.12.2
Etomidat . . . . *Narkotikum* 27.2
Eugalac – **Lactulose** . . . . *Obstipationsmittel*
Euglucon – **Glibenclamid** . . . . *orales Antidiabetikum*
Euphorbium comp.-NT S – **homöopathisches Mischpräparat**
. . . . *Rhinologikum*
Euphyllin, Euphylong – **Theophyllin** . . . . . . *Antiasthmatikum* 14.4.3
Eusaprim – **Co-trimoxazol** . . . . *Chemotherapeutikum* 27.3
Euthyrox – **Levothyroxin** . . . . *Schilddrüsenhormon* 10.2.2

Euvegal Saft N – **Pflanzenextrakt** . . . . *Sedativum*
Exoderil – **Naftifin** . . . . *Antimykotikum*
Exosurf – **Surfactant-Substitut** . . . . *Atemnotsyndrom*   4.6.1
Expit – **Ambroxol** . . . . *Sekretolytikum*

Fastjekt – **Epinephrin** . . . . *Schockapotheke*   15.1.5
Faustan – **Diazepam** . . . . *Benzodiazepin*   12.1; 27.2
Felbamat – Taloxa . . . . *Antiepileptikum*
Fenistil – **Dimetinden** . . . . *Antihistaminikum*   3.2.4; 14.4.3
Fenoterol – Berotec, (Partusisten)
   . . . . β_2-*Sympathomimetikum, Broncholytikum*
Fentanyl . . . . *Analgetikum*   2.2.4; 27.1
Fexofenadin – Telfast . . . . *Antihistaminikum*
Fiblaferon – **Interferon β** . . . . *Virustatikum, Immunstimulator*
Ficortil Augensalbe – **Hydrocortison** . . . . . *topisches Glukokortikoid*
Finiweh – **Paracetamol** . . . . *Analgetikum*   27.1
Flammazine – **Sulfadiazin-Silber** . . *sulfonamidhaltiges Dermatikum*
Flecainid – Tambocor . . . . *Antiarrhythmikum*   7.9.4
Flucloxacillin – Staphylex; Floxapen (A, CH)
   . . . . *penicillinasefestes Penicillin*   27.3; 7.7.1
Fluconazol – Diflucan . . . . *Antimykotikum*   19.9
Fludrocortison – Astonin H; Florinef (CH) . . . *Mineralkortikoid*   10.4.3
Flui-Amoxicillin – **Amoxicillin** . . . . *Antibiotikum*   27.3
Fluimucil – **Acetylcystein** . . . . *Mukolytikum*   14.6
Flumazenil – Anexate . . . . *Benzodiazepin-Antagonist*
Flunisolid – Inhacort, Syntaris . . . . *inhalatives Glukokortikoid*   14.4.3
Flunitrazepam – Rohypnol u.a. . . . . *Hypnotikum, (Benzodiazepin)*   22.1
Fluocortinbutyl – Vaspit, Lenen . . . . . *topisches Glukokortikoid*
Fluocortolon – Ultralan . . . . . *orales und topisches Glukokortikoid*
Fluor-Vigantoletten – **Colecalciferol, Fluorid** . . . *Vitamin D, Fluorid*   5.6
Fluticason – Flutide, Atemur . . . . *inhalatives Kortikosteroid*   14.4.3
Foradil P – **Formoterol** . . . . *Antiasthmatikum*
Fortecortin – **Dexamethason** . . . . *Glukokortikoid*   12.8.1
Fortral – **Pentazocin** . . . . *starkes Analgetikum*
Fortum – **Ceftazidim** . . . . *Cefalosporin*   27.3
Fosfomycin – Fosfocin . . . . *Antibiotikum*   27.3
Framycetin – Leukase . . . . *Lokalantibiotikum*
Frenopect – **Ambroxol** . . . . *Sekretolytikum*
Frisium – **Clobazam** . . . . *Antiepileptikum*   12.3.1
Fucidine – **Fusidinsäure** . . . . *Lokalantibiotikum*
Fulcin S – **Griseofulvin** . . . . *internes Antimykotikum*   19.9
Furadantin – **Nitrofurantoin** . . . . *Chemotherapeutikum*   8.4.4; 27.3
Furosemid – Lasix, u.a. . . . . *Schleifendiuretikum*   7.3; 7.12.1
Fusidinsäure – Fucidine; Fucidin (A, CH) . . . *Lokalantibiotikum*

Gabapentin – Neurontin . . . . *Antiepileptikum*
Gabitril – **Tiagabin** . . . . *Antiepiliptikum*
Ganciclovir – Cymeven . . . . *Virustatikum*   18.2.3
Gastrosil – **Metoclopramid** . . . . *Peristaltikanreger, Antiemetikum*   13.1.4
Gastrozepin – **Pirenzepin** . . . . *Anticholinergikum, Ulkus-Mittel*
Gelonida NA – **Paracetamol, ASS, Codein**
   . . . . *Analgetikum, Antiphlogistikum*
Gelusil-Lac – **Magnesium-Aluminium-Silikat-Hydrat** . . . *Antazidum*
Gencydo – **Pflanzenextrakt** . . . . *Antiallergikum*
Genotropin – **Somatropin** . . . . *Wachstumshormon*   11.1.1
Gentamicin – Refobacin u.a.; Garamycin (CH) . . . *Aminoglykosid*   27.3; 7.7.1; 26.6
Gernebcin – **Tobramycin** . . . . *Aminoglykosid*   27.3
Gestafortin – **Chlormadionazetat** . . . . *Sexualhormon*   10.1
Gilurytmal – **Ajmalin** . . . . *Antiarrhythmikum*
Glibenclamid – Euglucon u.a. . . . . *orales Antidiabetikum*
Globocef – **Cefetamet** . . . . *Cefalosporin*

28. Handels- und Freinamen der meistgebrauchten Pharmaka

Glucobay – **Acarbose** . . . . *Antidiabetikum*	
Glyceroltrinitrat – Perlinganit u.a. . . . . *Vasodilatator*	7.3
Glycilax – **Glycerol** . . . . *Laxans*	13.5.1
Godamed – **ASS** . . . *Antiphlogistikum, Antirheumatikum, Analgetikum*	
Goldgeist forte – **Pyrethrumextrakt** . . . . *Läusemittel*	19.10
Gonadorelin – Kryptocur, LH-RH, Relefact, Lutrelef	
. . . . *Hypothalamushormon*	10.1.5
Griseofulvin – Fulcin S, Likuden M; Grisovin (A, CH) . *Antimykotikum*	19.9
Grüncef – **Cefadroxil** . . . . *Cefalosporin*	27.3
Guaifenesin – in vielen Kombinationen *Sekretolytikum, (Tranquilizer)*	

Haemate HS – **Faktor VIII/vWF** . . . . *Gerinnungsfaktoren*	17.4
Halfan – **Halofantrin** . . . . *Malariamittel*	6.7.4
Halicar – **Cardiospermum** . . . . *pflanzliche Hautcreme*	
Haloperidol – Haldol u.a. . . . . *Dopaminantagonist, Neuroleptikum*	
Hametum Creme/Salbe – **Hamamelis-Extrakt** *Wundbehandlungsmittel*	
Havrix – **Hepatitis-A-Impfstoff** . . . . *Impfstoff*	
HCG – Primogonyl . . . . *Hypothalamushormon*	10.1.5
Hedelix Hustensaft – **Efeuextrakt** . . . . *Antitussivum*	
Helmex – **Pyrantelembonat** . . . . *Anthelminthikum*	6.8
Heparin – Liquemin N, Vetren u.a. *Thrombinantagonist, Antikoagulanz*	17.4.5
Herviros – **Aminoquinurid, Tetracain**	
. . . . *lokales Desinfiziens, Lokalanästhetikum*	
Heuschnupfenmittel DHU – **homöopathisches Mischpräparat**	
. . . . *Antiallergikum*	
Hexachlorcyclohexan ☞ Lindan	19.10
Hexetidin – Hexoral u.a. . . . . *Lokalantiseptikum*	
Hexobion – **Pyridoxin** . . . . *Vitamin B_6*	5.6
Hexoral – **Hexitidin** . . . . *Lokalantiseptikum*	
Hirudoid – **Heparinoid** . . . . *Venenmittel*	
Hisfedin – **Terfenadin** . . . . *Antihistaminikum*	
Histadestal – **menschl. γ-Globulin, Histamin** . . . *Antiallergikum*	
HIVID – **Zalcitabin** . . . . *Virustatikum*	
Holoxan – **Ifosfamid** . . . . *Zytostatikum*	18.2.2
Humalog – **Insulin lispro** . . . . *Antidiabetikum*	11.1
Humatin – **Paromomycin** . . . . *Aminoglykosid*	13.6.1
Hustagil Thymiantropfen/-saft – **Thymianöl u.a.**	
. . . . *Atemwegstherapeutikum*	
Hustagil Erkältungsbalsam/Inhalationsöl – **Ätherische Öle**	
. . . . *Atemwegstherapeutikum*	
Hydergin – **Dihydroergotoxin** . . . . *durchblutungsförderndes Mittel*	
Hydrocortison – Ficortil, Retef, u.a. Externa, auch i.v.! *Glukokortikoid*	10.4.3; 10.4.5
Hydrodexan S – **Hydrocortison, Harnstoff** . . . . *Dermatikum*	
Hydromedin – **Etacrynsäure** . . . . *Schleifendiuretikum*	
Hylak N – **Bakterienlysat** . . . . *Magen-Darm-Mittel*	
Hypertonalum – **Diazoxid** . . . . *Antihypertonikum*	

Ibuprofen – Dolgit, Contraneural u.a. *nichtsteroidales Antirheumatikum*	27.1
Idoxuridin – Virungent, Zostrum . . . . *topisches Virustatikum*	
Ifosfamid – Holoxan . . . . *Zytostatikum*	14.2.2
Imigran – **Sumatriptan** . . . . *Migränemittel*	
Imipenem – (+Cilastatin) Zienam . . . . *Antibiotikum*	27.3
Imipramin – Tofranil u.a. . . . . *Antidepressivum, (Enuresis)*	
Imodium – **Loperamid** . . . . *Antidiarrhoikum*	
Imurek – **Azathioprin** . . . . *Immunsuppressivum*	
Indinavir – Crixivan . . . . *Virustatikum*	6.5.13
Indometacin – Amuno, u.a.; Indomelan (A, CH)	
. . . . *nichtsteroid. Antirheumatikum*	7.4.3; 16.2
Infanrix/**+Hib, -IPV+Hib** . . . . *Impfstoff*	
Infectobicillin, Infectocillin – **Phenoxymethylpenicillin** . *Antibiotikum*	27.3
Infectocef – **Cefaclor** . . . . *Antibiotikum*	27.3
Infectodyspept – **Karottenpulver/-pektin** . . . . . . *Antidiarrhoikum*	13.4.5

InfectoFlu – **Amantadin**	*Grippevirustatikum*	6.5.14
Infectokrupp – **Epinephrin**	*Pseudokrupp-Therapeutikum*	14.3.2
Infectomycin – **Erythromycin-Estolat**	*Makrolid-Antibiotikum*	27.3
Infectopedicul – **Permethrin**	*Läusemittel*	19.10
Infectosoor – **Miconazol**	*Antimykotikum*	
Infliximab (rekombinanter AK) Remicade	*Crohn-Therapeutikum*	
Ingelan Gel – **Isoprenalin**	topisches β-*Sympathomimetikum*	
Ingelan Puder – **Isoprenalin, Salicylsäure**		
	β-*Sympathomimetikum, Antiseptikum*	
Inhacort – **Flunisolid**	*inhalatives Glukokortikoid*	
Inhibostamin – **Tritoqualin**	*Antihistaminikum*	
Insuline		11.1
Intal – **Cromoglicinsäure**	*Antiallergikum*	14.4.3
Inzolen – **Elektrolyte und Spurenelemente**	*Infusionslösung*	5.5
Ipratropiumbromid – Atrovent, in Komb.		
	Anticholinergikum, Broncholytikum	7.9.4; 14.4
Ipecac-Sirup		3.4
I.R.S. 19 – **Bakterienlysat**	*Immunstimulanz*	
Irtan – **Nedocromil**	*Mastzellstabilisator, lokales Antiallergikum*	
Isocillin – **Phenoxymethylpenicillin**	*Oralpenicillin*	27.3
Isoniazid – (INH) Isozid, tebesium; Neotizide (A)	*Tuberkulostatikum*	6.4.23
Isoptin – **Verapamil**	*Kalziumantagonist, Antiarrhythmikum*	7.8.1; 7.9.4
Isozid – **Isoniazid**	*Tuberkulostatikum*	6.4.23
Itraconazol – Sempera	*systemisches Antimykotikum*	19.9

Jacutin – **Hexachlorcyclohexan = Lindan**	*antiparasitäres Mittel*	
Jacutin N – **Allethrin, Piperomylbutoxid**	*Läusemittel*	
Jalapa – **homöopathische Zubereitung**	*Magen-Darm-Mittel*	
Jellin – **Fluocinolon**	*topisches Glukokortikoid*	
JHP Rödler Heilpflanzenöl – **Minzöl**	*Erkältungsmittel*	
Jomax – **Bufexamac**	*Ekzemtherapeutikum*	
Josamycin – Wilprafen	*Makrolid-Antibiotikum*	
Junik – **Beclometason**	*inhalatives Steroid*	14.4.3

Kaban, Kabanimat – **Clocortolon**	*externes Glukokortikoid*	
Kabikinase – **Streptokinase**	*Fibrinolytikum*	
Kaliumbromid – Dibro-Be	*Antiepileptikum*	
Kaoprompt-H – **Kaolin, Pektin**	*Antidiarrhoikum*	
Kapanol – **Morphinsulfat**	*Narkoanalgetikum*	27.1
Karex – **Erythromycin**	*Antibiotikum*	27.3
Keimax – **Ceftibuten**	*Cefalosporin*	27.3
Kepinol – **Co-trimoxazol**	*Chemotherapeutikum*	27.3
Ketamin – Ketanest	*Analgetikum*	27.1; 2.2.4
Ketoconazol – Nizoral	*Antimykotikum*	
Ketotifen – Zaditen, Ketof u.v.a.	*Antihistaminikum, Antiasthmatikum*	
Klacid – **Clarithromycin**	*Antibiotikum*	13.3.4
Klinomycin – **Minocyclin**	*Tetrazyklin*	19.11
Klismacort – **Prednisolon**	*rektales Glukokortikoid*	
Kogenate – **rekombinanter Faktor VIII**	*Hämophilie-A/Substitution*	17.4
Kohle-Compretten – **Carbo medicinalis**	*Antidiarrhoikum, Toxinbinder*	
Konakion – **Phytomenadion**	*Vitamin K$_1$*	5.6
Kreon – **Pankreatin**	*Pankreasenzyme*	13.7.2
Kryptocur – **Gonadorelin**	*Hypothalamushormon*	10.1.5

Lactulose – Bifiteral, u.a.; Laevolac (A); Duphallac (CH)	*Laxans*	13.5.1
Lamictal – **Lamotrigin**	*Antiepileptikum*	12.3.1
Lamivudin – Epivir, Zeffix	*HIV-Therapeutikum*	6.5.13
Lamotrigin – Lamictal	*Antiepileptikum*	12.3.1
Lanicor – **Digoxin**	*Herzglykosid*	7.3
Lanitop – **Metildigoxin**	*Herzglykosid*	7.3
Lariam – **Mefloquin**	*Malariamittel*	6.7.4

Larylin Spray – **Naphazolin, Pheniramin**
. . . . *Vasokonstriktor, Antihistaminikum*
Larylin Hustensirup N – **Dropropizin** . . . . *Antitussivum*
Lasix – **Furosemid** . . . . *Schleifendiuretikum* 7.12.1
Laxoberal – **Natriumpicosulfat** . . . . *Laxans* 13.2.4
Lecicarbon – **CO_2-produzierende Zäpfchen** . . . . . . *Laxans*
Lederlind Heilpaste – **Nystatin** . . . . *Antimykotikum*
Lefax – **Simethicon** . . . . *Entbläher, Antidot*
Lenen – **Fluocortinbutyl** . . . . *topisches Steroid (Nase)*
Lenoxin – **Digoxin** . . . . *Herzglykosid* 7.3
Lepinal/Lepinaletten – **Phenobarbital** . . . . . *Antikonvulsivum* 12.3.1; 26.6
Leptilan – **Valproat** . . . . *Antikonvulsivum* 12.3.1; 26.6
Leucovorin – **Calciumfolinat**
. . . . *Antidot zu Folsäure-Antagonisten (z.B. Mtx)*
Leukase Salbe – **Framycetin, Trypsin**
. . . . *antibiotisch wirksames Dermatikum*
Leukeran – **Chlorambucil** . . . . *Zytostatikum* 18.2.2
Levocabastin – Livocab, Levophta . . . *topisches Antihistaminikum*
Levomepromazin – Neurocil . . . . *Neuroleptikum*
Levothyroxin Euthyrox, L-Thyroxin u.a. . . . . *Schilddrüsenhormon* 10.2.1; 10.2.2
Lidocain – Xylocain u.a.; Xylanest (A)
. . . . *Lokalanästhetikum, Antiarrytmikum* 3.1; 7.9.4
Likuden M – **Griseofulvin** . . . . *internes Antimykotikum*
Lincomycin – Albiotic; Lincoin (CH) . . . . *Antibiotikum* 27.3
Lindan (= Hexachlorcyclohexan) – Jacutin; Kwellada (CH)
. . . . *antiparasitäres Mittel* 19.10
Lindoxyl – **Ambroxol** . . . . *Antitussivum*
Lioresal – **Baclofen** . . . . *Muskelrelaxans* 12.12
Liquemin N – **Heparin** . . . . *Antikoagulanz*
Liquidepur – **Extrakt Fruct. Sennae, Anisöl** . . . . . *Laxans*
Lisino – **Loratadin** . . . . *Antihistaminikum*
Liskantin – **Primidon** . . . . *Antiepileptikum* 12.3.1
Livocab – **Levocabastin** . . . . *topisches Antihistaminikum*
Locabiosol Aerosol – **Fusafungin** . . . . *Lokalantibiotikum*
Lodoxamid – Alomide . . . . *Antiallergikum*
Loftan – **Salbutamol** . . . . β-*Sympathomimetikum* 14.4.3
Lomupren/-comp – **Cromoglicinsäure/+Xylometazolin** *Antiallergikum*
Lonolox – **Minoxidil** . . . . *Vasodilatator, Antihypertonikum*
Loperamid – Imodium,Sanifug u.a. . . . . *Antidiarrhoikum*
Lopirin – **Captopril** . . . . *Antihypertonikum* 7.12.1
Lorafem – **Loracarbef** . . . . *Cefalosporin* 27.3
Loratadin – Lisino . . . . *Antihistaminikum* 15.1.4
Luminal, Luminaletten – **Phenobarbital** . *Antiepileptikum, Hypnotikum* 12.1
Lymphozil K – **Echinacin, Homöopathika** . . . . *Immunstimulanz*
Lysinacetylsalicylat – Aspisol
. . . . *Analgetikum, nichtsteroidales Antipyretikum*

Maaloxan – **Aluminium-, Magnesiumhydoxid** . . . . . *Antazidum*
Makatussin Balsam Menthol – **Eukalyptus, Menthol, Thymianöl**
. . . . *Atemwegstherapeutikum*
Makatussin Tr. – **Thymianextrakt, Sternanisöl** *Atemwegstherapeutikum*
Maliasin – **Barbexaclon** . . . . *Antiepileptikum*
Malipuran – **Bufexamac** . . . . *Ekzemtherapeutikum*
Mallebrin Konzentrat – **Aluminiumchlorat** . . *Rachentherapeutikum*
Mandokef – **Cefamandol** . . . . *Cefalosporin* 27.3
Marcumar – **Phenprocoumon** . . . . *Antikoagulanz* 17.4.5
Maxipime – **Cefepim** . . . . *Cefalosporin* 27.3
Mebendazol – Vermox; Mebenvet (A); Telmin (CH) *Anthelminthikum* 6.8
Meclozin – Peremesin, Postafen . . *Antihistaminikum, Antiemetikum*
Meditonsin H – **homöopath. Zubereitung** . *Atemwegstherapeutikum*
Medrate – **Methylprednisolon** . . . . *Kortikosteroid*
Mefloquin – Lariam . . . . *Malariamittel* 6.7.4
Mefoxitin – **Cefoxitim** . . . . *Cefalosporin* 27.3

Megacillin – **Phenoxymethylpenicillin**	*Oralpenicillin*	27.3
Melleretten, Melleril – **Thioridazin**	*Neuroleptikum*	
Melrosum Hustensirup N – **Pflanzenextrakte**	*Atemwegstherapeutikum*	
Melrosum Codein Hustensirup – **Codeinphosphat**	*Antitussivum*	
Mequitazin – Metaplexan	*Antihistaminikum*	
Merbromin – Mercuchrom	*Desinfiziens*	
Mercaptopurin – Puri-Nethol	*Zytostatikum*	
Mereprine – **Doxylamin**	*Sedativum, Antihistaminikum*	
Meropenem – Meronem	*Antibiotikum*	27.3
Mesalazin – Salofalk, Pentasa	*Antiphlogistikum, Colitis-Therapie*	13.4.7
Mesna – Mistabronco, Mucofluid	*Mukolytikum, Antidot*	
Mestinon – **Pyridostigmin**	*Cholinesterasehemmer*	12.10.3
Mesuximid – Petinutin	*Antiepileptikum*	
Metalcaptase – **Penicillamin**	*Komplexbildner, Antirheumatikum*	
Metamizol – Baralgin, Novalgin u.a.	*Analgetikum, Antipyretikum*	27.1; 18.2.4
Metaplexan – **Mequitazin**	*Antihistaminikum*	
Metavirulent – **homöopathisches Mischpräparat**	*Erkältungsmittel*	
Methohexital	*Sedativum, Narkotikum*	27.2
Methotrexat	*Zytostatikum, Immunsuppressivum*	16.2
Methylphenidat – Ritalin	*Psychoanaleptikum*	
Methylprednisolon – Urbason u.a.; Medral (CH)	*Glukokortikoid*	10.4.5
Metildigoxin – Lanitop	*Herzglykosid*	7.3
Metoclopramid – Paspertin, Gastrosil u.a.; Imperan (A); Primperan (CH) *Dopamin-2-Antagonist, Peristaltikanreger, Antiemetikum*		13.1.4
Metoprolol	*Betablocker*	7.3; 7.9.4, 7.12.1
Metronidazol – Clont u.a.; Elyzol (CH)	*Chemotherapeutikum*	6.7.6, 13.4.6
Mezlocillin – Baypen	*Breitbandpenicillin*	
Mibrox – **Ambroxol**	*Sekretolytikum*	
Miconazol – Daktar, Epi-Monistat u.a.; Daktarin (A, CH)	*Antimykotikum*	19.9
Microklist – **Natriumzitrat, Natriumlaurylsulfoazetat, Sorbit**	*Laxans*	
Micronephrin – **Epinephrin-Hydrochlorid**, (USA-Import)	*Pseudokrupp*	14.3.2
Midazolam – Dormicum	*Kurzhypnotikum, Benzodiazepin*	27.2; 22.1
Minipress – **Prazosin**	*Antihypertonikum*	7.12.1
Minirin – **Desmopressin** – (DDAVP)	*antidiuretisches Hormon*	10.5.1
Minprog – **Alprostadil**	*Prostaglandin E1*	4.7.2
Mirfulan Salbe – **Zinkoxid, Lebertran**	*Wundbehandlungsmittel*	
Mirfulan Spray N – **Zinkoxid, Lebertran, Levomenol** *Wundbehandlungsmittel*		
Mistabronco – **Mesna**	*Antitussivum/Expectorans*	
Mitosyl – **Zinkoxid, Oleum jecoris**	*Dermatikum*	
Mizolastin – Mizollen, Zolim	*Antihistaminikum*	
Molevac – **Pyrviniumembonat**	*Anthelminthikum*	
Mometason – Ecural	*topisches Steroid*	
Monapax – **homöopathische Zubereitung**	*Atemwegstherapeutikum*	
Monomycin – **Erythromycin**	*Makrolid-Antibiotikum*	27.3
Montelukast – Singulair	*Antiasthmatikum*	14.4.3
Moronal – **Nystatin**	*Antimykotikum*	19.9
Morphinsulfat – Kapanol, MST	*Narkoanalgetikum*	27.1
Mosegor – **Pizotifen**	*Migränemittel*	
Motilium – **Domperidon**	*Peristaltikanreger, Antiemetikum*	
Muciteran – **Acetylcystein**	*Mukolytikum*	14.6
Muco-Aspecton – **Ambroxol**	*Sekretolytikum*	
Muco Panoral – **Bromhexin, Cefaclor**	*Sekretolytikum, Cefalosporin*	
Mucophlogat – **Ambroxol**	*Sekretolytikum*	
Mucopront – **Carbocistein**	*Sekretolytikum*	
Muco Sanigen – **Acetylcystein**	*Mukolytikum*	14.6
Mucosolvan – **Ambroxol**	*Sekretolytikum*	
Mucret – **Acetylcystein**	*Mukolytikum*	14.6
Multilind – **Nystatin, Zinkoxid**	*Dermatikum, Antimykotikum*	
Mundisal – **Cholinsalizylat, Cetalkonium**	*Mundantiseptikum*	
Mupirocin – Turixin-Salbe	*Lokalantibiotikum gegen MRSA*	
Myambutol – **Ethambutol**	*Tuberkulostatikum*	6.4.23
Mycobutin – **Rifabutin**	*Tuberkulostatikum*	
Mycofug – **Clotrimazol**	*Antimykotikum*	

28. Handels- und Freinamen der meistgebrauchten Pharmaka

Mycospor – **Bifonazol** . . . . *Antimykotikum*
Mykundex Heilsalbe – **Zinkoxid, Nystatin** . . . . . *Antimykotikum*
Mylepsinum – **Primidon** . . . . *Antiepileptikum*   12.3.1
Myleran – **Busulfan** . . . . *Zytostatikum*
Myocholine – **Bethanechol** . . . . *Parasympathikomimetikum*

Naftifin – Exoderil . . . . *Antimykotikum*
Naloxon – Narcanti/Neonatal; Narcan (CH) . . . . *Opiat-Antagonist*   4.3
Naproxen – Proxan u. a. . . . . *Antirheumatikum*   16.2
Noradrenalin . . . . *Sympathomimetikum*   3.2.1
Nasacort – **Triamcinolon** . . . . *topisches Steroid (Nase)*
Nasan – **Xylometazolin** . . . . *abschwellende Nasentropfen*
Nasivin – **Oxymetazolin** . . α-Sympathomimetikum, Vasokonstriktor
Navoban – **Tropisetron** . . . . *Antiemetikum*
Nebacetin – **Neomycin, Bacitracin** . . *Lokalantibiotikum, Aminoglykosid*
Nedocromil – Tilade, Irtan, Halamid
. . . . *Mastzellstabilisator, Antiasthmatikum*
Nefrocarnit – **Levocarnitin** . . . . *Carnitin-Ersatz bei Dialyse*
Neobonsen – **Nachtkerzensamenöl** . . *Neurodermitis-Therapeutikum*
NeoRecormon – **Erythropoietin** . . . . *Hämatologikum*   17.1
Nepresol – **Dihydralazin** . . . . . . *Vasodilatator, Antihypertonikum*
Netilmicin – Certomycin . . . . *Aminoglykosid*
Neurocil – **Levomepromazin** . . . . *Neuroleptikum*
Neurontin – **Gabapentin** . . . . *Antiepileptikum*
Niclosamid – Yomesan . . . . *Anthelminthikum*   6.8.3
Nifedipin – Adalat u.a. . . . . *Kalziumantagonist*   7.12.1; 8.3.5
Nitrofurantoin – Furadantin u.a. . . . . *Chemotherapeutikum*   27.3; 8.4.4
Nizoral – **Ketoconazol** . . . . *Antimykotikum*
Nootrop – **Piracetam** . . . . *Psychopharmakon*
Norcuron – **Vecuroniumbromid** . . . . *Muskelrelaxans*   2.2.4
Norfenefrin – Novadral u.a.   α-Sympathomimetikum, Antihypotonikum
Norfloxacin – Barazan u.a.; Noroxin (CH) . . . . . *Gyrasehemmer*
Noscapin – Capval; Noscalin (CH) . . . . *Antitussivum*
Novadral – **Norfenefrin** . . . . *Sympathomimetikum*
Novalgin – **Metamizol** . . . . *Analgetikum, Antipyretikum*   27.1
Novodigal – β-**Acetyldigoxin** . . . . *Herzglykosid*   7.3
Novo-Helisen – **Allergenextrakt** . . . . *Hyposensibilisierungsmittel*
Novothyral – **Levothyroxin** . . . . *Schilddrüsenhormon*   10.2
Noxenur S – **Atropin** . . . . *Enuresis-Therapeutikum*
Nubral Salbe/Creme – **Harnstoff** . . . . *Dermatikum*
Nystatin – Moronal, Mykundex u.a.; Mycostatin (A, CH) *Antimykotikum*   19.9

Obidoximchlorid – Toxogonin *Antidot bei Organophosphor- Intoxikation*
Obstinol M Emulsion – **Paraffin** . . . . *Laxans*
Östradiolvalerat – Progynova . . . . *Sexualhormon*   10.1
Ofloxacin – Tarivid u.a. . . . . *Gyrasehemmer*
Olsalazin – Dipentum . . . . . . *Antiphlogistikum (Colitis ulcerosa)*   13.4.7
Olynth – **Xylometazolin** . . . α-Sympathomimetikum, Vasokonstriktor
Omeprazol – Antra u.a. . . . . *Ulkusmittel*   13.3.2; 13.3.4
Ondansetron – Zofran . . . . *Antiemetikum*   18.2.3
Optalidon N – **Propyphenazon, Coffein** . *Analgetikum, Antipyretikum*
Opticef – **Cefodizim** . . . . *Antibiotikum*
Opticrom – **Cromoglicinsäure** . . . . *Antiallergikum*
Optipect N – **Campher, Menthol, Pfefferminzöl** . . *Antitussivum*
Optocillin – **Mezlocillin, Oxacillin** . . . . *Antibiotikum*
Oracef – **Cefalexin** . . . . *Cefalosporin*   27.3
Oralpädon – **Glukose, KHCO₃, NaCl, Pflanzenextrakte**
. . . . *orale Rehydrierung*   9.2; 13.4.5
Orciprenalin – Alupent . . . . β-*Sympathomimetikum*   7.9.4
Orelox – **Cefpodoxim** . . . . *Cefalosporin*   27.3
Orfiril – **Valproinsäure** . . . . *Antiepileptikum*   12.3.1
Ospolot – **Sultiam** . . . . *Antiepileptikum*   12.3.1

Osyrol – **Spironolacton** . . . . *Aldosteron-Antagonist* 7.3; 7.12.1; 13.6.1
Otalgan OT – **Phenazon, Procain, Glycerol**
. . . . *Analgetikum, Lokalanästhetikum*
Otobacid N – **Dexamethason, Cinchocain, Butandiol** . *Otologikum*
Otriven – **Xylometazolin** . . α-*Sympathomimetikum, Vasokonstriktor*
Otriven H – **Cromoglicinsäure** . . . . *Antiallergikum*
Oxacillin – Stapenor . . . . *penicillinasefestes Penicillin* 27.3
Oxitropiumbromid – Ventilat . . . . *Antiasthmatikum*
Oxymetazolin – Nasivin ua.a. α-*Sympathomimetikum, Vasokonstriktor*
Ozothin E/-K – **Paracetamol, pflanzliche Öle** . . . . . *Antitussivum*
Ozym – **Pankreatin** . . . . *Pankreasenzyme* 13.7.2

Paedialgon – **Paracetamol** . . . . . . *Analgetikum, Antipyretikum* 27.1
Paediamol – **Salbutamol** . . . . β-*Sympathikomimetikum* 14.4
Paediathrocin – **Erythromycin** . . . . *Makrolid-Antibiotikum* 27.3
Paedisup K/S – **Paracetamol, Doxylamin**
. . . . *Analgetikum, Antipyretikum, Sedativum*
Palivizumab Synagis . . . . *monoklonale RSV-Antikörper* 6.5.24
Palmisan – **Echinacea** . . . . *pflanz. Immunstimulans*
Pandel Salbe etc. – **Hydrocortison** . . . . . . *topisches Steroid*
Pankreatin – Kreon, Panzytrat, Cotazym, Pangrol u.a.
. . . . *Verdauungsenzyme* 13.7.2
Panoral – **Cefaclor** . . . . *Cefalosporin* 27.3
Panotile N – **Polymyxin B, Fludrocortison, Lidocain** . *Otologikum*
Panzytrat 10.000/20.000 – **Pankreatin** . . . . *Pankreasfermente* 13.7.2
Paracetamol – ben-u-ron, Captin, Enelfa, Treupel mono u.a.; Kratofin
simplex (A); Acetalgin (CH); Panadol (CH)   *Antipyretikum, Analgetikum* 27.1; 3.4.5
Paracodin N – **Dihydocodein** . . . . *Antitussivum*
Paractol – **Simeticon, Aluminium-, Magnesiumhydroxid** *Karminativum*
Paraxin – **Chloramphenicol** . . . . *Antibiotikum* 27.3
Parfenac – **Bufexamac** . . . . *topisches Antiphlogistikum*
Paromomycin – Humatin . . . . *Antibiotikum* 13.6.1
Partusisten – **Fenoterol** . . . . β-*Sympathomimetikum, Tokolytikum*
Paspertin – **Metoclopramid** . . *Peristaltikanreger, Antiemetikum* 13.1.4
Pect Hustenlöser – **Ambroxol** . . . . *Expectorans*
Pedisafe – **Clotrimazol** . . . . *Antimykotikum*
Penhexal – **Phenoxymethylpenicillin** . . . . *Antibiotikum* 27.3
Penicillamin – Metalcaptase . . . . *Antidot*
Penicillin G – ☞ **Benzylpenicillin** 27.3
Penicillin V – ☞ **Phenoxymethylpenicillin** 27.3; 7.7.1
Pentamidin – Pentacarinat . . . . . . *Pneumocystis-Antibiotikum*
Pentasa – **Mesalazin** . . . . *Colitis-Therapie* 13.4.7
Pentatop – **Cromoclicinsäure** . . . . *Antiallergikum* 14.4.3
Pentazocin – Fortral; Fortalgésic (CH) . . . *starkes Analgetikum*
Pentostam – **Natriumstibogluconat** . . . . . *Leishmanientherapie* 6.7.7
Pentoxyverin – Sedotussin, Tussa-Tablinen . . . . *Antitussivum*
Peremesin Supp – **Meclozin** . . . . *Antiemetikum*
Perenterol – **Saccharomyces cerevisiae** . . . . . *Antidiarrhoikum*
Perfan – **Enoximon** . . . . *Phosphoaliesterase-Inhibitor* 7.3
Permethrin – Infectopedicul . . . . *Läusemittel* 19.10
Pethidin – Dolantin . . . . *Narkoanalgetikum* 27.1
Petinutin – **Mesuximid** . . . . *Antiepileptikum*
Petnidan – **Ethosuximid** . . . . *Antiepileptikum* 12.3.1; 26.6
Phenaemal, Phenaemaletten – **Phenobarbital**
. . . . *Antiepileptikum, Hypnotikum* 27.2
Phenhydan – **Phenytoin** . . . . *Antiepileptikum*
Pheniramin – Avil . . . . *Antihistaminikum*
Phenobarbital – Luminal, Phenaemal, Lepinal   27.2; 12.1; 12.3.1;
. . . . *Antiepileptikum, Hypnotikum* 26.6
Phenoxymethylpenicillin – Isocillin, Megacillin, u.a. . . *Oralpenicillin* 27.3
Phenprocoumon – Marcumar; Falithrom; Marcoumar (CH)
. . . . *Vitamin K-Antagonist* 17.4.5
Phenylbutazon – Butazolidin u.a. . . *nichtsteroidales Antirheumatikum*

28. Handels- und Freinamen der meistgebrauchten Pharmaka

Phenytoin – Epanutin, Phenhydan, Zentropil; Antisacer (CH) . . . . *Antiepileptikum* — 12.1; 12.3.1; 26.6
Phytomenadion – Konakion/N/MM u.a. . . . . *Vitamin K_1* — 5.6
Piperacillin – Pipril u.a. . . . . *Breitbandpenicillin*
Pirbuterol – Zeisin . . . . . . *inhalatives β-Sympathomimetikum* — 27.3
Pirenzepin – Gastrozepin, Ulcoprotect u.a. . . . . *Anticholinergikum, Ulkusmittel*
Pizotifen – Mosegor, Sandomigran . . . . *Migränemittel*
PK-Merz – **Amantadin** . . . . *Virustatikum*
Podomoxef – **Cefpodoxim** . . . . *Cefalosporin* — 27.3
Polistin – **Carbinoxamin** . . . . *Antihistaminikum*
Polyvidon-Iod Betaisodona, Braunol u.a. . . . . *Antiseptikum*
Prajmaliumbitartrat – Neo-Gilurytmal . . . . *Antiarrhythmikum*
Praziquantel – Cysticide, Biltricide, Cesol . . . . *Anthelmintikum*
Prazosin – Minipress u.a. . . . . *Antihypertonikum* — 7.12.1
Prednicarbat – Dermatop . . . . *topisches Glukokortikoid*
Prednisolon – Decortin-H, Klismacort, Solu-Decortin-H u.a. . . . . *Glukokortikoid* — 8.3.6; 10.4.5; 14.4.3
Prednison – Decortin, Rectodelt u.a.; Deltacortil (A) . *Glukokortikoid* — 14.4; 16.2
Prednyliden – Decortilen . . . . *Glukokortikoid*
Primidon – Liskantin, Mylepsinum, Resimatil; Cyral (A); Mysoline (CH) . . . . *Antiepileptikum* — 12.3.1; 26.6
Primogonyl – **HCG** . . . . *Releasing-Hormon* — 10.1.5
Primotussan – **pflanzl. Auszüge** . . . . *Antitussivum*
Priorix – **Masern-, Mumps-, Röteln-Viren (attenuiert)** . . *Impfstoff*
Priscol – **Tolazolin** . . . . α-*Rezeptorenblocker, Vasodilatator*
Privin Lsg. – **Naphazolin** . . α-*Sympathomimetikum, Vasokonstriktor*
Prograf – **Tacrolimus** . . . . *Immunsuppressivum*
Progynova – **Östradiolvalerat** . . . . *Sexualhormon* — 10.1
Promethazin – Atosil u.a.; Prothazin; Phenergan (CH) . *Neuroleptikum* — 27.2; 13.1.4; 22.1
Promit – **niedermolekulares Dextran**
. . . . *Anaphylaxieprophylaxe vor Dextrangabe*
Propafenon – Rytmonorm u.a. . . . . *Antiarrhythmikum* — 7.9.4
Propicillin – Baycillin . . . . *Oralpenicillin*
Propofol . . . . *Sedativum, Narkotikum* — 27.2
Propulsin Susp. – **Cisaprid** (Zulassung ruht ab 5/2000) . . . . *Refluxtherapeutikum* — 13.2.3
Propranolol – Dociton u.a.; Obsidan ; Inderal (CH) . . . . β-*Rezeptorenblocker* — 7.9.4; 7.12.1
Promazin – Protactyl . . . . *Sedativum* — 12.2.4
Protionamid . . . . *Tuberkulostatikum* — 6.4.23
Prospan – **Efeublätterextrakt** . . . . *Atemwegstherapeutikum*
Pro-Symbioflor – **Autolysat von E.coli, Strept.faecalis** *Immunstimulanz*
Protionamid – ektebin, Peteha . . . . *Tuberkulostatikum*
Pseudocef – **Cefsulodin** . . . . *Cefalosporin*
Psyquil – **Triflupromazin** . . . . *Neuroleptikum, Antiemetikum*
Pulbil – **Cromoglicinsäure** . . . . *Asthmatherapeutikum* — 14.4.3
Pulmicort – **Budesonid** . . . . *inhalatives Glukokortikoid* — 14.4
PulmiDur – **Theophyllin** . . . . *Antiasthmatikum* — 14.4.3
Pulmozyme – **DNAse (= Dornase alfa)** *Mukoviszidose-Therapeutikum* — 14.6
Purethal – **Allergenextrakt** . . . . *Hyposensibilisierungsmittel*
Puri-Nethol – **Mercaptopurin** . . . . *Zytostatikum* — 18.2.2
Pyrafat – **Pyrazinamid** . . . . *Tuberkulostatikum* — 6.4.23
Pyrantel – Helmex; Combantrin (A); Cobantril (CH) . . . *Anthelminthikum* — 6.8
Pyrazinamid – Pyrafat . . . . *Tuberkulostatikum* — 6.4.23
Pyridostigmin – Mestinon . . . . *Cholesterasehemmer* — 12.10.3
Pyridoxin – Benadon, Hexobion u.a. . . . . *Vitamin B_6* — 5.6
Pyrimethamin – Daraprim u.a. . . . . *Malariamittel* — 6.7.1
Pyromed – **Paracetamol** . . . . *Analgetikum* — 27.1
Pyrviniumembonat – Molevac, Pyrcon . . . . *Anthelminthikum*

Quantalan – **Colestyramin 20** . . . . *Lipidsenker* — 11.8

Ranitidin – Sostril, Zantic u.a. . . . H_2-Rezeptorenblocker, Ulkus-Mittel — 13.3.2
Recombinate – **Faktor VIII, gentechnisch hergestellt** — 17.4
. . . . Hämophilie-Therapie
Rectodelt supp. – **Prednison** . . . . Glukokortikoid
Refobacin – **Gentamicin** . . . . Aminoglykosid — 27.3
Relefact – **Gonadorelin** . . . . Gonadotropin — 10.1.5
Reless – **Bienen-, Wespengift** . . . . Hyposensibilisierungsmittel
Relenza – **Zanamivir** . . . . Influenza-Virustatikum — 6.5.14
Remedacen – **Dihydrocodein** . . . . Antitussivum
Reparil-Gel N – **Aescin, Diäthylaminsalicylat** . . . . . Antiphlogistikum
Reproterol – Bronchospasmin β_2-Sympathomimetikum, Broncholytikum
Resimatil – **Primidon** . . . . Antiepileptikum — 12.3.1; 26.6
Resochin – **Chloroquin** . . . Antirheumatikum, Antimalariamittel — 6.7.4
Retef – **Hydrocortisonaceponat** . . . . . . topisches Glukokortikoid
Retinol – A-Mulsin u.a.; Vitadral . . . . Vitamin A — 5.6
Retrovir – **Zidovudin** . . . . HIV-Virustatikum — 6.5.13
Revaxis – **Tetanus-, Diphtherie-, Polioantigene** . . . . Impfstoff
Rhinex S – **Naphazolin** . . . . . Sympathomimetikum, Rhinologikum
Rhinivict nasal – **Beclometason** . . . . topisches Steroid
Rhinomer – **Meerwasser** . . . . anfeuchtendes Nasenspray
Rhinopront Saft – **Carbinoxamin, Phenylpropanolamin**
. . . . Schnupfenmittel
Rhinopront Spray – **Tetryzolin** α-Sympathomimetikum, Vasokonstriktor
Rhinospray Schnupfen – **Tramazolin**
. . . . α-Sympathomimetikum, Vasokonstriktor
Rhinotussal Saft – **Dextromorphan, Phenylpropanolamin, Carbinoxamin** . . . . Antitussivum
Ribavirin Virazole . . . . Virustatikum — 6.5.24
Riboflavin – in Mulgatol, Multibionta u.a. . . . . Vitamin B_2 — 5.6
Ribomunyl – **Bakterienribosomen** . . . . Immuntherapeutikum
Rifabutin – Alfacid, Mycobutin . . . . Tuberkulostatikum
Rifampicin – Eremfat, Rifa, Rimactan u.a.; Rifoldin (A, CH) — 6.4.9; 6.4.13;
. . . . Tuberkulostatikum — 6.4.23
Riopan – **Magaldrat** . . . . Antazidum
Risatarun – **Deanol** . . . . Psychopharmakon
Ritalin – **Methylphenidat** . . . . Psychoanaleptikum
Rivanol – **Ethacridin** . . . . Antiseptikum
Rivotril – **Clonazepam** . . . . Antiepileptikum — 12.1
Rocaltrol – **Calcitriol** . . . . Vitamin-D-Analogon — 8.3.9
Rocephin – **Ceftriaxon** . . . . Cefalosporin — 27.3
Rohypnol – **Flunitrazepam** . . . . Sedativum — 22.1
Rulid – **Roxithromycin** . . . . Makrolidantibiotikum — 27.3
Rytmonorm – **Propafenon** . . . . Antiarrythmikum — 7.9.4

Sab simplex – **Simethicon** . . . . Entbläher, Antidot
Sabril – **Vigabatrin** . . . . Antiepileptikum — 12.3.1
Saizen – **Somatropin** . . . . Wachstumshormon — 11.1.1
Salbutamol – Sultanol, Volmac, Loftan u.a.; Ventolin (CH)
. . . . β-Sympathomimetikum — 14.4
Salmeterol – Serevent, aeromax . . . . β-Sympathokomimetikum
Salofalk – **Mesalazin** . . . Antiphlogistikum, Colitis-Therapeutikum — 13.4.7
Sanasthmax, Sanasthmyl – **Beclometason** . inhalatives Glukokortikoid — 14.4.3
Sanatison – **Hydrocortison** . . . . topisches Glukokortikoid
Sandimmun – **Ciclosporin** . . . . Immunsuppressivum — 8.3.6; 16.4; 26.6
Sandomigran – **Pizotifen** . . . . Migränemittel
Schneckensirup – **Schneckenextrakt, Thymian** . . . . . . Antitussivum
Sedaplus – **Doxylamin** . . . . Sedativum
Sedinfant N – **Pflanzenextrakt und Äthanol** . . . . Sedativum
Sedotussin Hustenstiller – **Pentoxyverin** . . . . Antitussivum
Semi-Euglucon N – **Glibenclamid** . . . . orales Antidiabetikum
Sempera – **Itraconazol** . . . . systemisches Antimykotikum

Serevent – **Salmeterol**	β-Sympathikomimetikum	
Sigamopen – **Amoxicillin**	Breitbandpenicillin	27.3
Silomat – **Clobutinol**	Antitussivum	
Simethicon – Lefax, sab simplex u.a.	Karminativum	
Singulair – **Montelukast**	Antiasthmatikum	14.4.3
Sinupret – **Pflanzenextrakt**	Atemwegstherapeutikum	
Siran – **Acetylcystein**	Expectorans	14.6
Sirtal – **Carbamazepin**	Antiepileptikum	12.3.1; 26.6
Sobelin – **Clindamycin**	Antibiotikum	7.7.1
Soledum Balsam/Kapseln – **Cineol**	Expektorans	
Soledum Hustensaft/-tropfen – **Thymianextrakt**	Antitussivum	
Solosin – **Theophyllin**	Antiasthmatikum	14.4.3
Solu-Decortin H – **Prednisolon**	Glukokortikoid	8.3.6; 10.4.5; 14.4.3
Solugastril – **Aluminiumhydroxid, Calziumcarbonat**	Antazidum	
Somatropin – Genotropin, Humatrope, u.a.	Wachstumshormon	11.1.1
Soor-Gel – **Dequalinium**	Antimykotikum	
Sostril – **Ranitidin**	H_2-Rezeptorenblocker, Ulkus-Mittel	13.3.2
Sotalol – Sotalex u.a. β-Rezeptorenblocker, Antiarrhythmikum		7.9.4
Soventol – **Bamipin**	Antihistaminikum	
Spasmex – **Trospiumchlorid**	Anticholinergikum, Spasmolytikum	
Spasmo-Mucosolvan – **Clenbuterol, Ambroxol** β-Sympathomimetikum, Sekretolytikum		
Spersallerg AT – **Antazolin, Tetryzolin**	abschwellende Augentropfen	
Spironolacton – Aldactone, Osyrol u.a.	Aldosteron-Antagonist	7.3; 7.12.1; 13.6.1
Spiropent – **Clenbuterol**	β-Sympathomimetikum	
Spizef – **Cefotiam**	Cefalosporin	
Stamaril – **attenuierte Gelbfieberviren**	Impfstoff	
Stapenor – **Oxacillin**	penicillinasefestes Penicillin	27.3
Staphylex – **Flucloxacillin**	penicillinasefestes Penicillin	
Stas Hustenlöser Saft – **Ambroxol**	Expectorans	
Stas Hustenstiller N Saft – **Clobutinol**	Antitussivum	
Sterinor – **Sulfadiazin, Tetroxoprim**	Chemotherapeutikum	
Stesolid – **Diazepam**	Benzodiazepin	12.1; 27.2
Streptokinase – Streptase, Kabikinase	Fibrinolytikum	
Streptomycin	Tuberkulostatikum	
Sulbactam – Combactam	β-Lactamase-Inhibitor	
Sulfasalazin – Azulfidine; Anturan (A, CH)	Chemotherapeutikum	13.4.7
Sultanol – **Salbutamol**	β-Sympathomimetikum	14.4
Sultiam – Ospolot	Antiepileptikum	12.3.1
Sumatriptan – Imigran	Migränemittel	
Supracombin – **Co-trimoxazol**	Chemotherapeutikum	27.3
Suprax – **Cefixim**	Cefalosporin	27.3
Surgam – **Tiaprofen**	Antiphlogistikum, Analgetikum	
Survanta – **Surfactant aus Rinderlunge**	Atemnotsyndrom	4.6.1
Suxinutin – **Ethosuximid**	Antiepileptikum	12.3.1; 26.6
Symbioflor 1/2 – **Zellen, Autolysat von Str. faecalis/E. coli** Immunstimulanz		
Synacthen – **Tetracosactid** (Corticotropin)	ACTH, HVL-Hormon	12.3.4
Synagis – **Palivizumab**	monoklonale RSV-Antikörper	6.5.24
Synergomycin – **Erythromycin, Bromhexin** Makrolid-Antibiotikum, Sekretolytikum		
Systral – **Chlorphenoxamin**	externes Antihistaminikum	

Tacholiquin – **Tyloxapol, Glyzerol, Natriumhydrogenkarbonat** Mukolytikum		
Tacrolimus – Prograf	Immunsuppressivum	
Tagamet – **Cimetidin**	H_2-Rezeptorenblocker	13.3.2
Taloxa – **Felbamat**	Antiepileptikum	
Talvosilen – **Paracetamol, Codein**	Analgetikum	
Tannolact – **synthetische Gerbstoffe**	Dermatikum	
Tannosynt Lotio – **Gerbstoff, Zinkschüttelmixtur**	Dermatikum	
Targocid – **Teicoplanin**	Polypeptid-Antibiotikum	27.3

Tarivid – **Ofloxacin**	*Gyrasehemmer*	
Tavegil – **Clemastin**	*Antihistaminikum*	3.2.4
Tazobactam – (+Piperacillin) Tazobac	*β-Laktamase-Hemmer*	
Tebesium – **Isoniazid, Pyridoxin**	*Tuberkulostatikum*	
Teicoplanin – Targocid	*Polypeptid-Antibiotikum*	27.3
Tegretal – **Carbamazepin**	*Antiepileptikum*	12.3.1; 26.6
Teldane – **Terfenadin**	*Antihistaminikum*	
Telfast – **Fexofenadin**	*Antihistaminikum*	
Tensilon – **Edrophoniumchlorid**	*Cholesterasehemmer*	12.10.3
Terbutalin – Bricanyl u.a.; Arubendol	*β₂-Sympathomimetikum*	14.4
Terfenadin – Teldane u.a.	*Antihistaminikum*	
Tetracosactid – Synacthen	*Hypophysenvorderlappenhormon*	
Tetroxoprim – Sterinor	*Chemotherapeutikum*	
Tetryzolin – Tyzine NT, Yxin AT u.a. *α-Sympathomimetikum, Vasokonstriktor*		
Thalamonal – **Droperidol, Fentanyl**	*Neuroleptanalgetikum*	
Theophyllin – Euphyllin, PulmiDur, Solosin u.a.; Theophyllard *Broncholytikum*		3.4.5; 14.4.3; 26.6
Thiamazol – Favistan, Thyrozol u.a.	*Thyreostatikum*	
Thiamin – Aneurin, Betabion u.a.	*Vitamin B₁*	5.6
Thiopental – Trapanal	*Kurzzeitbarbiturat, -narkotikum*	27.2; 12.1
Thioridazin – Melleril, Melleretten	*Neuroleptikum*	
Thymipin N Tr. – **Thymianextrakt**	*Atemwegstherapeutikum*	
Thymipin N Balsam – **Thymianextrakt, Campher, Eukalyptusöl** *Expectorans*		
Thyrozol – **Thiamazol**	*Thyreostatikum*	
Thyroxin ☞ Levothyroxin		10.2.1
Tiagabin – Gabitril	*Antiepileptikum*	
Tiamon mono – **Dihydrocodein**	*Antitussivum*	
Tiaprid – Tiapridex	*Antihyperkinetikum*	
Tiaprofen – Surgam	*Antiphlogistikum, Analgetikum*	
Tilade – **Nedocromil**	*inhalativer Mastzellstabilisator*	
Tilidin – (+ Naloxon!) Valoron-N u.a.	*starkes Analgetikum*	
Timonil – **Carbamazepin**	*Antiepileptikum*	12.3.1; 26.6
TMS Kindersaft – **Co-Trimoxazol**	*Sulfonamid*	27.3
Tobramycin – Gernebcin u.a.; Tinacin (CH); Obracin (CH) *Aminoglykosid*		27.3; 26.6
Tocopherol – E-Mulsin, Ephynal u.a.	*Vitamin E*	5.6
Tofranil – **Imipramin**	*Thymoleptikum (bei Enuresis)*	
Tolazolin – Priscol	*α-Rezeptorenblocker, Vasodilatator*	
Tonsilgon N – **Pflanzenextrakte**	*Immunstimulanz*	
Topiramat – Topamax	*Antiepileptikum*	
Topisolon – **Desoximetason**	*topisches Glukokortikoid*	
Toxogonin – **Obidoximchlorid** *Antidot bei Organophosphor- Intoxikation*		
Tramadol – Tramal u.a.	*starkes Analgetikum*	27.1
Tramazolin – Ellatum Nasenstr. u.a.	*Vasokonstriktor*	
Tranexamsäure – Anvitoff, Cyklokapron, Ugurol	*Antifibrinolytikum*	
Transbronchin – **Carbocistein**	*Sekretolytikum*	
Transpulmin Kinderbalsam S – **Eukalyptusöl, Kiefernnadelöl** *Atemwegstherapeutikum*		
Trapanal – **Thiopental**	*Kurzzeitbarbiturat, -narkotikum*	27.2
Treupel mono – **Paracetamol**	*Antipyretikum, Analgetikum*	27.1
Triamcinolon – Volon A u.a.	*halogeniertes Glukokortikoid*	
Triflupromazin – Psyquil	*Neuroleptikum, Antiemetikum*	
Trigastril – **Al-, Mg-hydroxid, Calciumcarbonat**	*Antazidum*	
Trimethoprim – Infectotrimet u.a.; Monotrim (CH)	*Chemotherapeutikum*	
Tritoqualin Inhibostamin	*Antihistaminikum*	
Trolovol – **Penicillamin**	*Komplexbildner, Antirheumatikum*	
Tropisetron – Navoban	*Antiemetikum*	
Trospiumchlorid – Spasmex	*Spasmolytikum*	
Truxal – **Chlorprothixen**	*Neuroleptikum*	
Tulobuterol – Atenos, Brelomax *β₂-Sympathomimetikum, Bronchodilatator*		
Tumarol Kinderbalsam – **Eucalyptus-, Pinienöl**	*Antitussivum*	

Turixin-Salbe – **Mupirocin**	*Lokalantibiotikum gegen MRSA*	
Tussafug – **Benproperin**	*Antitussivum*	
Tussamag N Hustensaft – **Thymianextrakt**	*Antitussivum*	
Tussinfant N Sirup – **Primel-, Thymianextrakt**	*Antitussivum*	
Tyloxapol – in Tacholiquin u.a.	*Mukolytikum*	
Tyrosolvetten – **Cetylpyridiniumchlorid, Benzocain**	*Rachentherapeutikum*	
Tyzine NT/Spray – **Tetryzolin**	α-*Sympathomimetikum, Vasokonstriktor*	

Ultracain – **Articain**	*Lokalanästhetikum*	
Ultralan – **Fluocortolon**	*Glukokortikoid*	
Unacid – **Sulbactam, Ampicillin**	*Antibiotikum*	
Uniphyllin – **Theophyllin**	*Antiasthmatikum*	14.4.3
Urapidil – Ebrantil	*Antihypertensivum*	7.12.1
Urbason – **Methylprednisolon**	*Glukokortikoid*	10.4.5
Urokinase – Actosolv, Alphakinase u.a.	*Fibrinolytikum*	
Urospasmon sine – **Nitrofurantoin, Sulfadiazin**	*Harnwegschemotherapeutikum*	
Uro-Tablinen – **Nitrofurantoin**	*Chemotherapeutikum*	27.3
Ursochol; Ursofalk – **Ursodeoxycholsäure**	*Choleretikum*	13.6.2
Uzara – **Extrakt aus Uzara-Wurzel**	*Antidiarrhoikum*	

Valium – **Diazepam**	*Benzodiazepin*	12.1; 27.2
Valoron-N – **Tilidin, Naloxon**	*starkes Analgetikum*	
Valproinsäure – Convulex, Ergenyl, Leptilan, Orfiril u.a.; Convulsofin-Tr.; Depakine (CH)	*Antiepileptikum*	12.3.1; 26.6
Vancomycin	*Antibiotikum*	27.3; 7.7.1; 26.6
VAQTA – **inaktiviertes Hepatitis-A-Viren**	*Impfstoff*	
Varilrix – **attenuierte Varizellen**	*Impfstoff*	
Vaspit – **Fluocortin**	*topisches Glukokortikoid*	
Vecuroniumbromid – Norcuron	*Muskelrelaxans*	2.2.4
Velbe – **Vinblastin**	*Zytostatikum*	
Venomil – **Bienen- oder Wespengift**	*Hyposensibilisierungslösung*	
Ventilat – **Oxitropiumbromid**	*Anticholinergikum, Antiasthmatikum*	
Ventolair – **Beclometason**	*inhalatives Steroid*	14.4.3
Verapamil – Isoptin u.a.; Falicard	*Kalzium-Antagonist*	7.8.1; 7.9.4
Vermox – **Mebendazol**	*Anthelminthikum*	6.8
Verrumal – **Fluorouracil, Salicylsäure**	*Warzenmittel*	19.7
Vetren – **Heparin**	*Antikoagulanz*	
Viani – **Salmeterol, Fluticason**	*inhalatives Steroid + β-Sympathikomimetikum*	
Viarox – **Beclometason**	*inhalatives Steroid*	14.4.3
Vibramycin – **Doxycyclin**	*Tetrazyklin*	27.3
Viburcol – **Pflanzenextrakte**	*Sedativum*	
Videx – **Didanosin**	*HIV-Virustatikum*	
Vigabatrin – Sabril	*Antiepileptikum*	12.3.1
Vigantol, Vigantoletten, Vigorsan – **Colecalciferol**	*Vitamin D*	5.6
Vinblastin – Velbe u.a.	*Zytostatikum*	18.2.2
Virazole – **Ribavirin**	*Virustatikum*	6.5.24
Virunguent – **Idoxuridin, Dimethylsulfoxid**	*topisches Virustatikum*	
Vividrin – **Cromoglicinsäure**	*Antiallergikum*	14.4.3
Vivotif – **attenuierte Typhus-Keime**	*Impfstoff*	
Volmac – **Salbutamol**	β-*Sympathomimetikum, Broncholytikum*	14.4.3
Volon – **Triamcinolon**	*topisches Glukokortikoid*	
Voltaren – **Diclofenac**	*nichtsteroidales Antirheumatikum*	
Vomex A – **Dimenhydrinat**	*Antiemetikum*	13.1.4

Wick VapoRub – **Menthol, Campher, pflanz. Öle**	*Atemwegstherapeutikum*
Wilprafen – **Josamycin**	*Makrolid-Antibiotikum*
Windol – **Bufexamac**	*Ekzemtherapeutikum*

Winobanin – **Danazol** . . . . *Gonadotropinhemmer*
Wobenzym N – **Pankreatin, pflanzliche Enzyme** . *Antiphlogistikum*

Xanef – **Enalapril** . . . . *Antihypertonikum*
X-Prep – **Sennoside** . . . . *Laxans* 13.2.4
Xylocain – **Lidocain** . . . . . . *Lokalanästhetikum, Antiarrhythmikum* 3.1
Xylometazolin – Balkis, Otriven, Olynth u.a. . . . . *Vasokonstriktor*

Yomesan – **Niclosamid** . . . . *Anthelminthikum* 6.8.3
Yxin AT – **Tetryzolin** . . . . α-*Sympathomimetikum, Vasokonstriktor*

Zaditen – **Ketotifen** . . . . *Antihistaminikum, Antiasthmatikum*
Zalcitabin – HIVID . . . . *Virustatikum*
Zanamivir – Relenza . . . . *Influenza-Virustatikum* 6.5.14
Zantic – **Ranitidin** . . . . H_2-*Rezeptorenblocker, Ulkus-Mittel* 13.3.2
Zatofug – **Ketotifen** . . . . *Antiasthmatikum*
Zeisin – **Pirbuterol** . . . . β-*Sympathomimetikum*
Zentropil – **Phenytoin** . . . . *Antiepileptikum* 12.3.1; 26.6
Zidovudin – Retrovir . . . . *HIV-Virustatikum* 6.5.13
Zienam – **Imipenem, Cilastatin** . . . . *Antibiotikum* 27.3
Zinacef – **Cefuroxim** . . . . *Cefalosporin* 27.3
Zinnat – **Cefuroxim** . . . . *Cefalosporin* 27.3
Zithromax – **Azithromycin** . . . . *Antibiotikum* 27.3
Zofran – **Ondansetron** . . . . *Antiemetikum* 18.2.3
Zolim – **Mizolastin** . . . . *Antihistminikum*
Zovirax – **Aciclovir** . . . . *Virustatikum* 6.5.12
Zyloric – **Allopurinol** . . . . *Urikostatikum*
Zymafluor/D – **Fluor/+ Colecalciferol** . *Karies-Prophylaxe/+ Vitamin D*
Zyrtec – **Cetirizin** . . . . *Antihistaminikum* 15.1.4

29

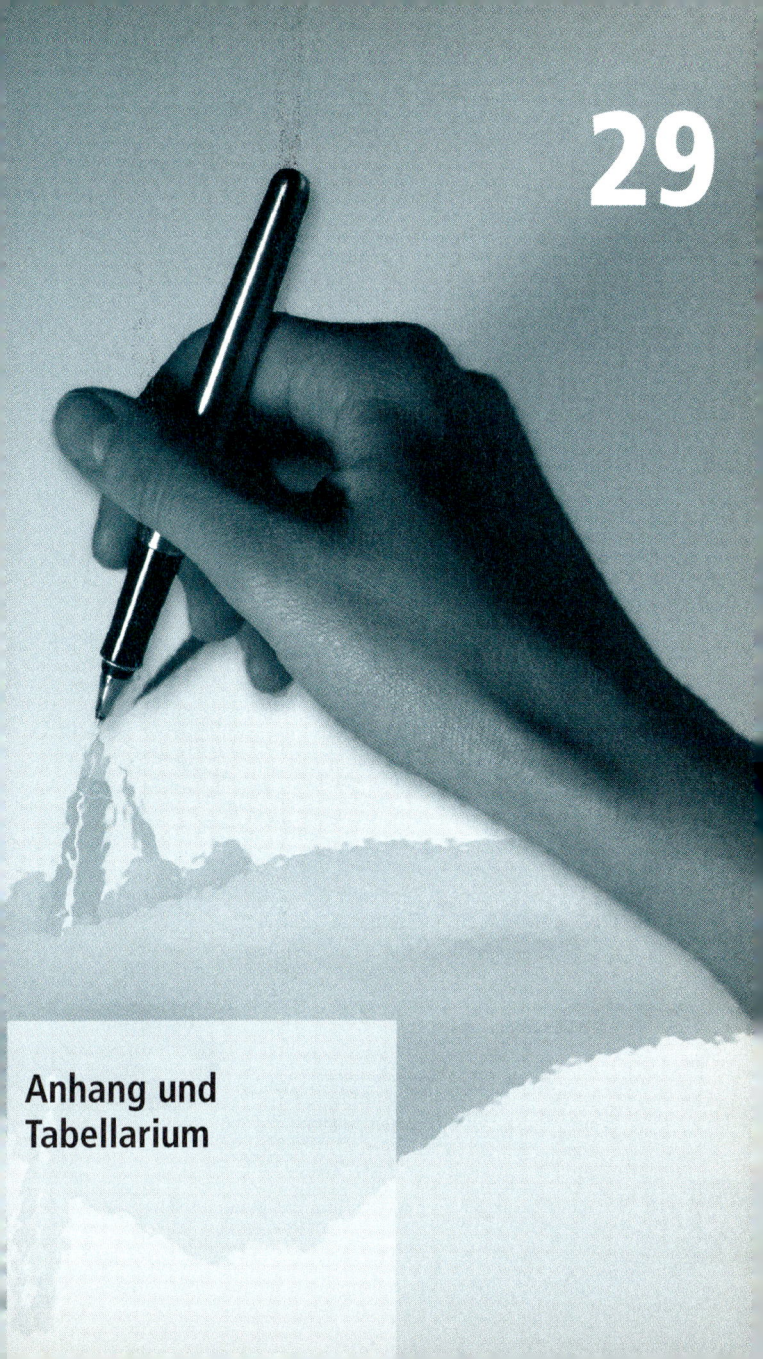

Anhang und Tabellarium

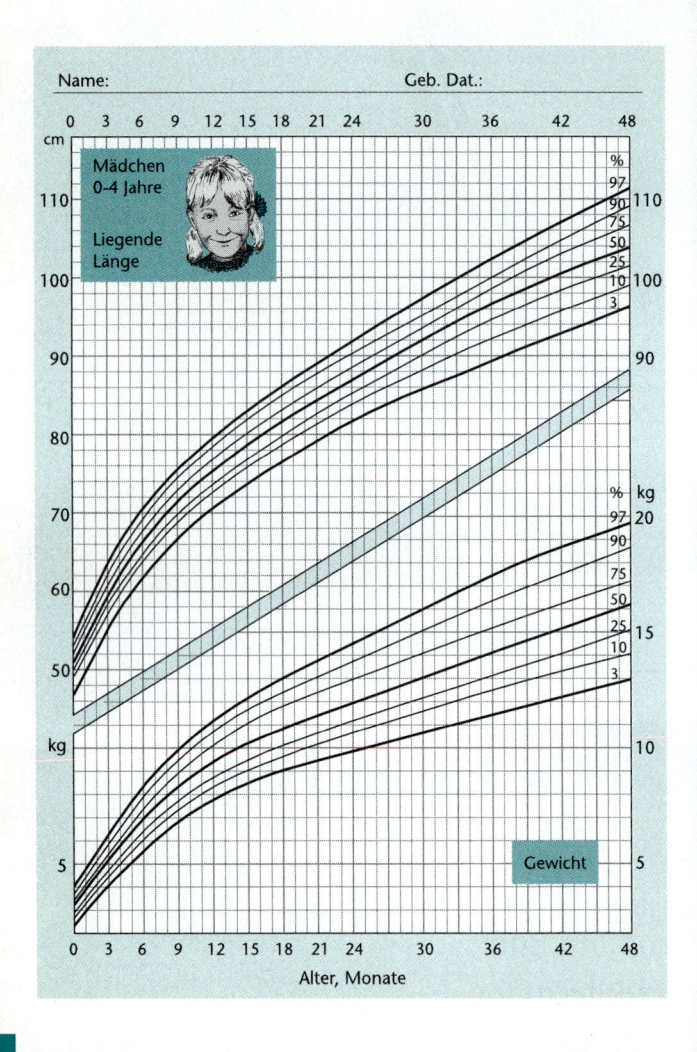

Abb. 29.1: Somatogramm Mädchen bis 48 Monate nach Prader [L 157]

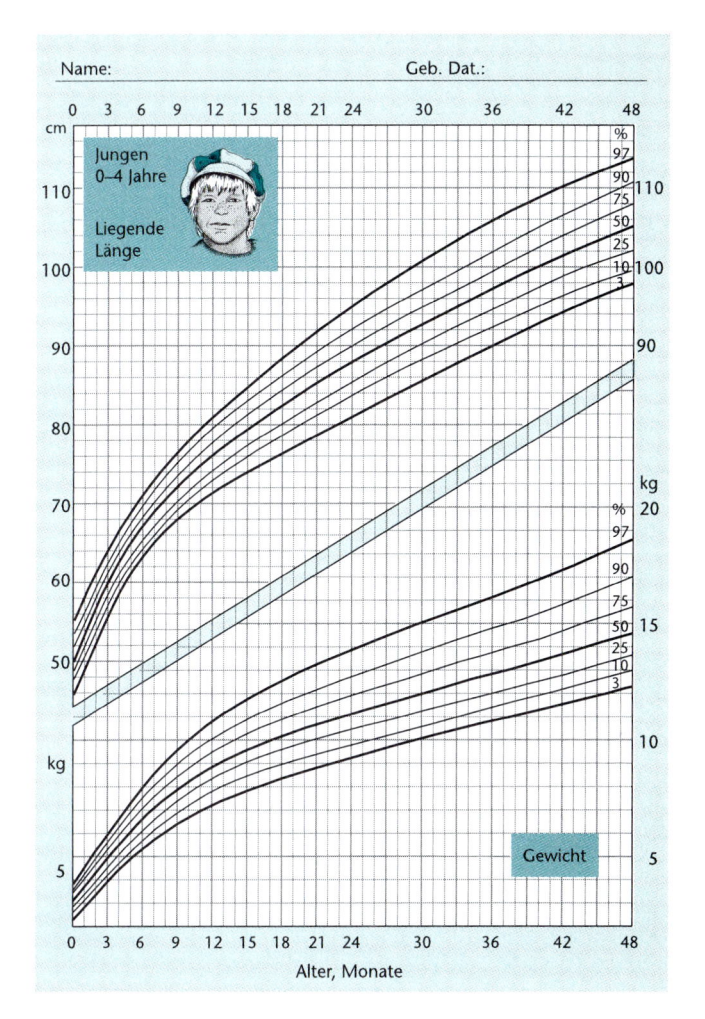

Abb. 29.2: Somatogramm Jungen bis 48 Monate nach Prader [L 157]

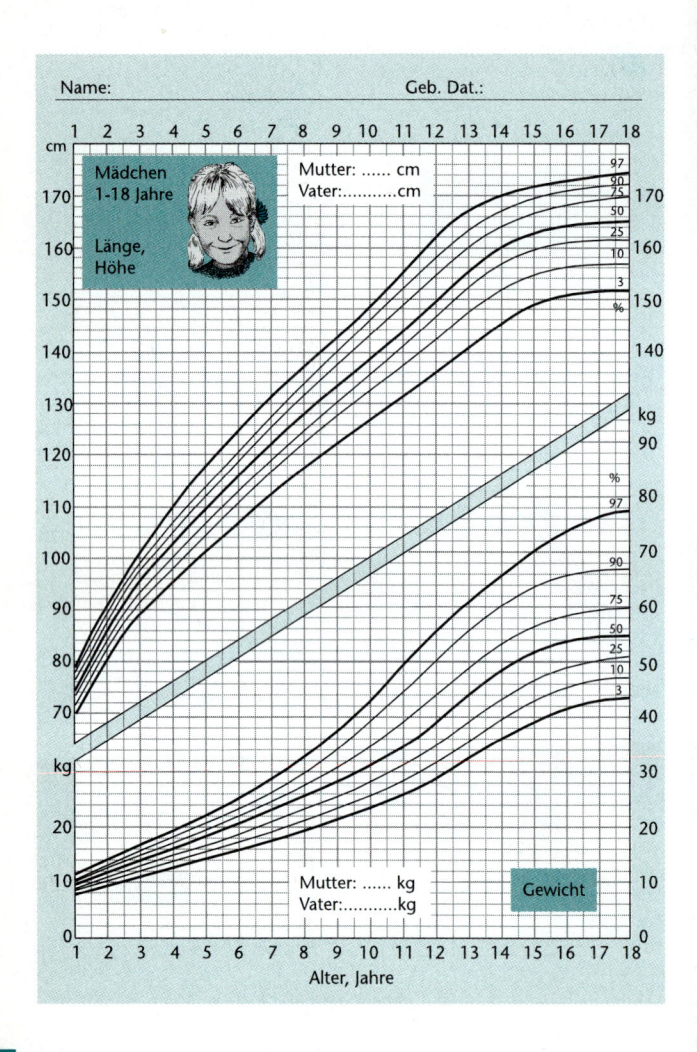

Abb. 29.3: Somatogramm Mädchen bis 18 Jahre nach Prader [L 157]

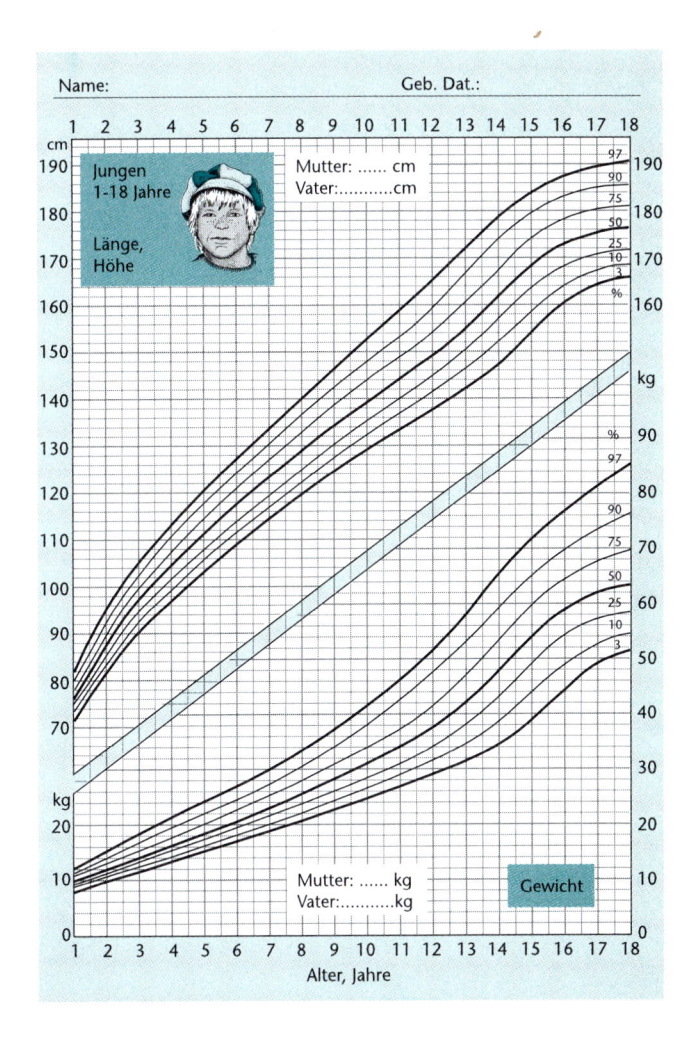

Abb. 29.4: Somatogramm Jungen bis 18 Jahre nach Prader [L 157]

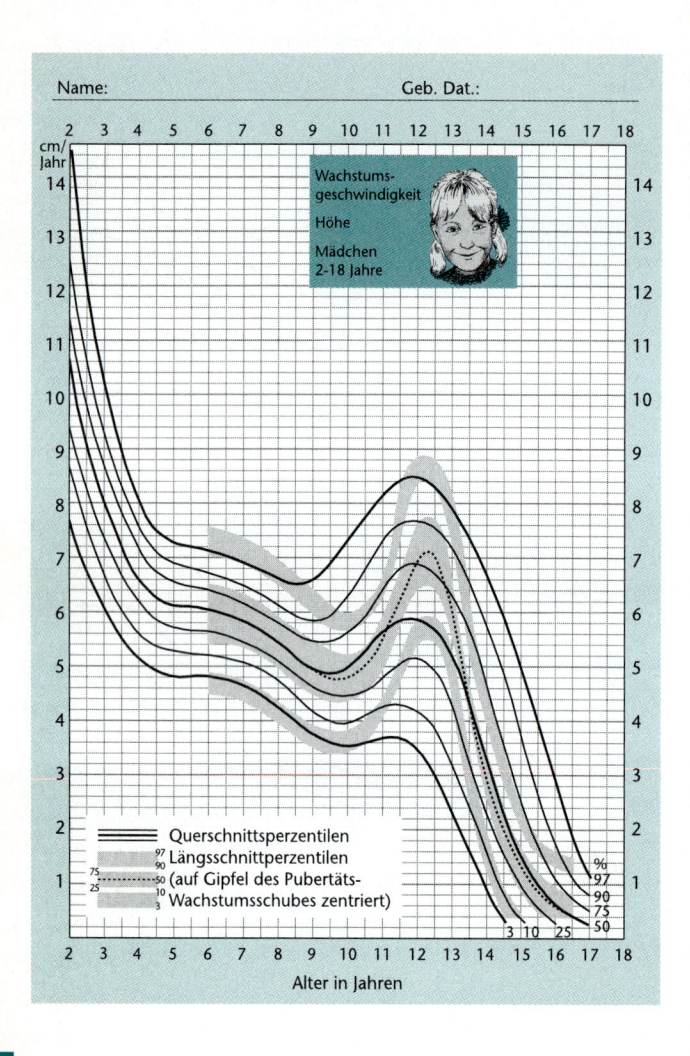

Abb. 29.5: Wachstumsgeschwindigkeit Mädchen nach Prader

Abb. 29.6: Wachstumsgeschwindigkeit Jungen nach Prader

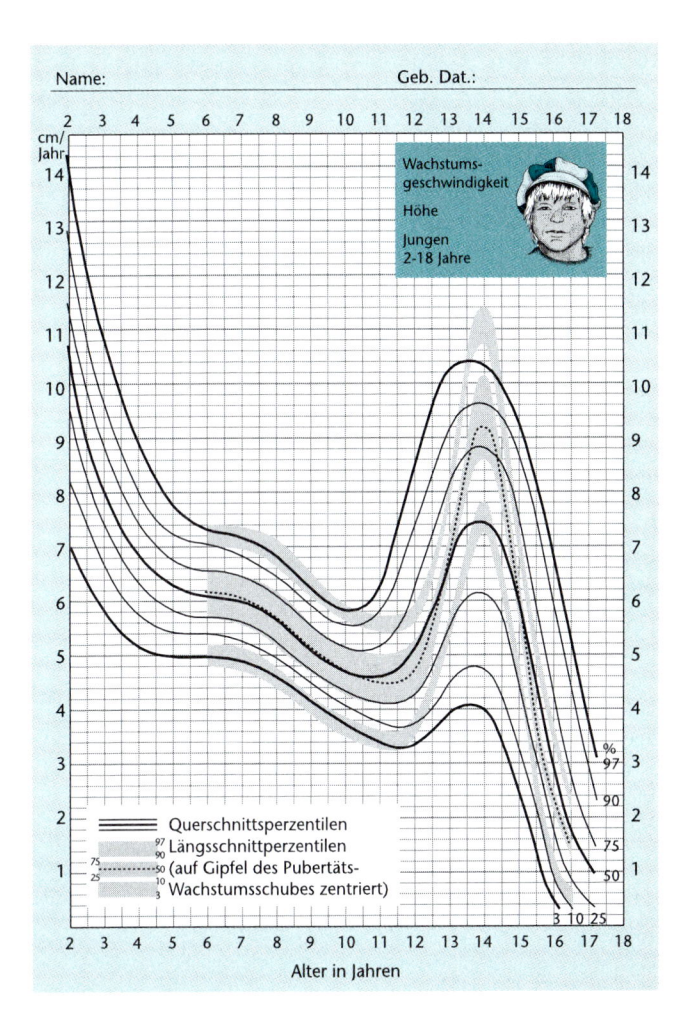

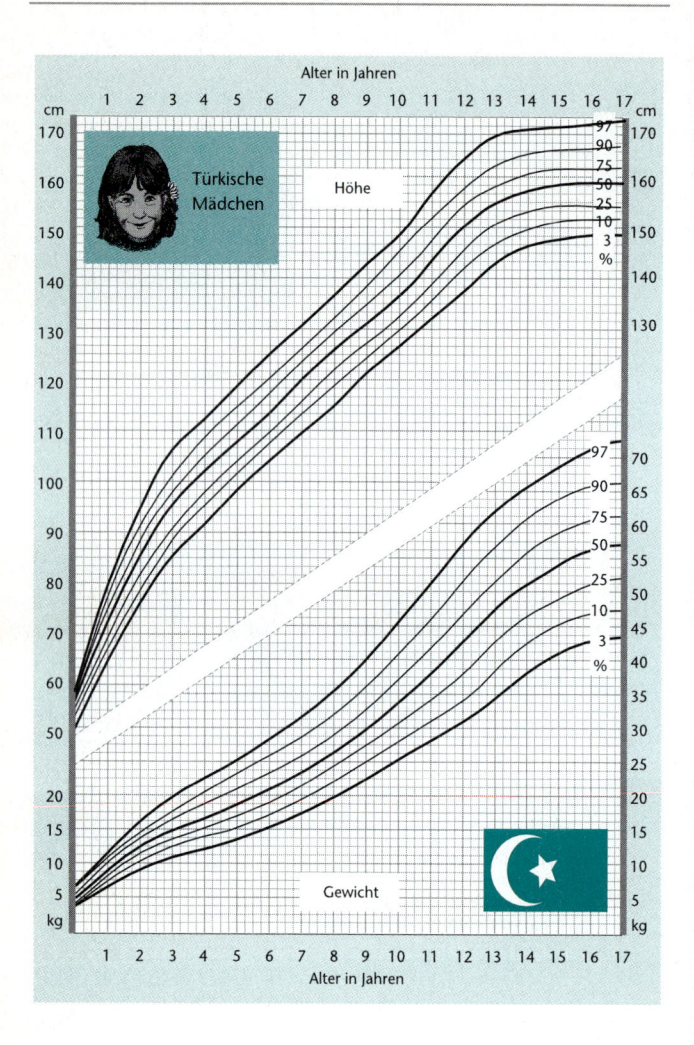

Abb. 29.7: Somatogramm türkische Mädchen nach Aksu/Neyzi [L 157]

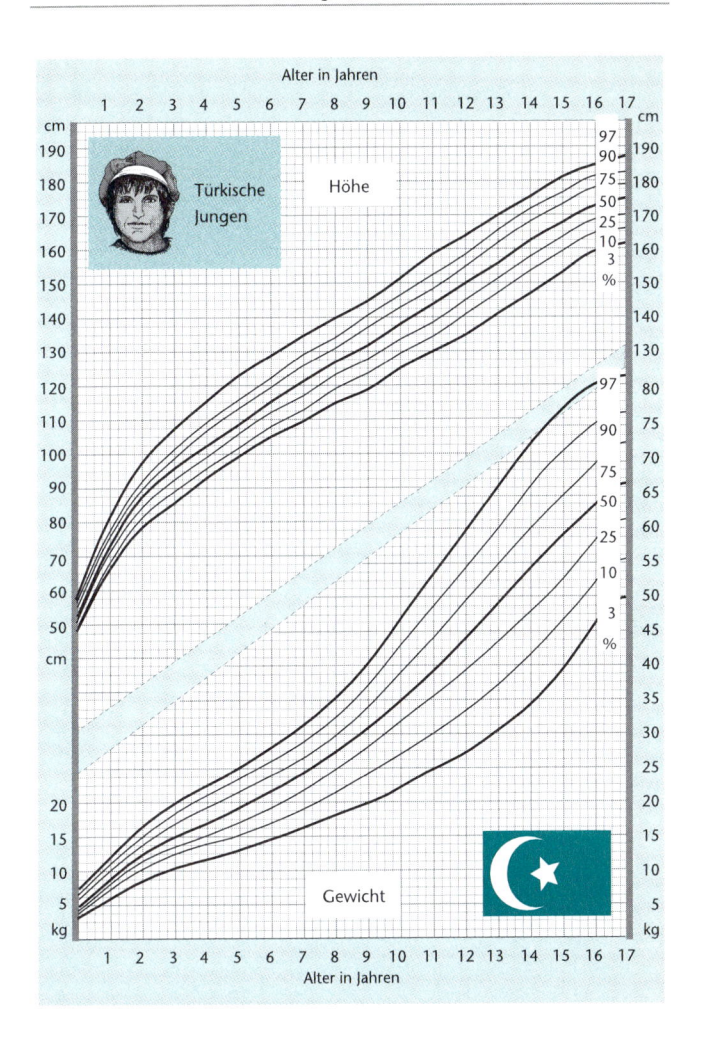

Abb. 29.8: Somatogramm türkische Jungen nach Aksu/Neyzi [L 157]

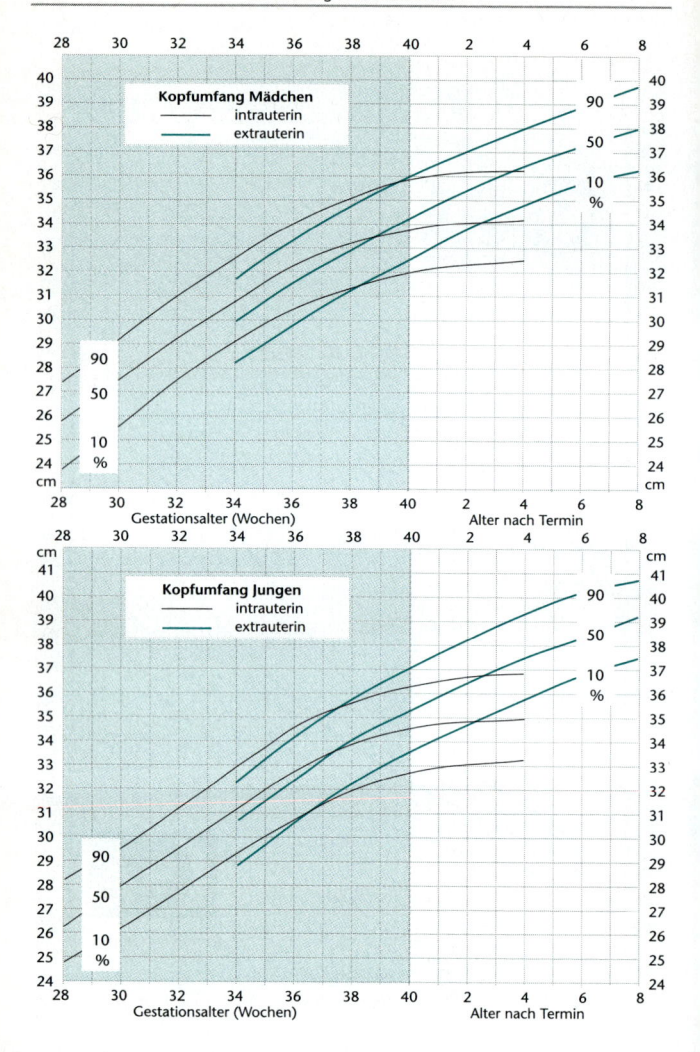

Abb. 29.9 und 29.10: Kopfumfang (junge Säuglinge) [L 157]

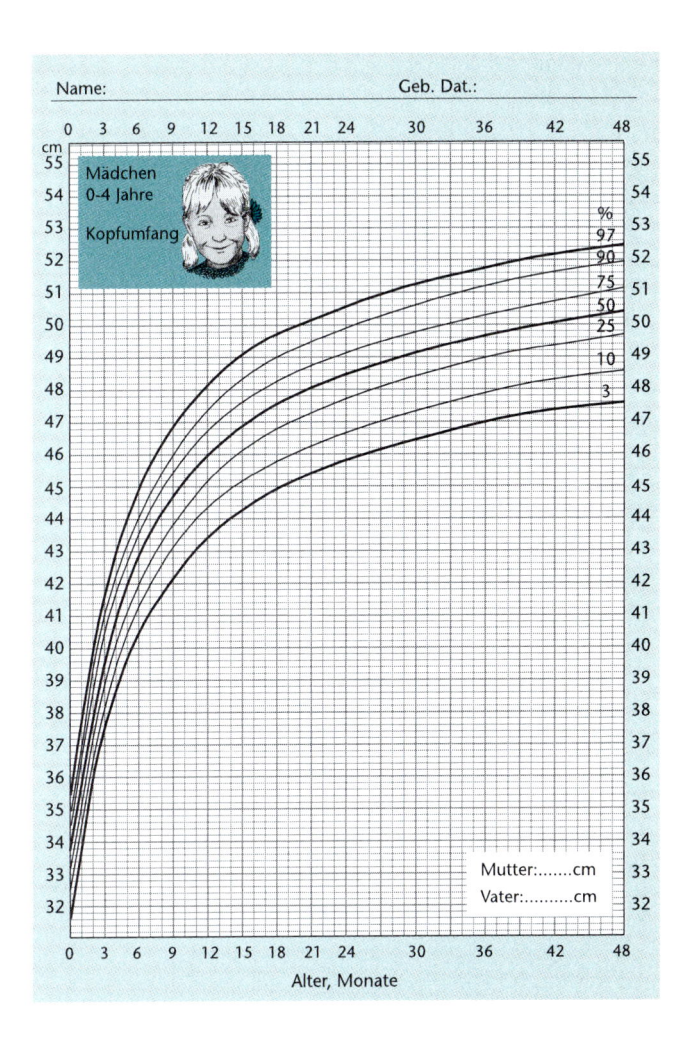

Abb. 29.11: Kopfumfang Mädchen (bis 48 Monate) nach Prader [L 157]

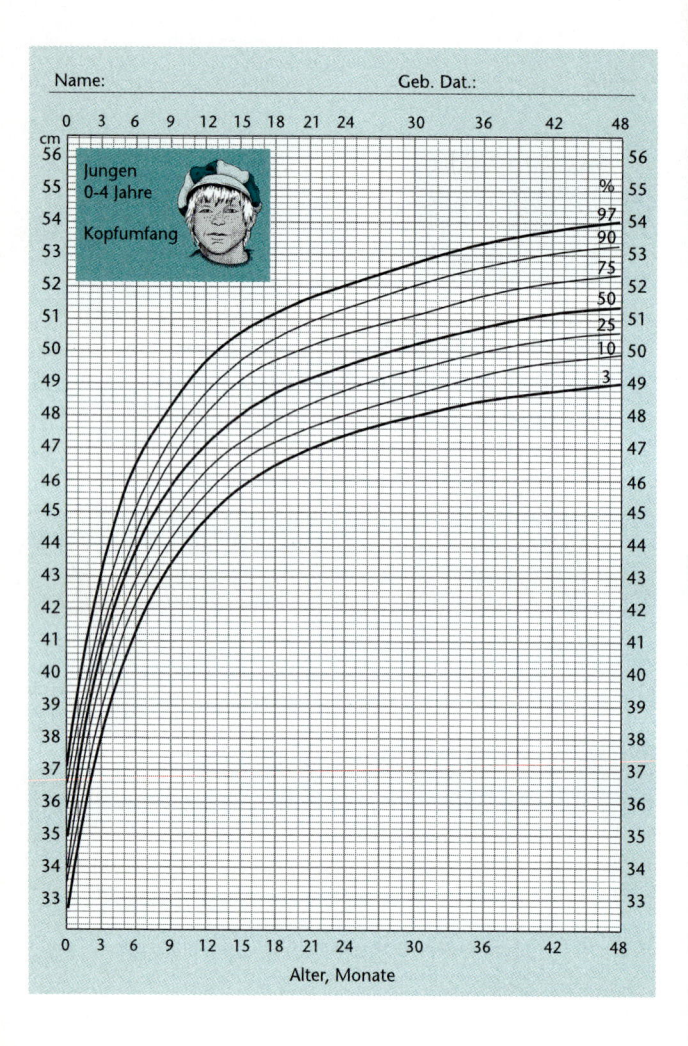

Abb. 29.12: Kopfumfang Jungen (bis 48 Monate) nach Prader [L 157]

Abb. 29.13: BMI-Perzentilen nach Hesse et al. [L 157]

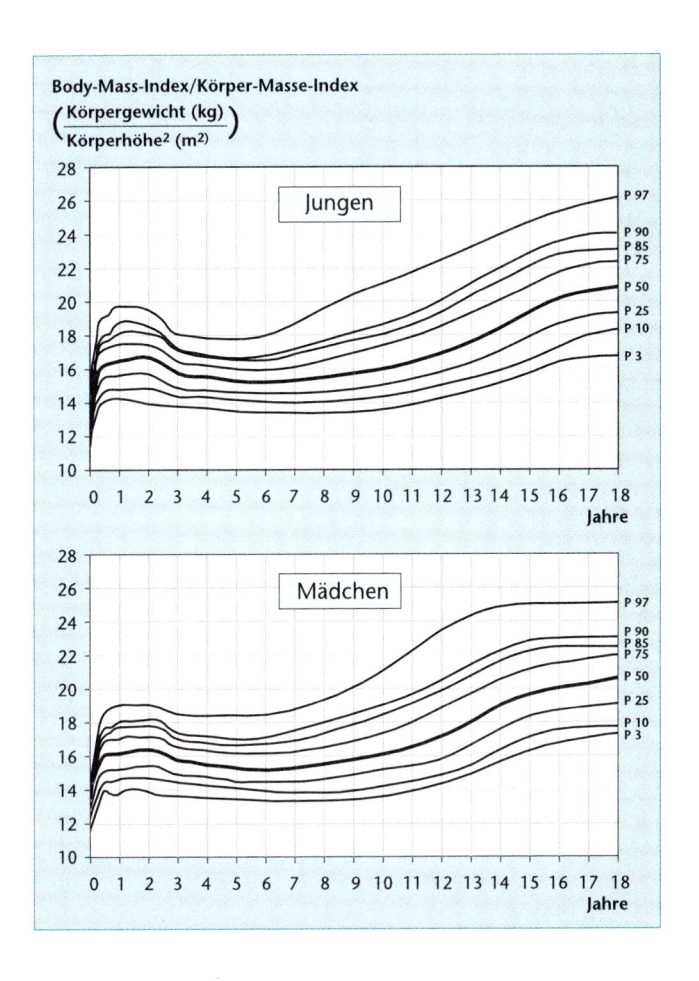

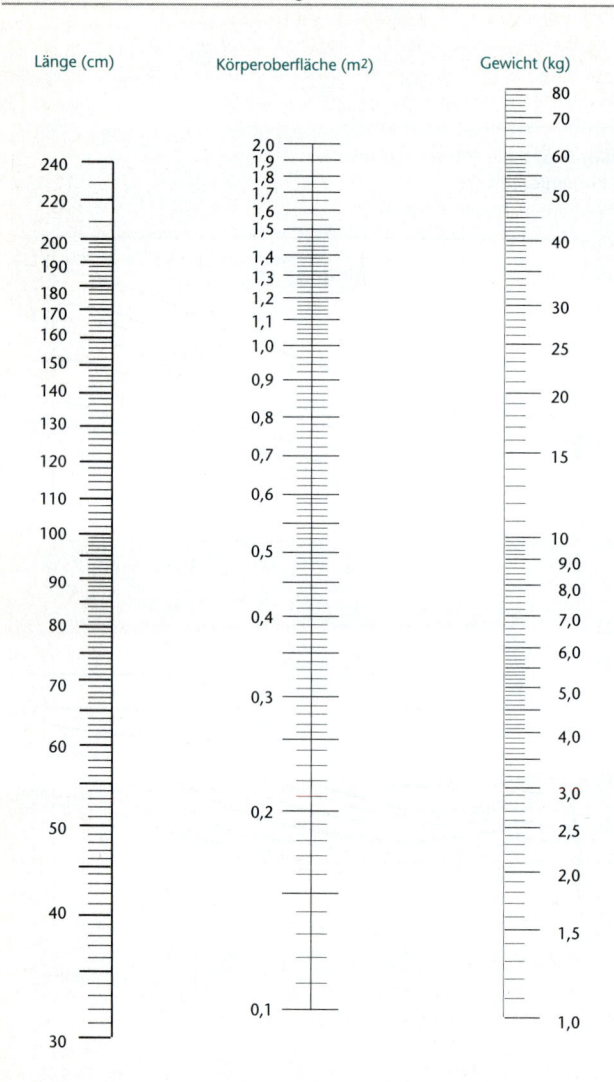

Abb. 29.14: Nomogramm zur Berechnung der Körperoberfläche [L 157]

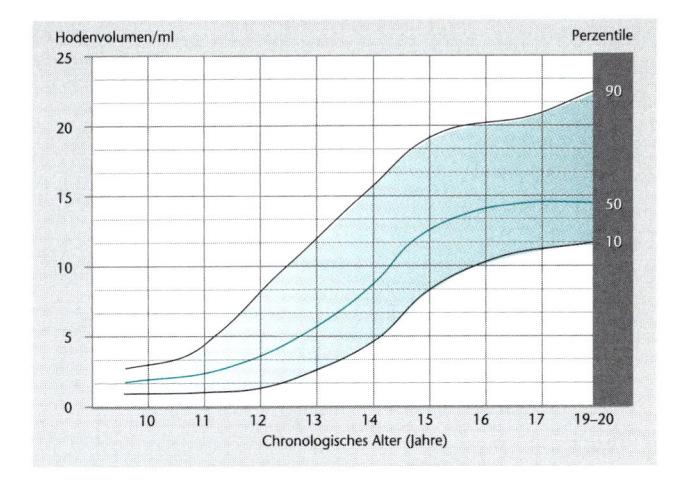

Abb. 29.15: Hodenvolumen [L 157]

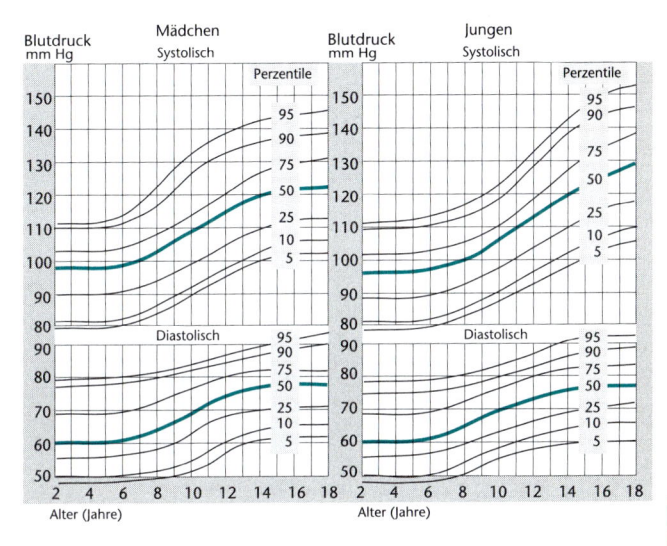

Abb. 29.16: Blutdruck-Normalwerte [L 157]

| Tolerable Grenzen für Herz- und Atemfrequenz ||||
	Alter	Wachzustand	Schlafzustand	Bei Anstrengung/Fieber
Herz-fre-quenz	NG	100–180	80–160	< 220
	1 Wo.–3 Mon.	100–220	80–200	< 220
	3 Mon.–2. Lj.	80–150	70–120	< 200
	2.–10. Lj.	70–110	60–90	< 200
	> 10. Lj.	55–90	50–90	< 200
	Alter	Wachzustand	Schlafzustand	
Atem-fre-quenz	NG	50–60	40–50	
	6–12 Mon.	58–75	22–31	
	1.–2. Lj.	30–40	17–23	
	2.–4. Lj.	23–42	16–25	
	4.–6. Lj.	19–36	14–23	
	6.–8. Lj.	15–30	13–23	
	8.–10. Lj.	15–31	14–23	
	10.–12. Lj.	15–28	13–19	
	12.–14. Lj.	18–26	15–18	

Abb. 29.17: Grenzen für Herz- und Atemfrequenz [L 157]

Index

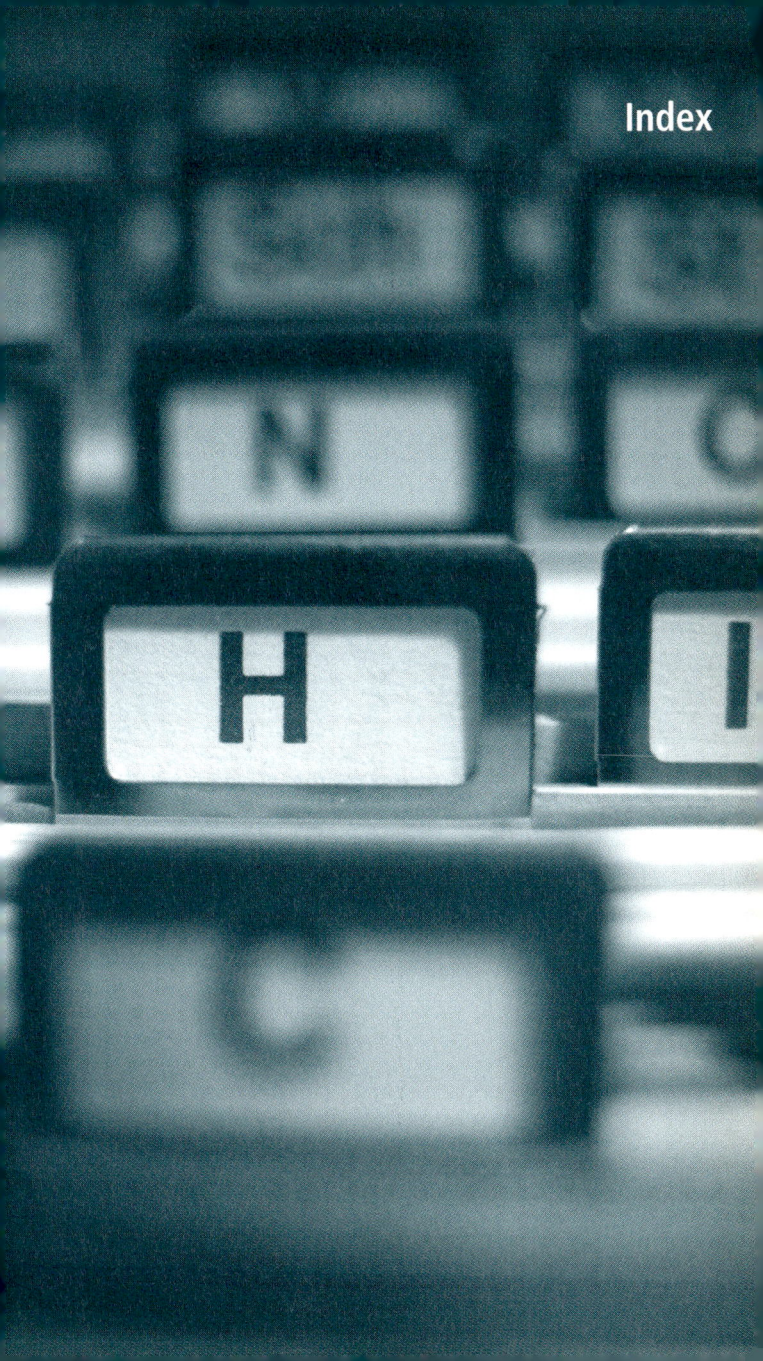

801

Index

Alle Medikamente sind im Kapitel 28 zu finden.

A

ABCDE-Schema	68
Abdomen, akutes	460
Untersuchung	11, 16
Abdomineller Tumor	600
Abführmaßnahmen	497
ABO-Inkompatibilität	134
Abspreizhemmung	684
Abstillen	163
Abstrich	43, 189
Abszess	208
ACE-Hemmer	290
Acetonämisches Erbrechen	352
Achondroplasie	354, 719
Achsenfehler	698
ACTH	374
Addison-Syndrom	372
Adenoide	656
Adenotomie	656
Adenoviren	215
Aderlaß	138
Adhäsionsileus	484
Adipositas	719
Adiposogigantismus	356
Adoleszentenkyphose	680
Adrenogenitales Syndrom	373
Adrenoleukodystrophie	455
Adynamie	347
Afibrinogenämie	584
Agammaglobulinämie	551
Ahornsirup-Krankheit	393
AIDS	220f.
Akne	632
Aktivkohle	91
Akustikus-Neurinom	439
Akustisch evozierte Potentiale	425, 660
Akute lymphatische Leukämie	609
Akute myeloische Leukämie	610
Akutes Abdomen	460f.
Akzidentelles Geräusch	257
Alagille-Syndrom	503
Albright-Syndrom	370
Albumin, Liquor	743
Aldosteron, Normwerte	734
Alkalische Phosphatase	739
Alkalisierung	603
Alkalose	351
Alkoholembryopathie	731f.
Alkylphosphate	96
Allergie-Impfung	548
Allergieprävention	548
Allergietest	543
Allergische Reaktionsarten	542
Allergische bronchopulmonale Aspergillose	537
Allergischer Schock	83
Allergologie	542f.
Allgemeinzustand	13
Alopecia areata	635
$α_1$-Antitrypsin	734
$α_1$-Antitrypsin-Mangel	503
α-Fetoprotein	734
Alport-Syndrom	316
ALTE	105
Alternative Ernährung	167
Alternative Heilverfahren	28
Altinsulin	380
Alveolitis, exogen allergische	540
Amblyopie	644
Ambu-Beutel	71
Ambulanz	4
Aminoazidurien	455
Aminosäuren	175, 386
Urin	303
Aminosäurenstoffwechsel	390
Ammoniak i.S.	734
Ammoniumchloridtest	304
Amnionbänder	732
Amöbenruhr	235
Amtsgericht	25
Amylase i.S.	734
Amylase i.U.	743
Analabszess	499
Analatresie	675
Analfissur	498
Analfistel	499
Analgesie, nach OP	669
Analgetika	746f., 756
Analreflex	417
Anämie	570f., 591, 602
fetale	226
Neugeborene	149
renale	324
Anamnese	2
Anaphylaktischer Schock	83
Anaphylaktoide Purpura	588
Anaphylaxie	78
Anaplastisches Lymphom	613
Anfälle, zerebrale	408
Anfangsnahrung	163
Anionenlücke	341, 734
Ann-Arbor-Klassifikation	612
Anogenitalsoor	624
Ansteckungsfähigkeit	238
Antazida	480
Antiallergika	756
Antiarrhythmika	283, 285f.
Antibiotika	553, 748f., 757
Sepsis	193
Anticholinergika	668
Antidota	90
Antiemetika	466
Antihistaminika	92, 547
Antihypertensive Therapie	290
Antikoagulantien	589
Antikonvulsiva	429, 431
Antikörpermangel	553
Antinukleäre Antikörper	557, 560
Antipyrese	433
Antipyretika	746f.
Antirheumatika	92, 562
Antithrombin III	742
Antithrombin-III-Defekt	589
Antitoxin, Diphtherie	200
Anurie	294
Aortenisthmusstenose	271
Aortenstenose	272
Aortopulmonale Shunts	287
Aortopulmonales Fenster	277
Apert-Syndrom	719
Apgar-Score	122
Apherese	593
Aphonie	661
Aphthen	634
Aplastische Anämie	571
Aplastische Nierendysplasie	313
Apnoe	156f.
Apnoediagnostik	45
Apoprotein B-Defekt	398
Appendizitis	486
Arrhythmien	78, 285
Arteria lusoria	276
Arteria radialis	35
Arteria-radialis-Katheter	58
Arterielle Blutentnahme	35
Arterielle Hypertonie	289
Arterielle Katheter	36
Arterieller Zugang	57
Arterienkanüle	75
Arthrographie	685
Arthrogrypose	719
Artikulationsstörung	662
Arzneimittelallergie	546
Arzneimittelexanthem	188
Arztbrief	7
Ascorbinsäure	180
ASD	269
Askariden	236, 484
Aspergillose	231
Asphyxie, Risikofaktoren	126
peripartale	153
Aspiration, Fremdkörper	533
Aspirationspneumonie	523
Assistierte Beatmung	108
Asthma bronchiale	524, 527f.
Asthmaanfall	528
Asthmaauslöser	527
Asthmatherapie	531
Astronautenkost	166
Astrozytom	447
Aszites	500
Ataxie	89, 407

Atelektasen	537	
Atembehinderung, nasale	656	
Atembeutel	70	
Atemfrequenz	513, 521, 525	
Normwerte	798	
Atemgeräusch	16	
Atemmasken	72	
Atemnot	510	
Atemnotsyndrom	143f.	
Atemstillstand	68	
Atemvolumina	516	
Atemwegswiderstand	515	
Atemwiderstand	516	
Äthanolingestion	96	
Athetose	406	
Atopieprophylaxe	548	
Atopische Dermatitis	625f.	
Atrioseptotomie	264	
Atropin	92	
Atypische Mykobakterien	211	
Atypische Pneumonie	522	
Audiometrie	660	
Aufenthaltsbestimmungsrecht	25	
Aufklärungspflichten	3	
Auflärung, Eingriffe	666	
Aufnahmeuntersuchung	4	
Augen-Untersuchung	421	
Augenabstrich	43	
Augenbrauen, zusammengewachsene	718	
Augenhintergrund	37	
Augenspiegel	422	
Augentumoren	641	
Augenuntersuchung	641	
Augenverletzungen	649	
Auskultation	521	
Ausschöpfungszyanose	254	
Austauschtransfusion	115, 133, 591	
Autogene Drainage	536	
Autoimmunhämolyse	576	
Autonomieentwicklung	707	
Autosomal	715	
AV-Block	284	
AV-Kanal	276	
Azidose	350	
metabolische	386	
Azidose-Atmung	512	

B

B-Streptokokken	210	
Babinski-Reflex	415, 418	
Babkin-Reflex	413	
Badekur, offene	25	
Badeunfall	103	
Bakterielle Dünndarmbesiedelung	492	
Bakterielle Meningitis	194	
Bakterielle Pneumonie	522	
Bakteriologie	41, 189	
Methoden	190	
Urin	301	
Bakteriurie	297	
asymptomatische	320	
Ballaststoffe	497	
Ballismus	406	
Ballonkatheter	264	
Bandwürmer	236	
Barbiturate	93	
Bartter-Syndrom	327	
Basis-Bolus-Konzept	381	
Basisbedarf, Elektrolyte	176	
Flüssigkeit	340	
Basophile Zellen	742	
Battered-child-Syndrom	23	
Bauchhautreflex	417	
Bauchschmerzen	298, 460	
chronische	461	
Bauchtyphus	214	
BCG-Impfung	248	
Beatmung	60, 70	
Frequenz	71	
Komplikationen	110	
Überwachung	109	
maschinelle	106f.	
Beatmungsformen	108	
Beckenboden	334	
Beckenboden-EMG	311	
Beckenschiefstand	679	
Becker-Syndrom	452	
Beckwith-Wiedemann-Syndrom	728	
Befunderhebung	9	
Begleitschielen	643	
Beikost	166	
Beinachse	691	
Belastbarkeit, Herzfehler	288	
Belastungsreaktionen	706	
Benigne Partialanfälle	435	
Benziningestion	96	
Benzodiazepine	93	
Bestrahlung	604	
Blutkonserven	592	
Betablocker	266, 290	
Betamimetika	93, 529	
Betäubungsmittelrezept	8	
Beutelurin	42	
Bewältigungsstrategien	708	
Bewußtseinsstörung	88, 440	
Bikarbonat	349	
Bikarbonatverlust	350	
Bilirubin, Normwerte	735	
Bindehautfremdkörper	650	
Biphosphonate	349	
Blackfan-Diamond-Anämie	572	
Bland-White-Garland-Syndrom	276	
Blasen, Haut	621	
Blasenentleerungsstörungen	333f.	
Blasenexstrophie	676	
Blasenfunktionsdiagnostik	310	
Blasenkatheter	75	
Blasenpunktion	42, 301	
Blastenkrise	611	
Blickparese	422	
Blutaustausch	133	
Blutbild, Normwerte	740	
Blutdruck, Normwerte	797	
Blutdruckmessung	44	
Blutentnahme	32	
Bluterbrechen	462	
Blutgasanalyse	735	
Blutgruppenunverträglichkeit	131	
Bluthusten	512	
Blutkonserven	590	
Blutkontakt, HIV	222	
Blutkultur	189	
Technik	41	
Bluttransfusion	591	
Blutung, gastrointestinale	462	
Neugeborene	135	
rektale	470	
Blutungsanämie	578	
Blutungskrankheiten	582	
Blutungszeit	583, 742	
Blutverlust	573	
Blutvolumen	12	
Blutzucker	137	
Normwerte	737	
BNS-Anfälle	434	
Body Mass Index	795	
Bodyplethysmographie	517	
Bordetella pertussis	205	
Borreliose	198	
Bourneville-Pringle-Syndrom	439	
Bradykardie	156	
Bradykardien	284	
Braunsche Schiene	687	
Bronchiallavage	517	
Bronchiektasen	523, 538	
Bronchiolitis	228, 524f.	
Bronchitis	520	
obstruktive	526	
Bronchopneumonie	521	
Bronchopulmonale Dysplasie	146	
Bronchoskopie	517	
Bronchusstenose	538	
Brucellose	198	
Brustdrüsenschwellung	131	
Bruton	551	
BSG	735	
Bulbärparalyse	421	
Bulbus-Motorik	421	
Bulbuskontusion	650	
Bundesseuchengesetz	242	
Butterfly-Nadeln	51	

C

^{13}C-Harnstoff-Atemtest	476	
C-reaktives Protein	736	

C₁-Esterase-Inhibitor	552	Corynebakterien	200	Distales intestinale	
C₃-Komplement	735	Coxitis fugax	690	Obstruktionssyndrom	537
C₄-Komplement	735	Coxsackie-Viren	215	Distributiver Schock	78
Café-au-lait-Fleck	439, 623	Cremasterreflex	417	Diuretika	266, 290
Calciferol	180	Cremegrundlage	636	DNA-Diagnostik	721
Calcium i.U.	743	Crohn	489	Dominante Vererbung	715
Calcium, Normwerte	735	Cryptosporidien	233	Doppelniere	330
Calciumantagonisten	290	Cushing-Syndrom	371	Doppelter Aortenbogen	277
Campylobacter	199	CVID	551	Dosieraerosol, Technik	530
Candida albicans	231	Cystische Fibrose	534	Double-outlet-right-ventricle	277
Cat-eye-Syndrom	718	Cytochrom-b-Defekt	580	Down-Syndrom	275, 722
Catch22-Syndrom	727	Cytomegalie	216	Drainage	176
CDC-Klassifizierung (HIV)	221			Drainagen	670
Cerebralparese	455	**D**		Dreitagefieber	217
Cheilitis angularis	634	D-Dimere	742	Drogenentzug	120
Chemotherapie	605f.	Dakryostenose	648	Drucksteuerung	108
Hirntumor	449	Darmentleerung	667	Druckwandler	45
Chiari-Fehlbildung	437	Darmreinigung	478	Dubowitz-Syndrom	718
Chlamydien	199	Dawn-Phänomen	382	Duchenne-Syndrom	452
Chlamydien-Infektion	646	Defibrillation	74	Ductus arteriosus	268
Chlorid i.U.	743	Dehydratation	138, 341, 343	Ductus Botalli	270
Chlorid, Basisbedarf	176	Depotinsulin	380	Dünndarmsaugbiopsie	477, 494
Normwerte	735	Dermatologie	620f.	Duodenalsonde	63
Choanalatresie	675	Dermatome	419	Durchfall, chronischer	467
Cholera	199	Dermatomykose	630	Dyskinesie	89, 405
Impfung	250	Dermatomyositis	452	Dysmorphiesyndrome	717
Cholestase	472, 503	Dermatophyten	232	Dyspepsie-Coli	201
Cholesterin	739	Dermatotherapie, äußerliche	636	Dysphonie	661
Cholesterinstoffwechsel	398	Desinfektion	240	Dyspnoe	510
Cholinesterase	736	Desinfizientien	637	Dystonie	405
Chorea	406	Detrusorüberaktivität	335	Dystrophie	474
minor	564	Diabetes insipidus	374	Dysurie	298
Chromosomen	714	renalis	325		
Chromosomenanalyse	721	Diabetes mellitus	378f.	**E**	
Chronisch kranke Kinder	19	CF	537	Ebstein-Anomalie	277
Chronisch persistierende		mütterlicher	139	EBV-Antikörper	224
Hepatitis	219	Diabetes, Diät	383	EBV-Infektion	188, 223
Chvostekshes Zeichen	348	Narkosen	382	Echinokokken	237
Chymotrypsin	507	Schulung	383	ECHO-Viren	216
Claviculafraktur	130	Spätkomplikationen	380	Echokardiographie	263
Clostridium difficile	489	Diabetisches Koma	379	Eczema herpeticatum	220, 626
Clostridium tetani	211	Diadochokinese	420	Edwards-Syndrom	719, 723
CMV-Infektion	216, 587, 608	Dialyse	91, 325	EEG	423
Cobalamin	179	Diarrhoe	466f.	Auswertung	424
Cobb'scher Winkel	678	chronische	467	Efflorezenzen	620
Colitis ulcerosa	491	Diastolikum	258	Ehlers-Danlos-Syndrom	719
Collis-Reaktion	416	Diät, Enteritis	488	Eibe	95
Colon irritabile	495	Diätnahrungen	27	Einnässen	299
Coma diabeticum	379	Diättherapie	627	Einsekundenkapazität	515
Common variable immuno-		Dienzephalon-Verletzung	440	Einwilligung, Eingriffe	666
deficiency	551	Differentialblutbild	742	Einzelniere	311
Commotio cerebri	440	Diffusionskapazität	515	Eisen, Normwerte	736
Compliance	107, 709	DiGeorge-Syndrom	727	Eisenmangelanämie	573
Computertomographie,		Digitalis	266	Eisenmenger-Reaktion	275
Schädel	125, 426	Digitalisierung	266f.	Eisenpräparate	93
Conn-Syndrom	372	Dilatative Kardiomyopathie	281	Eiweiß i.U.	744
Contusio cerebri	440	Diphtherie	200	Eiweiß, Liquor	743
Cor triatriatum	277	Impfung	246	Urin	300
Cor-Thorax-Ratio	258	Dislokation, Fraktur	698	Eiweißelektrophorese	736
Cornelia-de-Lange-Syndrom	718			EKG	259f.

804

Ektodermale Dysplasie	718	
Elektroden, EKG	259	
Elektroenzephalogramm	423	
Elektrolytdefizit	343	
Elektrolyte	340	
Basisbedarf	176	
Elektrolytverlust	176	
Elektromyogramm	426	
Elektrophorese	736	
Elektrounfall	104	
Eliminationsdiät	627	
Eltern	3	
Embolien	590	
Embryopathie, Röteln	227	
Endogenes Ekzem	625	
Endokarditis	278	
Endokarditisprophylaxe	278f.	
Endoskopie	478	
Endotoxinschock	81	
Energiebedarf	160	
Enkopresis	496	
Entamoeba histolytica	235	
Enterale Sonden	63	
Enteritis	228, 487	
Salmonellen	207	
Enteritisdiät	488	
Enterohämolytischer Koli	201	
Enterokolitis, nekrotisierende	142	
Enteropathie, Nahrungs-		
protein	493	
Enterothorax	147	
Enterotoxin	208	
Enteroviren	217	
Entlassung gegen ärztl. Rat	22	
Entlassungsuntersuchung	7	
Entwicklung, psycho-		
motorische	410	
Entwicklungsretardierung	385	
Entwicklungsverzögerung		
	402, 411f.	
Entzündungszeichen	186	
Enuresis nocturna	299	
Enzephalitis	195f.	
Masern	223	
Enzephalopathie, hepatische	500	
Enzephalotrigeminale Angio-		
matose	439	
Enzymdefekte, Erythrozyten	576	
intestinale	492	
Enzyme, Urin	303	
Enzymsubstitution	536	
Eosinophile Zellen	742	
Eosinophilie	237	
Ependymom	458	
Epidermolysis bullosa	622	
Epidermophyton	232	
Epidurales Hämatom	442	
Epiglottitis	201, 518f.	
Epilepsie, Unfallgefährdung	430	
Epilepsien	428f.	
Epiphysenlösung	699f.	
Epiphyseolysis capitis femoris	688	
Epistaxis	588, 658	
Epstein-Barr-Virus	223	
Epstein-Perlen	623	
Erb-Duchenne-Lähmung	130	
Erbgänge	716	
Erbrechen	465	
Neugeborene	119	
galliges	120	
induziertes	90	
Erfrierung	102	
Ergotherapie	457	
Ernährung, orale	161	
Ernährungstherapie	508, 536	
Ertrinkungsunfall	103	
Erworbene Immundefekte	552	
Erysipel	209, 629	
Erythem	620	
Erythema chronicum migrans	198	
Erythema multiforme	189	
Erythema nodosum	189	
Erythroblastose	134	
Erythrozyten i.U.	744	
Erythrozyten, Liquor	743	
Normwerte	740	
Urin	300	
Erythrozytenkonzentrat	591	
Erythrozytenmorphologie	570	
Erythrozytentransfusion	591	
Escherichia coli	201	
Esmarch-Handgriff	69	
Evozierte Potentiale	425	
Ewing-Sarkom	617	
Exanthema subitum	188, 217	
Exanthema toxicum	131	
Exantheme	187	
Exogen allergische Alveolitis	540	
Exophthalmus	641	
Exotoxin	208	
Exsikkose	341, 343	
Externe Ableitung, Liquor	445	
Extrasystolen	285	
Extubation	62	

F

Fadenwürmer	236	
Faktor VIII	584	
Fallot-Tetralogie	273	
Familiärer Hochwuchs	356	
Familiärer Kleinwuchs	354	
Fanconi-Anämie	571	
Favismus	576	
Fazialisparese	198	
Fehlbildungen	21	
bronchopulmonale	538	
Femoralis-Katheter	54	
Femurfraktur	699	
Ferritin	736	
Fetaler Kreislauf, persis-		
tierender	150	
Fetopathie, Listerien	202	
Fett, Bedarf	160	
Fettsäuren, freie	736, 739	
Fettsäureoxidationsstörung	389	
Fettstühle	467	
Fettzufuhr, parenteral	174	
FEV1	515	
Fibringerinnsel	589	
Fibrinogen	742	
Fibrinogen-Spaltprodukte	742	
Fibroblasten-Kultur	721	
Fibroblastenenzyme	427	
Fieber	184f.	
bei Neutropenie	607	
Fieberkrampf	433, 746	
Fiebersenkung	746	
Fieberursachen	184	
Findelkinder	5	
Fingernägel	636	
Fischbandwurm	236	
Fistel, Dünndarm	490	
Fleischfreie Ernährung	167	
Floppy infant	121	
Fluoridprophylaxe	178	
Flüssigkeitsbedarf	160, 340	
Flüssigkeitsbilanz	75	
Flüssigkeitsrestriktion	76, 266	
Flüssigkeitsverlust	161, 487	
Fluß-Volumen-Kurve	516	
Folgemilch	164	
Folgenahrung	163	
Folsäure	179	
Folsäuremangel	571f.	
Fontan-OP	287	
Fontanellen	10	
Forcierte Diurese	91	
Fördermaßnahmen	25	
Formulanahrungen	164	
Fragiles-X-Syndrom	728	
Frakturen	697	
Fremdkörper, Auge	649	
Entfernung	70	
Gehörgang	658	
Magen	479	
Nase	657	
Fremdkörperaspiration	533	
Fremdreflexe	417	
Fresh frozen Plasma	593	
Fruchtwasser, mekonium-		
haltiges	145	
Frühgeborene	122, 124, 160	
Beatmung	111	
Ernährung	171f.	
Hirnblutung	155	
Impfungen	245	
Frühgeborenen-Nahrung	165	
Frühsommermeningo-		
enzephalitis	217	

Fruktosamin	736
Fruktoseintoleranz	395
Fruktosemalabsorption	492
FSME	217
Impfung	249
Fuchsbandwurm	237
Fulminante Hepatitis B	219
Fünf-Tages-Krämpfe	119
Fußanomalitäten	694
Fußfrakturen	699
Fußnägel	636

G

Galaktosämie	395
Galant-Reflex	415
Gallengangsatresie	502
Gallengangshypoplasie	503
Gallensäuren i.S.	736
Gamma-GT	737
Gammaglobulin	553
Gangbild	420
Gastritis	481
Gastroenteritis	487
Gastrointestinale Blutung	462
Gastroösophagealer Reflux	479
Gastroschisis	675
Gastroskopie	478
Gastrostomie	63
Gaumenplatte	168
Gebiss, Entwicklung	13
Geburtsgewicht	354
Geburtsverletzungen	130f.
Gedeihstörung	467, 474
Gehörgang, Fremdkörper	658
Gehörgangsabstrich	43
Gehörgangsinspektion	652
Gelbes Heft	18
Gelbfieber, Impfung	251
Gelenkflüssigkeit	558
Gelenkkontrakturen	719
Gelenkpunktion	558
Generalisierte Anfälle	408
Generika	8
Genetik	714f.
Genetische Zielgröße	355
Genitalfehlbildungen	358
Genitalverletzung	24
Genodermatosen	622
Genu varum/valgum	691
Gerinnung	442, 500, 582
Normwerte	742
Gerinnungsstörung	602
Geschirrspülmittel	97
Geschwisterproblematik	707
Gesichtsdysmorphie	717
Gesichtsfeldprüfung	421
Gesichtsskoliose	681
Gesprächsführung	7, 710
Gestationsalter	122f.
Gesundheitsamt	242

Gianotti-Crosti-Syndrom	219
Giardiasis	234
Giemen	512
Giftentfernung	90
Giftnotruf	90
Gipskontrollen	701
Glabellareflex	413
Glasgow-Coma-Scale	87
Glaubersalz	91
Gleithoden	364, 672
Glomeruläre Filtrationsrate	302
Glomeruläre Proteinurie	296
Glomerulonephritis	315f.
Glukokortikoide	371
Glukose i.S.	737
Glukose, Infusion	175
Liquor	743
Urin	303
Glukose-6-Phosphat-Dehydrogenasemangel	576
Glukose-Toleranz-Test	378
Glukosurie	379
Glukuronisierung	472
Glutenintoleranz	494
Glykogenosen	396f.
Goldregen	95
Gonadotropine	362
Gonoblenorrhoe	646
Gonokokken	201
Gordon-Reflex	418
GOT	737
GPT	737
Grand-mal-Status	409
Granulomatose, infantile	580
Granulozyten, Normwerte	742
Granulozytentransfusion	593
Granulozytopenie	580
Greifreflexe	415
Grippe, echte	222
Impfung	249
Großhirnverletzung	440
Grünholzfraktur	700
Gürtelrose	230
Guthrie-Test	32

H

H_2-Test	476
Haarausfall	635
Haarmykosen	630
Habituelle Obstipation	496
Hackenfuß	694
Haemophilus influenzae	201
Hämangiom	622
Hämatemesis	462
Hämatokrit	740
Hämatome	23
Hämaturie	295, 588
Hämodilution	138
Hämofiltration	91
Hämoglobin i.U.	744

Hämoglobin, Normwerte	740
freies	737
Hämolyse	594
Hämolytisch-urämisches Syndrom	201, 576
Hämolytische Anämien	574f.
Hämolytische Krise	574
Hämophilie	583f.
Hämoptyse	512, 537
Hand-Mund-Fuß-Krankheit	215
Händedesinfektion	240
Handwurzelskelet	12
Haptoglobin	737
Harnblase, Sonographie	305
Harninkontinenz	299
Harnmikroskopie	300
Harnröhrenabstrich	44
Harnsäure	603, 737
Harnstoff, Normwerte	737
^{13}C-Harnstoff-Atemtest	476
Harnstoffcreme	636
Harnstoffzyklusdefekte	386
Harnträufeln	299
Harnverhalt	299, 670
Harnwegsinfekt	298, 320f.
Harnwegsobstruktion	298
Häusliche Krankenpflege	27
Hautbiopsie	428
Hautkolorit	14
Neugeborene	116
Hautpflege	627, 636
Hb-Elektrophorese	575
HbA1C	737
Heat prostration	537
Heilnahrungen	165
Heimlich-Handgriff	70
Helicobacter pylori	482
Hemizygotie	714
Hemmkörperhämophilie	585
Heparinzusatz, Infusion	177
Hepatische Enzephalopathie	500
Hepatitis A	218
Impfung	249
Hepatitis B	218
Impfung	248
Komplikationen	219
Hepatitis C	219
Hepatitis, chronische	502
Hepatomegalie	473, 601
Hepatopathie, metabolische	503
Hepatosplenomegalie	385
Hereditäre Neuropathien	450
Hereditäres angioneurotisches Ödem	552
Hermaphroditismus	358
Hernien	485
Herpangina	215, 655
Herpes simplex	219, 626
Herpesviren	217
Herzfehler, inoperable	288

Herzfrequenz, Neugeborene	127	
Normwerte	798	
Herzgeräusche	257f.	
Herzgröße	258	
Herzinsuffizienz	264f.	
Herzkatheter	263	
Herzklopfen	256	
Herzkranke Kinder, Betreuung	287	
Herzmassage	73f.	
Richtlinien	71	
Herzrhythmusstörungen	283f.	
Herzstillstand	68	
Herztöne	257	
Heterozygotie	714	
Hiatushernie	479	
HIB, Impfung	247	
Hilfsmittel	27	
Hirnblutung, Frühgeborene	155	
Hirndruck	436, 601	
Hirndrucksteigerung	443	
Hirnnerven	420	
Hirnödem	443f.	
Hirnstamm-Reflexe	418	
Hirntod, Kriterien	77	
Hirntumoren	424, 447, 458	
Hirschsprung	498	
Histiozytosis X	626	
HIV-Infektion	220f.	
HIV-positiver Blutkontakt	222	
HLA-Typisierung	558	
Hochkalorische Diät	536	
Hochwuchs	356, 719	
HOCM	281	
Hodenektopie	364	
Hodenhochstand	672	
Hodentorsion	673	
Hodenvolumen	797	
Hodenwachstum	359	
Hohlvene, Kompression	601	
Holt-Oram-Syndrom	719	
Homovanillinsäure	615	
Homozygotie	714	
Homozystinurie	394	
Hörstörungen	659f.	
Hüftdysplasie	684	
Hüftkopfnekrose	688	
Hüftluxation	684	
Hüftschnupfen	690	
Hüftsonographie	685	
Human immunodeficiency Virus	220	
Humanes Herpes-Virus 6	217	
Humangenetik	717	
Humerusfraktur	699	
Humorale Immundefekte	551	
Hundebandwurm	237	
Husten	511	
Hydrolysatnahrungen	164f.	
Hydrops fetalis	151	
Hydrozele funiculi	672	
Hydrozephalus	444f.	
posthämorrhagischer	446	
Hygiene	237f.	
Hygrome	23	
Hypalbuminämie	345	
Hyperaldosteronismus	371	
Hyperammonämie	386f.	
Hyperbilirubinämie	59, 132, 471, 502	
Hypercholesterinämie	398	
Hyperglykämie	378	
Neugeborene	137	
Hyperhydratation	345	
Hyperinsulinismus	389	
Hyperkaliämie	347	
Hyperkalziämie	349, 369	
Hyperlaktazidämie	390	
Hyperlipoproteinämien	398	
Hypernatriämie	342	
Hyperoxietest	275	
Hyperparathyreoidismus	369	
Hyperphenylalaninämie	390	
Hyperreflexie	347	
Hypertelorismus	718	
Hypertension, portale	505	
Hypertensive Krise	291	
Hyperthyreose	368	
Hypertone Dehydratation	342, 344	
Hypertonie	289	
arterielle	317	
muskuläre	404	
renale	337f.	
Hypertrophe obstruktive Kardiomyopathie	281	
Hypertrophie, EKG	261	
Hyperventilation	348, 351, 512	
Hypoallergene Nahrungen	548	
Hypochrome Anämie	570	
Hypoglykämie	380, 388f.	
Neugeborene	137	
Hypogonadismus	362	
Hypokaliämie	266, 346	
Hypokalziämie	136, 348	
Hypokontraktile Blase	335	
Hypomagnesiämie	136	
Hyponatriämie	342, 373	
Hypoparathyreoidismus	369	
Hypophysärer Kleinwuchs	355	
Hypoplastisches Linksherz	276	
Hypoproteinämie	345	
Hyposensibilisierung	83, 548	
Hypotelorismus	718	
Hypothermie	102	
Neugeborene	127	
Hypothyreose	115, 366	
Hypotone Dehydratation	342, 344	
Hypotonie, muskuläre	121, 404	
Hypovitaminosen	178	
Hypovolämischer Schock	78, 80, 149	
Hypoxämie	153, 255	
nächtliche	275	
Hypoxisch-ischämische Enzephalopathie	155	

I

Iatrogener Kleinwuchs	355
Ichthyosis	622
Idiopathische thrombozytopenische Purpura	587
IgA-Mangel	494, 551
IgE, Normwerte	738
IgG, spezifisches	543
IgG-Subklassendefekt	551
Ikterus	471
konjugierter	502
Neugeborene	114f.
Ileus	483
Immundefekte	197, 550f.
erworbene	552
Immunglobuline, Normwerte	737
Immunhämolytische Anämie	131
Immunkomplexreaktion	542
Immunologie	549f.
Immunsuppressiva	552
Immuntherapie	548, 553
Impetigo	209, 623
contagiosa	629
Impfkalender	243
Impfkombinationen	244
Impfschäden	245
Impfstatus	243
Impfungen	243
Risikokinder	245
Indikationsimpfungen	248
Induziertes Erbrechen	90
Infantile Cerebralparese	455
Infektanämie	578
Infektasthma	526
Infekte, obere Luftwege	518
Infektionen, Neurgeborene	139f.
opportunistische	197
pränatale	115
Infektionsprophylaxe, Onkologie	607
Infektionsverdacht	189
Inflenza	222
Influenza, Impfung	249
Infusion	51
Infusionstherapie	343
Infusionszusätze	175
Ingestionsunfälle	88f.
Inguinalhoden	672
Inhalationsbehandlung	530
Inhalative Provokation	544
Inhaliergeräte	530
Inhalierhilfen	530

Injektionen	48	Kalium, Basisbedarf	175
Injektionshilfen	382	Normwerte	738
Inkubationszeiten	238	Kaliumhaushalt	346
Innervation, Haut	419	Kaliumpermanganat	97
Insektengiftallergie	546	Kaliumzusatz	347
Insulin i.S.	738	Kalorien	160
Insulinmangel	378	Kalorienanreicherung	170
Insulinpumpen	382	Kalorienverbrauch	474
Insulintherapie	380f.	Kalorienverlust	474
Operation	382	Kälteagglutinine	204, 522
Intelligenzquotient	402	Kälteschäden	102
Intensivpflege	75	Kalzium, Basisbedarf	175
Intersexuelles Genitale	358	Normwerte	735
Interstitielle Lungen-		Kalziumhaushalt	348
erkrankungen	539	Kalziumsteine	336
Interstitielle Nephritis	325	Kammerflimmern	74
Interstitielle Pneumonie	521	Kapilläre Blutentnahme	32
Interventionelle Kardiologie	264	Kapillarpermeabilität	80
Intoxikaton	88	Kapnographie	46
Intraabdomineller Tumor	600	Kardiochirurgie	78
Intrakranielle Blutung	442	Kardiogener Schock	78, 84
Intrakranielle Druck-Messung	441	Kardiomegalie	265
Intrakranielle Tumoren	598	Kardiomyopathien	281
Intrakranieller Druck	601	sekundäre	282
Intrakutan-Test	543	Kardiorespirographie	45
Intrakutane Injektion	48	Kardioversion	74, 283
Intramuskuläre Injektion	48	Karditis	564, 568
Intraossäre Injektion	50	Karenz	543
Intrathekale Injektion	51	Karenzmaßnahmen	547
Intrathekale Zytostatika	605	Kariesprophylaxe	178
Intravenöse Pyelographie		Kartagener-Syndrom	539
(IVP)	309	Karyotyp	714
Intubation	60, 72	Kasabach-Merritt-Syndrom	587
Neugeborene	128	Kasai-Operation	502
Invagination	483f.	Katabolismus	385
Ionenkonzentration	340	Katarakt	645
Iritis	556	Katecholamin-Infusion	80
Irritables Kolon	495	Katheter, zentrale	197
Isolationsmaßnahmen	237f.	Katheterablation	264
Isolierungmaßnahmen	238	Katheterspitze	44
Isotone Dehydratation	342, 344	Katheterurin	43
Isotopen-MCU	308	Kationen	341
ISTA	271	Kationenaustauscher	348
ITP	587	Katz, für die	1–30
		Kawasaki-Syndrom	188, 566f.
J		Kephalhämatom	130
Jervell-Lange-Nielsen-		Keratokonjunktivitis	646
Syndrom	284	Kernikterus	115
Jodmangel	365	Kernspintomogramm	125
Jones-Kriterien	564	Kernspintomographie,	
Jugendamt	23	Schädel	426
Jugendliche, kranke	19	Ketoazidose	346, 350, 378f.
Jugularis-interna-Katheter	54	Ketolysedefekt	389
Juvenile rheumatoide		Ketonkörper	352
Arthritis	560	Ketonurie	385
Juvenile Skoliose	678	Ketotische Hypoglykämie	352
		Keuchhusten	205
K		Kieferhöhle	653
Kala-Azar	235	Kinderlähmung	226
Kalium i.U.	744	Kindstod, plötzlicher	105
Kittelpflege	238
Klavikulafraktur	130
Kleinwuchs	354, 719
Klimatherapie	532, 627
Klinefelter-Syndrom	725
Klippel-Feil-Syndrom	719
Klumpfuß	695
Klumpke-Lähmung	131
Knick-Senk-Fuß	694
Knie-Erkrankungen	691
Knochenalter	12, 355, 362, 367
Knochenheilung	698
Knochenmarksbiopsie	40
Knochenmarkspunktion	39
Knochentumoren	600, 616f.
Knollenblätterpilz	95
Knopfbatterien	97
Koagulopathien	582f., 593
Kohlenhydrate, Bedarf	160
Kohlenhydrate	175
Stoffwechseldefekte	390, 395
Kohlenhydratmalabsorption	492
Kohlenwasserstoffe	96
Kohortierung	240
Kolitis, pseudomembranöse	489
Kollagenosen	523
Kollaps	256, 291
Kollodium-Baby	622
Kolonkontrasteinlauf	477
Koloskopie	478
Koma	77, 85f., 424
Kombinationsimpfungen	244
Kombinationsinsuline	381
Komedonen	632
Komplementdefekte	552
Komplette Lungenvenenfehl-	
mündung	277
Komplexer Krampfanfall	408
Konjunktivitis	567, 646
Konnatale Lues	203
Konsanguinität	385
Konsolidierungszeit	699
Konstitutionelle Wachstums-	
verzögerung	354
Kontaktallergie	547
Kontrollierte Beatmung	108
Konzentrationsleistung,	
renale	304
Koordination	420
Kopfhautvenen	34
Kopfschmerzen	436
Kopfschuppen	628
Kopfumfang	10, 156, 792f.
Korneaabrasion	650
Koronaraneurysmen	568
Koronaranomalie	276
Koronorthrombose	568
Körperflüssigkeiten	340
Körpergeruch	385
Körpergewicht	10, 784f.

Körperlänge	10, 354, 784f.	
Körpermaße	9	
Körperoberfläche	796	
Körperschall	660	
Körpertemperatur	184	
Kortikosteroide, topische	637	
Kortisol, Normwerte	738	
Kortison	371	
Kostenträger	26	
Kostmann-Syndrom	552	
Kraftgrade	418	
Krampfanfall bei Fieber	433	
Krampfanfälle	385, 424, 720	
Neugeborene	118	
Kraniopharygeom	447	
Kraniotabes	180	
Krankenakte	6	
Krankenhausaufenthalt	705	
Krankenhaushygiene	237f.	
Krankenhausinfektionen	240	
Krankenkassen	26	
Krankheitsanamnese	2	
Krankheitsverarbeitung	708	
Krätze	631	
Kreatinin	738	
Kreatinin-Clearance	302, 744	
Kreatinphosphokinase	738	
Kreislaufschock	77	
Kreuzallergie	545	
Krisenintervention	704	
Kryotherapie	622	
Kryptorchismus	364, 672	
Kryptosporidien	233	
Kugelberg-Welander-Syndrom	450	
Kugelzellanämie	574	
Kuhmilchprotein-Intoleranz	493	
Kupfer i.U.	743	
Kuren	25	
Kussmaul-Atmung	379	
Kutane Leishmaniose	235	

L

Labyrinthreflex	414	
Lagereaktionen	415	
Lagetyp, EKG	259	
Laktasemangel	492	
Laktat	390	
Liquor	743	
Normwerte	738	
Laktatazidose	350	
Laktation	756	
Laktulose	497	
Lambliasis	234	
Lampenöl	97	
Landau-Reaktion	416	
Landkartenzunge	635	
Längenwachstum	698	
Langes QT-Syndrom	284	
Langzeit-EKG	263	

Langzeitbetreuung	706	
Langzeittherapie	710	
Lanugobehaarung	123	
Lanzetten, Blutentnahme	32	
Larva migrans	237	
Laryngitis, stenosierende	518	
Laryngoskop	60	
Latexallergie	547	
Läuse	631	
Laxantien	497	
Lazy-bladder-Syndrom	335	
LDH, Normwerte	738	
Lebendimpfungen	244	
Lebensqualität	707	
Leberatrophie, akute	219	
Leberbiopsie	478	
Leberenzyme, Erhöhung	473	
Leberkoma	500	
Lebertransplantation	505	
Leberversagen	499	
Leberzirrhose	504, 537, 578	
Legionellen	202	
Leichenschauschein	21	
Leishmaniosen	235	
Leistenhernie	485, 672	
Leistenhoden	364	
Leukämie, lymphatische	609	
myeloische	610	
Leukokorie	640	
Leukopenie	602	
Leukotrienrezeptor-Antagonisten	532	
Leukozyten, Liquor	743	
Normwerte	741f.	
Urin	300	
Leukozytopenie	579	
Leukozytose	205, 579, 602	
Leukozyturie	298	
LGL-Syndrom	284	
Lichenifizierung	621	
Lidachsen	718	
Lidschwellung	640	
Lidverletzungen	650	
Linksschenkelblock	261	
Lipase, Normwerte	738	
Lipide, Normwerte	739	
parenteral	174	
Lipidstoffwechsel	398	
Lipodystrophie	383	
Lipoproteinlipase-Mangel	398	
Lippen-Kiefer-Gaumen-Spalte	168, 675	
Liquordiagnostik	427, 743	
Liquordrainage	445	
Liquorkultur	189	
Lispro-Insulin	380	
Listeriose	202	
Lobärpneumonie	521	
Logopädie	457, 663	
Lokalantibiotika	637	

Lokalreaktion, verstärkte	546	
Lues	203	
Lumbalpunktion	37, 193, 605	
Lungenfibrose	539	
Lungenfunktion	515	
Lungenhypoplasie	147	
Lungenödem	594	
Lungensequester	539	
Lungentuberkulose	212	
Lupus erythematodes	565f.	
Luxationen	697	
Lyell-Syndrom	208	
Lyme-Krankheit	198	
Lymphatische Leukämie	609	
Lymphknotenschwellung	186, 612	
Lymphoblastisches Lymphom	613	
Lymphogranulomatose	611	
Lymphome	224, 611	
Lymphozyten	742	
Lysosomale Speicherkrankheiten	454	

M

Magen-Darm-Passage	477	
Magenrest	173	
Magensaft	212, 340	
Magenspülung	91	
Magillzange	61	
Magnesium, Basisbedarf	176	
Normwerte	739	
Majewski-Score	732	
Makrobiotik	168	
Makroglossie	718, 728	
Makrohämaturie	316	
Makrozephalus	403	
Makrozytäre Anämie	571	
Makulöses Exanthem	189	
Malabsorption	494	
Malaria	234	
Maldescensus testis	364	
Mangelernährung	197	
Männliche Genitalentwicklung	359	
Manschettenbreite	44	
Marfan-Syndrom	357, 719, 729	
Martin-Bell-Syndrom	728	
Maschinelle Beatmung	106f.	
Masern	188, 223, 229	
Impfung	247	
Maskenbeatmung	70f.	
Neugeborene	128	
Mastitis, mütterliche	163	
Mastoiditis	654	
McCune-Albright-Syndrom	361	
MCT-Fett	508	
MCU	308	
Mediastinaltumor	515, 599, 613	
Medikamente, Vergiftungen	92f.	

Medikamentenallergie	544
Medikamentenspiegel	744
Medulloblastom	447
Megacolon congenitum	498
Megacolon, toxisches	491
Megaureter	329
Mekoniumaspiration	145
Mekoniumileusäquivalent	484, 537
Melaena	470
Meldepflicht, Infektionen	241f.
Menarche	360f.
Meningismus	14
Meningitis	193f., 201, 203
Mumps	225
Neugeborene	141
Meningokokken	203
Impfung	250
Meningomyelozele	437
Metabolische Alkalose	351
Metabolische Azidose	350
Methämoglobin	739
Methämoglobinämie	575
Migräne	436
Mikrobiologie	190
Mikrodeletionssyndrome	727
Mikrognathie	718
Mikrosporie	232
Mikrozephalus	403, 720
Mikrozirkulation	193
Miktionsprotokoll	310
Miktionszysturogramm	308
Milbennachweis	544
Milchschorf	628
Miliartuberkulose	349
Milien	623
Milzvergrößerung	581
Minderwuchs	354
renaler	324
Mineralokortikoide	371
Mineralstoffe	175
Miosis	89
Mischungszyanose	254
Mitochondriozytopathien	454
Mitralklappenprolaps	276
Mittelhirntrauma	440
Mittellappensyndrom	538
Mittelstrahlurin	42, 301
Mißbrauch, sexueller	24
Mißhandlung	23, 23, 704
MODY-Diabetes	379
Molekulargenetik	535, 721
Mollusca contagiosa	628
Monarthritis	560
Mongolenfleck	623
Monitoring	45
Mononukleose	223, 655
Monosomie	714
Monosomie X0	726
Monozyten	742

Morbus Crohn	489f.
Morbus hämolyticus neonatorum	131
Morbus hämorrhagicus neonatorum	135
Morbus Hirschsprung	498
Morbus Hodgkin	611
Morbus Osgood-Schlatter	692
Morbus Perthes	688
Morbus Scheuermann	680
Morbus Still	561
Morbus Wilson	503
Moro-Reaktion	414
Mosaik, Chromosomen-	714
Motorik	418
Motorische Entwicklung	410f.
MRSA	209
Mukopolysaccharidosen	454
Mukoviszidose	206, 245, 534f.
Multizystische Nierendysplasie	313
Mumps	224
Impfung	247
Mund-zu-Mund-Beatmung	70
Mundfäule	634
Mundsoor	630
Muskelatrophie, spinale	450
Muskelbiopsie	428
Muskeldystrophie	452
Muskeleigenreflexe	417
Muskelenzyme	427
Muskelhypertonie	404
Muskelhypotonie	121, 404, 720
Muskelkraft	418
Muskeltonus	405
Mustard-OP	287
Mutter-Kind-Kur	26
Muttermilch	161, 756f.
Bakteriologie	190
Muttermilch-Supplemente	165
Muttermilchikterus	114, 163
Myasthenia gravis	451
Mydriasis	89
Myeloische Leukämie	610
Myelomeningozele	334, 682
Myeloperoxidase-Defekt	580
Myelosuppression	606
Mykobakterien	211
Mykologie	620
Mykoplasmen	204
Mykoplasmen-Pneumonie	522
Mykosen	230f., 629f., 749
Myokardinfarkt	568
Myokarditis	78, 200, 215, 280, 561
Myoklonie	407
Myositis	452
Myxödem	345

N

Nabel, nässender	131
Nabelarterienkatheter	57
Nabelhernie	485
Nabenvenenkatheter	45, 55
Nachlastsenkung	266
Nachtdienst	4
Naevi	622
Naevus flammeus	622
Nagelanomalien	636
Nagelmykosen	630
Nährstoffbedarf	160
Nährstoffkonzentrate	166
Nahrungsaufbau, Enteritis	488
Frühgeborene	171
nach OP	669
Nahrungskarenz, vor Narkose	667
Nahrungsmittelallergie	544
Nahrungsmittelintoleranz	544
Nahrungsmittelproteinintoleranz	493
Nahrungspause	483
Nahrungsverweigerung	385
Narkosefähigkeit	666
Narkosevorbereitung	667
Nasale Atembehinderung	656
Näseln	662
Nasenbluten	272, 658
Nasenfremdkörper	657
Nasentamponade	659
Nasoduodenale Sonde	63
Nasogastrale Sonde	63
Nasotracheale Intubation	60
Natrium i.U.	744
Natrium, Basisbedarf	175
Normwerte	739
Urin	303
NBT-Test	580
Near-SIDS	105
Nebennierenrinde	371
Nebennierenunterfunktion	372
Nekrotisierende Enterokolitis	142
Nephrilithiasis	336
Nephritis, interstitielle	325
Nephritisches Syndrom	315
Nephroblastom	614
Nephrotisches Syndrom	318f.
Nephrotoxine	295
Nervenbiopsie	428
Nervenleitgeschwindigkeit	425
Nervensystem, Tumoren	598
Nestschutz	238
Netzhautablösung	649
Neugeborene	160
Infektionen	139f.
Reanimation	125f.
Neugeborenen-Retinopathie	649

Neugeborenen-	
exanthem	131, 623
Neugeborenenkrämpfe	118, 434
Neugeborenenreflexe	415
Neugeborenenscreening	384
Neunerregel	101
Neuritis	196
Neuroblastom	599, 615
Neuroborreliose	198
Neurodermitis	625f.
Neuroektodermaler Tumor	617
Neurofibromatose	439
Neurogene Blase	334
Neurointensivpflege	75
Neurokutane Erkrankungen	438
Neuroleptika	668
Neurometabolische Erkrankungen	453
Neuromuskuläre Erkrankungen	449f., 523
Neuropathien, hereditäre	450
Neurostatus	413
Neutropenie	579f., 593
und Fieber	607
Neutrophile Zellen	742
Neutrophilie	579
Nicotinamid	179
Nierenagenesie	730
Nierenbiopsie	309
Nierendoppelanlage	330
Nierendysplasie	313
Nierenersatztherapie	325
Nierenfehlbildungen	719
Nierengröße	305f.
Nierenhyperplasie	307
Nierenhypoplasie	307, 312
Niereninsuffizienz, chronische	324
Nierenkolik	336
Nierenschwellung	294
Nierensteine	336
Nierenszintigraphie	309
Nierentumor	294, 614
Nierenvenenthrombose	327
Nierenversagen, akutes	322
postrenales	295
prärenales	294
Nierenzysten	307
Nikotin	97
Nitrit, Urin	300
Non-Compliance	709
Non-Disjunktion	714
Non-Hodgkin-Lymphom	599, 613
Noonan-Syndrom	354, 718
Normochrome Anämie	570
Notfallapotheke	548
Notfallzugang	50
Null-Linien-EEG	77
Nystagmus	642

O

Obduktion	22
Obstipation, chronische	496
Obstruktion	524
intestinale	120
Obstruktive Bronchitis	524, 526
Obstruktiver Schock	78
Ödem, Neugeborene	151
Ödeme	296, 315, 318, 345
lokalisierte	345
Ohren, tiefsitzende	718
Ohrenschmerzen	654
Ohrform, Neugeborene	122
Oligoarthritis	560
Oligomeganephronie	312
Oligosaccharidosen	454
Oligurie	294, 344
nach OP	670
Omphalozele	675, 719
OP-Bericht	668
OP-Vorbereitung	666
Operationen, Neugeborene	674
Zeittabelle	676
Ophthalmoplegie	422
Oppenheim-Reflex	418
Opportunistische Infektionen	197
Opthalmologische Untersuchung	641
Orale Ernährung	161
Orale Provokation	544
Orale Rehydrierung	342
Orbitafraktur	650
Orbitalphlegmone	640, 647
Orchitis, Mumps	225
Organazidopathien	394
Organazidurien	455
Organische Säuren	386
Organspende	21
Orientbeule	235
Orogastrale Sonde	63
Orotracheale Intubation	61
Orthostase	296
Orthostasesyndrom	291
Ortolani-Phänomen	684
Osgood-Schlatter	692
Osmolalität	739
Osmolarität	340
Urin	301, 744
Ösophago-Duodeno-Gastroskopie	478
Ösophagusatresie	674, 719
Ösophagusvarizen	505
Ösophagusverätzung	99
Ossifikationszentren	12
Osteochondrosis dissecans	692
Osteopathie, renale	324
Osteopathien	354
Osteoporose	537
Osteosarkom	616

Oszillometrische Blutdruckmessung	44
Otitis externa	655
Otitis media	654
Otitis, chronische	654
Masern	223
Otoakustische Emissionen	660
Otoskopie	652
Oxygenierung, Überwachung	109
Oxyuren	236

P

P-Welle	260
Palpitation	256
Pankreaselastase	507
Pankreasfunktion	474
Pankreasinsuffizienz	507, 536
Pankreatitis, Mumps	225
akute	506
Panmyelopathie	571
Papeln	621
Papulöses Exanthem	189
Paraffinöl	497
Parainfluenza-Infektion	225
Paralytische Polio	226
Paralytischer Ileus	484
Parapertussis	205
Paraphimose	671
Parasitosen	631f.
Parathormon	369
Paratyphus	214
Paravasat	605
Parenterale Ernährung	173f.
Parese	405
Paronychie	636
Parotitis epidemica	224
Partialanfälle	408
benigne	435
Partieller AV-Kanal	269
Parvoviren	226
Pasten	636
Pätau-Syndrom	724
Paukenerguß	657
Pavlik-Bandage	687
PCD-Syndrom	539
PCR	190
PDA	270
Peak flow	515
Pediculosis	631
Peergroup	710
PEG	63
PEG-Anlage	478
Pendelhoden	672
Penetranz, Genetik	715
Perikarditis	279
Perikardtamponade	78
Periphere Zyanose	254
Peritonitis	485
Perleche	634
Peroxisomale Erkrankungen	455

Persistierende fetale Zirkulation	150	
Persistierender Ductus arteriosus	270	
Perthes	688	
Pertussis	205	
Impfung	246	
Perzentilenkurven	784f.	
Petechien	189, 582, 621	
Petit-mal-Status	409	
Petroleum	97	
Pfaffenhütchen	95	
Pfeiffersches Drüsenfieber	223	
Pflanzen, Ingestion	95	
Pflegerische Hilfsmittel	27	
Pflegeversicherung	27	
Pfortaderhochdruck	505	
pH-Metrie	477, 480	
pH-Wert	349	
Urin	301	
Phagozytose-Defekte	551	
Pharyngitis	215, 652	
Phenylalanin	739	
Phenylketonurie	390	
Phenytoinembryopathie	732	
Philtrum, verstrichenes	718	
Phimose	671	
Phosphat i.U.	744	
Phosphat, Basisbedarf	176	
Normwerte	739	
Urin	303	
Phosphatase, alkalische	739	
saure	739	
Phosphatdiabetes	326	
Photostimulation	423	
Phototherapie	59, 115, 132, 627	
Phyllochinon	181	
Physikalische Therapie	563	
Physiologischer Ikterus	114	
Physiotherapie	532, 536	
Cerebralparese	457	
Pierre-Robin-Sequenz	675	
Pigment-Naevi	623	
Pilzinfektionen	230f., 607	
Pilznachweis	620	
Pink-Fallot	273	
Pityriasis rosea	634	
Pityriasis versicolor	630	
Plasmodien-Infektionen	234	
Plattfuß	694	
Plegie	405	
Pleuradrainage	66	
Pleurapunktion	65	
Plexus brachialis-Lähmung	130	
Plötzlicher Kindstod	105	
PNET	617	
Pneumocystis carinii	233, 607	
Pneumokokken	206	
Impfung	250	
Pneumokokkenimpfung	582	
Pneumonie	521f.	
Chlamydien	199	
Masern	223	
Neugeborene	141	
atypische	204	
sekundäre	523	
Pneumothorax	66, 524, 537	
Poliomyelitis	226	
Impfung	247	
Pollenkalender	545	
Polyarthritis	564	
Polydaktylie	719	
Polydipsie	325, 378	
Polyglobulie	114, 138, 578	
Polyneuropathie	451	
Polyurethansonden	64	
Polyurie	304	
Polyzystische Nierendegeneration	314	
Polyzythämie	578	
Portale Hypertension	504	
Postasphyxiesyndrom	153	
Posthämorrhagischer Hydrozephalus	156	
Posthepatischer Ikterus	472	
Postoperatives Management	668	
Potter-Sequenz	676, 730	
PQ-Zeit	260	
Prader-Willi-Syndrom	727	
Prämature Thelarche	361	
Prämedikation	668	
Praxisvertretung	28	
Prick-Test	543	
Primitiver neuroektodermaler Tumor	617	
Progressive Muskeldystrophie	452	
Prokinetika	480	
Propionazidämie	386	
Prostaglandine	268	
Protein-C-Defekt	589	
Protein-S-Defekt	589	
Proteinurie	296, 318	
Proteinverlust	345	
Protozoen-Infektionen	232f.	
Provokationstest	543f.	
Prune-belly-Syndrom	676, 719	
Pseudoallergie	544	
Pseudohermaphroditismus	358	
Pseudohypoparathyreoidismus	370	
Pseudokrupp	518f.	
Pseudomembranöse Kolitis	489	
Pseudomonas aeruginosa	206	
Pseudopubertas praecox	357, 361	
Pseudostrabismus	643	
Pseudotumor cerebri	443	
Psoriasis vulgaris	633	
Psychologie	704f.	
Psychologische Dauerbetreuung	706	
Psychopharmaka	759	
Psychosozialer Kleinwuchs	354	
Ptosis	451	
PTT, Normwerte	743	
Pubertas praecox	357, 361	
Pubertas tarda	362	
Pubertätsentwicklung	359	
Pubertätsgynäkomastie	361	
Pufferung	129, 351	
Pulmonalatresie	276	
Pulmonale Hypertension, Neugeborene	150	
Pulmonale Hypertonie	275	
Pulmonalstenose	270	
Pulsoximetrie	47	
Punktionsstellen	33	
Puppenaugenphänomen	413	
Purpura	189	
Schönlein-Henoch	588	
Pusteln	621	
PVC-Sonden	63	
Pyelonephritis	321	
Pylorusstenose	481	
Pyramidenbahnzeichen	418	
Pyridoxin	179	
Pyruvat	739	
Pyruvatkinasemangel	576	

Q

QRS-Dauer	260
QT-Zeit	259
Quadrizepsinjektion	49
Querschnittssymptomatik	601
Quick-Wert	583, 743

R

R-Amplitude	261
Rabies	229
Rachenabstrich	43
Racheninspektion	15, 652
Rachenmandelhyperplasie	656
Rachitis	180, 348
Sonderformen	180
Vitamin-D-resistente	326
Rachitisprophylaxe	178
Radiusaplasie	719
Radiusfraktur	699
RAST-Test	543
Rastelli-OP	287
Räumliches Sehen	641
Reaktionsarten, allergische	542
Realimentation	488
Reanimation	68f.
Beendigung	76
Komplikationen	76
Neugeborene	125f., 128f.
Rechtsherzinsuffizienz	345
Rechtsschenkelblock	262

Redeflußstörung	662
Reflexaudiometrie	660
Reflexe, Neugeborene	415
Reflexmuster	88
Reflexstatus	413
Reflux, ureteraler	308
vesikuloureteraler	331f.
Reflux-Krankheit	479
Refraktionsbestimmung	642
Rehabilitation	25f.
Rehydratation	488
Reifezeichen, Neugeborene	122f.
Reinfektionsprophylaxe, HWI	322
Rektale Blutung	470
Rektale Saugbiopsie	478
Rektoskopie	478
Rektumatresie	675
Rektummanometrie	497
Rektumprolaps	537
Renale Agenesie	311
Renale Anämie	577
Renale Konzentrations-leistung	304
Residualvolumen	515
Resistance	107
Resonanzstörung	662
Resorptionstests	475
Respiratorische Alkalose	351
Respiratorische Azidose	350
Respiratory syncytial-Viren	228
Retardierung, psycho-motorische	402
Retentio testis	672
Retikulozyten	740
Retinopathie	380, 648
Reye-Syndrom	499, 501
Rezept	8
Rezessive Vererbung	715
Rhabdomyosarkom	599
Rhesusinkompatibilität	131f.
Rheumafaktor	557
Rheumaknötchen	561
Rheumatisches Fieber	561, 564f.
rheumatische Erkran-kungen	556ff.
Rheumatoide Arthritis	523, 559ff.
Rhinopharyngitis	652
Rhinoskopie	652
Rhinoviren	227
Riboflavin	179
Rickettsien	586
Rickham-Reservoir	445
Rigor	404
Rinderbandwurm	236
Ringelröteln	188, 226
Rolando-Epilepsie	435
Romano-Ward-Syndrom	284
Romberg-Versuch	420
Röntgen-Thorax	258, 514
Ross-OP	287
Rotaviren	228
Röteln	188, 227
Impfung	248
Rötelnembryopathie	227
RS-Viren	228, 521, 525
Rubinstein-Taybi-Syndrom	718
Rückenmarkskompression	601
Rückresorption, tubuläre	S304
Russel-Silver-Syndrom	354

S

S-Amplitude	261
Salbengrundlage	636
Salmonella typhi	214
Salmonellen	207
Salzverlustsyndrom	373, 537
Sandalenlücke	719
Sauerstoff	648
Sauerstoffsättigung	47
Sauerstofftherapie	529
Sauerstofftoxizität	146
Säuglingsnahrungen	163f.
hypoallergene	548
Säuglingsskoliose	680
Saugreflex	171, 413
Säure-Basen-Haushalt	349
Säureausscheidung, Urin	304
Säureverlust	351
Schädel-Hirn-Trauma	375, 424
Schädelfraktur	440
Schädelhirntrauma	440
Schädelprellung	440
Schädelsonographie	125, 426
Schambehaarung	360
Scharlach	188, 209, 655
Schellong-Test	292
Schenkelblock	261
Scheuermann	680
Schiefhals	681
Schielen	422, 643
Schilddrüsenerkrankungen	365
Schilling-Test	573
Schimmelpilzallergie	546
Schlaf-EEG	423
Schlaganfall	590
Schlangenbisse	98
Schlangenbiß	586
Schleimhautpflege	607
Schleimhautulzera	604
Schmerzprüfung	419
Schmerztherapie	608f., 746
Schmetterlingserythem	565
Schneckenkorn	98
Schnelltest, Streptokokken	210
Schnupfen	227
Schock	77f., 586
hypovolämischer	149
Schockbehandlung	343
Schönlein-Henoch	316, 588
Schreitreaktion	413
Schulsport	288
Schuppenflechte	633
Schuppung	621
Schüttelmixtur	636
Schütteltrauma	23, 442
Schwartz-Bartter-Syndrom	375
Schwartz-Formel	302
Schweigepflicht	711
Schweinebandwurm	236
Schweiß	340
Schweißtest	534
Schwerhörigkeit	659
Schwitzen	89
Seborrhoische Dermatitis	628
Sedierung	747f.
Sehschärfe	641
Sehvermögen	641
Seidelbast	96
Sekretorisches IgA	551
Selbsthilfegruppen	288
Selbstwertgefühl	707
Seldinger-Technik	53
Selektives Screening	384
Sengstaken-Sonde	505
Senning-OP	287
Sensibilitätsprüfung	419
Sepsis	78, 191f.
Neugeborene	140, 209
Sepsiserreger	192
Septische Granulomatose	552
Septischer Schock	81f.
Sequester, Lunge	539
Serologie	191
Serotympanon	657
Serumosmolarität	340
Sexualhormone	362f.
Sexueller Mißbrauch	24
Shigellen	207
Shuntdysfunktion	446
Shuntinfektion	197, 446
Shwachman-Syndrom	552
Shwachman-Syndron	507
SIADH	375
Sichelfuß	696
Sichelzellanämie	574
SIDS	105
Siebbeinzellen	653
Sigmoidoskopie	478
Silastikkatheter	57
Singulärer Ventrikel	277
Sinusitis	653
Skabies	631
Skeletfehlbildungen	354
Skerosierende Cholangitis	503
Skoliose	678f.
Slow-Virus-Erkrankungen	229
Smith-Lemli-Opitz-Syndrom	718
Sofortreaktion, allergische	542
Sojanahrungen	164

Somatosensuell evozierte Potentiale	425
Somatogramm	784f.
Sommergrippe	215
Somnolenz	85
Somogyi-Effekt	382
Sondenernährung	169f.
Sondenlage	64
Sondenlänge	64
Sondennahrungen	166
Sonographie, Harnwege	305
Soor	231, 624, 629
Sorgerecht	25
Sorgerechtsentzug	5
Sotos-Syndrom	357
Soziales Umfeld	708
Sozialversicherungsträger	26
Spaltlampenuntersuchung	422
Spaltsauger	168
Spannungspneumothorax	524
Spastik	404
Spastische Diplegie	456
Spätreaktion, allergische	542
Speichel	340
Speicherkrankheiten	474, 523, 581
lysosomale	454
Spezifisches Gewicht, Urin	301
Sphingolipidosen	454
Sphinkter-Detrusor-Dyskoordination	335
Sphrintzen-Syndrom	727
Spina bifida	437, 682
Spinale Muskelatrophie	450
Spinaltumor	598
Spirometrie	516
Spitzfuß	695
Splenektomie	552, 582
Splenomegalie	581
Spontanpneumothorax	524
Sprachentwicklung	662
Sprachprobleme	20
Sprachstörungen	662
Spraytechnik	530
Spreizhose	687
Spucken	465
Spülmittel	98
Spulwürmer	236
Spurenelemente	176
Sputum	521
Sputumkultur	190
ST-Strecke	262
Stabkernige Zellen	742
Standardimpfungen	245
Staphylodermie	208
Staphylokokken	208, 629
Stationäre Aufnahme	4
Status asthmaticus	529
Status epilepticus	409
Staubmilben	544, 547
Staubmilbenallergie	546
Stauung, venöse	601
Stauungspapille	37, 441, 599
Stauungspneumonie	523
Stenosierende Laryngitis	518
Sterben und Tod	21
Steroide, inhalative	531
Steroidtherapie	374
Stethoskop, Desinfektion	240
Stichverletzungen	222
Still-Syndrom	560f.
Stillen, Medikamente	756f.
Stillgruppen	162
Stillhindernisse	162
Stillpause	756
Stillsches Geräusch	257
Stimmbruch	661
Stimmstörungen	661
Stirnhöhle	653
Stoffwechselerkrankungen	378f.
Screening	384
Stoffwechselstörungen	166
Stomatitis aphthosa	219
Stottern	662
Strabismus	643
Strahlenkater	604
Strahlentherapie	604
Hirntumor	458
Streptokokken	209, 278, 316, 629
Streptokokken-Infektion	655
Stressulkus	482
Streß	706
Stridor	511
Stromunfall	104
Struma	365
Stufenplan, Asthmatherapie	531
Stuhl, Bakteriologie	190
blutiger	199
Stuhlfrequenz	496
Stupor	85
Sturge-Weber-Syndrom	439, 720
Subakut sklerosierende Panenzephalitis	223, 229
Subaortenstenose	281
Subarachnoidalblutung	442
Subdurales Hämatom	442
Subependymale Blutung	155
Subileus	483
Subklavia-Katheter	54
Subkutane Injektion	48
Subvesikale Obstruktion	332
Suchreflex	415
Suizidversuch	704
Supraventrikuläre Extrasystolen	285
Supraventrikuläre Tachykardie	283
Surfactant-Mangel	143
Switch-OP	287
Syndaktylie	719
Synkope	256
Synovektomie	563
Systemischer Lupus erythematodes	565
Systolikum	258

T

T-Welle	262
Tachydyspnoe	117
Tachykardie	74, 283, 347
Tachypnoe, Neugeborene	145
Tagesbedarf, Nährstoffe	160
Takao-Syndrom	727
Talgdrüsenhyperplasie	623
Telephonische Beratung	3
Tensilontest	451
Teratogene Noxen	732
Tetanie	180, 348
Tetanus	211
Impfung	245
Tethered-Cord-Syndrom	438
Tetrahydrobiopterin-Mangel	392
TGA	274
Thalassämie	575
Thallium	98
Thelarche	360
Thermische Verletzung	99
Thiamin	179
Thorax-Röntgen	514
Thoraxdrainage	524, 670
Thoraxform	513
Thrombasthenie	586
Thrombinzeit	583, 743
Thromboembolien	590
Thromboplastinzeit	743
Thrombosen	589
Thrombozytentransfusion	592
Thrombozytopathien	582, 586
Thrombozytopenie	587, 602
Thyroxin (T$_4$), Normwerte	740
Tibiafraktur	699
Tic	407
Tiefensensibilität	419
Tierbisse	229
Tierepithelien	546
Tinea	630
Tocopherol	181
Tod und Sterben	21
Tod, Feststellung	77
Todesbescheinigung	21
Tollkirsche	96
Tollwut	229
Impfung	250
Tonsillenhyperplasie	275
Tonsillitis	655
Torticollis	681
Toxic-shock-Syndrom	81
Toxikose	342, 487
Toxisches Megacolon	491

Toxisches Schock-Syndrom	208
Toxocara	237
Toxoplasmose	232
Trachealtubus	72
Trachom	199
Traktionsversuch	415
Tränengangstenose	648
Transaminasen, Erhöhung	473
Transferrin	740
Transfusion	218, 347, 590f.
Neugeborene	152
Transfusionsreaktionen	594
Transfusionszwischenfall	594
Transglutaminase	494
Transkutane pCO₂-Messung	46
Transkutane pO₂-Messung	47
Translokation	715
Transplantation	197, 709
Transposition der großen Gefäße	274
Tremor	407
Trendelenburg-Zeichen	684
Treponema pallidum	203
Trichophyton	232
Trichotillomanie	635
Triglyzeride	739
Trijodthyronin (T₃), Normwerte	740
Trikuspidalatresie	276
Triple-Therapie	482
Trisomie	715
Trisomie 13	724
Trisomie 18	723
Trisomie 21	722
Trommelfellperforation	654
Tröpfchengröße	530
Trousseausches Zeichen	348
Truncus arteriosus communis	277
TSH, Normwerte	740
TSH-Screening	366f.
Tubenkatarrh	657
Tuberkulin-Konversion	212
Tuberkulintest	48, 186, 212
Tuberkulose	211
Impfung	248
Tuberkulostatika	213
Tuberöse Hirnsklerose	439
Tubuläre Proteinurie	296
Tubulopathie	325
Tubulusfunktion	303
Tubuslänge	72
Tumor, abdominell	600
intrakraniell	598
Tumorlyse-Syndrom	603
Turner-Syndrom	726
Tympanometrie	660
Typhus	214
Impfung	250
Tyrosinämie	393

U
U-Untersuchungen	18
Übergangsfraktur	700
Übertragenes Neugeborenes	122
Übertragungswege, Infektionen	238
Übertransfusion	595
Überwässerung	345
Ulcus duodeni	482
Ulkuskrankheit	482
Ullrich-Turner-Syndrom	354, 726
Umstellungsosteotomie	563
Unterberger-Tretversuch	420
Unterernährung	161
Untersuchung, körperliche	9
Untersuchungsgang	13
Urämie	197, 577
Ureterabgangsstenose	328
Ureterdilatation	307
Ureterektopie	330
Ureterozele	330
Urethralklappe	332
UriCult-Test	301
Urinausscheidung	12
Urindiagnostik	300
Urinkultur	42, 190
Urinteststreifen	297, 300
Urinvolumen	161
Urinwerte	743
Urobilinogen	744
Uroflowmetrie	310
Urtikarielles Exanthem	189
Uveitis	559

V
VACTERL-Assoziation	719, 730
Vagovasale Synkope	256
Valproatembryopathie	732
Vanillinmandelsäure	615
Varizellen	188, 230
Impfung	249
Varizellen-Kontakt	607
Vasodilatatoren	266
Vasopathien	582
Vegetarismus	168
Venenkatheter	52f.
Venöse Blutentnahme	33
Venöser Zugang, peripher	51
zentral	52
Ventilation	106
Ventrikelseptumdefekt	268
Ventrikeltamponade	155
Ventrikuläre Extrasystolen	285
Ventrikuläre Tachykardie	284
Ventrikuloperitonealer Shunt	445
Ventroglutäale Injektion	49
Ventrolaterale Injektion	49
Verätzungen, Auge	649
Verbandwechsel	670
Verbrauchskoagulopathie	586
Verbrennung	80, 99f., 197
Verbrühung	99f.
Verdinikterus	472, 502
Vergiftungen	88f.
Vergiftungssymptome	89
Vergiftungszentralen	90
Verhornungsstörung	622
Verletzungen, Auge	649
Ohr	657
Verotoxin	201
Verruca vulgaris	628
Verschattung, thorakale	514
Verständigung, sprachliche	20
Verweigerung, Operation	22
Vesikoureteraler Reflux	331
Vierfingerfurche	719
Virale Meningitis	195
Virologie	190
Virusembryopathie	732
Viruserkrankungen	215f.
Virusgrippe	222
Virusnachweis	191
Viruspneumonie	521
Virusserologie	191
Visite	6
Visuell evozierte Potentiale	425
Visusprüfung	421, 641
Viszerale Leishmaniose	235
Vitalkapazität	515
Vitamin A	178
Normwerte	740
Vitamin B, Mangel	179
Vitamin D, Normwerte	740
Vitamin E, Normwerte	740
Vitamin-B₁₂-Mangel	573
Vitamin-D-Bedarf	178
Vitamin-D-Mangel	180
Vitamin-K-Mangel	135, 181, 584
Vitamine, Frühgeborene	171
Infusion	176
Vitaminmangel	178f.
Vojta-Reaktionen	416
Vollbluttransfusion	591
Volumenersatz	81
Volumensteuerung	107
Von-Willebrand-Jürgens-Syndrom	585
Vorhofflattern	283
Vorhofseptumdefekt	269
Vorsorgeprogramm	18

W
Wachstumsgeschwindigkeit	354, 788ff.
Wachstumshormon	355f.
Wachstumsschmerzen	693
Wärmeautoantikörper	576
Warmwasser	202
Warzen	628

Warzenmittel	637
Wasserhaushalt	341, 374
Wasserstoffatemtest	476
Waterhouse-Friderichsen-Syndrom	81, 194
Watson-Kapsel	477
Weibliche Genitalentwicklung	360
Weißes Blutbild	742
Welch-Plastik	671
Werdnig-Hoffmann-Syndrom	450
West-Syndrom	434
Wiedemann-Beckwith-Syndrom	728
Wiederholungsrisiko	717
Wilms-Tumor	600, 614
Wilson	503
Windeldermatitis	624
Windelsoor	231, 630
Windpocken	230
Wirbelsäulenerkrankungen	678
Wirbelsäulenfehlbildungen	682
Wiskott-Aldrich-Syndrom	587
Wolf-Syndrom	718
Wolfsmilch	96
WPW-Syndrom	283
Wundstarrkrampf	211
Wurmerkrankungen	236

X

X-chromosomale Vererbung	715
Xylose-Test	475

Y

Yersinien	214

Z

Zahnpflege, Onkologie	607
Zecken	198, 217
Zeitkonstante	107
Zeitsteuerung	108
Zelluläre Immundefekte	551
Zellulitis, periorbitale	647
Zellweger-Syndrom	455
Zentrale Zyanose	254
Zentralvenöse Katheter	36
Zentralvenöser Druck	45
Zentralvenöser Zugang	52
Zerebrale Anfälle	408
Zerebralparese	456
Zestoden	236
Ziegenmilchanämie	572
Zigaretteningestioin	97
Ziliendyskinesie	539
Zink, Normwerte	740
Zirkumzision	671
Zöliakie	356, 477, 494
Zoster	230
Zottenatrophie	493
Zustandsdiagnostik, Neugeborene	122
ZVD-Messung	45
Zwangseinweisung	5
Zwerchfellhernie	147
Zyanose	254f., 521
Neugeborene	116f.
zentrale	117
Zyklische Neutropenie	552
Zylinder, Urin	300
Zysten, bronchiale	538
Zystennieren	307, 314
Zystinose	327
Zystinurie	326
Zystitis	320
Zystomanometrie	311
Zystoskopie	310
Zytochemie	610
Zytogenetik	721
Zytomorphologie	610
Zytostatika, Nebenwirkungen	606
Zytostatikatherapie	605
Zytotoxische Reaktion	542

Nützliche Internet-Adressen

Robert-Koch-Institut: www.rki.de

Robert-Koch-Institut/Impfungen: http://www.rki.de/GESUND/PRAEV/IMPFEN/STIKO.HTM

Medline (über NIH): www.ncbi.nlm.nih.gov/PubMed

OMIM (Online Mendelian inheritance of Men): Differentialdiagnostische Hilfestellung und Beschreibung genetisch bedingter Erkrankung, mit Hyperlinks zu anderen Datenbanken: http://www3.ncbi.nlm.nih.gov/Omim/searchomim.html

Deutsches Ärzteblatt: www.aerzteblatt.de

Vergiftungszentralen (Übersicht, Adressen, Links): http://giftnotruf.de

Pädinfo/Verweise auf pädiatrische Internetadressen: www.pedinfo.org

american academy of pediatrics www.aap.org

Mukoviszidose-Informationen www.muko.net

Leitlinien der Arbeitsgemeinschaft der wissenschaftlichen medizinischen Fachgesellschaften: www.uni-duesseldorf.de/WWW/AWMF

Asthmaschulung: www.asthmaschulung.de

Nordamerikanische Gesellschaft für pädiatrische Gastroenterologie: www.naspgn.org

Internet-Adressen für Neonatologie/Perinatalmedizin: www.neonatology.org/neo.links.html

Wachstumsdaten (Boston): www.chip.org/chip/projects/growthcalc

Anregungen zum Klinikleitfaden: s.illing@olgahospital.de

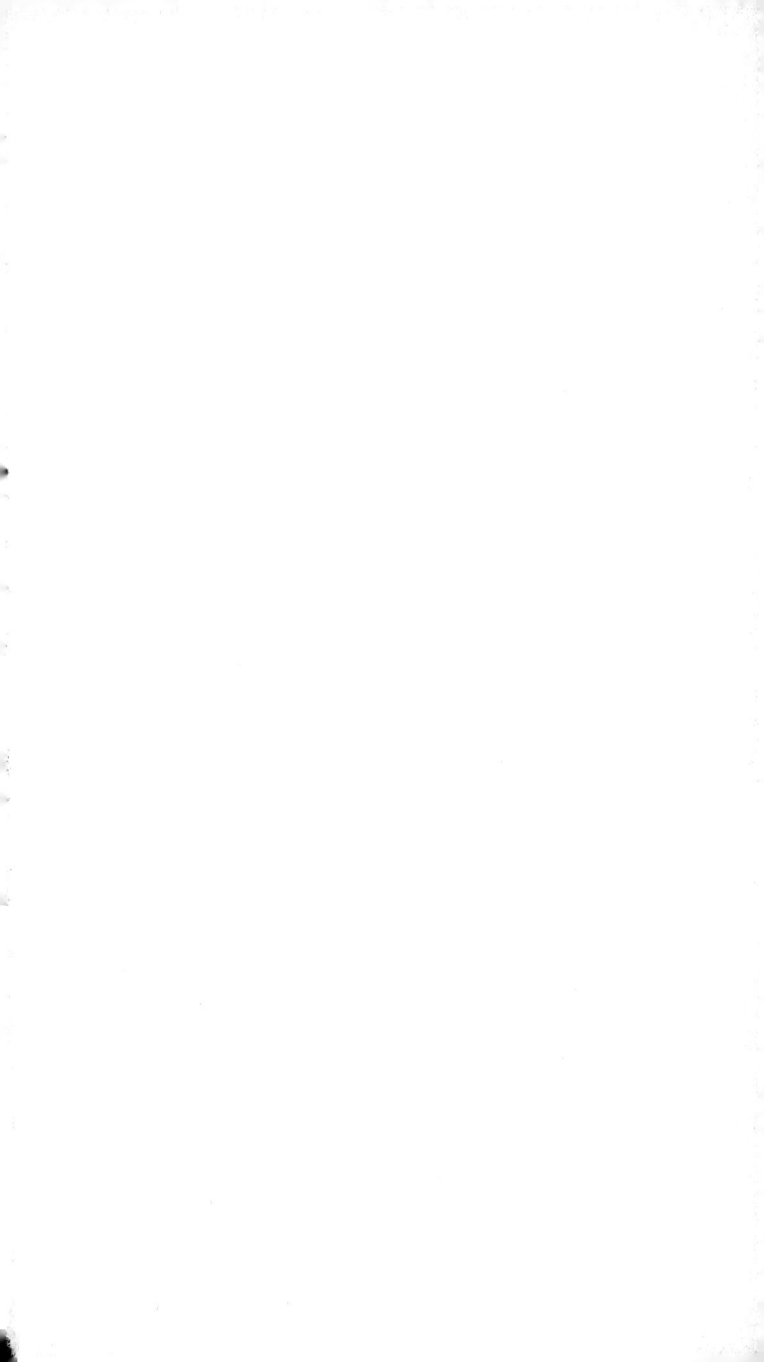

Labor-Normalwerte Pädiatrie I

(DD bei pathologischen Werten ☞ Kap. 26)

Blut	NG	Kinder/Erwachsene
Blutgasanalyse		
Basenüberschuß	≥ −10	−3,5 bis +2,5 mmol/l
pH	≥ 7,20	7,35–7,45
pCO_2 (art.)	38–53	32–47 mmHg (4,3–6,3 kPa)
pO_2 (art.)	≥ 50	80–108 mmHg (10,7–14,4 kPa)
BSG 1. Wert < 10 mm/h; 2. Wert < 20 mm/h		
Serum/Plasma		
AP	110–580 U/l (methodenabhängig!)	130–700 U/l (altersabhängig!)
Bilirubin direkt	NG: < 1 mg/dl (17 µmol/l)	1 Mon.–Erwachsene: 0–0,4 mg/dl
Bilirubin gesamt	NG: Nabelschnur: < 2 mg/dl, < 24 h: 2-6 mg/dl, 1-2 d: 6-7 mg/dl, 3-5 d: 4-12 mg/dl (70-120 µmol/l)	1 Mon.–Erwachsene: < 1 mg/dl (< 17 µmol/l)
Chlorid	95–110 mmol/l	
CRP	< 5 mg/l	
Glukose (nüchtern)	FG: 20–60 mg/dl (1,1–3,3 mmol/l), NG: 30–60 mg/dl (1,7–3,3 mmol/l), Sgl.: 50–90 mg/dl (2,8–5,0 mmol/l)	Kinder/Erwachsene: 60–110 mg/dl (3,3–6,1 mmol/l)
GOT	15–60 U/l	8–19 U/l
GPT	5–36 U/l	8–23 U/l
Harnstoff	NG: 8–28 mg/dl (2,9–10 mmol/l), Sgl./Kleinkinder: 5–15 mg/dl (1,8–5,4 mmol/l)	Kinder/Erwachsene: 8–20 mg/dl (2,9–7,1 mmol/l)
Kalium	3,6–6,1 mmol/l	3,6–5,5 mmol/l
Kalzium gesamt	6,8–12 mg/dl (1,7–3 mmol/l)	8,4–11mg/dl (2,1–2,74 mmol/l)
Kalzium ionisiert	4,3–5,1 mg/dl (1,07–1,27 mmol/l)	4,48–4,92 mg/dl (1,12–2,23 mmol/l)
Kreatinin	NG: < 1,2 mg/dl (< 106 µmol/l), **bis 5. Lj.** < 0,5 mg/dl (< 44 µmol/l)	bis 10. Lj. < 1,0 mg/dl (< 88 µmol/l), darüber < 1,2 mg/dl (< 106 µmol/l)
Magnesium	1,6–2,2 mval/l (0,8–1,1 mmol/l)	Sgl./KK: 1,7–2,4 mval/l (0,85–1,2 mmol/l), SK/Erwachsene: 1,4–2,2 mval/l (0,7–1,1 mmol/l)
Natrium	132–145 mmol/l	
Gerinnung		
Fibrinogen	< 6 Mon.: 150–300 mg/dl (1,5–3 g/l)	> 6 Mon.: 200–400 mg/dl (2–4 g/l)
PTT	45–70 Sek.	28–40 Sek.
Quick	> 40 %	70–100 %
Thrombozyten	100–250 000/mm³	200–350 000/mm³